PEDIATRÍA
para ESTUDIANTES DE MEDICINA

TERCERA EDICIÓN

PEDIATRÍA
para ESTUDIANTES DE MEDICINA

TERCERA EDICIÓN

Editores

Daniel Bernstein, MD
Profesor de Pediatría Alfred Woodley Salter y Mabel G. Salter
Jefe, División de Cardiología Pediátrica
Stanford University School of Medicine
Director, Children's Heart Center
Lucile Salter Packard Children's Hospital en Stanford
Stanford, California

Steven P. Shelov, MD, MS
Jefe Adjunto de Personal en el Steven y Alexandra Cohen
Children's Medical Center of New York
Profesor de Pediatría
Hofstra North Shore/Long Island Jewish
School of Medicine

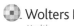 **Wolters Kluwer** | Lippincott Williams & Wilkins
Health
Philadelphia · Baltimore · New York · London
Buenos Aires · Hong Kong · Sydney · Tokyo

American Academy of Pediatrics
DEDICATED TO THE HEALTH OF ALL CHILDREN™

Wolters Kluwer | Lippincott Williams & Wilkins

Av. Carrilet, 3, 9.ª planta – Edificio D
08902 L'Hospitalet de Llobregat
Barcelona (España)
Tel.: 93 344 47 18
Fax: 93 344 47 16
e-mail: lwwespanol@wolterskluwer.com

Traducción
Celia Pedroza Soberanis
Juan Roberto Palacios Martínez
Rita Gabriela León Jiménez

Edición en español de la obra original en lengua inglesa *Pediatrics for medical students, 3th edition*, de Daniel Bernstein y Steven P. Shelov publicada por Lippincott Williams & Wilkins.
Copyright © 2011 Lippincott Williams & Wilkins

351 West Camden Street
Baltimore, MD 21201
530 Walnut Street
Philadelphia, PA 19106

ISBN edición original: 978-0-78177-030-9

Composición: María Antonia Castro Ceballos
Impresión: Data Reproductions Corp.
Impreso en USA

Dedicamos este libro a nuestros estudiantes actuales y exalumnos, que nos mantuvieron siempre atentos y alertas, y a nuestros futuros estudiantes que continuarán retándonos. Dedicamos este libro también a nuestras familias: Bonnie, Alissa y Adam Bernstein; y a Marsha, Joshua, Danielle, Eric Shelov y sus cónyuges e hijos, por su paciencia y apoyo. Queremos dar las gracias también a los difuntos Drs. Henry Barnett y Lewis Fraad; a los Drs. Michael Cohen y el difunto Gerald Nathenson; al difunto Richard Kravath, y a Abraham Rudolph; así como a Jen Clements, por su trabajo de ilustración, y a Susan Rhyner, Jennifer Verbiar, Catherine Noonan y Joy Fisher-Williams de Lippincott Williams & Wilkins, por su perseverancia para llevar a término esta aventura educacional.

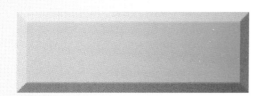

PREFACIO

En el ámbito de la Medicina se presenta una revolución que tendrá profundos efectos, no sólo en la forma en que se practica esta disciplina sino también en la manera en que la misma se enseña a los estudiantes de todos los cursos. Nuevos términos y expresiones como atención médica dirigida, reforma de salud, vidas cubiertas, práctica basada en evidencia, intercambios de seguro y capitalización se han filtrado en nuestro vocabulario, junto con otros más tradicionales, como tetralogía de Fallot, displasia broncopulmonar y púrpura trombocitopénica. Para los estudiantes de las Ciencias de la Salud, el mayor cambio tal vez será el relacionado con el lugar donde se atenderá a los pacientes. Se ha producido un desplazamiento significativo en la atención médica de la sala de hospitalización al ámbito del paciente externo, ya sea en la consulta privada o en la clínica satélite, una unidad de cirugía ambulatoria o un hospital de día. El enfoque de la mayor parte de la atención pediátrica general ha pasado del hospital al ámbito del paciente externo y también del tratamiento episódico al preventivo. Al mismo tiempo, los avances biomédicos y tecnológicos han hecho que la atención intrahospitalaria sea aún más compleja y de alta agudeza, del mismo modo que ha aumentado el número de niños vulnerables con enfermedades crónicas complejas que sobreviven hasta la edad adulta. En muchos casos, el papel que en el pasado desempeñaban los médicos en la actualidad es realizado por otros proveedores de atención a la salud, como asistentes médicos, personal de enfermería practicante y técnicos de atención a la salud.

Pediatría para estudiantes de Medicina se escribió en medio de esta revolución de la atención médica para servir como texto introductorio para los estudiantes durante sus experiencias clínicas en la facultad. Procura hacer algo que ningún otro libro de texto ha intentado: concentrarse en las habilidades de evaluación y en las estrategias lógicas para los problemas pediátricos, tanto frecuentes como raros, y en el desarrollo de diagnósticos diferenciales racionales, más que servir como una referencia exhaustiva.

Al hacerlo, este texto proporciona a los estudiantes conocimiento sobre el pensamiento del diagnóstico clínico de algunos de los grandes pediatras actuales. Para estos médicos con experiencia, el proceso de desarrollar y refinar un diagnóstico diferencial es semejante a resolver un complejo rompecabezas. Pediatría para estudiantes de Medicina hace énfasis también en lo esencial de la medicina pediátrica moderna con una visión hacia los retos de la práctica de la pediatría del siglo XXI.

Hace especial hincapié en la perspectiva de desarrollo única del pediatra y en la oportunidad de prevenir enfermedades en el futuro mediante el cambio de los hábitos en una etapa inicial. Por último, recibió la aprobación de la American Academy of Pediatrics como su libro de texto recomendado para estudiantes de Medicina y que debe servir también como recurso clave para los profesionales de la salud en sus rotaciones por Pediatría.

Los colaboradores de Pediatría para estudiantes de Medicina fueron elegidos de entre el personal responsable de diversas y destacadas facultades de Medicina en función de sus habilidades de comunicación y enseñanza, así como por su concordancia con la filosofía educacional del texto. Los colaboradores transmiten su sensación de asumir y superar el reto de llegar a un diagnóstico diferencial y a un plan de manejo bien concebidos.

La obra Pediatría para estudiantes de Medicina está organizada para ayudar a los estudiantes a hacer la transición de la estrategia orientada a los sistemas de los años preclínicos a la centrada en el problema de los años clínicos. Algunos capítulos se orientan a la práctica general de la Pediatría; estos permiten que el estudiante aprecie la consulta preventiva normal, que incluye un amplio análisis de las estrategias de prevención y una guía anticipada. Los capítulos más tradicionales, centrados en los sistemas, describen una estrategia uniforme y sistemática para desarrollar un diagnóstico diferencial que servirá de modelo para evaluar todas las situaciones de problemas clínicos. Otros capítulos abordan las áreas emergentes de atención a la salud, como ética médica, economía de la atención médica en medio de la reforma de salud, y problemas sociales y culturales en Pediatría.

Con la creciente complejidad de la medicina pediátrica moderna, para los estudiantes que empiezan su formación cada vez es más difícil dominar todos los detalles de las enfermedades pediátricas. Pediatría para estudiantes de Medicina considera que la fisiopatología es la clave para que los estudiantes comprendan la enfermedad; este abordaje los ayuda a desarrollar un diagnóstico diferencial y un manejo lógico. El texto hace énfasis en el diagnóstico diferencial, el cual va de la mano de una apreciación del uso adecuado de las pruebas diagnósticas. Los problemas de la limitación de los costes médicos subyacen a lo largo de todo el texto. Al enseñar una práctica médica sensata, los estudiantes aprenden automáticamente la práctica médica rentable. Por último Pediatría para estudiantes de Medicina resalta la importancia, tanto en un capítulo dedicado a ello como en el contexto adecuado, de las implicaciones médicas, epidemiológicas y sociales de nuestra población pediátrica multicultural.

Las lecturas recomendadas al final de cada capítulo recogen varios componentes: uno o dos libros de texto para quienes deseen una exposición más detallada del tema, varios artículos de revisión, bien escritos, en revistas fáciles de conseguir, como *Pediatrics* o *Pediatrics in Review,* y varios artículos de revistas fundamentales en este ámbito.

Estas referencias están dirigidas a los estudiantes interesados en profundizar en los desarrollos más recientes, tanto en la ciencia básica como en la investigación clínica, aplicados a una enfermedad pediátrica en particular.

Pediatría para estudiantes de Medicina tiene varias características singulares, como las siguientes:

- **Datos relevantes**: cada capítulo contiene varias «enseñanzas» clave, con información que todos los estudiantes deben conocer.
- **Referencias actualizadas:** en las diferentes secciones de cada capítulo se incluye una combinación de artículos de revisión actualizados y referencias fundamentales que han logrado grandes avances en este ámbito.

Esperamos que los estudiantes sepan aprovechar estas importantes herramientas de aprendizaje, que les sea útil la organización y el contenido del libro, y que disfruten de trabajar con los niños.

Daniel Bernstein, MD

Steven P. Shelov, MD, MS

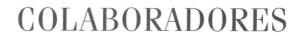

COLABORADORES

DEBBIE ALCORN, M.D.
Profesora Adjunta
Departamento de Oftalmología y Pediatría
Stanford University
Stanford, California
Jefe, Departamento de Oftalmología Pediátrica
Lucille S. Packard Children's Hospital
Palo Alto, California

ELIZABETH M. ALDERMAN, M.D.
Profesora de Pediatría Clínica
Departamento de Pediatría
Albert Einstein College of Medicine
Directora, Becarios de Posdoctorado, Medicina del
   Adolescente
División de Medicina del Adolescente
Departamento de Pediatría
Children's Hospital at Montefiore
Bronx, Nueva York

JEFFREY R. AVNER, M.D., FAAP
Profesor de Pediatría Clínica
Departamento de Pediatría
Albert Einstein College of Medicine
Jefe, Medicina de Urgencia Pediátrica
Departamento de Pediatría
Children's Hospital at Montefiore
Bronx, Nueva York

LATANYA T. BENJAMIN, M.D.
Profesor Clínico Auxiliar
Departamento de Dermatología y Pediatría
Stanford University
Profesor Clínico Auxiliar
Departamento de Dermatología & Pediatría
Lucile S. Packard Children's Hospital
Palo Alto, California

CAROL D. BERKOWITZ, M.D., FAAP
Vicepresidenta Ejecutiva
Departamento de Pediatría
Harbor-UCLA Medical Center
Profesora de Pediatría Clínica
David Geffen School of Medicine at UCLA
Los Ángeles, California

ALAN G. CHENG, M.D.
Profesor Auxiliar
Otorrinolaringología-HNS
Stanford University
Lucile S. Packard Children's Hospital
Stanford, California

RONALD S. COHEN, M.D.
Profesor Clínico de Pediatría
División de Medicina Neonatal y del Desarrollo
Stanford University School of Medicine
Director, Cuneros de Cuidados Intermedios y
   Especiales
División de Neonatología
Lucile S. Packard Children's Hospital
Palo Alto, California

CAROL CONRAD, M.D.
Profesora Adjunta
Departamento de Pediatría
Stanford University
Docente, Departamento de Pediatría
Lucile S. Packard Children's Hospital
Stanford Hospital
Stanford, California

KENNETH L. COX, M.D.
Profesor
Departamento de Pediatría
Stanford University
Jefe, Gastroenterología, Hepatología y Nutrición
   Pediátrica
Lucile S. Packard Children's Hospital
Palo Alto, California

GARY V. DAHL, M.D.
Profesor
División de Hematología/Oncología Pediátrica
Stanford University School of Medicine
Jefe Adjunto, División de Oncología Pediátrica
Lucile S. Packard Children's Hospital
Palo Alto, California

REBECCA EVANGELISTA, M.D.
Profesora Adjunta de Cirugía
Departamento de Cirugía General
Georgetown University Hospital
Washington, DC

ALAN R. FLEISCHMAN, M.D.
Profesor Clínico
Departamento de Pediatría
Albert Einstein College of Medicine
Bronx, Nueva York

GRAEME R. FRANK, M.D.
Profesor Adjunto de Medicina Clínica
Departamento de Pediatría
Albert Einstein College of Medicine
Bronx, Nueva York
Endocrinología Pediátrica
Departamento de Pediatría
Steven y Alexandra Cohen Children's Medical
    Center
New Hyde Park, Nueva York

LORRY R. FRANKEL, M.D., M.B.A.
Profesora (Emérita) de Pediatría
Departamento de Pediatría
Stanford University
Stanford, California
Presidenta, Departamento de Pediatría
California Pacific Medical Center
San Francisco, California

JAMES G. GAMBLE, M.D., PH.D.
Profesor
Departamento de Cirugía Ortopédica
Stanford University Medical Center
Profesor, Departamento de Ortopedia
Packard Children's Hospital at Stanford
Stanford, California

GARY GREEN, B.S.
Estudiante de Medicina
Departamento de Otorrinolaringología—HNS
Stanford University
Lucile S. Packard Children's Hospital
Stanford, California

KATHLEEN GUTIERREZ, M.D.
Profesora Auxiliar
Departamento de Pediatría
División de Enfermedades Infecciosas Pediátricas
Stanford University School of Medicine
Stanford, California

GARY E. HARTMAN, M.D., M.B.A.
Profesor Clínico
Departamento de Cirugía Pediátrica
Stanford University School of Medicine
Director, Servicios Regionales de Cirugía Pediátrica
Lucile S. Packard Children's Hospital
Stanford, California

HENRY HASSON, M.D.
Profesor Auxiliar de Neurología y Pediatría
Departamento de Pediatría
SUNY Downstate Medical Center
Responsable, Departamento de Pediatría
Maimonides Infants y Children's Hospital of
    Brooklyn
Brooklyn, Nueva York

MICHAEL R. JENG, M.D.
Profesor Adjunto
Departamento de Pediatría
Stanford University
Jefe Adjunto, Departamento de Hematología
Pediátrica
Lucile S. Packard Children's Hospital
Palo Alto, California

SARASWATI KACHE, M.D.
Profesor Adjunto Clínico
Departamento de Pediatría
Stanford University School of Medicine
Lucile S. Packard Children's Hospital
Palo Alto, California

ELIZABETH K. KACHUR, PH.D.
Directora
Medical Education Development
National y International Consulting
Nueva York, Nueva York

FREDERICK J. KASKEL, M.D., PH.D.
Profesor de Pediatría
Director de Nefrología Pediátrica
Children's Hospital at Montefiore
Albert Einstein College of Medicine
Bronx, Nueva York

D. RANI C. KATHIRITHAMBY, M.D.
Profesor Adjunto
Departamento de Medicina de Rehabilitación
Director, Unidad de Rehabilitación Pediátrica
Children's Evaluation y Rehabilitation Clinic
Rose F. Kennedy Center
Albert Einstein College of Medicine
Bronx, Nueva York

JUAN C. KUPFERMAN, M.D., M.P.H.
*Director, División de Nefrología Pediátrica e
   Hipertensión*
Maimonides Medical Center Brooklyn, Nueva York
Profesor Adjunto de Pediatría Clínica
SUNY Downstate School of Medicine
Brooklyn, Nueva York

ALFRED T. LANE, M.D.
Profesor y Presidente
Departamentos de Dermatología y Pediatría
Lucile S. Packard Children's Hospital
Stanford University
Palo Alto, California

ROBERT W. MARION, M.D.
Profesor
Departamentos de Pediatría y Ginecología/
   Obstetricia
Albert Einstein College of Medicine
Jefe, División de Genética y Medicina del Desa-
   rrollo
Departamento de Pediatría
Children's Hospital at Montefiore
Bronx, Nueva York

KATHERINE R. MCCALLIE, M.D.
Instructora Clínica
División de Neonatología
Stanford University
Neonatóloga
Departamento de Pediatría
Lucile S. Packard Children's Hospital at Stanford
Palo Alto, California

FERNANDO S. MENDOZA, M.D., M.P.H.
Profesor
Departamento de Pediatría
Stanford University School of Medicine
Stanford, California
Jefe, Pediatría General
Departamento de Pediatría
Lucile S. Packard Children's Hospital
Palo Alto, California

ANDREW P. MEZEY
Profesor Invitado
Departamento de Pediatría
Albert Einstein College of Medicine
Bronx, Nueva York
Médico responsable, Departamento de Pediatría
Maimonides Infants y Children's Hospital
Brooklyn, Nueva York

LANE S. PALMER, M.D.
Profesora Clínica
Departamento de Urología
Albert Einstein College of Medicine
Bronx, Nueva York
Jefe, División de Urología Pediátrica
Steven y Alexandra Cohen Children's Medical
Center of New York
New Hyde Park, Nueva York

LISA MENASSE-PALMER, M.D.
Pediatra Responsable
Port Washington, Nueva York

STEVEN G. PAVLAKIS
Profesor
Departamentos de Pediatría y Neurología
Mount Sinai School of Medicine
Nueva York, Nueva York
Jefe, Departamentos de Medicina del Desarrollo y
   Neurología Infantil
Maimonides Infants y Children's Hospital
Brooklyn, Nueva York

WILLIAM D. RHINE, M.D.
Profesor
Departamento de Pediatría
Stanford University
Stanford, California
Director Médico, UCI Neonatal
Departamento de Pediatría
Lucile S. Packard Children's Hospital
Palo Alto, California

MARIS D. ROSENBERG, M.D.
Profesor Adjunto, Clínico
Departamento de Pediatría
Albert Einstein College of Medicine
Montefiore Medical Center
Director de Enseñanza Médica, Children's
Evaluation y Rehabilitation Center
Bronx, Nueva York

JOY M. SAMANICH , M.D.
Genetista Responsable
Montefiore Medical Center
Bronx, New York
Profesor Auxiliar de Pediatría
Albert Einstein College of Medicine
Bronx, Nueva York

CHRISTY SANDBORG, M.D.
Profesora
Departamento de Pediatría
Stanford University
Stanford, California
Jefe de Reumatología Pediátrica
Departamento de Pediatría
Lucile S. Packard Children's Hospital
Palo Alto, California

LYNDA C. SCHNEIDER, M.D.
Profesor Adjunto de Pediatría
Departamento de Pediatría
Harvard Medical School
Director, Allergy Program
División de Inmunología
Children's Hospital Boston
Boston, Massachusetts

WARREN M. SEIGEL, M.D., FAAP, FSAM
Profesor Adjunto de Pediatría Clínica
Departamento de Pediatría
SUNY Downstate Medical Center
Presidente, Departamento de Pediatría
Director, Medicina del Adolescente
Coney Island Hospital
Brooklyn, Nueva York

ALFRED J. SPIRO, M.D.
Profesor de Neurología & Pediatría
Director, MDA Muscle Disease Clinic
Albert Einstein College of Medicine
Responsable en Neurología y Pediatría
Montefiore Medical Center
Bronx, Nueva York

MARTIN T. STEIN, M.D.
Profesor de Pediatría
Departamento de Pediatría
University of California San Diego
Rady Children's Hospital
San Diego, California

YOUNG-JIN SUE, M.D.
Profesora Clínica Adjunta de Pediatría
Departamento de Pediatría
Albert Einstein College of Medicine
Médico Responsable, Servicio de Urgencias
    Pediátricas
Departamento de Pediatría
Children's Hospital at Montefiore
Bronx, Nueva York

HRIDYA SUMAN, M.D.
Residente en Nefrología Pediátrica
Departamento de Pediatría
Children's Hospital at Montefiore
Albert Einstein College of Medicine
Bronx, Nueva York

ELIZABETH C. TEPAS, M.D., M.S.
Instructora Clínica
Departamento de Medicine
Harvard University Medical School
Auxiliar en Pediatría
Departamento de Pediatría
Massachusetts General Hospital
Boston, Massachusetts

BARBARA L. TROMMER, M.D.
Profesora
Departamento de Pediatría
SUNY Downstate Medical Center
Directora, Neurodesarrollo y Unidad Conductual
Departamento de Pediatría
Maimonides Infants y Children's Hospital of
    Brooklyn
Brooklyn, Nueva York

DALE T. UMETSU, M.D., PH.D.
Profesor The Prince Turkial Saud de Pediatría
Harvard Medical School
Médico de Base, Departamento de Medicina
The Children's Hospital
Boston, Massachusetts

AKILA VENKATARAMAN, M.D.
Profesor Auxiliar de Pediatría
Departamento de Pediatría
SUNY Downstate Medical Center
Director de Epilepsia Pediátrica, Departamento de
    Pediatría
Maimonides Infants y Children's Hospital of
    Brooklyn
Brooklyn, Nueva York

CLAIRE M. WILSON, M.D.
Profesora Adjunta, Educadora Médica
División de Gastroenterología Pediátrica
Departamento de Pediatría
Stanford University School of Medicine
Lucile S. Packard Children's Hospital at Stanford
Palo Alto, California

ÍNDICE DE CAPÍTULOS

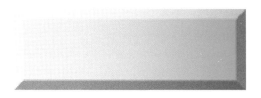

INTRODUCCIÓN

Steven P. Shelov y Daniel Bernstein

En la actualidad, ser estudiante de Medicina o de las profesiones relacionadas con la salud no es fácil. Con esto no queremos decir que alguna vez lo fuera, porque seguramente nuestra memoria selectiva de aquellos años nos ha protegido de recordar los tiempos difíciles y nos ha permitido glorificar los momentos más agradables y gratificantes desproporcionadamente. No obstante, ciertamente, creemos que los actuales estudiantes de los servicios de salud tienen que luchar con elementos que no confrontaron los del pasado.

Pediatría para estudiantes de Medicina se ha editado con la finalidad de presentar una gran variedad de «información» pediátrica de la forma más comprensible y útil posible, pero sería un error no tomarse un tiempo para reconocer varios problemas que se relacionan con la educación durante las rotaciones clínicas que a menudo no se declaran ni reconocen. Parte de este material se tomó de un artículo fundamental, titulado «La vulnerabilidad del estudiante de Medicina», publicado en la revista *Pediatrics* en 1976 por las doctoras Edwenna Werner y Barbara Korsch para honrar la memoria de su mentora, la Dra. Lorin L. Stephens. Esta referencia se la citamos continuamente a nuestros estudiantes de Medicina, residentes y estudiantes de asistencia médica durante sus prácticas. Otro material se ha tomado de los temas cada vez más importantes sobre los problemas médicos y de responsabilidad derivados de los desenlaces clínicos adversos de la atención médica. Nuestra experiencia, acumulada a lo largo de 50 años de docencia de esta especialidad, es fuente también. Por último, existe material que orientado al estudiante de Medicina como un alumno y un maestro en evolución. A través de la combinación de estas cuatro fuentes, esperamos contextualizar el material ofrecido en los siguientes capítulos.

EL MANEJO DE LA INCERTIDUMBRE

Gran parte del aprendizaje y de la enseñanza se esfuerza por alcanzar cierta sensación de certidumbre. Las ciencias básicas, en especial aquellas reunidas para su comprensión en la formación preclínica (es decir, los dos primeros años en la facultad de Medicina), enfatizan la necesidad de alcanzar un nivel en el que tengamos certeza acerca de lo que hacemos. Ya hablemos de las vías bioquímicas, de los determinantes genéticos de la enfermedad de células falciformes o de cualquiera de tantos hechos que han memorizado durante esos años de ciencia básica, sus maestros han hecho énfasis en el hecho de que existe bastante certeza acerca de su base de conocimiento en evolución.

Además, han aprendido que cuanto mayor es su dedicación, mayores serán sus conocimientos sobre estos «hechos ciertos». Para tener éxito en Medicina, en repetidas ocasiones se les dice que la certeza es siempre el objetivo a alcanzar. Durante los próximos años clínicos, muchos de sus maestros insinuarán que la certeza en la medicina clínica es también una meta alcanzable. Por ello, al entrar en su primera rotación clínica, sin duda estarán ansiosos de aplicar a la práctica clínica su recientemente dominado conocimiento de las ciencias básicas. Sin embargo, aprenderán que no están tan bien preparados para enfrentarse a la incertidumbre que se les presentará tan pronto como empiecen a estudiar al primer paciente.

Sin duda, pronto aprenden que la medicina clínica *está muy lejos de la certidumbre* y que cualquier intento de hacerla cierta lleva rápidamente a una sensación de frustración, desilusión y confusión. Parte de esta confusión y frustración es evitable si se reconoce que *la medicina a menudo es incierta* y que, *a pesar de este hecho, aún podemos hacer mucho por nuestros pacientes y obtener una gran satisfacción de una cuidadosa aplicación de lo aprendido.*

Creemos que el simple reconocimiento de que no siempre se logra la certidumbre es un primer paso importante para el médico que se inicia. Una vez que se den cuenta de esto y que, sin embargo, luchen por aplicar todo lo que saben para lograr un estado de más certeza, encontrarán un equilibrio más llevadero en su papel de médicos y, sin duda, una sensación más satisfactoria de lo que son y de lo que pueden o no hacer (es decir, que tienen limitaciones). Las principales razones para la incapacidad de lograr certeza siempre (en realidad, gran parte del tiempo) son nuestro conocimiento básico incompleto y el hecho de que los sujetos de nuestra combinación de arte y ciencia son *personas reales* y no ejemplos idealizados de un libro de texto. No todos los niños con meningitis se presentan de la misma forma; algunos niños con fiebre están verdaderamente más enfermos que otros y, sin embargo, no siempre sabremos detectarlos. ¿Cuál es la mejor estrategia diagnóstica?

¿Cuál es el resultado más importante que puede conseguirse con esta prueba en particular? Los padres difieren en su capacidad de reconocer un retraso del desarrollo o aberraciones en la conducta de su hijo. ¿Cómo aconsejarlos mejor para cambiar la conducta de su hijo? Esas preguntas de selección múltiple que hemos pasado tanto tiempo respondiendo son ciertas; en la medicina clínica, las respuestas varían, en ocasiones, debido a factores que son medibles y otras veces lo hacen por razones que no pueden cuantificarse. El distintivo de un buen médico es su capacidad de tener en cuenta estas variables. Siempre que tengan un pensamiento sistemático, estén dispuestos a aceptar explicaciones alternativas y abiertos a sugerencias, y muestren la voluntad de escuchar a todos los niveles, tendrán éxito. Cada día aprenderán más, tendrán más experiencia y crecerán como médicos, moviéndose un poco desde la incertidumbre a la certidumbre. Sin embargo, estén preparados para contar con cierta incertidumbre y no sientan que, en esencia, son muy diferentes a los médicos más experimentados que conozcan; son diferentes sólo en grado.

IDENTIFICACIÓN CON EL PACIENTE

Aunque parezca difícil de recordar, tuvieron otra vida antes de convertirse en profesionales de la salud. A través de su pasado, fueron testigos de muchos acontecimientos e incorporaron a su persona actual muchas y diversas experiencias y observaciones. Son resultado de sus padres y amigos, de situaciones de vida previas y de su estructura original. Estas partes de ustedes mismos no desaparecen cuando se enfrentan a su primer paciente; en realidad, se incorporan a cada encuentro que tengan con pacientes. Es inevitable que con frecuencia, y a menudo inconscientemente, comparen sus experiencias presentes con las pasadas, las adapten y les permitan alterar su estructura actual. Muchos de estos cambios se producen conscientemente, pero otros muchos son inconscientes.

Algunos encuentros clínicos son situaciones difíciles que de forma inconsciente les recuerdan sus propios miedos, sus relaciones pasadas o presentes o a su propia familia. Estas situaciones, que evocan una respuesta de identificación excesiva, a menudo son las más complejas. Tal vez sea difícil identificarlas y hacerlas conscientes. No obstante, estos recordatorios trastocarán su sensación de estabilidad, al mismo tiempo que crearán incomodidad y ansiedad que será difícil de discernir. A menudo la identificación excesiva con un paciente o una familia provocará una necesidad imperiosa de rectificar o arreglar un problema para el que no hay una solución fácil. Para destacar el riesgo de la identificación excesiva, a menudo aludimos a una cita especial de un artículo de Werner y Korsch:

> Considero que habría sido un mejor interno y un mejor médico joven, y que habría aprendido más y sufrido menos, si alguien me hubiera dicho de manera explícita, repetidamente y con paciencia que la muerte que nos ocupaba no era la mía, que el paciente cuya muerte había presenciado no era, en realidad, yo mismo, ni mi esposa, ni mi hijo, ni mis padres ni, por fortuna, se trataba a menudo de mi amigo. Y lo más importante, necesitaba que me dijeran y enseñaran que la muerte que presenciaba, en sí misma, no aumentaba mi vulnerabilidad ni la de aquellos a quienes más amaba. Lo que es intolerable, insoportable y cegador es la confusión implícita en la relación de compasión, en la que las identidades se unen y se vuelven borrosas.

Ustedes se darán cuenta de que esto les está sucediendo si son sensibles a sus propios sentimientos, sabiendo que es de esperar que se produzca cierta ansiedad. Sin embargo, deben reconocer que si estos sentimientos empiezan a afectarlos de tal manera que influyen en su satisfacción con su papel de médico o en su capacidad de tomar decisiones claras, son más fuertes de lo que pensaban y es necesario resolverlos de alguna forma. Un método que nosotros hemos comprobado que es útil consiste en programar de forma regular grupos de tutoría con estudiantes y residentes. Cuando se analiza la identificación excesiva y otros temas relacionados, otros miembros del grupo, incluidos los mentores de la facultad, a menudo comparten experiencias y sentimientos similares. Una vez que estos sentimientos de ansiedad relacionados con la identificación excesiva se abren a la discusión, la resistencia al análisis disminuye y cada participante es capaz de contribuir con sus propias experiencias y reacciones. En estos grupos, las personas a menudo se dan cuenta de que sus experiencias pasadas se entrelazan de manera inextricable con sus situaciones presentes. La relevancia de estos encuentros es destacada, ya que con frecuencia se trata de asuntos de vida y muerte. El reconocimiento de que esta es una experiencia que comparten los colegas suele ser el primer paso en el curso de volver a tomar el control de estas situaciones.

SENTIDO DE RESPONSABILIDAD: SE LIDIA CON LA VIDA Y LA MUERTE

Para los estudiantes de Medicina, protegidos del mundo real por la comodidad del aula, los años de ciencia básica a menudo sólo son una continuación de la preparatoria, sólo que más intensos y con mayores intereses. Los años clínicos son otra historia. En los programas de televisión, los estudiantes de Medicina encarnan muchas de las respuestas características de los médicos nuevos. En ocasiones, alardeando y con plena confianza en sí mismos; otras, avergonzados e inseguros, y aún en otras, frustrados cuando la confusión de papeles es enloquecedora, todos son parte del estado mental del médico en prácticas.

Ustedes también, son arrojados de inmediato al «mundo real» de las personas enfermas que emiten signos de impotencia, necesidad, enfermedad, ansiedad e incertidumbre acerca de su existencia presente y futura, así como una sensación, a menudo abrumadora, de que sin su ayuda ya no serán capaces de «salir adelante». Mucho de esto tiene que ver con ,los papeles y las responsabilidades múltiples que se les demandan al tratar con personas reales que sufren una pérdida traumática de lo que son debido a la enfermedad, y es creado como respuesta a ello. Además, se espera que ustedes, con su sabiduría recién descubierta, lo arreglen todo.

La realidad es que no existe una forma posible en la que puedan lograrlo. Se encuentran en la etapa de intentar integrar su conocimiento básico recién aprendido, aunque frágil, en este nuevo mundo de pacientes reales. Cada una de las rotaciones nuevas los coloca en un nuevo escenario que los mantiene suficientemente fuera del equilibrio, tanto que a menudo dudan de sí mismos. ¿Cómo van a ser capaces de aprender, tener la suficiente confianza en su conocimiento y en sus decisiones, y estar lo suficientemente calmados como para conducirse con éxito en cualquiera de estos papeles? Tendrán éxito con el tiempo. Esta es la razón por la que el entrenamiento clínico se realiza a través de años, y no de meses, y es el motivo por el que la confianza clínica en papeles nuevos implica una serie de responsabilidades para graduados y no algo en lo que se espera que tengan un éxito inmediato en los primeros meses de experiencia clínica. Desgraciadamente, alguien olvidó hablarle al sentido de sus propias expectativas acerca de estas reservas con respecto a su nivel de responsabilidad. Citando de nuevo el artículo de Werner y Korsch:

El estudio de la medicina es, en realidad, el estudio de la vida y la muerte. No parece existir una inquietud más central ni enorme: o por lo menos así le parece a la peculiar y desconcertante especie de varones y mujeres que elijen asumir el papel de médicos. Y el misterio más recóndito de todos, el más temido, el más irresistiblemente interesante, la verdad más inexorable que se encuentra en este viaje, es que uno no puede aprender acerca de la vida y la muerte sólo en los otros. No es posible más que hacer inferencias acerca de la propia vida y muerte… Parece cierto, sin lugar a dudas, que la capacidad de servir como médico depende de nuestra comprensión sobre la vida y la muerte.

La solución se encuentra en que sientan que asumen un nivel de responsabilidad adecuado para su nivel de entrenamiento actual. En ocasiones necesitarán ayuda para reconocerlo, y quienes tienen más experiencia que ustedes también necesitan que se les recuerde. Sentir que tienen una responsabilidad abrumadora con pacientes particulares o el desenlace clínico de sus pacientes interferirá parcialmente en el crecimiento esencial de su seguridad futura como médicos. Esto no quiere decir que no se comprometan con avidez y entusiasmo a cumplir con sus responsabilidades clínicas. Ganarán mucho más de las experiencias clínicas en las que desempeñen un papel activo. Sin embargo, ser un participante activo no significa que ustedes tengan la responsabilidad última de todos los desenlaces clínicos, buenos o malos. Llegará el momento en el que su nivel de responsabilidad aumente; con ello vendrá un mayor conocimiento y experiencia y la tranquilidad de que forma parte de esa jerarquía.

USTED, EL ESTUDIANTE ADULTO Y MENTOR EN CIERNE

Es importante que empiece a aplicar por completo esos principios de estudiante que en su futuro dictarán su constante éxito. Como tal estudiante, seguirá los principios del aprendizaje del adulto, que Knowles estableció (1970) y que son los siguientes:

1. Establecer o aprender en un clima seguro y confortable para ser totalmente expresivos.
2. Involucrarse a sí mismo y a otros estudiantes en la comprensión de métodos de desarrollo de contenido curricular.
3. Evaluar sus propias necesidades de aprendizaje, así como las de otros.
4. Alentarse a sí mismo y a otros a desarrollar los objetivos de aprendizaje.
5. Identificar recursos y estrategias para usarlos con el fin de cumplir los objetivos de aprendizaje propios y de otros.
6. Apoyar a otros estudiantes para llevar a cabo sus planes y buscar apoyo para realizar los propios.
7. Estar preparado para evaluar su propio aprendizaje y desarrollar habilidades de autorreflexión.

Estas habilidades de aprendizaje son el sistema mediante el cual aprenderá a lo largo de todas sus rotaciones, su entrenamiento como residente y su educación continua cuando termine su entrenamiento formal. Conforme se mueva a lo largo del paradigma educacional, se le pedirá que eduque a otros a lo largo de su camino. En esos encuentros importantes con jóvenes en entrenamiento, intente aplicar los SIETE principios de una buena práctica educacional desarrollados por Chickering. Estas prácticas son:

1. Aliente el contacto entre usted y el estudiante.
2. Desarrolle un grado de reciprocidad y cooperación entre los estudiantes.
3. Fomente el aprendizaje ACTIVO.
4. Proporcione una retroalimentación temprana.
5. Enfatice el tiempo en la tarea.

6. Comunique altas expectativas.

7. Respete los diferentes talentos y formas de aprendizaje.

El seguimiento de estos principios de educación, basados en la teoría del aprendizaje del adulto, lo preparará para el aprendizaje y la enseñanza clínicos que llevará a cabo en los siguientes 2 años y más adelante durante su residencia. Como describieron Parcel y Bligh (2001), la enseñanza clínica es una parte importante de la vida y del desarrollo profesional del médico. Si uno aprende a enseñar bien, por definición, esto le permitirá explorar nuevas ideas y métodos. La colaboración entre estudiantes y maestros es la clave para el éxito en las dos áreas. Las cinco preguntas que tiene que hacerse son:

1. ¿Qué necesito saber para ser un maestro clínico efectivo?

2. ¿Qué papeles necesito adoptar?

3. ¿Qué atributos necesito tener?

4. ¿Qué estrategias de enseñanza necesito aplicar y en qué circunstancias?

5. ¿Cómo sé que mi enseñanza clínica es efectiva?

Por último, la siguiente lista recoge ideas que los estudiantes nos dicen que les gustaría incluir como parte de su experiencia de enseñanza clínica (Copeland y Hewson, 2000):

1. Responsabilidad creciente en la atención del paciente

2. Observación y retroalimentación congruente

3. Preguntas de sondeo adecuadas que vinculen el conocimiento existente con el nuevo

4. Oportunidad para procesar las habilidades técnicas y de resolución de problemas

5. Respuestas claras y oportunas a los problemas

6. Ver a los pacientes primero

7. Maestros entusiastas (interesantes, estimulantes y agradables)

8. Mentores (conocimiento, habilidades y actitudes)

9. Oportunidad de reflexionar sobre las experiencias clínicas

10. Alentar el aprendizaje autodirigido

La utilización de los principios previos con las necesidades expresadas por los estudiantes debe servir como modelo sobre cómo abordar toda oportunidad de aprendizaje que se le plantee durante sus años clínicos.

ERRAR ES HUMANO... (¿SON PERMISIBLES LOS ERRORES?)

En 1999, el Institute of Medicine publicó un informe titulado «Errar es humano: para construir un sistema de salud más seguro». Este documento altamente publicitado y criticado trajo al frente el problema de las consecuencias de los errores médicos. Da una relación bastante mordaz de las terribles consecuencias de los errores médicos en el ámbito hospitalario y de los retos que el universo de la atención médica establece para el desarrollo de correcciones para estos problemas. Aunque muchos expertos han afirmado que los datos están tomados de ámbitos de muy alto riesgo y no se corresponden con su situación, el abrumador consenso es que mucho de lo que contiene el informe da en el blanco.

Como estudiantes, entrarán en ámbitos en los que tendrán que lidiar con problemas de salud y seguridad con respecto a un caso particular. Nuestro consejo es que aprendan de las estrategias para el cambio de sistema que se están llevando a cabo a su alrededor; apliquen los principios de autoenseñanza crítica y cambien cuando sea necesario; asimismo, formen parte de la solución, no del problema. Los hospitales son lugares complejos y es necesario tener mucho cuidado para asegurar que los sistemas funcionen para los pacientes y no en contra de ellos. La reducción de los errores médicos es asunto de todos. Ustedes se encuentran en el ámbito ideal para comprobar los beneficios de una estrategia positiva para el cambio. Aprovechen esas oportunidades para aprender y crecer.

LA CLAVE ES LA COMUNICACIÓN

> Hacer recetas es fácil, pero llegar a un entendimiento con las personas es difícil.
> Franz Kafka

No siempre es fácil identificar de manera efectiva qué necesita saber acerca de sus pacientes. Muchas veces es aún más difícil decirles lo que les está pasando, en especial los asuntos más graves. No obstante, una buena comunicación con el paciente es la clave para convertirse en un buen médico. Además, los problemas más difíciles y a menudo los menos claros giran alrededor de los aspectos psicosociales de la enfermedad del paciente. Pronto descubrirá que las enfermedades a menudo no se explican por un solo factor y que existe mucha verdad en el «concepto unificado de la enfermedad» de Engels, el cual afirma que cada enfermedad tiene múltiples componentes: un componente biológico, uno emocional y uno social. Estos componentes son un reto para la medicina clínica y su descubrimiento depende de una comunicación clara y de la capacidad de reconocer la importancia de los problemas psicosociales. Reconocemos también que con frecuencia es más difícil relacionarse con los pacientes en los que predominan estos problemas.

En un hospital del condado, en el que los problemas sociales de todos son, en realidad, en muchas formas, más importantes que la neumonía inmediata, hay una enorme distracción. En un hospital del condado, un paciente con cáncer terminal es, para mí, mucho más fácil de manejar que cuatro o cinco alcohólicos crónicos que vienen con otra neumonía y que empiezan a descompensarse de nuevo. Uno sabe que no importa qué tipo de tratamiento médico les dé a estas personas; la sociedad, al menos para ellos, es tal que volverán de nuevo… Cuando tengo un paciente real con enfermedades reales que puedo tratar, soy muy feliz.

Es muy importante combatir cualquier resistencia que se produzca, disminuir su escepticismo y reconocer que el proceso es dinámico. Se dará cuenta de que si está abiertos a escuchar lo que le digan acerca de estos «otros problemas», sus pacientes sentirán que están bien atendidos y que alcanzaron una verdadera conexión con «su médico».

Dos citas del Dr. Stephens, de las últimas dos páginas del artículo de Werner y Korsch, son básicas y deben ser lectura obligatoria para todos los estudiantes o maestros de Medicina clínica.

Si se ignoran los problemas descritos antes o se les da un manejo sólo incidental o accidental, los estudiantes, muchos de ellos, sucumbirán en su desesperación en los papeles de mala adaptación que observamos a nuestro alrededor en los médicos graduados. Los estudiantes enfrentarán estos problemas trasmutando a sus pacientes en abstracciones, que no ofrecen ni el dolor ni la gratificación de la intimidad humana. Huirán de la responsabilidad humana y se refugiarán en la atención obsesiva al detalle, en lo particular. Se resistirán, inútilmente y con pánico, a lo que ellos perciben como una invasión de sus imperativos territoriales en la forma de evaluación de la atención médica o incluso de procesos de revisión a médicos. Encontrarán otras fuentes de gratificación diferentes a la excelencia profesional: la conversación en el vestuario de cirujanos a menudo versa sobre los promedios del Dow-Jones y el campo de golf en vez de sobre pacientes, por muchas razones, algunas de las cuales son las ya mencionadas. Ingenuamente, aceptarán lo que les diga el lavacoches o la última moda quirúrgica como tratamiento de la lesión. Evitarán al paciente moribundo para no poner en peligro la protección que les dan sus defensas ilusorias. Continuarán obteniendo una atención médica inferior para ellos mismos. No se permitirán la fascinación con la infinita variedad de problemas que tienen los pacientes y la de las soluciones de los médicos.

Hay quienes les dirán que ser médico es una maldición, una vida de trabajo ambiguo e interminable, que en el mejor de los casos nos consumimos en una acción de espera y todo lo demás, sin obtener el adecuado reconocimiento por nuestro sacrificio.

Yo no pienso de esta manera. Considero que ser médico es el mayor privilegio que puedo imaginar. Junto con las alegrías de mi familia, mi vida como médico me ha proporcionado momentos de epifanía, de lucidez trascendental… Por ser médico, por los privilegios que supone el hecho de que otro ser humano le permita, lo invite, a entrar en su vida en las circunstancias de ese crisol que es la enfermedad y que lo considere un participante en quien se confía en el mayor de los dramas, estoy agradecido más allá de lo que puedo expresar…

Estas declaraciones reflejan la cautela y el optimismo que se desarrollan a medida que uno se embarca en el largo viaje de convertirse en médico. Con estos pensamientos, ánimo y reflexiones, les les damos la bienvenida a esta, su introducción en el mundo de la salud y enfermedad de los niños. Disfruten de estos momentos; esperamos que el material adjunto los ayude a que su viaje hacia la certidumbre sea un poco más fácil y mucho más satisfactorio.

LECTURAS RECOMENDADAS

Brennan TA: The Institute of Medicine Report on medical errors—could it do harm? *N Engl J Med* 342:1123–1125, 2000.

Copeland H, Hewson M: Developing and testing an instrument to measure the effectiveness of clinical teaching in an academic medical center. *Acad Med* 75:161–166, 2000.

Gamson ZF, Chickering AW: *Applying the Seven Principles of Good Practice in Undergraduate Education.* New Directions for Teaching and Learning, No. 47. San Francisco, CA: Jossey-Bass, 1991.

Knowles M: *Handbook of Adult Education in US Chicago,* Adult Education Association, 1960.

Kohn LT, Corrigan JM, Donaldson MS (editors): *To Err is Human: Building a Safer Health System.* Committee on Quality of Health Care in America, Institute of Medicine, Washington, DC: National Academy Press, 1999.

Parcell G, Bligh J: Recent perspectives on clinical teaching. *Med Educ* 35:409–414, 2001.

Werner ER, Korsch BM: The vulnerability of the medical student: Posthumous presentation of L. L. Stephens' ideas. *Pediatrics* 57:321–328, 1976.

PRÁCTICA PEDIÁTRICA GENERAL

1

Abordaje del recién nacido normal

Andrew P. Mezey

La llegada de un recién nacido es un acontecimiento extraordinario en la familia. Da lugar a multitud de emociones, desde una gran alegría y enormes expectativas hasta un gran temor. Las familias se sienten particularmente vulnerables en este momento y todos los profesionales sanitarios deben ser conscientes de ello. Una palabra inconveniente o la indiferencia aparente ante una pregunta pueden causar mucho dolor a los padres. En este capítulo se aborda el tema de la evaluación del recién nacido y la comunicación con la familia.

ENTREVISTA PRENATAL

Aproximadamente cuatro semanas antes de la fecha probable del parto, muchos profesionales pediátricos tienen una consulta prenatal con aquellos padres con los que todavía no se han reunido. Los padres pueden acudir a esta consulta tras haber sido derivados por obstetras, matronas, profesionales que imparten clases de educación para el embarazo y la paternidad, o por amigos que ya han tenido esta experiencia.

La consulta prenatal constituye un medio eficaz para que los futuros padres hablen con el profesional sanitario en un momento de relativa calma. Es mejor programar la visita al final del horario de consulta (es decir, cuando la consulta está más tranquila y ya no existe la presión de seguir viendo pacientes). Dado que las mujeres embarazadas a menudo trabajan prácticamente hasta la fecha de parto, la consulta a última hora del día con frecuencia resulta conveniente para ambos padres.

Después de las presentaciones iniciales y de las preguntas relativas a la persona que derivó a la pareja, la consulta debería adoptar la forma de una historia clínica formal de los futuros padres, que debe incluir los siguientes temas:

- Hace cuánto tiempo que los padres son pareja
- Facilidad o dificultad para concebir
- Problemas que los padres han tenido durante este embarazo o anteriores
- Medicamentos que están utilizando
- Consumo de alcohol y tabaco
- Problemas que ellos u otros miembros de la familia puedan haber tenido con sus hijos
- Problemas médicos y genéticos de otros miembros de la familia
- Resultados de la ecografía
- Resultados de las pruebas de detección precoz realizadas a la madre (p. ej., trastornos cromosómicos o genéticos).

Aunque en muchos casos las respuestas a estas preguntas aportan relativamente poca información, el hecho de centrar la conversación de esta manera ayuda al pediatra a conocer cómo interactúa la pareja y cómo afrontan las tensiones aparentes, asimismo a observar si parte de la información obtenida de uno de los padres le resulta sorprendente al otro. Esta consulta permite valorar correctamente hasta qué punto existe una comunicación adecuada entre los futuros padres y es una buena manera de que éstos perciban cómo se comunica el médico.

En una familia tipo estadounidense de clase media, la mujer embarazada plantea la mayoría de las preguntas, con el apoyo de su pareja. No es habitual que sea el hombre quien más intervenga en la conversación. En tales casos, quizá sea necesario que el pediatra brinde a la mujer un gran apoyo en los primeros meses de vida de su hijo: es posible que esté deprimida y que empeore después del parto.

 Dato relevante: En algunos grupos culturales, las mujeres no hablan mucho cuando está presente su pareja. Esto puede dar lugar a problemas en la entrevista prenatal cuando se plantean preguntas sobre cuestiones relativas a la crianza de los hijos.

La siguiente parte de la entrevista debe centrarse en lo que pretende hacer la pareja después de que nazca su hijo. Aunque esto se refiere, en gran medida, a la elección de la lactancia materna o con leche maternizada, es necesario prestar atención al tema de la seguridad y de la atención del niño en general. Es el momento de dar información sobre el uso de asientos de seguridad para bebés; los riesgos de la exposición pasiva del niño al humo de tabaco; el uso de flúor, hierro y vitaminas, y la seguridad de la cuna, incluidos los riesgos de las cunas antiguas y cómo elegir un colchón del tamaño adecuado. También es apropiado hablar de los planes relacionados con la reincorporación a su trabajo de la madre o del padre y, en tal caso, del momento en que pretenden hacerlo, de los planes de la pareja respecto al cuidado del niño, y de la disponibilidad de apoyo social por parte de familiares y amigos.

Por último, el pediatra debe preguntar a los padres si hay alguna cuestión que no se haya planteado o que no esté clara. A continuación, debe explicar cómo pueden localizarlo después del parto, así como cuándo y con qué frecuencia verá a su hijo en el hospital. También debe indicar a la pareja que pueden llamarlo por teléfono si tuvieran alguna duda después de dejar la consulta. Si el pediatra tiene una dirección de correo electrónico o una página web para sus comunicaciones, también debe comentarlo. Una consulta tan exhaustiva dura de 30 a 45 min, pero el tiempo invertido merece la pena, especialmente si surgen problemas durante el parto o tras el nacimiento del niño. **Después de una consulta prenatal satisfactoria, el pediatra logra credibilidad ante los padres como alguien que se preocupa por ellos y por el niño que va a nacer.** Esta consulta hace que sea más fácil hablar de problemas que pueden surgir durante el parto, un momento con gran carga emocional.

EVALUACIÓN INICIAL DEL RECIÉN NACIDO NORMAL

En los nacimientos normales, el pediatra o el neonatólogo no están presentes en el parto. Actualmente, la mayoría de los hospitales urbanos cuentan con un neonatólogo de guardia para atender los partos cuando sea probable que se produzca alguna complicación, como en caso de parto prematuro o múltiple u otras circunstancias en las que sea indicado que esté presente un profesional para reanimar y estabilizar al recién nacido. En otros capítulos de esta obra se aborda el tema de la atención al recién nacido en estas situaciones.

En la mayoría de los casos, el niño nace sin problemas y el personal del hospital notifica el nacimiento a la consulta del pediatra de la forma habitual. El personal del hospital llama a la consulta y deja un mensaje, el pediatra acude a la sala de recién nacidos, normalmente en las 12 h siguientes al nacimiento, y nunca en un plazo superior a 24 h. Una vez en la sala de recién nacidos, el pediatra debe examinar primero el informe del parto y la historia clínica del niño.

Examen del informe del parto

Es importante anotar la duración del parto; el tiempo transcurrido entre la rotura de la bolsa amniótica y el parto; la evolución de la madre durante el parto, particularmente las elevaciones de la temperatura que hayan precisado la administración de antibióticos, y la situación del niño al nacer, descrita mediante el test de Apgar. Si el parto ha sido largo, es posible que la madre esté exhausta y quizá deshidratada, lo que a veces hace difícil que comience a amamantar a su hijo. Si la bolsa amniótica se ha roto al menos 24 h antes del nacimiento, debe prestarse atención a la aparición de síntomas o signos moderados de infección. Si transcurrió un período prolongado desde la rotura de la bolsa amniótica y la madre ha tenido fiebre, es esencial decidir si se deben realizar pruebas diagnósticas para descartar una septicemia en el recién nacido, incluso aunque éste se encuentre aparentemente bien. El tratamiento real de estos niños varía y se aborda en otras partes de esta obra.

El **test de Apgar** es el método de referencia consagrado para evaluar el bienestar del recién nacido en el momento del parto (v. tabla 1-1). En la práctica, se suele hacer en dos ocasiones: 1 y 5 min después del parto. Se dan dos puntos a cada uno de los cinco parámetros que se evalúan, por lo que la puntuación total máxima es de 10. Las puntuaciones de 7 a 10 al cabo de 1 y 5 min indican que el recién nacido está estable. Si la puntuación es inferior a 7 a los 5 min, debe realizarse el test nuevamente 10 y 20 min después del parto. Si la puntuación sigue siendo baja, está indicado tener al niño bajo observación en una unidad de cuidados intensivos.

En el test de Apgar realizado 1 min después del parto ni siquiera los recién nacidos más normales suelen tener una puntuación de 10; la mayoría de los niños tienen una puntuación baja en la valoración del color. Muchos padres conocen el test de Apgar y preguntarán por él; aunque el pediatra no esté particularmente interesado en saber si la puntuación en él es de 8, 9 o 10, los padres sí lo estarán, y el pediatra deberá estar preparado para comentarlo con ellos (v. tabla 1-1).

Además del test de Apgar, es importante conocer las medidas de reanimación que se han tomado en la sala de partos, que pueden ir desde la aplicación sistemática de oxígeno mediante mascarilla hasta la intubación endotraqueal. **Cuanto más intensiva sea la intervención, más debe recelar el pediatra de los efectos de la asfixia en el recién nacido, incluso aunque el test de Apgar sea de 7 puntos o superior.**

Examen de la historia clínica del recién nacido

Es importante examinar la historia clínica del recién nacido para conocer los tipos de sangre y factores Rh de la madre y de el; estado de la madre respecto a los estreptococos del grupo B; los resultados serológicos y el estado de la madre respecto al virus de la hepatitis B; el estado de la madre respecto a la infección por el virus de la inmunodeficiencia humana (VIH); las constantes vitales del niño, en especial las frecuencias cardíaca y respiratoria y, por último, saber si el niño ha orinado y ha expulsado el meconio. Si la madre tiene un Rh negativo, el hijo un Rh positivo y la prueba

TABLA 1-1			
Test de Apgar			
Parámetro	*0*	*1*	*2*
Frecuencia cardíaca	Ausente	< 100 lat/min	> 100 lat/min
Movimientos respiratorios	Ausente	Lentos, irregulares	Buenos, llanto
Tono muscular	Débil	Cierta flexión de las extremidades	Movimiento activo
Irritabilidad refleja (sonda nasal)	Ausente	Muecas	Muecas y tos o estornudos
Color	Azulado	Cuerpo de color rosado pálido; extremidades azuladas	Rosado

Adaptado de Apgar V: Proposal for new method of evaluation of the newborn infant. *Curr Res Anesth* 32:260, 1953.

de Coombs directa es negativa, la madre debe recibir inmunoglobulina anti-Rh (D) en las 72 h siguientes al parto. La comparación del tipo de sangre de la madre y del niño determina si es posible una incompatibilidad ABO. El banco de sangre notificará el resultado positivo en la prueba de Coombs, aunque pueden verse casos de ictericia asociada a incompatibilidad ABO sin resultados positivos (v. capítulo 10). En consecuencia, es preciso vigilar escrupulosamente a todos los pacientes sometidos a la determinación de la incompatibilidad ABO para detectar la aparición temprana de ictericia. (Si la madre es O positiva y el niño es del grupo A o B, existe la posibilidad de que los anticuerpos de la madre provoquen la destrucción rápida de los eritrocitos del hijo).

Si no se conocen los resultados de las pruebas serológicas de la sífilis realizadas a la madre, se solicitará una prueba de la sífilis de la sangre del cordón. En muchas zonas, las pruebas serológicas en la sangre del cordón umbilical se hacen ya sistemáticamente, incluso aunque las mismas se hayan realizado a la madre durante el embarazo. También es habitual en la mayoría de los centros determinar el estado inmunitario respecto al virus de la hepatitis B como parte de la atención prenatal. **Para tratar a los recién nacidos cuyas madres sean portadoras de antígenos de superficie del virus de la hepatitis B (HBsAg) se debe administrar la inmunoglobulina específica y la vacuna contra la hepatitis B en un plazo de 12 h después del nacimiento.** La *American Academy of Pediatrics* (AAP) recomienda actualmente que *todos* los niños sean vacunados contra la hepatitis B poco después del nacimiento. La práctica habitual consiste en administrar la vacuna en la sala de recién nacidos del hospital, antes del alta, incluso aunque la madre sea HBsAg negativa.

En la actualidad, la mayoría de las mujeres se someten durante el embarazo a pruebas de detección de la infección por el VIH. **Si no se conoce el estado de la madre respecto a la infección por el VIH, es esencial extraer una muestra de sangre del recién nacido (no del cordón umbilical) tan pronto como sea posible después del nacimiento, a fin de determinar la presencia o ausencia de anticuerpos contra el VIH.** Es posible que, dependiendo de las leyes locales, sea preciso contar con el consentimiento de los padres para realizar esta prueba de detección. Si la madre es VIH negativa, no es necesario tomar ninguna otra medida. Si la madre es VIH positiva, se debe extraer sangre del niño para realizar una prueba de reacción en cadena de la polimerasa para detectar el ADN del VIH y comenzar el tratamiento por vía oral con zidovudina en un plazo de 8-12 h después del parto. En el caso de todos los hijos de mujeres VIH positivas, es ineludible consultar a un especialista en la infección infantil por el VIH. Si la madre es positiva para los estreptococos del grupo B, se le administrarán dos dosis de amoxicilina antes del parto. Si no las hubiera recibido, existen protocolos en todos los servicios de neonatología para el tratamiento posterior del hijo; este tema se trata en el capítulo 10.

También es importante examinar la historia clínica del recién nacido para evaluar su estado cardiovascular. El intervalo normal de la frecuencia cardíaca es de 120-160 lat/min, y la frecuencia respiratoria normal oscila entre 30 y 40 rpm. Observar desviaciones respecto a este intervalo ayuda a orientar la exploración física. La mayoría de los recién nacidos orinan durante el parto o poco después. Todos deben hacerlo en un plazo de 12 h después del parto; de no ser así, es preciso hacer una evaluación minuciosa en busca de anomalías renales, vesicales y genitales, así como determinar el estado de hidratación. La mayoría de los neonatos eliminan el meconio en las 12 h siguientes al parto. Los recién nacidos a término que no lo expulsan en un plazo de 24 h y que no presentan signos de distensión abdominal deben ser evaluados para descartar que existan problemas de la permeabilidad anal; una enfermedad de Hirschsprung (megacolon congénito); una obstrucción intestinal; problemas metabólicos, incluidos el hipotiroidismo y las anomalías electrolíticas; enfermedades neuromusculares o una fibrosis quística.

Hasta no hace mucho se consideraba que los niños prematuros tardíos (los nacidos con una edad gestacional de 34 a 36 semanas y 6 días) podían ser tratados como neonatos normales porque generalmente no precisaban ser atendidos en una sala de cuidados especiales para recién nacidos; sin embargo, en la actualidad se ha demostrado que estos niños no deben ser considerados como recién nacidos a término normales, ya que son más proclives a presentar hipotermia, hipoglucemia, hiperbilirrubinemia, insuficiencia respiratoria y una posible septicemia. Además, actualmente se sabe que si el niño nace antes de la semana

37 de gestación todavía no se ha producido una parte importante del crecimiento del tejido cortical cerebral. Debido a estas y a otras cuestiones importantes, se debe tener aún más cuidado al abordar estos temas, primero con el obstetra, antes del parto (sobre todo si se trata de una inducción del parto programada), con el personal de enfermería y con los padres si el niño va a ser un prematuro tardío.

EXPLORACIÓN FÍSICA INICIAL

La mayoría de los niños nacen sin anomalías importantes visibles. En el caso de que éstas existan, la función del pediatra es determinar si hay algún trastorno asociado, como malformaciones cardíacas o renales y, en tal caso, ocuparse de ellas cuanto antes. Si no se observan anomalías graves, la función del pediatra consiste en descartar la existencia de anomalías mediante una exploración física minuciosa (v. tabla 1-2). Es importante observar cualquier problema leve, señalárselo a los padres y explicar sus implicaciones. En general, estas anomalías leves están relacionadas con la piel y resultan obvias incluso a un observador circunstancial.

Aspecto general

Los recién nacidos sanos adoptan una posición característica de flexión de los brazos y las piernas cuando están en decúbito supino, ya que el tono de los músculos flexores es mayor que el de los extensores. Los lactantes que no adoptan una posición flexionada deben ser evaluados para descartar una hipotonía, que puede ser una manifestación de muchas enfermedades de diversa etiología (p. ej., atrofia muscular espinal progresiva [conocida antiguamente como enfermedad de Werdnig-Hoffmann], distrofia miotónica, trisomía 21 [síndrome de Down]) o puede relacionarse con algún traumatismo sufrido al nacer (v. apartado «Exploración del sistema nervioso»).

En ocasiones, la cabeza del recién nacido no es redondeada, debido a la deformación que tiene lugar cuando el niño pasa por el canal del parto. Las suturas craneales normalmente no están fusionadas al nacer. Cuando el recién nacido tiene la cabeza redondeada suele significar que la madre dio a luz por cesárea sin trabajo del parto. Además de la **deformación plástica de la cabeza**, puede haber una zona de tumefacción sobre el occipucio (*caput succedaneum*), que se debe a la acumulación de líquido en los tejidos blandos situados sobre el periostio, a consecuencia de la presión asociada al parto. La deformación desaparece en 24 a 48 h (v. apartado «Exploración de la cabeza»). Cuando se aplican fórceps durante el parto pueden aparecer cardenales en el cuero cabelludo y la cara del niño. Éstos desaparecen también rápidamente, pero cuando se observan deben inducir al profesional que examina al niño a comprobar minuciosamente cualquier signo de asimetría facial secundaria a una lesión por presión del nervio facial con los fórceps. Esta afección casi siempre es temporal y se resuelve completamente, por lo general en la primera semana de vida.

Además, es importante observar el color del recién nacido. Los niños nacen con concentraciones de hemoglobina de 16-17 g/dl, por lo que tienen un aspecto rubicundo cuando tienen la piel clara. La palidez puede ser secundaria a una anemia o a una perfusión deficiente. **Si un recién nacido tiene aspecto pletórico (demasiado rubicundo), debe sospecharse una diabetes materna. Si el niño afectado es fruto de un embarazo gemelar, cabe sospechar que se haya producido una transfusión entre gemelos.** La policitemia en un recién nacido puede asociarse a síntomas neurológicos, y a veces es preciso reducir la concentración de hemoglobina extrayendo parte de la masa eritrocítica.

Exploración de la piel

La piel de los lactantes es más fina que la de los niños de más edad, de tal manera que los vasos sanguíneos pueden verse fácilmente. A veces la piel tiene un aspecto jaspeado: se trata de un trastorno benigno, denominado piel marmórea (*cutis marmorata*), que desaparece con el tiempo. Esta afección puede observarse en niños de mayor edad cuando tienen frío. Muchos lactantes tienen manchas rojas en los párpados superiores, en la zona situada encima de la nariz, y a veces se extienden a la frente y a la parte posterior del cuello. Estas lesiones se denominan de diversas maneras: *nevus flammeus*, **nevo vascular**, **mancha salmón** o «marca de la cigüeña». Desaparecen con el tiempo o, si se encuentran en la parte posterior del cuello, cuando son cubiertas por el cabello.

La **hiperplasia de las glándulas sebáceas** se caracteriza por pequeñas máculas amarillentas, que a menudo se encuentran sobre la nariz y las mejillas y que desaparecen espontáneamente. Los milios, que consisten en pápulas blancas más pequeñas que las que se observan en la hiperplasia de las glándulas sebáceas, también desaparecen sin tratamiento. En el recién nacido a veces están presentes lesiones similares al acné; es probable que se deban a la influencia hormonal de la madre y también desaparecen sin tratamiento.

Los **hemangiomas capilares** o **hemangiomas en fresa** son una proliferación de capilares de color fresa que tienen un aspecto variable en los recién nacidos. Pueden ser planos y tener sólo el aspecto de un pequeño punto rojizo o bien ser lesiones grandes y prominentes. Pueden ser únicos o múltiples y aparecer en cualquier parte de la piel. Estas particulares lesiones tienen su propia evolución: aumentan de tamaño durante 3 a 7 meses, se estabilizan y luego casi siempre involucionan completamente, sin dejar cicatrices ni manchas. El pediatra debe decir a los padres que la involución suele comenzar a partir del año de edad y que, por lo general, se completa cuando el niño tiene ya 5 años. Sin embargo, a veces las lesiones no desaparecen hasta después de los 8 años de vida. La mejor medida consiste en dejarlos evolucionar naturalmente, con independencia de su

TABLA 1-2

Exploración inicial del recién nacido: lista de comprobación

Sistema	Preguntas importantes
Aspecto general	¿Parece que el niño está bien?
	¿Tiene color rosado?
	¿Tiene las cuatro extremidades flexionadas?
Piel	¿Hay alguna marca de nacimiento?
Cabeza	¿El perímetro cefálico es normal?
Cara	¿El aspecto de la cara es normal?
	¿Existen estigmas de un síndrome reconocible?
Ojos	¿Se observa el fulgor pupilar en ambos ojos?
	¿Los iris son redondos y del mismo color?
Nariz	¿Los orificios nasales son simétricos?
Oídos	¿Las orejas son simétricas y de forma normal?
Boca	¿Está intacto el paladar?
	¿Hay algún diente o masa?
Tórax	¿La respiración es simétrica y se realiza sin esfuerzo?
Corazón	¿Existe algún soplo audible?
	¿La frecuencia cardíaca es normal, y el ritmo, regular?
Abdomen	¿Tiene el abdomen forma convexa?
	¿Existe alguna masa palpable?
Genitales	
Masculinos	¿El meato peniano se encuentra en el lugar adecuado?
	¿Ambos testículos son palpables y tienen el mismo tamaño?
Femeninos	¿Están presentes los labios mayores y menores?
	¿Está presente el orificio vaginal?
Extremidades	¿Tiene el niño los 10 dedos de las manos y de los pies?
	¿Los brazos tienen el mismo tamaño?
	¿Las piernas tienen el mismo tamaño?
	¿Se consigue la abducción completa de las caderas?
Espalda	¿La columna está recta?
	¿Existe alguna depresión en la línea media?
Sistema nervioso central	¿El tono flexor es mayor que el extensor?
	¿Ambos puños están cerrados?
	¿El llanto del niño es fuerte?

localización. Una excepción a esta regla es la presencia en un párpado de un hemangioma capilar que afecte la visión. En este caso, es preciso consultar con el oftalmólogo.

Los **hemangiomas cavernosos**, que son mucho menos frecuentes que los capilares, tienen un curso menos previsible. Estas proliferaciones de vasos sanguíneos de mayor tamaño a menudo tienen dimensiones considerables. Inicialmente, pueden tener aspecto de masas azuladas bajo la piel, ser superficiales y encontrarse también bajo la piel o bien estar completamente bajo la piel, ocupando un órgano, como el hígado. Cuando son muy grandes, pueden asociarse a trombocitopenia o, en casos más raros, a fístulas arteriovenosas, que pueden conducir a una insuficiencia cardíaca de gasto elevado. A menudo maduran espontáneamente y desaparecen; en otras ocasiones, requieren tratamiento con corticosteroides o radioterapia.

Las manchas de vino de Oporto o de vino tinto, que también pertenecen a la familia de los nevos vasculares, son alteraciones permanentes del color de la piel que, en ocasiones, se asocian a malformaciones arteriovenosas en otros órganos. En el **síndrome de Sturge-Weber**, se encuentra una mancha de vino de Oporto en la zona de distribución de la primera rama del nervio trigémino, con anomalías vasculares en el cerebro. En el síndrome de Von Hippel-Lindau se observa una mancha de vino de Oporto en la cara, asociada a lesiones vasculares de la retina y del cerebro. También puede estar presente un glaucoma congénito en el lado de la lesión.

Exploración de la cabeza

El perímetro cefálico de los recién nacidos debe medirse siempre y compararse con los valores de referencia. Debe estar dentro de un margen de dos desviaciones estándar respecto a la media para la edad gestacional. Cuando un valor se separa más de dos desviaciones estándar de la media, puede ser un signo de hidrocefalia. El perímetro cefálico de un recién nacido a término normal es de 34-35 cm.

> 📖 **Dato relevante:** Para medir correctamente el perímetro cefálico, se cuenta el valor más alto que se obtiene cuando se pasa una cinta métrica alrededor de los parietales, justo por encima de las orejas.

El perímetro torácico también debe medirse y compararse con el perímetro cefálico. En los recién nacidos a término, el perímetro torácico es 1-2,5 cm menor que el cefálico. Si los valores se desvían de esta norma, es recomendable consultar con un neurólogo infantil.

Es importante palpar el cuero cabelludo para determinar la presencia, el tamaño y la textura de las **fontanelas** anterior y posterior. La anterior es más grande, está localizada en la unión de los dos huesos frontales y los dos parietales, es plana y, en ocasiones, es pulsátil. Su tamaño es variable, aunque no suele medir más de 1 × 1 cm, y nunca más de 3 × 3 cm al nacer. Aunque la fontanela anterior sea mayor o menor de lo habitual, si el perímetro cefálico está dentro del intervalo normal, no es necesario hacer nada más, salvo las mediciones de seguimiento habituales. Si la cabeza crece con normalidad, la variación del tamaño de la fontanela se considera normal. Si se evidencian anomalías, ya sea en el primer mes de vida o posteriormente, es recomendable consultar a un neurólogo infantil. La fontanela posterior debe estar presente en todos los recién nacidos; se encuentra en la unión de los huesos parietales y occipitales, y tiene el tamaño de la yema de un dedo. Es difícil apreciar el abombamiento, la tensión o la depresión de la fontanela posterior. Generalmente está cerrada a las 6 semanas de vida.

También se debe palpar la cabeza para descubrir la presencia del *caput succedaneum* o **tumor del parto**, una zona de tumefacción de los tejidos subcutáneos (v. apartado «Aspecto general»). Es importante aprender a valorarlo para diferenciarlo de tumefacciones subaponeuróticas más amplias, que pueden asociarse a una hemorragia importante. Generalmente, al palpar la zona del *caput succedaneum*, el dedo deja una fóvea, lo cual confirma que se trata de un edema del cuero cabelludo, que se produzca como consecuencia de la presión a la que se ve sometida la cabeza en el canal del parto durante un alumbramiento vaginal difícil. Es fundamental aprender a valorar una hemorragia cerrada del cuero cabelludo en el recién nacido, ya que estas hemorragias pueden asociarse a anemia y a una hiperbilirrubinemia importante. Los **cefalohematomas**, que afectan a 1 de cada 10-20 recién nacidos, no suelen observarse cuando se realiza el examen inicial del recién nacido, pero se hacen evidentes entre 24 y 48 h después del parto. Los cefalohematomas se definen como la presencia de sangre por debajo del periostio; en consecuencia se limitan a un solo hueso. Cada hueso del cráneo cuenta con su propio periostio; esto hace fácil diferenciar un cefalohematoma de una hemorragia subaponeurótica, que puede extenderse a varios huesos, debido a que la sangre pasa entre los huesos y la aponeurosis que los cubre. En los recién nacidos, los cefalohematomas casi siempre se encuentran sobre el hueso parietal y se asocian a la fractura del mismo en aproximadamente el 25% de los casos. A la palpación, son renitentes y fluctuantes. No dejan fóvea, como ocurre con el *caput succedaneum*. Cuando los cefalohematomas se encuentran en el recién nacido, no es necesario hacer una radiografía de cráneo para documentar la fractura, dado que no se asocia una fractura de cráneo con hundimiento. Estos hematomas a menudo duran más de 4 semanas, por lo que es importante documentar su presencia en el período neonatal.

Dato relevante: En la consulta pediátrica de control del niño sano, el profesional que lo examino debe sospechar que ha sido objeto de maltratos si observa un nuevo cefalohematoma en un lactante de mayor edad.

Si en la sala de recién nacidos no se notificó la presencia de un cefalohematoma, y se encuentra sólo después de que el niño haya vuelto a casa, es posible que los padres sean acusados falsamente de maltratos. Para evitar problemas innecesarios acerca de posibles casos de maltratos, es esencial registrar los cefalohematomas en el momento del alta o antes.

Es importante examinar el cráneo para comprobar su simetría. Un cráneo asimétrico puede asociarse a anomalías encefálicas o al cierre prematuro de una o más suturas craneales. El cierre de éstas en los recién nacidos se advierte por la incapacidad de percibir el movimiento de los huesos a ambos lados de la sutura: normalmente, se puede percibir cómo ambos lados se desplazan arriba y abajo uno en relación con el otro. También puede palparse un resalte en el punto donde se unen los dos huesos, aunque este signo no siempre está presente en caso de sinostosis prematura. **La sinostosis prematura más frecuente en los lactantes es la de la sutura sagital, que separa ambos huesos parietales**; cuando es pronunciada, se caracteriza por el alargamiento del cráneo en el plano anteroposterior. En los recién nacidos no es evidente. En consecuencia, en las exploraciones sistemáticas del cráneo se debe buscar la presencia de craneosinostosis. Es preferible descubrir esta anomalía cuanto antes —aunque el cierre prematuro de una sola sutura generalmente no se asocia a anomalías encefálicas o a daño encefálico progresivo—, ya que el diagnóstico temprano permite tomar medidas correctivas, incluida la cirugía, que deben realizarse en el momento en que puedan obtenerse los mejores resultados estéticos.

Por último, se examinará el cráneo para descubrir defectos óseos o la presencia de craneotabes. Esta afección se caracteriza porque, a la palpación, el cráneo se deprime y recupera su posición normal, como cuando se presiona una bola de pimpón. Es un trastorno benigno que desaparece con el tiempo. Los defectos óseos suelen entrar en esta categoría, y también desaparecen con el paso del tiempo sin dejar secuelas. Deben hacerse radiografías craneales para descartar cualquier anomalía rara.

Exploración de la cara

En los recién nacidos, casi más que en cualquier otra etapa de la vida, es importante observar atentamente la cara. Se debe mirar la cara de frente. ¿La nariz es recta? ¿Son simétricos los orificios nasales? Durante el nacimiento, el tabique nasal puede estar luxado, fuera de su posición normal en la escotadura del vómer. Una asimetría notable del tamaño de las narinas, que normalmente tienen el mismo tamaño y la misma forma, es un signo de esta anomalía. Cuando se reconoce pronto, un otorrinolaringólogo experimentado puede reducir la luxación fácilmente y colocar el tabique nasal en su posición normal.

Deben examinarse los ojos. ¿Están inclinados hacia arriba o hacia abajo? ¿Parecen ser demasiado grandes o pequeños? ¿Da la impresión de que un ojo es mayor que el otro? ¿Parecen estar demasiado separados o juntos? Si uno o los dos ojos parecen ser demasiado grandes, es posible que el niño tenga un glaucoma congénito. **Se denomina «buftalmos», «buftalmía» u «ojo de buey» al agrandamiento del globo ocular que se observa cuando aumenta la presión intraocular.** Cuanto antes se diagnostique y se trate esta afección, mayor será la probabilidad de que la vista no resulte afectada. **En ocasiones, los ojos parecen ser demasiado pequeños; esto se observa en niños con síndrome alcohólico fetal y se debe al estrechamiento de las hendiduras palpebrales.** En este síndrome, los ojos también pueden estar demasiado juntos. La excesiva separación de los ojos puede deberse a malformaciones mediofaciales, como en el caso de síndromes asociados a fisura palatina.

 Datos relevantes: Los ojos están inclinados hacia arriba en el síndrome de Down (trisomía 21) y hacia abajo en el síndrome de Treacher Collins.

Se debe inspeccionar la barbilla. En los lactantes suele ser pequeña y crece a medida que lo hace el niño. Sin embargo, si la barbilla es muy pequeña (micrognatia), el niño puede padecer el **síndrome de Pierre Robin**, una afección en la que la micrognatia se asocia a microstomía, lo que predispone al niño a una obstrucción respiratoria por la lengua, que es relativamente grande. Hay que observar las orejas de frente para descubrir si existe alguna **fístula preauricular** o **acrocordón**. Son sólo importantes desde el punto de vista estético en el recién nacido, pero si el médico que examina al niño no lo detecta, los padres lo harán. Si no se descubren y se explica a los padres por qué están presentes éstos pueden poner en duda todo lo que el médico les haya dicho. Aunque las fístulas preauriculares pueden infectarse en fases posteriores de la infancia, no deben extirparse en el período neonatal, aunque la intervención puede realizarse más adelante, si el niño o sus padres así lo quieren.

Se debe observar la cara del niño cuando llora. ¿Es simétrica? Una afección conocida como **síndrome de asimetría facial durante el llanto** se asocia a anomalías de la válvula aórtica. Dado que, en ocasiones, no se aprecian soplos en el recién nacido, incluso cuando existen malformaciones cardíacas graves es imperativo consultar con un cardiólogo infantil cuando existe una asimetría facial. Ésta también puede asociarse a parálisis facial ocasionada por la presión ejercida sobre el nervio facial durante el parto. Este trastorno, que suele ser temporal, puede apreciarse incluso cuando el niño no llora.

Por último, se debe observar el color de los ojos y del cabello del niño, la cantidad de pelo que tiene o si en la cara existen cardenales o zonas tumefactas. Todo esto debe mencionarse al hablar con los padres, asegurándoles que todos los cardenales desaparecerán en unos cuantos días y que el hecho de que el niño no tenga mucho pelo no significa que más adelante no tendrá abundante cabello en toda la cabeza. Cuando se muestra a los padres que se ha prestado atención a este tipo de detalles al explorar al recién nacido se les ofrece la garantía de que se ha prestado la misma atención a otras partes del cuerpo.

Exploración de los ojos, los oídos, la nariz, la boca y la garganta

Anteriormente, en el apartado dedicado a la exploración de la cara, se ha tratado una parte de la ocular. Los ojos de los recién nacidos pueden estar abiertos o cerrados, y a veces resulta difícil verlos con los ojos abiertos. Cuando el niño está en decúbito supino, al incorporarlo lentamente puede abrir los ojos. Es necesario examinar más a fondo la esclerótica, la conjuntiva, la córnea, el iris y la pupila. **Puede haber una hemorragia subconjuntival, ya sea unilateral o bilateral,** que no se asocie a una lesión ocular interna, sino que sea secundaria al traumatismo sufrido durante el parto; normalmente, se resuelve al cabo de la primera semana de vida. La **conjuntivitis** no suele apreciarse en las primeras 24 h de vida. Cuando está presente tan pronto suele deberse a una irritación química si se ha usado nitrato de plata para la prevención de la gonorrea. La **conjuntivitis adquirida,** como la que se observa en la gonorrea, tarda varios días en aparecer, dado que la infección se produce durante el parto, o se manifiesta pasado un tiempo. La conjuntivitis por *Chlamydia trachomatis* no suele manifestarse hasta después de la primera semana de vida.

La esclerótica de los recién nacidos a menudo tiene tono azulado, debido a su escaso grosor. La **córnea debe ser transparente** y no debe tener más de 12 mm de diámetro. **Los iris de ambos ojos tienen que ser del mismo color.** Cuando no es así, se dice que existe una **heterocromía del iris,** que se asocia al **síndrome de Waardenburg** o a la **embriopatía rubeólica,** afecciones que causan una atrofia del iris. Ambos iris deben estar presentes; la **aniridia** puede asociarse al **tumor de Wilms** y a anomalías genitales en los varones. Las pupilas deben ser simétricas, aunque **son diferentes (anisocoria) hasta en el 25% de los individuos normales.** Las anomalías del iris más graves, como los colobomas, deben ser evaluadas por un oftalmólogo.

Es necesario examinar ambos ojos para confirmar la presencia de **fulgor pupilar** (reflejo rojo). Se utiliza un oftalmoscopio, con la rueda del enfoque en el cero; se comienza a una distancia de 30-45 cm y se dirige la luz primero a una pupila y luego a la otra. El fulgor pupilar debe estar presente en ambos ojos; de no ser así, la posibilidad de que algo esté impidiendo que la luz atraviese la córnea y llegue a la retina es preocupante. En los lactantes, esto suele ser un signo de **cataratas.** La ausencia de fulgor pupilar debe confirmarse, y es conveniente consultar a un oftalmólogo. Entre las múltiples causas de cataratas congénitas, destacan las infecciones congénitas, los trastornos metabólicos y las anomalías cromosómicas.

Aunque el examen de los movimientos musculares extraoculares no forma parte de la exploración habitual del recién nacido, sí debe prestarse atención a los movimientos y a la posición de los ojós. Cuando el lactante mira recto hacia adelante, los ojos generalmente están en la misma posición, pero puede que no permanezcan así con el movimiento. No es raro que esto ocurra. Una desviación persistente hacia adentro o hacia afuera es anormal y no es habitual verla en el período neonatal, excepto en el caso de los prematuros.

Se deben examinar las orejas para determinar si tienen un tamaño similar y si su forma es normal. Las anomalías del oído externo pueden asociarse a defectos renales y de la audición. **Una oreja pequeña (microtia) a menudo se asocia a anomalías del oído medio, por lo general sólo en el lado de la microtia.** Está indicado remitir al niño al otorrinolaringólogo, dado que la evaluación temprana de la audición es más importante que el tratamiento del problema estético. Es preciso inspeccionar el oído para confirmar la presencia del conducto auditivo externo, y es importante intentar, con mucho cuidado, visualizar la membrana del tímpano. Inicialmente no es fácil, dado que en el recién nacido el tímpano se encuentra en una posición más horizontal. Cuando es visible, tiende a ser menos translúcido que en los niños de más edad.

Ya se ha descrito la exploración de la nariz en lo que se refiere a la simetría (v. apartado «Exploración de la cara»). Es preciso examinar el surco nasolabial. **Un surco nasolabial plano e inadecuadamente formado se asocia a síndrome alcohólico fetal.** También deben examinarse las fosas nasales con un espéculo para determinar su permeabilidad y la presencia de secreciones o masas. **Cuando se sospeche una atresia de las coanas, el médico intentará introducir en la fosa nasal una sonda de calibre 5 F (1,67 mm).** De no lograrlo, será preciso consultar al otorrinolaringólogo.

A continuación, se procede a la exploración de la boca y de la garganta. La boca del recién nacido no debe tener dientes. Cuando están presentes (dientes natales), suelen extraerse después de consultar con un odontólogo, dado que tienden a estar unidos laxamente a la encía y, si no se extraen, generalmente caen poco después del nacimiento, con el consiguiente riesgo de aspiración. En la boca del recién nacido, con frecuencia se observan lesiones de interés, habitualmente benignas. Entre estas lesiones se encuentran pequeños quistes de inclusión en el paladar duro, normalmente en la línea media, conocidos como **perlas de Epstein**. En los bordes alveolares, a veces se encuentran quistes de erupción y mucoceles. Es necesario inspeccionar minuciosamente el paladar para descartar la presencia de una hendidura. Aunque es difícil no detectar las hendiduras amplias, las pequeñas con frecuencia pasan desapercibidas. También es importante inspeccionar la úvula: si es bífida puede asociarse a una hendidura palatina submucosa, afección que predispone a los niños a presentar infecciones del oído medio.

La exploración de la boca debe incluir la inspección de la lenguas. Habitualmente, ésta tiene un aspecto normal, aunque hay quien insiste en hacer el diagnóstico de **anquiloglosia** o frenillo corto en los recién nacidos. El frenillo que une la punta de la lengua al suelo de la boca casi siempre parece ser corto en los recién nacidos, en comparación con los niños de más edad. Debido a esto, en el pasado se diagnosticaba a veces como una anquiloglosia y se cortaba un poco el frenillo, sin anestesia, en la sala de recién nacidos, con unas pequeñas tijeras iris. Este procedimiento es innecesario prácticamente en todos los casos. Aunque a veces realmente existe una anquiloglosia, son raros los casos. Antes de establecer el diagnóstico, se debe comprobar que el acortamiento del frenillo interfiere en el funcionamiento de la lengua (p. ej., dificultad para mamar). En edades más avanzadas, el frenillo corto puede afectar la capacidad de pronunciar ciertos sonidos.

A veces se observa una lengua de tamaño superior al normal (**macroglosia**), ya sea aislada o asociada a **síndrome de Wiedmann-Beckwith, síndrome de Down** y **síndrome de Cornelia de Lange**. En raras ocasiones, la lengua puede estar hendida o, en casos aún más raros, ausente (aglosia congénita).

A continuación debe explorarse el cuello para descubrir si la glándula tiroides está agrandada o si existen masas o anomalías. Las masas cervicales de la línea media pueden ser **quistes del conducto tirogloso,** y las tumoraciones laterales, **quistes de la hendidura branquial.** Las masas cervicales blandas y de gran tamaño pueden ser higromas quísticos.

Exploración del tórax

Es importante determinar si el tórax es simétrico, y observar las características de la respiración. La mayoría de los recién nacidos respiran por término medio 40 veces por minuto, pero el patrón respiratorio a veces no es regular. La respiración debe realizarse sin esfuerzo, y no deben existir signos de aleteo nasal, tiraje intercostal, subcostal o supracostal, ni quejido espiratorio.

El murmullo respiratorio debe ser igual y estar presente en ambos lados del tórax, aunque en los recién nacidos se puede prestar a confusión, porque los sonidos se transmiten muy bien de una zona del tórax a otra. En consecuencia, si se encuentra una anomalía respiratoria, debe realizarse una radiografía torácica, incluso aunque los ruidos respiratorios sean normales. No es habitual escuchar estertores, roncus ni sibilancias, ni siquiera en caso de dificultad respiratoria grave.

La frecuencia cardíaca media en el recién nacido es de 140 lat/min. A esta frecuencia, es difícil apreciar si existen soplos, a no ser que se ausculte atentamente y durante el tiempo necesario. Es posible que los recién nacidos con anomalías cardíacas, incluso las más graves, como la hipoplasia cardíaca izquierda, no presenten soplos, o que los soplos sean de grado 1-2/6. Por otra parte, la presencia de un soplo cardíaco puede carecer de importancia clínica. Aquello que se oiga en la auscultación debe describirse minuciosamente, así como correlacionarse con otros signos físicos y datos de la historia clínica, como la frecuencia cardíaca, la calidad de los ruidos cardíacos y las características de los pulsos en las extremidades, en especial los pulsos femorales.

La coartación aórtica o, en un sentido más amplio, la hipoplasia aórtica, se asocia a una disminución o ausencia de los pulsos femorales. La palpación de los pulsos femorales en el recién nacido no es fácil; hace falta práctica antes de tener la seguridad de que si no se percibe el pulso femoral es porque realmente no está presente. Si existe cualquier duda respecto a la posibilidad de una coartación aórtica, debe determinarse la presión arterial en las extremidades superiores e inferiores: en caso de coartación de la aorta, la presión arterial en las piernas es menor que en los brazos.

El hallazgo persistente de una taquicardia o de una bradicardia debe llamar la atención del cardiólogo infantil. Los soplos intensos, los signos de cianosis central, oír los ruidos cardíacos más fácilmente en el lado derecho que en el izquierdo, y la dificultad de escuchar los ruidos cardíacos son razones para consultar al cardiólogo, sobre todo si estos signos se observan en un lactante menos fuerte de lo previsto.

Exploración del abdomen

El aspecto normal del abdomen en el recién nacido es prominente y redondeado; no debe ser plano, ni estar hundido (escafoideo) o tenso.

Dato relevante: Un abdomen hundido o escafoideo resulta siempre preocupante. ¿Dónde está el intestino? ¿El abdomen es plano a causa de una hernia diafragmática? ¿Se debe a un tono muscular escaso debido a una lesión nerviosa o a una musculatura flácida? En cualquier caso, es alarmante.

Un abdomen tenso puede deberse a una obstrucción del tubo digestivo o a la perforación de una víscera, con la consiguiente fuga de gas y la aparición de peritonitis e íleo. La malrotación intestinal resultante de un defecto del desarrollo puede predisponer al vólvulo. Las atresias intestinales afectan con mayor frecuencia a los lactantes con anomalías cromosómicas, y deben sospecharse en niños con problemas relacionados con el abdomen que parecen tener síndrome de Down. **El ano puede estar cerrado (ano imperforado) o puede haber un defecto de la inervación intestinal, como se observa en la enfermedad de Hirschsprung.** Es posible que un meconio cause un tipo especial de obstrucción intestinal, el **íleo meconial, que frecuentemente se asocia a la fibrosis quística.** No es habitual observar un abdomen tenso inmediatamente después del nacimiento, ya que debe pasar cierto tiempo antes de que estas afecciones se desarrollen o manifiesten.

Además, el abdomen del recién nacido tiene algo que no se encuentra en niños de más edad: un cordón umbilical unido, aunque cortado, pinzado o atado. Debe observarse la superficie de corte del cordón umbilical, **han de estar presentes dos arterias umbilicales y una vena umbilical.** La presencia de una sola arteria umbilical a veces se asocia a otras anomalías, como malformaciones renales.

Debe palparse el abdomen para descubrir la presencia de masas. Es mejor comenzar la palpación del cuadrante superior derecho, para explorar el hígado. A menudo, éste se palpa hasta varios centímetros por debajo del margen costal derecho. La mayoría de las veces esto es normal y se relaciona con la movilidad del hígado más que con un aumento del tamaño. En caso de hepatomegalia, el hígado se palpa más cerca de la superficie y es más firme o prominente en la palpación. Diversas infecciones congénitas —debidas a **t**oxoplasmosis, rubéola, citomegalovirus, **h**erpes simple o sífilis (se denomina TORCHS a este grupo de enfermedades—) pueden causar hipertrofia hepática. La presencia de masas en el hígado —como quistes, malformaciones vasculares o tumor—, también puede causar hepatomegalia.

En los recién nacidos, puede palparse el bazo en el cuadrante superior izquierdo y lateralmente, por las mismas razones que el hígado; el bazo puede ser normal o de mayor tamaño como consecuencia de una infección congénita. Al hacer una palpación más profunda y más distal, es posible percibir los riñones. Aunque en algunos niños se palpan riñones de tamaño normal, es difícil apreciarlos cuando no se tiene mucha experiencia. No obstante, la nefromegalia es la causa más común de masas abdominales palpables en el recién nacido, y la mayoría de las veces se debe a lesiones obstructivas de las vías urinarias. La presencia de una masa abdominal exige realizar más pruebas, y la mejor forma de hacerlo es consultar a un radiólogo infantil o a un cirujano o urólogo infantil.

Exploración de los genitales

Los genitales de las niñas recién nacidas son algo diferentea de los de mujeres sexualmente inmaduras de mayor edad, debido a la influencia de las hormonas maternas. En ocasiones, **incluso puede haber una secreción vaginal sanguinolenta en los primeros días de vida, como resultado de la hemorragia por privación hormonal.** Los labios mayores y menores son prominentes y turgentes. Puede verse el orificio vaginal, al igual que el himen, que oculta parcialmente el orificio. El clítoris debe estar cubierto por el prepucio; en caso contrario, debe sospecharse una hipertrofia de clítoris, que ocurre en la **hiperplasia suprarrenal congénita** o, con menor frecuencia, en trastornos de la diferenciación sexual. Si se encuentran estas anomalías, es preciso consultar a un endocrinólogo infantil.

Al examinar los genitales masculinos, se debe comprobar que ambos testículos están en el escroto, observar la forma y el tamaño del pene, y verificar la presencia de un prepucio de aspecto normal y la posición del meato urinario. Los testículos pueden parecer de mayor tamaño en los recién nacidos; ello se debe a la presencia frecuente de **pequeños hidroceles.** Cuando los testículos son duros y de tamaño superior al normal, la causa puede ser una torsión o un tumor congénito, y es necesario consultar a un urólogo infantil.

El pene debe ser recto. Si parece estar doblado hacia abajo (ventralmente), es posible que haya un **encordamiento congénito del pene.** Esta curvatura peniana congénita se asocia a **hipospadias,** una afección en la que el meato urinario se desplaza ventralmente y se encuentra en la cara ventral del pene. Cuando existe un hipospadias, el prepucio no está formado en su totalidad, lo que le da un aspecto de capuchón alrededor del glande peniano. El **epispadias** es un trastorno mucho menos frecuente que el hipospadias; se diagnostica cuando el orificio uretral se encuentra en la cara dorsal del pene. En raras ocasiones, el pene puede ser muy fino y pequeño: es lo que se conoce como micropene, que puede asociarse a un trastorno endocrino local o general (p. ej., insuficiencia hipofisaria). Es necesario consultar a un endocrinólogo infantil, así como a un urólogo infantil en caso de encordamiento congénito del pene, hipospadias, epispadias y micropene.

Exploración de las extremidades

Se deben examinar minuciosamente los dedos de las manos y de los pies, en lo que se refiere a su número, tamaño y forma. Los padres se centran en estas zonas, y si el profesional sanitario que examina el niño no descubre la presencia de una anomalía, por pequeña que sea, puede perder su credibilidad ante los padres. No son infrecuentes los dedos supernumerarios hipoplásicos, unidos a un dedo —generalmente el meñique— , por un pedículo cutáneo. A menudo se observa la fusión de los dedos de los pies, que puede tener carácter familiar. La fusión de los dedos de la mano es mucho menos común. **La clinodactilia consiste en la desviación de un dedo, habitualmente el meñique, en sentido lateral o medial respecto al eje medio; puede ser un trastorno aislado, aunque a veces se observa en el síndrome de Down.** Habitualmente se debe a hipoplasia de la falange media del meñique. En diversos síndromes dismórficos se observan anomalías del pulgar.

Las anomalías de las manos no son comunes, mientras que es frecuente observar anomalías leves de los pies. La más común de éstas es la **aducción del metatarso, que muy probablemente se deba a la posición forzada dentro del útero materno.** Si la aducción del antepié es suave, lo cual implica que el pie puede estirarse fácilmente, no es necesario consultar al especialista ni instaurar tratamiento, y el pie se enderezará en los siguientes meses. Si al explorar el pie se observa que la aducción del antepié es rígida, es necesario derivar al niño al ortopedista. **El pie equinovaro es una combinación de aducción del antepié, deformidad en varo y acortamiento del tendón de Aquiles.** El tratamiento de este trastorno debe comenzar en la sala de recién nacidos. En el pie en mecedora, la planta es convexa; esta afección suele asociarse a síndromes dismórficos graves, como la trisomía 18.

Las anomalías congénitas de los brazos son infrecuentes, mientras que las de las piernas, que casi siempre son leves, ocurren más a menudo. La más habitual es la **torsión tibial interna, que con frecuencia se asocia a aducción del metatarso.** La mayoría de las veces este trastorno se debe a una posición intrauterina forzada, y es probable que mejore en el plazo de unos meses sin necesidad de instaurar tratamiento, aunque puede tardar hasta 2 años en desaparecer. **Pueden producirse versiones externas o internas de la cadera, pero es improbable que se diagnostiquen en eel período neonatal. La displasia del desarrollo de las caderas** (en el pasado denominada luxación o displasia congénita de las caderas) **es más frecuente en las niñas, en especial si se encontraban en una posición de nalgas durante la gestación.** Este trastorno afecta nueve veces más a las mujeres que a los varones, y el 20% tienen antecedentes familiares; cerca del 60% afectan al primer hijo y el 30-50% se registran en los partos de nalgas. La mayoría de las veces la cadera no está realmente luxada, sino que puede luxarse. En la evaluación inicial mediante pruebas de diagnóstico por imágenes se recurre a la ecografía de las caderas.

> 📖 **Datos relevantes:** Es importante diagnosticar la displasia del desarrollo de las caderas cuanto antes, dado que el tratamiento temprano mejora el pronóstico.

Para realizar la exploración, se coloca al niño en decúbito supino con las caderas y las rodillas flexionadas, y se coloca el dedo medio de cada mano sobre el trocánter mayor. Los pulgares deben situarse en la cara interna del muslo, frente al trocánter menor. Se realiza la flexión y aducción de las caderas, y se aplica una fuerza posterior. Si la cadera es inestable, se luxa, y se puede sentir u oír un clic. En caso de duda, la maniobra puede hacerse en un lado cada vez, estabilizando un lado de la pelvis y realizando la maniobra en el otro lado (signo de Barlow). Se examinará la amplitud de movimiento de las caderas; debe ser posible conseguir una rotación de 180°. Se coloca al niño en decúbito prono y se examina la simetría de las nalgas. Cuando son asimétricas, esto puede deberse a una luxación de cadera, es preciso consultar de inmediato a un ortopedista. No siempre es posible diagnosticar una displasia del desarrollo de la cadera en el momento del nacimiento; por tanto, es imprescindible hacer una evaluación continua durante los primeros meses de vida. A veces se produce una hemihipertrofia o una hemiatrofia de una o más extremidades. **La hemihipertrofia se ha asociado a tumor de Wilms (nefroblastoma).** Pueden observarse otras displasias óseas raras, como la focomelia y la osteogénesis imperfecta.

Las anomalías adquiridas de los brazos son más frecuentes que las congénitas. La más común es la **fractura de clavícula,** que afecta hasta al 3% de los recién nacidos. Se puede diagnosticar si se percibe una crepitación sobre la clavícula o si se observa un reflejo de Moro incompleto en el lado de la fractura. Es una afección benigna; incluso si no se diagnostica, la clavícula cicatriza siempre, aunque con la formación de un callo de fractura. Si no se diagnostica en la sala de recién nacidos y se registra, alguno de los padres puede encontrar un abultamiento sobre la zona fracturada al cabo de varias semanas y, al mostrárselo al médico de atención primaria, éste puede sospechar que el niño ha sido víctima de maltrato. Por consiguiente, tanto en la exploración física inicial como en la realizada antes del alta se debe buscar exhaustivamente la presencia de una fractura de clavícula. La **parálisis del plexo braquial,** también conocida como parálisis de Erb y Klumpke, son anomalías adquiridas a raíz de un parto difícil. No resulta complicado realizar el diagnóstico, ya que el brazo afectado suele estar flácido y extendido, y no se mueve tan bien como el que no está afectado. Se realiza tratamiento sintomático, colocando el brazo en una posición que impida que el plexo braquial se vea sometido a más tensión. El pronóstico depende de lo rápido que se recupere la función. Los niños con buen pronóstico recuperarán cierto tono muscular y comenzarán a mover el brazo pocos días después del parto. Cuando se diagnostica este trastorno, es necesario consultar a un neurólogo infantil. Algunos ortopedistas o neurocirujanos infantiles tienen experiencia en la cirugía de las lesiones del plexo braquial.

El resto del sistema esquelético, incluida la columna vertebral, se examina cuando se exploran las extremidades. La **escoliosis congénita** es rara; cuando está presente, suele asociarse a anomalías vertebrales, como las hemivértebras. Con frecuencia las anomalías del tubo neural, como el **meningocele** o el **mielomeningocele**, en la actualidad se diagnostican prenatalmente mediante ecografía o análisis de la α-fetoproteína en sangre materna, aunque la administración de complementos de ácido fólico a las embarazadas parece haber reducido la incidencia de defectos del tubo neural. Cuando un niño presenta alguno de estos trastornos, es preciso consultar a un neurocirujano infantil. El **seno pilonidal** (o quiste pilonidal) es la anomalía más frecuente de la columna vertebral y se encuentra en la parte más baja de ésta. Este seno no se comunica con el conducto vertebral y, generalmente, no se infecta antes de la adolescencia. Por tanto, aunque se debe informar a los padres de su presencia y de lo que representa, no es preciso instaurar tratamiento. Son raras otras anomalías vertebrales, como senos, quistes, tumores grasos o mechones de pelo en la zona torácica o lumbar. Cuando están presentes, es conveniente consultar a un neurólogo o neurocirujano infantil.

Exploración del sistema nervioso

Cuando un niño nace con normalidad y no se observa nada anormal en la sala de partos, es improbable que se encuentre alguna anomalía grave del sistema nervioso central (SNC) en la exploración física. De hecho, la mayor parte de los médicos y del personal sanitario familiarizados con las exploraciones de los recién nacidos pueden percibir a simple vista el estado neurológico del neonato, y pueden hacerlo, precisamente, gracias a la observación.

Los recién nacidos normales, cuando se encuentran en decúbito supino y en reposo, tienen las extremidades superiores e inferiores flexionadas (en codos, caderas y rodillas) porque el tono flexor es mayor que el extensor (v. apartado «Aspecto general»). Si los brazos o las piernas del recién nacido están en extensión cuando no se estimula al niño, el tono extensor estará aumentado, o en general, reducido (recién nacido hipotónico). Es esencial investigar la causa del aumento del tono extensor o de la disminución generalizada del tono, y es preciso hacer un juicio diagnóstico provisional. La causa puede ser: *1)* una lesión del SNC, como una hemorragia o una infección intracraneal; *2)* un trastorno congénito nervioso o muscular, o *3)* unia septicemia.

Es importante comprobar que las respuestas motoras son simétricas. Una de las formas más sencillas de hacerlo es provocar el **reflejo de Moro**. Esto puede hacerse de diversas maneras; la más común es poner una mano por debajo de la cabeza del niño, que estará en decúbito supino, levantar la cabeza y la espalda, y luego dejar que caiga, mientras se siguen sujetando la cabeza y el cuello con la mano. Esta maniobra no les resulta agradable a los lactantes, que responden extendiendo los brazos y luego flexionándolos y llevándolos de nuevo a la línea media. Las piernas generalmente también se extienden y luego se flexionan. Todas estas respuestas deben ser simétricas.

El recién nacido mantiene los puños cerrados. Cuando se colocan ambos índices en las palmas de las manos se provoca el reflejo de prensión. Es tal la intensidad de este reflejo y del tono flexor, que es posible levantar al niño del suelo de esta manera. Al agarrarlo por debajo de ambas axilas o levantarlo, el tono del hombro es suficiente para aguantar su peso. Existe una disminución del tono muscular cuando los hombros y los brazos se levantan al hacer esta maniobra. Cuando se coloca de pie al lactante, se le puede inducir a «andar» o subir escalones: es lo que se denomina **reflejo de marcha automática**. Cuando se acarician las mejillas, el niño gira la cabeza hacia el lado estimulado y comienza a hacer movimientos de succión: es el denominado **reflejo de búsqueda o de hociqueo**, de gran importancia para el niño cuando va a ser amamantado. El niño normalmente puede tragar saliva, y no debe babear, a no ser que esté tomando el pecho o el biberón. Cuando el niño es incapaz de tragar saliva, puede deberse a problemas neurológicos o a atresia esofágica.

Los exámenes de la sensación dolorosa, de la vista o del oído no suelen formar parte de la exploración neurológica del recién nacido. Sin embargo, ya se dispone de métodos muy sensibles para evaluar la audición en los neonatos, y se utilizan sistemáticamente en la mayoría de las salas de recién nacidos, debido a las normas que obligan a ello. Los ojos pueden estar abiertos o cerrados, y es importante comprobar la presencia del fulgor pupilar (v. apartado «Exploración de los ojos, los oídos, la nariz, la boca y la garganta»). Si los lactantes mantienen los ojos abiertos, es posible que ya los fijen en un objeto o a una luz cuando reciben el alta.

ATENCIÓN EN EL HOSPITAL

En la mayoría de los casos los niños ya no pasan más de 24-48 h en el hospital cuando nacen mediante parto vaginal y no más de 72-96 h si nacen mediante cesárea. Hace 20-25 años, lo habitual era una estancia de 4 días en caso de parto vaginal y de

1 semana en caso de cesárea. Como resultado, la atención que se presta después del nacimiento del niño se ha sintetizado. Es esencial que se comenten los temas de interés con los padres antes de que madre e hijo abandonen el hospital. La organización es importante, dada la brevedad del ingreso hospitalario.

Revisión del informe del parto y exploración física inicial

Tras revisar el informe del parto y llevar a cabo la exploración física inicial, se deben comentar los resultados con los padres. Actualmente, el padre a menudo está presente durante la mayor parte del ingreso hospitalario de la madre, sobre todo si se trata del primer hijo. Si esta es la primera ocasión en que el pediatra entra en contacto con los padres, es preciso que se presente. El pediatra deberá evitar parecer apresurado, ya que se trata de una visita importante y los padres estarán pendientes de todo lo que diga el médico. A continuación se presenta un ejemplo de lo que el pediatra debe decir. (Si conoce el nombre de pila del niño, debe referirse a él por su nombre).

El niño está bien formado y es guapo (o tiene buen aspecto). Tiene todos los dedos de las manos y de los pies. Los brazos y las piernas son normales. El latido cardíaco es fuerte y rítmico. No he visto el color de los ojos (o bien, el niño tiene los ojos azules, pero cambiarán de color). El cabello es negro. Los cardenales que tiene en la cara desaparecerán en unos cuantos días. La cabeza se pondrá más redondeada al cabo de unos días. Las manchas que ven sobre los ojos y en la parte posterior del cuello son muy comunes y van a desaparecer lentamente, a lo largo del próximo año. La puntuación en el test de Apgar fue buena (si fuera preciso, debe explicar en qué consiste). Los reflejos y el sistema nervioso son normales.

El pediatra debe preguntar a los padres si tienen alguna duda acerca de lo que han observado en su hijo o sobre lo que ocurrió durante el parto o en la sala de partos. Asimismo, tiene que preguntar cómo van a alimentar al bebé (v. capítulo 4). Muchas mujeres, si no la mayoría, amamantan a sus hijos en el hospital y a menudo comienzan inmediatamente después del parto. El pediatra debe alentar y apoyar la decisión de la madre de amamantar a su hijo, así come darle información sobre las técnicas de lactancia y asegurarse de que reciba ayuda en caso necesario. El apoyo del personal de enfermería o de la persona encargada del asesoramiento sobre la lactancia en el hospital es esencial cuands se trata de la primera vez que la madre da el pecho.

Se debe informar a los padres acerca de lo puede pasar en el hospital, y se les debe explicar que se va a determinar el Rh de su hijo en el caso de que la madre sea Rh negativa. Se les indicará que se va a administrar al niño la vacuna contra la hepatitis B y se les explicarán los motivos. En la práctica habitual, la primera dosis se administra en la sala de recién nacidos, y las dos siguientes, en las visitas al pediatra que tienen lugar a los 2 y a los 6 meses de vida. Además, y en virtud de las normas estatales, se extraerá sangre al niño para realizar pruebas de detección sistemática de un gran número de trastornos genéticos, como fenilcetonuria, hipotiroidismo, anemia falciforme y muchas más. Esta prueba suele realizarse 4 h después del parto y permite detectar cualquier metabolito anormal. Si el niño recibe el alta en menos de 48 h, quizá estas pruebas no sean precisas. En la página web del *National Newborn Screening and Genetics Resource Center*//http://genes-r-us.uthscsa.edu) se puede consultar un listado. Si no se envía la sangre desde la sala de recién nacidos, se debe concertar una cita con los padres para que vayan a la consulta del pediatra a realizar este procedimiento. Si surgiera algún problema, se les debe explicar cómo afrontarlo.

El pediatra debe indicar a los padres cómo pueden ponerse en contacto con él si necesitan plantearle alguna duda, y debe decirles cuándo volverá a verlos. Si utiliza el correo electrónico o dispone de una página web, puede dar a los padres estos datos. En ocasiones, la visita hospitalaria inicial es la única que se produce. Se debe disponer todo para que los padres llamen al pediatra al día siguiente para comentar cualquier problema —siempre surge alguno— y para que lleven a su hijo a su consulta. Cuando el niño recibe el alta hospitalaria al cabo de sólo 24 h, es conveniente que acuda a la consulta del pediatra en las 24-48 h siguientes, aunque sólo sea para que el médico lo explore para detectar la presencia de ictericia. Si el recién nacido permanece al menos 48 h en el hospital y no hay signos de ictericia, la visita al pediatra puede programarse para cuando el niño tenga ya 1-2 semanas.

Revisión de los informes del ingreso hospitalario y exploración antes del alta

Antes de que la madre y el niño abandonen el hospital, es preciso revisar los informes del ingreso, comentar la exploración física realizada antes del alta y hacer los planes necesarios para ver posteriormente a la familia. La revisión de los informes del ingreso hospitalario y la exploración realizada antes del alta se centran en diferentes aspectos asistenciales que también se trataron en la evaluación inicial. Es conveniente plantearse las siguientes cuestiones:

- ¿Tiene ictericia el niño?
- ¿Cuánto peso ha perdido?
- ¿Lo amamanta la madre o toma el biberón?
- ¿Le resulta fácil o difícil alimentarse?

- ¿Retiene lo que come?
- ¿Orina y defeca?
- ¿Qué temperamento tiene? Por ejemplo, ¿se calma fácilmente, parece ser regular y le gusta que lo cojan en brazos?
- ¿Se han encontrado nuevos signos en la exploración física, como la presencia de un soplo cardíaco, una erupción o un clic de la cadera?

La ictericia es frecuente en los recién nacidos. Se debe decidir si es suficientemente intensa como para que sea preciso determinar la concentración de bilirrubina. Se evaluará a todos los niños que presenten ictericia en el primer día de vida, y sólo se dará el alta hospitalaria cuando se haya concluido la evaluación y la concentración de bilirrubina haya dejado de aumentar.

 Dato relevante: La aparición de ictericia en las primeras 24 h de vida nunca debe diagnosticarse inicialmente como una ictericia fisiológica del recién nacido, trastorno en el que la ictericia no suele aparecer antes del tercer día de vida.

La determinación de la zona hasta donde se extiende la ictericia da una idea aproximada de la concentración de bilirrubina. Si la ictericia aparece más de 24 h después del parto y se observa sobre todo en la cara y en la parte superior del tórax, probablemente la concentración de bilirrubina total sea inferior a 8 mg/dl; si se extiende hasta el abdomen y la parte superior de los muslos, la bilirrubina generalmente será 12-13 mg/dl. Si el niño tiene más de 2 días de vida y parece tener sólo una ictericia mínima, no es necesario realizar una determinación de la bilirrubina sérica. Los niños con ictericia moderada, correspondiente a una concentración de bilirrubina de 12-13 mg/dl, deben someterse a observación para comprobar que la concentración de bilirrubina se estabiliza. En la mayoría de los casos, los lactantes con concentraciones de bilirrubina de 15 mg/dl o superiores reciben fototerapia. Actualmente, la mayoría de las salas de recién nacidos utilizan la determinación de la bilirrubina transcutánea como evaluación inicial de la concentración de bilirrubina.

Si la ictericia aparece en las primeras 48 h de vida y el niño ya está en su domicilio, se debe concertar una visita al siguiente día. Algunos recién nacidos a término presentan una ictericia suficiente para requerir una intervención terapéutica, normalmente fototerapia. El diagnóstico diferencial completo de la ictericia y las indicaciones de este tratamiento se comentan en el capítulo 10. **Las formas más frecuentes de ictericia son la relacionada con una hemólisis excesiva (la mayoría de las veces debida a la incompatibilidad ABO), la ictericia fisiológica exagerada y la asociada al a lactancia materna.** Cualquiera que sea la causa, la presencia de ictericia provoca una gran aprensión a los padres. Incluso aunque no sepan por experiencia previa por qué es preocupante la ictericia, el hecho de realizar pruebas para determinar su origen e intensidad genera una gran ansiedad, da lugar a muchos comentarios por parte de parientes y amigos preocupados por la situación, y suscita muchas cuestiones respecto a los daños que la ictericia puede causar al niño. El médico debe tratar todas estas preocupaciones con mucha paciencia y preocupación, aunque la importancia real de la ictericia pueda ser escasa.

Es necesario preguntar a la madre si tiene alguna duda respecto a la lactancia materna; en tal caso, deben tomarse las medidas precisas para ayudarla con estos problemas después del alta hospitalaria. En muchos hospitales, un miembro del personal es designado como coordinador de la lactancia materna. Esta persona será la responsable de impartir clases sobre la lactancia materna y de asegurar que se disponga de publicaciones sobre el tema, así como de que algún miembro del personal de enfermería esté disponible para ayudar a la madre en lo que respecta a las técnicas de lactancia materna.

- ¿Se siente confortable la madre con este proceso?
- ¿El niño toma el pecho fácilmente?
- ¿Mama bien?
- ¿La madre tiene ya leche?

En muchas partes hay «asesores sobre la lactancia materna» para este fin, sobre todo para ayudar a las madres que amamantan por primera vez. Algunas mujeres tienen gran cantidad de leche al final del segundo día, pero en otras pasan 3-4 días hasta que se produce la bajada de la leche (más tiempo en el caso de mujeres de mayor edad). Antes de este momento, la madre ya tiene calostro, y debe ser consciente de ello.

Independientemente del método de alimentación (leche materna o biberón), los padres quieren saber cuánto pesa su hijo. Se produce una pérdida de peso prácticamente en todos los niños, debido a que el contenido de agua del cuerpo disminuye, desde el 80% del peso corporal al nacer hasta el 65-70% del peso corporal en los primeros días de vida. Por término medio, en lo que se refiere a los recién nacidos a término, esto implica una pérdida de peso de 85-140 g el primer día y de otros 85-140 g el segundo. El peso se estabiliza durante unos días, y después el niño suele ganar cerca de 28 g al día. Para que el niño recupere el peso que tenía al nacer han de pasar 7-10 días si toma el biberón y 10-14 días si es amamantado por la madre. Se debe explicar esto a los padres.

Merece la pena presentar el concepto del **temperamento del niño** a los padres. Captan fácilmente esta idea, porque «ven» que su hijo parece tener su propia personalidad. Algunos bebés parecen ser muy tranquilos. Cuando tienen hambre, lloran, pero no mucho. Son fáciles de consolar. Después de comer, se duermen rápidamente y sólo se despiertan cuando les toca la siguiente toma. Otros niños lloran mucho, no sólo cuando tienen hambre, sino también con cualquier pequeña molestia. Son difíciles de consolar y, después de comer, pueden quejarse durante algún tiempo antes de dormirse, se despiertan poco después y vuelven a llorar.

La mayoría de los lactantes se encuentran entre estos dos extremos. Hay que recomendar a los padres que compren algún libro sobre la crianza infantil en el que se comenten éste y otros aspectos de la atención que se debe dar al niño. El autor recomienda *Caring for Your Baby and Young Child: Birth to Age 5* (editado por Steven P. Shelov y publicado por la AAP). Es importante que los padres reconozcan los aspectos del temperamento de su hijo como características innatas, ya que esto los ayudará a responderle adecuadamente.

Se debe comentar con los padres cualquier nuevo signo que se observe en la exploración física. Ésta debe incluir una nueva determinación del perímetro cefálico y la comparación con el valor inicial; la repetición de toda la exploración física y la observación de cualquier cambio que se haya producido respecto a la exploración inicial.

Además, se debe preguntar a los padres si tienen alguna nueva duda o si consideran que ciertas cuestiones anteriores no se han tratado adecuadamente. Si la madre está amamantando a su hijo y necesita analgésicos o, en realidad, cualquier otro medicamento aparte de los antimetabolitos o materiales radiactivos, se le debe indicar cuáles son las dosis habituales que no afectarán al niño. Es conveniente mencionar las pruebas y los procedimientos que se han realizado durante el ingreso hospitalario, como la determinación del grupo sanguíneo y el Rh del niño, la administración de la vacuna contra la hepatitis B y la extracción de sangre mediante punción en el talón para detectar diversos trastornos genéticos. Además, la mayoría de los estados exigen que se haga una evaluación sistemática de la audición en la sala de recién nacidos, antes de dar de alta al niño. Se deben comunicar a los padres los resultados de esta exploración. Si éstos no han sido buenos, se tomarán las medidas necesarias para someter al niño a una evaluación de seguimiento. La mayoría de las veces, los resultados de la segunda prueba serán normales. En caso contrario, es indispensable derivar al niño para realizar una evaluación audiológica especializada. Se debe preguntar a los padres acerca de la disponibilidad de un asiento de seguridad para el automóvil y sobre la exposición del niño al humo del tabaco; además, se les indicará que eviten llevar líquidos calientes cuando tengan en brazos al niño, que se laven minuciosamente las manos antes de tocarlo, y que eviten entrar en contacto con visitantes que tengan enfermedades infecciosas evidentes.

RESUMEN

En resumen, la evaluación del recién nacido no sólo exige tener conocimientos que abarcan muchos campos, sino también, y quizá esto sea lo más importante, sensibilidad para comprender la preocupación de los padres por su hijo recién nacido. Comienza una nueva etapa de la vida, y los padres quieren que se desarrolle lo mejor posible para su hijo y para ellos mismos. A diferencia de otras situaciones, en las que acontecimientos menores apenas tienen repercusión, cualquier cosa que le ocurra a un recién nacido tiene importancia. Un profesional sanitario experto es consciente de esto y lo integra en todas las consultas. Cuando esto ocurre, incluso aunque se produzcan situaciones difíciles, los padres siempre estarán agradecidos. Es probable que la confianza que se forja entre los padres y el pediatra durante este período permita tratar más fácilmente los problemas en etapas posteriores de la infancia.

LECTURAS RECOMENDADAS

Brazelton TB: Working with families: Opportunities for early intervention. *Pediatr Clin North Am* 42(1):1–10, 1995.

Coleman WL: The first interview with a family. *Pediatr Clin North Am* 42(1):19–30, 1995.

Dave VA, Campbell DE: Care of the late preterm infant. In *AAP Textbook of Pediatric Care, 2008. Chapter 92, Care of the Late Preterm Infant.* http://www.PediatricCareOnLine.org

Shelov SP, Altmann TR (eds): *Caring for Your Baby and Young Child: Birth to Age 5*, 5th ed. New York: Bantam Books, 2009, pp 3–147.

Thompson GH: Developmental (congenital) dysplasia of the hip. In *Nelson's Textbook of Pediatrics*, 17th ed. Edited by Behrman RE, Kliegman RM, Jensen HB. Philadelphia: Saunders, 2004, pp 2273–2275.

Wilkinson AR, Charlton VE, Phibbs RH, et al: Examination of the newborn. In *Rudolph's Pediatrics*, 21st ed. Edited by Rudolph CD, Rudolph AM, Hostetter MK, et al. New York: McGraw-Hill, 2002, pp 83–97.

2

Consulta de supervisión de salud

Steven P. Shelov

INTRODUCCIÓN

Para el pediatra, las habilidades, las actitudes y la energía necesarias para prevenir la enfermedad y mantener la salud son prioritarias. Este enfoque sobre la supervisión de la salud (antes denominada consulta de mantenimiento de la salud) es la pieza central de una práctica que se da sólo en la consulta del pediatra, quien confía fuertemente en esta estrategia, de forma similar a como lo hace el cirujano en la capacidad de sanar a través de una intervención quirúrgica. Para el pediatra, los factores tanto físicos como emocionales intervienen en la conservación de la salud. Las recomendaciones acerca de vacunaciones, nutrición, y crecimiento y desarrollo ayudan a la familia a enfrentar los contratiempos psicológicos, las discapacidades y los períodos emocionales problemáticos, en los que los niños demandan demasiado de los padres. La integridad de la práctica del pediatra es un testimonio de la profundamente arraigada creencia de que la influencia organizadora central para el niño es la familia; es decir, una familia sana en todos los aspectos ayuda a asegurar un presente y un futuro sanos para el niño.

Este capítulo describe la estrategia del pediatra para la supervisión de la salud de manera que el lector comprenda la importancia de vigilar el crecimiento del niño. La primera consulta de supervisión de salud regular en la consulta u otro ámbito ambulatorio suele darse a las 2-4 semanas de vida, se enfoca en los aspectos del desarrollo físico y conductual. Es imposible resumir toda la atención del niño sano en un capítulo. Más bien, la intención es que el lector aplique los principios y directrices que se mencionan a todas las consultas subsecuentes, mediante el uso del material adecuado para el desarrollo a partir de las figuras, tablas y apéndices, así como las referencias disponibles identificadas en el texto. La primera consulta a las 2-4 semanas de edad establece el escenario para los elementos de cada consulta posterior. A lo largo de este primer ejemplo ilustrativo detallado de tal consulta, se presentan preguntas resumidas, temas habituales de posible preocupación, momentos clave en el desarrollo y en la exploración física en las subsecuentes edades hasta los 12 años, vacunaciones a diferentes edades, pruebas y procedimientos para diferentes edades y tópicos de asesoramiento.

Recientemente, la American Academy of Pediatrics (AAP) desarrolló amplias revisiones de esta estrategia de la consulta de supervisión de salud para los niños. Estos directrices centrales forman parte de un documento minucioso y amplio titulado *Bright Futures—Guidelines for Health Supervision of Infants, Children, and Adolescents*. En la contracubierta de este libro se encuentra información acerca de cómo consultar el material *on-line*, que incluye las preguntas del capítulo.

ASPECTOS GENERALES DE LA CONSULTA DE SUPERVISIÓN DE SALUD

Las consultas de supervisión de salud son esenciales para asegurar el aprendizaje de los padres acerca del cuidado de su bebé o niño y para lograr un nivel de competencia más satisfecho como padres con cada contacto con el pediatra. El propósito general de estas consultas es que el pediatra, a través de la educación y respuesta a preguntas, otorgue el poder a cada uno de los padres para que sea tan conocedor, observador, enriquecedor y tierno, y se sienta tan premiado como sea posible. Aunque este objetivo no se logra en cada visita, debe ser el que se persiga en cada encuentro. Los directrices de la consulta de Bright Futures mejora este resultado deseado.

CONSULTA DE SUPERVISIÓN DE SALUD DE LAS 2-4 SEMANAS

– *Artículos indicados, por edad y desarrollo, para invitar al análisis mediante la conversación, recabar información y abordar las necesidades e inquietudes de la familia, siempre enfocados a una familia en particular y modificados por el estilo de comunicación del médico*

¡Qué mejor lugar para empezar una conversación sobre la consulta de supervisión de salud que con un bebé de 2-4 semanas! El capítulo 1 revisó los elementos de la consulta del recién nacido. El enfoque de la consulta de supervisión de salud para el bebé de 1 mes de vida sigue el importante período del primer mes de vida y sirve como modelo para las consultas de mantenimiento de la salud siguientes.

En los primeros días de paternidad/maternidad, las **consultas de supervisión de salud** y las frecuentes llamadas telefónicas entre consultas proporcionan apoyo e interacciones en las que se construye la confianza de los nuevos padres. El proceso real de estas consultas importantes es aquel que el pediatra con experiencia repite tantas veces que ya se convierten en una segunda naturaleza con cada encuentro con los niños y sus familias. La primera consulta de mantenimiento de la salud a menudo sirve como el paradigma de enseñanza en consultas similares. Aunque los detalles de cada consulta, en concreto el contenido de la información buscada y compartida con los padres, se centran en la edad y en la etapa de desarrollo del niño, el proceso sigue siendo el mismo. Cada una de las consultas de mantenimiento de salud en cada edad tiene los siguientes puntos, cuyos datos específicos se recaban mes a mes y año a año.

> Contexto
> Prioridades de la consulta
> > Historia clínica/entrevista
> > Observaciones de la interacción padre/madre-hijo
> > Vigilancia del desarrollo
> Exploración física
> Detección sistemática-universal; selectiva (consideración de la evaluación de riesgo); del desarrollo
> Vacunaciones
> Otras intervenciones basadas en la práctica
> Asesoramiento

Contexto

El nuevo bebé acaba de llegar a casa hace 2-4 semanas. Además de un sinnúmero de emociones diferentes y ansiedades, los familiares tienen preguntas, entre las que suelen encontrarse las siguientes:

- ¿Sé lo suficiente para cuidar a este bebé nuevo?
- ¿Tengo suficiente amor para mis otros hijos y el bebé nuevo?
- ¿Cómo sabré si algo anda mal?
- ¿Sabré cuándo necesito llamar a alguien pidiendo ayuda y a quién llamar si tengo alguna pregunta? Es importante asegurarse de que los padres disponen de números de teléfonos en caso de urgencia, en especial para contactar con el pediatra por las noches y los fines de semana.
- ¿Cómo saber qué quiere mi bebé cuando llora?

Las ansiedades de los padres nuevos, en especial de su primogénito, a menudo oscurecen el sentido intrínseco de su propia competencia y de sus capacidades innatas. Con frecuencia, la ansiedad conduce a la incertidumbre y, con ella, a sentirse abrumados. Uno de los papeles más importantes del pediatra, en especial en los primeros meses de vida del nuevo lactante, es aliviar la ansiedad de los padres, tranquilizarlos y enseñarles, mostrándose disponible y respondiendo a sus necesidades y preguntas, y apoyando de manera repetida sus propias capacidades e instintos como padres. Cuanto más fortalezca el pediatra la sensación de competencia de los padres, más contentos y seguros estarán éstos con su papel de paternidad/maternidad y más confianza tendrán con su nuevo bebé.

Como en cualquier encuentro personal, es esencial asegurarse de que la madre y el padre se sientan cómodos en su consulta inicial. Esto significa que debe haber suficiente espacio para todos, incluso para toda la parafernalia del bebé (p. ej., pañales, toallitas húmedas, agua, lo necesario para cambiarlo) y que debe producirse el menor número de interrupciones posible. No hay nada peor en la primera conversación acerca de un recién nacido que la misma se vea interrumpida repetidamente por llamadas telefónicas o a la puerta. Es esencial pedir al personal de enfermería y administrativo que no pasen las llamadas que sean innecesarias.

Cada médico tiene su particular estilo, pero la toma de notas durante la entrevista suele ser la norma esperada. Indica a los padres la importancia de lo que están diciendo, así como que el pediatra realmente escucha y lo incluye como parte del expediente del niño. Asimismo, el médico debe aclarar a los padres que, en caso de que tengan una lista de preguntas preparadas, deben sentirse con libertad de plantearlas en cualquier momento durante la consulta. Es importante asegurarles a los padres que **ninguna pregunta carece de sentido ni es innecesaria.**

Durante el primer mes, los padres han pasado tiempo aprendiendo a interpretar las claves y señales de su nuevo bebé. El foco principal para los padres gira en torno a la rutina diaria (o a la falta de ella), a las alimentaciones, a los patrones de sueño y vigilia, y a la eliminación y asimilación gradual de los patrones familiares. Dado que el pediatra es el coordinador del «hogar médico» de la familia, si el bebé es prematuro o si se identifican discapacidades, será en este contexto en el que se analizará la necesidad de realizar consultas adicionales o con otros subespecialistas.

La consulta al cabo de 1 mes de vida del bebé comprenderá todos los aspectos de la supervisión de salud, la respuesta a las inquietudes de los padres y, lo más importante, animar y asesorar en cuanto al crecimiento y a la nutrición, el desarrollo y la transición hacia un patrón más predecible de sueño/vigilia. Deben identificarse las familias que presentan dificultades en relación con el ajuste posparto y, si es necesario, se analizará la necesidad de proceder a una adecuada remisión.

Prioridades de la consulta

La prioridad es resolver las inquietudes de los padres y de otros médicos que atienden a niños. Las prioridades, además, según el desarrollo del Bright Futures Infancy Expert Panel, son las siguientes:

- Bienestar de los padres (materno), que incluye salud, emocional y física; problemas de regreso al trabajo/clases, y planes para integrar la atención del recién nacido en esos planes
- Ajuste familiar (recursos de la familia, apoyo familiar, roles de los padres, violencia doméstica, recursos comunitarios)
- Ajuste del lactante, como horarios de sueño/vigilia, posición durante el sueño (se recomienda vivamente que duerman bocarriba), localización de la cuna/moisés, modulación de estado de seguridad (llanto, consuelo, bebé sacudido), cambios en el desarrollo (análisis del temperamento), tiempo acostado bocabajo
- Rutinas de alimentación, frecuencia, períodos de crecimiento rápido, problemas de comodidad con la alimentación al seno materno, preguntas sobre alimentación con biberón, cargar al bebé, hacerlo eructar, chupetes
- Seguridad, instalación del asiento de seguridad en el coche, tipo de cuna, juguetes con asas, móviles.

Historia clínica

Entrevista

La paciencia es crucial al principio. Adaptarse, estar cómoda y preparada para escuchar mientras se carga a un pequeño e inquieto bulto de 1 mes de vida suele llevar tiempo. En cada consulta durante los primeros 6 meses de vida, es necesario hacer algunas preguntas importantes al principio de la entrevista, como las siguientes:

- ¿Cómo le va con el bebé? ¿Existen algunas cosas en casa sobre las que yo debiera estar informado?
- ¿Cuál es la rutina y el horario de su bebé ahora?
- ¿Cuáles son algunos de los mejores momentos con su bebé y los más difíciles en el día?
- ¿Tiene alguna pregunta o inquietud acerca de las últimas semanas?
- ¿Disfruta de su bebé, por lo menos durante una parte del tiempo?
- ¿Siente que ya se ajustó a una rutina y, de ser así, está contenta con ella? ¿Descansa al menos a ratos durante el día?
- ¿Se ha sentido cansada o triste?
- ¿Han cambiado algunas cosas desde que nos vimos la última vez, ya sea con el bebé o en casa?
- ¿Cómo maneja los episodios de llanto? ¿Existe algún patrón de llanto, y qué cosas parecen hacer que el bebé deje de llorar?
- ¿Cuál es el patrón de sueño del bebé? ¿Parece que el ciclo de sueño/vigilia lo tiene invertido?
- (Para las madres que dan pecho): ¿Ya le bajó la leche, está cómoda dándole el pecho y tiene excesivo dolor, grietas o secreción en el pezón?
- (Para todas las madres): ¿Siente que su bebé se queda satisfecho después de alimentarlo? ¿Con qué frecuencia lo alimenta?
- ¿Tiene alguna pregunta específica acerca de las condiciones del bebé (p. ej., evacuaciones, color de la piel [ictericia], secreciones en los ojos, secreción en el muñón del cordón umbilical, llora demasiado o está agitado, hay algún cambio en su apariencia o conducta)?

Es importante también saber cómo funciona la vida en el hogar en general. El pediatra puede preguntar:

- ¿Cómo van las cosas con el padre del bebé? ¿La ayudan otras personas con los quehaceres del hogar? Numerosos estudios reafirman ahora la importancia de la participación del padre en todos los aspectos de la atención del bebé y del niño. Cuanto más pronto se involucre, mayor será la satisfacción del niño y de los padres, así como la influencia positiva en el desarrollo del niño. La participación del padre en los cuidados permiten también cierto tiempo de reposo para la madre, lo cual es muy necesario en los primeros meses de vida, en especial si ella le da pecho.
- ¿Cómo manejan los hermanos (si hay hermanos en casa) la presencia del nuevo bebé? ¿Está pasando tiempo con sus otros hijos, los cuales es probable que se sientan un poco privados de su tiempo? Lo clásico es que los otros hermano en especial los que tienen 2-4 años más que el nuevo bebé, experimenten regresiones cuando llega a casa el nuevo hermanito. Es importante que los padres pasen algo de tiempo por separado con los hermanos mayores para mostrarles que no los han olvidado y que siguen siendo tan importantes como siempre. (Debe tenerse en cuenta que es posible que se produzca cierto retraso en el entrenamiento para ir al baño, aunque ocurra durante un período corto).
- ¿En general, se están llevando a cabo las tareas rutinarias de la casa (p. ej., compras, pago de cuentas, ahorros)?
- ¿Los abuelos están demasiado involucrados y se entrometen en exceso o ayudan adecuadamente?

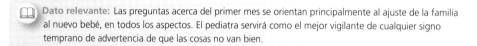

Dato relevante: Las preguntas acerca del primer mes se orientan principalmente al ajuste de la familia al nuevo bebé, en todos los aspectos. El pediatra servirá como el mejor vigilante de cualquier signo temprano de advertencia de que las cosas no van bien.

El propósito general de estas preguntas iniciales es establecer una amplia base para una comunicación abierta y franca. No existen las «preguntas sin importancia». Las preguntas iniciales son de exploración, en busca de fuentes de estrés adicional que pudieran interferir en el importante período inicial de vinculación con el nuevo bebé. En el primer mes, no es fácil relacionarse con los lactantes, como sí lo es más tarde. Su capacidad de establecer contacto visual, consolarse y relacionarse con otros individuos suele ser bastante variable, incluso de un día a otro. Los lactantes no suelen responder con una sonrisa en este momento (si pudieran hacerlo, ayudaría), de manera que los padres necesitan una mínima señal de seguridad de que están haciendo las cosas bien. Los comentarios positivos acerca de lo bien que se ve al bebé y lo bien que los padres están haciendo todo son afirmaciones que los tranquilizan y que los pediatras deben repetir durante su primera consulta.

Preguntas de la entrevista en las consultas posteriores

Debe observarse que la lista de preguntas de esta sección son sólo aquellas que podrían ser adecuadas. Están relacionadas con hitos del desarrollo de los que deben estar alertas los padres. Un análisis más completo de los cambios en el desarrollo adecuados para la edad aparece en *Bright Futures—Guidelines for Health Supervision* (v. «Lecturas recomendadas»).

Lactante menor: 1-6 meses

El médico debe hacer las preguntas habituales respecto a la vida en el hogar con el lactante desde la última consulta y si se han producido cambios que deban analizarse. Además, son adecuadas algunas preguntas específicas para la edad, como las siguientes:

- ¿Tiene su bebé un horario más regular de sueño, duerme durante toda la noche? Para los 3-4 meses la mayoría de los lactantes duermen toda la noche, para alivio de todos.
- ¿Está acostando a su bebé bocarriba?
- ¿Va bien la alimentación? ¿Ha podido suspender la alimentación a mitad de la noche?
- ¿Responde mejor su bebé?
- ¿Sonríe su bebé?
- ¿Hace el bebé una variedad de sonidos diferentes?
- ¿Responde su bebé a los sonidos callándose o mirándola?
- ¿Ha empezado a hacer cambios en la casa para que sea «segura para el bebé», cuando sea más activo y móvil?
- ¿Está considerando volver a trabajar? De ser así, ¿qué ha previsto para el cuidado del bebé?
- ¿Ha notado que su bebé ha desarrollado cierta personalidad?

Lactante mayor: 6-12 meses

- ¿Cómo está manejando el aumento de movilidad de su bebé? ¿Ya tiene su casa acondicionada «a prueba de bebés»?

 Dato relevante: El acondicionamiento de la casa «a prueba de bebés» es obligatorio cuando el lactante llega a los 6-12 meses de edad. La cocina, el baño, la mesa para los cambios de pañal y las áreas de juego son las zonas principales. Por ejemplo, ayuda limpiar los bajos de los muebles y poner la mesa para el cambio de pañal en una esquina.

- ¿Duerme su bebé toda la noche, o conforme se acerca el primer cumpleaños ha empezado a despertarse? Por lo general, los bebés duermen toda la noche alrededor de los 3 meses, pero a menudo a los 9-10 meses de edad los lactantes empiezan a despertarse de nuevo por la noche durante una temporada.
- ¿Está usted introduciendo una mayor variedad de alimentos colados y después molidos?
- ¿Ha pensado en destetar al bebé o quitarle el biberón, y ya introdujo por lo menos el concepto de taza? El destete suele realizarse alrededor del primer cumpleaños, aunque algunos padres quieren seguir con la alimentación al seno materno hasta el segundo año de vida y, en ocasiones, durante más tiempo.
- ¿Ha notado que su hijo se ha vuelto más miedoso de los extraños y no quiere apartarse de usted? La ansiedad ante la presencia de extraños es frecuente en la segunda mitad del primer año. Esta característica del desarrollo normal refleja la creciente capacidad del lactante de distinguir a la madre o a otro cuidador primario de un desconocido. Esta fase normal conduce a cierta ansiedad por la separación hasta el segundo año.
- ¿Cómo está usted ajustándose a la creciente independencia de su bebé?

Los años cuando empieza a caminar: 1-2 años

- ¿Le ha presentado a su hijo algunos compañeros de juego? ¿Cómo interactúa con ellos?
- ¿Ya ha empezado a caminar su bebé? ¿Le ha creado problemas a usted o al resto de la familia el hecho de que el bebé camine o corra?
- ¿Cómo van las cosas con los hermanos del bebé (en caso de que tenga hermanos)?
- ¿Cómo van las adaptaciones para el cuidado del bebé (si la madre ya retomó su actividad laboral)?
- ¿Qué diferencias de personalidad ha observado?
- ¿Cómo está usted manejando los «terribles 2 años», la etapa normal pero difícil del desarrollo (si el niño ya se encuentra en este período)? Los padres luchan con la creciente independencia y actitud de mando de estos tormentosos meses. No obstante, son etapas importantes de independencia que un niño debe experimentar.
- ¿Ha tenido problemas para disciplinar a su activo hijo?
- ¿Qué tipo de juguetes y juegos disfruta su hijo ahora?
- ¿Le gustan y disfruta de los libros su hijo? Nunca es demasiado temprano para leer a los niños. La lectura refuerza el lenguaje, ayuda a identificar objetos y promueve el vínculo.
- ¿Cuánta televisión ve su hijo, y qué tipo de programas le permite ver? Cuanto más temprano empiecen los padres a limitar la televisión a 1-2 h por día como máximo e indiquen las preferencias sobre el contenido, más pronto empezarán los niños a desarrollar sus propios hábitos para ver televisión.
- ¿Come su hijo con usted y su dieta está más o menos bien equilibrada?
- ¿Realiza su hijo una siesta durante el día? Una siesta por la mañana y otra por la tarde durante estos años es bastante normal y esperada, aunque no todos los niños lo hacen.
- ¿Duerme su niño en su propio dormitorio, y ya se «graduó» a una «cama de verdad»? Algunas veces, los padres utilizan el segundo cumpleaños como el momento para intentar pasar a su hijo una cama de verdad. Una cama pequeña tal vez ofrece un ambiente de sueño más seguro para el niño que aún tiene miedo.

Los años preescolares: 2-3 años

- ¿Cómo van los asuntos de disciplina? Estos temas a menudo son los que más preocupan a los padres. Varios manuales serios para padres o textos sobre desarrollo contienen numerosas estrategias para el establecimiento de límites.
- ¿Ya empezó con el entrenamiento de control de esfínteres (para que vaya al baño)? La edad promedio para este entrenamiento es 33 meses, en el que el control de la defecación se adquiere antes que el de la micción.
- ¿Moja su hijo la cama por la noche, aunque durante el día se mantenga seco? A menudo, el hecho de que moje la cama por la noche se considera normal hasta los 4-5 años de edad (v. cap. 5).

> **Dato relevante:** Es importante aconsejar a los padres que no den demasiada importancia al hecho de que sus hijos mojen la cama. Cuando esta situación persiste después de los 6 años de edad (enuresis nocturna primaria), a menudo requiere estrategia separada, que se individualiza según la familia y nunca implica castigo. Existe una variedad de técnicas de acondicionamiento y refuerzo positivo que resultan adecuadas.

- ¿Empieza su hijo a interactuar mejor con sus compañeros de juego?
- ¿Empieza su hijo a mostrar diferentes emociones, como placer, enfado, alegría, protesta, calidez y asertividad? Los niños empiezan a mostrar diferentes tipos de temperamento, que a menudo se manifiesta a través de diversas emociones. Con frecuencia, los que son muy callados o asertivos tienen diferentes «personalidades» y maneras de manejar el estrés, el enfado, la felicidad y la tristeza. Los padres reconocen esto con facilidad y saben que tienen que responder de diferente manera ante sus hijos, en función de su temperamento específico.
- ¿Reconoce su hijo numerosos objetos diferentes y los identifica por su nombre?
- ¿Reconoce su hijo las letras y los números?
- ¿Realiza su hijo todas las actividades y conductas que se observan en esta etapa del desarrollo? Tres ejemplos frecuentes son correr, subir y bajar escaleras, y lanzar la pelota. El Denver II está diseñado para ayudar al médico a identificar a niños cuya velocidad de desarrollo difiere significativamente de la de sus coetáneos (v. fig. 2-1).
- ¿Ya habla y utiliza frases de una, dos o tres palabras?
- ¿Ha empezado su hijo a aprender a respetar turnos y a compartir?
- ¿Tiene usted tiempo para jugar y divertirse con su hijo?

Otras preguntas para el resto del período de los años escolares se encuentran en *Bright Futures—Guidelines for Health Supervision of Infants, Children, and Adolescents, 3rd ed.,* 2008, publicado por la AAP, el cual contiene muchas de las preguntas recomendadas orientadas al desarrollo. Por último, el respetado libro para padres *Caring for Your Baby and Young Child, Birth to Edad 5, 5th ed.,* 2009, publicado por la AAP, es otra buena fuente de preguntas actualizadas y consejos sobre el desarrollo (v. «Lecturas recomendadas»). Puede encontrar también los hitos del desarrollo en la página web de *Bright Futures* en http://brightfutures.aap.org/.

Observación de la interacción padre/madre-hijo

La consulta de las 2-4 semanas proporciona una oportunidad única para que el pediatra observe la naturaleza y el contenido de la interacción padre/madre-lactante. Algunas de las claves para guiar estas observaciones son las siguientes:

- ¿Se muestran los padres satisfechos, contentos, angustiados, ansiosos o excesivamente fatigados?
- ¿Se muestran abrumados e incapaces de hacer preguntas adicionales?
- Si alimentan al bebé durante la consulta, ¿en qué medida parecen estar cómodos?
- Si están presentes ambos padres, lo cual resulta muy valioso en las primeras consultas, ¿cómo parecen relacionarse? ¿Se muestran comprometidos y se apoyan mutuamente o están distanciados el uno del otro? ¿Sólo uno de ellos hace las preguntas y el otro permanece callado o ausente?
- ¿Alguno de ellos parece nervioso, ansioso e inseguro sobre cómo interactuar con el bebé?

Todas estas observaciones serán claves para aconsejar a cada padre acerca de los cuidados del siguiente mes. Si parece que existe un grado importante de agobio, tal vez sea útil realizar una consulta de «revisión» intermedia durante el siguiente mes en vez de esperar a la consulta de los 2 meses.

Vigilancia del desarrollo

Las siguientes preguntas se refieren al punto de vista de los padres acerca del desarrollo de su bebé. Se explorarán las observaciones de los padres usando las cuatro categorías de desarrollo físico, socioemocional, de comunicación y cognitivo. Durante el primer mes, las siguientes son algunas de las preguntas recomendadas:

- Desarrollo físico. Cuando su bebé está acostado bocabajo, ¿empieza a levantar la cabeza? ¿Mueve de igual manera las cuatro extremidades, aunque sea aleatoriamente? Cuando se le habla de repente o se le sorprende, ¿parece que se asusta (reflejo de Moro)?
- Desarrollo socioemocional. ¿Llega a consolarse durante los momentos en que está molesto? ¿Responde mejor a las acciones para calmarlo?
- Desarrollo de comunicación. ¿Es capaz el bebé de seguir las caras y a los padres con los ojos pasando por la línea media? Cualquier sonido verbal será ocasional y muy gutural, sobre todo, cuando forme parte de los episodios de llanto.

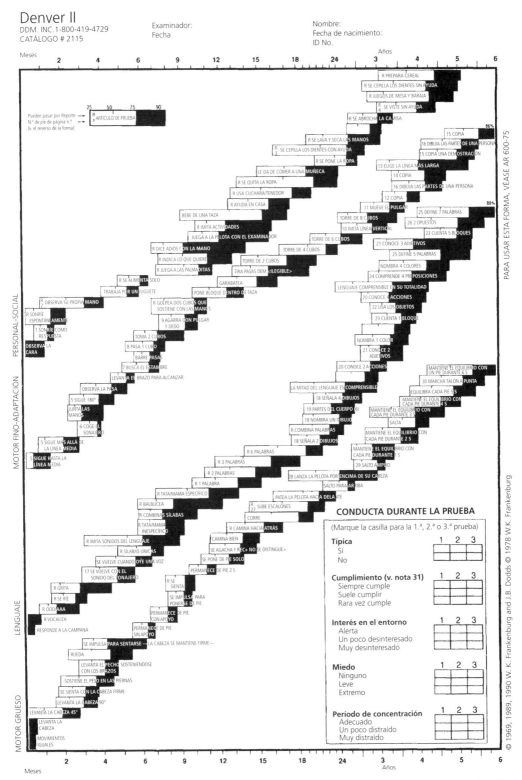

FIGURA 2-1. Prueba de revisión de desarrollo Denver II. Tomado de Frankenburg WK, Dodds J, Archer P, et al: The Denver II: A major revision and restandardization of the Denver Developmental Screening Test. *Pediatrics* 89:91–97, 1992.

INSTRUCCIONES PARA SU APLICACIÓN

1. Intente hacer que el niño sonría, sonriéndole, hablándole o saludándolo agitando la mano. No lo toque.
2. El niño debe mirar fijamente la mano durante varios segundos.
3. El padre puede ayudarlo a guiar el cepillo de dientes y poner pasta dental en el cepillo.
4. El niño no tiene que saber atarse los zapatos o abotonarse/subirse el cierre en la espalda.
5. Mueva un estambre lentamente formando un arco de un lado a otro, más o menos a 20 cm de la cara del bebé.
6. Apruebe si el niño coge el sonajero cuando este toca la parte posterior o la punta de los dedos.
7. Apruebe si el niño intenta ver a dónde se fue el estambre. Este debe dejarse caer con rapidez fuera de la vista de la mano del examinador sin que mueva el brazo.
8. El niño debe transferir el cubo de una mano a otra sin ayudarse con el cuerpo, la boca o la mesa.
9. Apruebe si el niño levanta la pasita con cualquier parte del pulgar y un dedo.
10. La línea puede variar sólo 30° o menos a partir de la línea del examinador.
11. Forme un puño con el pulgar apuntando hacia arriba y mover en círculos sólo el pulgar. Pase si el niño imita el movimiento y no mueve ningún dedo aparte del pulgar.

         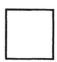

12. Pase cualquier forma cerrada. Falla movimientos continuos en redondo.
13. ¿Cuál es más larga? (No más grande.) Voltear el papel con el anverso hacia abajo y repetir. (Pase tres de tres o cinco de seis.)
14. Pase cualquier línea que cruce cerca del punto medio.
15. Hacer que el niño copie primero. Si falla, demuestre.

Cuando se dan los artículos 12, 14 y 15, no nombre las formas. No haga demostración de 12 y 14.

16. Cuando se califica, cada par (dos brazos, dos piernas, etc.) cuentan como una parte.
17. Colocar un cubo en una taza, agitar con suavidad cerca del oído del niño pero fuera de su vista. Repita con el otro oído.
18. Señale un dibujo y pida que el niño lo nombre. (No se dan créditos sólo por sonidos.) Si se nombran menos de cuatro dibujos correctamente, haga que el niño señale cada dibujo cuando usted los nombre.

   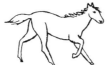

19. Usando una muñeca, dígale al niño: «Muéstrame la nariz, los ojos, los oídos (orejas), la boca, las manos, los pies, la pancita, el pelo». Pase seis de ocho.
20. Usando los dibujos, pregúntele al niño: «¿Cuál de estos vuela?, ¿… dice miau?, ¿… habla?, ¿… ladra…?, ¿… galopa?». Pase dos o cuatro de cinco.
21. Pregúntele al niño: «¿Qué haces cuando tienes frío?, ¿… estás cansado?, ¿… tienes hambre?». Pase dos o tres de tres.
22. Pregúntele al niño: «¿Qué haces con una taza?», «¿Para qué se usa una silla?», «¿Para qué se usa un lápiz?». En las respuestas deben incluirse palabras que indiquen una acción.
23. Apruebe si el niño coloca correctamente y dice cuántos bloques hay en el papel (1, 5)
24. Dígale al niño: «Coloca el bloque **sobre** la mesa; **debajo** de la mesa; **frente** a mí, **detrás** de mí». Pase cuatro de cuatro. (No ayude al niño apuntando ni moviendo la cabeza o los ojos.)
25. Pregúntele al niño: «¿Qué es una pelota?, ¿… un lago?, ¿… un escritorio?, ¿… una casa?, ¿… un plátano?, ¿… una cortina??, ¿… el techo?». Apruebe si los define en términos de uso, forma, material del que está hecho o categoría general (p. ej., el plátano es una fruta, no sólo amarillo). Apruebe cinco o siete de ocho.
26. Pregúntele al niño: «Si un caballo es grande, un ratón es ¿_____?», «Si el fuego es caliente, el hielo es ¿_____?», «Si el sol brilla durante el día, la luna brilla durante la ¿_____?». Pase dos de tres.
27. El niño puede usar sólo una pared o un pasamanos, no una persona. No puede gatear.
28. El niño debe arrojar la pelota por encima de su cabeza 1 m dentro del alcance del examinador.
29. El niño debe brincar sobre un ancho semejante a la de la hoja de prueba (21 cm).
30. Dígale al niño que camine hacia delante, ⬤▬⬤▬⬤▬➤ colocando el talón a una distancia de 2.5 cm de la punta del pie. El examinador puede hacer una demostración. El niño debe caminar cuatro pasos consecutivos.
31. En el segundo año, la mitad de los niños normales no cumplen.

OBSERVACIONES:

FIGURA 2-1. *(Continuación)*

• Desarrollo cognitivo. Es posible que presente los primeros signos de una sonrisa. La primera sonrisa a menudo NO es una respuesta, sino que es espontánea. En el transcurso de las siguientes semanas, empiezan a observarse las sonrisas de respuesta.

Los logros a esta edad son obviamente muy limitados y, en gran medida, están determinados por los reflejos del recién nacido (tabla 2-1). A lo largo del curso de los siguientes 2-3 meses, estos reflejos disminuyen y algunos incluso desaparecen. Con la maduración neurológica, se desarrollan movimientos más activos e intencionados y las observaciones del desarrollo serán mucho más sólidas.

TABLA 2-1

Reflejos del recién nacido[a]

Reflejo	Edad a la que aparece el reflejo	Edad a la que desaparece el reflejo
Reflejo de Moro	Al nacer	2 meses
Caminar/«escalar»	Al nacer	2 meses
De búsqueda del pecho	Al nacer	4 meses
Reflejo tónico del cuello	Al nacer	4-5 meses
Prensión palmar	Al nacer	4-6 meses
Prensión plantar	Al nacer	9-12 meses

[a] Estos reflejos son algunos que realiza el recién nacido durante sus primeras semanas de vida. No todos los lactantes adquieren y pierden estos reflejos al mismo tiempo, pero esta tabla ofrece una idea general de lo que hay que esperar.

Tomado de *Caring for Your Baby and Young Child: Birth to Edad 5* by Steven Shelov and Robert E. Hannemann, copyright 1991 by American Academy of Pediatrics.

El Denver II es un resumen de los hitos del desarrollo que se anticipan hasta los 5 años de edad. En *Bright Futures* se encuentra una presentación más completa de esos cambios a través de la infancia y de la adolescencia.

Exploración física

En cada consulta de supervisión de salud se lleva a cabo una exploración física completa. En esta edad, debe estar orientada particularmente a los siguientes elementos. (Las figuras 2-2 a 2-6 son gráficas relevantes.)

- Medición y graficado (ajustado para la edad gestacional) de estatura, peso y circunferencia cefálica
- Gráfica: peso para la longitud
- Índice de masa corporal (IMC) para los niños mayores
- En cada consulta deben registrarse las constantes vitales, entre las que se encuentran la temperatura, la frecuencia respiratoria y la presión arterial.

Áreas específicas de exploración

CABEZA. Una exploración cuidadosa de la cabeza debe empezar con una medición precisa de la circunferencia occipitofrontal con una cinta métrica. **Es importante medir la circunferencia en el mismo lugar cada vez para asegurar homogeneidad de una consulta a otra.** Al nacer, la circunferencia occipitofrontal normal es de 35 cm y aumenta cada mes, con bastante rapidez los primeros meses y después más lentamente, pero de forma previsible en los siguientes meses del primer año de vida.

 Dato relevante: Un método útil para recordar el aumento de la circunferencia occipitofrontal es:

- Aumenta 2 cm/mes los primeros 3 meses
- Aumenta 1 cm/mes los siguientes 3 meses
- Aumenta 0.5 cm/mes los siguientes 6 meses

Por tanto, la circunferencia cefálica al año es de alrededor de 47 cm, lo cual corresponde aproximadamente al percentil 50 de todos los lactantes cuando se anota en la gráfica de crecimiento de la circunferencia cefálica.

Es importante palpar con cuidado las fontanelas anterior y posterior; ambas deben estar abiertas en esta consulta. La anterior debe seguir siendo de 1-2 cm × 1-2 cm, pero la abertura de la posterior debe ser sólo del tamaño de la yema del dedo. La fontanela posterior se cierra a los 4 meses de edad, y la anterior, entre los 12 y 18 meses.

Además, es necesario examinar el cuero cabelludo en busca de cualquier signo de cefalohematoma u otra anormalidad. A esta edad, las líneas de sutura deben estar bastante abiertas y no deben mostrar signos de fusión o formación de borde. El cráneo ha de ser simétrico. Puede que el niño no tenga mucho cabello, ya que parte del cabello del recién nacido normalmente desaparece y es necesario asegurar que el permanente pronto surgirá.

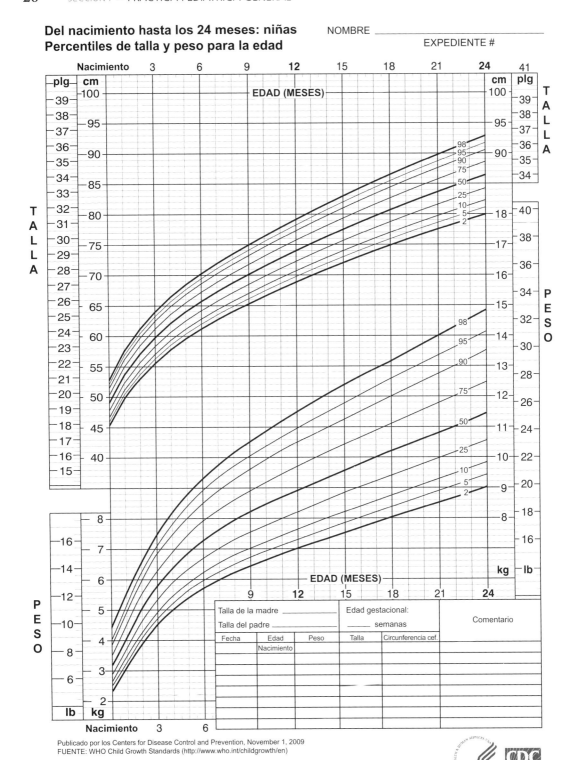

Del nacimiento hasta los 24 meses: niñas
Percentiles de talla y peso para la edad

NOMBRE _____

EXPEDIENTE # _____

Publicado por los Centers for Disease Control and Prevention, November 1, 2009
FUENTE: WHO Child Growth Standards (http://www.who.int/childgrowth/en)

FIGURA 2-2. Percentiles de talla y peso para la edad para niñas (del nacimiento a los 24 meses).

2-20 AÑOS: niñas
Percentiles de talla y peso para la edad

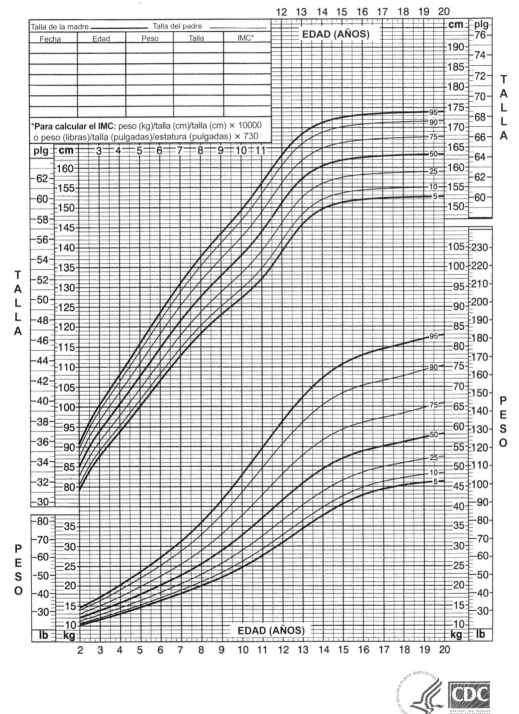

FIGURA 2-3. Percentiles de talla y peso para la edad para niñas (2-20 años), de los Centers for Disease Control and Prevention, Desarrollado por el National Center for Health Statistics en colaboración con el National Center for Chronic Disease Prevention y Health Promotion (2000). http://www.cdc.gov/growthcharts.

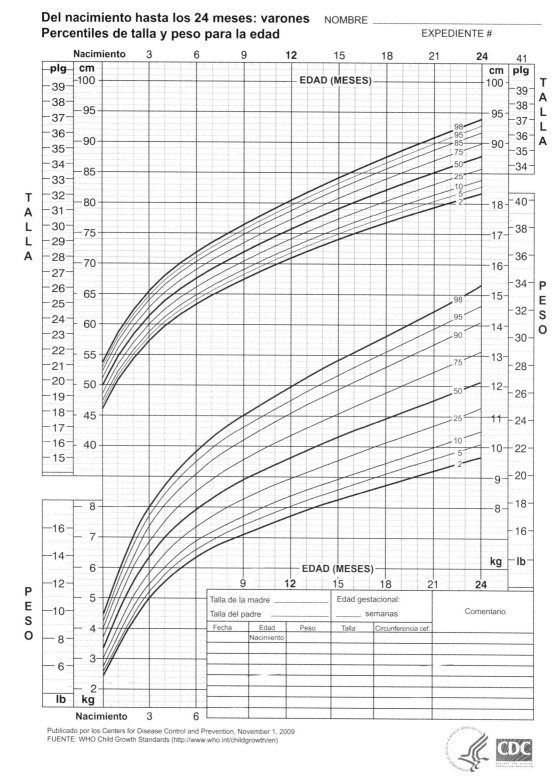

FIGURA 2-4. Percentiles de talla y peso para la edad para niños varones (del nacimiento a los 24 meses).

2-20 AÑOS: niños varones
Percentiles de talla y peso para la edad

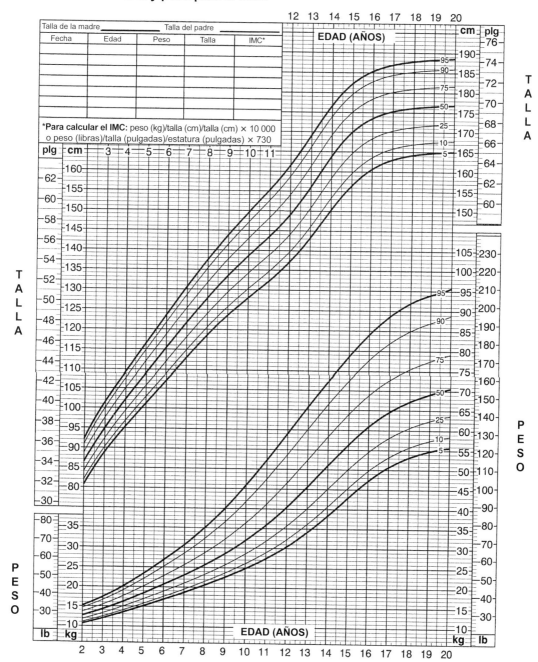

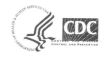

FIGURA 2-5. Percentiles de talla y peso para la edad para niños varones (2-20 años), de los Centers for Disease Control and Prevention, Desarrollado por el National Center for Health Statistics en colaboración con el National Center for Chronic Disease Prevention and Health Promotion (2000). http://www.cdc.gov/growthcharts.

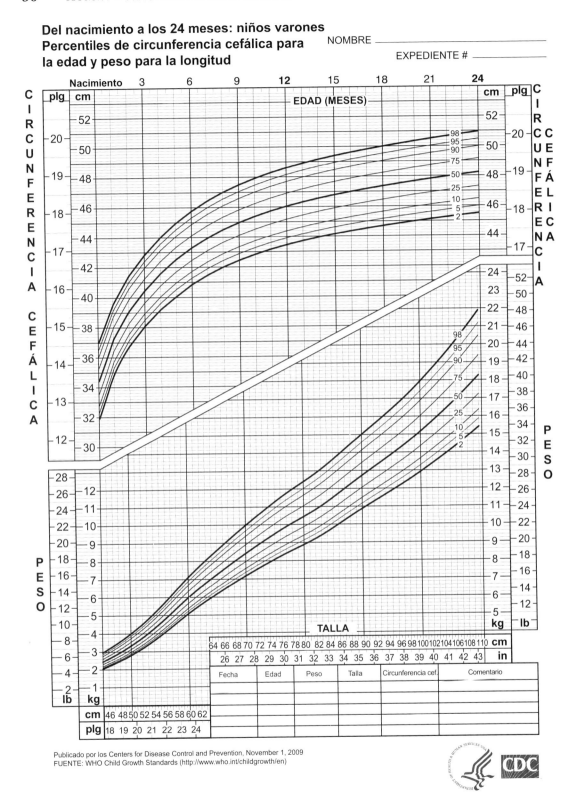

Del nacimiento a los 24 meses: niños varones
Percentiles de circunferencia cefálica para
la edad y peso para la longitud

NOMBRE _____

EXPEDIENTE # _____

Publicado por los Centers for Disease Control and Prevention, November 1, 2009
FUENTE: WHO Child Growth Standards (http://www.who.int/childgrowth/en)

FIGURA 2-6. Gráficas de circunferencia cefálica para niños varones y niñas (del nacimiento a los 24 meses).

Del nacimiento a los 24 meses: niñas
Percentiles de circunferencia cefálica para la edad y peso para la longitud

NOMBRE _____

EXPEDIENTE # _____

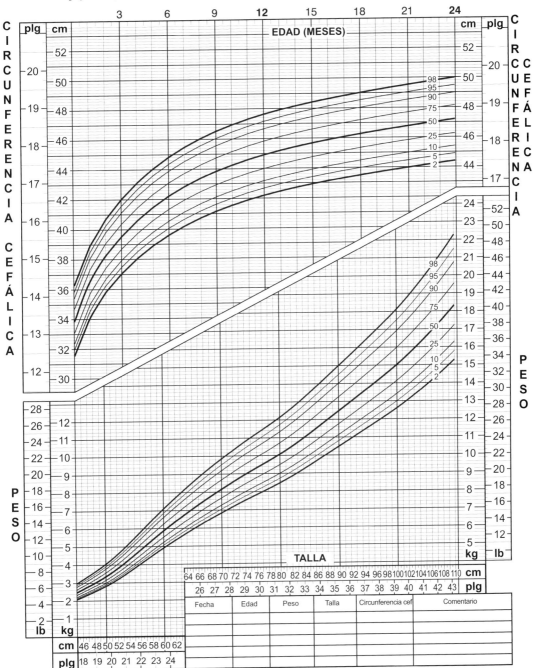

Publicado por los Centers for Disease Control and Prevention, November 1, 2009
FUENTE: WHO Child Growth Standards (http://www.who.int/childgrowth/en)

FIGURA 2-6. *(continuación)*

OJOS. La exploración de los ojos debe realizarse en busca de cualquier secreción que sea indicativa de una **conjuntivitis**, una **infección por** *Chlamydia* adquirida en el período neonatal o signos de un conducto lagrimal bloqueado o **dacrioestenosis**. El pediatra debe provocar un **reflejo rojo** para asegurarse de que no existen cataratas. Normalmente, los ojos tendrán una mirada dispar y el médico debe tranquilizar a los padres informándoles de que esto es normal en el primer mes de vida.

OÍDOS. La exploración debe buscar signos de **otitis media (OM)**. Debe usarse siempre un otoscopio con un bulbo de insuflación de aire adherido. Después de una cuidadosa exploración de los puntos anatómicos normales de la membrana timpánica (v. fig. 2-7), el examinador introducirá un ligero soplo de aire en el canal auditivo con el bulbo adherido, asegurándose de que existe un buen sello entre el espejo y el meato auditivo externo. Este procedimiento debe causar que la membrana timpánica se mueva ligeramente (como una vela que se arruga) y después regresar a su posición original, siempre y cuando no exista líquido detrás de la membrana. Si no hay movimiento aparente del tímpano, está justificado considerar la posibilidad de que exista OM.

BOCA. Es necesario examinar la garganta para verificar que no haya anomalías del paladar y que las encías están normales. No debe haber dientes. Las piezas dentales presentes al nacer deben haber sido extraídas. Las encías deben ser revisadas en busca de cualquier quiste de erupción u otra anomalía. Con frecuencia la lengua tiene una banda de tejido conjuntivo hacia la punta, pero rara vez impide que el niño saque la lengua.

CORAZÓN Y PULMONES. El pediatra debe escuchar con cuidado el corazón y los pulmones en las caras anterior y posterior del tórax. Es importante determinar las frecuencias respiratoria y cardíaca, así como escuchar el corazón con atención en

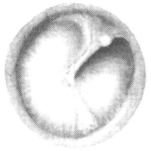
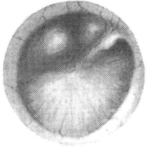
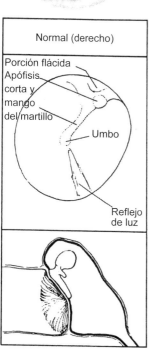
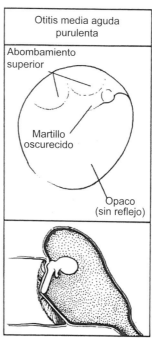

FIGURA 2-7. Esquemas de membrana timpánica normal y otitis media (OM) aguda purulenta. Tomado de Fleisher GR, Ludwig S (eds): *Textbook of Pediatric Emergency Medicine*, 4th ed. Philadelphia, Lippincott Williams & Wilkins, 2000, p 740.

busca de cualquier indicio de presencia de soplos. La frecuencia respiratoria normal es de 36-40 rpm, y la cardíaca, de 120-140 lat/min. Debe existir una homogeneidad en los ruidos respiratorios en todo el tórax, con un sonido de insuflación («whoosh») en la inspiración y la espiración. No deben existir estertores ni sibilancias.

El examinador debe escuchar concienzudamente el corazón en la parte anterior del tórax, prestando atención a los focos aórtico y pulmonar, a los bordes del esternón, a la línea media clavicular y al punto de máximo pulso. Tal vez, un soplo que no se escuchó en la sala de neonatología ahora sea audible. Este a menudo es un **defecto del tabique interventricular** pequeño. También debe realizarse una minuciosa auscultación en la espalda de forma rutinaria; en ocasiones, es posible escuchar aquí una **persistencia del conducto arterial** residual. CUALQUIER SOPLO QUE SE ESCUCHA A ESTA EDAD ES CONSIDERADO SOSPECHOSO Y DEBE REMITIRSE AL PACIENTE A UN CARDIÓLOGO PEDIATRA.

ABDOMEN. Una exploración minuciosa del abdomen debe permitir la palpación de cualquier masa anormal. El abdomen suele ser bastante blando cuando el bebé no está llorando; por tanto, el pediatra palpa con facilidad el hígado en el hipocondrio derecho, el bazo en el hipocondrio izquierdo y ambos riñones y, con la palpación más profunda, puede explorar en busca de cualquier masa u otras anomalías. Si el lactante está llorando y no coopera, en ocasiones es necesario solicitar la ayuda de uno de los padres para que lo calme y examinarlo en los brazos del progenitor, lo que ofrece la oportunidad de realizar una exploración más detallada.

El examen de ombligo debe mostrar un muñón bien cicatrizado. Si existe secreción y la madre afirma que a menudo ve sangre en la parte superior del pañal, tal vez esto sea indicativo de que se ha desarrollado un **granuloma umbilical** en el sitio del muñón umbilical. Este se cauteriza con facilidad en la consulta.

SISTEMA GENITOURINARIO. El pediatra examinará con cuidado el área genitourinaria. En los niños circuncidados, el prepucio debe estar cicatrizado completamente con epitelio suave de color rosado. Ambos testículos deben palparse dentro del escroto. En las niñas, es necesario abrir los labios para asegurarse de que no existen adherencias. El pediatra debe recomendar a los padres que se aseguren de usar agua tibia y torundas de algodón para limpiar con cuidado todos los pliegues y arrugas, ya que es fácil que en ellos se alojen restos de evacuaciones sueltas.

MUSCULOESQUELÉTICO. El pediatra examinará todas las extremidades, tomando especial nota de la exploración de las caderas. Es esencial realizar las maniobras de Ortolani y Barlow para asegurarse de que no existe una **displasia del desarrollo** de la cadera (antes denominada **luxación congénita de cadera**) (v. fig. 2-8). Durante una exploración completa de las caderas, debe ser evidente que la abducción y la flexión sean iguales.

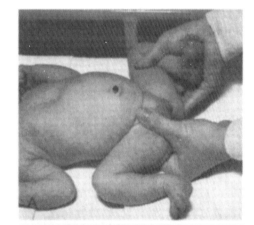

PIEL. El pediatra ha de examinar toda la piel del bebé en busca de signos de exantema, cambios de coloración o marcas anormales. Una exploración especial debe estar orientada a la identificación de hemangiomas. A menudo, *no se encuentra un* **hemangioma en el examen del recién nacido, porque tarda 1 mes más o menos que los vasos anormales se vuelvan los suficientemente tortuosos para que se vean a través de la epidermis.** Si se descubre un hemangioma, es importante que los padres sepan que con el tiempo aumentará de tamaño y que **lo mejor es «no hacer nada», si se supone que es el tipo usual de hemangioma capilar.** Después de crecer durante el primer o segundo año de vida, la mayoría de los hemangiomas capilares involucionan gradualmente y se hacen más pequeños en los siguientes años.

El área del pañal debe ser examinada también en busca de exantemas, enrojecimiento o irritación. El pediatra revisará con la madre/padre el cuidado del área del pañal y el uso de cremas, ungüentos y cremas de barrera para mantener el área sin erupción.

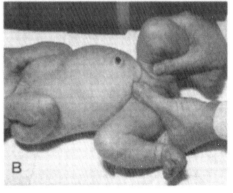

EXPLORACIÓN NEUROLÓGICA. En la consulta del primer mes, existen relativamente pocos hallazgos neurológicos específicos que no se relacionen con la examen del desarrollo y de los reflejos (v. evaluación del desarrollo y de la conducta, en

FIGURA 2-8. Maniobras de Ortolani (**A**) y Barlow (**B**). Tomado de Algranati PS: *The Pediatric Patient: An Approach to History and Physical Examination.* Baltimore, Williams & Wilkins, 1992, p 39.

el capítulo 5). A lo largo de los meses y años subsecuentes, se entretejen las exploraciones neurológica y del desarrollo y por supuesto, las anomalías o desviaciones de la norma en la valoración del desarrollo indicarán algún problema neurológico subyacente. Sin embargo, la exploración de pares craneales, motora, sensitiva y de reflejos deben ser rutina en cada consulta de mantenimiento de la salud.

El pediatra debe ilustrar y analizar los reflejos del bebé con los padres (tabla 2-1). Deben conversar acerca de las preocupaciones o inquietudes expresadas. A menudo los padres se preocupan por el reflejo de sobresalto (Moro) o incluso observan la postura de esgrimista del reflejo tónico del cuello. Deben saber que es normal y la edad en la que debe desaparecer.

También se señalará la postura en flexión de las extremidades del bebé de esta edad. Se ha de tranquilizar a los padres explicándoles que este grado de flexión se irá aflojando gradualmente a medida que el bebé adquiera más control motor sobre sus movimientos. Con el movimiento más activo de las extremidades del bebé, los reflejos también serán menos dominantes.

Exploración física en las consultas futuras

La exploración física en sí misma cambia poco a lo largo del curso de las consultas de mantenimiento de la salud futuras. Sin embargo, el pediatra debe considerar algunos puntos a medida que el niño crece, como los siguientes:

- A lo largo de los primeros 18 meses de vida, el pediatra debe desarrollar la capacidad de realizar la exploración física en los brazos de la madre en la medida en que sea posible. Incluso en las consultas posteriores, el padre/madre debe estar cerca para disminuir la ansiedad que el niño puede presentar durante la exploración.
- Nunca se ha de empezar la exploración física de manera demasiado abrupta.
- Se debe empezar con la parte de la exploración menos molesta. Examine primero el abdomen, después escuche el tórax (use un estetoscopio tibio), realice las evaluaciones de desarrollo necesarias y examine la cabeza, los ojos, la piel, los genitales y las extremidades cuidadosamente.
- Complete la exploración con un examen cuidadoso de los oídos, realizando una timpanoscopia cada vez y, por último, revise la boca tan eficientemente como sea posible. Al explorar los oídos, intente que la madre cargue al bebé sobre uno de sus hombros sosteniendo con firmeza la cabeza para que no se mueva y examine el oído que queda «fuera». Cuando termine este lado, pídale a la madre que cambie de hombro y entonces examine el otro oído.
- Al mismo tiempo que realiza la exploración física, pregunte a los padres si tienen alguna duda. Por supuesto, si se encuentra alguna anomalía, hay que señalarla con una explicación de inmediato.

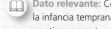 **Dato relevante:** Conforme los niños llegan a edades adecuadas, desde que empiezan a caminar hasta la infancia temprana, hay que conversar mucho con ellos, jugar con títeres o desarrollar cualquier idea creativa que se tenga. No tema «sobreactuar»; a los niños les encanta y a los padres también.

Detección sistemática

El pediatra debe revisar con los padres los resultados de la detección sistemática del recién nacido. Es importante que el pediatra conozca los requerimientos de detección sistemática del recién nacido, ya que cada estado tiene estándares diferentes. En su mayoría, cada estado tiene un panel de cribado de trastornos congénitos potenciales, entre los que se encuentran trastornos metabólicos, hemoglobinopatías, fibrosis quística, endocrinopatías, trastornos neurológicos y otros de origen genético.

Todos los lactantes requieren una revisión de la audición en el período neonatal inmediato. Si el bebé no pasó el examen de audición del recién nacido, entonces se realiza seguimiento con una evaluación de audición más sofisticada, que se programa dentro de las primeras 6 semanas de vida.

Además de la detección sistemática universal de todos los recién nacidos, en ciertos bebés debe realizarse una detección selectiva en busca de trastornos de los que pudieran estar en riesgo. Si el estado no hace detección uniforme en busca de enfermedad de células falciformes, por ejemplo, y el recién nacido que se examina parece estar en riesgo de ese defecto genético, entonces deberá programarse ese estudio de cribado.

El uso de instrumentos de cribado del desarrollo es cada vez más importante, en especial conforme el lactante empieza a caminar y luego en la edad preescolar. El uso oportuno de estas herramientas ofrece una oportunidad de aprendizaje para el estudiante de Medicina y de enseñanza por parte del pediatra para los padres. Los instrumentos de cribado se analizan más detalladamente en el capítulo 12. Entre los instrumentos para lactantes y niños que empiezan a caminar se encuentran el Ages and Stages Questionnaire (ASQ) y entre los dirigidos a escolares está el Pediatric Symptom Checklist. La figura 2-10 ilustra las recomendaciones de la AAP paras hacer detección sistemática en diferentes edades, incluidas las de cribado con pruebas de laboratorio.

Vacunaciones

En Estados Unidos es rutina aplicar las vacunaciones contra muchas enfermedades infecciosas, y los pediatras son las salvaguardas de esta crucial medida de salud pública. La vía y la edad de administración son variables. El recién nacido debe haber recibido su primera vacuna en los primeros días de vida estando aún en el hospital, la cual corresponde a la primera dosis de la vacuna contra la **hepatitis B,** que es importante para prevenir la adquisición del virus de la hepatitis. Esta vacuna extremadamente segura, un producto de ingeniería genética, se administra en tres dosis. La vacuna que corresponde a la consulta del primer mes debe ser la segunda de una serie de tres inyecciones de la vacuna contra la hepatitis B. Esta puede administrarse entre 1 y 6 meses de edad.

Entre las vacunaciones recomendadas, las cuales se presentan en la figura 2-9, están las dirigidas contra **difteria (D),** *pertussis* **(tos ferina) (ahora en una versión acelular, aP) y tétanos (T), las cuales están combinadas como DTPa; polio (inactivada) (VPI);** *Haemophilus influenzae* **(Hib o vacuna conjugada contra** *Haemophilus***); sarampión, paperas y rubéola (que suelen aplicarse como SPR); varicela; rotavirus y, para niños mayores, la vacuna contra meningococo.** Lo óptimo es que los niños reciban cada vacuna a una edad particular (v. fig. 2-9; tabla 2-2). Es posible que se produzcan ciertos efectos secundarios de las vacunaciones estándar, lo cuales deben notificarse (tabla 2-3). La AAP recomienda que cada médico consulte el prospecto de cada vacuna en particular en busca de **contraindicaciones** específicas. Siempre que se administra una vacuna, es importante explicar con cuidado a los padres la razón fundamental para la aplicación de la misma y los posibles efectos secundarios. La AAP y los Centers for Disease Control and Prevention (CDC) requieren también que se obtenga un consentimiento por escrito para cada vacuna que se administra.

La información detallada acerca de todas las vacunas de la infancia es extensa y queda fuera del objetivo de esta visión general de la consulta de mantenimiento de la salud. Las vacunaciones específicas que se requieren mediante un esquema acordado por el Infectious Disease Committee (Red Book Committee) de la AAP y el Advisory Committee for Immunizations Practices de los CDC se resumen en la figura 2-9. Existen cambios periódicos en las recomendaciones. Estos cambios se encuentran en sus páginas web respectivas para las recomendaciones más actuales, que son, respectivamente:

AAP: http://www.aapredbook.org

CDC: http://cdc.gov/vaccines

El pediatra en ejercicio consulta con frecuencia el informe completo conocido como «**The Red Book**», un recurso publicado y disponible *on-line* para los miembros de la AAP. Los directores de educación y del programa deben ser miembros y tener acceso a él durante la rotación de los estudiantes.

Otras intervenciones basadas en la práctica

Existen otras dos intervenciones en los niños mayores que afectan a la decisión del pediatra en cuanto a incorporarlas en su práctica particular. La primera se iniciaría durante la infancia tardía e implica la promoción del modelo Reach Out and Read (ROR), especial para niños de pocos recursos. Los estudios han mostrado un efecto positivo en los informes de conducta, creencias y actitudes hacia la lectura, así como una mejoría en las puntuaciones de lenguaje. Un componente del modelo ROR incluye asesoramiento acerca de la importancia de la lectura. Los voluntarios que en las salas de espera leen para niños de 5 meses a 5 años, lecturas adecuadas a su cultura y desarrollo, ofrecen un ejemplo a seguir por los padres una vez que abandonan la consulta.

Un programa adicional, titulado Healthy Steps for Young Children, emplea específicamente especialistas en Healthy Steps. Este programa ha mostrado que da resultados positivos en la conducta de los padres (disciplina menos rigurosa) y atención de mayor calidad. Los componentes de tales programas se integran en la consulta, donde se supervisa la salud, y en casa.

Asesoramiento

Esta categoría de temas es un componente importante de cada consulta. Cada conjunto de aspectos está delineado claramente en el texto completo del manual de *Bright Futures* para pediatras. Una revisión cuidadosa de estas preguntas es particularmente útil antes de iniciar cada consulta. El panel de expertos que construyó estas preguntas lo hizo con la intención de invitar a la discusión, recabar información, abordar las necesidades y preocupaciones de las familias, y construir asociaciones de cooperación. Las preguntas varían dependiendo de la edad particular del niño en cada consulta y el estilo de comunicación del médico. Además, también deben considerarse si existen necesidades o preferencias culturales o antecedentes del paciente.

Entre los aspectos que deben cubrirse en esta sección de asesoramiento de cada consulta para anticiparse a los episodios que pudieran producirse antes de la siguiente consulta se encuentran los siguientes:

• Bienestar de los padres (materno)
• Adaptación familiar

TABLA 2-2

Esquemas de vacuna recomendados para niños no inmunizados en el primer año de vida[a]

Momento/edad recomendados	Vacunas	Comentarios
Menores de 7 años		
Primera consulta	DTPa, Hib[b], VHB, SPR	Si está indicada, se hace la prueba de la tuberculina en la misma consulta.
		Si el niño tiene 5 años de edad, en la mayoría de las circunstancias la Hib no está indicada.
Intervalo después de la primera consulta		
1 mes (4 semanas)	DTPa, VPI, VHB, Var[c]	La segunda dosis de VPI se administra en caso de que sea necesaria una vacuna acelerada contra poliomielitis, como en viajeros que van a áreas en donde la polio es endémica.
2 meses	DTPa, Hib[b], VPI	La segunda dosis de Hib está indicada sólo si la primera se recibió antes de los 15 meses de edad.
≥ 8 meses	DTPa, VHB, VPI	La VPI y la VHB no se dan si la tercera dosis se aplicó antes.
4-6 años (al inicio o antes de ir a la escuela)	DTPa, VPI, SPR[d]	El DTPa no es necesaria si la cuarta dosis se aplicó después de cumplir 4 años de edad; la VPI no es necesaria si la tercera dosis se aplicó después de cumplir los 4 años de edad.
11-12 años	Véase la figura 2-9	
7–12 años		
Primera consulta	VHB, SPR, Td, VPI	
Intervalo después de la primera consulta		
2 meses (8 semanas)	VHB, SPR[d], Var[c], Td, VPI	La VPI puede aplicarse también 1 mes después de la primera consulta en caso de que sea necesaria una vacuna acelerada contra poliomielitis.
8-14 meses	VHB[e], Td, VPI	La VPI no se aplica si la tercera dosis se aplicó antes.
11-12 años	Véase la figura 2-9	

[a] La tabla no concuerda por completo con los prospectos. Para los productos utilizados, consulte también el prospecto del fabricante para instrucciones de almacenaje, manipulación, dosis y administración. Los productos biológicos preparados por diferentes fabricantes varían, y los prospectos del mismo fabricante en ocasiones cambian. Por tanto, el médico debe conocer el contenido del prospecto que se utiliza.

[b] Si no es posible administrar simultáneamente todas las vacunas que se necesitan, debe darse prioridad a las que protegen al niño contra las enfermedades de mayor riesgo inmediato. En Estados Unidos, estas enfermedades para niños menores de 2 años suelen ser el sarampión y la infección por *Haemophilus influenzae* tipo b; para niños mayores de 7 años son el sarampión, las paperas y la rubéola. Antes de los 13 años de edad, debe asegurarse la inmunidad contra la hepatitis B y la varicela. DTPa, VHB, Hib, SPR y Var pueden aplicarse simultáneamente en sitios separados en el caso de que se tenga la inquietud de que el paciente no vuelva para vacunaciones futuras.

[c] La vacuna contra la varicela se administra a niños susceptibles en cualquier momento después de los 12 meses de edad. Los niños no vacunados sin un antecedente certero de varicela deben ser inmunizados antes de que cumplan 13 años.

[d] El intervalo mínimo entre dosis de SPR es de 1 mes (4 semanas).

[e] La VHB puede administrarse más temprano en un esquema de 0, 2 y 4 meses.

DTPa, toxoides de difteria y tétanos y *pertussis* (tos ferina) acelular; *Hib, Haemophilus influenzae* tipo b conjugada; *SPR*, sarampión-paperas-rubéola; *Td*, toxoide tetánico (dosis completa) y toroide diftérico (dosis reducida) para adultos, para niños de 7 años de edad o mayores y adultos; *Var*, varicela; *VHB*, virus de la hepatitis B; *VPI*, poliovirus inactivado.

Tomado de American Academy of Pediatrics. In Pickering L (ed): *2000 Red Book: Report of the Committee of Infectious Diseases*, 25th ed. Elk Grove Village, IL, American Academy of Pediatrics, 2000.

Esquema de vacunaciones recomendado para personas de 0 a 6 años de edad —Estados Unidos • 2011
Para quienes se atrasaron o iniciaron tarde, véase el esquema de recuperación.

Vacuna ▼ Edad ▶	Naci-miento	1 mes	2 meses	4 meses	6 meses	12 meses	15 meses	18 meses	19–23 meses	2–3 años	4–6 años
Hepatitis B[1]	HepB	HepB				HepB					
Rotavirus[2]			RV	RV	RV[2]						
Difteria, Tétanos, Pertussis[3]			DTPa	DTPa	DTPa	*véase nota de pie de página[3]*	DTPa				DTPa
Haemophilus influenza tipo b[4]			Hib	Hib	Hib[4]	Hib					
Contra neumococos[5]			PCV	PCV	PCV	PCV				PPSV	
Poliovirus Inactivado[6]			VPI	VPI	VPI						VPI
Gripe[7]						Gripe (anual)					
Sarampión, paperas, rubéola[8]						SPR		*véase nota de pie de página[8]*			SPR
Varicela[9]						Varicela		*véase nota de pie de página[9]*			Varicela
Hepatitis A[10]						HepA (2 dosis)				Serie de HepA	
Contra meningococo[11]										VCM4	

Rango de edades recomendado para todos los niños

Rango de edades recomendado para cierto grupos de alto riesgo

Este esquema incluye recomendaciones efectivas desde el 21 de diciembre de 2010. Cualquier dosis no administrada a la edad recomendada se debe administrar en una visita subsiguiente, si está indicado y es posible. En general, se prefiere el uso de una vacuna combinada en vez de inyecciones separadas de las vacunas componentes equivalentes. Las consideraciones deben incluir evaluación de los suministradores, preferencia del paciente y riesgo de episodios adversos. Los suministradores deben consultar la exposición relevante del Advisory Committee on Immunization Practices para recomendaciones detalladas: **http://www.cdc.gov/vaccines/pubs/acip-list.htm**. Los episodios adversos clínicamente significativos que ocurran después de la vacunación deben ser comunicados al Vaccine Adverse Event Reporting System (VAERS) en **http://www.vaershhs.gov** o por teléfono en el número **800-822-7967**.

1. **Vacuna de la hepatitis B (HepB). (Edad mínima: nacimiento)**
   En el nacimiento:
   - Administre HepB monovalente a todos los recién nacidos antes del alta del hospital.
   - Si la madre es positiva para el antígeno de superficie de la hepatitis B (HBsAg), administre HepB y 0.5 ml de inmunoglobulina contra hepatitis B (IgHB) dentro de las 12 h siguientes al parto.
   - Si se desconoce el estado HBsAg de la madre, administre HepB dentro de las 12 h siguientes al parto. Determine el estado HBsAg de la madre tan pronto como sea posible y, si es HBsAg positiva, administre IgHB (no más tarde de 1 semana de edad).
   Dosis después de la dosis al nacer:
   - La segunda dosis debe administrarse a la edad de 1-2 meses. Debe utilizarse HepB monovalente para las dosis administradas antes de las 6 semanas.
   - Los lactantes hijos de mujeres HBsAg positivas deben ser probados para HBsAg y anticuerpos contra el HBsAg 1-2 meses después de completar al menos tres dosis de la serie de HepB, a la edad de 9-18 meses (generalmente, en la siguiente visita al pediatra).
   - La administración de cuatro dosis de HepB a los lactantes está permitida cuando se administra una vacuna combinada que contenga HepB después de la primera dosis.
   - Los lactantes que no reciben una dosis al nacer deben recibir tres dosis de HepB a los 0, 1 y 6 meses.
   - La dosis final (tercera o cuarta) de la serie de HepB debe administrarse no antes de las 24 semanas de vida.
2. **Vacuna contra los rotavirus (RV).** (Edad mínima: 6 semanas)
   - Administre la primera dosis a las 6-14 semanas (edad máxima: 14 semanas, 6 días). La vacunación no debe iniciarse en los lactantes de 15 semanas, 0 días, o más
   - La edad máxima para la dosis final de la serie es 8 meses, 0 días.
   - Si se administra Rotarix a los 2-4 meses, no está indicada una dosis a los 6 meses.
3. **Toxoides diftérico y tetánico y vacuna acelular contra tos ferina (DTPa).** (Edad mínima: 6 semanas)
   - La cuarta dosis puede administrarse a los 12 meses, siempre que hayan transcurrido al menos 6 meses desde la tercera.
4. **Vacuna conjugada contra Haemophilus influenzae tipo b (Hib).** (Edad mínima: 6 semanas)
   - Si la vacuna PRP-OMP (HepB-Hib) es administrada a los 2 años y 4 meses de vida, no está indicada una dosis a los 6 meses de edad.
   - Hiberix no debe usarse para las dosis a los 2, 4 o 6 meses de la serie primaria, pero puede emplearse como dosis final en niños de 12 meses a 4 años.
5. **Vacuna neumocócica.** (Edad mínima: 6 semanas para vacuna conjugada neumocócica [VCN]; 2 años para vacuna de polisacáridos neumocócicos [VPSN])
   - La VCN está recomienda para todos los niños de menos de 5 años. Administre una dosis de VCN a todos los niños sanos de 24-59 meses que no hayan sido completamente vacunados antes.
   - La serie de VCN comienza con la vacuna 7 valente (VCN7) y debe completarse con la 13 valente (VCN13).
   - Se recomienda una sola dosis suplementaria de VCN13 para todos los niños de 14-59 meses que hayan recibido una serie de VCN7 apropiada para su edad.
   - Se recomienda una sola dosis suplementaria de VCN13 para todos los niños de 60-71 meses que sufran procesos médicos subyacentes y hayan recibido una serie de VCN7 apropiada para su edad.

   - La dosis suplementaria de VCN13 debe administrarse al menos 8 semanas después de la previa de VCN7. Véase MMWR 2010:59(No. RR-11).
   - Administre VPSN al menos 8 semanas después de la última dosis de VCN a los niños de 2 años o más y con ciertos procesos médicos subyacentes, entre ellos un implante coclear.
6. **Vacuna de poliovirus inactivados (PVI).** (Edad mínima: 6 semanas)
   - Si se administran cuatro dosis o más antes de los 4 años, debe administrarse una dosis adicional a los 4-6 años.
   - La dosis final de la serie debe administrarse en el cuarto cumpleaños o después y al menos pasados 6 meses de la dosis previa.
7. **Vacuna antigripal (estacional).** (Edad mínima: 6 meses para vacuna inactivada trivalente [VIT]; 2 años para vacuna antigripal atenuada viva [VIAV])
   - Para los niños sanos de 2 años o más (es decir, sin procesos médicos subyacentes que predispongan a complicaciones gripales) puede usarse VIAV o VIT, con la excepción de que la vacuna VIAV no debe administrarse a niños de 2-4 años que hayan presentado sibilancias durante los últimos 12 meses.
   - Administre dos dosis (separadas al menos 4 semanas) a los niños de 6 meses a 8 años que estén recibiendo vacuna antigripal estacional por primera vez o a los que fueron vacunados por primera vez durante la estación gripal previa pero solo recibieron una dosis.
   - Los niños de 6 meses a 8 años que no recibieron ninguna dosis de la vacuna monovalente H1N1 de 2009 deben recibir dos dosis de la vacuna antigripal estacional de 2010-2011. Véase MMWR, 2010;59(No. RR-8):33–34.
8. **Sarampión, parotiditis, rubéola (SPR).** (Edad mínima: 12 meses)
   - La segunda dosis puede administrarse antes de los 4 años, siempre que hayan transcurrido al menos 4 semanas desde la primera.
9. **Varicela.** (Edad mínima: 12 meses)
   - La segunda dosis puede administrarse antes de los 4 años, siempre que hayan transcurrido al menos 3 meses desde la primera.
   - Para niños de 12 meses a 12 años, el intervalo mínimo recomendado entre dosis es de 3 meses. Sin embargo, si la segunda dosis se administró al menos 4 semanas después de la primera, puede aceptarse como válida.
10. **Hepatitis A (HepA).** (Edad mínima: 12 meses)
    - Administre dos dosis separadas al menos 6 meses.
    - La HepA se recomienda para niños mayores de 23 meses que vivan en áreas donde los programas de vacunación se dirijan a niños mayores, que experimenten riesgo aumento de infección o en los que se desea inducir inmunidad contra hepatitis A.
11. **Vacuna conjugada meningocócica tetravalente (VCM4).** (Edad mínima 2 años).
    - Administre dos dosis de VCM4 separadas al menos 8 semanas a niños de 2-10 años, con deficiencia persistente de componentes del complemento y asplenia anatómica o funcional y, en lo sucesivo, una dosis cada 5 años.
    - Las personas con infección por el virus de la inmunodeficiencia humana (VIH) vacunadas con VCM4 deben recibir dos dosis separadas al menos 8 semanas.
    - Administre una dosis de VCM4 a niños de 2-10 años que viajen a países con endemia alta o epidemia de la enfermedad y durante las epidemias causadas por un serogrupo de la vacuna.
    - Administre VCM4 a los niños con riesgo continuado de enfermedad meningocócica vacunados previamente con VCM4 o vacuna de polisacáridos meningocócicos después de 3 años, si la primera dosis se administró entre los 2 y 6 años de edad.

Las esquemas de vacunación recomendadas para personas de 0-18 años de edad son aprobadas por el Advisory Committee on Immunization Practices (http://www.cdc.gov/vaccines/recs/acip), la American Academy of Pediatrics (http://www.aap.org) y la American Academy of Family Physicians (http://www.aafp.org).
Department of Health and Human Services • Centers for Disease Control and Prevention

(continúa)

FIGURA 2-9. Esquema de vacunaciones recomendado para niños (2011) según la AAP.

Esquema de vacunaciones recomendado para personas de 7 a 18 años de edad —Estados Unidos • 2011
Para quienes se atrasaron o iniciaron tarde, véase el esquema de recuperación

Vacuna ▼ Edad ►	7–10 años	1–12 años	3–18 años	
Tétanos, difteria, pertussis (tos ferina)[1]		Tdap	Tdap	Rango de edades recomendadas para todos los niños
Virus del papiloma humano[2]	Ver nota de pie de página[2]	VPH (3 dosis) (mujeres)	Serie de VPH	
Contra meningococos[3]	VCM4	VCM4	VCM4	
Gripe[4]		Gripe (anual)		
Contra neumococo[5]		Neumocócica		Rango de edades recomendadas para vacuna de recuperación
Hepatitis A[6]		Serie contra HepA		
Hepatitis B[7]		Serie contra Hep B		
Poliovirus inactivados[8]		Serie contra PV		
Sarampión, paperas, rubéola[9]		Serie SPR		Rango de edades recomendadas para ciertos grupos de alto riesgo
Varicela[10]		Serie contra varicela		

Esta pauta incluye recomendaciones efectivas desde el 21 de diciembre de 2010. Cualquier dosis no administrada a la edad recomendada debe administrarse en una visita posterior, si está indicada y es posible. Generalmente, se prefiere usar una vacuna combinada en vez de las inyecciones separadas de sus vacunas componentes equivalentes. Las consideraciones deben incluir evaluación del suministrador, preferencia del paciente y episodios adversos potenciales. Los suministradores deben consultar las Advisory Committee on Immunization Practices relevantes para recomendaciones detalladas: **http://www.cdc.fov/vaccines/pubs/acip-list.htm**. Los episodios adversos clínicamente significativos que sigan a la vacunación deben ser declarados al Vaccine Adverse Event Reporting System (VAERS) en **http://www.vaers.hhs.gov** o por teléfono al **800-922-7967**.

1. **Vacuna de toxoides tetánico y diftérico y tos ferina acelular (DTPa).** (Edad minima: 10 años para Boostrix y 11 años para Adacel)
   • En las personas de 11-18 años que no hayan recibido DTPa deben administrarse una dosis y, en lo sucesivo, dosis de refuerzo de Td cada 10 años.
   • Las personas de 7-10 años que no hayan sido totalmente vacunadas contra tos ferina (incluidas las no vacunadas nunca y aquellas con estado de vacunación desconocido) deben recibir una sola dosis de DTPa. Consulte la pauta de recuperación si se necesitan dosis adicionales de vacuna con toxoides tetánico y diftérico.
   • La DTPa puede administrarse independientemente del intervalo desde la última vacuna con toxoides de tétanos y difteria.
2. **Vacuna de virus del papiloma humanos (VPH).** (Edad minima: 9 años)
   • La vacuna VPH tetravalente (VPH4) o bivalente (VPH2) está recomendada para prevención de cánceres y precánceres cervicales en mujeres.
   • La VPH4 está recomendada para prevención de cánceres y precánceres cervicales y verrugas genitales en mujeres.
   • La VPH4 puede administrarse en una serie de dos dosis en los pacientes de sexo masculino de 9-18 años para reducir la probabilidad de verrugas genitales.
   • Administre la segunda dosis 1-2 meses después de la primera y la tercera 6 meses después de la primera (al menos 24 semanas después de la primera).
3. **Vacuna conjugada meningocócica tetravalente (VCM4).** (Edad minima 2 años)
   • Administre VCM4 a los 11-12 años y una dosis de refuerzo a los 16 años.
   • Administre una dosis a los 13-18 años si no se ha vacunado previamente.
   • Las personas que recibieron la primera dosis a los 13-15 años deben recibir una dosis de refuerzo a los 16-18 años.
   • Administre una dosis a los universitarios de primer año no vacunados previamente que vivan en una residencia.
   • Administre dos dosis separadas al menos 8 semanas a los niños de 2-10 años, con deficiencia persistente de componentes del complemento o asplenia anatómica o funcional y, en lo sucesivo, una dosis cada 5 años.
   • Las personas con infección por VIH vacunadas con VCM4 deben recibir dos dosis separadas al menos 8 semanas.
   • Administre un dosis de VCM4 a los niños de 2-10 años que viajen a países con endemia alta o epidemia y durante las epidemias causadas por un serogrupo de la vacuna.
   • Administre VCM4 a los niños con riesgo continuado de enfermedad meningocócica vacunados previamente con VCM4 o con vacuna de polisacáridos meningocócicos después de 3 años (si la primera dosis se administró a los 2-6 años) o después de 5 años (si la primera dosis se administró a los 7 años o después).
4. **Vacuna gripal (estacional).**
   • Para personas sanas no embarazadas de 7-18 años de edad (es decir, sin procesos médicos subyacentes que predispongan a las complicaciones gripales) puede usarse VIAV o VIT.
   • Administre dos dosis (separadas al menos 4 semanas) a niños de 6 meses a 8 años que estén recibiendo vacuna gripal estacional por primera vez o que fueron

vacunados por primera vez durante la estación gripal previa pero sólo recibieron una dosis.
   • Los niños de 6 meses a 8 años que no recibieron dosis de vacuna monovalente H1N1 2009 deben recibir dos dosis de vacuna gripal estacional 2010-2011. Véase *MMWR*. 2010;59(No. RR-8); 33–34.
5. **Vacunas neumocócicas.**
   • Puede administrarse una sola dosis de vacuna conjugada neumocócica 13-valente (VCN13) a los niños de 6-18 años que padecen asplenia funcional o anatómica, infección por VIH u otros procesos causantes de inmunocompetencia, implante coclear o fuga de líquido cefalorraquídeo. Véase *MMWR*. 2010;59 (No. RR-11).
   • La dosis de VCN13 debe administrarse al menos 8 semanas después de la dosis previa de VCN7.
   • Administre la vacuna de polisacáridos neumocócicos al menos 8 semanas después de la última dosis de VCN a los niños de 2 años o más con ciertos procesos médicos subyacentes, como un implante coclear. Debe administrarse una sola revacunación después de 5 años a los niños con asplenia funcional o anatómica o algún proceso causante de inmunocompetencia.
6. **Vacuna contra hepatitis A (HepA).**
   • Administre dos dosis separadas al menos 6 meses.
   • La HepA se recomienda para niños mayores de 23 meses que habiten en áreas donde los programas de vacunación se dirijan a niños mayores, que experimenten riesgo aumentado de infección o en los que se desee inducir inmunidad contra hepatitis A.
7. **Vacuna contra hepatitis B (HepB).**
   • Administre la serie de tres dosis a sujetos no vacunados previamente. En caso de vacunación incompleta, aplique pauta de recuperación.
   • Una serie de dos dosis (separada al menos 4 meses) de la fórmula para adultos. Recombivax HB está autorizada para niños de 11-15 años.
8. **Vacuna de poliovirus inactivados (PVI).**
   • La dosis final de la serie debe administrarse en el cuarto cumpleaños o más tarde y al menos 6 meses después de la dosis previa.
   • Tanto la PVO como la PVI pueden administrarse como parte de una serie; deben administrarse un total de cuatro dosis, independientemente de la edad actual del niño.
9. **Vacuna contra sarampión, parotiditis y rubéola (SPR).**
   • El intervalo mínimo entre las dos dosis de SPR es de 4 semanas.
10. **Vacuna contra varicela.**
    • En personas de 7-18 años sin pruebas de inmunidad (v. *MMWR*. 2007;56[No. RR-4]), administre dos dosis si el sujeto no se ha vacunado antes o la segunda dosis si sólo se ha administrado una.
    • En personas de 7-12 años, el intervalo mínimo recomendado entre dosis es de 3 meses. Sin embargo, si la segunda dosis se administró al menos 4 semanas después de la primera, se puede aceptar como válida.
    • En personas de 13 años o más, el intervalo mínimo entre dosis es de 4 semanas.

Las pautas de inmunización recomendadas para personas de 0-18 años están aprobadas por el Advisory Committee on Immunization Practices (**http://www.cdc. gov/vaccines/recs/acip**), la American Academy of Pediatrics (**http://www.aap.org**) y la American Academy of Family Physicians (**http://www.aafp.org**).
Department of Health and Human Services • Centers for Disease Control and Prevention

FIGURA 2-9. *(continuación)*

TABLA 2-3

Episodios después de la vacuna que deben notificarse[a]

	Véase el prospecto[b]	*Véase el prospecto*
Vacuna de poliovirus inactivados	Anafilaxia o shock anafiláctico	24 horas
	Cualquier complicación aguda o secuela (incluso fallecimiento)	Sin límite
	Véase el prospecto[b]	Véase el prospecto

[a] Por ley, se requiere que los episodios de la lista se notifiquen al United States Department of Health and Human Services; sin embargo, el Vaccine Adverse Events Reporting System (VAERS) aceptará todas las notificaciones de sospecha de episodios adversos después de la administración de cualquier vacuna.

[b] Consulte la sección de contraindicaciones del prospecto del fabricante para cada vacuna.

Ayudas para la interpretación:

- El shock-colapso o colapso hipotónico con poca respuesta puede presentarse con signos o síntomas como una disminución o pérdida del tono muscular, parálisis (parcial o completa), hemiplejía, hemiparesia, pérdida del color o cambio de color a blanco pálido o azul, falta de respuesta a estímulos ambientales, depresión de la consciencia o pérdida del conocimiento, sueño prolongado con dificultad para despertarlo o parada cardiovascular o respiratoria.

- Puede considerarse que se produjo un trastorno convulsivo residual si ninguna otra convulsión o ataque sin la presencia de fiebre o acompañado de fiebre $<38.9°C$ había ocurrido antes de la primera convulsión o ataque después de la aplicación de la vacuna implicada, Y, en el caso de las vacunas que contienen sarampión, paperas o rubéola, la primera convulsión o ataque ocurrió dentro de los primeros 15 días después de la vacunación, O, en el caso de cualquier otra vacuna, la primera convulsión o ataque se produjo dentro de los primeros 3 días después de la vacunación, Y, si dos o más convulsiones o ataques no acompañadas de fiebre o acompañadas de fiebre $<3.9°C$ tuvieron lugar en el transcurso de 1 año después de la vacunación.

- Los términos convulsión y ataque implican convulsiones de gran mal, pequeño mal, ausencia, convulsiones mioclónicas, tónico-clónicas y motoras focales, y signos.

- El término encefalopatía implica cualquier anomalía sustancial adquirida, lesión o deterioro de la función cerebral. Entre las manifestaciones frecuentes de encefalopatía se encuentran signos neurológicos focales y difusos, aumento de la presión intracraneal o cambios en el nivel de consciencia que duran ≥ 6 h con o sin convulsiones. Los signos y síntomas neurológicos de encefalopatía en ocasiones son temporales con recuperación completa o pueden provocar diversos grados de deterioro permanente. Los signos y síntomas como un grito agudo e inusual, llanto inconsolable persistente y abombamiento de la fontanela son compatibles con encefalopatía pero en sí mismos no son concluyentes de la presencia de encefalopatía. Esta suele comprobarse mediante actividad de ondas lentas en un electroencefalograma.

Tomado de los Centers for Disease Control and Prevention: Vaccine adverse event reporting system—United States: Requirements. *MMWR 39*, 1990.

- Adaptación del lactante (o niño)
- Rutinas de alimentación o naturaleza de los patrones de nutrición
- Seguridad

En función de estas secciones particulares para la consulta del primer mes, a continuación se presenta un breve bosquejo de los problemas/aspectos que deben cubrirse.

Bienestar de los padres (materno)

Este es un tema importante en esta consulta y, por ello, la misma tal vez sea un poco más prolongada que las posteriores. El tema es extenso. Habiendo completado el primer mes, ¿existen indicaciones de depresión, abuso de sustancia o complicaciones después del parto que necesitan resolverse para el siguiente período? Si han existido problemas en cuanto a depresión materna o «períodos de decaimiento» excesivos para la madre, entonces debe procederse a una conversación con el obstetra, con el permiso de la madre. La depresión posparto sigue siendo un problema importante para muchas mujeres y necesita abordarse de inmediato si es aparente. Para aquellas que tienen intención de volver a trabajar, la conversación debe cubrir temas sobre la logística y si está preparada para la reincorporación. Debe preguntarse por los cambios que se han hecho para los cuidados del bebé y si la madre está a gusto con ellos.

Adaptación de la familia

¿Cuáles son los recursos familiares que necesitan movilizarse para los siguientes meses? ¿Qué roles desempeñan los diferentes miembros de la familia? ¿Existe alguna indicación de violencia intrafamiliar? ¿Qué recursos comunitarios adicionales necesitan movilizarse? ¿Está a gusto la pareja de padres con sus nuevos roles?

FIGURA 2-10. Recomendaciones para la atención pediátrica preventiva según la AAP.

¿Cómo manejan la situación el padre y la madre con el bebé nuevo? ¿Existe tensión en las interacciones? ¿Están contentos los padres con sus nuevos roles o uno de ellos es el dominante? ¿Está involucrado algún abuelo que inclina la balanza entre el padre y la madre provocando una situación incómoda para alguno de ellos o para los dos?

Todas estas y otras numerosas preguntas son cruciales en la conversación con el pediatra, quien actúa como principal facilitador para lograr soluciones en las situaciones problemáticas.

Adaptación del lactante

¿Cuál es el ciclo de sueño/vigilia del bebé y cómo cambiará en el siguiente mes? Es posible que se cambie al bebé de un moisés a la cuna. Debe analizarse la localización y el equipo. Si el bebé tiene dificultad para consolarse el primer mes, ¿cuáles son las técnicas adicionales para tratar de facilitarlo? ¿Qué técnicas de consuelo han tenido éxito? Debe evaluarse la necesidad de colocar el bebé acostado bocabajo de manera regular todos los días. La explicación de los problemas relacionados con el «temperamento del lactante» debe formar parte de esta guía. Temperamento es el término utilizado por los expertos en desarrollo para describir la personalidad y las calidades de interacción, incluso de bebés pequeños. A menudo los primeros signos de cómo será después un niño se ven surgir durante la infancia. ¿Se calienta con lentitud el bebé, es tímido, retraído o necesita más consuelo para calmarse? ¿Es muy activo y siempre está haciendo algo, su sueño es inquieto y rara vez tiene «momentos tranquilos»? ¿El bebé se muestra plácido o calmado, tiene capaz de autoconsolarse y jugar solo conforme va creciendo? Cada una de estas características es normal, se producen y cada descripción es un temperamento específico del bebé.

Ayudar a los padres a interpretar el temperamento de su bebé y ajustar sus expectativas de conducta al mismo es importante para poder tener una sensación de confort y previsibilidad cuando reaccionan ante su bebé. Hacer que sus respuestas y expectativas concuerden con las de la conducta y reactividad de su bebé es clave para tener un vínculo y una experiencia de paternidad exitosos. Es importante también recordar a los padres que, en ocasiones, los hermanos tienen diferentes temperamentos y sólo porque su hijo mayor reaccionó de una manera esto no predice la conducta o reactividad de su nuevo bebé.

Rutinas de alimentación

A menudo, el horario de alimentación durante estas primeras semanas es errático. Durante el primer mes de vida, los lactantes, en especial los que se alimentan al seno materno, lo hacen hasta cada 2 h o, en ocasiones, cada 3-4 h. A veces, cada día es diferente del anterior, lo que incrementa la confusión del primer mes. Es importante que los padres sepan que los lactantes a menudo bajan de peso cuando tienen 3-4 días de vida después vuelven a subir de peso hasta igualar el peso al nacer más o menos a los 10 días de vida (es posible que hasta las 2 semanas en los niños alimentados al seno materno), y después empiezan a subir de peso de manera predecible y rápida. Hay días en que tienen mucha hambre y otros en que tienen menos (v. cap. 4 para información más específica sobre alimentación del lactante).

La alimentación al seno materno sigue siendo el método de elección. Durante el primer mes, establecer una experiencia satisfactoria con la alimentación al seno materno es un objetivo importante. Para la primera consulta, los bebés amamantados suelen comer cada 3 h y se alimentan también durante la noche. En este momento, la producción de leche materna ya está bien establecida y, aunque hayan existido algunos días de molestia o tumefacción durante la primera semana en casa, los lactantes y sus madres ya han asumido una rutina. La madre ya debe haber encontrado varias posiciones cómodas para colocar al lactante y cada alimentación suele durar 20-30 min, unos 10-15 min en cada mama.

Es importante dar mucho apoyo y aliento a la madre que empieza a amamantar a su bebé, ya que, si ella está relajada, cómoda y tranquila al saber que su bebé está creciendo y **aumentando de peso**, sentirá que todo el ajuste inicial ha valido la pena. Generalmente, después del primer mes, el proceso de alimentación se vuelve más predecible. Aunque es normal que existan días de «aumentos repentinos de hambre», los lactantes suelen tomar 110-150 kcal/kg, cantidad óptima para el crecimiento. Esto suele traducirse en 93.3-124.4 g cada 3 h el primer mes. En este momento, es una buena idea facilitar material de consulta a las madres, de manera que encuentren respuesta a algunas de sus preguntas sobre la alimentación al seno materno. Dos excelentes fuentes son *The Womanly Art of Breastfeeding,* una publicación de La Leche League, y *Caring for Your Baby and Young Child: Birth to Age 5* (v. «Lecturas recomendadas»).

Si los padres han optado por el método de alimentación con biberón, existen varias preparaciones excelentes de **fórmula para lactantes.** Estas preparaciones tienen una base de leche de vaca que se ha alterado para proporcionar una proporción caseína:suero de leche más estable, una forma de grasa más digerible y enriquecimiento con vitaminas. Pueden adquirirse en su forma «listas para alimentar», que son bastante caras, o en su forma concentrada, que requieren ser preparadas con agua. Algunas de las presentaciones de la fórmula son en polvo, que es, además, cómodo para los viajes. Tal vez tengan preguntas acerca de la preparación, almacenamiento, frecuencia de alimentaciones, limpieza de los biberones u otras cuestiones logísticas.

Véase el capítulo 4 para los tipos de fórmula y su contenido específico con respecto a hidratos de carbono, grasa y proteínas, así como para un análisis más detallado de la nutrición.

Seguridad/prevención de lesiones

Los siguientes aspectos sirven de base para las preguntas del asesoramiento en este tema:

- Todos los lactantes y niños que empiezan a caminar deben ser colocados en un asiento de seguridad especial para el automóvil, con la mirada hacia atrás, hasta que alcancen el mayor peso o talla permitido por el fabricante del asiento de seguridad para el automóvil. Es de vital importancia la correcta instalación de los asientos de seguridad según las recomendaciones del fabricante. Es necesario también, por desgracia, revisar la lista de asientos de seguridad que han sido retirados por la compañía para asegurarse de que los padres no compren un asiento de seguridad para el automóvil que ya ha sido retirado del mercado. La Consumer Product Safety Commission (CPSC) o la Consumers Union suelen tener una lista actualizada de los retiros.
- ¿Usan los padres sus cinturones de seguridad **todo el tiempo**?
- ¿Está la mesa para el cambio de pañal en un lugar seguro (es de elección que se encuentre en una esquina, apoyada sobre dos paredes)? ¿Tienen a mano lo necesario para el cambio de pañal?
- ¿Está el **control del calentador de agua en 50°C**, en especial si el bebé se baña en un lavabo con una mezcladora que se mueve?
- ¿Nunca se deja solo al bebé en casa, en el coche o al aire libre?
- ¿Los bebés no llevan los chupetes colgados alrededor del cuello con un cordón? **Un peligro importante para los infantes es la asfixia,** es especial para aquellos que llevan un cordón alrededor del cuello.
- ¿Es segura la cuna y está aprobada según los estándares nacionales? Se hicieron modificaciones en 1985, incluidas las siguientes: *1)* una distancia entre postes de 6 cm o menos; *2)* sin calados en las cabeceras; *3)* sin postes en las esquinas; *4)* un colchón que encaja en la barra lateral, y *5)* un mecanismo para bajar la barra lateral que no sea accesible al bebé.
- ¿Existe en casa un detector de humo en los lugares adecuados?
- ¿Se mantienen los objetos pequeños fuera del alcance del lactante?

Es obvio que, conforme el bebé tenga más movimiento al crecer, estas medidas de seguridad para los niños son cada vez más importantes y necesitan analizarse en cada consulta. El apéndice 2-1 contiene una lista detallada de las medidas de seguridad apropiadas para cada edad. Todos estos aspectos son de gran importancia y pueden consultarse *on-line* a través de *Bright Futures* (http://brightfutures.aap.org) o en un *software* que se obtiene a través del departamento en el que se llevó a cabo el entrenamiento.

CONCLUSIÓN DE LA CONSULTA: OTROS PROBLEMAS CLAVE QUE DEBEN ANALIZARSE

El final de la consulta de mantenimiento de salud debe perseguir varios objetivos:

- Reforzar su reconocimiento acerca de lo bien que los padres están cuidando al bebé, lo bien que han observado ciertos factores y lo responsables que son a pesar de la posible fatiga
- Asegurarse de que los padres o hijos no tienen preguntas adicionales que quisieran que se respondieran
- Asegurarse de que saben cómo ponerse en contacto con el pediatra o la consulta si fuera necesario o en caso de urgencia
- Identificar cualquier ansiedad que pudieran estar sintiendo
- Confirmar su siguiente cita y qué se debe esperar en ese momento

Al finalizar la consulta de supervisión de salud a la edad de 1 mes, es importante preguntar de nuevo si los padres tienen alguna otra duda. Las preguntas pueden versar sobre problemas que el pediatra tal vez introdujo o cualquier otra cosa que se les venga a la mente en ese momento. A menudo, durante la consulta surgen temas adicionales que les recuerdan a los padres problemas en los que no habían pensado antes. Esta es la oportunidad de analizar estos problemas más a fondo.

OTROS DOS PROBLEMAS CLAVE QUE NO DEBE OLVIDAR TRATAR SON EL SUEÑO Y EL LLANTO.

SUEÑO. Los lactantes de esta edad tienen predisposición a dormir 12-14 h al día pero no más de 3-4 h seguidas, lo que significa que el bebé *no dormirá toda la noche durante este tiempo,* lo que conduce a agotamiento, y es posible que los padres se quejen de esto. Por lo tanto, es muy importante que la madre disponga de ciertas pautas que le permitan descansar durante el día. Esto es especialmente cierto si está amamantando.

Dato relevante: Durante los primeros meses de vida, se recomienda que los lactantes duerman boca arriba. La AAP recomienda que los lactantes no compartan la cama durante el sueño (v. patrones de sueño, en el capítulo 5).

Durante el segundo mes de vida, el patrón de sueño de los lactantes suele regularizarse, pero es probable que los lactantes todavía no duerman durante toda la noche. Es importante recordar a los padres las directrices que recomiendan dormir a los lactantes bocarriba, en especial durante los primeros meses de vida. Esta recomendación se derivó de la revisión de la investigación sobre la implicación de la posición bocabajo durante el sueño como causa en los episodios del síndrome de muerte súbita del lactante. Aunque el diseño de la investigación tiene claras fallas, el panel de expertos reunidos en la AAP concluyó que la actitud más responsable sería aconsejar a los padres sobre la posible relación y actuar en consecuencia.

Los lactantes pequeños también realizan dos siestas bastante largas durante el día, una por la mañana y otra por la tarde. Entre los 3 y 4 meses, la rutina de sueño suele cambiar y la mayoría de los lactantes duermen toda la noche.

LLANTO Y CÓLICO. El llanto es particularmente estresante para los padres. Durante los primeros meses de vida, los lactantes lloran con frecuencia hasta 3-5 h al día. En muchos casos, parece producirse sin motivo alguno; los padres ya revisaron si el pañal estaba mojado o sucio, si existían alfileres abiertos en los pañales de tela, la necesidad de una alimentación adicional o si se había producido el episodio poco frecuente pero doloroso de que un cabello se enrede alrededor de algún dedo de la mano o del pie. Algunas de las técnicas que pueden consolar a un bebé inquieto son mecerlo, arroparlo, cargarlo sobre el hombro o el uso sensato del chupete. En ocasiones, la inquietud se debe a una sensibilización a una fórmula específica o a alimentos que la madre ha comido y que pasan a la leche materna. Con el paso de los primeros meses, estos episodios suelen disminuir en frecuencia e intensidad, pero **a veces los lactantes siguen estando extremadamente inquietos. En ocasiones, a estos lactantes se les denominan bebés con cólico.**

No está del todo clara la causa de estos episodios de cólico y parecen ser mucho más intensos por la tarde o por la noche, a menudo con una duración de 3-4 h seguidas. Datos recientes, derivados de varios estudios comparativos bien diseñados, han reforzado la idea de que los lactantes con cólicos son simplemente más difíciles de consolar. Debido a que parecen carecer de cierta capacidad para autorregular su propio estado, necesitan medidas adicionales para tranquilizarse, como cargarlos o mecerlos, ya que el movimiento los ayuda a autorregularse. Aunque ninguna medida para el manejo de este problema garantiza su solución, estas técnicas tal vez ayuden tanto a los padres como al bebé a superar estos episodios que trastornan a todos. Resulta tranquilizador saber que estos períodos de inquietud intensa suelen ceder cuando el lactante tiene 3 meses de edad.

Después de finalizar la consulta del primer mes, las posteriores tendrán el mismo formato que aquella, pero es obvio que su contenido será diferente, en función de la edad en que se realice la consulta. El apéndice 2-1 contiene un resumen de los aspectos adecuados para el desarrollo dentro de cada categoría. Estos se complementan con una revisión cuidadosa del manual de Bright Futures antes de cada consulta. Lo ideal es que tales aspectos estén incluidos en los apuntes informatizados en las consultas en las que se usan expedientes electrónicos para la documentación de mantenimiento de la atención a la salud.

LECTURAS RECOMENDADAS

American Academy of Pediatrics: *Bright Futures–Guidelines for Health Supervision of Infants, Children, and Adolescents,* 3rd ed. 2008. http://www.brightfutures.aap.org

American Academy of Pediatrics: *Guidelines for Health Supervision.* Elk Grove Village, IL: American Academy of Pediatrics, 2009.

American Academy of Pediatrics, American College of Obstetricians and Gynecologists: *Breastfeeding Handbook for Physicians.* Elk Grove, IL: American Academy of Pediatrics, 2006.

American Academy of Pediatrics Committee on Infectious Diseases: *Report of the Committee on Infectious Diseases ("The Red Book").* Elk Grove Village, IL: American Academy of Pediatrics, 2008.

Shelov SP, Remer-Altmann T. (eds): *Caring for Your Baby and Young Child: Birth to Age 5.* 5th ed. New York: Bantam Books, 2009.

Directrices para asesoramiento acerca de seguridad

Esquema de asesoramiento acerca de seguridad en la infancia temprana

Consulta de salud preventiva	Asesoramiento mínimo de seguridad		
Edad	Introducir	Reforzar	Materiales[a]
Prenatal/recién nacido	Asiento de seguridad para el automóvil Alarma contra humo Seguridad en la cuna		AAP Car Safety Seats: A Guide for Families 2011 Folleto de TIPP para mobiliario infantil
2 días a 4 semanas	Caídas	Asiento de seguridad para el automóvil	
2 meses	Quemaduras, líquidos calientes	Caídas desde el asiento de bebé para automóvil	Hoja de Blue Safety Sheet (del nacimiento a los 6 meses)
4 meses	Asfixia/sofocación	Caídas desde el asiento de bebé para automóvil Quemaduras, líquidos calientes	Blue Safety Survey Blue Safety Sheet (del nacimiento a los 6 meses) Folleto sobre asfixia, de la AAP
6 meses	Envenenamientos Quemaduras, superficie caliente	Caídas Quemaduras, líquidos calientes Asfixia	Beige Safety Survey (6-12 meses) Hoja de envenenamiento TIPP Pegatina del centro local de envenenamiento
9 meses	Seguridad en el agua/alberca Asiento de seguridad convertible para el automóvil	Envenenamientos Caídas Quemaduras	AAP Car Safety Seats: A Guide for Families 2011 Beige Safety Sheet (6-12 meses)
1 año	Peligros con las armas de fuego Seguridad en el asiento para el automóvil	Seguridad en el agua/alberca Caídas Quemaduras	Yellow Safety Sheet (1-2 años) Hojas de TIPP sobre seguridad en el agua/alberca Folleto de la AAP sobre seguridad con las armas de fuego
15 meses		Seguridad en el asiento para el automóvil Envenenamientos Caídas Quemaduras	Yellow Safety Survey Yellow Safety Sheet (1-2 años)
18 meses	Seguridad en el asiento para el automóvil	Envenenamientos Caídas Quemaduras Peligro con las armas de fuego	Yellow Safety Sheet (1-2 años)
2 años	Caídas, juguetes, triciclos/cascos Peatones	Asiento de seguridad para el automóvil Seguridad en el agua/alberca Quemaduras Peligro de las armas de fuego	Green Safety Survey Green Safety Sheet (2-4 años)
3 años		Seguridad en el asiento para el automóvil Peatones Caídas Quemaduras Peligro de las armas de fuego	Green Safety Sheet (2-4 años) Folleto sobre seguridad de las armas de fuego, de la AAP
4 años	Seguridad en el asiento para el automóvil o seguridad en el asiento de altura	Peatones Caídas, juguetes Peligro con las armas de fuego	AAP Car Safety Seats: A Guide for Families 2011 Green Safety Sheet (2-4 años)

Directrices para asesoramiento acerca de seguridad

Esquema de asesoramiento acerca de seguridad en la infancia temprana (continuación)

Consulta de salud preventiva	Asesoramiento mínimo de seguridad		
Edad	Introducir	Reforzar	Materiales[a]
5 años	Seguridad en el agua/alberca Seguridad en la bicicleta	Peligros de las armas de fuego Seguridad como peatón Uso del asiento alto	Pimk Safety Sheet (5-6 años)
6 años	Seguridad contra el fuego	Seguridad en la bicicleta Uso del asiento alto Seguridad del peatón Peligros armas de fuego	Peach Safety Survey Peach Safety Sheet (6-8 años)
8 años	Seguridad en el deporte	Seguridad en la bicicleta Uso del asiento alto/cinturón de seguridad	Purple Safety Sheet (8-10 años)
10 años	Peligro de las armas de fuego	Seguridad en el deporte Uso del cinturón de seguridad Seguridad en la bicicleta	Gold Child Survey Gold Safety Sheet (10-12 años)

Directrices de asesoramiento para el primer año de vida

Peligros en el hogar	Directrices de asesoramiento
1. ¿Levanta la barra lateral de la cuna cuando deja a su bebé en la cuna?	**Mantener las barras levantadas** Deben mantenerse las barras levantadas y aseguradas firmemente para evitar las caídas. Incluso si su bebé en la actualidad no puede rodar ni levantarse, siempre hay una primera vez.
2. ¿Deja solo al bebé sobre mesas o camas, aunque sea por breves momentos?	**Si se aleja, aunque sea por un momento, coloque a su bebé en un corral o cuna con las barras levantadas.** Enfatizar la necesidad de anticiparse a las etapas de desarrollo; la primera vez que el bebé se voltea no debe conducirlo a una caída.
3. ¿Deja a su bebé solo en casa?	**Proporcione supervisión constante.** Nunca deje a su bebé solo en la casa sin un cuidador capaz, por lo menos de 13 años de edad, que pueda responder a las situaciones de urgencia. Los envenenamientos se producen en cuestión de minutos; asfixia, caídas, fuego y urgencias similares requieren de atención inmediata.
4. ¿Mantiene los envoltorios, las bolsas de plástico y los globos fuera del alcance de los niños?	**Mantenga las bolsas de plástico y los globos fuera del alcance de los niños.** Los envoltorios y las bolsas de plástico forman un sello hermético si se colocan sobre la nariz y la boca. Los globos pueden inhalarse hacia la tráquea y causan muerte por asfixia.

continúa

Directrices para asesoramiento acerca de seguridad *(continuación)*

Directrices de asesoramiento para el primer año de vida *(continuación)*

Peligros en el hogar	Directrices de asesoramiento
5. ¿Usa su hijo un chupete o joyería alrededor del cuello?	**No coloque nada alrededor del cuello del bebé; los objetos alrededor del cuello pueden estrangularlo.** Collares, listones o cordones alrededor del cuello del bebé pueden atorarse en alguna parte de muebles u otros objetos y causar estrangulación. Deben quitarse también los cordones de las jaretas de la ropa de los niños.
6. ¿Juega su hijo con objetos pequeños como cuentas o tuercas?	**No permita que su niño juegue con objetos pequeños.** Cualquier objeto pequeño que se coloque en la boca (incluso partes de plantas) representan peligros potenciales. Incluso pequeños pedazos de comida en ocasiones causan problemas; los niños no deben correr ni jugar mientras comen. Los padres deben estar informados acerca del tratamiento de urgencia para el niño que se asfixia. Utilizar el folleto de la AAP *Choking Prevention and First Aid for Infants and Children*. Los objetos o alimentos redondos o cilíndricos son especialmente peligrosos.
7. ¿Alguno de los cuidadores de su bebé es menor de 13 años de edad?	**Seleccione a un cuidador con experiencia.** Todos los cuidadores deben tener al menos 13 años de edad y suficiente madurez para manejar las urgencias frecuentes. Utilice el folleto de la AAP *Baby-sitting Reminders*.
8. ¿Con qué frecuencia se revisa el sistema de calefacción donde usted vive?	**Revise los sistemas de calefacción por lo menos una vez al año.** Esta inspección anual ayuda a prevenir la intoxicación por monóxido de carbono, fuegos y descomposiciones del sistema.
9. ¿Están bien colocadas las protecciones de las ventanas?	**Coloque protecciones desmontables en todas las ventanas de la casa.** Las protecciones de ventana deben ser reparadas adecuadamente e inspeccionadas con regularidad. Mantenga los muebles lejos de las ventanas de manera que un niño que empieza a caminar no tenga acceso al alféizar. Las ventanas de los edificios deben tener protecciones a partir del segundo piso. Los espacios por arriba y por debajo de las protecciones deben ser menores de 10 cm para evitar que un niño se caiga a través de ellas. Los niños que se apoyan en el mosquitero pueden caerse si este vence y sufrir lesiones graves.
10. ¿Coloca usted a su bebé en una andadera?	**No coloque a su hijo en una andadera.** Cada año se producen más de 8 000 lesiones en niños en andaderas.
Quemaduras	Directrices de asesoramiento
11. ¿Fuma alguien en su casa?	**Cerca de una tercera parte de los incendios en el hogar que producen fallecimientos están provocados por fumar en casa.** Fumar en la cama o una eliminación inadecuada de las cenizas o colillas pone en peligro a los niños que duermen en los cuartos contiguos, quienes pueden quedar atrapados en caso de un incendio.

Directrices para asesoramiento acerca de seguridad

Directrices de asesoramiento para el primer año de vida *(continuación)*

Quemaduras	Directrices de asesoramiento
12. ¿Tiene un plan de salida de emergencia de su casa en caso de incendio?	**Desarrolle un plan de escape en caso de incendio en el hogar.** Identifique las rutas de salida adecuadas y un punto de reunión de la familia lejos de la casa.
13. ¿Tiene extintores funcionales en su casa?	**Compre un extintor para su hogar.** Las causas más frecuentes de incendios en el hogar se encuentran en los equipos de cocina y calefacción. Debe disponer de extintores químicos secos multifuncionales en la cocina y en cualquier habitación en que haya una caldera o chimenea.
14. ¿Funcionan las alarmas contra humo en su hogar?	**Instale una alarma contra humo en su hogar.** La mayoría de las muertes relacionadas con incendios se producen por la noche y son provocadas por la inhalación de humo y gas tóxico. Existe un período crítico de 4 min para salir después de que suena la alarma. Se recomienda utilizar alarmas contra humo en cada piso, pero en particular en las áreas en las que hay una caldera o en los dormitorios. Las baterías debe ser revisadas cada mes y reemplazadas anualmente.
15. ¿Bebe o lleva consigo líquidos calientes mientras carga a su bebé?	**No beba ni lleve consigo líquidos calientes mientras carga a su bebé o cuando haya niños cerca.** Las quemaduras son provocads por alimentos o bebidas calientes derramadas; las lesiones por quemaduras disminuyen si se evita el uso de manteles, así como manteniendo las tazas y los platos lejos de los bordes de las mesas.
16. ¿Usa usted calentadores de leña o petróleo?	**Coloque barreras alrededor de los calentadores.** El uso de estufas de leña y calentadores de petróleo se ha relacionado con quemaduras graves en los niños que empiezan a caminar. Los niños deben estar protegidos con barreras adecuadas.

Seguridad en el agua	Directrices de asesoramiento
17. ¿Deja usted a su bebé solo dentro o cerca de una bañera o cubeta con agua, o en el baño, aunque sea por un momento?	**Nunca deje solo a un niño dentro o cerca de una bañera o cubeta, o en el baño, o en una piscina con agua.** La bañera es una fuente de quemaduras graves; si suena el teléfono o el timbre de la puerta, no deje solo al lactante o al niño que empieza a caminar incluso por un momento. Los niños pequeños se ahogan en menos de 5 cm de agua.
18. ¿Tiene piscina o *jacuzzi* en donde vive?	**Coloque una cerca alrededor de la piscina o del** *jacuzzi.* A escala nacional, el ahogamiento es la primera causa de muerte relacionada con lesiones en niños menores de 1 año de edad.

continúa

Directrices para asesoramiento acerca de seguridad *(continuación)*

Directrices de asesoramiento para el primer año de vida *(continuación)*

Seguridad en el automóvil	Directrices de asesoramiento
19. ¿Cierra con seguro las puertas del automóvil antes de conducir?	**Su hijo debe ir en un asiento de seguridad para el automóvil durante cada viaje, incluso si sólo se va a recorrer una distancia corta.**
20. ¿Tiene su automóvil *air bag* para pasajero?	**NUNCA coloque a un lactante frente a un *air bag*.**
21. ¿Dónde coloca el asiento de seguridad del bebé dentro del automóvil?	**Siente al niño en el asiento de atrás.** Este es el lugar más seguro dentro del automóvil. Todos los lactantes y niños que empiezan a caminar deben colocarse en un asiento de seguridad para automóvil, con la mirada hacia atrás, hasta que tengan 2 años de edad o hasta que alcancen la talla o peso permitido por el fabricante de asientos de seguridad para el automóvil.

Seguridad en la bicicleta	Directrices de asesoramiento
22. ¿Viaja su hijo con usted en bicicleta?	**No lleve a niños menores de 12 meses en bicicleta.** Nunca debe llevarse en bicicleta a los lactantes demasiado pequeños como para sentarse en un asiento trasero de la misma. Los niños de 12 meses a 4 años de edad que pueden usar un casco pueden ir en un asiento trasero. No se recomienda el uso de mochilas, ya sea de las que se cargan delante o detrás. Los padres no pasar por calles de mucho tránsito. Con los niños pequeños, las caídas con frecuencia provocan lesiones craneales. Los niños siempre deben usar un casco que cumpla con los estándares del Consumer Product Safety Commission (CPSC) o de la Snell Memorial Foundation.

Peligros de las armas de fuego	Directrices de asesoramiento
23. ¿Existe un arma de fuego en su hogar o donde su hijo juega o donde lo cuidan?	**Elimine todas las armas de fuego de los lugares donde viven o juegan niños.** Más de 5 000 niños y adolescentes mueren por proyectil de arma de fuego cada año, lesiones que casi siempre son autoinfligidas, por un hermano o un amigo. Las pistolas son especialmente peligrosas. Si decide tener un arma en casa, guárdela descargada en un lugar con llave. Almacene bajo llave las balas en un lugar separado.

Directrices de asesoramiento de 1-4 años de edad (parte 1)

Peligros en el hogar	Directrices de asesoramiento
1. ¿Deja a su hijo solo en casa?	**Nunca deje a los niños pequeños solos en la casa.** Los padres deben ser conscientes de lo rápido que los niños adquieren nuevas capacidades.
2. ¿Alguno de los cuidadores de su bebé es menor de 13 años de edad?	**Seleccione a un cuidador con experiencia.** Todos los cuidadores deben tener al menos 13 años de edad y suficiente madurez para manejar las urgencias frecuentes. Utilice el folleto de la AAP *Baby-sitting Reminders*.

Directrices para asesoramiento acerca de seguridad

Directrices de asesoramiento de 1-4 años de edad (parte 1) *(continuación)*

Peligros en el hogar	Directrices de asesoramiento
1. ¿Mantiene los envoltorios, las bolsas de plástico y los globos fuera del alcance de los niños?	**Mantenga las bolsas de plástico y los globos fuera del alcance de los niños.** Los envoltorios y las bolsas de plástico forman un sello hermético si se colocan sobre la nariz y la boca. Los globos pueden inhalarse hacia la tráquea y causan muerte por asfixia.
2. ¿Sabe usted cómo prevenir que se asfixie su hijo?	**Los objetos pequeños y alimentos sólidos como salchichas, cacahuates, uvas, zanahorias o palomitas de maíz pueden bloquear las vías respiratorias de su hijo.** Cualquier objeto pequeño que se coloque en la boca es un posible peligro. Los niños no deben correr ni jugar mientras comen. Los padres deben aprender reanimación cardiopulmonar y el tratamiento de urgencia para el niño que se asfixia. Utilice el folleto de la AAP *Choking Prevention and First Aid for Infants and Children.*
3. ¿Tiene usted puertas mecánicas automáticas en su cochera?	**Las puertas mecánicas automáticas de las cocheras pueden aplastar a un niño.** Instale sólo puertas mecánicas automáticas con sensores.
4. ¿Están bien colocadas las protecciones de las ventanas?	**Coloque protecciones desmontables en todas las ventanas de la casa.** Las protecciones de ventana deben ser reparadas adecuadamente e inspeccionadas con regularidad. Mantenga los muebles lejos de las ventanas de manera que un niño que empiece a caminar no tenga acceso al alféizar. Las ventanas de los edificios deben tener protecciones a partir del segundo piso. Las ventanas no deben abrirse más de 10 cm para evitar que un niño se caiga a través de ellas. Los niños que se apoyan en el mosquitero pueden caerse si este vence y sufrir lesiones graves.
5. ¿Está su hijo en el jardín mientras se usa el cortacésped?	**Mantenga a los niños pequeños fuera del jardín mientras se usa el cortacésped.** Existe el peligro de que se provoquen lesiones por la máquina misma y por los objetos que avienta la navaja. Los niños no deben subirse como pasajeros en los cortacéspedes en los que puede montarse.
6. ¿Coloca usted rejas a la entrada de las escaleras (para niños menores de 3 años)?	**Utilice rejas en las escaleras.** Utilice rejas en las entradas superior e inferior de las escaleras porque los niños pequeños aprenden con rapidez a gatear o a escalar las escaleras desde abajo. Las rejas de tipo acordeón son peligrosas y pueden atrapar la cabeza de un niño y causarle la muerte.
7. ¿Está colocada la cuna de su bebé cerca de una ventana o una cortina?	**Coloque la cuna de su bebé lejos de las ventanas.** Los cordones de las persianas o cortinas pueden estrangular a su hijo. Anude los cordones a cierta altura y fuera del alcance de los niños.
8. ¿Revisa en busca de peligros en los hogares de amigos o familiares donde su hijo juega?	**Revise en busca de peligros en los hogares que visita su hijo.** Otras casas, en especial si no tienen niños o si sus hijos son mayores, pueden representar un peligro particular en cuanto a envenenamientos, caídas, piscinas y armas.

continúa

Directrices para asesoramiento acerca de seguridad *(continuación)*

Directrices de asesoramiento de 1-4 años de edad (parte 1) *(continuación)*

Peligros en el hogar	Directrices de asesoramiento
9. ¿Ha tenido alguno de sus hijos una lesión que requiriera una consulta con el médico o el hospital?	**Informe al pediatra de cualquier antecedente de lesiones.** El pediatra es capaz de explorar las causas y analizar las medidas preventivas. Se ha mostrado que las situaciones familiares estresantes se relacionan como causas de lesiones repetidas en los niños (tres o más lesiones en 12 meses). Hay que observar también que una vez que ocurrió una ingestión es probable que ocurra otro incidente en el transcurso de 1 año.

Peligros de las armas de fuego	Directrices de asesoramiento
10. ¿Existe un arma de fuego en su hogar o donde su hijo juega o donde lo cuidan?	**Elimine todas las armas de fuego de los lugares donde viven o juegan niños.** Más de 5 000 niños y adolescentes mueren por proyectil de arma de fuego cada año, lesiones que casi siempre son autoinfligidas, por un hermano o un amigo. Las pistolas son especialmente peligrosas. Si decide tener un arma en casa, guárdela descargada en un lugar con llave. Guarde bajo llave las balas en un lugar separado y asegúrese de esconder las llaves de las cajas con cerradura.

Envenenamientos	Directrices de asesoramiento
11. ¿Guarda los productos de limpieza del hogar, medicamentos (incluidos paracetamol y hierro) y objetos puntiagudos o afilados, fuera del alcance de los niños y en habitaciones con cerradura?	**Mantenga los medicamentos y productos peligrosos fuera de la vista y del alcance de los niños.** Los productos de limpieza del hogar, medicamentos y objetos puntiagudos o afilados deben guardarse bajo llave en lugares altos fuera de la vista de los niños. Mantenga los productos de limpieza en sus envases originales y nunca en recipientes para alimentos o bebidas.
12. ¿Desecha usted los medicamentos viejos?	**Deseche los medicamentos viejos.** Todos los medicamentos viejos deben desecharse con seguridad en el inodoro.
13. ¿Tiene usted tapas de seguridad en todos los frascos de medicamentos?	**Compre medicamentos con tapas de seguridad a prueba de niños.** Recuerde volver a cerrar bien la tapa y almacenar el medicamento fuera del alcance de los niños.
14. ¿Mastica su hijo residuos descascarados de pintura o los alféizares?	**Inspeccione las paredes en busca de pintura descascarada.** La pintura que se descascara o se encuentra en superficies que pueden masticarse representa un peligro potencial de intoxicación por plomo. Cerca del 85% de las casas construidas en Estados Unidos antes de 1978 tienen pintura a base de plomo. Las viviendas construidas antes de la década de 1950 constituyen un riesgo particular para exposición al plomo.

Directrices para asesoramiento acerca de seguridad

Directrices de asesoramiento de 1-4 años de edad (parte 1) *(continuación)*

Envenenamientos	Directrices de asesoramiento
15. ¿Con qué frecuencia se revisa el sistema de calefacción donde vive usted?	**Los sistemas de calefacción y ventilación deben ser revisados por lo menos una vez al año.** Esta inspección anual ayuda a prevenir la intoxicación por monóxido de carbono, incendios y descomposiciones del sistema. Existen también detectores de monóxido de carbono que alertan antes de que se acumule el gas mortal hasta niveles peligrosos.

Directrices de asesoramiento de 1-4 años de edad (parte 2)

Quemaduras	Directrices de asesoramiento
1. ¿Utiliza aparatos eléctricos en el baño?	**NO utilice aparatos eléctricos al alcance de los niños en el baño.** Los peligros de la corriente eléctrica aumentan con la humedad. Los aparatos deben usarse con extrema cautela en presencia de agua.
2. ¿Mantiene usted los aparatos eléctricos y sus cables fuera del alcance de los niños?	**Mantenga los cables eléctricos fuera del alcance de los niños.** Las quemaduras en la boca de los niños en ocasiones son el resultado de masticar el extremo de una extensión viva o un alambre mal aislado. Los cables no deben estar al alcance de los niños.
3. ¿Mantiene las cerillas y los encendedores fuera del alcance de los niños?	**Mantenga las cerillas y los encendedores fuera del alcance de los niños.** Cada año, 5 600 incendios son iniciados por niños menores de 5 años jugando con cerillas y encendedores. Estos incendios causan 150 muertes al año.
4. ¿Fuma alguien en su casa?	**La mayoría de las muertes debidas a incendios en el hogar son provocadas por fumar.** Fumar en la cama o la eliminación inadecuada de las cenizas o las colillas pone en peligro a los niños que duermen en los dormitorios contiguos, quienes pueden quedar atrapados en caso de incendio. El 12% de los incendios domésticos están relacionados con el tabaquismo.
5. ¿Tiene un plan de salida de emergencia de su casa en caso de incendio?	**Desarrolle un plan de salida en caso de incendio en el hogar.** Identifique las rutas de salida adecuadas y un punto de reunión de la familia lejos de la casa. En caso de incendio no use los ascensores en los edificios. Pida ayuda al servicio de bomberos para diseñar un plan de salida. Utilice el folleto de la AAP, *Protect Your Home Against Fire… Planning Saves Lives.*

continúa

Directrices para asesoramiento acerca de seguridad *(continuación)*

Directrices de asesoramiento de 1-4 años de edad (parte 2) *(continuación)*

Quemaduras	Directrices de asesoramiento
6. ¿Tiene extintores funcionales en su casa?	**Compre un extintor para su hogar.** Las causas más frecuentes de incendios en el hogar se encuentran en los equipos de cocina y calefacción. Debe disponerse de extintores químicos secos multifuncionales en la cocina y en cualquier habitación en la que haya una caldera o chimenea.
7. ¿Funcionan las alarmas contra humo en su hogar?	**Instale una alarma contra humo en su hogar.** La mayoría de las muertes relacionadas con incendios se producen por la noche y son provocadas por la inhalación de humo y gas tóxico. Existe un período crítico de 4 min para salir después de que suene la alarma. Se recomienda que cada piso cuente con una alarma contra humo, pero, en particular, en las áreas en las que exista una caldera o en los dormitorios. Las baterías deben ser revisadas mensualmente y reemplazarse cada año.
8. ¿Ha revisado la temperatura del agua caliente donde usted vive?	**Revise la temperatura del agua caliente.** Una quemadura de tercer grado puede producirse en sólo 6 s con agua a una temperatura de 60°C. La temperatura del calentador de agua no debe fijarse a más de 50°C.
9. ¿Mantiene las asas de ollas y los mangos de sartenes sobre la cocina fuera del alcance de los niños?	**Mantenga las ollas y sartenes calientes fuera del alcance de los niños.** Las quemaduras en la cocina son frecuentes; las asas de las ollas deben colocarse hacia dentro del borde de la cocina y estar fuera del alcance de los niños. La cocina es la habitación más peligrosa para los niños. Manténgalos fuera de ella mientras cocina o póngalos dentro de un corral o en una trona para mantenerlos seguros.
Seguridad en el agua	Directrices de asesoramiento
10. ¿Deja usted solo al niño dentro de la bañera?	**No deje solo a su hijo dentro de la bañera en ningún momento.** La bañera es una fuente de quemaduras graves y también es un peligro potencial de ahogamiento. Si suena el teléfono o el timbre de la puerta, no deje a su hijo solo ni al cuidado de otro niño en ningún momento.
11. ¿Sube a su hijo en una lancha?	**Use siempre un chaleco salvavidas aprobado por la Guardia Costera.** Todos los que van en lancha deben usar un chaleco salvavidas aprobado por la Guardia Costera. Debe estar presente por lo menos un adulto que sepa nadar por cada niño que no sabe hacerlo. Use el folleto de la AAP *Life Jackets and Life Preservers*.

Directrices para asesoramiento acerca de seguridad

Directrices de asesoramiento de 1-4 años de edad (parte 2) *(continuación)*

Seguridad en el agua	Directrices de asesoramiento
12. ¿Tiene piscina o *jacuzzi* en donde vive?	**Coloque una cerca alrededor de la piscina o del *jacuzzi*.** A escala nacional, el ahogamiento es la primera causa de muerte en niños en este grupo de edad. Los niños se ahogan con más frecuencia cuando se caen en la piscina que no se ha cercado por completo. Entre el 60% y el 90% de los ahogamientos de niños menores de 4 años de edad se producen en piscinas.
13. ¿Permite usted que su hijo nade sin supervisión?	**No permita que los niños naden sin supervisión.** Nunca —ni por un momento— deje a sus hijos solos o al cuidado de otro niños en piscinas, ni siquiera en las inflables, bañeras de hidromasaje o zonas de agua estancada.

Seguridad en bicicleta	Directrices de asesoramiento
14. ¿Viaja su hijo en bicicleta con usted?	**Utilice un portaniños aprobado.** Los lactantes demasiado pequeños como para sentarse en un asiento trasero de bicicleta nunca deben ser llevados en bicicleta. Los niños de 1-4 años de edad que pueden usar un casco pueden ir en bicicleta en un asiento montado en la parte de atrás. No se recomienda el uso de mochilas, ya sea de las que se cargan delante o detrás. Los padres no deben pasar por calles de mucho tránsito. Con los niños pequeños, las caídas con frecuencia provocan lesiones craneales. Los niños siempre deben usar un casco que cumpla con los estándares del Consumer Product Safety Commission (CPSC) o de la Snell Memorial Foundation.

Seguridad en el automóvil	Directrices de asesoramiento
15. ¿Cómo se sujetan sus niños cuando van en automóvil?	**Los niños de esta edad siempre deben ir sujetos adecuadamente en un asiento de seguridad para automóvil. Seleccione el asiento de seguridad para el automóvil que se ajuste al tamaño y al peso de su niño y que pueda instalarse correctamente en su automóvil.** Utilícelo cada vez que esté en el automóvil. Recuerde que los niños deben ir en asientos de seguridad para el automóvil hasta que tienen cerca de 4 años de edad y pesan alrededor de 18 kg. Los niños que pesan entre 18 y 36 kg (o hasta que tengan una talla de 1.42 m) deben ir en asientos de seguridad altos con arneses en el regazo y los hombros. Los adultos que usan cinturón de seguridad dan un buen ejemplo. Usar el folleto de la AAP *Family Shopping Guide to Car Seats* para consultar una lista de asientos de seguridad para el automóvil que cumplen con los estándares federales.

continúa

Directrices para asesoramiento acerca de seguridad *(continuación)*

Directrices de asesoramiento de 1-4 años de edad (parte 2) *(continuación)*

Seguridad en el automóvil	Directrices de asesoramiento
16. ¿Deja usted a su hijo solo en el automóvil?	**NUNCA deje a un niño solo en un automóvil.** Siempre hay que sacar del automóvil a los niños y las llaves del automóvil y mantenerlo cerrado con llave. Además de los muchos peligros de dejar a niños solos dentro del automóvil, en climas cálidos puede producirse la muerte por exceso de calor en un coche cerrado, incluso por poco tiempo.
17. ¿Dónde se sientan sus hijos en el automóvil?	**Siente a los niños en el asiento de atrás del automóvil.** Este es el lugar más seguro del automóvil. Nunca permita que los niños viajen en la zona de carga de una camioneta o de un camión.
18. ¿Tiene su coche *air bag* para el pasajero?	**Nunca coloque a niños frente a los *air bags* para el pasajero.**
19. ¿Cierra con seguro las puertas del automóvil antes de conducir?	**¡Abróchese el cinturón y utilice los seguros!** Antes de que el automóvil se ponga en movimiento, todos los cinturones de seguridad o de los asientos de seguridad de los niños deben estar abrochados adecuadamente, y todas las puertas, cerradas con seguro.
20. ¿Juega su hijo en la entrada de automóviles, cerca de la calle o en ella?	**Los niños pequeños no deben jugar en la entrada para automóviles ni en calles con mucho tránsito.** Los padres deben siempre pasar por detrás del coche antes de conducir marcha atrás en la entrada para automóviles. En ocasiones no se ve a los niños en el espejo retrovisor y es posible que se les atropelle.

Seguridad de los juguetes	Directrices de asesoramiento
21. ¿Revisa usted los juguetes de sus hijos en busca de riesgos de seguridad?	**Inspeccione los juguetes en busca de riesgos de seguridad.** Repare o deseche los juguetes rotos. Inspeccione los juguetes de sus hijos en busca de proyectiles y partes puntiagudas o afiladas o con partes pequeñas que puedan desprenderse. Algunos juguetes implican un riesgo de electrocución y quemaduras. Los juguetes para niños mayores no deben estar al alcance de los que empiezan a caminar o preescolares. Siga las directrices del paquete del juguete.

Directrices de asesoramiento de 5-9 años de edad

Peligros de las armas de fuego	Directrices de asesoramiento
1. ¿Existe un arma de fuego en su hogar o donde su hijo juega o donde lo cuidan?	**No tenga armas de fuego en casa.** Las armas de fuego, en especial las pistolas, deben eliminarse de los lugares donde viven y juegan niños. Si existen armas de fuego en casa, deben guardarse descargadas en un lugar bajo llave y fuera del alcance de los niños. Las armas de fuego con frecuencia están implicadas en disparos involuntarios en este grupo de edad, además de estarlo en homicidios y suicidios. Los padres deben preguntar si en las casas a las que sus hijos acuden a jugar o donde los cuidan hay armas de fuego y cómo las guardan.

Directrices para asesoramiento acerca de seguridad

Directrices de asesoramiento de 5-9 años de edad *(continuación)*

Peligros en el hogar	Directrices de asesoramiento
2. ¿Deja usted que su hijo utilice un cortacésped motorizado?	**Nunca deje que los niños de esta edad utilicen los cortacéspedes motorizados ni se suban en ellos.** Existe el peligro de que se provoquen lesiones por la máquina misma y por los objetos que avienta la navaja. Los cortacéspedes en los que se puede montar no son vehículos recreativos. Consulte la hoja de seguridad de la AAP *Lawn Mower Safety*.
3. ¿Ha tenido alguno de sus hijos una lesión que requiriera una consulta con el médico o el hospital?	**Informe al pediatra de cualquier antecedente de lesiones.** El pediatra es capaz de explorar las causas y analizar las medidas preventivas. Se ha mostrado que las situaciones familiares estresantes están relacionadas como causas de lesiones repetidas en los niños (tres o más lesiones que requieren de atención médica en 12 meses).
4. ¿Con qué frecuencia se revisa el sistema de calefacción en su hogar?	**Los sistemas de calefacción deben ser revisados al menos una vez al año.** Esta inspección anual ayuda a prevenir la intoxicación por monóxido de carbono, fuegos y descomposiciones del sistema.

Quemaduras	Directrices de asesoramiento
5. ¿Saben usted y sus niños cómo salir de la casa con seguridad en caso de incendio?	**Desarrolle un plan de salida en caso de incendio en el hogar.** Identifique las rutas de salida adecuadas y un punto de reunión de la familia lejos de la casa. En caso de incendio, no use los ascensores en los edificios. Utilice el folleto de la AAP *Protect Your Home Against Fire… Planning Saves Lives*.
6. ¿Fuma alguien en su casa?	**Cerca de una tercera parte de los incendios en el hogar que producen fallecimientos son causados por fumar.** Fumar en la cama o la eliminación inadecuada de las cenizas o colillas pone en peligro a los niños que duermen en los dormitorios contiguos, quienes pueden quedar atrapados en caso de un incendio. El 12% de los incendios domésticos están relacionados con tabaquismo.
7. ¿Juega su hijo con cerillas o encendedores?	**No permita que los niños jueguen con fuego.** Mantenga las cerillas y los encendedores fuera de la vista y del alcance de los niños. Con frecuencia encienden materiales inflamables, lo que, en ocasiones, provoca quemaduras graves e incendios domésticos.
8. ¿Tiene extintores funcionales en su casa?	**Compre un extintor para su hogar.** Debe disponerse de extintores en la cocina y en cualquier habitación en la que haya una caldera o chimenea.

continúa

Directrices para asesoramiento acerca de seguridad *(continuación)*

Directrices de asesoramiento de 5-9 años de edad *(continuación)*

Quemaduras	Directrices de asesoramiento
9. ¿Juega su hijo con cohetes o luces de Bengala?	**No permita que los niños jueguen con fuegos artificiales.** Los cohetes y las luces de Bengala causan quemaduras y lesiones graves, por lo que no debe jugarse con ellos cerca de niños. Los observadores a menudo también sufren heridas graves por los fuegos artificiales. Se calcula que se informa de 10 000 lesiones anuales relacionadas con fuegos artificiales al Consumer Product Safety Commission (CPSC).
10. ¿Funcionan las alarmas contra humo en su hogar?	**Instale una alarma contra humo en su hogar.** La mayoría de las muertes relacionadas con incendios son provocadas por la inhalación de humo y gas tóxico. Existe un período crítico de 4 min para salir después de que suene la alarma. Se recomienda que haya una alarma contra humo en cada piso, pero, en particular, en las zonas donde haya una caldera o en los dormitorios. Asegurarse de probar las alarmas cada mes y reemplazar las baterías cada año.

Seguridad en el agua	Directrices de asesoramiento
11. ¿Sabe nadar su hijo?	**Enseñe a nadar a sus hijos.** La natación es una habilidad en la vida que deben adquirir todos los niños. Sin embargo, aunque estos sepan nadar, no dejan de existir riesgos. Es posible que en una urgencia no retengan sus habilidades para nadar; incluso nadadores jóvenes competentes no deben nadar sin supervisión.
12. ¿Conoce su hijo las reglas de seguridad para nadar y realizar saltos de trampolín?	**Enseñe y haga cumplir las reglas de seguridad para nadar y realizar saltos de trampolín.** El ahogamiento es la segunda causa más frecuente de muerte en niños de esta edad. Saber nadar no es suficiente para evitar que se ahoguen. Los niños deben nadar sólo en zonas supervisadas. Es deseable poner en práctica el sistema del «compañero». Enseñe a sus hijos a que, al entrar al agua, lo hagan primero con los pies. Use los folletos de la AAP *Life Jackets and Life Preservers, Pool Safety for Children* y *Seguridad en el agua for Your School-aged Child*.
13. ¿Utiliza su hijo un chaleco salvavidas cuando se sube a una lancha?	**Asegúrese que el niño utilice un chaleco salvavidas cuando se suba a una lancha.** En la lancha, todos deben usar un chaleco salvavidas aprobado por la Guardia Costera. Debe estar presente al menos un adulto que sepa nadar por cada niño que no sepa hacerlo.

Directrices para asesoramiento acerca de seguridad

Directrices de asesoramiento de 5-9 años de edad *(continuación)*

Seguridad en el automóvil	Directrices de asesoramiento
14. ¿Usa su hijo un asiento alto o el cinturón de seguridad mientras va en el automóvil?	**Todo niño que pese entre 18 y 36 kg (o hasta que tenga una talla de 1,40 m) debe usar un asiento alto en cada viaje. No deben usar cinturones de seguridad hasta que el cinturón del regazo quede plano sobre las caderas y el del hombro pase por el hombro y no por la cara o el cuello.** Deben instalarse cinturones para los hombros en los asientos traseros de los automóviles que no los tengan.
15. ¿Tiene su automóvil un *air bag* para el pasajero?	**Nunca siente a un niño frente a al *air bag* para el pasajero.**

Seguridad como peatón	Directrices de asesoramiento
16. ¿Cruzan sus hijos las calles solos?	**Enseñe a sus hijos las habilidades para tener seguridad como peatones.** Más de la mitad de las muertes relacionadas con vehículos automotores en los niños en edad escolar son causadas por lesiones al peatón. Todos los niños deben aprender las habilidades para cruzar con seguridad una calle y debe demostrar esas habilidades al padre antes de que termine la supervisión. Aun así, los niños seguirán necesitando supervisión al cruzar la calle. Los padres a menudo piensan que sus hijos son capaces de manejar la seguridad del tránsito por ellos mismos, pero la mayoría de los niños no tiene las habilidades para manejar estas situaciones de riesgo hasta que tienen por lo menos 10 años de edad. Debe recordarse a los padres que los niños: • A menudo actúan antes de pensar y tal vez no hagan lo que los padres o conductores esperan • Asumen que si ellos ven al conductor, este los ve a ellos • No pueden calcular la velocidad de la misma manera que los adultos • Son más bajitos que los adultos y no pueden ver por encima de los coches, arbustos y otros objetos • Necesitan un lugar para jugar lejos de los automóviles y de la calle.

Seguridad en bicicleta	Directrices de asesoramiento
17. ¿Conoce su hijo las normas de seguridad para utilizar la bicicleta?	**Enseñe y haga cumplir las normas de seguridad para utilizar la bicicleta.** Los choques en bicicleta provocan lesiones graves, incluso la muerte. Los niños no deben montar en bicicleta en la calle a esta edad. Deben hacerlo en caminos para bicicleta, parques o zonas protegidas. Nunca deben montar después de que anochezca. Para esta edad, las bicicletas deben estar equipadas con pedal de freno inverso, ya que el niño tal vez no tenga el desarrollo suficiente para usar los frenos manuales adecuadamente. Use el folleto de la AAP *Safe Bicycling Starts Early.* El tamaño de la bicicleta debe ser apropiado para el niño. Use el folleto de la AAP, *Choosing the Right Size Bicycle for Your Child.*

continúa

Directrices para asesoramiento acerca de seguridad *(continuación)*

Directrices de asesoramiento de 5-9 años de edad *(continuación)*

Seguridad en bicicleta	Directrices de asesoramiento
18. ¿Usa su hijo casco cada vez que monta en bicicleta?	**Use un casco de bicicleta.** Todos los niños deben usar un casco para bicicleta aprobado por la CPSC. Los padres deben dar ejemplo usando también casco cuando montan en bicicleta.

Seguridad recreativa	Directrices de asesoramiento
19. ¿Participa su hijo en deportes?	**Use equipo protector durante la participación en deportes.** A pesar de las medidas de seguridad como cojín protector y cascos, el riesgo de lesión está presente en todos los deportes. Los niños deben ser conscientes de los riesgos que implica el deporte que practican. La probabilidad de lesión es mayor cuanto mayor sea el grado de contacto en el deporte. El fútbol americano, la lucha, la gimnasia, el fútbol, el *jockey* sobre hielo y pista y campo tienen las tasas más altas de lesiones. Las lesiones de la pierna (rodilla y tobillo) son las más frecuentes en los deportes principales. Los niños no deben participar en el boxeo debido al alto riesgo de daño cerebral. En los deportes pueden prevenirse muchas lesiones graves si los jugadores usan equipo protector, en particular protección de cabeza y ojos. Los padres deben alentar el uso de este equipo y enseñarles que el uso de equipo protector aumenta el disfrute del deporte a largo plazo. Si su hijo usa patinete, monopatín o patines de ruedas, debe usar casco, rodilleras, coderas y muñequeras. Use el folleto de la AAP *Sports and Your Child.*
20. ¿Participa su hijo en equitación?	**Todos los niños deben usar un casco de equitación aprobado cuando practican este deporte.** Todas las actividades de equitación deben estar supervisadas por un adulto.

Directrices de asesoramiento de 10-12 años de edad

Peligros de las armas de fuego	Directrices de asesoramiento
1. ¿Existe un arma en su hogar o en casa de alguno de sus amigos?	**¡No jueguen con armas!** Más de 300 niños mueren cada año por heridas involuntarias por arma de fuego. Los rifles de municiones y los de bolitas de pintura a menudo causan lesiones oculares graves. Las pistolas de aire son armas peligrosas que pueden llegar a causar la muerte.

Quemaduras	Directrices de asesoramiento
2. ¿Funcionan las alarmas contra humo en su hogar?	**Verifique que exista una alarma contra humo en su hogar.** La mayoría de las muertes relacionadas con incendios se producen por la noche y son provocadas por la inhalación de humo y gas tóxico. Existe un período crítico de 4 min para salir después de que suene la alarma. Se recomienda que haya una alarma en cada piso, pero, en particular, en las zonas en las que haya una caldera o en los dormitorios. Deben conocerse las rutas de salida de emergencia adecuadas y el punto de reunión de la familia fuera de la casa.

Directrices para asesoramiento acerca de seguridad

Directrices de asesoramiento de 10-12 años de edad (*continuación*)

Seguridad en bicicleta	Directrices de asesoramiento
3. ¿Montas en bicicleta con pasajeros?	**Nunca lleves pasajeros en tu bicicleta.** Esto puede afectar a tu estabilidad e impedir la visibilidad, lo que provocará una lesión.
4. ¿Usas casco cuando montas en bicicleta?	**Usa siempre un casco cuando montes en bicicleta.** Éste protege tu cabeza de lesiones. Usa el folleto de AAP *Safe Bicycling Starts Early*.

Seguridad en el automóvil	Directrices de asesoramiento
5. ¿Usas el cinturón de seguridad en el automóvil?	**Abróchate el cinturón.** Los cinturones de seguridad de los asientos salvan vidas y todos los niños deben usarlos. Recuérdales a tus padres que se abrochen los cinturones también.
6. ¿Vas en automóviles que tienen *air bags* para el pasajero?	NO te sientes frente a una *air bag* para pasajero. El lugar más seguro para los niños es el asiento de atrás.
7. ¿Dónde te sientas en el automóvil?	El lugar más seguro es el asiento de atrás, con el el cinturón abrochado.

Seguridad como peatón	Directrices de asesoramiento
8. Cuando quieres cruzar una calle, ¿qué es lo primero que debes hacer siempre?	**Sigue las reglas de seguridad cuando cruces la calle.** • Detente siempre en el bordillo de la acera o en el borde externo de un automóvil estacionado. • Mira siempre a la izquierda-derecha-izquierda antes de entrar en la parte de la calle en la que circulan los automóviles, incluso cuando el semáforo diga «Camina». • Si viene un automóvil, espera hasta que pase y mira a la izquierda-derecha-izquierda de nuevo. • Procede a cruzar la calle sólo cuando esté libre.

Seguridad en el agua	Directrices de asesoramiento
9. Cuando juegas en el agua (p. ej., ríos, lagunas, lagos, mar), ¿está bien jugar solo?	**Nunca juegues cerca del agua sin un adulto cerca.** Incluso los niños que saben nadar, nunca deben jugar sin supervisión cerca de cuerpos de agua en los que pueden caer, ya que es posible que en una urgencia no puedan poner en práctica sus habilidades de natación. Las condiciones del agua (rápidos, mareas) en ocasiones abruman a nadadores capacitados.

Seguridad en la granja/rancho	Directrices de asesoramiento
10. ¿Vives o trabajas en una granja/rancho?	**El equipo de una granja/rancho es muy peligroso para los niños.** Es necesario que los padres reciban asesoramiento en cuanto a este tema.

[a] Las hojas de seguridad se obtienen a través de The Injury Prevention Program (TIPP) de la AAP.

3

Medicina del adolescente

Elizabeth M. Alderman y Warren M. Seigel

La adolescencia, desde el inicio de la pubertad hasta la edad adulta temprana, es una época de crecimiento físico acelerado y madurez que coincide con un desarrollo psicosocial y cognitivo importante. Los límites cronológicos de la adolescencia se definen de manera general entre los 12 y los 21 años de edad. Aunque la mayoría de los adolescentes son sanos, se calcula que el 6% de ellos padecen enfermedades crónicas que limitan sus actividades diarias, como diabetes, cáncer u otros trastornos hematológicos, discapacidades del desarrollo, retraso mental y asma. Sin embargo, las principales causas de morbilidad y mortalidad en este grupo de edad no son estas enfermedades crónicas sino más bien lesiones, homicidio y suicidio, así como secuelas de una actividad sexual temprana y el abuso de sustancias.

Este capítulo contiene una descripción de los cambios físicos y psicológicos que ocurren durante la pubertad. A continuación se detallan varios problemas de importancia durante la adolescencia, como violencia, conducta suicida, abuso de sustancias, trastornos de la alimentación y relacionados con la actividad sexual. La segunda parte del capítulo aborda inquietudes de salud especiales de los atletas adolescentes. La participación en deportes, individuales, grupales o en equipos escolares, proporciona a los adultos jóvenes un ámbito sano para desarrollar sus capacidades tanto físicas como psicosociales.

CRECIMIENTO Y DESARROLLO FÍSICO DEL ADOLESCENTE

Tradicionalmente se han utilizado las etapas identificadas por J. M. Tanner para describir el crecimiento y el desarrollo físico de los genitales, así como las características sexuales secundarias de los adolescentes. Las etapas de Tanner describen el desarrollo de las mamas y del vello púbico de las mujeres (v. figs. 3-1 y 3-2), así como el crecimiento de los genitales y del vello púbico de los varones (v. fig. 3 -3).

Mujeres

El primer signo de la pubertad en las mujeres es la aparición del botón mamario (telarquia), lo que normalmente ocurre desde los 8 años de edad. De hecho, la edad promedio del desarrollo de las mamas ha disminuido durante el último siglo. En Estados Unidos, el estadio 2 de Tanner del desarrollo de las mamas se produce en torno a los 9,9 años de edad en las mujeres caucásicas y a los 8,8 años en las afroamericanas. El posterior desarrollo de las mamas implica un mayor crecimiento de la areola y de la mama (estadio 3 de Tanner), la aparición del montículo secundario (estadio 4 de Tanner) y la mama femenina madura (estadio 5 de Tanner). Simultáneamente se producen cambios en la distribución del vello púbico, que empieza con una cantidad escasa de vello largo sobre los labios mayores (estadio 2 de Tanner) y progresa hacia uno más oscuro, más rizado y grueso (estadio 3 de Tanner). Más tarde, la mayor parte del monte del pubis se cubre de vello púbico (estadio 4 de Tanner) y, por último, se hace aparente un patrón adulto de vello púbico (estadio 5 de Tanner). El desarrollo de las mamas lleva hasta 4 años, y el crecimiento del vello púbico, hasta 2,5 años. Muchas mujeres completamente maduras presentan un desarrollo de mama o vello púbico en estadio 4 de Tanner.

La edad promedio de la menarquia, la cual se produce en torno a los 12,8 años para las mujeres caucásicas y a los 12,16 años para las afroamericanas, coincide, por lo menos, con el estadio 4 de Tanner del desarrollo de las mamas y del vello púbico. En las mujeres, la etapa de crecimiento rápido suele ocurrir alrededor de los 6 meses antes de la menarquia y coincide con el final del estadio 3 de Tanner, 1 año después de iniciarse el desarrollo de las mamas. El máximo crecimiento rápido suele preceder a la menarquia (v. fig. 3-4).

Varones

La madurez física suele ocurrir cerca de 6 meses más tarde en los varones que en las mujeres. Los primeros signos de pubertad son el crecimiento testicular y del escroto (estadios 1 a 2 de Tanner), lo cual tiene lugar a una edad promedio de 11,5 años. Un año después de estos cambios empieza a aumentar la longitud del pene (estadio 3 de Tanner). Se produce un mayor cre-

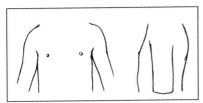

Etapa 1 Prepuberal: sólo elevación de la papila.

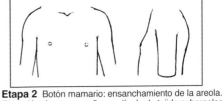

Etapa 2 Botón mamario: ensanchamiento de la areola. Elevación de un pequeño montículo de tejido subareolar y papila erecta.

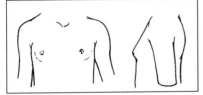

Etapa 3 Continuación del crecimiento de las mamas y ensanchamiento de la areola, pero sin separación de los contornos.

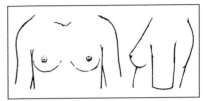

Etapa 4 Se separan la areola y la papila del contorno de la mama y forman el montículo secundario

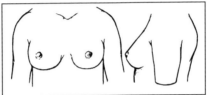

Etapa 5 Mama femenina madura con areola y mama en el mismo plano, papila erecta.

FIGURA 3-1. Estadios de Tanner del desarrollo de la mama femenina. Tomada de Fleisher GR, Ludwig S (eds): *Textbook of Pediatric Emergency Medicine*, 3rd ed. Baltimore, Williams & Wilkins, 1993, p 1506.

Etapa 1 Sin vello púbico.

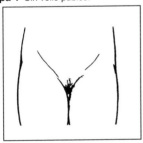

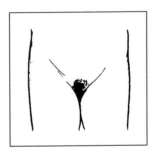

Etapa 2 Escasa cantidad de vello largo, con escasa pigmentación, principalmente sobre los labios mayores.

Etapa 3 El vello púbico se oscurece y riza, y se disemina en poca cantidad sobre el monte del pubis.

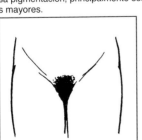

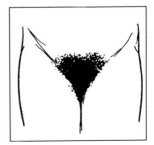

Etapa 4 Vello tipo adulto abundante y grueso que se limita al monte del pubis.

Etapa 5 Tipo y cantidad de vello de adulto con diseminación hacia la cara interna de los muslos.

FIGURA 3-2. Estadios de Tanner del crecimiento del vello púbico femenino. Tomada de Fleisher GR, Ludwig S (eds): *Textbook of Pediatric Emergency Medicine*, 3rd ed. Baltimore, Williams & Wilkins, 1993, p 1506.

Etapa 1 Sin vello púbico. Genitales de tamaño prepuberal.

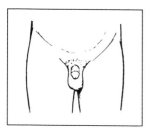

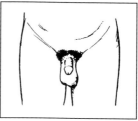

Etapa 2 Crecimiento escaso de vello largo, ligeramente pigmentado en la base del pene y a sus lados. Los testículos y el escroto empiezan a crecer, con pigmentación y adelgazamiento del escroto.

Etapa 3 El vello púbico se oscurece, se hace más grueso y se riza en la base del pene y a sus lados. El pene se alarga y el escroto crece más.

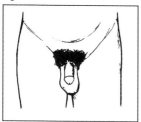

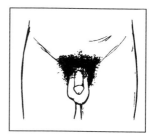

Etapa 4 Vello abundante y grueso de tipo adulto que se limita a la región púbica sin extensión a los muslos. Mayor crecimiento de los testículos y del escroto, con aumento de la pigmentación de éste, y del grosor y de la longitud del pene.

Etapa 5 Tipo y cantidad de vello adulto con diseminación a la cara interna de los muslos. Tamaño y forma de genitales adultos.

FIGURA 3-3. Estadios de Tanner de desarrollo de los genitales masculinos y crecimiento del vello púbico. Tomada de Fleisher GR, Ludwig S (eds): *Textbook of Pediatric Emergency Medicine*, 3rd ed. Baltimore, Williams & Wilkins, 1993, p 1506.

cimiento de los testículos y del escroto, con un aumento de las rugosidades escrotales y del diámetro del pene (estadio 4 de Tanner) y, con el tiempo, los testículos (alrededor de 22 ml) y el pene (estadio 5 de Tanner) adquieren el tamaño del adulto. De forma simultánea, se observan cambios en la distribución del vello púbico, conocido como adrenarquia, que se inicia en la base del pene (estadio 2 de Tanner) y progresa hacia un vello más oscuro y grueso (estadio 3 de Tanner). El vello cubre un área mucho mayor (estadio 4 de Tanner) y, por último, adopta el patrón adulto (estadio 5 de Tanner), el cual suele establecerse entre los 14 y los 16 años de edad (v. fig. 3-5).

El rápido crecimiento físico de los varones suele coincidir con el estadio 4 de Tanner del desarrollo de los genitales. En promedio, este rápido crecimiento se inicia en torno a los 11,5 años de edad y se completa entre los 13 y los 17 años. Las emisiones nocturnas o sueños húmedos se observan por primera vez en el estadio 3 de Tanner. El cambio en la voz suele producirse entre los estadios 3 y 4 de Tanner (v. fig. 3-5).

El desarrollo del vello axilar en los varones se inicia al mismo tiempo que el estadio 4 de Tanner del desarrollo del vello púbico. Un año después se desarrolla el vello facial, que empieza en el labio superior y se disemina hacia el centro. El crecimiento en la parte superior de las mejillas, en el labio inferior y en el mentón se produce más tarde. El vello en el pecho es un episodio pospuberal.

DESARROLLO PSICOSOCIAL Y COGNITIVO DEL ADOLESCENTE

La adolescencia no es sólo una etapa de rápido crecimiento físico y cambios de maduración sino también un período de metamorfosis conductual; los niños que en algún momento confiaban sólo en sus padres y seguían sus deseos empiezan a desarrollarse para convertirse en adultos autónomos que ya son capaces de hacer sus propias elecciones. El período intermedio está marcado por cambios en la imagen corporal, el surgimiento de una fuerte influencia del grupo de pares, conductas de riesgo, y el desarrollo de un patrón adulto de sexualidad y valores personales. Cuando se analiza el desarrollo cognitivo y psicosocial, es mejor dividir la adolescencia en las etapas temprana (12 a 14 años de edad o etapa de educación secundaria), media (15 a 17 años de edad o etapa de bachillerato) y tardía (18 a 21 años de edad o etapa de la universidad y/o empleo).

La **adolescencia temprana** se caracteriza por egocentrismo. Al presentar cambios físicos rápidos, el adolescente se pregunta "¿Soy normal?" y se preocupa mucho por sí mismo. El grupo de pares es también muy influyente en esta etapa y las opiniones de los amigos empiezan a ser tan importantes o aun más que las de sus padres. Este es el período durante el cual los adolescentes empiezan a mostrar un comportamiento independiente y requieren de un mayor grado de privacidad. Las conductas de riesgo son más frecuentes conforme los adolescentes intentan establecer su independencia y asegurar la aprobación

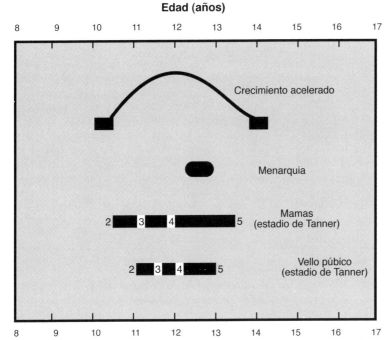

FIGURA 3-4. Resumen del crecimiento y desarrollo físico en las mujeres, que muestra la secuencia de los episodios puberales para una mujer estadounidense promedio. Adaptada de Brookman RR, Rauh JL, Morrison JA, et al: The Princeton Maturation Study, 1976, datos inéditos para adolescentes en Cincinnati, Ohio.

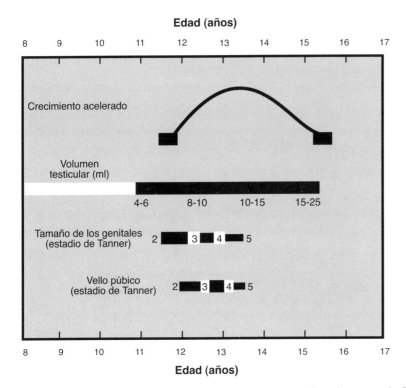

FIGURA 3-5. Secuencia de los episodios puberales para un varón estadounidense promedio. Un volumen testicular menor de 4 ml, determinado mediante un orquidómetro (orquidómetro de Prader) representa una etapa prepuberal. Adaptada de Brookman RR, Rauh JL, Morrison JA, et al: The Princeton Maturation Study, 1976, datos inéditos para adolescentes en Cincinnati, Ohio.

del grupo de pares. En cuanto al desarrollo cognitivo, en la etapa temprana el adolescente sigue utilizando un pensamiento concreto y tiene dificultad para conceptualizar bien el futuro.

La **adolescencia media** es la etapa de mayor confusión. En este momento, los conflictos con los padres son más prevalentes. Los adolescentes suelen sentirse inmortales y omnipotentes, lo que contribuye a la conducta de riesgo. Las citas y las relaciones sentimentales con el mismo sexo o con el opuesto y la actividad sexual a menudo se comienzan en esta etapa. El grupo de pares sigue siendo importante. Los adolescentes en la etapa media tienen un mayor sentido de sí mismos y se preocupan menos con los cambios de la pubertad. Durante esta etapa se inicia el pensamiento abstracto y los adolescentes pueden tomar decisiones basadas en un pensamiento operativo formal. En la etapa media, con frecuencia los adolescentes son capaces de ver los problemas globales de manera inteligente y pueden sentir empatía respecto a los sentimientos de otros.

La **adolescencia tardía** está marcada por la separación de los padres con una apreciación de los valores paternos, pero surgen, claramente, otros personales. Se sienten cómodos con la imagen corporal y con el desarrollo de una sensación completa de una identidad propia. En cuanto a la parte cognitiva, los adolescentes de la etapa tardía tienen la capacidad de conceptualizar y verbalizar por completo sus pensamientos, apreciar las consecuencias de sus acciones, sopesar las alternativas para tomar decisiones, y planear sus metas vocacionales y educativas. Los asuntos relacionados con su emancipación son muy importantes y son las tareas finales de la adolescencia. Los adolescentes mayores deben aprender a vivir solos y a ser autosuficientes emocional y económicamente.

MORTALIDAD EN ADOLESCENTES

Las principales causas de mortalidad en la adolescencia son **conductuales: accidentes de tráfico, lesiones involuntarias, homicidio** y **suicidio**. Las neoplasias malignas, la principal causa física de muerte, ocupan el quinto lugar después de estos problemas conductuales. Muchas, si no la mayoría, de las muertes violentas están relacionadas con problemas de disfunción personal y familiar, y no suceden como episodios aislados.

ACCIDENTES DE TRÁFICO, LESIONES Y HOMICIDIO

Las lesiones, debidas a accidentes de tráfico o a lesiones involuntarias, son las principales causas de muerte en los adolescentes. Cerca del 60% de todas las muertes de adolescentes se deben a lesiones involuntarias. Los varones tienen un mayor riesgo de sufrir lesiones involuntarias que las mujeres. Los adolescentes mayores presentan un mayor riesgo de morir por lesiones en accidentes de tránsito, mientras que los menores tienen mayor riesgo de ahogarse o de morir por heridas con armas. Muchas de estas lesiones se producen mientras los adolescentes están bajo la influencia del alcohol. La combinación del consumo de alcohol en la juventud, aprender a conducir, desarrollar conductas de riesgo y tener sentimientos de inmortalidad contribuye a una tasa demasiado alta de morbilidad y mortalidad relacionada con los accidentes de tránsito.

El homicidio es la segunda causa de muerte en adolescentes en las ciudades y la tercera a escala nacional. Es responsable de 11,3 muertes/100.000 adolescentes, con una tasa entre los afroamericanos cinco veces mayor que la de los caucásicos. Las elevadas tasas de homicidios se relacionan directamente con el acceso a armas; el 9% de los varones y el 1% de las mujeres que cursan bachillerato afirman estar en posesión de un arma. Muchos más tienen acceso a armas de manera regular. La mitad de las víctimas de homicidio conocen a su agresor, y el episodio fatal suele suceder durante una discusión.

Evaluación clínica: historia clínica

En la mayoría de las circunstancias, a la hora de recoger una historia psicosocial completa en los adolescentes se debe asegurar la confidencialidad. Entre las excepciones se encuentran situaciones en las que pudiera estar en peligro la vida de un adolescente en particular u otra persona, o cuando se trata de informes de presunto abuso físico, sexual o emocional por un padre o familiar.

 Dato relevante: La regla mnemotécnica **HEEADSSS** (**H**ogar, **E**ducación/Empleo, Alimentación [del inglés *E*ating]/**E**jercicio, **A**ctividades, **D**rogas/Alcohol/Tabaco, **S**exualidad, **S**uicidio/Depresión, **S**eguridad (abuso sexual/físico/emocional), Espiritualidad [del inglés *S*pirituality]) se utiliza para ayudar a recordar aspectos importantes de la historia psicosocial que deben ser analizados con los adolescentes.

Para evaluar a los adolescentes en busca de riesgo de muerte o lesión, es importante interrogar acerca de conductas de riesgo y antecedentes de lesiones o accidentes previos. Las preguntas acerca del consumo de drogas y alcohol, que los puede poner en peligro, son adecuadas para todos los adolescentes; el interrogatorio acerca del abuso de sustancias y de los hábitos de conducción es necesario en los adolescentes mayores. El uso de fármacos de venta con receta se ha hecho más prevalente en adolescentes, por lo que este tema debe abordarse de manera específica. Las preguntas acerca del uso del cinturón de seguridad (es decir, uso personal y familiar) y la posesión de armas son también importantes. El médico debe interrogar acerca del acceso a armas, tanto dentro como fuera del hogar, y si el adolescente ha presenciado un asesinato o tiroteo y si pertenece a alguna pandilla. De nuevo, la clave se encuentra en la prevención. Al hacer estas preguntas, al mismo tiempo que se evalúa el grado de riesgo de un adolescente en particular, el médico tiene la oportunidad de educar al adolescente acerca del peligro de las armas y de la posibilidad real de verse implicado en un tiroteo.

Manejo

Cuando se trabaja con adolescentes que están en riesgo de sufrir lesiones **es importante no regañar, sermonear o juzgar.** El médico debe educar a los adolescentes proporcionando consejos de prevención relacionados con el uso del cinturón de seguridad y con los riesgos de conducir si se ha consumido alcohol. Los adolescentes deben darse cuenta de la importancia de asignar un conductor siempre que salen entre amigos y tomar las medidas para llegar seguros a su hogar. Los padres deben analizar planes de contingencia si un adolescente se encuentra en una situación en la que requiere que su padre lo recoja. Debe establecerse un código que el adolescente utilice cuando llame a su padre. Es vital poner especial énfasis en la importancia de usar el cinturón de seguridad en los automóviles y el casco cuando se va en bicicleta, motocicleta, patineta o minimoto. Es esencial alentar a los adolescentes a alejarse de las armas y analizar las alternativas a la violencia y la confrontación. El médico debe hablar también con los padres de adolescentes sobre los peligros de tener armas en el hogar y hacer énfasis en las estrategias para abordar el consumo de alcohol y la conducción.

SUICIDIO

El suicidio es otra causa importante de muerte entre los adolescentes. En los últimos 30 años, la tasa de suicidios en esta población aumentó de forma drástica. En los estudiantes de bachillerato, el 19% de las mujeres y el 10% de los varones han considerado seriamente el suicidio o han intentado consumarlo. Las mujeres tienen más probabilidad de intentarlo, pero en los varones la probabilidad de que el desenlace sea fatal es cinco veces mayor. Las mujeres tienen más probabilidad de ingerir medicamentos, mientras que entre los varones es más probable que se empleen medios violentos, como armas o ahorcamiento. Los adolescentes con problemas psiquiátricos preexistentes y los que abusan de drogas y alcohol tienen mayor probabilidad de realizar un intento de suicidio. Es posible que los adolescentes jóvenes no sean capaces de conceptualizar las consecuencias de un intento de suicidio y tal vez no tengan otras estrategias para manejar sus problemas.

Evaluación clínica

Historia clínica

Cuando se recoge la historia clínica, **el objetivo es identificar los factores de riesgo** de suicidio. Muchos adolescentes que intentan suicidarse están deprimidos. A menudo existe un conflicto con los padres o amigos, o un interés romántico. Es posible que la causa se encuentre en problemas educacionales o legales. Si existe cualquiera de estas situaciones, el médico debe explorarlas más a fondo. Es importante interrogar acerca de síntomas depresivos, como pérdida del apetito, anhedonia, trastornos del sueño (demasiado o muy poco) y sentimientos de desesperanza e impotencia. Tal vez sea adecuado preguntar a los adolescentes si alguna vez han pensado en autolesionarse, si tienen un plan de suicidio o si han intentado suicidarse, en especial si requirieron atención médica. Cuando se interroga a los adolescentes acerca de sus compañeros, los intentos de suicidio de los amigos pueden constituir un asunto a analizar. También es necesario formular preguntas sobre el abuso de sustancias, las cuales disminuyen la capacidad de razonamiento, aumentan la impulsividad y afectan al estado de ánimo, con lo que el riesgo de intento de suicidio se agrava.

Los antecedentes familiares son muy importantes. La enfermedad mental o el abuso de alcohol o sustancias entre los familiares debe alertar al médico acerca de la posibilidad de depresión e ideación suicida.

Exploración física

Pocos signos en la exploración física hacen sospechar el riesgo de suicidio. Con la depresión suelen producirse cambios en el peso. El médico debe buscar cicatrices, en especial en las muñecas, que pudieran deberse a un intento de suicidio previo o abuso físico. En el capítulo 23 se analizan y describen los signos físicos del consumo de diversas drogas.

Manejo

La prevención es la clave del manejo del suicidio. El objetivo de la misma es identificar a los adolescentes en riesgo de suicidio (v. "Historia clínica"). Si se considera que un adolescente en particular se encuentra en situación de riesgo de suicidio, debe consultarse a otros profesionales de la salud, como trabajadores sociales con experiencia en el trabajo con adolescentes y psiquiatras o psicólogos de niños en edad escolar y adolescentes. El médico necesita involucrar a la familia y a los demás adultos significativos para el paciente para que participen en la terapia.

Dato relevante: Todos los adolescentes que tienen ideación suicida deben ser evaluados de inmediato por un profesional de salud mental, y cualquiera que intente suicidarse debe ser hospitalizado.

La hospitalización no sólo proporciona un período de reflexión para los adolescentes, sino que, además, permite que el médico determine el mejor plan terapéutico mientras los pacientes se encuentran en un ambiente seguro en el que es posible prevenir otro intento de suicidio. Cuando los adolescentes son hospitalizados por este motivo, el médico debe determinar la razón por la que sucedió y decidir, junto a otros profesionales de salud mental, el mejor plan de tratamiento a seguir, ya sea en terapia extrahospitalaria (individual o familiar) en régimen de internamiento psiquiátrico. Si un adolescente en particular requiere recibir tratamiento farmacológico por depresión mayor o psicosis, el mismo se iniciará durante su hospitalización. Debe señalarse que los adolescentes que sobrevivieron a un intento de suicidio tienen mayor riesgo de muerte por suicidio.

CAUSAS DE MORBILIDAD EN LOS ADOLESCENTES

Las principales causas de morbilidad en los adolescentes son el abuso de sustancias y la actividad sexual. Además, la obesidad y los trastornos de la alimentación, como la anorexia y la bulimia nerviosas, las cuales se inician en la adolescencia, son una fuente significativa de morbilidad psicológica y física.

Los adolescentes experimentan con drogas y desarrollan su identidad sexual como parte de su desarrollo psicosocial y cognitivo. Sin embargo, estas conductas ponen a los adolescentes en una situación de riesgo de sufrir accidentes, lesiones o violencia, quedarse embarazadas o presentar infecciones de transmisión sexual (ITS), incluido el VIH. El médico debe ayudar a identificar a aquellos adolescentes que abusan de sustancias o que son sexualmente activos, lo cual implica explorar el motivo por el que se ponen en una situación de riesgo. Debe entonces llevarse a cabo una intervención para prevenir la morbilidad.

ABUSO DE SUSTANCIAS

La mayoría de los adolescentes que están bien adaptados han probado el tabaco y el alcohol, que son las sustancias de abuso más frecuente. El tabaquismo, que a menudo se inicia durante la educación secundaria, se encuentra en declive. Esto se atribuye a la intensa educación pública acerca del tabaquismo y sus efectos adversos, al gasto de consumir tabaco, así como a la desaprobación de este hábito con limitaciones en los lugares en los que es posible fumar. En la encuesta más reciente realizada en estudiantes de bachillerato, más del 44% habían probado el tabaco y el 20% fumaban uno o más cigarrillos al día. Las mujeres blancas constituyen el grupo más numeroso en cuanto a la edad en que se empieza a fumar y el riesgo de continuar con el hábito.

El consumo de alcohol está presente entre los adolescentes y es la causa subyacente de la mayoría de las defunciones relacionadas con accidentes de tránsito y lesiones involuntarias. Las encuestas en los estudiantes del último curso de bachillerato indican que cerca del 72% han probado el alcohol y que el 39% lo probaron cuando se encontraban en 8.º grado. Más de la mitad de los estudiantes del último curso de bachillerato se han emborrachado por lo menos una vez en su vida. El consumo excesivo e intermitente de alcohol es un grave problema en los campus universitarios.

Tales encuestas indican también que cerca de un tercio de los estudiantes del último año de bachillerato han probado la marihuana. Muchos adolescentes consumen drogas sólo de manera intermitente y sólo en una pequeña minoría el consumo de drogas interfiere en las relaciones familiares y con los compañeros. Los adolescentes más jóvenes no tienen la capacidad de vincular la conducta actual con consecuencias a largo plazo y están más preocupados acerca de la aceptación del grupo de pares. Debido a que estos adolescentes no tienen una cognición madura, hacen juicios erróneos aunque sólo estén experimentando. Entre las situaciones en las que la intoxicación está relacionada con un riesgo particular se encuentran la actividad sexual, la conducta violenta, la delincuencia, la depresión transitoria que puede conducir a un intento de suicidio y, por supuesto, conducir automóviles.

Evaluación clínica y estudios de laboratorio

Historia clínica

La base para determinar si los adolescentes se encuentran en una situación de riesgo de empezar a abusar de sustancias es la recogida de una historia clínica minuciosa.

 Dato relevante: Los médicos que evalúan a adolescentes deben entrevistar a éstos y a sus padres por separado.

El objetivo del médico es ganar la confianza tanto del adolescente como de los padres y asegurar la confidencialidad del adolescente. Los adolescentes respetan el conocimiento y la autoridad del médico siempre y cuando este adulto confiable sepa escuchar al mismo tiempo que pueda mantener la confidencialidad.

Las conversaciones con los niños y padres acerca del abuso de drogas deben empezar en las consultas de revisión anual, alrededor de los 10 años de edad; las encuestas realizadas a estudiantes del último curso de bachillerato revelan que el 24% probaron el alcohol antes de los 13 años. Es adecuado formular preguntas sobre el tipo de drogas y el ámbito de consumo. El médico debe intentar evaluar el grado de intoxicación para determinar si el consumo de drogas ha puesto en peligro al adolescente en algún momento. Es importante preguntar acerca del consumo de drogas por parte de sus amigos y sus padres, porque esta tal vez sea la única forma de determinar el riesgo del adolescente de iniciar el abuso de sustancias. Asimismo, se ha de interrogar acerca de si el adolescente toma medicamentos de venta con receta para otras personas, como metilfenidato y analgésicos.

El rendimiento académico es una clave importante para comprobar la posibilidad de que el adolescente consuma drogas. Los problemas de asistencia o cualquier disminución en las calificaciones indican un abuso de sustancias como etiología. Los cambios en las relaciones familiares (p. ej., divorcio, muerte) o separación del grupo de pares (p. ej., nuevo barrio, ruptura de una relación sentimental) pueden conducir al consumo de sustancias. Es adecuado formular preguntas acerca de la actividad sexual o la conducta delictiva. Los estudios han demostrado la existencia de un síndrome de conducta problemática (es decir, en muchos adolescentes, las conductas de riesgo se agrupan).

Como se indicó anteriormente, es importante detectar si existe depresión. Es posible que el abuso de drogas sea provocado por la presencia de depresión o que aquél sea la causa de ésta. Los cambios en el estado de ánimo en ocasiones también se deben al consumo de drogas o a un problema psicológico de fondo que predispone al adolescente al abuso de sustancias.

Cuando se entrevista a los padres, es aconsejable preguntar acerca de las relaciones familiares y sobre si el adolescente roba dinero, ha vendido algunas posesiones, tiene amigos que consideran una mala influencia o presenta signos francos de consumo de drogas o intoxicación. Sin embargo, es importante cotejar la información dada por los padres con la obtenida del adolescente. Asimismo, es esencial preguntar sobre si los hermanos o padres consumen sustancias ilegales o beben alcohol en exceso, ya que estos factores aumentan el riesgo del adolescente de presentar abuso de sustancias y alcohol.

Exploración física

Los hallazgos de la exploración física indicativos de abuso de sustancias son sutiles y, a menudo, se encuentran sólo en los adolescentes con adicción grave. En general, la exploración física no resulta útil en la detección de un abuso de sustancias no sospechado previamente. El médico depende en gran parte de la información obtenida a partir de la historia clínica para indicar las posibles consecuencias fisiológicas del consumo de determinadas drogas.

Estudios de laboratorio

Es posible realizar análisis de orina y de sangre en busca de metabolitos de drogas. Los primeros identifican cocaína, metadona, anfetaminas, diazepam, opiáceos y barbitúricos. Los análisis de sangre o la alcoholimetría detectan sólo alcohol.[1] Es fácil detectar sustancias ilegales en líquidos corporales, en sangre o en orina, aunque las pruebas de drogas realizadas a adolescentes resultan controvertidas. En el centro de esta controversia está la creencia de que las pruebas subrepticias no son éticas y destruyen la relación de confianza médico-adolescente. La *American Academy of Pediatrics* (AAP) permite realizar estas pruebas de drogas sólo si el adolescente es mentalmente incompetente para tomar una decisión informada o si su vida está en peligro.

Manejo

El manejo de los adolescentes que consumen drogas debe abordar no sólo el consumo mismo sino también las razones por las que éste se produce. Si un determinado adolescente sólo experimenta con alcohol o marihuana en un ámbito social y esto no interfiere en su rendimiento académico, en sus relaciones familiares o con sus compañeros, o en su crecimiento cognitivo, entonces es importante llevar a cabo un plan de prevención. Asimismo, es imperativo señalar que incluso la experimentación coloca a los adolescentes en situaciones de riesgo, y el médico debe ayudar al adolescente a modificar su conducta de manera que evite la intoxicación, así como conducir si han consumido alcohol, o bien recomendarles que asignen a un conductor. En los adolescentes más jóvenes, el médico debe hacer énfasis en que es mejor posponer la experimentación con drogas.

Si se determina que un adolescente tiene un problema grave de abuso de drogas, que muestra signos de dependencia física o psicológica o que el consumo de drogas interfiere en su desarrollo normal, es esencial iniciar tratamiento. El médico de atención primaria puede ofrecer este tratamiento solo o de forma coordinada con un profesional de salud mental con experiencia en abuso de drogas. De manera alternativa, es posible que sea adecuado remitir al paciente a un programa de tratamiento farmacológico ambulatorio. Será necesario realizar terapia familiar y, en ocasiones, resulta útil la participación en grupos de apoyo, como Alcohólicos Anónimos. Sin embargo, si un adolescente requiere tratamiento supervisado debido a que presenta síndrome de abstinencia, tiene un ambiente familiar problemático, padece una enfermedad psiquiátrica subyacente o no responde a la terapia como paciente externo, entonces está indicado el tratamiento en régimen de hospitalización o internamiento en una residencia.

---

[1] *El consumo de alcohol sólo se detecta en un ámbito clínico mediante el análisis de sangre. La alcoholimetría se utiliza sólo en el ámbito del cumplimiento de la ley.*

Existen dos tipos de tratamiento en régimen de internamiento en una residencia: *1)* una unidad de tratamiento para adolescentes que consumen drogas dentro de un hospital, y *2)* una comunidad terapéutica no médica. Lo mejor es que la elección entre estas alternativas la realice un médico con experiencia en abuso de drogas. La AAP desarrolló directrices para ayudar en la determinación de la modalidad de tratamiento más adecuada para un paciente en particular.

ACTIVIDAD SEXUAL

Cerca del 50% de los estudiantes de bachillerato son sexualmente activos; el 50% de los estudiantes varones y el 46% de las estudiantes del sexo femenino son sexualmente activos. Entre los riesgos para la salud de la actividad sexual precoz se encuentran los embarazos no deseados y las ITS, como la sífilis, la gonorrea, las provocadas por clamidia y el VIH. En los últimos 20 años han aumentado las morbilidades relacionadas con la actividad sexual. Cerca de 750.000 adolescentes se quedan embarazadas cada año, el 25% de todos los adolescentes sexualmente activos adquieren una ITS y más de 2.000 tienen resultados positivos de VIH (http://www.avert.org/usa-race-age.htm). Muchos jóvenes VIH positivos desconocen que lo son debido a que nunca se han realizado pruebas. El médico debe identificar a los adolescentes en situación de riesgo por las consecuencias de una actividad sexual precoz y, si el adolescente es sexualmente activo, proporcionar opciones para realizar una anticoncepción efectiva.

Evaluación clínica y estudios de laboratorio

Historia clínica

A partir de los 8 años de edad el médico debe interrogar, en función del desarrollo del paciente, sobre sexualidad y analizar los inminentes cambios corporales de la pubertad con los niños y los padres. Esto no sólo establece una relación abierta de confianza entre el médico y los niños, sino que, además, anima a los padres a hablar de sexo con sus hijos. A medida que los niños se acercan a la adolescencia, el médico debe interrogar acerca de si sienten atracción por el mismo sexo o el opuesto, cómo se expresa esta atracción, si son sexualmente activos y qué tipo de expresión sexual han experimentado. Es importante también preguntar si sus compañeros ya mantienen relaciones sexuales, ya que esto es un factor pronóstico de la conducta de los adolescentes.

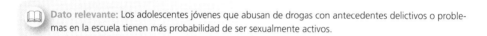 **Dato relevante:** Los adolescentes jóvenes que abusan de drogas con antecedentes delictivos o problemas en la escuela tienen más probabilidad de ser sexualmente activos.

En la entrevista debe preguntarse por más cuestiones (v. tabla 3-1). Es importante también preguntar acerca de si han sufrido abuso físico o sexual, ya que esto predispone a los adolescentes a tener actividad sexual más precozmente y promiscuidad.

Exploración física

A los adolescentes sexualmente activos es preciso realizarles exploración física más completa que a los que no tienen relaciones sexuales. En todos los varones es necesario llevar a cabo una exploración testicular meticulosa en busca de lesiones, varicocele, hernia, hidrocele y masas. Debe realizarse una estadificación de Tanner en cuanto al desarrollo de vello púbico y de los genitales se refiere. Las lesiones del pene o la secreción y las adenopatías inguinales, si están presentes, deben anotarse, en especial si son varones sexualmente activos. Aunque Bright Futures no lo recomienda, muchos médicos deciden proporcionar instrucciones en cuanto al autoexamen testicular. Para las mujeres debe realizarse una exploración de genitales externos para determinar si la anatomía es normal, una estadificación de Tanner y una exploración en busca de lesiones en la mucosa vaginal o sangrado vaginal. Si una mujer es sexualmente activa y refiere secreción o sangrado vaginal sin causa conocida, es necesario realizar un examen pélvico completo, que incluye la exploración con espéculo para visualizar el cérvix en busca de lesiones, secreción y friabilidad. Por lo general no está indicado realizar la prueba de Papanicolaou en las mujeres hasta los 21 años de edad, aunque es posible que esté indicado en una adolescente sexualmente activa inmunodeprimida. La exploración bimanual permite valorar el tamaño del útero, en caso de que se sospeche embarazo, así como el dolor con movilización cervical asociado a salpingitis. Es importante, asimismo, observar la presencia de masas o dolor a la palpación en los anejos. La exploración abdominal revelará un útero grávido si la paciente está embarazada de más de 4 meses.

Estudios de laboratorio

En todos los adolescentes sexualmente activos debe realizarse un análisis de orina anual en busca de clamidia y gonorrea, así como una detección en suero en busca de sífilis y VIH. En las mujeres con secreción vaginal, una preparación húmeda (mezcla de secreción con solución salina normal o hidróxido de potasio que se visualiza por microscopio) ayuda a distinguir entre una vaginitis por levaduras, vaginosis bacteriana, tricomoniasis y cervicitis (v. tabla 3-2). En los adolescentes con parejas múltiples, todas las pruebas de detección de ITS deben realizarse con más frecuencia —especialmente si presentan síntomas—.

TABLA 3-1

¿Qué preguntar a los adolescentes con respecto a la actividad sexual?

Preguntarles si se sienten atraídos por los varones, las mujeres o ambos.
- Preguntarles qué edad tenían cuando mantuvieron su primera relación sexual voluntaria, que incluye sexo vaginal, oral y anal.

Si han tenido actividad sexual:
- Preguntar acerca del número de parejas en la actualidad y durante su vida. Preguntar de qué sexo.
- Preguntar qué hacen para prevenir ITS y el embarazo (es decir, si usan alguna forma de anticoncepción).
- Preguntar a las mujeres acerca de la presencia de cualquier secreción vaginal inusual y a los varones por la presencia de disuria o secreción peniana.
- Interrogar acerca de la presencia de lesiones en el área del pubis.
- Preguntar si han tenido alguna ITS o embarazo previos.

Preguntar siempre a las mujeres adolescentes si **menstrúan**. Si es así:
- Preguntar a qué edad tuvieron la menarquia y la fecha de su última regla.
- Preguntar si el intervalo entre ésta y la regla previa y su duración fueron los habituales.
- Preguntar si tiene menstruaciones dolorosas. De ser así, preguntar si le ha impedido acudir a la escuela o al trabajo. Preguntar qué medicamentos usa para el dolor.

ITS, infecciones de transmisión sexual.

Si las lesiones vaginales o penianas son indicativas de infección por herpes, es necesario realizar el cultivo de la lesión. Si se sospecha embarazo, es importante medir la concentración de gonadotropina coriónica humana β (GCh-β). La GCh-β sérica suele ser positiva antes incluso de que falte la menstruación. Si no se ha procedido a ello previamente, todos los adolescentes deben ser vacunados para proteger frente a la hepatitis B y el virus del papiloma humano. La vacuna contra la hepatitis A debe considerarse seriamente en varones que tienen relaciones homosexuales.

Manejo

Infecciones de transmisión sexual

La mayoría de las ITS responden a tratamiento farmacológico (v. tabla 3-3). Después de establecer el diagnóstico de una ITS, debe informarse al adolescente acerca de los riesgos y las consecuencias del sexo sin protección, así como de la necesidad de usar preservativo para la prevención de las ITS y del embarazo.

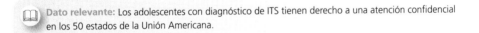

Dato relevante: Los adolescentes con diagnóstico de ITS tienen derecho a una atención confidencial en los 50 estados de la Unión Americana.

Es obligatorio iniciar el tratamiento de la pareja sexual de forma paralela. Las mujeres con diagnóstico de salpingitis aguda deben ser hospitalizadas para que se les administre un antibiótico intravenoso en caso de que: *1)* exista riesgo de falta

TABLA 3-2

Hallazgos en la preparación húmeda

Infección	*Apariencia*
Vaginitis por *Monilia* (levadura)	Hifas, brotes (que se ven mejor si se agrega KOH)
Vaginosis bacteriana	Células patognomónicas (células epiteliales con citoplasma granuloso)
Tricomoniasis	Tricomonas
Cervicitis	Múltiples leucocitos

KOH, hidróxido de potasio.

TABLA 3-3

Tratamiento de las infecciones de transmisión sexual

Infección	*Tratamiento*
Gonorrea, cervicitis, uretritis	Ceftriaxona 250 mg i.m. en dosis única *o*
	Cefixima 400 mg p.o. en dosis única *o*
	Ciprofloxacina 500 mg p.o. en dosis única *o*
	Ofloxacina 400 mg p.o. en dosis única (se debe evaluar si en el estado existe gonorrea resistente a quinolona, en particular en California o Hawai)
Chlamydia trachomatis, cervicitis, uretritis	Azitromicina 1 g p.o. en dosis única *o*
	Doxiciclina 100 mg p.o. dos veces al día durante 7 días *o*
	Eritromicina 500 mg cuatro veces al día durante 7 días (**en caso de embarazo**)
Tricomoniasis	Metronidazol 2 g p.o. en dosis única
	Tinidazol 2 g p.o. en dosis única
Vaginosis bacteriana	Metronidazol 500 mg p.o. durante 7 días *o*
	Metronidazol gel 0,75%, 1 aplicador intravaginal dos veces al día durante 5 días *o*
	Clindamicina crema al 2%, 1 aplicador intravaginal al acostarse durante 7 días
Candidiasis vulvovaginal	Clotrimazol, miconazol, terconazol o nistatina tópicos en diferentes dosis
Chancroide	Azitromicina 1 g p.o. en dosis única *o*
	Ceftriaxona 250 mg i.m. en dosis única
	Ciprofloxacina 500 mg p.o. dos veces al día durante 3 días *o*
	Eritromicina 500 mg p.o. cuatro veces al día durante 7 días
Linfogranuloma venéreo	Doxiciclina 100 mg p.o. dos veces al día durante 21 días *o*
	Eritromicina base 500 mg p.o. cuatro veces al día durante 21 días (**en caso de embarazo**)
Sífilis	
Temprana (primaria, secundaria, < 1 año de duración)	Benzatina bencilpenicilina 2,4 millones de unidades i.m. en dosis única *o*
	Doxiciclina 100 mg dos veces al día durante 2 semanas
Tardía (> 1 año de duración)	Benzatina bencilpenicilina 2,4 millones de unidades i.m. semanales durante 3 semanas *o*
	Doxiciclina 100 mg p.o. dos veces al día durante 4 semanas
Neurosífilis	Penicilina G líquida acuosa 3–4 millones de unidades i.v. c/4h durante 10–14 días
Epididimitis	Ceftriaxona 250 mg i.m. en dosis única *más*
	Azitromicina 1 g p.o. en dosis única *o*
	Doxiciclina 100 mg p.o. durante 10 días
Enfermedad inflamatoria pélvica	Como paciente hospitalizado:
	Cefoxitina 2 g i.v. cada 6 h *más*
	Doxiciclina 100 mg p.o. dos veces al día durante 14 días *o*
	Eritromicina 500 mg p.o. cuatro veces al día durante 14 días
	Como paciente externo:
	Metronidazol 500 mg durante 14 días *o*
	Ceftriaxona 250 mg i.m. en dosis única *más*
	Doxiciclina 100 mg p.o. durante 14 días *con o sin*
	Metronidazol 500 mg durante 14 días

(continúa)

TABLA 3-3

Tratamiento de las infecciones de transmisión sexual (*continuación*)

Infección	*Tratamiento*
Herpes simple	
Primer episodio	Aciclovir 200 mg p.o. cinco veces al día durante 7–10 días *o*
	Aciclovir 400 mg p.o. tres veces al día durante 7–10 días *o*
	Famciclovir 250 mg p.o. tres veces al día durante 7–10 días *o*
	Valaciclovir 500 mg p.o. dos veces al día durante 7–10 días
Profilaxias	Aciclovir 400 mg dos veces al día *o*
	Famciclovir 250 mg dos veces al día *o*
	Valaciclovir 500 mg o 1 g diario
Episodio recurrente	Aciclovir 400 mg tres veces al día durante 5 días *u* 800 mg dos veces al día durante 5 días *u* 800 mg tres veces al día durante 3 días *o*
	Famciclovir 125 mg dos veces al día durante 5 días *o* 1.000 mg dos veces al día durante 1 día

Adaptado de: http://www.cdc.gov/std/treatment/.

i.m., intramuscular; *i.v.*, intravenoso; *p.o.*, oral.

de cumplimiento de tratamiento; *2)* exista un estado tóxico o la paciente no tolere el medicamento por vía oral; *3)* exista un absceso tuboovárico o perihepatitis (Fitz-Hugh-Curtis); *4)* la mujer esté embarazada, o *5)* se dé una falta de cumplimiento de tratamiento extrahospitalario.

Embarazo

Después de una disminución en las tasas de embarazo en adolescentes a principios del siglo XXI, las tasas empezaron a aumentar de nuevo en 2006 y 2007. Sin embargo, los datos de 2008 y 2009 muestran que ha vuelto a producirse una disminución. Dos tercios de los embarazos son no deseados. La mitad de las mujeres llevan a término el embarazo, menos eligen continuar con él y el resto sufren abortos espontáneos u óbitos. El embarazo adolescente está relacionado con un mayor riesgo de complicaciones, entre las que se encuentran bajo peso al nacer y problemas de salud y/o nutrición materna. Entre las consecuencias de la paternidad/maternidad adolescente están la formación de una familia inestable y menores oportunidades de finalizar los estudios. Por tanto, todos los adolescentes sexualmente activos deben recibir información acerca de la prevención del embarazo. La tabla 3-4 describe los métodos anticonceptivos disponibles en la actualidad en Estados Unidos. Además, los adolescentes deben ser conscientes de que los mayores de 17 años pueden obtener anticoncepción de emergencia sin receta. La anticoncepción de emergencia, una píldora de levonorgestrel, debe tomarse de inmediato después de una relación sexual sin protección, aunque es posible usarla 72 h después. Algunos estudios han mostrado su eficacia en la prevención del embarazo si se administra hasta 5 días después de la relación sexual de riesgo.

La manera en que el médico debe analizar las opciones disponibles para las adolescentes embarazadas dependerá de su desarrollo y suele hacerse con la ayuda de un trabajador social o un asesor. Si las adolescentes deciden proseguir con el embarazo, entonces es obligatorio iniciar la atención prenatal temprana, a ser posible dentro de un programa de embarazo en adolescentes. Después del parto, o cuando se interrumpa el embarazo, debe iniciarse un método anticonceptivo para evitar futuros embarazos (v. tabla 3-4). Las adolescentes sexualmente activas se benefician de la píldora anticonceptiva oral o de las progesteronas inyectables, que son efectivas en la prevención del embarazo. Sin embargo, sólo los métodos de barrera, como los preservativos, previenen las ITS, de manera que suele recomendarse su uso simultáneo. Es adecuado considerar las opciones anticonceptivas hormonales cuando se aconseja a las adolescentes (v. tabla 3-5). En la mayoría de las jurisdicciones los médicos pueden prescribir anticoncepción de manera confidencial.

OBESIDAD

La obesidad rara vez contribuye a la mortalidad entre los adolescentes, aunque es una importante causa subyacente de mortalidad entre los adultos y provoca morbilidad en el grupo de edad adolescente. En los adolescentes, la obesidad, definida como un índice de masa corporal (IMC) mayor del percentil 95 para la edad y el sexo, está relacionada con dislipidemia, hipertensión, deterioro de la tolerancia a la glucosa, diabetes mellitus de tipo 2, apnea del sueño obstructiva, síndrome de

TABLA 3-4	
Efectividad de las opciones anticonceptivas para los adolescentes[a]	
Método	*Tasa de falla típica (%)*
Preservativos	15
Diafragma	16
Sin anticoncepción	85
Espermicida	29
Coito interrumpido	27
Píldora, parche, anillo, combinados	8
Progesterona inyectable (AMPD)	3
Implantes (levonorgestrel)	0.05
Sistema intrauterino de levonorgestrel	0.2
Anticoncepción de emergencia iniciada dentro de las primeras 72 h	Reduce el riesgo de embarazo en un 75%

[a]Adaptado de Trussell J: Contraceptive efficacy. In *Contraceptive Technology*, 19th revised ed. Edited by Hatcher RA, Trussell J, et al. New York: Ardent Media, 2007.
AMPR, acetato de medroxiprogesterona de liberación retardada.

ovario poliquístico, enfermedad por hígado graso no alcohólico, colelitiasis, problemas ortopédicos como deslizamiento de la epífisis de la cabeza femoral y enfermedad de Blount, así como riesgo futuro de enfermedad cardiovascular en el adulto. El sobrepeso se define como un IMC entre los percentiles 85 y 95. La incidencia de obesidad en los niños en edad escolar y adolescentes en Estados Unidos ha aumentado drásticamente en las últimas dos décadas y ha ocurrido de forma paralela a la elevación de la incidencia de diabetes mellitus de tipo 2. En la actualidad es considerada una epidemia, ya que cerca de una quinta parte de los niños en edad escolar y adolescentes estadounidenses padecen obesidad. Se considera que un tercio de todos los adolescentes de entre 12 y 19 años de edad tienen sobrepeso. La incidencia es mayor en ciertos grupos étnicos, como entre las niñas afro estadounidenses no hispánicas, y los niños y niñas mexicoestadounidenses.

Evaluación clínica y estudios de laboratorio

Historia clínica

En cada consulta anual de revisión es necesario evaluar a los adolescentes en busca de obesidad. Se debe preguntar siempre acerca de la dieta y el ejercicio, así como en busca de antecedentes familiares de hipertensión arterial, diabetes, obesidad, accidente cerebrovascular e hiperlipidemias. Es importante valorar, asimismo, los hábitos de sueño. En las mujeres adolescentes se ha de preguntar por la historia menstrual y la regularidad de la menstruación. En la exploración por sistemas, la cefalea puede ser secundaria a un seudotumor cerebral, y las artralgias, a enfermedad de Blount. En la evaluación siguiendo la regla mnemotécnica HEEAODSSS se debe preguntar por los síntomas de depresión y la mala imagen corporal, los cuales son comunes en los adolescentes obesos.

Exploración física

Deben medirse la estatura y el peso, y calcularse el IMC (peso en kilogramos/estatura en metros cuadrados) y asentarla en una gráfica de IMC (http://www.cdc.gov/growthcharts/clinical_charts.htm) para determinar si el del paciente se sitúa dentro de los rangos de sobrepeso u obesidad según se definieron en párrafos anteriores. Debe medirse la presión arterial con periodicidad anual en busca de signos de hipertensión. Se ha de buscar en la parte posterior del cuello, los pliegues axilares, las áreas de intertrigo y cualquier pliegue cutáneo en busca de áreas de acantosis negra, un signo de resistencia a la insulina. Es posible que aparezcan xantomas alrededor de los ojos secundarios a dislipidemia. El acné y el hirsutismo pueden ser comórbidos con síndrome de ovario poliquístico en las mujeres adolescentes. Pueden encontrarse estrías abdominales en el contexto de obesidad o el de la enfermedad de Cushing. El dolor abdominal a la palpación tal vez se deba a litiasis vesicular. Un hígado aumentado de tamaño puede ser secundario a enfermedad de hígado graso no alcohólico.

TABLA 3-5

Anticoncepción hormonal

Anticonceptivo	Cómo funciona	Posibles efectos secundarios	Contraindicaciones
Anticoncepción oral combinada (estrógeno/progesterona) Parche anticonceptivo Anillo anticonceptivo	Inhibe la ovulación Espesa el moco cervical Inhibe la implantación	Manchado/sangrado intercurrente Amenorrea Cambios en el estado de ánimo Cambio en el peso Cefaleas	Colecistopatía Adenoma hepático Hepatopatía activa, que incluye mononucleosis activa Hipertensión Embarazo Cáncer de mama Neoplasia dependiente de estrógeno Tumor, cáncer hepático Episodio tromboembólico previo o accidente cerebrovascular Cardiopatía isquémica Sangrado vaginal inexplicable
Implante de levonorgestrel	Suprime la ovulación durante 3 años	Implantes visibles Manchado Amenorrea Cefalea	Embarazo Reacción alérgica a los componentes Las mismas que las de la anticoncepción oral
Depo-Provera (acetato de medroxiprogesterona)	La inyección suprime la ovulación durante 12 semanas	Dolor con la inyección cada 36 meses Sangrados irregulares Amenorrea Cambios en el estado de ánimo Aumento de peso Osteoporosis	Embarazo Reacción alérgica a los componentes Las mismas que las de las píldoras anticonceptivas orales
Sistema intrauterino con levonorgestrel	Suprime la ovulación durante 5 años	Manchado Amenorrea Aumento de peso Cefalea Quistes de ovario	Embarazo Antecedente o riesgo de embarazo ectópico Reacción alérgica a los componentes

Estudios de laboratorio

Los estudios de laboratorio deben incluir una biometría hemática completa dado que muchos adolescentes obesos están anémicos. Es necesario realizar estudios del perfil hepático y del nivel de electrólitos séricos, así como de los lípidos en ayuno, y una prueba de tolerancia a la glucosa oral. Una vez al año debe hacerse un examen en busca de hiperlipidemias y diabetes de tipo 2. Tal vez se justifique la remisión del paciente a un nutricionista para iniciar un programa de pérdida de peso, en el que se faciliten unas directrices intensivas tanto al paciente como a su familia. El análisis de orina debe hacerse en busca de proteínas. En la evaluación inicial se realizan estudios de la función tiroidea para descartar hipotiroidismo; el resto de la exploración de laboratorio debe estar orientado por la historia clínica y la exploración física para descartar que existan enfermedades comórbidas, como síndrome de ovario poliquístico, enfermedad de Cushing, cardiopatía o problemas ortopédicos.

Manejo

Debe motivarse al paciente para que realice cosas sencillas, ya presente un peso normal, sobrepeso u obesidad. La *American Heart Association* dispone de estrategias dietéticas, como serían desayunar, eliminar los alimentos y bebidas edulcorados, así como beber preferentemente leche y productos lácteos bajos en grasa o descremados en lugar de leche entera, reducir la ingesta de sal, y comer más pescado, alimentos de granos enteros, leguminosas, carne de vacuno magra y aves de corral sin piel. Debe recomendarse a los adolescentes que practiquen ejercicio físico moderadamente intenso durante 60 min al día. El abordaje multifacético de la obesidad queda fuera del alcance de este texto. La remisión a un nutricionista será el primer paso para que el paciente desarrolle un plan de pérdida de peso saludable y ayudará a la familia a trabajar con él. Los programas multidisciplinarios de obesidad en adolescentes con grupos estructurados son también útiles en el manejo de los pacientes obesos. El tratamiento médico de la obesidad debe iniciarse cuando todas las intervenciones alternativas han fallado. La FDA ha aprobado dos fármacos para su empleo en adolescentes: orlistat, que se prescribe a pacientes mayores de 12 años, y sibutramina, que se prescribe a adolescentes mayores de 16 años y puede administrarse durante un máximo de 2 años. La cirugía bariátrica se ha realizado en adolescentes en los que la intervención médica ha fracasado, presentan enfermedades comórbidas o ya finalizaron la pubertad.

TRASTORNOS DE ALIMENTACIÓN

Los trastornos de alimentación son otra causa de morbilidad y, en ocasiones, de mortalidad en adolescentes. La anorexia nerviosa, presente en el 0,5% de las mujeres adolescentes, se distingue de la bulimia nerviosa, que afecta a entre el 1 y el 3% de esta población. El trastorno de alimentación no especificado (TA-NE) es el diagnóstico que se establece cuando el adolescente no cumple los criterios de un trastorno de alimentación específico; por ejemplo, si una paciente cumple los criterios de anorexia nerviosa pero tiene menstruaciones regulares o su peso se encuentra dentro del rango normal, a pesar de que haya presentado una importante pérdida de peso. Un paciente puede cumplir los criterios de bulimia nerviosa, aunque no realice una ingesta excesiva en un corto período/purga compensatoria menos de dos veces por semana durante menos de 3 meses. Los pacientes con TA-NE mastican repetidamente y escupen la comida, no la degluten. Además, el trastorno de ingesta excesiva en un corto período se diagnostica en un adolescente que tiene episodios recurrentes de ingesta excesiva en un breve plazo, pero que no usa laxantes, diuréticos, enemas o ejercicio para compensar. Cada una de estas enfermedades tiene su origen en que el paciente tiene una imagen corporal anormal. La cuarta edición de *Diagnostic and Statistical Manual of Mental Disorders,* texto revisado (DSM-IV-TR) define los criterios para el diagnóstico de estos trastornos de alimentación. Véase la tabla 3-6 para conocer las definiciones de anorexia y bulimia nerviosas.

Fisiopatología

La anorexia y la bulimia nerviosas afectan a casi todos los sistemas orgánicos. El vómito, en ocasiones inducido por ipecacuana, el abuso de laxantes o la limitación de la ingesta para perder peso causan anomalías en los niveles de líquidos y electrólitos. Estos desequilibrios electrolíticos, que pueden llegar a ser potencialmente letales, a veces son la primera manifestación de un trastorno de alimentación. La hiponatremia puede ser secundaria a una intoxicación por agua en adolescentes que intentan evitar que sea detectada la enfermedad provocándose un aumento rápido de peso. La hipopotasemia con alcalosis metabólica hipoclorémica se produce con el vómito. La hipopotasemia se desarrolla con la depleción de cloruro y agua, lo que conduce a un hiperaldosteronismo secundario y aumenta la excreción de potasio con retención de sodio. También se producen déficit de calcio, cinc y magnesio. La inanición causa cetonuria y un nitrógeno ureico en sangre menor de lo esperado, provocado por una disminución de la masa muscular.

Los síntomas cardiovasculares suelen ser precipitados por los trastornos electrolíticos. El intervalo QT prolongado en el electrocardiograma (ECG), causado por hipopotasemia, causa muerte súbita. La hipotensión y la bradicardia ocurren como resultado de una disminución del volumen sanguíneo. Además, la ipecacuana causa miocardiopatía.

La amenorrea se presenta por un trastorno del eje hipotálamo-hipofisario, que se cree secundario a la desnutrición. El hipoestrogenismo e hipercortisolismo en la anorexia nerviosa disminuyen la densidad mineral ósea, lo que conduce a osteoporosis.

Es posible que se desarrolle un déficit de hierro en la anorexia nerviosa como resultado de la desnutrición. Sin embargo, la mayoría de las pacientes con anorexia nerviosa no están anémicas, debido al hecho de que no menstrúan. El vómito

TABLA 3-6

Criterios diagnósticos de anorexia nerviosa, bulimia nerviosa y trastorno de alimentación no especificado (tomado de DSM-IV-TR)

Anorexia nerviosa

- Evitar mantener un peso corporal normal mínimo para la edad y la estatura o por encima del mismo (pérdida de peso que lleva a mantener un peso corporal <85% de lo esperado o una ausencia en el aumento de peso esperado durante el período de crecimiento que conduce a un peso corporal <85% de lo esperado)
- Miedo intenso de aumentar de peso o engordar, a pesar del bajo peso que se tiene
- Trastorno en la percepción del propio peso/forma corporal, influencia indebida del peso/forma corporal sobre la autoevaluación o negación de la gravedad del bajo peso corporal actual
- Tres ciclos consecutivos de amenorrea posmenarquia

Tipo restrictivo: sin conducta regular de ingesta excesiva en un corto período o de purga. Pérdida de peso sólo a través de ayuno, o de dieta o ejercicio excesivos

Tipo de ingesta excesiva en un corto período o de purga: conducta regular de ingesta excesiva en un corto período tiempo o de purga

Bulimia nerviosa

- Existen episodios recurrentes de ingesta excesiva en un corto período, caracterizados tanto por comer durante un tiempo una cantidad de alimento mayor del que la mayoría de las personas comería en las mismas circunstancias como por una falta de control de lo que se come durante el episodio, una sensación de no que se puede dejar de comer o controlar la cantidad o lo que se come
- Se desarrollan conductas compensatorias inadecuadas, de forma recurrente, para evitar aumentar de peso, como el vómito autoinducido; mal uso de laxantes, diuréticos u otros medicamentos; ayuno; o ejercicio en exceso
- Entre los desencadenantes se encuentran el estrés, episodios traumáticos y la autoevaluación de la forma/peso corporal
- Los síntomas suelen presentarse cada día, después de cada comida, o una vez cada pocos meses
- No se presenta durante los episodios de anorexia nerviosa

Tipo purga: vómito autoinducido (provocación del reflejo nauseoso o uso de eméticos) o mal uso de laxantes, diuréticos o enemas.

Tipo sin purga: uso de otras conductas compensadoras inadecuadas después de la ingesta excesiva en un corto período, como ayuno o realizar ejercicio excesivo, pero sin laxantes, vómito autoinducido, diuréticos o enemas

Tomado de la American Psychiatric Association: *Diagnostic and Statistical Manual of Mental Disorders*, Fourth Edition. Washington, DC, American Psychiatric Association, 1994.

frecuente causa esofagitis por reflujo, desgarros de Mallory-Weiss en el esófago, crecimiento de la glándula parótida y caries dentales por erosión del esmalte. El estreñimiento provocado por una disminución de la motilidad intestinal es un signo clásico de la anorexia nerviosa. Esto causa también cólicos abdominales y lleva a un aumento en el uso de laxantes.

Evaluación clínica y estudios de laboratorio

Historia clínica

Cuando se entrevista a los adolescentes, el médico debe preguntar por su dieta diaria y por sus rutinas de ejercicio. Los pacientes deben describir también su imagen corporal, así como su estado de ánimo, ya que muchos de los que presentan trastornos de alimentación tienen síntomas depresivos. En el caso de las mujeres, en la entrevista deben incluirse las preguntas por los patrones de menstruación.

Ante cualquier sospecha de trastorno de alimentación, es esencial realizar un interrogatorio minucioso acerca de los patrones de peso en los últimos meses, de ejercicio y de la dieta diaria habitual. El médico debe preguntar a las mujeres si se sienten contentas con su cuerpo, si piensan que están demasiado delgadas o demasiado gordas. También se ha de preguntar por el peso de otros familiares. Es importante, además, saber si los pacientes se provocan el vómito o si usan ipecacuana o laxantes. El conocimiento de los antecedentes psiquiátricos familiares es adecuado, ya que muchos adolescentes con trastornos de alimentación presentan depresión y trastornos afectivos u obsesivo-compulsivos.

Exploración física

Las mediciones de estatura y peso son de gran importancia. Un IMC menor del quinto percentil para la edad es un signo de anorexia nerviosa. Un paciente con anorexia nerviosa que ha disminuido más de un 15% su peso corporal ideal presentará un aspecto enfermizo, pero uno con bulimia tal vez parezca que está bien nutrido. La desnutrición causa lanugo, cabello y uñas quebradizos, piel seca y fría, pérdida de grasa subcutánea, y edema de pies y pretibial. La bradicardia, la hipotermia y la hipotensión suelen ser evidentes.

Estudios de laboratorio

El objetivo de los estudios de laboratorio es determinar si un determinado adolescente con trastorno de alimentación requiere recibir atención médica urgente. Por lo general, la historia clínica y la exploración física permiten establecer el diagnóstico de un trastorno de alimentación. Los análisis de sangre comprenden determinar los niveles de electrólitos séricos, hemoglobina, hematócrito y recuento de leucocitos. Es necesario también realizar un análisis de orina. El médico debe solicitar un ECG para detectar arritmias. Es importante valorar la función tiroidea si existen síntomas de hipotiroidismo (p. ej., bradicardia, caída de pelo, intolerancia al frío). Las determinaciones de las hormonas foliculoestimulante y luteinizante suelen estar dismiuidas, lo que causa amenorrea. Si una mujer adolescente lleva más de 1 año sin menstruar, debe realizarse una absorciometría dual de rayos X para determinar la densidad mineral ósea y si existe osteopenia u osteoporosis.

Diagnóstico diferencial

 Dato relevante: Antes de establecer el diagnóstico de trastorno de alimentación, es importante evaluar la pérdida de peso para descartar que exista una enfermedad sistémica.

Es posible que la pérdida de peso o el vómito no se deban a la existencia de anorexia o bulimia. Pueden ser secundarios a una neoplasia maligna, malabsorción, enfermedad inflamatoria intestinal, tuberculosis, fibrosis quística, diabetes mellitus e hipertiroidismo. En ocasiones el vómito se debe a una obstrucción gastrointestinal, gastroenteritis o un aumento en la presión intracraneal por la presencia de un tumor cerebral, migrañas o un aneurisma. Las evidencias de que se ha producido una pérdida de peso o vómitos excesivos, unido a una imagen corporal anormal, conducen al diagnóstico de anorexia nerviosa o bulimia.

La **tríada de la atleta** incluye trastornos de alimentación, amenorrea y osteoporosis. Se ha preguntar siempre por el nivel de actividad física y la participación de la paciente adolescente en deportes cuando ésta presenta amenorrea, ya que esto podría revelar conductas como trastornos de alimentación, los cuales conducen a amenorrea y osteoporosis.

Manejo

El manejo de los adolescentes con trastornos de alimentación es efectivo con más frecuencia como pacientes extrahospitalarios, a menos que presenten trastornos metabólicos o cardíacos graves, o deshidratación o requieran un tratamiento psiquiátrico en régimen de hospitalización. El tratamiento de los trastornos de alimentación es multidisciplinario, con un equipo formado por un pediatra, un profesional de salud mental y un nutricionista. Los objetivos de la hospitalización son la corrección de las anomalías fisiológicas, conseguir un aumento de peso e iniciar la evaluación psicológica.

Es posible que se consiga un aumento de peso como paciente extrahospitalario si se hace que el adolescente coma alimentos o suplementos nutricionales. Si no se consigue el aumento de peso a través de la alimentación oral, entonces se ha de proceder a hacer pruebas de nutrición intravenosa o iniciar la alimentación nasogástrica durante el ingreso hospitalario. Deben establecerse objetivos de peso dentro de cierto marco temporal. Es necesaria la psicoterapia constante y, en ocasiones, la terapia familiar.

MEDICINA DEL DEPORTE

La actividad física durante la adolescencia tiene un efecto beneficioso sobre los sistemas musculoesquelético y cardiovascular, la participación en deportes en equipo ayuda al desarrollo psicosocial, la actividad física regular mejora la fuerza, la flexibilidad, la resistencia, la densidad mineral ósea, y las capacidades motoras y de percepción, como la coordinación mano-ojo y la función cardiopulmonar. Además de la buena condición física, los deportes en equipo favorecen conductas saludables y habilidades sociales y de grupo. Participar en actividades deportivas da lugar a beneficios de por vida en términos de prevención de enfermedades y calidad de vida. Practicar deportes en equipo, la actividad física en general y que los padres incentiven a sus hijos a participar en actividades deportivas son los principales factores que contribuyen a que una persona se considere atlética, lo que se refleja en una sensación positiva de la apariencia, competencia e importancia.

Existe un creciente enfoque sobre el impacto, tanto positivo como negativo, que tienen los deportes en la salud del adolescente. Aunque el número de publicaciones que abordan la medicina del deporte en los adolescentes ha aumentado, la generalización y la aplicación de los resultados publicados siguen siendo controvertidas, dado el número extremadamente grande de variables inherentes a tales estudios.

GRADO DE PARTICIPACIÓN EN ACTIVIDADES DEPORTIVAS Y LESIONES RELACIONADAS CON LOS DEPORTES

En Estados Unidos, la participación en actividades deportivas y las lesiones relacionadas con los deportes son frecuentes en los adolescentes, y su incidencia, calculada para muchos deportes en equipo e individuales, va en aumento. Más de 30 millones de adolescentes participan en programas de deporte oficiales, y más del 30%, en competiciones de deportes en equipos (más de 15 millones de adolescentes participan en campeonatos cada año).

Entre los adolescentes, cada año se producen más de 3 millones de lesiones relacionadas con actividades deportivas y alrededor de la mitad de ellas requieren atención médica y una baja temporal en la práctica del deporte.

> **Dato relevante:** La participación en actividades deportivas es la causa más frecuente de lesión en adolescentes y la segunda causa de consultas en el servicio de urgencias.

Las lesiones relacionadas con los deportes ocupan el segundo lugar, a escala nacional, después de las debidas a accidentes de tráfico, como causa de consulta de adolescentes en el servicio de urgencias. Los deportes en equipo (en particular, futbol, baloncesto, beisbol, soccer, voleibol, *hockey* sobre hierba, *hockey* y gimnasia) son responsables del mayor número de lesiones y de las más graves. En la actualidad se realizan cada vez más estadísticas demográficas en relación con las tasas de lesiones debidas a la participación en deportes individuales. Existe una amplia literatura médica acerca del patinaje en línea, el uso de la cama elástica, levantamiento de pesas, surf, artes marciales, carreras de *motocross*, *snowboard*, esquí, carrera, senderismo, entrenamiento con pesas, golf y deportes ecuestres (incluido el rodeo en el bachillerato) en relación con las lesiones de adolescentes asociadas a la práctica de deportes. Las que se comprenden mejor son las lesiones musculoesqueléticas y neurológicas, aunque la psiquiatría y la psicología aplicadas a los atletas adolescentes se encuentran aún en una etapa incipiente. Otras lesiones frecuentes en los adolescentes, si bien se abordan menos a menudo, son las de los ojos y las dentales. Las tasas de lesión varían ampliamente según el deporte, y los informes las estratifican por el tipo de deporte, el tipo y la localización de la herida, las horas de juego, la edad, el sexo y la tasa de recurrencia.

Existen también ciertas enfermedades que no están relacionadas con la actividad deportiva y son inespecíficas, pero sí son características del atleta. La tríada de amenorrea, trastorno de alimentación y osteoporosis está bien descrita en las atletas de competencia. El dolor a la palpación de mamas después del ejercicio afecta a cerca de tres cuartas partes de las atletas, independientemente del contacto con la mama.

ABORDAJE DE LOS ATLETAS ADOLESCENTES CON LESIONES RELACIONADAS CON LOS DEPORTES

Las demandas físicas y técnicas específicas del deporte y la cultura de los deportes de adolescentes contribuyen al desempeño atlético y a que se produzcan lesiones. Muchos factores intrínsecos determinan la susceptibilidad de un atleta de sufrir lesiones. También es importante considerar los factores extrínsecos (v. tabla 3-7).

Una sensación de invulnerabilidad y la conducta de riesgo alientan a los atletas a intentar superar sus capacidades o rendimientos previos. Su identidad y autoestima están vinculadas con su condición física o con un deporte o equipo específicos.

TABLA 3-7

Factores de riesgo de lesión durante la participación en deportes

Factores intrínsecos	*Factores extrínsecos*
Inmadurez fisiológica (vísceras apretadas, capacidad anaeróbica reducida, epífisis abiertas)	Frecuencia e intensidad requeridas en el juego
Fuerza/estabilidad limitadas	Superficie de juego (mala fricción, terreno)
Amplitud de movimiento/flexibilidad limitadas	Mal equipo (ajuste, condición, soporte)
Poca resistencia	Fuerza de contacto excesiva
Mala técnica	Deportes en equipo
Sensación de invulnerabilidad	Consideraciones ambientales (temperaturas extremas, humedad, altitud)
Mentalidad de ganar a toda costa	Estado socioeconómico bajo
Obesidad	

TABLA 3-8
Estrategias para prevenir las lesiones en los deportes
Calentamiento y enfriamiento adecuados (incluido el estiramiento)
Entrenamiento cruzado
Equipo adecuado, ajuste apropiado
Cribado adecuado antes de la participación
Educación (de adolescentes, de otras personas implicadas)

Esto fomenta acciones como el uso de esteroides anabólicos y sustancias relacionadas, las cuales, en ocasiones, conducen a que se produzca una lesión. El uso de auxiliares ergogénicos, como complementos dietéticos y esteroides, es frecuente entre los atletas de bachillerato y universitarios. Se calcula que del 6 al 10% de los estudiantes varones del último curso de bachillerato usan o han usado esteroides anabólicos o androgénicos desde los 16 años de edad o menos. El uso de creatina y esteroides anabólicos o androgénicos es habitual entre los adolescentes, a pesar de la falta de unas directrices adecuadas.

La prevención de lesiones es la primera línea de tratamiento (v. tabla 3-8). Los atletas jóvenes deben evitar el entrenamiento de alta intensidad y los deportes de especialización. Esto va en contra de la postura de muchos atletas serios que muestran una mentalidad de "ganar a toda costa", lo que los lleva a la práctica intensiva de un solo deporte durante todo el año. El entrenamiento cruzado es una valiosa estrategia para variar la actividad física y evitar las lesiones.

En septiembre de 2000 el *Committee on Sports Medicine and Fitness* de la AAP resumió una de las conductas más significativas que contribuye a la enfermedad relacionada con el deporte. (Los atletas jóvenes que se especializan en un solo deporte no reciben los beneficios de una actividad variada y, al mismo tiempo, hacen frente a demandas físicas, fisiológicas y psicológicas adicionales del entrenamiento intenso y la competición.)

Fisiopatología

Varios factores fisiológicos hacen que el adolescente sea vulnerable a sufrir una lesión. Los atletas en crecimiento tienen menos grasa y tejido conjuntivo y, en consecuencia, mayor capacidad de amortiguar el choque que los adultos. Como resultado, el hueso y las vísceras de los adolescentes reciben una mayor cantidad de fuerza por unidad de área que los adultos.

Dato relevante: Las lesiones que afectan a la placa epifisaria se producen tanto en los adolescentes como en los niños en edad escolar. Los atletas adolescentes jóvenes son los más susceptibles de sufrir una lesión visceral y ósea, y los más grandes son más vulnerables a presentar daño de las partes blandas.

Las vísceras de los atletas físicamente inmaduros están más apretadas y la frecuencia de lesiones de órganos múltiples durante la participación en actividades deportivas está inversamente relacionada con la edad del atleta.

Los atletas adolescentes tienen una capacidad anaeróbica menor que los adultos. Para satisfacer las demandas físicas, los adolescentes tienen un consumo relativamente mayor de oxígeno, mayor frecuencia cardíaca y respiratoria, y disminución del volumen de eyección cardíaco. Esto aumenta el gasto metabólico en las actividades de resistencia y reduce el umbral de lesión en los adolescentes.

Evaluación clínica y estudios de laboratorio: cribado antes de la participación

El cribado antes de la participación implica la recogida de una historia clínica y atlética y la realización de una exploración física completas que identifiquen los factores de riesgo relacionados con las demandas físicas específicas de actividad deportiva. La tabla 3-9 describe los elementos clave de la revisión física que ha de llevarse a cabo antes de la participación. El cribado identifica la enfermedad incapacitante, diagnostica trastornos no detectados previamente e indica las intervenciones que permitirán una participación exitosa en actividades deportivas. El cribado realizado en busca de factores relacionados con una elevada tasa de lesión ayuda a evitar una morbilidad grave. Las características, la realización y el valor del examen antes de la participación varían ampliamente. Se dice que invalida o que requiere modificar el deporte que practica en el 3,4% de los atletas de secundaria, el 15,4% de los de bachillerato y el 33,9% de los universitarios, con una tasa de descalificación general de cerca de 1,7%.

TABLA 3-9

Elementos clave del cribado antes de la participación

Historia clínica	*Exploración física*
Antecedentes médicos	Estatura, peso y signos vitales
Antecedentes de lesión	Extremidades y tronco:
Detalles del entrenamiento y del deporte	Postura
Identificación de los factores de riesgo	Amplitud de movimiento
	Fuerza
	Auscultación cardíaca
	Evaluación de abdomen

Historia clínica

Entre los elementos clave en los antecedentes médicos se encuentran detalles relacionados con una lesión previa y su tratamiento, el estado de salud general y el rendimiento del atleta en el pasado. Es importante registrar los horarios de entrenamiento, la frecuencia con que se compite y el número de años de práctica deportiva. La historia clínica ayuda al médico a hacerse una idea del nivel de competitividad del atleta e identificar presiones externas (de los compañeros, los entrenadores o la familia) a las que está sujeto el mismo. Es importante observar cualquier objetivo relacionado con los deportes, como asegurar una beca deportiva para la universidad o competir en una liga profesional.

Es adecuado preguntar por las pérdidas de conciencia previas o los cambios de la memoria, conducta y personalidad. Cualquier datos sobre intervenciones quirúrgicas previas, alergias, asma inducida por el ejercicio, medicamentos, antecedentes familiares de muerte cardíaca súbita, antecedentes de la menstruación y la valoración del estilo de vida (p. ej., nutrición, abuso de sustancias, ansiedad relacionada con el rendimiento) deben formar parte de la historia clínica del atleta (v. tabla 3-10).

En esta consulta deben identificarse también los factores ambientales, como temperatura, humedad o altitud, así como los retos específicos del juego, del equipo o del campo de juego que representen un peligro para el atleta.

Exploración física

La exploración física debe iniciarse con la evaluación de la postura. Se ha de revisar la simetría en reposo y durante el movimiento (simetría estática y dinámica). Las anomalías en la postura, la alineación, el grosor de las extremidades o el contorno del tronco ayudan a orientar la exploración. En el examen se revisa la fuerza, la amplitud de movimiento (ROM, del inglés *range of motion*) y la calidad del movimiento. La ROM debe ser completa y suave, y ha de realizarse a la velocidad normal. Se deben examinar el cuello, el tronco y las articulaciones de las extremidades superiores e inferiores para valorar la ROM y la fuerza. Se ha de explorar en busca de tumefacción, dolor a la palpación, crepitación o deformidad. Siempre que sea práctico, puede ser muy útil la observación directa del atleta mientras realiza las tareas específicas del deporte.

También debe obtenerse la estatura y el peso del adolescente. Uno con sobrepeso u obesidad tiene el doble de riesgo de sufrir una lesión (y un riesgo de presentar lesión de tobillo tres veces mayor) que sus compañeros con peso normal. En la exploración del abdomen se deben buscar organomegalias; esto ayuda a identificar el riesgo de insolación o lesión visceral durante la práctica de deportes de contacto. La presión arterial y la frecuencia del pulso, junto con una auscultación cardíaca en busca de soplos o arritmia, son, por lo general, suficientes para llevar a cabo un correcto cribado cardíaco. La realización de un estudio cardiovascular más profundo, como llevar a cabo una prueba de esfuerzo, resulta controvertida.

Estudios de laboratorio

Si, en función de la historia clínica (p. ej., menorragia) o la exploración física (p. ej., conjuntivas o mucosas pálidas, llenado capilar lento), se sospecha anemia en la atleta, se han de revisar los niveles hemoglobina/hematócrito. Por lo general, no son necesarios otros estudios de laboratorio. En circunstancias especiales, un atleta se someterá a pruebas de dopaje (transfusión autóloga para aumentar la hemoglobina o el hematócrito) o sobre el uso de esteroides u otras drogas.

El diagnóstico por la imagen —por lo general placas simples o resonancia magnética (RM)— es útil si existe la necesidad particular de evaluar huesos o partes blandas, si bien la mayoría de los diagnósticos se pueden establecer a partir de la clínica.

Manejo

Un conocimiento de las demandas de un deporte en particular permite al médico trabajar con los atletas y entrenadores paras desarrollar estrategias que minimicen el riesgo de lesión e, idealmente, optimicen el rendimiento. El manejo genérico de las lesiones relacionadas con el deporte en adolescentes ha de contemplarse como una intervención en tres fases. La

TABLA 3-10
Contraindicaciones para la participación en deportes
Contraindicaciones relativas
Angina inducida por el ejercicio, síncope, antecedentes familiares de muerte cardíaca súbita, arritmia inducida por el ejercicio, insuficiencia mitral o episodio embólico previo
Inestabilidad atlantoaxial (en especial artritis reumatoide juvenil o síndrome de Down) (deportes de contacto o de contacto parcial)
Coagulopatía
Desprendimiento de retina
Fiebre o enfermedad aguda
Traumatismo repetitivo en columna o cerebro con déficit residual
Enfermedades que requieren contacto restringido u otra protección
Ausencia congénita de un riñón
Fibrosis quística
Hepatomegalia

primera de ellas busca evitar la lesión. La educación proporcionada por el médico ayuda a equilibrar el énfasis que hacen los entrenadores en la repetición y el rendimiento. Las recomendaciones para el mantenimiento de la fuerza y flexibilidad, el calentamiento y enfriamiento o el manejo de algunos dolores mínimos resultan beneficiosas de cara a reducir las lesiones y mejorar el rendimiento atlético.

TIPOS ESPECÍFICOS DE LESIONES RELACIONADAS CON DEPORTES

LESIONES MUSCULOESQUELÉTICAS

Las lesiones musculoesqueléticas son la principal causa de morbilidad en los atletas adolescentes. Aunque el sistema esquelético en crecimiento de los adolescentes es muy vulnerable, la preponderancia de lesiones afecta a músculos, ligamentos, tendones y bolsas sinoviales. Las lesiones, tanto óseas como de partes blandas, se producen con más frecuencia durante los períodos de crecimiento rápido.

Los esguinces, las distensiones, la tendinitis y el dolor muscular son las lesiones más frecuentes que afectan al atleta adolescente. Debido a que estas lesiones se correlacionan con los patrones de demanda física, son estratificadas según el deporte. La lumbalgia, las fracturas por sobrecarga y los síndromes de compartimiento son lesiones menos frecuentes que deben ser identificadas para evitar secuelas a largo plazo.

Fisiopatología

Los traumatismos acumulados o un traumatismo directo pueden causar un esguince (desgarro del tendón) y una distensión (desgarro de músculo), así como una tendinitis, una bursitis y ciertas fracturas por sobrecarga.

Existen dos patrones de respuesta tisular al traumatismo: irritación/inflamación y pérdida de la integridad del tejido (p. ej., laceración o fractura). Las lesiones de músculo, tendón, cápsula articular y bolsa se manifiestan de manera característica por dolor, tumefacción, eritema y rigidez involuntaria como consecuencia de la inflamación. Los músculos, ligamentos y tendones se desgarran; los huesos se fracturan. En estos casos, la presentación clínica suele ser más pronunciada. Cuando la lesión es crónica o recurrente, es posible que a largo plazo se hagan evidentes ciertos cambios. Entre éstos se encuentran el acortamiento o la incompetencia muscular de ligamentos y cápsulas con cambios segmentarios en la postura, inestabilidad y enfermedad degenerativa de la articulación.

El cartílago articular, así como la epífisis y el cartílago epifisario de los huesos largos en crecimiento, son especialmente vulnerables tanto al macrotraumatismo como al microtraumatismo. Durante los períodos de crecimiento acelerado, esta vulnerabilidad es mayor. Debido a que la madurez esquelética no se alcanza hasta la adolescencia tardía o la edad adulta temprana, las placas de crecimiento de los jóvenes son susceptibles de sufrir una lesión. Hasta los 24 años de edad, la fuerza de las cápsulas articulares y de los ligamentos supera a la del hueso, lo cual explica la singular variedad de fracturas epifisarias y lesiones de avulsión ósea observadas en los atletas adolescentes. Además de las fracturas de la epífisis y del cartílago de crecimiento (v. tabla 3-11), en los atletas adolescentes se ha informado de fracturas por sobrecarga de la columna, espondilólisis y de los huesos del metacarpo.

TABLA 3-11

Clasificación de fracturas de Salter-Harris

Clasificación de Salter	Descripción de la fractura
I	Separación de la epífisis de la metáfisis sin fragmento óseo
II	Línea de separación que se extiende a lo largo del cartílago de crecimiento y a través de una porción del hueso metafisario; se observa fragmento de hueso metafisario (signo de Thurston Holland)
III	Fractura intraarticular de la epífisis, con plano de fisura que se extiende desde la superficie de la articulación hasta el cartílago de crecimiento y en paralelo a la placa de crecimiento
IV	Línea de fractura que se inicia en la superficie articular, que se extiende a través de la epífisis y un segmento de la metáfisis
V	Lesión por aplastamiento de la epífisis

Es posible que se presente una artropatía importante conforme el desgaste repetitivo del cartílago articular exponga las superficies articulares. Se ha demostrado que existe osteoartritis de la rodilla en el 50% de los jugadores de futbol después de 5 a 15 años de competición y es posible que afecte a los adolescentes mayores. En algunos adolescentes jugadores de voleibol se observa lesión y cambio degenerativo posterior en las articulaciones interfalángicas.

Evaluación clínica y estudios de laboratorio

Historia clínica

Es importante conocer el deporte de un atleta tanto para la prevención como para la comprensión de los mecanismos patológicos de la lesión. Los deportes se clasifican como de contacto completo (o impacto), de contacto limitado o sin contacto. El médico debe hacer preguntas acerca del grado y del tipo de esfuerzo que implica el deporte: ¿las contracciones musculares necesarias requieren de un grado pequeño o grande de fuerza?, ¿esta fuerza es sostenida o explosiva?, ¿durante cuánto tiempo se aplica la fuerza? Es importante identificar el conjunto de movimientos requeridos para el juego, las articulaciones que participan y la ROM requerida, las demandas de flexibilidad y si la actividad requiere de un movimiento repetitivo o exposición a una fuerza externa excesiva. Con frecuencia las lesiones de la extremidad superior, como la tendinitis y el pinzamiento del hombro y la epicondilitis del codo/antebrazo o la miositis, son provocadas por el movimiento repetitivo. Las de la extremidad inferior por correr suelen deberse a un movimiento repetitivo, mientras que las derivadas de la práctica de baloncesto a menudo están relacionadas con el uso intermitente y explosivo de la extremidad inferior. Esguinces, desgarros y fracturas de esfuerzo del pie, del tobillo y de la rodilla, junto con las lesiones de la extremidad inferior, son el desenlace habitual de este tipo de traumatismo.

Exploración física

Se han de identificar las articulaciones afectadas y valorar su ROM, la fuerza muscular relacionada, y la resistencia y flexibilidad general del atleta. Si es posible, se deben observar las actividades específicas y comprobar si se produce una contracción involuntaria, si existe asimetría y la calidad de movimiento. Asimismo, se tiene que observar en busca de tumefacción, dolor a la palpación o equimosis (una indicación de lesión de tejido).

 Dato relevante: La enfermedad ósea o articular es dolorosa con la compresión (presión a lo largo del eje), mientras que las lesiones de ligamentos y tendones lo son más con la tracción (jalar).

Estudios de laboratorio

La inestabilidad, el bloqueo o la deformación de la articulación, la crepitación con el movimiento o el dolor persistente al apoyar la extremidad hacen precisas las técnicas de imagen para establecer un diagnóstico preciso. Inicialmente, las radiografías simples resultan adecuadas.

Manejo

El tratamiento de la lesión aguda sigue el protocolo RICE: del inglés *rest, splint, or cast; ice; compression or support; and elevation*, "reposo, férula o molde de yeso; hielo; compresión o soporte, y elevación". Debe considerarse el uso de agentes antiinflamatorios no esteroideos o inyección local con corticosteroide. Si se sospecha pérdida de continuidad del tejido (p. ej., fractura, desgarro de tendón o ligamento), es adecuado remitir al paciente para que se realice el diagnóstico por la imagen u ortopedia para valorar si se debe intervenir quirúrgicamente. Si hay evidencias de déficit de fuerza o sensitivo, es importante la remisión para que se lleve a cabo el examen neurológico.

Durante la etapa subaguda del manejo (2 a 4 semanas después de la lesión), la colocación de aparatos ortopédicos, vendajes o férulas proporciona estabilidad o soporte a un segmento corporal lesionado. La terapia física entrena al atleta en un programa de ejercicios terapéuticos equilibrados para el fortalecimiento, estiramiento y "endurecimiento en el trabajo". Es útil no dejar de orientar al paciente sobre las actividades beneficiosas y nocivas. Involucrar a los atletas, así como a sus entrenadores en el establecimiento de objetivos y del plan terapéutico resulta efectivo. La etapa crónica de la atención se orienta a la modificación del equipo, del entrenamiento o de las estrategias de competición. Es necesario individualizar la atención para cada atleta y cada lesión.

LESIONES NEUROLÓGICAS

El traumatismo en el sistema nervioso central afecta al cerebro o a la médula espinal. Las lesiones neurológicas graves son más comunes en los atletas mayores de 12 años de edad en comparación con los niños menores. La incidencia de lesión de médula espinal aumenta drásticamente entre los 15 y los 18 años de edad, y del 4 al 14% de las lesiones de médula espinal referidas se producen como resultado de la práctica de futbol, gimnasia, lucha o saltos de trampolín. Por desgracia, del 30% al 50% de estas lesiones afectan a la columna cervical y provocan tetraplejia y discapacidad grave. Son numerosas las publicaciones en la literatura médica sobre lesiones craneales cerradas o traumáticas cerebrales, trastornos relacionados con conmoción y síndromes posconmocionales. El traumatismo craneal afecta al desempeño, ya sea físico o cognitivo, y a la conducta (v. tabla 3-12). Una cuarta parte de los jugadores de futbol de bachillerato presentan conmoción cada temporada.

Afortunadamente, los atletas adolescentes con frecuencia sufren lesiones neurológicas menos graves —"ardor" o el "dolor punzante"—. Esta lesión es muy común en los atletas de bachillerato y universitarios que practican futbol, baloncesto o *hockey*, o entre quienes participan en lucha o levantamiento de pesas; en los jugadores de futbol, se ha observado una incidencia durante la vida del 18 al 65%. La lesión suele ser autolimitada, aunque son frecuentes las recurrencias. Es posible que se provoque un déficit neurológico permanente con las recurrencias múltiples.

Fisiopatología

Las lesiones neurológicas son provocadas por tracción o por compresión. La compresión axial de la columna cuando se aplica fuerza a la cabeza con el cuello en flexión en ocasiones provoca tetraplejía. En el caso de dolor tipo "ardor" o "punzante", la lesión se localiza en las raíces nerviosas C5 o C6, el tronco superior del plexo braquial o un nervio periférico. La mayoría de estas lesiones causa neurapraxia y se resuelve si el atleta no sufre un traumatismo adicional.

Evaluación clínica y estudios de laboratorio

Historia clínica

La debilidad, la parestesia (que suele ser de tipo hormigueo), la disminución o alteración de la sensibilidad, o el dolor ardoroso son indicativos de daño neurológico. Un antecedente de flexión forzada de la cabeza, tracción en un brazo en abducción o traumatismo de un nervio periférico justifica realizar una evaluación más profunda del sistema neurológico (v. tabla 3-13).

Exploración física

Se deben revisar la fuerza muscular, la sensibilidad a la palpación suave y la posición, los reflejos tendinosos, el control y la coordinación motora, así como el estado cognitivo. Entre el 15 y el 20% de las lesiones de médula espinal no muestran anomalías radiográficas. El diagnóstico de las mismas se basa sólo en los hallazgos clínicos.

TABLA 3-12

Secuelas a largo plazo de un traumatismo craneal de repetición

Secuelas cognitivas	Secuelas conductuales	Secuelas motoras
Pérdida de memoria	Labilidad emocional	Apraxia motora
Deterioro del aprendizaje	Desinhibición	Déficit de equilibrio
Demencia	Agresividad o apatía	Otros trastornos de movimiento

TABLA 3-13

Síndrome posconmocional

Historia clínica	Signos/síntomas
Traumatismo craneal en los últimos 6 meses	Déficit de atención[a]
Pérdida de consciencia con la lesión	Déficit de memoria[a]
Amnesia postraumática	Trastornos del sueño
	Cefalea
	Mareo
	Irritabilidad
	Ansiedad
	Depresión
	Cambio en la personalidad
	Apatía

[a] Síntoma requerido.

La evaluación de la amnesia anterógrada y retrógrada está justificada en los atletas que han sufrido una conmoción (v. tabla 3-14). La evaluación debe incluir la capacidad del atleta de comprender y responder adecuadamente a preguntas; la orientación en personas, lugar y tiempo, y la presencia de cefaleas o mareo. Con la pérdida de conciencia debida a un traumatismo craneal, es posible que exista una lesión de la médula espinal relacionada.

Estudios de laboratorio

Cualquier lesión que provoca hiperestesia, parestesia, debilidad o alteración de la conciencia hace necesaria una evaluación más profunda. La RM (de cabeza o columna) es la técnica de imagen de elección. Sin embargo, si sospecha una lesión cercana al hueso, la tomografía computarizada (TC) proporcionará la mejor evaluación. Los estudios de electrodiagnóstico (p. ej., electromiografía [EMG], pruebas de conducción nerviosa, potenciales evocados) tal vez proporcionen más información acerca de la localización de la lesión, su gravedad y pronóstico cuando se realiza al menos de 10 a 14 días después de la lesión.

Manejo

El manejo inicial sigue el protocolo RICE, con colocación de férula o aparato ortopédico, según se requiera. En la mayoría de los casos en los que parece existir un déficit neurológico, es esencial la consulta neurológica oportuna (v. tabla 3-14).

TABLA 3-14

Gravedad de la conmoción y directrices de actividad

Gravedad de la conmoción	Reincorporación a la práctica deportiva	Terminación de la temporada
Leve (grado I): sin PDC	Después de estar asintomático durante 1 semana; si se trata de una segunda conmoción, después de 2 semanas asintomático	Tercera conmoción
Moderada (grado II): PDC <5 min o APT >30 min	Después de estar asintomático durante 1 semana; si es la segunda conmoción, después de 1 mes de reposo (debe estar asintomático durante la práctica deportiva)	Tercera conmoción
Grave (grado III): PDC >5 min o APT >24 h	Un mes de reposo (debe permanecer asintomático durante la práctica deportiva)	Segunda conmoción

APT, amnesia postraumática; *PDC*, pérdida de conciencia.

LESIÓN CATASTRÓFICA

Es posible que se produzcan lesiones catastróficas (urgentes o potencialmente fatales) en los atletas adolescentes, si bien son poco frecuentes. El contacto directo o el traumatismo por contacto de un proyectil provocan una amplia variedad de lesiones, entre las que se encuentran las urgencias oftalmológicas. Las lesiones oculares urgentes causan cerca de 40.000 consultas al departamento de urgencias cada año.

 Dato relevante: Las lesiones oculares son mucho más frecuentes en los atletas adolescentes que en los adultos.

El riesgo es mayor en el béisbol y en el baloncesto, seguidos de los deportes que se juegan con raqueta, el *hockey*, los deportes de combate, los dardos, el tiro con arco, la lucha, las artes marciales y el boxeo. Existen informes de muerte súbita debida a traumatismo de la pared torácica en adolescentes que compiten en béisbol. Los informes de lesiones similares en *hockey, lacrosse* y *softball* son menos frecuentes. Se ha relacionado el neumotórax con carrera, tenis, golf, ciclismo, lucha, levantamiento de pesas y remo.

La mayoría de las muertes súbitas afectan a atletas del sexo masculino. Las tasas más altas se encuentran en el futbol, y las más frecuentes son las muertes no traumáticas debidas a causas cardíacas y a lesión térmica, así como las causas traumáticas relacionadas con traumatismos craneales y en cuello. El paro cardíaco súbito es la principal causa de muerte atraumática en los atletas adolescentes y es el resultado de una enfermedad cardiovascular subyacente (la miocardiopatía hipertrófica y las anomalías congénitas de la arteria coronaria son las más frecuentes). Un cuidadoso cribado (es decir, examen físico antes de la participación) debe identificar a los adolescentes que se encuentran en situación de riesgo antes de que participen en actividades deportivas (v. tabla 3-10). Siempre que sea posible, deben existir desfibriladores automáticos externos en el terreno de juego, ya que el riesgo cardíaco, aunque poco frecuente, en ocasiones no se identifica en el cribado realizado antes de la participación.

 Dato relevante: Se debe sospechar paro cardíaco súbito ante cualquier episodio de colapso cardíaco y falta de respuesta.

MEDICINA DEL DEPORTE EN ADOLESCENTES Y ENFERMEDAD CRÓNICA

Aunque los adolescentes con enfermedad crónica requieren de una supervisión médica estrecha en caso de que participen en deportes competitivos y recreativos, éstos proporcionan sustanciales beneficios en su salud y placer. El ejercicio suele ser una parte efectiva del plan de tratamiento de adolescentes con diabetes mellitus, asma, hipertensión arterial y obesidad. Para estos pacientes son importantes las estrategias para minimizar el riesgo y maximizar el rendimiento atlético. Es importante vigilar con frecuencia los niveles de glucosa sérica en adolescentes con diabetes que participan en actividades de resistencia hasta que se establezca una variación respecto al nivel basal durante el juego. La mayoría de los atletas con asma tienen enfermedad inducida por el ejercicio, lo cual tal vez haga necesaria la premedicación.

El ejercicio y el juego deportivo tal vez no mejoren otros trastornos, como la enfermedad de células falciformes, la cual requiere de una cuidadosa atención de la hidratación y la fatiga. Sin embargo, con supervisión y unos cuidados médicos adecuados, los adolescentes afectados pueden participar en actividades deportivas y obtener de ellas beneficios cardiovasculares, neuromusculares, respiratorios y psicosociales relacionados.

Los adolescentes con discapacidades constituyen una categoría de atletas especiales. Existen deportes en equipo e individuales organizados y supervisados, deportes en silla de ruedas u otros programas de atletismo disponibles para el deportista con discapacidad y que se pueden identificar con facilidad en la Internet.

LECTURAS RECOMENDADAS

Adkins SB, Figler RA: Hip pain in athletes. *Am Fam Physician* 61(7):2109–2118, 2000.

American Academy of Pediatrics: Testing for drugs of abuse in children and adolescents. *Pediatrics* 98(2):305–307, 1996.

American Academy of Pediatrics, Committee on Adolescence: Identifying and treating eating disorders. *Pediatrics* 111(1):204–211, 2003.

American Academy of Pediatrics, Committee on Injury and Poison Prevention and Committee on Sports Medicine and Fitness: In-line skating injuries in children and adolescents. *Pediatrics* 101(4 Pt 1):720–722, 1998.

American Academy of Pediatrics, Committee on Injury and Poison Prevention and Committee on Sports Medicine and Fitness: Trampolines at home, school, and recreational centers. *Pediatrics* 103(5 Pt 1):1053–1056, 1999.

American Academy of Pediatrics, Committee on Sports Medicine and Fitness: Athletic participation by children and adolescents who have systemic hypertension. *Pediatrics* 99(4):637–638, 1997.

American Academy of Pediatrics, Committee on Sports Medicine and Fitness: Climactic heat stress and the exercising child and adolescent. *Pediatrics* 103(1 Pt 1):158–159, 2000.

American Academy of Pediatrics, Committee on Sports Medicine and Fitness: Injuries in youth soccer: A subject review. *Pediatrics* 105(3 Pt 1):659–661, 2000.

American Academy of Pediatrics, Committee on Sports Medicine and Fitness: Intensive training and sports specialization in young athletes. *Pediatrics* 106(1 Pt 1):154–157, 2000.

American Academy of Pediatrics, Committee on Sports Medicine and Fitness: Medical concerns in the female athlete. *Pediatrics* 106(3):610–613, 2000.

American Academy of Pediatrics, Committee on Sports Medicine and Fitness. Mitral valve prolapse and athletic participation in children and adolescents. *Pediatrics* 95(5):789–790, 1995.

American Academy of Pediatrics, Committee on Sports Medicine and Fitness: Participation in boxing by children, adolescents and young adults. *Pediatrics* 99(1):134–135, 1997.

American Academy of Pediatrics Committee on Sports Medicine and Fitness: Safety in youth ice hockey: The effects of body checking. *Pediatrics* 105(3 Pt 1):657–658, 2000.

American Academy of Pediatrics, Committee on Sports Medicine and Fitness, American Academy of Ophthalmology, Committee on Eye Safety and Sports Ophthalmology: Protective eyewear for young athletes. *Pediatrics* 98(2 Pt 1):311–313, 1996.

American Academy of Pediatrics, Committee on Sports Medicine and Fitness: Medical concerns in the female athlete. *Pediatrics* 106(3):610–613, 2000.

American Academy of Pediatrics, Committee on Substance Abuse: Indications for management and referral of patients involved in substance abuse. *Pediatrics* 106(101):143–148, 2000.

American Heart Association: Dietary recommendations for children and adolescents: A guide for practitioners. *Pediatrics* 117(2):544–559, 2006.

American Psychiatric Association: *Diagnostic and Statistical Manual of Mental Disorders*, 4th ed. Washington, DC: American Psychiatric Association, 1994.

Anderson CB, Masse LC, Zhang H, et al: Contribution of athletic identity to child and adolescent physical activity. *Am J Prev Med* 37(3):220–226, 2009.

Bernhardt DT, Landry GL: Sports injuries in young athletes. *Adv Pediatr* 42:465–500, 1995.

Boyd CJ, McCabe SE, Cranford JA, et al: Adolescents' motivations to abuse prescription medications. *Pediatrics* 118:2472–2480, 2006.

Briner WW Jr, Farr C: Athlete age and sports physical examination findings. *J Fam Pract* 40(4):370–375, 1995.

Centers for Disease Control and Prevention: Sexually transmitted diseases guidelines. *MMWR* 55(No. RR-11), 2006.

Centers for Disease Control and Prevention: Youth risk behavior surveillance-United States 2007, Surveillance summaries. *MMWR* 57(No. SS-4), 2008.

Cervical Cytology Screening: ACOG Practice Bulletin No. 109. American College of Obstetricians and Gynecologists. *Obstet Gynecol* 114:409–420, 2009.

Deppen RJ, Landfried MJ: Efficacy of prophylactic knee bracing in high school football players. *J Orthop Sports Phys Ther* 20(5):243–246, 1994.

Drezner JA: Preparing for sudden cardiac arrest—The essential role of automated external defibrillators in athletic medicine: A critical review. *Br J Sport Med* 43(9):702–707, 2009.

Emery CA, Meeuwisse WH: Injury rates, risks factors and mechanisms of injury in minor hockey. *Am J Sports Med* 34(12):1960–1969, 2006.

Fernandez WG, Yard EE, Comstock RD: Epidemiology of lower extremity injuries among U.S. high school athletes. *Acad Emerg Med* 14(7);641–645, 2007.

Fisher M: Treatment of eating disorders in children, adolescents and young adults. *Pediatr Rev* 27:5–16, 2006.

Gavin L, MacKay AP, Brown K, et al: Sexual and reproductive health of persons aged 10-24 years-United States, 2002–2007. *MMWR* 58(SS06):1–58, 2009.

Gregg CD, Dean S, Schneiders AG: Variables associated with active spondylolysis. *Phys Ther Sport* 10(4):121–124, 2009.

Gupta N, Corrado S, Goldstein M: Hormonal contraception for the adolescent. *Pediatr Rev* 29:386–397, 2008.

Hagan JF, Shaw JS, Duncan PM (eds): *Bright Futures: Guidelines for Health Supervision of Infants, Children and Adolescents*, 3rd ed. Elk Grove Village, IL: American Academy of Pediatrics, 2008.

Hatcher RA, Trussell J, Nelson, AL, et al: *Contraceptive Technology*, 19th ed. New York: Ardent Media, 2007.

Hegge TW: Paediatric and adolescent sport injury in the wilderness. *Br J Sports Med* 44(1):50–55, 2010.

Herman-Giddens ME, Slora EJ, Wasserman RC, et al: Secondary sexual characteristics and menses in young girls seen in office practice: A study from the pediatric research in office settings network. *Pediatrics* 99:505–512, 1997.

Hickey GJ, Fricker PA, McDonald WA: Injuries of young elite female basketball players over a six-year period. *Clin J Sport Med* 7(4):252–256, 1997.

Hoffman A: Clinical assessment and management of health risk behaviors in adolescents. *Adolesc Med* 1(1):15–29, 1990.

Johnston LD, O'Malley PM, Bachman JG, et al: *Monitoring the Future-National Results of Adolescent Drug Use: Overview of Key Findings* (NIH publication No. 09-7401). Bethesda, MD: National Institute on Drug Abuse, 2008.

Khan UI, Collier M: Medical interventions for adolescent obesity. *Adolesc Med* 19:406–420, 2008.

Luckstead EF: Cardiovascular evaluation of the young athlete. *Adolesc Med* 9(3):441–455, 1998.

Malanga GA, Stuart MJ: In-line skating injuries. *Mayo Clin Proc* 70(8):752–754, 1995.

McCoy RL, Dec KL, McKeag DB, et al: Common injuries in the child or adolescent athlete. *Prim Care* 22(1):117–144, 1995.

McGuine T: Sports injuries in high school athletes: A review of injury-risk and injury-prevention research. *Clin J Sport Med* 16(6):488–499, 2006.

McHugh MP: Oversized young athletes: A weighty concern. *Br J Sports Med* 44(1):45–49, 2010.

McKay AP, Duran C: *Adolescent Health in the United States 2007*. Hyattsville, MD: National Center for Health Statistics, 2007.

Metzl JD: Sports medicine in pediatric practice: Keeping pace with the changing times. *Pediatr Ann* 29(3):146–148, 2000.

Metzl JD: Sports-specific concerns in the young athlete: Soccer. *Pediatr Emerg Care* 15(2):130–141, 1999.

Metzl JD: Strength training and nutritional supplement use in adolescents. *Curr Opin Pediatr* 11(4):292–296, 1999.

Micheli LJ, Fehlandt AF: Overuse injuries to tendons and apophyses in children and adolescents. *Clin Sports Med* 11(4):713–726, 1992.

Neinstein L, Gordon CM, Katzman DK, et al: *Adolescent Health Care—A Practical Guide*, 5th ed. New York: Lippincott Williams & Wilkins, 2008.

Newacheck PW: Adolescents with special health needs: Prevalence severity and access to health services. *Pediatrics* 84(5):872–875, 1989.

Ogden CL, Carroll MD, Flegal KM: High body mass index for age among US children and adolescents, 2003–2006. *JAMA* 299:2401–2405, 2008.

Omey ML, Micheli LJ: Foot and ankle problems in the young athlete. *Med Sci Sports Exerc* 31(7 Suppl):S470–S486, 1999.

Pelz JE, Haskell WL, Matheson GO: A comprehensive and cost-effective preparticipation exam implemented on the World Wide Web. *Med Sci Sports Exerc* 31(12):1727–1740, 1999.

Prager LM: Depression and suicide in children and adolescents. *Pediatr Rev* 30:199–206, 2009.

Rauh MJ, Margherita AJ, Rice SG, et al: High school cross-country running injuries: A longitudinal study. *Clin J Sport Med* 10(2):110–116, 2000.

Sanchez-Samper, X, Knight, JR: Drug abuse by adolescents: General considerations. *Pediatr Rev* 30:83–93, 2009.

Saperstein AL, Nicholas SJ: Pediatric and adolescent sports medicine. *Pediatr Clin North Am* 43(5):1013–1033, 1996.

Schmikli SL, Backx FJ, Kemler HJ, et al: National survey on sports injuries in the Netherlands: Target populations for sports injury prevention programs. *Clin J Sport Med* 19(2):101–106, 2009.

Sinclair AJ, Smidt C: Analysis of 10 years of injury in high school rodeo. *Clin J Sport Med* 19(5):383–387, 2009.

Singh S, Smith GA, Fields SK, et al: Gymnastics-related injuries to children treated in emergency departments in the United States, 1990-2005. *Pediatrics* 121(4):e954–e960, 2008.

Stanitski CL: Pediatric and adolescent sports injuries. *Clin Sports Med* 16(4):613–633, 1997.

Stracciolini A, Metzl JD: Pediatric sports emergencies. *Phys Med Rehabil Clin North Am* 11(4):961–979, 2000.

Swenson DM, Yard EE, Fields SK, et al: Patterns of recurrent injuries among US high school athletes, 2005-2008. *Am J Sports Med* 37(8):1586–1593, 2009.

Vaughn VC, Litt IL: *Child and Adolescent Development: Clinical Implications*. Philadelphia: WB Saunders, 1990.

Vinger PF: Sports medicine and the eye care professional. *J Am Optom Assoc* 69(6):395–413, 1998.

Vouis J, Hadeed J: Evaluation and management of pediatric hand injuries resulting from exercise machines. *J Craniofac Surg* 20(4):1030–1032, 2009.

Walters S, Barr-Anderson DJ, Wall M, et al: Does participation in organized sports predict future physical activity for adolescents from diverse economic backgrounds? *J Adolesc Health* 44(3):268–274, 2009.

Weist MD, Ginsburg G, Shafer M: Progress in adolescent mental health. *Adolesc Med State Art Rev* 10(1):165–173, 1999.

Wekesa M, Langhof H: The effect of a three-week sports training programme on the coordinative abilities of asthmatic children. *East Afr Med J* 70(11):678–681, 1993.

West RV: The female athlete. The triad of disordered eating, amenorrhoea and osteoporosis. *Sports Med* 26(2):63–71, 1998.

Yard EE, Knox CL, Smith GA, et al: Pediatric martial arts injuries presenting to emergency departments, United States 1990-2003. *J Sci Med Sport* 10(4):219–226, 2007.

Young CC, Niedfeldt MW: Snowboarding injuries. *Am Fam Physician* 59(1):131–136, 1999.

4

Principios de nutrición pediátrica, líquidos y electrólitos

Steven P. Shelov y Frederick J. Kaskel*

PRINCIPIOS DE NUTRICIÓN PEDIÁTRICA

Esta sección del capítulo introduce a los estudiantes de Medicina en el conocimiento de los elementos de la nutrición y alimentación de los lactantes y niños que son útiles en la primera interacción con los padres. A menudo, la conversación sobre las mejores prácticas de alimentación se inicia en las consultas antes del nacimiento del bebé, y en ellas se analizan las ventajas de la lactancia materna frente a la alimentación con biberón y qué esperar en los primeros días de la vida del recién nacido. **Estas interacciones no son sólo útiles para establecer la confianza con los padres, sino que también son una fuente de gran satisfacción para los pediatras.**

Asimismo, esta sección enumera las características específicas de la lactancia materna y la alimentación con biberón, cuándo y cómo introducir los alimentos sólidos en la última mitad del primer año, y se ofrecen recomendaciones para los niños que empiezan a caminar y los preescolares. Da también una breve visión general de los objetivos nutricionales para los niños en edad escolar. Al final de este capítulo se mencionan los accesos a varias lecturas de apoyo que proporcionan una información más completa acerca de cualquiera de estos temas y que sirven como recursos tanto para los pediatras como para los padres. **Además, la American Academy of Pediatrics (AAP) mantiene una página web (http://www.AAP.org), la cual constituye una fuente de actualización continua de consejo nutricional.**

Lactancia materna

Después de varios años, parece que el mensaje de que la leche materna es el alimento óptimo para los lactantes está llegando con más efectividad a los profesionales y a los padres. Hace no más de 10 años, menos del 50% de las madres puérperas afirmaban que tenían la intención de alimentar a su bebé con leche materna; los cálculos más recientes sitúan este porcentaje en cerca del 60% y, aparentemente, sigue aumentando. Desde hace mucho tiempo, la AAP defiende la lactancia materna como el método de elección de nutrición para el lactante y exhorta a sus 55 000 pediatras miembros a reforzar este mensaje en cada posible encuentro. Parece que el porcentaje creciente de mujeres que deciden utilizar este método para alimentar a su hijo refleja, en parte, una respuesta positiva a este rotundo mensaje.

Hechos acerca de la leche materna

¿Cuáles son algunas de las ventajas de la lactancia materna? Es importante compartir varios hechos específicos acerca de la leche materna y de la lactancia materna con las madres puérperas y las embarazadas:

- Los componentes nutricionales de la leche materna, el hidrato de carbono (el azúcar es lactosa, un disacárido de glucosa y galactosa), la proteína (suero y caseína en una proporción 80:20) y la grasa (colesterol y una mezcla de triglicéridos de diversas longitudes) son de origen humano y muy bien tolerados.
- El contenido calórico es de 0,07 kcal/g, idóneo para la cantidad ingerida en relación con el peso.

*Deseamos dar las gracias a Charles l. Stewart, MD, por sus contribuciones a la primera edición de este capítulo.
"Principles of Pediatric Nutrition" fue escrito por Steven P. Shelov.
"Parenteral Fluid and Electrolyte Therapy" fue escrito por Charles L. Stewart y Frederick J. Kaskel.*

- La leche materna es menos alergénica porque los componentes de proteína (suero y caseína) son de origen humano, no vacunas ni a base de soya. Esto es importante, porque la intolerancia a la proteína de la leche de vaca se ha relacionado con eccema, diarrea alérgica y vómito, síndrome de cólico por irritabilidad y sangrado microscópico en el tubo digestivo.
- La presencia de elementos bacteriofágicos protectores, como macrófagos y anticuerpos, es un factor importante. Además del anticuerpo local (inmunoglobulina A [IgA]), que contribuye tanto a la inmunidad gastrointestinal como a una antiviral adicional (contra la poliomielitis y el virus de la gripe), los macrófagos normalmente presentes en la leche materna sintetizan complemento, lisozima y lactoferrina, y esta última actúa como un inhibidor del crecimiento de *Escherichia coli* en el intestino.
- Mediante su pH más bajo, la leche materna contribuye a un mayor grado de crecimiento de lactobacilos en el intestino, lo cual también protege contra ciertas bacterias patógenas intestinales (p. ej., *E. coli*).
- La leche materna contiene suficientes reservas de hierro durante al menos 6 meses y suficiente vitamina D y fluoruro durante como mínimo 4 meses.
- La leche materna siempre está disponible y constituye una parte importante del máximo vínculo y contacto que se establece entre la madre y su bebé. Nunca se hará suficiente énfasis acerca de los beneficios psicológicos de que una madre sea capaz de proporcionar sustento calórico a su hijo a través del contacto físico. La lactancia materna a demanda no sólo satisface las necesidades nutricionales del lactante sino también las de crianza y proporciona contacto físico entre el bebé y la madre.

 Dato relevante: Entre las contraindicaciones de lactancia materna se encuentran la mastitis, las fisuras o grietas graves en los pezones y la necesidad de farmacoterapia (ciertos medicamentos pasan a la leche materna y afectan de manera negativa al lactante) (tabla 4-1). Sin embargo, estas contraindicaciones se producen con muy poca frecuencia.

El proceso de alimentación

No es necesaria una preparación especial de las mamas. La preparación excesiva de los pezones o las cremas hidratantes de la piel son potencialmente nocivas y sensibilizantes. En los primeros 2-3 días de puerperio, las mamas secretan una sustancia líquida de color anaranjado llamada calostro, que es rica en electrólitos, macrófagos y nutrientes con una composición preláctea. El calostro es un componente muy importante de la experiencia de la alimentación inicial del recién nacido. Ya que el amamantamiento se lleva a cabo cada 2-3 h, el suministro de leche verdadera suele aparecer (es decir, la leche "baja") cerca del tercer día después del parto. La madre sabe cuándo sucede esto porque siente que las mamas están llenas, e incluso se congestionan con mucha rapidez. Es muy importante que incluso con esta sensación ligeramente incómoda, se aliente a alimentar al lactante en intervalos de 2-3 h para mantener el flujo de la leche y proporcionar un estímulo continuo para la producción constante de leche.

Al principio, el proceso de alimentación es un poco incómodo, pero pronto se vuelve confortable y relajado; aun cuando la madre se encuentre sentada o recostada, debe coger al lactante y colocar su cara frente a la mama (ver fig. 4-1). Mediante el reflejo de búsqueda, el bebé **se pega a la porción de la areola que rodea el pezón** y empieza a succionar (ver fig. 4-2). La succión es, en realidad, una acción de compresión-ordeño en la cual la leche se saca mediante presión desde los conductillos hasta los conductos galactóforos y, de ahí, a través del pezón hacia la boca del bebé. En ocasiones, el lactante succiona varias veces y luego hace una pausa. Las primeras alimentaciones suelen durar de 5 a 10 min, por lo general 5 min en cada mama. **Es importante que cada alimentación empiece en la mama de la que se amamantó al lactante por última vez.**

En el curso del primer mes, la duración de las alimentaciones, dadas en intervalos de 2-3 h, aumenta con rapidez hasta 20-30 min/alimentación. A menudo los padres quieren estar seguros de que el bebé está obteniendo suficiente leche. Para tranquilizarlos, el médico debe hacer las siguientes preguntas: ¿moja el bebé entre cuatro y cinco pañales al día?, ¿aumenta de peso adecuadamente?, ¿después de cada alimentación se ve satisfecho el lactante o parece que se queda con hambre, y llora vigorosamente y se chupa su puño desesperadamente? Si existen dudas acerca del suministro de leche, es adecuado que el pediatra revise al bebé a las 2 semanas de edad para asegurarse de que, por lo menos, ha recuperado el peso que tuvo al nacer.

La consulta en este periodo es una buena oportunidad para hablar con los padres acerca de cualquier problema que pudieran tener y apoyar sus esfuerzos durante estos momentos de preocupación y estrés. Brindarles apoyo y tranquilizarlos resulta muy útil en esta etapa de fatiga y estrés de las primeras semanas, que a veces parecen interminables. A menudo los padres necesitan que el pediatra les diga varias veces lo bien que van las cosas. **Con frecuencia este período es bastante estresante para la madre puérpera**, en especial para la primeriza, ya que la lactancia no se ha establecido aún por completo y existe un alto grado de ansiedad enfocado en el proceso de alimentación. Es crucial que los pediatras apoyen la actitud positiva de la madre acerca de su capacidad de amamantar con éxito a su bebé. La literatura médica o el personal de apoyo (una experta perinatal

TABLA 4-1		

Efecto de los fármacos maternos sobre los lactantes alimentados con lactancia materna

Fármaco	*Efecto*	*Comentario*
Amoxicilina	Ninguno	Segura
Antimetabolitos	Carcinogénico	Contraindicados
Ácido acetilsalicílico	Complicación de sagrado, rara vez	Suele ser segura
Atenolol	Ninguno	Probablemente seguro
Bromocriptina	Suprime la lactancia	Evitar
Carbamazepina	Desconocido	Probablemente segura
Cáscara	Cólico, diarrea	Evitar
Cloranfenicol	Síndrome del bebé gris	Contraindicado
Codeína	Letargo	Usualmente segura
Diazepam	Letargo, apnea	Contraindicado en dosis altas
Digoxina	Ninguno	Segura
Ergotamina	Gangrena, vasoespasmo	Contraindicada
Furosemida	Ninguno	Segura
Sales de oro	Hepatonefrotoxicidad	Contraindicadas
Petidina	Letargo	Evitar
Tiamazol	Hipotiroidismo	Contraindicado
Metoprolol	Ninguno	Probablemente seguro
Metronidazol	Carcinogénico	Contraindicado
Fenindiona	Hemorragia	Contraindicada
Fenobarbital	Letargo	Usualmente seguro
Fenitoína	Usualmente ninguno	Tal vez no sea recomendable
Prednisona	Ninguno	Probablemente segura
Dextropropoxifeno	Letargo	Usualmente seguro
Propranolol	Ninguno	Probablemente seguro
Propiltiouracilo	Usualmente ninguno; bocio, rara vez	Probablemente seguro
Material radioactivo	Carcinogénico	Suspender la lactancia materna 1-2 semanas
Tetraciclina	Cambio de coloración de los dientes	Contraindicada

Adaptado de Behrman RE, Kliegman RM: Nelson's *Essentials of Pediatrics,* 2nd ed. Philadelphia, WB Saunders, 1994, p 61.

o en lactancia materna es un gran recurso) son útiles para la madre puérpera a lo largo de estas estresantes primeras semanas. A menudo, las madres que han tenido éxito en la lactancia materna son muy buenas referencias para las puérperas, que tal vez estén luchando un poco con el proceso.

Es importante recordar también que la fatiga materna resulta muy contraproducente de cara al establecimiento de una lactancia materna exitosa. La madre debe descansar el mayor tiempo posible y disponer de alguien que la ayude en casa con los otros quehaceres. Al disminuir la fatiga, se relajará con más facilidad y, si está relajada, podrá concentrarse tanto en sus propias necesidades como en las de su bebé. Es esencial reducir condicionantes importantes como la fatiga, la ansiedad y la

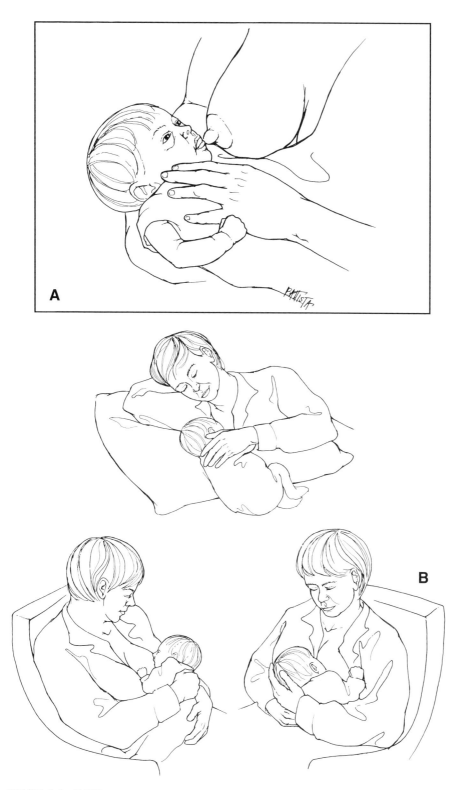

FIGURA 4-1. A) El lactante, instintivamente, se prende al pezón y empieza a succionar. **B)** Diferentes posiciones de alimentación. El cuerpo completo del lactante, no sólo la cabeza, debe estar situado enfrente de la madre. Tomado de *Caring for Your Baby and Young Child: Birth to Age 5* by Steven Shelov and Robert E. Hannemann, copyright 1991 by American Academy of Pediatrics.

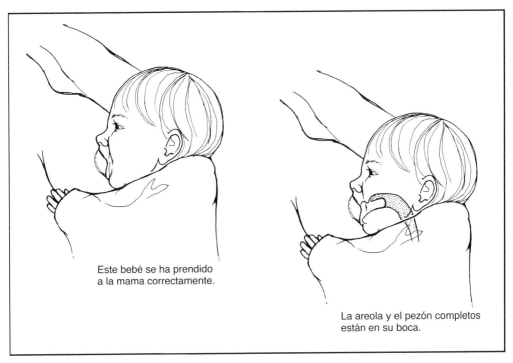

Este bebé se ha prendido
a la mama correctamente.

La areola y el pezón completos
están en su boca.

FIGURA 4-2. Proceso de lactancia. Tomado de *Caring for Your Baby and Young Child: Birth to Age 5* by Steven Shelov and Robert E. Hannemann, copyright 1991 by American Academy of Pediatrics.

tensión maternas que dificultan una lactancia materna exitosa; para ello, a menudo el pediatra y la familia desarrollan métodos creativos para lograr estos objetivos.

La lactancia materna suele establecerse bien hacia el final del primer mes. La rutina es amamantar cada 3 h más o menos con una duración de alrededor de 30 min. Es tranquilizador saber que la mayor parte (80%) de la leche de cada alimentación se consume probablemente en los primeros 5 min. Esto ayuda a aliviar algo la ansiedad que se presenta cuando los padres dicen que a menudo su bebé se duerme después de 10-15 min de estar en el pecho. La tranquilidad de un buen crecimiento continuo del lactante ayuda a reforzar aún más el éxito de la lactancia materna, pero el pediatra debe recordar siempre que la necesidad de procurar esta tranquilidad es constante, en especial en los primeros meses de la vida del bebé.

> **Dato relevante:** En muchos casos, el proceso de lactancia materna no evoluciona muy bien por muchas razones, como la decisión personal, la dificultad con el proceso y la ansiedad constante acerca de que el bebé "no esté obteniendo suficiente leche". Cuando aparecen estos signos, se debe aconsejar a los padres y ofrecer la opción de remitirlos a un especialista en lactancia. Un período de prueba de 2 a 4 semanas suele ser suficiente para saber si la lactancia materna va a funcionar para la madre y el lactante.

Si la lactancia materna sigue siendo "difícil" o provoca ansiedad, la mejor estrategia es la alimentación con leche de fórmula, con la que sigue estando justificado el apoyo de la familia y del pediatra. Es muy importante que a la madre, en especial a la primeriza, no se le haga sentir culpable acerca del cambio. Muchas madres sienten la necesidad de hacerlo. Una vez que el bebé está tomando leche de fórmula, tanto este como la madre se sentirán mucho más satisfechos, lo cual es el objetivo deseado de cualquier proceso de alimentación.

Alimentación con leche de fórmula

La leche de fórmula es leche de vaca preparada comercialmente para la alimentación del lactante. Por diversas razones, un gran número de madres (40% de las puérperas, según algunos cálculos) elijen no amamantar a sus bebés. Existen algunas ventajas con la alimentación con leche de fórmula que algunas familias consideran atractivas y, por ello, prefieren usarlas con sus lactantes.

Hechos acerca de la leche de fórmula

Las excelentes alternativas para la leche materna son cada vez más sofisticadas y más "parecidas a la leche materna". Afortunadamente, estas preparaciones han sido diseñadas para ser muy similares a la leche materna y, sin embargo, estar disponibles en una variedad de formulaciones seguras y fáciles de usar que son alternativas perfectamente aceptables para la leche materna como fuente nutricional básica para conseguir una adecuada nutrición del lactante. Los tres componentes básicos de la leche de fórmula, hidrato de carbono, proteína y grasa, son similares a los que se encuentran en la leche materna, aunque no totalmente idénticos. Las fórmulas varían en términos de su composición exacta (tabla 4-2).

¿Cuáles son algunas de las similitudes y diferencias más generales?

- Ambas proporcionan el mismo contenido calórico, cerca de 0.07 kcal/g (0.67 kcal/ml).
- Tanto la leche materna como la de fórmula regular (las comercializadas como Similac [Ross Laboratories], Enfamil [Mead Johnson], SMA [Wyeth], Good Start [Carnation] y la de Gerber) contienen el hidrato de carbono disacárido lactosa (glucosa y galactosa).
- Ambas contienen suero de leche y caseína como proteínas principales. Las diferentes fórmulas contienen diversas proporciones de suero de estas sustancias, si bien todas tienen una proporción menor que la observada en la leche materna de 80:20. Además, la proteína en la leche de fórmula es proteína de leche de vaca y no humana, y, aunque está hidrolizada y alterada de alguna forma para hacerla más digerible y potencialmente menos alergénica (diferentes marcas hacen diferentes cosas a la proteína), es posible que su presencia continua desencadene una sensibilidad o alergia en los casos raros de lactantes que pudieran ser alérgicos a la proteína de leche de vaca. Para estas situaciones, existen fórmulas a base de proteína de soya que proporcionan nutrientes perfectamente adecuados para un crecimiento óptimo.
- Ambas contienen grasas, pero en la leche de fórmula, una vez qué se ha descremado la leche de vaca, eliminando toda grasa animal, la cual es poco digerible, se agregan diversos aceites vegetales, como aceite de maíz, coco y cártamo, dependiendo de la marca.
- En las fórmulas de soya, la proteína no es de leche de vaca, y el azúcar es miel de maíz y sacarosa, no lactosa. Por tanto, este tipo de fórmula es útil en las situaciones de intolerancia a la lactosa y en las cuales se sospecha intolerancia a la proteína de la leche.
- El contenido de minerales es variable en la leche materna (v. tabla 4-2). Sin embargo, todas las fórmulas contienen hierro y complementos vitamínicos, lo que elimina la necesidad de complementación adicional en los primeros 6 meses así como en la última mitad de la infancia, siempre y cuando se le den al lactante alimentos que contengan hierro.
- El uso de complemento de fluoruro sigue siendo controvertido. El Committee on Nutrition de la AAP no recomienda emplearlo en los lactantes alimentados con leche materna o de fórmula desde el nacimiento hasta los 6 meses de edad, sin importar la concentración de fluoruro en el agua de la comunidad. En la actualidad se recomienda la complementación de fluoruro para niños de 6 meses de edad y mayores (tabla 4-3).

El proceso de la alimentación

La fórmula está disponible en tres preparaciones básicas. La que se usa con más frecuencia es una forma concentrada, la cual requiere agregar igual cantidad de agua para reconstituirla en su concentración completa adecuada para alimentar a los lactantes. Las "listas para su consumo" en diversos tamaños de botellas y latas, como indica su nombre, están ya preparadas para alimentar al bebé, pero son más caras; los padres pagan básicamente por el agua. La disponibilidad de botellas pequeñas (124-186 g), listas para su consumo, son muy útiles para los viajes o para las alimentaciones que se realizan en mitad de la noche, pero resultan caras si se emplean a diario. Por último, muchas de las preparaciones de fórmula vienen en forma de polvo, son también cómodas en caso de que se viaje y contienen una cucharilla para medir, lo que hace ingestas su empleo.

En el pasado, la AAP recomendaba calentar la preparación de la fórmula antes de su consumo en los primeros 3 meses. Esto ya no se considera necesario, dada la seguridad del suministro de agua en la mayoría de las comunidades de Estados Unidos. Desde luego, este método debe usarse en cualquier hogar en el que exista riesgo de contaminación del alimento.

En general, los lactantes recién nacidos se alimentan cada 3-4 h y toman entre 62 y 124 g/alimentación en las primeras semanas. A partir de la tercera semana, las comidas aumentan en cantidad (124-155 g cada vez) y, por lo general, siguen cierto patrón (v. tabla 4-4). Durante los primeros 2-3 meses, la alimentación se realiza cada 4 h durante la noche. Una vez que los lactantes tienen 3 meses de edad, las ingestas nocturnas se aumentan un poco en cantidad para permitir un tiempo más prolongado entre la última comida de la noche y la primera de la madrugada, lo que da a los padres y al lactante un mayor tiempo para dormir de manera continua. La primera noche que el lactante "duerme toda la noche" suele anunciarse con mucho alivio. La cantidad total de alimentación por día suele aproximarse a 150 ml/kg, lo cual supone 120 kcal/kg, cantidad suficiente para conseguir un buen crecimiento del lactante en estos primeros meses.

TABLA 4-2

Composición de la leche materna y las fórmulas para lactantes

	Leche materna (por dl)	Fórmula estándar (por dl)	Fórmula para bebé prematuro (por dl)	Fórmula de soya (por dl)	Nutramigen (por dl)	Pregestimil (por dl)
Calorías (kcal)	67-72	67	67-81	67	67	67
Proteína (g)	1.2	1.5	2.0-2.4	2.0	1.9	1.9
(% de calorías)	(6%)	(9%)	(12%)	(12%)	(11%)	(11%)
Proporción de proteína suero: caseína	80/20	60/40, 18/82	60/40	Proteína de soya	Hidrolizado de caseína, mezcla de aminoácidos	Hidrolizado de caseína más L-cistina, L-tirosina y L-triptófano
Grasa (g)	4.5	3.6	3.4-4.6	3.6	2.6	3.8
(% calorías)	(56%)	(50%)	(45%)	(48%)	(35%)	(48%)
TCM (%)	0	0	40%-50%	0	0	20% de aceite de maíz/60% TCM
Hidrato de carbono (g)	6.8	6.9-7.2	8.5-8.9	6.8	9.1	6.9
(% de calorías)	(38%)	(41%)	(42%)	(40%)	(54%)	(41%)
Fuente	Lactosa	Lactosa	Polímeros de lactosa/glucosa, miel de maíz	Miel de maíz, sacarosa	Sacarosa, almidón de tapioca	Sólidos de miel de maíz, almidón de maíz (maicena), dextrosa
Minerales (por l)						
Calcio (mg)	340	420-550	750-1 440	700	635	640
Fósforo (mg)	140	280-390	400-720	500	475	430
Sodio (mEq)	7.0	6.5-8.3	6.5-15	13	14	12
Vitamina D (UI)	Variable	400	510-1 200	400	400	400
Osmolalidad (mOsm)	273	300	250-310	240-260	290	290
Carga de solutos renales (mOsm)	75	100-126	122-150	126	175	125
Comentarios	Estándar de referencia, deficiente en vitamina K; es posible que sea deficiente en Na^+, Ca^{2+}, proteína, vitamina D para bebés con MBPN	Riesgo de intolerancia a la proteína de la leche, sangrado gastrointestinal, anemia, sibilancias, eccema	Específicamente fortificada con proteína adicional, Ca^{2+}, P, Na^+, vitamina D y aceite de TCM	Útil en caso de intolerancia a la lactosa y a la proteína de la leche; posible desarrollo de raquitismo en bebés con MBPN	Útil en caso de intolerancia a la lactosa y a la proteína de la leche	Útil en caso de estados de malabsorción y de intolerancia a la lactosa y a la proteína de la leche

MBPN, muy bajo peso al nacer; *TCM*, triglicéridos de cadena mediana.
Adaptado de Behrman RE, Kliegman RM: Nelson's *Essentials of Pediatrics*, 2nd ed. Philadelphia, WB Saunders, 1994, p 199.

TABLA 4-3

Complementación de fluoruro[a]

Edad	<0.3	Contenido de fluoruro en el agua (ppm) 0.3 – 0.6	> 0.6
Nacimiento-6 meses	0	0	0
6 meses-3 años	0.25	0	0
3-6 años	0.50	0.25	0
6-16 años	1	0.50	0

[a] Las dosis diarias de fluoruro se dan en miligramos.

Tomado de *American Academy of Pediatrics Committee on Nutrition: Fluoride supplementation for children: Interim policy recommendations. Pediatrics 95(5):777, 1995. Copyright American Academy of Pediatrics.*

Fórmula preparada en casa

Un pequeño número de familias continúa preparando la fórmula a partir de leche entera de vaca en vez de usar las preparadas comercialmente. Si este es el caso de su paciente, la recomendación es usar sólo leche evaporada (no condensada). Una forma fácil para los padres de preparar la fórmula a base de leche es la siguiente:

1. Esterilice todos los utensilios necesarios para mezclar y almacenar la fórmula hirviéndolos en agua durante 5-10 min.
2. Hierva las tetinas y los capuchones durante un máximo de 5 min.
3. Es más fácil utilizar biberones de vidrio de boca ancha y una botella bien limpia de 1 l (995 g).
4. Después de limpiar bien la botella de 1 l, vacíe una lata de 390 ml de leche evaporada. A continuación, llene el resto del frasco con agua de grifo y agregue 2 cucharadas de azúcar de mesa o 4 de Dextrimaltosa de Mead. Por último, agite bien.
5. Una vez preparada la fórmula, sírvala en los biberones como en los pasos anteriores y caliéntela. Con esto conseguirá suficiente comida para el lactante durante 1 día. Cada suministro debe prepararse como máximo para 1 día.

Segundos 6 meses de vida: introducción de alimento sólido

La lactancia materna o con fórmula debe continuar durante la segunda mitad del primer año de vida. Numerosos estudios han indicado una intolerancia a la leche entera de vaca cuando es ingerida por lactantes menores de 1 año de edad. Esta intolerancia provoca episodios ocasionales de vómito, diarrea y, lo más significativo, sangrado oculto a través del tubo digestivo, lo que causa un estado de deficiencia de hierro.

A partir de los 5-6 meses de vida, la nutrición proporcionada por la lactancia materna o con fórmula suele complementarse con alimentos adicionales. El primero de ellos que se recomienda es cereal para lactantes, de un solo grano, fortificado con hierro. Este cereal, preparado especialmente para lactantes, suele ser arroz, cebada o cualquier otro de un solo grano. Se inicia con 3-4 cucharadas diluidas con 6 partes de leche materna o fórmula (alrededor de 108 kcal/dl) y

TABLA 4-4

Cantidad promedio de alimentaciones

Edad	Cantidad promedio que se toma en cada alimentación
Semanas 1 y 2	62–93 g (60–90 ml)
3 semanas-2 meses	124–155 g (120–150 ml)
2-3 meses	155–186 g (150–180 ml)
3-4 meses	186–217 g (180–210 ml)
5-12 meses	217–248 g (210–240 ml)

se les da a los lactantes con una pequeña cuchara para bebés. Con frecuencia, este suplemento con alimento sólido se reserva para dos comidas al día, pero, conforme se van introduciendo alimentos sólidos, pueden espaciarse durante el día de las alimentaciones. En la primera alimentación con cuchara se suele ensuciar y salpicar demasiado, de manera que es necesario advertir a los padres para que preparen varios baberos y coloquen plástico en el piso. Los lactantes tardan un tiempo en adaptarse.

Después de introducir los cereales, se debe continuar con otros alimentos adicionales preparados especialmente para bebés, uno a la vez, que deben darse con una cucharilla. Aunque muchos padres tiende a poner el cereal y otros alimentos en el biberón, esto no es recomendable; la probabilidad de sobrealimentar con sólidos de más alto contenido calórico es muy alta. Las papillas de frutas contienen 45-70 kcal/100 g; las de verduras, 25-65 kcal/g; y la carne, 90-140 kcal/g. Algunos estudios indican que la adición de cantidades mayores de las necesarias de alimentos sólidos, en cuanto a calorías se refiere contribuye a que los niños tengan una predisposición temprana durante la infancia a la obesidad.

Hacia los últimos meses del primer año, por lo general las papillas son menos tamizadas y se ofrecen como "alimentos junior". Sin embargo, como estos son caros y no ofrecen ventajas sobre los alimentos frescos preparados y triturados en casa, los padres se sienten cómodos elaborando sus propios alimentos para los lactantes mayores, tomando precauciones debidas para mantener la limpieza en toda la preparación de alimentos.

Alimentación después del primer año: más alimento sólido

Con el principio del segundo año de vida, los lactantes se mueven más, están más activos y, en cuanto a su desarrollo motor se refiere, más ágiles. Esto significa que el proceso de alimentación también es más activo. Durante esta etapa, los niños muestran iniciativa con la alimentación, tienen preferencias por algunos alimentos y el volumen de las ingestas es variable, incluso de un día a otro. Al igual que son impredecibles en sus otras actividades, también lo son en la elección de su comida; un día tienen una comida "favorita" y al día siguiente la rechazan de manera rotunda. Les encanta comer solos; aunque la autoalimentación a menudo es sucia y desordenada, debe alentarse.

Suelen comer tres alimentos y dos comidas ligeras al día. Además, la leche (ahora ya es aceptable la leche entera de vaca, aunque es posible utilizar leche al 1-2% después del segundo año) se le ofrece en una taza que puedan sostener por sí mismos (a menos, por supuesto, que sigan con lactancia materna). Con la adición de alimentos de la mesa en todas sus comidas, la leche ya no ocupa un sitio central en la dieta.

 Dato relevante: Una directriz en cuanto al volumen de leche por día es no permitir nunca consumir más de 1 l. Si un niño bebe más, perderá el interés por otro tipo de alimentos y existirá el riesgo de que presente un déficit nutricional.

La dieta debe incluir alimentos provenientes de todos los grupos alimentarios, y los padres deben igualar el grado de masticación requerida con la capacidad masticatoria de los niños. Es importante *no* permitir consumir alimentos que requieran demasiada masticación; el riesgo de atragantamiento es probablemente mayor en esta edad. Los grupos de alimentos básicos son:

- Lácteos, leche, yogur, queso y productos que contienen leche
- Carne, pescado, aves de corral, huevos y leguminosas
- Verduras
- Frutas
- Granos de cereal, pan, pastas y arroz

No es necesario que los niños coman un alimento de cada grupo todos los días, pero deben incluirse en la dieta por lo menos de dos a tres veces por semana. Aunque para los adultos se recomiendan alimentos con muy bajo contenido de grasa y colesterol, la AAP está de acuerdo en que la grasa y el colesterol no deben ser limitados hasta después de los 2 años de edad.

Los requerimientos nutricionales de los niños en edad preescolar y escolar son menos específicos y deben ser el reflejo de las actividades diarias, de los gustos personales y familiares, y, sobre todo, de las preferencias de sabor. Las comidas regulares, en especial el desayuno, son importantes no sólo como actividades nutricionales sino también como actividades sociales y familiares. En general, las rutinas de alimentación de los niños forman parte de las familiares. La atención continua a los alimentos provenientes de diferentes grupos deben guiar la preparación nutricional de las comidas y, en esta etapa, debe tenerse más cuidado con el contenido de grasa y colesterol de la dieta, que debe considerarse como un factor determinante. No son necesarias más de tres tazas de leche al día como fuente de calcio; es suficiente ingerir de manera regular otras fuentes de calcio, como lácteos y verduras.

Asimismo, es importante no caer en la tentación de reemplazar algunos de los principios de alimentación sana previamente establecidos con papillas y comidas rápidas de alto contenido calórico. En cierto grado, es inevitable comer estos alimentos; la facilidad de preparación, su disponibilidad y la presión de los pares a menudo son difíciles de resistir. No obstante, debe ocurrir con la menor frecuencia posible. Aunque durante las edades preescolar y escolar se produce un aumento en las necesidades energéticas de los niños, las calorías provenientes de una dieta equilibrada son suficientes, y las variaciones en esos principios dietéticos son ilimitadas y mantienen la mayoría de los aspectos positivos de las primeras conductas y hábitos nutricionales. Por último, es importante no minimizar la influencia que la familia y los hábitos dietéticos de los adultos tienen en los niños a la hora de determinar sus propias necesidades y antojos dietéticos. En las conversaciones sobre la alimentación familiar y la preparación de alimentos como un "tema de salud familiar", por definición, se debe incluir a los niños, para que participen en esta parte esencial del crecimiento en familia.

LÍQUIDOS PARENTERALES Y TERAPIA CON ELECTRÓLITOS

Para crecer, todos los lactantes y niños necesitan una ingesta adecuada de líquidos y electrólitos. En la mayoría de los casos, esto es un acto que se logra sin dificultad mediante la ingestión oral de alimentos y líquidos. El objetivo de una estrategia organizada para la fluidoterapia y la administración de electrólitos en niños es doble: 1) suministrar líquidos y electrólitos que se usaron o perdieron como resultado del metabolismo normal, y 2) reemplazar o reparar las anomalías en el equilibrio de líquidos y electrólitos producidas por un proceso o una conducta patológicos. Los médicos u otros profesionales de la salud deben reservar la administración de líquidos parenterales (intravenosos) para niños que no pueden alimentarse por vía entérica por razones médicas o quirúrgicas (tabla 4-5). Un objetivo principal en el plan de tratamiento para la mayoría de los niños afectados por las enfermedades mencionadas en la tabla 4-5 es la reanudación de la nutrición entérica.

Con frecuencia, la fluidoterapia y la administración de electrólitos (entéricas y parenterales) se dividen en varias categorías y subcategorías, frecuentemente en fases de "mantenimiento" y de "reemplazo del déficit". La siguiente exposición sobre el manejo del déficit de líquidos se orienta a la deshidratación por diarrea, aunque muchos de los conceptos analizados se aplican también a otras causas de déficit de volumen y electrólitos.

TABLA 4-5
Enfermedades que es posible que requieran fluidoterapia y electrólitos parenterales
Deshidratación (v. tabla 4-10 para las causas)[a]

Procedimientos preoperatorios y postoperatorios
    Abdominal
    Neurocirugía
    Cardiovascular

Enfermedades gastrointestinales
    Sangrado
    Perforación de víscera
    Enfermedad inflamatoria intestinal (poco frecuente)

Anomalías electrolíticas
    Hiponatremia (grave) (v. fig. 4-3)
    Hipopotasemia (grave)
    Hipernatremia
    Hiperpotasemia

Hipovolemia aguda, choque o ambos
    Traumatismo
    Septicemia
    Gastroenteritis
    Hemorragia (externa o interna)

Anomalías metabólicas   Cetoacidosis diabética

[a] Si es factible, es de elección la alimentación entérica.
GI, gastrointestinal.

Requerimientos de mantenimiento de líquidos y electrólitos

Los niños hospitalizados por cualquier razón suelen recibir líquidos de "mantenimiento", a menudo no regulados y administrados por vía oral. Por supuesto, es necesario modificar esto si están sobrehidratados o deshidratados, o presentan una insuficiencia renal aguda. Antes de proceder a ciertas intervenciones quirúrgicas, los niños necesitan ver cubiertas sus necesidades de líquidos y electrólitos por vía intravenosa, al igual que aquellos que se encuentran en las fases iniciales de la recuperación de intervenciones quirúrgicas, en especial de cirugías torácicas, abdominales o del sistema nervioso central (SNC). Los niños que se someten a cirugía intestinal requieren más que líquidos de mantenimiento, debido al edema o a la inflamación de la pared intestinal, lo que se conoce como "formación del tercer espacio". La cirugía del SNC, en ocasiones, justifica una disminución de la cantidad de líquidos de mantenimiento "normal" para mejorar el posible edema cerebral. Muchas enfermedades agudas y crónicas deterioran la capacidad del niño de ingerir alimento y agua o provocan una importante reducción del apetito o una depresión del estado mental y, en consecuencia, el consumo oral de líquidos y alimento resulta peligroso.

El propósito de la administración de líquidos parenterales de mantenimiento es generar que el equilibrio entre agua corporal total y electrólitos sea "nivelado" o "igual a cero"; es decir, las cantidades de líquido y electrólitos utilizadas y consumidas por el cuerpo (a través del metabolismo, del crecimiento, de las pérdidas a través de la piel, de las vías respiratorias, del tubo digestivo y de la producción de orina) deben aproximarse a la cantidad que se administra por vía intravenosa.

Métodos para calcular las necesidades de líquidos de mantenimiento

Se usan numerosos métodos para calcular los requerimientos de líquidos y electrólitos en lactantes y niños. Las dos técnicas más frecuentes se basan en el índice metabólico (método "calórico") o en el área de superficie corporal (método "por metro cuadrado"). Cada uno de estos sistemas tiene muchas variaciones que dan resultados similares aunque no iguales y con todos los métodos se consiguen estimaciones de los requerimientos reales. Por ello, cada paciente al que se le administran líquidos y electrólitos por vía intravenosa requiere que sea revalorado y vigilado con frecuencia y, en ocasiones, que se realice una revisión de la prescripción de líquidos. Esta sección del capítulo describe el método calórico de la fluidoterapia.

Los principales componentes de la fluidoterapia de mantenimiento son las pérdidas insensibles de líquido y la producción de orina, con una pequeña cantidad de líquido que se pierde a través de las heces (tabla 4-6). Las pérdidas insensibles están relacionadas con el gasto energético del cuerpo; en condiciones basales (de reposo), se pierden 45 ml de agua por cada 100 kcal de energía metabolizada por día. Dos tercios de estas pérdidas insensibles se producen a través de la piel (no en forma de sudor, el cual es una **fuente de pérdidas insensibles** adicional), y un tercio, por las vías respiratorias.

Las alteraciones en la frecuencia respiratoria, la temperatura ambiente y la humedad inspirada alteran en cierta medida estos valores (tabla 4-7). En general, se pierden pocos electrólitos o ninguno a través de forma inadvertida. Las fuentes adicionales de pérdida de agua para completar los requerimientos de líquidos de mantenimiento son las pérdidas de agua libre a través de heces y orina. Las heces sólidas normales son responsable de una pérdida muy pequeña de agua, cerca de 5 ml/100 kcal metabolizadas (v. tabla 4-6). La producción de orina varía según la cantidad de líquido y solutos ingeridos cada día. Este componente de los requerimientos de mantenimiento se calcula como 50 ml/100 kcal de energía metabólica, derivado de la cantidad de orina excretada en condiciones basales. En ausencia de una alteración significativa de la filtración glomerular, su tonicidad es cercana a la del plasma.

TABLA 4-6
Componentes de la fluidoterapia de mantenimiento
Requerimiento de agua (ml/100 calorías metabolizadas/día)

Insensible
  Piel = 30
  Pulmones = 15
  Heces = 5
  Orina = 50

Requerimientos de electrólitos (mEq/100 calorías metabolizadas/día)
  Sodio = 2.5-3
  Potasio = 2-3
  Cloruro = 4.5-5.5

TABLA 4-7

Trastornos que alteran los requerimientos de líquido o electrólitos de mantenimiento y pérdidas continuas

Trastorno o problema	*Ajuste de líquidos necesario*
Aumento del índice metabólico	
Fiebre	Aumentar el cálculo calórico en un 12% por cada incremento de 1 °C de la temperatura corporal
Estados hipermetabólicos (hipertiroidismo, salicilismo)	Aumentar el cálculo calórico en un 25-50%
Disminución del índice metabólico	
Hipotermia	Reducir el cálculo calórico en un 12% por cada disminución de 1 °C de la fiebre
Estados hipometabólicos	Reducir el cálculo calórico en un 5-15%
Sudor	
Leve a moderado	Aumentar el requerimiento de líquidos en 5-25 ml/100 calorías metabolizadas; incrementar el requerimiento de sodio en 0.5-1 mEq/100 calorías metabolizadas
Leve a moderado (fibrosis quística)	Aumentar el líquido como se menciona antes; aumentar el sodio en 1-2 mEq/100 calorías metabolizadas
Pérdidas urinarias	
Oliguria	Ajustar el suministro de agua para reemplazar las pérdidas insensibles más diuresis
Poliuria	Aumentar el suministro de agua para reemplazar la diuresis (tal vez sea necesario disminuir la dextrosa en los líquidos de reemplazo)
Estados de eliminación de sodio o potasio	Ajustar el sodio o el potasio para igualarlos con las pérdidas
Estados de retención de sodio o potasio	Reducir o eliminar la ingesta de sodio o potasio

Adaptado de Winters RW: *Principles of Pediatric Fluid Therapy*. Boston, Little, Brown & Company, 1982. pp 75, 78.

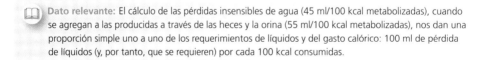

Dato relevante: El cálculo de las pérdidas insensibles de agua (45 ml/100 kcal metabolizadas), cuando se agregan a las producidas a través de las heces y la orina (55 ml/100 kcal metabolizadas), nos dan una proporción simple uno a uno de los requerimientos de líquidos y del gasto calórico: 100 ml de pérdida de líquidos (y, por tanto, que se requieren) por cada 100 kcal consumidas.

El cálculo de los requerimientos calóricos se basa en el peso corporal en kilogramos, lo cual es razonable en los lactantes mayores de varias semanas de edad (tabla 4-8). Los niños que pesan 10 kg o menos gastan 100 kcal/lkg (y por ello requieren 100 ml de líquido/kg). Los lactantes que pesan entre 10 kg y 20 kg utilizan unas 50 kcal más de energía/kg después de alcanzar los 10 kg de peso (por ello, son necesarios 50 ml más de líquido/kg). Estos niños necesitan 1 000 kcal de energía (o 1 000 ml de líquido) para los primeros 10 kg y 50 kcal (o 50 ml de líquido) por cada kilogramo entre 10 kg y 20 kg. Los niños que pesan más de 20 kg gastan unas 20 kcal más de energía/kg, además de las 1 500 kcal (o 1 500 ml) necesarias para los primeros 20 kg (por ello, necesitan unos 20 ml más de líquido por cada kilogramo).

El método calórico para calcular los requerimientos de líquido en Pediatría permite también estimar las necesidades de sodio y potasio. Habitualmente, los niños necesitan 2.5 mEq de sodio y potasio (como sales cloruro) por 100 kcal metabolizadas (v. tabla 4-6). Si están deshidratados, ya se produjeron pérdidas netas de electrólitos junto con los líquidos, y es necesario calcular estas pérdidas y reemplazarlas. Además, es esencial evaluar y reemplazar las pérdidas de líquidos y electrólitos produ-

TABLA 4 8	
Requerimientos calóricos basados en el peso corporal	
Peso corporal (kg)	*Calorías gastadas (kcal/kg de peso corporal/día)*
3–10	100
10–20	1 000 calorías + 50 por kg por cada kg > 10
>20	1 500 calorías + 20 por kg por cada kg > 20

cidas por vómitos, diarrea, sonda nasogástrica y drenajes quirúrgicos (a menudo denominadas "pérdidas constantes"). Por lo general, los líquidos parenterales de mantenimiento se dan sólo durante un período breve y la alimentación entérica se inicia tan pronto como sea adecuado. Aunque los médicos estiman los requerimientos calóricos para calcular las necesidades de líquidos, los líquidos administrados rara vez suministran más del 20% de las necesidades calóricas calculadas; si no es posible utilizar la vía gastrointestinal durante un período prolongado, estará justificado considerar la sobrealimentación parenteral.

CASO 4-1

Un niño de 15 kg requiere recibir líquidos intravenosos durante varios días después de someterse a una intervención quirúrgica. Su estado de hidratación es adecuado, con electrólitos séricos y función renal normales. Si asumimos que no tiene pérdidas inusuales de líquidos, calcule el líquido parenteral de mantenimiento y la administración de electrólitos para 24 h.

Los líquidos de mantenimiento son 1 000 ml (100 kcal o 100 ml/kg de peso corporal para los primeros 10 kg) más 250 ml (50 kcal o ml por cada kilogramo entre 10 kg y 20 kg), lo cual es igual a 1250 kcal o ml/24 h. Los electrólitos de mantenimiento son 2.5 mEq de sodio y potasio por cada 100 calorías metabolizadas, con 1 250 kcal metabolizadas, lo cual es igual a 2.5 veces 12.5 o 31,25 mEq de sodio y 31.25 mEq de potasio administrados en el volumen diario de mantenimiento de 1 250 ml.

La "bolsa" de infusión final de 1 l debe contener dextrosa al 5% con 25 mEq de sodio (como cloruro) y 25 mEq de potasio para infundir a una velocidad de 52.08 ml/h. (Por supuesto, la velocidad de infusión debe ser razonable; en este caso, 52 ml/h.) Para evitar los errores farmacéuticos, a menudo son de elección los líquidos con concentración estándar de electrólitos. La dextrosa al 5% y la mitad de solución salina contienen (150 mEq/l × 0.5) 75 mEq/l de NaCl, y la dextrosa al 5% y 0.25 de solución salina normal, 37.5 mEq/l. Por tanto, la última (más cercana a 25 mEq/l) será la elegida para la infusión. En ausencia de una diuresis adecuada, deben evitarse los líquidos que contienen potasio.

CASO 4-2

Calcule el líquido de mantenimiento y los requerimientos de electrólitos para un lactante que pesa 6.8 kg.

El gasto calórico es de 100 kcal/kg y día para los primeros 10 kg de peso corporal: en este caso serían 680 kcal. Por ello, este niño requiere cerca de 680 ml de líquido/24 h. los requerimientos de sodio y potasio son 2,5 mEq por cada 100 calorías metabolizadas; aquí esto corresponde a 17 mEq de sodio y 17 mEq de potasio por día. La solución final, por tanto, debería ser 1 l de dextrosa al 5% con 25 mEq de sodio/l y 25 mEq de potasio/l para infundir a 28.3 ml/h ("redondeado" a 28 ml/h).

Muchos factores alteran los requerimientos de mantenimiento (p. ej., sudor, fiebre y aumento en la frecuencia respiratoria, lo cual aumenta la pérdida de líquidos), y los niños enfermos tienen o desarrollan pérdidas constantes anormales (p. ej., inicio de vómito o diarrea). En estos casos, es necesario ajustar los requerimientos de líquidos intravenosos (tabla 4-9; v. tabla 4-7).

Deshidratación

Una de las razones más frecuentes para usar fluidoterapia y electrólitos parenterales en los niños es la **deshidratación**, la cual puede ser debido a muchas causas (tabla 4-10). En la mayoría de los niños con deshidratación, la pérdida de líquidos se produce a través del tubo digestivo con evacuaciones diarreicas, que con frecuencia se acompañan de vómito. **Las infecciones virales (p. ej., rotavirus) o bacterianas (p. ej., *Salmonella*, *Shigella* o cólera) del tubo digestivo (gastroenteritis), que a menudo**

TABLA 4-9

Pérdidas gastrointestinales de líquidos y electrólitos

Líquido	Na^+ (mEq/l)	K^+ (mEq/l)	Cl^- (mEq/l)	$HCO_3 -$ (mEq/l)
Jugo gástrico	50	515	110	0
Jugo pancreático	140	5	75	110
Intestino delgado	140	5	110	30
Ileostomía	130	10	110	30
Diarrea	50 140	515	50 110	1 550

Adaptado de Feld LG, Kaskel FJ, Schoeneman MJ: The approach to fluid and electrolyte therapy in pediatrics. *Adv Pediatr* 35:497–535.

ocurren en los niños, son las causas más frecuentes de deshidratación en la mayor parte del mundo. Con frecuencia, la pérdida de líquidos a través del tubo digestivo se acompaña de anorexia, con la disminución concomitante de la ingesta de líquidos. Debe enfatizarse que, en ocasiones, no es necesaria la corrección parenteral de la deshidratación, ya que la rehidratación oral se ha utilizado con éxito en niños con deshidratación leve a moderada (y en ocasiones grave).

Varias consideraciones importantes en la evaluación y el tratamiento de la deshidratación ayudan a formular una estrategia terapéutica razonable, como:

- ¿Está el niño deshidratado y, de ser así, cuánto líquido ha perdido?
- ¿Tiene el niño un trastorno electrolítico (usualmente hiponatremia o hipernatremia) además de la pérdida de líquidos?

TABLA 4-10

Causas de deshidratación

Ingesta inadecuada de líquidos
Alteración de la sed (lesión del sistema nervioso central)
   Deterioro físico (no puede tener acceso a líquidos)
   Estado mental alterado (letargo, coma)
   Disfagia
   Aumento en la necesidad de líquidos

Aumento en la pérdida GI de líquidos
   Diarrea
   Vómito
   Ileostomía
   Drenaje nasogástrico

Aumento de las pérdidas insensibles de líquido
   Fiebre
   Lesión térmica (quemaduras)
   Diaforesis
   Fibrosis quística
   Aumento de la temperatura ambiente
   Aumento de la frecuencia respiratoria

Aumento de las pérdidas renales de líquidos
   Diuresis osmótica (diabetes mellitus, manitol)
   Diabetes insípida (central o neurogénica)
   Defecto de concentración tubular (enfermedad de células falciformes, hipopotasemia, hipercalcemia, nefropatía congénita)

GI, gastrointestinal.

- ¿Presenta el niño alguna anomalía ácido-básica y debe recibir corrección específica para esto?
- ¿Es normal la concentración sérica (o, en ocasiones, la plasmática) de potasio?
- ¿Responden los riñones adecuadamente a las anomalías electrolíticas?

Determinación del grado de deshidratación

En la actualidad, ninguna prueba de laboratorio puede cuantificar o calcular la gravedad de la deshidratación. Los signos físicos más fiables de deshidratación son **elasticidad de la piel reducida y llenado capilar prolongado.**

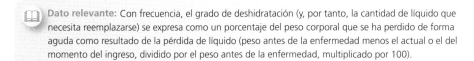

Dato relevante: Con frecuencia, el grado de deshidratación (y, por tanto, la cantidad de líquido que necesita reemplazarse) se expresa como un porcentaje del peso corporal que se ha perdido de forma aguda como resultado de la pérdida de líquido (peso antes de la enfermedad menos el actual o el del momento del ingreso, dividido por el peso antes de la enfermedad, multiplicado por 100).

Si se conoce el peso corporal reciente, antes de la enfermedad, entonces la cantidad de peso perdido cuando se atiende al niño por presentar una enfermedad diarreica aguda refleja la cantidad de líquido perdido. Sin embargo, debido a que sólo en raras ocasiones se conoce el peso que el paciente tenía antes de la enfermedad, **la cantidad de líquido perdido por el niño se calcula a partir de la exploración física y la historia clínica** (tabla 4-11) **y suele expresarse como un porcentaje.** Una vez que se ha calculado el grado de deshidratación, debe diseñarse un abordaje orientado a los diversos componentes de la fluidoterapia intravenosa (u oral) y prestar especial atención a las revaloraciones del paciente una vez iniciada aquella.

Consideraciones osmolares

Un lactante o un niño con deshidratación **pueden tener una osmolalidad sérica o del plasma anómalas, que suelen ser secundarias a la hiponatremia o la hipernatremia** desarrolladas de forma paralela a la deshidratación. En la forma más frecuente de deshidratación (isoosmolar o isonatrémica), la concentración del sodio sérico es normal o casi normal (130-150 mmol/l). En estos niños, la concentración de la cantidad de agua y electrólitos corporales perdidos es proporcional a la de los electrólitos en el espacio del líquido extracelular, o bien se pierde líquido hipotónico del cuerpo y se reemplaza con líquido hipotónico por vía oral, de manera que la concentración del sodio sérico permanezca estable. **Cerca del 75% al 85% de los episodios de deshidratación**

TABLA 4-11			
Evidencia de deshidratación en la exploración física			
Signos y síntomas	*Leve*	*Moderada*	*Grave*
Pérdida de peso			
Lactantes de < 20 kg	5%	10%	15%
Niños mayores	3%	6%	9%
Membranas mucosas	Normales	Secas	Muy secas, agrietadas
Lágrimas	Normales	Ausentes	Ausentes
Diuresis	Normal, concentrada	Disminuida	Escasa o nula
Llenado capilar	Normal (<2 s)	Aumentado o normal	Aumentado
Elasticidad de la piel	Retracción normal	Retracción lenta	Retracción retardada, formación de pliegues cutáneos
Presión arterial	Normal	Normal; es posible que se produzcan cambios ortostáticos	Baja
Frecuencia cardíaca	Normal o ligeramente aumentada	Cambios ortostáticos o aumentada	Aumentada; pulso filiforme

TABLA 4-12

Cálculo del déficit de líquidos y electrólitos en la deshidratación isoosmolar

% de deshidratación	Agua (ml/kg)	Sodio (mEq/kg)	Potasio (mEq/kg)
5	50	4	3
10	100	8	6
15	150	12	9

son isonatrémicos. Las pérdidas proporcionales de electrólitos en los niños varían en función del grado de deshidratación isonatrémica (tabla 4-12).

Los lactantes con **deshidratación hiponatrémica (Na^+ 130 mEq/l) han tenido más pérdidas de electrólitos que las pérdidas proporcionales de agua; esos lactantes presentan un mayor compromiso del volumen intravascular (más signos de choque)** que los que tienen la misma pérdida de volumen con isonatremia o hipernatremia. **Entre el 5 y el 10% de las enfermedades diarreicas con deshidratación son hiponatrémicas,** y el objetivo principal del tratamiento es restablecer las reservas corporales de sodio. Es posible distinguir muchas otras causas de hiponatremia en función del estado normal, reducido o aumentado del líquido corporal (ver fig. 4-3). La hiponatremia importante provoca ciertos hallazgos clínicos (tabla 4-13).

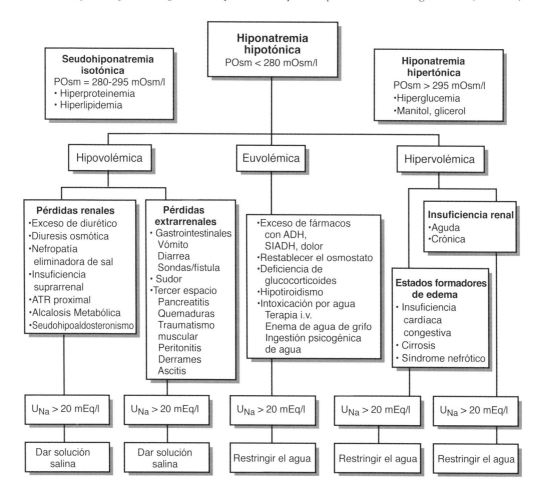

FIGURA 4-3. Clasificación, diagnóstico y tratamiento de estados hiponatrémicos. *ADH*, hormona antidiurética; *ATR*, acidosis tubular renal; *i.v.*, intravenoso; *SIADH*, síndrome de secreción inadecuada de hormona antidiurética. Tomado de Berry PL, Bel Sha CW: Hyponatremia. *Pediatr Clin North Am* 37(2):265–286, 1990.

TABLA 4-13

Trastorno osmolar y deshidratación moderada: hallazgos físicos

Signos/síntomas	Isonatremia	Hiponatremia	Hipernatremia
Estado mental	Letárgico	Muy letárgico	Irritable
Textura de la piel	Seca	Húmeda y fría	Pastosa
Frecuencia cardíaca	Aumentada	Muy aumentada	Ortostática o un poco aumentada
Presión arterial	Normal u ortostática	Baja	Normal a ortostática
Llenado capilar(s)	1,5–3	>3	2–3

La deshidratación hipernatrémica constituye del 5 al 15% de los episodios de deshidratación diarreica; en tales casos, **el volumen intravascular se mantiene bien,** a pesar de que se produzcan pérdidas importantes de volumen (causadas por el desplazamiento de líquidos intracelulares hacia los espacios extracelular e intravascular, debido al aumento de la concentración de sodio). **Esto causa menos signos clínicos típicos de deshidratación (es decir, menos taquicardia y se conserva mejor la elasticidad de la piel).** A menudo, la textura de la piel en estos lactantes adopta una apariencia "pastosa". **Es posible que la hipernatremia tenga secuelas importantes en el SNC y metabólicas,** tanto en su forma aguda como con la corrección de la hipernatremia. Cuando esta se desarrolla de forma gradual o ha estado presente durante cierto tiempo, **las células dentro del cerebro empiezan a generar nuevas sustancias osmolares (los denominados osmoles "ideogénicos", en su mayoría aminoácidos como la taurina);** estos osmoles ayudan a evitar el empequeñecimiento de la célula cerebral y una posible hemorragia.

Debido a las posibles secuelas neurológicas y los osmoles recién formados, **la mayoría de las autoridades recomiendan realizar una rehidratación lenta de los lactantes y niños con deshidratación hipernatrémica diarreica.** Algunos lactantes pequeños (a menudo con un débil reflejo de succión o con madres inexpertas) desarrollan deshidratación hipernatrémica con la lactancia materna, y se ha observado que algunas madres producen leche con concentraciones anormalmente altas de sodio; sin duda, la mezcla incorrecta de la leche de fórmula en polvo puede también provocar hipernatremia. Otras enfermedades causan también este padecimiento (tabla 4-14).

TABLA 4-14

Causas de hipernatremia

Exceso de sodio
   Ingestión de agua de mar
   Administración excesiva de sodio por vía parenteral
   Mezcla inadecuada de la fórmula para lactantes

Pérdida o déficit de agua
   Diabetes insípida
     Central
     Nefrógena
   Sudación
   Falta de acceso a agua
   Falta de sed
   Sudación excesiva
   Diabetes mellitus

Pérdida de mayor cantidad de agua que de sodio
   Diarrea (por cualquier causa)
   Diuresis osmótica
   Uropatía obstructiva
   Displasia renal

TABLA 4-15
Causas de acidosis metabólica
Brecha aniónica normal
Pérdida GI de bicarbonato
Diarrea
Pérdida renal de bicarbonato
Acidosis tubular renal
Disfunción renal
Ingestión de cloruros ácidos
Cloruro de amonio
Sobrealimentación
Brecha aniónica elevada
Acidosis láctica
Cetoacidosis
Insuficiencia renal
Rabdomiólisis
Ingesta de
Salicilato
Metanol
Formaldehído
Etilenglicol
Paraldehído

GI, gastrointestinal.

Consideraciones ácido-básicas

En la deshidratación grave, que en ocasiones se acompaña de fracaso de circulación periférica, se presenta una importante acidosis metabólica con un pH sanguíneo bajo (tabla 4-15). No obstante, la corrección de la acidemia metabólica, en este caso, no justifica la terapia con bolo de álcali, sino más bien una corrección más lenta del déficit de bicarbonato. Este se calcula como sigue:

$$[\text{déficit de HCO}_3^-] = (\text{HCO}_3^- \text{ sérico deseado}) - (\text{HCO}_3^- \text{ sérico actual}) \times \text{peso (kg)} \times V_d$$

donde V_d es el volumen de distribución del HCO_3^- (0.7 en los lactantes; 0.6 en niños y adultos). Sólo debe reemplazarse la mitad a dos tercios del déficit calculado.

Los niños con vómito importante (como en caso de estenosis pilórica) presentan alcalosis metabólica hipoclorémica. Existe una pérdida urinaria de potasio relacionada, desde los túbulos distales, en un intento de retener iones hidrógeno para la corrección de la alcalosis. Las soluciones que contienen cloruro (dextrosa al 5% más 0.45% de solución salina isotónica con cloruro de potasio agregado) se usan para reparar los déficits de líquidos y electrólitos según el grado de deshidratación calculada. La alcalosis metabólica que responde al cloruro (p. ej., en la pérdida excesiva de iones hidrógeno y cloruro a través del vómito, de la succión gástrica, de la terapia con diuréticos y de la pérdida excesiva de sudor por fibrosis quística) suele caracterizarse por concentraciones de cloruro urinario menores de 10 mEq/l. La alcalosis metabólica resistente al cloruro (en el hiperaldosteronismo primario o secundario, como en la estenosis de la arteria renal) se refleja por un cloruro urinario mayor de 20 mEq/l. La aldosterona aumenta la cantidad de iones hidrógeno y potasio secretados desde los túbulos renales distales en el intercambio por reabsorción de sodio.

Consideraciones relacionadas con el potasio

La mayoría de los pacientes con deshidratación diarreica necesitan iniciar terapia de rehidratación oral para la corrección de la concentración de líquidos y electrólitos. Casi todas las preparaciones de rehidratación oral contienen, por lo menos, 20 mEq/l de potasio. Además, la alimentación procoz en el manejo de la diarrea presenta la ventaja de que permite restablecer el equilibrio de potasio de forma gradual. Aunque sea necesaria la fluidoterapia por vía parenteral, el reemplazo de potasio por vía intravenosa no es necesario si se tolera la alimentación entérica y el potasio sérico se encuentra dentro de los límites de normalidad. Los pacientes que han sido alimentados deficitariamente durante un tiempo prolongado, que presentan vómitos de forma frecuente y persistente o con gran cantidad de evacuaciones (>10 ml/kg cada hora) requieren 20-40 mEq/l de cloruro de potasio (es posible utilizar el acetato de potasio si existe una acidosis metabólica relacionada; el acetato se metaboliza a lactato en el hígado), el cual se agrega a los líquidos intravenosos, incluso si la concentración de potasio sérico es normal. Esta puede no reflejar el potasio corporal total (el potasio es en gran medida un catión intracelular), lo que es especialmente cierto en pacientes con retraso del crecimiento o desnutrición proteico-energética secundaria a atrofia muscular. Los médicos deben añadir potasio a los líquidos intravenosos sólo después de asegurarse de que hay diuresis.

Es básico prevenir la hiperpotasemia yatrógena, debido a que el riesgo de arritmia cardíaca letal es mayor con el potasio sérico elevado que con la hipopotasemia. La arritmia mortal casi nunca se observa en pacientes hipopotasémicos con corazón normal. Es posible que los sujetos con hipopotasemia grave de inicio rápido y los que desarrollan hipopotasemia relacionada con síntomas potencialmente mortales (debilidad muscular grave con o sin hipoventilación, cambios electrocardiográficos [ECG] y arritmia cardíaca) necesiten tratamiento en bolo con y dosis de 0.5-1 mEq/kg administrados como infusión a pasar en una a 3 h (velocidad de la solución intravenosa <1 mEq/kg y hora). El tratamiento con bolo intravenoso de potasio debe realizarse sólo en la unidad de cuidados intensivos (UCI) con un monitor cardíaco continuo, así como con mediciones frecuentes del potasio sérico (cada 30-60 min).

En los pacientes con hipopotasemia crónica la corrección del déficit debe hacerse lentamente y son precisos 1-2 mEq/kg de potasio en forma de complementos orales. La dosis se aumenta gradualmente en función de la monitorización de la concentración sérica hasta que se logra normalizar el nivel de potasio. Los complementos orales se usan también para restaurar el déficit de potasio después de la corrección intravenosa en la hipopotasemia aguda. Existen varias preparaciones orales de potasio útiles que contienen sodio, potasio y bicarbonato, como cloruro de potasio (40 mEq potasio = 3 g de cloruro de potasio), gluconato de potasio (40 mEq potasio = 9,4 g de gluconato de potasio), fosfato y citrato de potasio (Polycitra).

Consideraciones relacionadas con la función renal

La causa más frecuente de oliguria (diuresis <1 ml/kg y hora en lactantes; <0,5 ml/kg y hora en niños) es el déficit de volumen, a menudo secundario a deshidratación. La hipoperfusión renal resultante causa uremia prerrenal. El retraso en el tratamiento no sólo pone en peligro la completa recuperación de la función renal (con una progresión a necrosis tubular aguda), sino que además daña otros órganos importantes. Por ello, la fluidoterapia intensiva está justificada en los casos de deshidratación grave y fracaso de la circulación periférica. Además, tal vez sea difícil distinguir la oliguria secundaria a insuficiencia prerrenal de la debida a una lesión renal aguda (intrínseca). En el caso de oliguria profunda, es más seguro asumir una insuficiencia prerrenal. Es necesario realizar una prueba de provocación con líquido mediante una infusión cristaloide con 20 ml/kg de solución salina o solución de Ringer (que es de elección en el contexto de la deshidratación diarreica, dado que proporciona un complemento de bicarbonato) a pasar en 30-60 min. Los signos clínicos de mejoría de perfusión tisular son el llenado capilar mayor de 2 segundos; una disminución de la velocidad del pulso braquial; un aumento en la presión arterial, y, lo más importante, un incremento en la diuresis. En los pacientes con alteración del estado mental y en aquellos que son demasiado pequeños como para poder realizar un cálculo exacto de la diuresis, tal vez sea necesario colocar una sonda uretral. Si persiste la oligoanuria a pesar de administrar una o dos dosis de infusión de cristaloide en bolo, es necesario realizar una nueva prueba de provocación con líquido con furosemida intravenosa en dosis de 2-5 mg/kg.

En la mayoría de los casos, la oligoanuria que persiste después de tres bolos de fluidoterapia (con o sin furosemida) es indicativa de insuficiencia renal intrínseca (que es preferible denominarla lesión renal aguda). Es importante corroborar que la insuficiente diuresis no se deba a la acumulación de orina en la vejiga por obstrucción de las vías urinarias inferiores. Es posible palpar o percutir una vejiga distendida en la región suprapúbica o colocar una sonda vesical.

A la hora de diferenciar entre una lesión renal aguda y una prerrenal, suele ser útil emplear varios parámetros bioquímicos (tabla 4-16). Es esencial interpretar estos índices junto con otra información clínica obtenida previamente. Algunos parámetros son menos útiles que otros, en función de la situación clínica; por ejemplo, el nitrógeno ureico en sangre (BUN) resulta afectado en los estados de hipercatabolismo o de deficiencia nutricional. La fracción excretada de sodio (FE_{Na}) es el parámetro más sensible. La mayoría de los índices derivan de la capacidad de concentración tubular renal intacta en caso de fracaso prerrenal (en contraste con la lesión renal aguda). Así, en este contexto, la densidad urinaria y la osmolalidad están elevadas, mientras que el sodio urinario y la FE_{Na} permanecen bajos.

 Dato relevante: Debe observarse que en el contexto de una enfermedad glomerular primaria (que a menudo se distingue por parámetros clínico-bioquímicos) sin un compromiso tubular significativo tal vez existan concentración de orina (sodio urinario bajo, densidad urinaria y proporción osmolalidad urinaria:plasmática alta) y una FE_{Na} baja, lo que hará pensar en un fracaso prerrenal.

TABLA 4-16

Parámetros bioquímicos usados para diferenciar la oliguria

Prueba de laboratorio	Fracaso prerrenal	Fracaso renal intrínseco	SIADH
Diuresis	Oligúrica	Oligoanúrica/no oligúrica	Oligúrica
Microscopia urinaria	A menudo normal	Granular/epitelial/cilindros de GR	Normal
Sodio urinario (mEq/l)			
Niños y adultos	<20	>40	>40
Recién nacidos	<40	>40	>40
Densidad urinaria			
Niños y adultos	≥1 020	<1 010	>1 020
Recién nacidos	≥1 015	<1 015	>1 020
Osmolalidad urinaria (mOsm/l)			
Niños y adultos	>500	<350	>500
Recién nacidos	>400	<400	>500
Proporción de osmolalidad urinaria:plasmática	>1.5	<1.5	>2
NUS (mg/dl)	>20	<10	>15
Creatinina (mg/dl)			
Niños y adultos	>40	<20	>30
Recién nacidos	>20	<15	>20
Proporción BUN:creatinina	>20	10–20	—
IIR			
Niños y adultos	<1	>1	>1
Recién nacidos	<3	>3	>1
FE$_{Na}$			
Recién nacidos	<1	>1	1
Recién nacidos	<2.5	>3	1

BUN, nitrógeno ureico en sangre; *FE$_{Na}$*, fracción excretada de sodio [(U$_{Na}$ × P$_{Cr}$)/(U$_{Cr}$ × P$_{Na}$) × 100]; *GR*, glóbulos rojos; *IIR*, índice de insuficiencia renal (U$_{Na}$ × 100/U$_{Cr}$ × P$_{Cr}$); *SIADH*, síndrome de secreción inadecuada de hormona antidiurética.

Es necesario transferir a la UCI a aquellos pacientes con oligoanuria persistente a pesar de recibir una fluidoterapia aparentemente adecuada con colocación de una vía central y monitorización de la presión venosa central. Las presiones menores de 5 cm H$_2$O implican hipovolemia persistente; por tanto, tal vez sea necesario administrar más líquido. Es necesario realizar una búsqueda cuidadosa de la etiología del fracaso de la circulación, la cual incluye septicemia (choque redistributivo), hipoglucemia e intoxicaciones con medicamentos. Las presiones mayores de 10 cm H$_2$O indican un gasto cardíaco inadecuado a pesar de una correcta precarga (choque cardiogénico).

Al establecer el diagnóstico de lesión renal aguda (intrínseca), el reemplazo de líquidos por vía oral y parenteral debe limitarse a las pérdidas insensibles y a la diuresis (así como a la producción de líquido proveniente de otras fuentes). En la mayoría de los pacientes pediátricos, la cantidad diaria de líquido requerido para mantener un equilibrio igual a cero se calcula como sigue:

$$M = UOP + ERL + IWL$$

donde M es el requerimiento diario de líquidos; UOP (del inglés *urine output*), la diuresis o el cálculo de la diuresis de las 24 h previas (es posible determinar el contenido de electrólitos); ERL (del inglés *extrarenal fluid loss*), la pérdida extrarrenal de líquido o la pérdida de líquido (calculada y analizada en busca de la composición electrolítica) reemplazada de forma proporcional, e IWL (del inglés *insensible water loss*) es la pérdida insensible de agua de 400-500 ml/m² al día.

Es posible elegir un período más corto para la recogida y análisis de la orina (16 h, 8 h o 4 h) para determinar un reemplazo de líquidos más fisiológico. Debe usarse el intervalo de tiempo más corto para los pacientes más pequeños (en especial para los recién nacidos), dado que presentan una elevada tasa de recambio de líquidos.

Se debe comprobar si la fluidoterapia es adecuada mediante un análisis estricto de entradas-salidas, el control diario del peso, el examen físico y las concentraciones de sodio sérico. La mayoría de los pacientes experimentan una pérdida de peso del 0.5% al 1% al día debido a una elevada actividad catabólica o a una ingesta calórica inadecuada. En los pacientes con consumo estable de sodio, la hiponatremia frente a oliguria tal vez refleje un equilibrio de líquidos positivo, mientras que la hipernatremia implica un déficit de líquidos. Es posible que la anemia por dilución sea indicativa también de sobrehidratación.

Estrategia de la terapia parenteral en los lactantes y niños deshidratados

A menudo se describen las fases de la fluidoterapia y se proporciona un sistema útil para organizar la misma y (muy importante) hacer el seguimiento de sus resultados.

Fase 1

El objetivo de la primera fase de la fluidoterapia es **el restablecimiento del volumen intravascular circulante en niños con deshidratación grave y fracaso de la circulación periférica (choque).** Si un lactante o niño tiene antecedente de déficit de volumen y está muy deshidratado o tiene signos de choque, **es adecuada una infusión intravenosa rápida de un agente expansor de volumen a razón de 20 ml/kg de peso.** (Por lo general, este agente es una solución salina isotónica, aunque es posible utilizar solución de Ringer o albúmina al 5%). Es necesaria la monitorización durante este tratamiento, y se requiere de cuidados de enfermería intensivos y soporte médico. Después de la infusión, es esencial repetir la evaluación de las constantes vitales y la exploración física, y es necesario repetir el "bolo" de solución salina isotónica hasta conseguir la estabilidad cardiovascular (es decir, un mejor llenado capilar, una menor frecuencia cardíaca, mayor presión arterial y un mejor estado mental). Lo normal es que se necesiten entre una y tres infusiones.

Los niños con choque hipovolémico no deben recibir agentes inotrópicos para mejorar el gasto cardíaco a menos que fracase el restablecimiento del volumen intravascular. Aunque es una práctica frecuente en la UCI, con el uso de dopamina en dosis bajas no se obtiene un beneficio clínico en el mantenimiento de la diuresis. Es necesario hacer una determinación del nivel de electrólitos, nitrógeno ureico y creatinina séricos antes de iniciar la fluidoterapia, ya que estos ayudan a orientar las fases siguientes del tratamiento. **En los niños con deshidratación pero sin evidencia de choque no es preciso iniciar fluidoterapia en "bolo" y es posible obviar la fase 1.** Muchos médicos recomiendan restar los bolos líquidos iniciales administrados al lactante de los líquidos de mantenimiento y el déficit de líquido calculado para las primeras 24 h; esto es opcional y depende de cada paciente.

Fase 2

La fase 2 en la terapia de reemplazo de líquidos requiere atender a varios componentes de la fluidoterapia como se analizó en párrafos anteriores (v. "Métodos para calcular las necesidades de líquidos de mantenimiento"). Todos los niños necesitan líquido de mantenimiento, y para aquellos con deshidratación isonatrémica o hiponatrémica deben calcularse los líquidos como se describió antes. La terapia de mantenimiento para niños con deshidratación hipertónica se describe en la siguiente sección. **Además de los líquidos de mantenimiento, es esencial reemplazar las pérdidas constantes que se producen por diarrea, vómito o secreciones nasogástricas.** El reemplazo exacto requiere de la medición del contenido electrolítico de estos líquidos corporales en el laboratorio clínico y del volumen a la cabecera del paciente, así como la administración de los líquidos de reemplazo adecuados. La tabla 4-9 proporciona los valores típicos de estas pérdidas constantes, que se usan como guías. Si estas pérdidas constantes son significativas, es necesario realizar el reemplazo con frecuencia (cada 1-2 h); para pérdidas menos graves, es adecuado un reemplazo menos frecuente.

La terapia del déficit (reemplazo de pérdidas previas de líquidos) se calcula de varias maneras en los niños con deshidratación isonatrémica o hiponatrémica. Si se conoce el peso corporal exacto y reciente antes de la enfermedad, entonces la cantidad de líquido necesaria para reemplazarlo (como déficit) es, simplemente, el peso antes de la enfermedad menos el actual (en kilogramos). Un peso corporal que disminuyó 1 kg por pérdida de líquidos a causa de diarrea requiere de 1 l de reemplazo de líquido (1 l de agua pesa 1 kg). **Es esencial administrar este y otros reemplazos de déficit, además de los líquidos de mantenimiento "regulares" y el reemplazo de las pérdidas constantes.**

Si se desconoce el peso antes de la enfermedad, es posible calcular el porcentaje de deshidratación utilizando los criterios de exploración física mencionados en la tabla 4-11. El peso antes de la enfermedad se calcula de forma "retrospectiva" mediante la siguiente fórmula:

$$\times \frac{\text{(peso antes de la enfermedad en kilogramos)}}{\text{Peso actual en kilogramos}} = \frac{100}{100 - \text{\% de deshidratación}}$$

La cantidad de líquido perdida en el episodio de deshidratación aguda que debe reemplazarse se calcula entonces como *x* (peso antes de la enfermedad) menos el peso actual, lo cual es igual al volumen de líquido que se debe reemplazar. **De manera alternativa, la cantidad de déficit de líquido en los lactantes se calcula en función del porcentaje de deshidratación, como se menciona en las tablas 4-11 y 4-12.** En la tabla 4-12 se describen también las necesidades proporcionales de reemplazo de electrólitos para niños con deshidratación isotónica.

Cálculo de fluidos en la deshidratación isonatrémica

CASO 4-3

Un lactante del sexo masculino llega al servicio de urgencias por presentar diarrea, disminución de la ingesta de líquidos orales e irritabilidad. El peso actual del niño es de 8,1 kg; sus mucosas están secas y no presenta lágrimas cuando llora. Los padres informan de que la última micción se produjo cerca de 12 h antes de la consulta en el servicio de urgencias. La presión arterial es de 86/45 mmHg, la frecuencia cardíaca, de 152 latidos/min, el llenado capilar, de 3 s, y la elasticidad de la piel presenta lentitud para retraerse. De acuerdo con estos hallazgos, se calcula que el niño tiene una deshidratación del 10% y que necesita de forma urgente reanimación con líquidos.

Pregunta 4.3.1

¿Cuáles son los primeros pasos en la terapia de rehidratación?

Respuesta 4.3.1

El primer paso es obtener un acceso vascular y determinar el nivel de electrólitos séricos. El segundo paso es dar 20 ml/kg de peso corporal de solución salina isotónica y revalorar al niño. La cantidad de solución salina isotónica es de 20 ml/kg multiplicado por 8.1 kg o 162 ml, que debe administrarse tan pronto como sea posible (por lo general, a pasar en 10-20 min).

El niño responde a la terapia de prueba con una disminución en la frecuencia cardíaca a 115 latidos/min y una mejoría del llenado capilar de 2 s, y se obtiene diuresis, aunque escasa y concentrada, con una densidad mayor de 1.035. El sodio sérico del niño es de 135 mEq/l.

Pregunta 4.3.2

Ahora que el niño está más estable, ¿cómo debe procederse con la fluidoterapia?

Respuesta 4.3.2

Debido a que el niño ahora pesa 8,1 kg y a que se ha determinado que tiene una deshidratación del 10%, se calcula el peso antes de la enfermedad de acuerdo a lo siguiente:

$$\frac{\times}{8.1 \text{ kg}} = \frac{100}{100} - 10?\ \text{(peso antes de la enfermedad)} = 9 \text{ kg}$$

Por tanto, la cantidad de líquido perdida (déficit de líquido) es de 9 kg menos 8.1 kg, lo cual es igual a 0.9 kg (o, en líquido, 0.9 l o 900 ml). La cantidad de sodio y potasio en los líquidos faltantes se establece en la tabla 4-12; aquí, la cantidad de sodio que debe administrarse en los 900 ml de líquido faltante es de 72 mEq. Deben administrarse líquidos de mantenimiento; 9 kg multiplicado por 100 kcal (ml) igual a 900 ml, con 22.5 mEq de sodio (v. tabla 4-6; 9 × 2,5 mEq de sodio por 100 calorías metabolizadas) para 24 h.

Así, los líquidos totales necesarios para 24 h son 900 ml (déficit) más 900 ml (mantenimiento), lo cual es igual a 1800 ml/24 h (como se mencionó, se puede "restar" el bolo inicial del líquido administrado, lo cual reduce el volumen de la infusión de 24 h a 1638 ml) El contenido total de sodio es de 72 mEq (déficit) más 22.5 mEq (mantenimiento), lo cual es igual a 94.5 mEq de sodio por día. Un frasco de 1 l de dextrosa al 5%, con 54 mEq de cloruro de sodio agregado, a una velocidad de infusión de 75 ml/h, nos da un resultado 1 800 ml de líquido a pasar en 24 h, con el déficit y el mantenimiento de sodio requeridos (o a una velocidad de 68 ml/h para dar el total de infusión menos el bolo de la terapia inicial). Esto es semejante a "dextrosa al 5% con un tercio de solución salina normal", añadiendo potasio a la solución intravenosa después de establecerse la diuresis.

Cálculo de líquidos en la deshidratación hiponatrémica

Como se mencionó antes, los niños con hiponatremia a menudo parecen más enfermos que los isonatrémicos con déficit de volumen similar. El procedimiento para calcular la cantidad de líquido que se debe dar es el mismo que se describió antes (v. "Métodos para calcular las necesidades de líquido de mantenimiento"); en realidad, la única diferencia es que se administra más sodio. Es necesario tratar a los niños como si tuvieran una deshidratación isonatrémica que requiera de un reemplazo de déficit de líquidos. Los requerimientos de líquido y sodio de mantenimiento se describen en las tablas 4-6 y 4-12. El déficit de sodio se calcula usando la siguiente ecuación:

$$([Na] \text{ deseado} - [Na] \text{ observado}) \times \text{peso (kg)} \times 0,6 \text{ (volumen de distribución de Na)}$$

Se recomienda no elevar la concentración de sodio sérico más de 10-15 mEq/día para evitar complicaciones neurológicas, como convulsiones o desmielinización de la protuberancia. La hiponatremia que se presenta con manifestaciones neurológicas requiere de una rápida corrección con cloruro de sodio al 3% sin sobrepasar los 1-2 mEq/l cada hora.

CASO 4-4

Una lactante previamente sana que pesaba 10 kg en su evaluación de niña sana la semana anterior ha tenido diarrea con algo de vómito durante varios días. En la evaluación en el servicio de urgencias pediátricas, pesa 9 kg; además, tiene ojos hundidos, un llenado capilar de 4 s y mucosas secas. Se encuentra somnolienta y letárgica. La presión arterial es de 55/38 mmHg, con una frecuencia cardíaca de 160 latidos/min. Los estudios de laboratorio indican un nivel de sodio de 125 mEq/l, de potasio de 3.8 mEq/l, de cloruro de 115 mEq/l y de bicarbonato de 9 mEq/l. El nitrógeno ureico sérico es de 32 mg/dl, y la creatinina. de 0.7 mg/dl.

Pregunta 4.4.1

¿Esta niña debe recibir reanimación de urgencia con líquidos?

Respuesta 4.4.1

El llenado capilar prolongado y el estado mental deprimido de esta niña, junto con la historia clínica, son indicativos de una hipovolemia importante, lo que justifica una reanimación de urgencia. Esta niña debe recibir 20 ml/kg de peso corporal de solución salina isotónica o solución de Ringer rápidamente (a pasar en 10-20 min); esto debe repetirse si la respuesta no es suficiente.

Pregunta 4.4.2

Si la infusión de solución salina isotónica de 20 ml/kg reduce el llenado capilar a 2 s, aumenta la presión arterial a 90/48 mmHg y disminuye la frecuencia cardíaca a 124 latidos/min, ¿cuáles serían los requerimientos de líquidos y electrólitos?

Respuesta 4.4.2

El líquido de mantenimiento necesario para una niña que pesa 10 kg es de 1000 ml/día, y el sodio requerido, 25 mEq/100 kcal metabolizadas). Debido a que se ha perdido 1 kg o 1000 ml de líquido (en una niña con deshidratación del 10%), el déficit de líquido es de 1 000 ml. Las pérdidas proporcionales de sodio (como en una deshidratación isonatrémica) se describen en la tabla 4-12; existen 80 mEq de sodio (8 mEq de sodio/kg de peso corporal en una niña con deshidratación del 10%). Se calculan las pérdidas adicionales de sodio de acuerdo con la fórmula de déficit de sodio:

$$([Na] \text{ deseado} - [Na] \text{ actual}) \times \text{peso (kg)} \times 0.6 = \text{déficit de Na}$$

El peso corporal (kg) multiplicado por 0.6 es la fórmula usada habitualmente para calcular el volumen de distribución del líquido extracelular para los iones como el sodio. En este caso, el déficit de sodio es:

$$(135 - 125) \times 10 \times 0.6 = 60 \text{ mEq Na}$$

La cantidad total de líquido necesaria en 24 h es entonces de 1 000 ml (mantenimiento) más 1 000 ml (déficit) o 2 000 ml, y el requerimiento total de sodio es de 25 mEq (mantenimiento) más 80 mEq (pérdidas proporcionales) más 60 mEq (déficit de sodio) o 165 mEq de sodio. Esta niña podría recibir 2 000 ml de dextrosa al 5% a pasar en 24 h en una solución que proporcionara 165 mEq de sodio en ese volumen. El frasco final de 1 l de líquido intravenoso incluiría dextrosa al 5% con 82,5 mEq/l de sodio, a infundir a una velocidad de 84 ml/h.

Una alternativa es administrar la mitad de esta solución de déficit-mantenimiento en las primeras 8 h (900 ml en 8 h = 112 ml/h) y el resto a lo largo de las siguientes 16 h (900 ml en 16 h = 65 ml/h), suponiendo que no existen pérdidas constantes significativas. Esta solución es muy parecida a la de dextrosa al 5% con una mitad de "solución salina normal" que está disponible en el mercado. Debe agregarse el potasio a los líquidos intravenosos después de que se haya observado la presencia de diuresis, normalmente de 20-40 mEq/l.

Cuando un lactante o niño requiere que se le administren líquidos por vía parenteral, debe hacerse todo lo posible para reanudar la alimentación entérica tan pronto como sea posible. A menudo, los bolos de líquido o las primeras horas de líquidos parenterales son todo lo que se necesita. El punto importante a recordar es que estos cálculos de líquidos son, en el mejor de los casos, estimaciones de las cantidades de líquidos y electrólitos necesarias, y es imperativo revalorar con frecuencia la exploración física, las constantes vitales y las químicas sanguíneas.

Cálculos de líquidos en deshidratación hipernatrémica

En la tabla 4-14 se enumeran las causas de hipernatremia. Los niños con deshidratación diarreica e hipernatremia han perdido tanta agua como sodio del cuerpo, pero la pérdida de agua es proporcionalmente menor que la de sodio. Debido a que muchos niños tienen evacuaciones diarreicas con 30-60 mEq/l de sodio, **la pérdida de esta diarrea hipotónica (en relación con el líquido extracelular) sin el reemplazo entérico adecuado de líquidos hipotónicos provoca una deshidratación hipernatrémica.** En presencia de esta, sigue siendo razonable reemplazar el déficit de volumen con lentitud y ajustar los requerimientos de líquido de mantenimiento, como se describe en el caso 4-5.

CASO 4-5

Un lactante del sexo masculino con un peso reciente de 10 kg tiene diarrea y vómito ocasional y rechaza todo intento de alimentación. **Se muestra irritable y tiene un llanto de tono agudo. Su piel adopta una apariencia "pastosa",** las mucosas están secas, y el tono muscular, un poco aumentado. El llenado capilar es un poco menor de 2 s, la presión arterial y la frecuencia cardíaca son normales, y el peso es ahora de 9 kg. La presión arterial es de 98/60 mmHg, y la frecuencia cardíaca, de 122 latidos/min. La diuresis en las últimas 24 h ha sido mínima. **El nivel de electrólitos séricos muestra una concentración de sodio de 165 mEq/l.**

Pregunta 4.5.1
¿Este niño requiere líquidos de emergencia?

Respuesta 4.5.1
Por supuesto que este niño está deshidratado, **con mucosas secas, alteración del estado mental y disminución de la diuresis.** Sin embargo, el llenado capilar no está muy prolongado, y la presión arterial y la frecuencia cardíaca son normales. **Algunos médicos optarían por iniciar el tratamiento con 10-20 ml/kg de peso corporal de solución salina isotónica debido a la baja diuresis.** Sin embargo, por las altas concentraciones séricas de sodio (y las concentraciones elevadas concomitantes de hormona antidiurética en respuesta al aumento de osmolalidad), la diuresis es obligatoriamente baja. El niño se beneficiará de una infusión en bolo, aunque, con este cuadro clínico, esta no es obligatoria.

Pregunta 4.5.2
Suponga que el médico no desea darle una infusión en bolo, pero le pide que calcule la terapia de reemplazo de mantenimiento y déficit de líquidos y electrólitos. ¿Cómo lo haría para un niño con hipernatremia?

Respuesta 4.5.2
Es preciso realizar modificaciones en los líquidos y electrólitos de mantenimiento y déficit en los niños con hipernatremia. Cuando en párrafos anteriores se describieron los componentes de los líquidos de mantenimiento (v. "Métodos para calcular los requerimientos de líquidos de mantenimiento"), los principales componentes eran las pérdidas insensibles (respiratoria y cutánea) y un margen para la diuresis razonable para la excreción de productos de desecho pero no forzar al riñón a concentrar o diluir al máximo la orina. En el contexto de una deshidratación hipernatrémica con hiperosmolalidad y una secreción máxima de hormona antidiurética, la diuresis es obligatoriamente pequeña. Por tanto, es razonable permitir emplear una cantidad de 65-70 ml (en vez de 100 ml)/kcal metabolizada como líquidos de mantenimiento más 30-35 ml/100 calorías metabolizadas adicionales como reemplazo del déficit. La cantidad total de líquido a darse sería entonces de 100 ml/100 calorías metabolizadas por día (lo cual en situaciones "normales" es el requerimiento de mantenimiento). El contenido de sodio en los líquidos intravenosos debe ser poco (solución salina isotónica al 0.2% o al 0.3%).

   Es esencial que este volumen se administre a una velocidad uniforme a pasar en 48 h sin bolo ni un aumento de volumen en las primeras 48 h. El peligro que presenta una expansión demasiado rápida del volumen extracelular con soluciones demasiado diluidas es que conduce a una disminución precipitada en el nivel de sodio sérico y desplazamientos de líquidos demasiado rápidos hacia el espacio intracelular. Lo cual provocaría convulsiones y edema cerebral.

   Un estudio prospectivo comparó el uso de dextrosa hipotónica y solución salina (dextrosa al 5% con solución salina isotónica al 0.2%) a razón de 100 ml/kg (cálculo rehidratado) de peso corporal por día con dextrosa al 5% y solución salina isotónica al 0.2% administrada con mayor rapidez (150 ml/kg y día) y dextrosa al 5% con 0.45 de solución salina normal administrada con más rapidez (150 ml/kg y día). **Los niños a los que se les administraron los líquidos con más rapidez y con más sodio tuvieron una tasa de complicación significativamente mayor, con más episodios de convulsiones durante el tratamiento y más edema.** A los que se les administró la solución salina hipotónica con más lentitud presentaron una resolución más controlada de su hipernatremia con menos efectos adversos.

   En los niños tratados por hipernatremia es precisa un monitorización muy estrecha de su peso corporal, diuresis, glucosa sérica y concentraciones de calcio. **La hipocalcemia hace necesario el reemplazo intravenoso del calcio. Además, la hiperglucemia tal vez requiera reducir la concentración de la dextrosa al 2.5% en vez de la habitual al 5%. La mayoría de los médicos informan de que una reducción de sodio de 0,5 mEq/l cada hora o de 10-15 mEq/l al día son objetivos razonables.** Debe determinarse con frecuencia el nivel de electrólitos séricos (cada 2-8 h, en función de la concentración original de sodio, la gravedad de la enfermedad clínica y la respuesta a la fluidoterapia). Asimismo, debe recordarse que la diuresis será bastante baja hasta que las concentraciones de sodio sérico se acerquen al rango de normalidad, y que la diuresis por sí sola no es una herramienta adecuada para vigilar la eficacia del tratamiento.

Estrategia para el uso de la solución de rehidratación oral

La solución de rehidratación oral (SRO) es necesaria en todos los niños con diarrea y vómito, excepto en caso de enfermedades como fracaso de la circulación periférica, vómito frecuente y persistente, y enfermedad grave con o sin alteración del estado mental (tabla 4-17). Es posible que el inicio temprano de la SRO evite la deshidratación en la mayoría de los niños. En el contacto inicial con los pacientes, es necesario realizar una historia clínica y una exploración física orientadas al objetivo. La evaluación del estado de deshidratación debe realizarse según en los parámetros clínicos sugeridos (v. tabla 4-11) Los más sensibles de estos parámetros son la pérdida de la turgencia de la piel, las mucosas orales secas, los globos oculares hundidos y la alteración del estado mental. El grado de deshidratación se calcula con más exactitud si se conoce el peso antes de la enfermedad.

Es necesario administrar la SRO para corregir el déficit de líquido calculado, más el de mantenimiento y la pérdida de líquido constante a lo largo de 4-6 h. El cálculo de pérdida de líquido constante por cada evacuación diarreica es de 50-100 ml y de 100-200 ml para niños menores y mayores de 2 años de edad, respectivamente. De manera alternativa, es posible pesar o cuantificar cada evacuación como 10 ml/kg de peso corporal.

Pasadas 4-6 h de la rehidratación, es adecuado proceder a una revaloración. Si el niño sigue deshidratado, será necesario administrar un requerimiento de líquido calculado de nuevo. Los ciclos continuarán hasta que la rehidratación sea adecuada. A partir de este momento, la SRO se administrará según lo calculado para los requerimientos de mantenimiento más la cantidad de líquido constante necesaria.

Por ejemplo, un lactante de 10 kg de peso con una disminución de peso del 10% después presentar diarrea de forma aguda cada 3 h requerirá una cantidad específica de SRO en las primeras 6 h según los siguientes cálculos:

$$
\begin{aligned}
\text{Déficit de líquidos} \quad &= \quad 10 \text{ kg} \times 10\% \\
&= \quad 1\,000 \text{ ml de SRO} \\
\text{Requerimiento de mantenimiento} \quad &= \quad 100 \text{ ml/kg cada 24 h (primeros 10 kg)} \\
&= \quad 25 \text{ ml/kg cada 6 h} = 250 \text{ ml de SRO} \\
\text{Pérdidas constantes} \quad &= \quad 2 \text{ evacuaciones en 6 h (10 ml/kg por excremento)} \\
&5 \quad 200 \text{ ml de SRO}
\end{aligned}
$$

TABLA 4-17

Directrices para la terapia de rehidratación oral

Elegibilidad del paciente

Todas las edades

Cualquier causa de deshidratación

Se debe evitar en caso de choque o casi choque, vómito incoercible o alteración del estado mental

Método

Calcule el déficit de líquido según el peso previo (si se conoce) y el porcentaje de deshidratación (v. tabla 4-11).

Use la solución de rehidratación con 2-2.5 g/dl de glucosa y 60-70 mEq/l de sodio.

Administre durante 6-8 h el volumen de mantenimiento más el de déficit de líquido.

Si continúan las pérdidas por evacuaciones, reemplace con fórmula de rehidratación.

Después de la rehidratación, revalore. Si el paciente sigue deshidratado, calcule el déficit de líquido, agregue los líquidos de mantenimiento y administre durante 6-8 h.

Se continúa con la lactancia materna.

Si la rehidratación tiene éxito, cambie a la fórmula de mantenimiento.

No use la solución de rehidratación durante más de 4-12 h.

Si el paciente tiene hipernatremia, administre líquidos de reemplazo durante 24 h.

Para la fase de mantenimiento:
Use la solución con 2-2.5 g/dl de glucosa y 40-60 mEq/l de sodio.
Administre según tolerancia, asegurándose de que se emplea suficiente cantidad para cubrir las necesidades de mantenimiento y las pérdidas constantes.
Ofrezca la fórmula diluida a la mitad dentro de las primeras 24 h después de iniciada la terapia de rehidratación; avance hasta alcanzar la concentración completa en las siguientes 24 h.

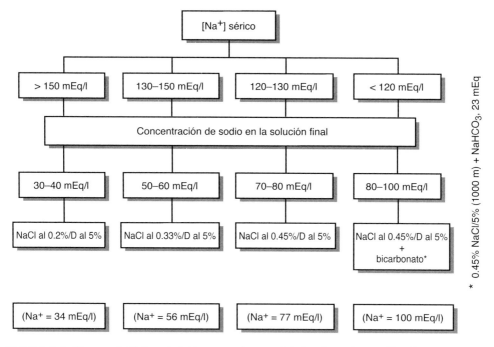

FIGURA 4-4. Diagrama de árbol para la fluidoterapia en lactantes deshidratados. *D*, dextrosa. Tomado de Kallen, RJ: Diarrheal dehydration in infancy. *Pediatr Clin North Am* 37(2):265–286, 1990.

Por tanto, la cantidad total de SRO en las primeras horas es igual a 1 450 ml. En la revaloración, el paciente está bien hidratado y las evacuaciones diarreicas cedieron después de tres evacuaciones en las siguientes 12 h. Así, el reemplazo de líquido de "mantenimiento" y "constante" necesario se aproximaría a 500 ml y 300 ml, respectivamente. La SRO se administra con cucharita, taza o biberón.

SRO de mantenimiento (siguientes 12 h) = 25 ml/kg cada 12 h
   = 500 ml
Cálculo de pérdidas constantes = 3 evacuaciones/12 h (10 ml/kg por excremento)
   = 300 ml

Resumen de fluidoterapia pediátrica

El cálculo de los requerimientos de líquidos para los niños deshidratados es complejo, de manera que se ha desarrollado una estrategia en forma de "diagrama de árbol" que funciona muy bien para los niños con deshidratación moderada (ver fig. 4-4). Una vez que el médico ha decidido qué líquidos son necesarios y ha implementado su administración, las exploraciones físicas, las constantes vitales (en especial, el peso corporal) frecuentes y ciertos parámetros de "seguimiento" de laboratorio ayudan a asegurar el logro de los objetivos terapéuticos de un restablecimiento seguro del estado de líquidos corporales y la reanudación de la alimentación entérica.

LECTURAS RECOMENDADAS

Principios de nutrición pediátrica

American Academy of Pediatrics: *Pediatric Nutrition Handbook.* Elk Grove Village, IL: American Academy of Pediatrics, 2008

Lawrence RA: *Breast Feeding, a Guide for the Medical Profession*, 3rd ed. St. Louis, MO: CV Mosby, 1989.

Martinez GA, Ryan AS, Malec DJ: Nutrient intakes of American infants and children fed cow's milk or infant formula. *Am J Dis Child* 139:1010–1018, 1985.

Pittard WB III: Breast milk immunology. A frontier in infant nutrition. *Am J Dis Child* 133:83–87, 1979.

Shelov SP (ed): *Caring for Your Baby and Young Child, Birth to Age 5.* New York: Bantam Books, 2009.

Fluidoterapia y electrólitos parenterales

Adrogue H, Madias N: Hypernatremia. *N Engl J Med* 342(20):1493–1499, 2000.

Adrogue H, Madias N: Hyponatremia. *N Engl J Med* 342(21):1581–1589, 2000.

Jospe N, Forbes G: Fluids and electrolytes—Clinical aspects. *Pediatr Rev* 17(11):395–403, 1996.

Moritz ML, Ayus JC: The changing pattern of hypernatremia in hospitalized children. *Pediatrics* 104(3 pt 2): 435–439, 1999.

Murphy MS: Guidelines for managing acute gastroenteritis based on a systematic review of published research. *Arch Dis Child* 79:279–284, 1998.

Sio JO, Alfiler CA: *Fluid and Electrolyte Management in Pediatrics.* Manila, Philippines: Express Types and Prints, 2000.

5

Pediatría conductual

Martin T. Stein

Es importante que tanto médicos como padres presten atención a la conducta de los niños en cada consulta pediátrica. Los primeros la observan como una forma de determinar la gravedad de la enfermedad física (p. ej., irritabilidad o ausencia de una sonrisa social en un lactante con fiebre como clave de una sepsis), así como para valorar la presencia de algún trastorno de la conducta específico (p. ej., contacto visual pobre y falta de interacciones sociales recíprocas en un niño con un trastorno del espectro autista). Las interacciones conductuales entre el niño y el padre son también observaciones importantes. La forma en que la madre sostiene, alimenta e interactúa con el lactante es una clave de la calidad del vínculo temprano. Un abuso verbal excesivo durante la consulta puede ser indicativo de que la educación dada al niño no ha sido adecuada. Desde la perspectiva de la prevención primaria, observar que tanto la conducta del niño como las interacciones padre-hijo son adecuadas para la edad permite proporcionar a los progenitores un refuerzo positivo acerca de la calidad del cuidado y de la educación de sus hijos. Esta técnica es especialmente útil cuando el médico evidencia una conducta positiva y la comenta simultáneamente. Utilizar la conducta en esta forma fortalece la alianza terapéutica entre el médico y los padres, al mismo tiempo que mejora la autoestima de estos últimos.

La conducta y el desarrollo neurológico están interrelacionados. La aparición de hitos específicos en la adquisición de habilidades motoras, del lenguaje y sociales en cada etapa de desarrollo (v. Desarrollo, cap. 2) está relacionada con una amplia diversidad de conductas. Conforme maduran áreas específicas del cerebro a una velocidad predeterminada, se desarrollan las habilidades que organizan los patrones de conducta. Cuando un lactante aprende a sentarse sin apoyo y trata de alcanzar un objeto, a los 6 meses de edad, puede interactuar con su entorno de manera activa a través del aprendizaje exploratorio tanto con personas como con objetos inanimados. Se convierte en un «científico en ciernes» a medida que aprende de sus éxitos y fracasos. Estas habilidades motoras y cognitivas influyen en la conducta que manifiesta con sus padres y otros cuidadores. En el segundo año de vida, nuevas capacidades neurológicas (caminar, lenguaje, comer sin ayuda y, con el tiempo, entrenamiento para el control de los esfínteres) reflejan una creciente interiorización del sentido de independencia y autonomía. Aun cuando sigue siendo dependiente de sus padres para su nutrición, seguridad y estimulación del lenguaje, el niño que ya camina aprende a dominar esas capacidades neurológicas, que contribuyen al logro de la independencia —un cambio importante desde el estado dependiente del lactante—. Los conflictos predecibles que se producirán entre la autonomía y la dependencia anterior propiciarán que el niño que empieza a caminar tenga berrinches. La respuesta de los padres a las mismas da forma a los patrones de conducta de su hijo.

El conocimiento acerca de las variaciones en la conducta normal en cada etapa de desarrollo durante la niñez y la adolescencia es una parte de gran importancia en todas las evaluaciones clínicas. Un ejemplo de ello es la capacidad del médico para diferenciar los miedos normales y previsibles de las preocupaciones por trastornos de ansiedad (tabla 5-1). La comprensión de los temores y de las preocupaciones normales es el inicio del proceso de decidir si existe o no un problema significativo. Otro ejemplo es reconocer la enuresis nocturna, conducta que puede ser un reflejo de la maduración del músculo detrusor, de trastornos del sueño o de una vejiga pequeña: a los 3 años, cerca del 75% de los niños presentan enuresis; a los 5 años, del 15 a 20%; a los 8 años, el 7%, y a los 12 años, del 2 al 3%. Por lo tanto, la enuresis nocturna es normal antes de los 6 años; cuando persiste hacia el octavo año, se ha de iniciar una evaluación en busca de indicios de enuresis nocturna primaria.

CONDUCTAS, GENES Y AMBIENTE

La conducta en los niños es el resultado de los genes y de la experiencia ambiental. Un principio prominente en la biología molecular contemporánea es la idea de que los genes requieren de un ambiente para su expresión. Este proceso empieza en la vida fetal. Que la maduración del cerebro fetal sea saludable dependerá de que se produzca una adecuada nutrición materna; se ve afectada de manera adversa por la presencia en la madre de una enfermedad mediada genéticamente (p. ej., hipertensión, diabetes) y de toxinas ambientales (p. ej., tabaquismo, consumo de alcohol, abuso de sustancias, algunas medicaciones prescritas). La existencia de hipertensión durante el embarazo hace que el bebé tenga una talla baja para su edad gestacional; estos niños suelen ser irritables y difíciles de tranquilizar, y tener problemas de alimentación importantes. La exposición a la

---

TABLA 5-1

Ansiedad en los niños: una perspectiva de desarrollo de los miedos normales

Lactantes:	Ansiedad por la separación
Niños que ya caminan:	Miedo a los monstruos
Preescolares:	Miedo a la oscuridad; al daño corporal
Edad escolar:	Miedo a la desaprobación, a animales, al ambiente natural
Adolescencia:	Miedos relacionados con la identidad, independencia y aceptación social

---

cocaína, anfetaminas y alcohol se relaciona también con irritabilidad después del nacimiento. Es importante reconocer las influencias neurobiológicas y sociales/ambientales sobre la conducta durante la infancia (tabla 5-2).

TEMPERAMENTO

Las variaciones en la conducta son un reflejo del temperamento del niño, por lo que la comprensión del mismo es una herramienta útil para interpretar su conducta. El temperamento es un rasgo biológico que se refiere a la manera en la cual un niño responde a los estímulos nuevos en el ambiente. Es una forma individual de responder al medio con base en las diferencias en la reactividad emocional, en el nivel de actividad, en la atención y en la autorregulación que aparecen de manera constante en todas las situaciones y son relativamente estables a lo largo del tiempo. Cerca del 10% de los bebés son clasificados como temperamentalmente «fáciles» (es decir, mantienen rutinas regulares, son alegres y los demás los aceptan con facilidad); el 10%, como «difíciles» (es decir, son irregulares, aceptan con lentitud el cambio y tienden a responder de forma negativa); el 15%, como «de calentamiento lento» (es decir, son apacibles, inactivos, lentos para responder y tienen un estado de ánimo neutro), y el 35% presentan una mezcla de las características de los temperamentos anteriores.

Clínicamente, es útil diferenciar el temperamento (biológico y «predeterminado») de las influencias ambientales sobre la conducta. El primero no se puede cambiar pero sí adaptar al ambiente, mientras que las conductas influidas por éste a menudo responden a las modificaciones en la conducta. Mantener una conversación sobre el temperamento (y sobre cualquier incompatibilidad entre el del niño y el de alguno de sus padres) a menudo es útil cuando se pretende aconsejar a los padres acerca de las conductas difíciles.

TABLA 5-2

Mediadores neurobiológicos y ambientales de la conducta en los niños

Neurobiológicos	*Ambientales*
Condiciones genéticas	**Prácticas de crianza**
Temperamento heredado	Método de disciplina
Potencial cognitivo heredado	Tipo de clima emocional
Trastornos genéticamente transmitidos	Constancia y estructura
Condiciones prenatales o perinatales adquiridas	**Ambiente familiar**
Infecciones congénitas del cerebro	Ropa, refugio, alimento
Efectos de drogas o alcohol	Atención a la salud
Lesiones en el nacimiento	Presencia de abuso o negligencia
Condiciones adquiridas después del nacimiento	Relaciones con los padres y hermanos
Lesiones en el cerebro	**Ambiente comunitario**
Enfermedades que afectan el cerebro	Cultura
Trastornos endocrinos	Guerra, hambruna
Toxinas exógenas como plomo	Desastre natural

HISTORIA CONDUCTUAL

Una de las preguntas más efectivas que se puede hacer a los padres es «¿Le *preocupa* algo acerca de la conducta de su hijo?». Una breve pausa después de plantearla a menudo se sigue de una expresión de preocupación. Una historia conductual tal vez valorará entonces los detalles de la preocupación (cuando tiene lugar en relación con actividades específicas), su duración, sus efectos sobre otros aspectos del desarrollo (incluidos la familia y los compañeros) y los tratamientos anteriores. Una guía para recoger una historia conductual de forma efectiva utiliza los mismos principios de la entrevista clínica, como en otros aspectos de la medicina (tabla 5-3). Permitir que el padre o el niño cuenten su historia personal no sólo proporciona la información necesaria para la evaluación, sino que también resulta terapéutico para ellos. El proceso de escucha activa por parte del médico contribuye a que se desarrolle una relación de confianza. Como complemento a la entrevista conductual, la *Pediatric Symptom Checklist* es un cuestionario de detección conductual efectivo para niños y jóvenes de entre 4 y 16 años de edad (v. cap. 2).

TRASTORNOS DE CONDUCTA PEDIÁTRICOS FRECUENTES

Cólico del lactante

¡Todos los bebés lloran! Cuando el llanto es más intenso y de mayor duración en los primeros meses de vida, se denomina «cólico del lactante». En estos casos, se trata de una forma más grave de la conducta diurna observada en la mayoría de los bebés en los que el llanto es más prolongado y más intenso por las tardes y al principio de la noche. Las características del cólico del lactante se enumeran en la tabla 5-4. El llanto se relaciona con muchos trastornos como resultado del dolor, de inflamación o de distensión abdominal. Una historia clínica completa y la exploración física suelen revelar la causa física que está presente en un pequeño número de lactantes con cólico. Cuando la exploración física es negativa y la conducta se ajusta al patrón de cólico del lactante, el médico tiene la oportunidad de describir a los padres las características de este frecuente y autolimitado trastorno. Enseñarles técnicas de relajación (p. ej., uso de chupete, mecer suavemente al niño en los brazos y uso de un portabebés de tela) en ocasiones puede aliviar el llanto. Los cambios de fórmula rara vez son útiles; la eliminación de la leche de vaca en la dieta de la madre disminuye el llanto de algunos lactantes con cólico. Una cuidadosa educación dirigida a los padres alivia la culpa cuando se da de manera empática y con una aseveración clara de que, por lo demás, el bebé está sano. La mayoría de los padres con un bebé con cólico se benefician de un soporte social adicional que les permite descansar de forma periódica del cuidado del bebé. Estas medidas a menudo son necesarias, ya que el llanto persistente suele llevar a sentir que no se es adecuado para la crianza, a albergar sentimientos de culpa, y a tener una sensación persistente de que el niño es frágil y vulnerable a las enfermedades.

TABLA 5-3
Una guía para la entrevista clínica

Preguntas abiertas y cerradas: las preguntas abiertas («¿Cómo está su bebé?» o «¿Qué le gusta de su bebé?») fomentan respuestas espontáneas y menos estructuradas que las cerradas. Permiten que los padres expresen sus inquietudes y un «modelo explicativo» de un problema o enfermedad. Demasiadas preguntas cerradas, en especial al principio de la entrevista, inhiben la espontaneidad y la valoración de lo que los padres deseaban obtener de la consulta.

Pausas y períodos de silencio: las pausas proporcionan tiempo al padre o al niño para ordenar sus pensamientos y expresar sentimientos en momentos de estrés, o cuando surgen sentimientos de tristeza durante la entrevista. Esto transmite el mensaje de que al médico le interesa lo suficiente como para darles más tiempo.

Repetición de frases importantes: la repetición o interpretación de una frase hecha por el paciente o una observación no verbal a menudo favorece una aclaración y una exploración más profunda.

Escucha activa: la mayoría de los errores en la entrevista se deben a que el médico habla demasiado. La escucha activa es el proceso de prestar toda nuestra atención a las palabras y al lenguaje corporal del paciente. El médico empático practica la escucha activa a través de expresiones faciales, de la postura, de los movimientos de las manos y del de la cabeza. Es una habilidad que se aprende.

Transferencia: en ocasiones, un padre (o un niño mayor) siente que el pediatra es alguien que se identifica simbólica o psicológicamente con otra persona importante en su vida (madre, padre, otro familiar o persona). El vínculo simbólico se siente en el momento de una expresión emocional profunda (p. ej., alegría, alivio, enojo, sufrimiento o desilusión). El reconocimiento del proceso de transferencia guía el conocimiento del médico y sus respuestas.

TABLA 5-4

Características del cólico del lactante

Episodios de llanto que duran más de 3 h al día, más de 3 días a la semana, durante más de 3 semanas («regla de los 3» de Wessel)

Un patrón de llanto más intenso y más frecuente que el llanto normal en la mayoría de los lactantes en los primeros 3 meses de vida

Se observa en el 10 al 15% de los lactantes

Crecimiento físico normal

Se inicia en la segunda semana de vida y se resuelve al final del tercer mes

Lo típico es que el llanto se presente por la tarde y al principio de la noche

El llanto tiene su pico máximo a las 6 semanas de vida

Se presenta tanto en los bebés alimentados con lactancia materna como con biberón; afecta igual a varones que a mujeres

Se observa en todas las culturas

Berrinches

Los berrinches, en especial en los niños de 1 a 3 años de edad son frecuentes. En esta etapa de desarrollo, a menudo reflejan frustración ante la independencia psicológica derivada de las nuevas habilidades motoras y del leguaje adquiridas. Los síntomas habituales son gritos, golpes y decir «No». La mayoría de las conductas de oposición responden al manejo conductual —refuerzo de las conductas positivas («orientarlos sobre cómo ser buenos»), de las expectativas de las adecuadas y de las consecuencias de las negativas—. Pasado el período en el que los niños empiezan a caminar, ante los berrinches es preciso recoger una detallada historia clínica para valorar si existe estrés en el domicilio, en la escuela o con el grupo de pares. Debe realizarse una exploración física completa (que incluya la exploración neurológica) para descartar un proceso orgánico ocasional.

Dolor abdominal recurrente

Los episodios frecuentes de dolor abdominal se producen hasta en el 15% de los niños en edad escolar; se encuentra una causa orgánica en menos del 10% de los casos. El dolor suele ser periumbilical sin náuseas, vómitos ni cambios en el patrón intestinal. No se observan anorexia, fiebre, pérdida de peso ni otros síntomas. Las causas conductuales más frecuentes son factores estresantes ambientales (p. ej., un niño agresivo que abusa en la escuela, conflictos familiares o estrés académico) y trastornos de ansiedad no detectados. El proceso en el que se recoge una historia clínica minuciosa (permita que el padre y el niño relaten su experiencia) y se completa la exploración física (mientras se describen los hallazgos negativos) a menudo es terapéutico. Cuando se detecta un factor estresante ambiental o ansiedad, dar consejos (incluidos aquellos sobre educación acerca de las interacciones mente-cuerpo y ejercicios de reducción de estrés y relajación) a menudo resulta útil. En caso de ansiedad más intensa, suele ser preciso derivar al paciente a un especialista.

Trastorno por déficit de atención/hiperactividad

El **trastorno por déficit de atención/hiperactividad** (TDAH) es el trastorno neuroconductual que se observa con más frecuencia en los niños en edad escolar. Los síntomas centrales de hiperactividad, impulsividad y falta de atención se observan en el 7% al 8% de los niños y se relacionan con un retraso académico y/o de la maduración de las habilidades sociales. Además, más de la mitad de los niños con TDAH presentan otros trastornos coexistentes, entre los que se encuentran discapacidades de aprendizaje (p. ej., dislexia, en la cual se produce un retraso en la adquisición de la fluidez y comprensión en la lectura en presencia de una inteligencia general normal) y trastornos de salud mental. Los de ansiedad y el de conducta de oposición a menudo acompañan al TDAH.

    Se llega a un diagnóstico de TDAH mediante una cuidadosa comprobación de las conductas de los pacientes con sus padres y maestros; los síntomas deben estar presentes en ambos ambientes. Cuando las conductas centrales sólo se observan en casa o en la escuela, los factores estresantes deben evaluarse en uno u otro ambiente. El tratamiento del TDAH comprende la educación del paciente y de los padres acerca del TDAH, un análisis de las opciones terapéuticas y un sistema de seguimiento en consulta bien diseñado. Entre los tratamientos basados en la evidencia están el manejo conductual y la medicación. Se ha demostrado que los fármacos estimulantes (metilfenidato y anfetamina), la atomoxitina y la guanfacina mejoran las conductas del TDAH en, por lo menos, el 70% de los niños en edad escolar y adolescentes. El tratamiento con estos fármacos requiere de una estrecha vigilancia en busca de los beneficios y efectos secundarios (en especial anorexia y pérdida de peso). A menudo son útiles los cambios en el aula y en el hogar (p. ej., colocar al niño al frente del aula junto al maestro, asignarle tareas más sencillas y encontrar una zona tranquila en su domicilio para que las lleve a cabo). Un diagnóstico y tratamiento adecuados a menudo conducen a un mejor logro educacional y a interacciones sociales más efectivas con los padres, compañeros y maestros.

Problemas de sueño

Los patrones disfuncionales del sueño son frecuentes en la niñez y la adolescencia. Entre las formas habituales de trastornos del sueño observadas en los niños se encuentran el inicio retardado del sueño (insomnio), despertares nocturnos frecuentes, pesadillas (sueños espantosos durante el sueño de movimiento ocular rápido [REM]), terrores nocturnos (despertares en un estado inconsolable de gritos y agitación durante el sueño no REM), sonambulismo (caminar dormido) y persistencia de la enuresis nocturna después de los 8 años de edad (enuresis nocturna primaria).

Los problemas de sueño se benefician de un diagnóstico adecuado, debido a que, si no se tratan, limitan el período de reposo fisiológico que permite la actividad física y cognitiva diurna. Los lactantes y niños que ya caminan, y que presentan privación de sueño, suelen ser irritables durante el día, se alimentan con dificultad y es posible que constituyan un gran reto a la hora de llevar a cabo una crianza efectiva (por la noche y durante las horas de vigilia). Un problema de sueño en un niño en edad escolar se relaciona con falta de atención en el aula, malas relaciones sociales y un desempeño subóptimo. Algunos son secundarios a trastornos físicos (p. ej., por circunstancias habituales, como asma, medicaciones o apnea del sueño obstructiva, u otras poco frecuentes como un tumor cerebral y epilepsia nocturna). Una historia clínica completa y la exploración física suelen detectar estos problemas.

Para muchos problemas de sueño es útil realizar recomendaciones sobre la higiene del sueño antes de irse a la cama. Los lactantes deben colocarse en la cuna antes de que se queden dormidos durante la alimentación; de esta manera, cuando presenten los períodos normales de despertar nocturno, no tendrán una asociación sueño-despertar (es decir, leche materna o fórmula en biberón) que les impida volverse a dormir. Los niños mayores se benefician de un ambiente silencioso a la hora de acostarse (p. ej., que no haya televisión en el dormitorio, evitar que suene música estridente, leer sólo con la luz de la lámpara de noche). Los niños en edad escolar se benefician de una técnica de relajación progresiva que, de manera simultánea, relaje la mente y el cuerpo. Debe establecerse si existe estrés psicosocial en la escuela o en casa, y abordarse como una fuente potencial de un patrón de sueño anormal. ¡El sueño es importante! Es esencial incluir una historia de sueño cuando se evalúan la mayoría de los problemas de conducta en los niños.

TRASTORNO DE ANSIEDAD Y DEPRESIÓN

La ansiedad se refiere a un miedo y una preocupación excesivos que son más crónicos, intensos y perjudiciales que los que se presentan en las diferentes etapas del desarrollo (v. tabla 5-1). Entre los trastornos de ansiedad en niños se encuentran ansiedad social, ansiedad de la separación (que persiste después de los 2 años de edad), mutismo selectivo, trastorno obsesivo-compulsivo, fobias (incluido el rechazo a la escuela) y trastorno de pánico. La prevalencia de los trastornos de ansiedad es del 8-9% en algún momento de la niñez y la adolescencia; a menudo existe un antecedente familiar de ansiedad. Los niños y jóvenes que responden positivamente a las siguientes preguntas tal vez manifiesten un trastorno de ansiedad:

- Me asusto mucho sin una razón.
- Me da miedo estar solo en casa.
- Las personas me dicen que me preocupo demasiado.
- Me da miedo ir a la escuela.
- Soy tímido.

Los niños con trastorno de ansiedad a menudo acuden a consulta con síntomas físicos (tabla 5-5). La ansiedad leve a moderada suele responder a la educación, apoyo y consultas de seguimiento. Los tratamientos basados en la evidencia, como la terapia cognitiva-conductual y/o los inhibidores de la recaptación de serotonina, son efectivos para los trastornos de ansiedad moderada a grave.

La depresión es un trastorno del estado de ánimo que suele presentarse como tristeza, irritabilidad o aburrimiento. Los niños deprimidos tienen sentimientos de desesperanza, inutilidad o culpa. Entre las preguntas de detección efectivas en busca de depresión (ajustadas para la edad del niño) que pueden plantearse están las siguientes: «¿Te sientes triste o

TABLA 5-5
Ansiedad y síntomas somáticos
En 128 niños (6–17 años de edad) con trastorno de ansiedad, se presentó: • Inquietud en el 74% • Dolor de estómago en el 70% • Rubicundez en el 51% • Palpitaciones en el 48% • Tensión muscular en el 45% • Diaforesis en el 45% • Temblor/agitación en el 43%

solo la mayor parte del tiempo?, ¿te culpas a ti mismo cuando las cosas salen mal? o ¿eres incapaz de reírte y ver el lado divertido de las cosas?».

La depresión se relaciona con síntomas somáticos (p. ej., dolor abdominal, cefaleas, dificultad para dormir), pero estos síntomas se observan con menos frecuencia en los trastornos de ansiedad. La depresión se presenta en el 2% de los niños en edad escolar y en el 3-8% de los adolescentes. La depresión mayor es mucho menos frecuente en niños que las sensaciones temporales de tristeza, dolor o estado de ánimo deprimido que tienen lugar durante el curso de la vida de la mayoría de los niños. Los divorcios, la muerte de un abuelo, la partida de un amigo íntimo, la discordia familiar o una relación fallida son causas frecuentes de tristeza temporal.

Un trastorno persistente del estado de ánimo que está relacionado con deterioro funcional (es decir, deterioro del funcionamiento social o escolar) debe hacer sospechar la presencia de un trastorno depresivo mayor. Los trastornos de ajuste secundarios a un factor estresante específico suelen responder a la terapia de apoyo que se orienta a la identificación del problema y a estrategias que disminuyan el estrés. Cuando una discordia familiar es prominente, las intervenciones de resolución de problemas deben involucrar a toda la familia para mejorar el cumplimiento y reducir tensiones. La depresión mayor se trata con una combinación de medicamento y psicoterapia.

Abuso del menor

Un niño que ha sufrido algún abuso físico por parte de un padre u otro cuidador ha experimentado una violencia física que ha provocado lesiones. Las observadas más frecuentemente en los niños que sufren abuso son equimosis, quemaduras, fracturas y lesiones internas, como sangrado intracraneal. El abuso del menor es provocado por el hecho de vivir en un ambiente en el que existen factores estresantes crónicos. Se observa en todas las clases sociales, pero la pobreza está relacionada con un aumento del estrés psicológico, que predispone al niño a sufrir abuso en una familia susceptible. El abusador (ya sea uno de los padres u otro cuidador) a menudo fue víctima de abuso cuando era niño, y adolece de tener unas expectativas poco realistas y falta de comprensión de las capacidades de desarrollo del niño. Esto provoca un sentimiento de frustración y enojo, lo cual conduce al abuso. La ausencia de autocontrol del abusador en ocasiones se relaciona con el abuso de sustancias o el consumo de alcohol. El aislamiento social y la violencia doméstica son otros factores contribuyentes. Un niño con un temperamento difícil (es decir, irritable, difícil de tranquilizar, con propensión a berrinches) también constituye un factor de riesgo.

Realizar una exploración física completa y observar la conducta del padre y del niño son herramientas empleadas en la evaluación del niño que sufre abuso. Ante estos pacientes, una clave clínica la ofrece la observación, por parte del médico, de una discrepancia entre el hallazgo clínico y la explicación proporcionada por el padre (p. ej., fracturas múltiples en diferentes etapas de consolidación frente a la explicación de que el paciente «se cayó del sofá», o un niño que no se mueve pero presenta hematomas inexplicables). La mayoría de los padres y niños están ansiosos cuando son trasladados al servicio de urgencias o a consulta después de sufrir una lesión. Cuando la ansiedad (en el padre o el niño) sea excesiva y fuera de contexto para la lesión producida, habrá que considerar la posibilidad de encontrarse ante un caso de abuso de un menor. Algunos padres dan explicaciones ilógicas o cambiantes de la lesión. El estrés tanto agudo como crónico en un niño suele manifestarse como tristeza y aislamiento, miedos y ansiedades nuevas, y actitudes de enojo y agresión.

La realización de una historia clínica sin enjuiciamientos es el primer paso importante para determinar la naturaleza de la lesión. Permitir al padre que explique lo ocurrido sin apurarlo da como resultado una mejor información. Cuando existe la probabilidad de abuso, es de gran importancia que el médico que evalúa al niño reprima cualquier enojo dirigido hacia el perpetrador. Los niños que ya hablan deben ser entrevistados sin la presencia de acompañantes y se les debe hacer preguntas abiertas, al mismo tiempo que han de evitarse las directas o insinuantes.

Realizar una exploración física completa, radiografías, cuando estén indicadas, y estudios de coagulación, cuando el paciente presente hematomas o se sospechen lesiones internas, es responsabilidad del médico. Si se comprueba o sospecha que se ha producido abuso del menor, el siguiente paso es remitir de inmediato a los servicios de protección de menores (SPM). La intervención de un trabajador social u otro especialista en salud mental en el servicio de urgencias suele ser útil a la hora de ampliar la historia psicosocial y ofrecer apoyo a la familia hasta que llegue el personal de los CPM.

LECTURAS RECOMENDADAS

Augustyn M, Zuckerman B, Caronna EB: *The Zuckerman Parker Handbook Of Developmental Behavioral Pediatrics for Primary Care*, 3rd ed. Philadelphia: Lippincott Williams and Wilkins, 2011

Dixon S, Stein MT: *Encounters With Children: Pediatric Behavior and Development*, 4th ed. St. Louis, MO: Mosby Elsevier, 2006.

Ginsburg GS, Riddle MA, Devies M: Somatic symptoms in children and adolescents with anxiety disorders. *J Am Acad Child Adolesc Psychiatry* 45:1179–1187, 2006.

Gopnik A, Melzoff AN, Kuhl PK: *The Scientist in the Crib: What Learning Tells Us About the Mind*. New York: Harper Collins, 1999.

Reiff MI, Stein MT: Attention-deficit/hyperactivity disorder: Diagnosis and treatment. *Adv Pediatr* 51:289–327, 2004.

Shelov SP (ed): *Caring for Your Baby and Young Child: Birth to Age 5*, 5th ed. New York: Bantam Books, 2009.

Stein MT, Perrin JM: Diagnosis and treatment of ADHD in school-age children in primary care settings: A synopsis of the AAP practice guidelines. *Pediatr Rev* 24:92–98, 2003.

6

Problemas socioeconómicos y culturales en pediatría

Fernando S. Mendoza

Tradicionalmente, el papel del pediatra ha sido mantener la salud de los niños mediante la prevención y la curación de las enfermedades. Sin embargo, en el siglo XXI, los pediatras han empezado a adoptar un papel más amplio en el mantenimiento de la salud de los niños basándose en la definición de salud propuesta por la Organización Mundial de la Salud (OMS): salud es el estado de bienestar físico, mental y social, y no sólo la ausencia de enfermedad. Esta definición de salud requiere que los pediatras comprendan no sólo la ciencia detrás del proceso patológico sino también los factores familiares y de la comunidad no biológicos que afectan a la salud de un niño. La definición de la OMS exhorta a los pediatras no sólo a tratar la enfermedad sino también, en muchas situaciones, a convertirse en los defensores del niño para mejorar el ambiente en el cual vive este y sus familias para maximizar su bienestar físico, mental y social. No obstante, en una sociedad que es cada vez más diversa, proporcionar esta forma de atención completa, a la salud de los niños y de sus familias, requiere de una comprensión de su entorno físico y social. Esto hace necesario comprender los factores no biológicos que afectan a la salud de los niños, como clase social, raza, antecedentes étnico-culturales, estructura familiar, estado migratorio e incluso ambiente físico. Tanto la American Academy of Pediatrics como la Future of Pediatric Education II Task Force reconocen la importancia de la procedencia sociocultural de la familia y su influencia en la salud del niño. Como consecuencia, ambas recomiendan que la formación de la siguiente generación de pediatras, ya sean generales o con subespecialidad, debe mejorarse mediante la expansión del conocimiento del ambiente que reina en el hogar de los niños, lo que incluye la cultura de su familia y su comunidad.

Este capítulo revisará las características socioeconómicas y étnico-culturales de los niños en Estados Unidos y la forma en que estas características aumentan o disminuyen los riesgos de presentar una mala salud. Al hacerlo, este capítulo destacará las disparidades de salud relacionadas con la clase social, la raza, la etnia y el estado migratorio.

DIVERSIDAD SOCIOECONÓMICA

Las dos medidas más frecuentes de diversidad socioeconómica son los ingresos familiares y la educación de los padres. Entre estas dos, la primera es el indicador más fuerte en la evaluación del estado socioeconómico de una familia. Los ingresos familiares se usan tanto como una medida de umbral como una continua. Por ejemplo, el umbral de pobreza valora lo adecuado de los ingresos de una familia para satisfacer sus necesidades básicas. El Gobierno federal establece el umbral de pobreza (también denominado línea de pobreza), definiendo los ingresos necesarios para mantener a una familia de cuatro miembros con alimento y vivienda. En la actualidad, el umbral o línea de pobreza para una familia de cuatro miembros es de 22 050 dólares americanos. Por desgracia, esto *no* incluye seguros de gastos médicos ni tiene en cuenta la variación en el coste de vivienda, el cual es significativamente diferente de una a otra región del país.

Los estudios han mostrado que los niños que viven por debajo del umbral de pobreza tienen una probabilidad mayor de tener problemas de crecimiento y desarrollo, así como una mayor prevalencia de enfermedad. En realidad, la relación entre los ingresos familiares y la salud parece ser lineal, más que un fenómeno de umbral, ya que aparentemente quienes tienen unos ingresos más altos, en cualquier nivel, presentan mejor salud que aquellos con ingresos más bajos. Por ejemplo, los niños provenientes de familias que tienen ingresos tres veces superiores al umbral de pobreza presentan una mejor salud que los que se encuentran por debajo del mismo. Sin embargo, esos mismos niños parecen tener un mayor riesgo de presentar mala salud en comparación con los que provienen de familias con ingresos superiores (definidos como 10 veces los ingresos del umbral de pobreza). Las diferencias en el acceso a la atención médica, lo saludable del ambiente en el que viven o el riesgo de su familia/comunidad de tener conductas de mala salud relacionadas con los ingresos son tal vez la causa de las discrepancias observadas. En consecuencia, en una comunidad, el número de niños que vive por debajo de la línea de pobreza es sólo una medida aproximada de aquellos que están en riesgo de tener problemas de salud por factores socioeconómicos. Los estudios de Marmot en el Reino Unido muestran que este diferencial socioeconómico ocurre en toda la escala económica y es igual tanto para los niños como para los adultos.

En tiempos de crisis económica, el porcentaje de niños que viven en una situación de pobreza suele aumentar, debido al mayor riesgo de que exista inestabilidad económica en sus familias. Por ejemplo, desde 2000 hasta 2008, el porcentaje de niños qué vivían en una situación de pobreza aumentó del 16 al 19%, un aumento del 19% o, lo que es lo mismo, 2,5 millones más de niños en Estados Unidos (National Center for Children in Poverty). Sin embargo, en ciertos grupos raciales y étnicos, existe un número desproporcionado de niños que viven en una situación de pobreza. Así, cuando se produce un declive económico, estos grupos se ven más afectados. Por ejemplo, en 2008 el porcentaje de niños blancos no hispánicos que vivían en una situación de pobreza fue del 11%. En contraste, para los niños negros, hispánicos y nativos americanos fue de alrededor de tres veces más, del 35%, 31% y 31%, respectivamente. Esta disparidad en la proporción de niños viviendo en una situación de pobreza es un importante factor que contribuye a las disparidades en salud observadas en esta población pediátrica.

La estructura familiar afecta también de manera significativa a la tasa de pobreza. La diferencia de recursos económicos disponibles en un hogar con dos padres frente al monoparental se observa en todos los grupos raciales y étnicos; las tasas de pobreza son menores en las familias con dos padres. En todas las familias con niños, las encabezadas por una mujer tienen seis veces más probabilidad de vivir en una situación de pobreza que las encabezadas por una pareja casada (36% frente al 6%). Los hogares afroamericanos e hispánicos con niños de una familia encabezada por una mujer tienen una probabilidad significativamente mayor de vivir en una situación de pobreza en comparación con sus pares blancos no hispánicos (46% frente al 25%). En 2008, el porcentaje de familias monoparentales en los blancos no hispánicos, hispánicos, negros, asiáticos y nativos americanos fue del 23, 38, 65, 16 y 50%, respectivamente. Por último, aunque los niños constituyen sólo el 25% de la población estadounidense, conforman el 35% de todos los individuos que viven en una situación de pobreza. Este hecho sigue siendo el principal factor que contribuye a la mala salud de los niños en nuestro país.

DIVERSIDAD RACIAL Y ÉTNICA

En la actualidad, cerca de un tercio de todos los niños de Estados Unidos son de color: afroamericanos, hispánicos, asiáticos y nativos americanos. Además, las cifras de aquellos con mezcla de razas y etnias también van en aumento. El U.S. Census Bureau pronostica que para el año 2020 alrededor de la mitad de todos los niños estadounidenses serán de color. En ciertos estados, como California, este pronóstico ya es una realidad. Actualmente, en California, el 40% de todos los niños son hispánicos, el 15%, asiáticos, y el 10%, afroamericanos. Esta tendencia demográfica es también evidente en muchas áreas urbanas en otros estados. El cambio demográfico es el resultado de dos factores: una mayor tasa de nacimientos en las mujeres de color y la inmigración. En Estados Unidos, las mujeres caucásicas no hispánicas en el grupo de edad de 15 a 45 años tienen la tasa de fertilidad más baja, 58 nacimientos (n)/1000. Las tasas de nacimientos son mayores en los otros grupos: mexicoamericano ($112\ n/10^3$), portorriqueño ($76\ n/10^3$), afroamericano ($73\ n/10^3$), nativo americano ($71\ n/10^3$) y asiático–isleño del Pacífico ($64\ n/10^3$). Estas tasas de fertilidad más altas tienen una importante implicación para las poblaciones de mujeres obstétricas y de pacientes pediátricos, en particular en los estados y las regiones en los que estos grupos se concentran. Además, las tasas de fertilidad más altas establecen el escenario de una continua diversificación de la población estadounidense, independiente de cualquier cambio en la inmigración.

En el transcurso de los últimos 20 años, el número de niños en Estados Unidos que son inmigrantes o cuyos padres lo son ha aumentado de manera significativa. El informe del Institute of Medicine (National Academy of Sciences) sobre la salud y el bienestar de los niños en las familias inmigrantes observó que uno de cada cinco niños en Estados Unidos (14 millones de niños) es inmigrante o tiene padres inmigrantes. La gran mayoría de ellos provienen de Latinoamérica y Asia. Sin embargo, todos los países del mundo contribuyen a la población inmigrante de Estados Unidos. Un ejemplo de esta diversidad se observa en los niños de nuevo ingreso de las guarderías de California, en las cuales los niños hablan en más de 100 diferentes idiomas. De ahí que la práctica de la pediatría sea, y más lo será en el futuro, de naturaleza mundial y necesita que los pediatras se ajusten al lenguaje y a la cultura de sus pacientes y de sus familias. Consecuentemente, la capacidad del pediatra de hablar más de un idioma y volverse culturalmente competente será una ventaja significativa en la práctica de la pediatría, ya sea como facultativo general o especialista.

Sin embargo, más allá de la comprensión del lenguaje y de la cultura del paciente, los niños inmigrantes y sus familiares han tenido una experiencia de inmigración que es necesario que los pediatras evalúen para proporcionar una atención médica completa. Esto requiere la comprensión de la experiencia del inmigrante con respecto a problemas de salud propios de su país de origen y a aquellos a los que deben hacer frente al ajustarse en las comunidades que los acogen. Estos factores influyen en la salud de los niños inmigrantes y es posible que hagan precisa la intervención del pediatra. Por ejemplo, para algunos niños inmigrantes, la pobreza económica y el trauma psicológico se presentan en forma de problemas de crecimiento físico y bienestar emocional. El manejo de estos problemas clínicos se inicia haciendo conscientes a los pacientes y sus familias de que existe la posibilidad de que estén presentes y mediante el interrogatorio a los familiares de inmigrantes sobre la salud y el bienestar de sus hijos en su país de origen. Tal información suele ser tanto instructiva como útil en el desarrollo de un adecuado plan de atención médica para un niño de una familia inmigrante. Asimismo, entender la forma en que se está adaptando la familia inmigrante a las normas culturales de la comunidad que la acoge revela también problemas que el pediatra necesita resolver. Es frecuente, que los procesos de aculturación creen tensiones en la familia, las cuales influyen en el desarrollo emocional y social del niño. En consecuencia, aunque el pediatra no es experto en todas las culturas de sus pacientes, puede hacer las preguntas adecuadas que lo orienten para proporcionar una mejor atención médica a los niños. La creciente economía global y el flujo de inmigrantes han hecho que la comprensión de los efectos de la diversidad cultural en la salud de los niños sea un tema central para la pediatría, ya que todos luchamos por mejorar la calidad y eficiencia de la atención médica.

DISPARIDADES DE SALUD EN LOS NIÑOS

Si todos los niños en el mundo entero tuvieran la misma clase socioeconómica, vivieran en ambientes similares, y las familias y la sociedad los trataran de la misma forma, entonces su predisposición genética sería la base para la diferencia en las enfermedades observadas en ellos. Por desgracia, este no es el caso, de ahí que los pediatras necesiten comprender los diversos factores que contribuyen a una mala salud, así como la forma en que esto conduce a disparidades de salud en los niños, es decir, a la distribución desproporcionada de enfermedad con base en los ingresos económicos y otros factores.

Disparidades socioeconómicas

Como ya se mencionó, vivir en un ambiente de clase socioeconómica más baja aumenta la probabilidad de que existan disparidades de salud en los niños. Los que viven en ambientes empobrecidos tienen mayor probabilidad de estar expuestos a agentes infecciosos y ambientales, los cuales, junto con el alimento limitado o la falta de recursos de salud, causa o contribuye a los procesos de enfermedad. Mediante el uso de diversas fuentes de datos nacionales, Starfield encontró que, en Estados Unidos, los niños de familias con ingresos económicos más bajos tenían una probabilidad de dos a tres veces mayor de sufrir diversas enfermedades en comparación con los provenientes de familias con ingresos más elevados (tabla 6-1). En los niños, la clase social tiene efectos desde el nacimiento. Por ejemplo, las madres pobres presentan un mayor riesgo de tener problemas de salud y nutricionales, así como un acceso limitado a una atención prenatal de calidad. La presencia de estos factores de riesgo más altos entre las mujeres pobres hace que tengan mayor probabilidad de dar a luz a bebés de bajo peso al nacer o prematuros y, en consecuencia, con un riesgo dos veces mayor de morir en el primer año de vida.

Después de la lactancia, el ambiente de pobreza afecta de manera significativa a la salud de los niños. El problema de salud más frecuente relacionado de forma directa con el grado de empobrecimiento económico es la desnutrición que es provocada por la ingesta inadecuada de nutrientes y calórica. A escala mundial, la desnutrición afecta a uno de cada cuatro niños (150 millones), de los cuales el 70% de los niños desnutridos viven en Asia, el 26%, en África, y el 4%, en Latinoamérica. Durante la última década, de los inmigrantes llegados a Estados Unidos, el 37% procedían de Asia, y el 41%, de Latinoamérica. En consecuencia, es frecuente que los pediatras estadounidenses atiendan a niños inmigrantes recién llegados con cierto grado de desnutrición y, por tanto, necesitan evaluarlos en busca de indicios de la misma mediante una adecuada valoración antropométrica (p. ej., peso, estatura, índice de masa corporal y pliegues cutáneos).

Entre los niños nacidos o criados en Estados Unidos, la desnutrición grave es mucho menos frecuente; sin embargo, el hambre, una forma atenuada de desnutrición, es significativa y afecta al bienestar de esta población. En 2008, el U.S. Department of Agriculture informó que 16.7 millones de niños en Estados Unidos o el 22.5% de todos los niños sufrían de hambre o **inseguridad alimentaria,** lo que significa que no tuvieron acceso a suficiente cantidad de alimento para satisfacer sus necesidades de crecimiento. En Estados Unidos, algunos niños que sufren de hambre presentan también un padecimiento conocido como «retraso del crecimiento», que es la incapacidad de mantener una velocidad de crecimiento normal. Se calcula que este problema afecta al 10% de los niños estadounidenses. Con bastante frecuencia, aquellos que presentan retraso del crecimiento también tienen retrasos importantes en el desarrollo que se relacionan con su relativa desnutrición y con el hecho de vivir en ambientes empobrecidos. Sin embargo, en la mayoría de los niños que no tienen acceso a una cantidad suficiente de alimento no se evidencian anomalías en el crecimiento físico, sino que presentan problemas para concentrarse y aprender en la escuela debido al hambre. Esto añade un obstáculo adicional para lograr que los niños pobres alcancen una adecuada educación, un objetivo que es vital para su futuro. Así, al evaluar a los pacientes, el interrogatorio sobre la alimentación necesita ir más allá del tipo de alimentos que toma el niño e incluir preguntas acerca de su disponibilidad y cantidad.

La evaluación de un niño en busca de desnutrición implica evaluar dos parámetros básicos: *1)* peso para la estatura (una medida de **caquexia** o delgadez para la estatura), y *2)* estatura para la edad (una medida de **retraso del crecimiento** o corta estatura para la edad). Si bien es posible utilizar otras determinaciones antropométricas, como los pliegues cutáneos, el peso y la estatura son las mediciones más frecuentes utilizadas por los pediatras para valorar el estado nutricional de sus pacientes. Por

TABLA 6-1	
Diferencias en el estado de salud en niños pobres y no pobres	
Aumento de frecuencia en pobres frente a no pobres	
Bajo peso al nacer	Doble
Nacimientos de adolescentes	Triple
Retraso de la inmunización	
Asma	Más alta
Meningitis bacteriana	Doble
Fiebre reumática	Doble a triple
Envenenamiento por plomo	Triple
Aumento en la gravedad de los problemas de salud en pobres frente a no pobres	
Mortalidad neonatal	1.5 veces
Mortalidad posneonatal	De doble a triple
Muerte infantil	
Debida a accidentes	De doble a triple
Relacionada con enfermedad	De triple a cuádruple
Complicaciones de apendicitis	De doble a triple
Cetoacidosis diabética	Doble
Complicaciones de meningitis bacteriana	De doble a triple
Porcentaje de enfermedades que limitan la actividad escolar	De doble a triple
Días de clase perdidos	40% más
Deterioro grave de la visión	De doble a triple
Anemia grave por déficit de hierro	Doble

Tomado de Starfield B: Childhood morbidity: Comparisons, clusters, and trends. *Pediatrics* 88(3):519–526, 1991.

ejemplo, en vista de que los niños pobres tienen mayor propensión a tener una alimentación inadecuada, los pediatras valoran lo adecuado de su ingesta calórica mediante la determinación de su grado de caquexia (menos del percentil 5 en el peso para la estatura) y retraso del crecimiento (menos del percentil 5 en estatura para la edad). En función del grado y de la duración de la desnutrición, el retraso del crecimiento persiste durante años, incluso después de establecer una ingesta nutricional adecuada; aunque el crecimiento lineal muestre algo de crecimiento acelerado de compensación después de mejorar la nutrición, la estatura que se alcanza no suele ser la que se consideraría «normal» en caso de que su nutrición hubiese sido adecuada. Por el contrario, la caquexia se resuelve con una adecuada nutrición (es decir, aumento de peso hasta un valor normal) en un período de tiempo mucho menor. Debido a que el peso se adquiere con más rapidez que la estatura, los niños que previamente han presentado desnutrición tienden a lograr un mayor peso para la estatura (es decir, presentan sobrepeso). Por ello, aunque parezca un poco contradictorio, algunos niños con desnutrición previa tienen sobrepeso, y presentan un aspecto físico fornido y corta estatura.

La pobreza que persiste de una generación a otra se relaciona con desnutrición persistente y retraso del crecimiento. En consecuencia, es frecuente que los padres tengan retraso del crecimiento, debido a que presentaron desnutrición cuando eran niños, y que también esté presente en sus hijos, debido a la situación de pobreza y desnutrición persistentes de la familia. Sin embargo, si el niño vive en un ambiente socioeconómico más favorable que aquel en el que crecieron sus padres, entonces serán más altos que estos. Esto se hace evidente en Estados Unidos, donde los niños son más altos con cada generación debido a que se desarrollan en circunstancias económicas cada vez mejores. Por ejemplo, los niños mexicoamericanos, quienes, como grupo, tienen una tasa de pobreza elevada, presentaron un aumento significativo en la estatura de 1968 a 1980, lo que indica una mejoría en las condiciones socioeconómicas generales.

A escala internacional, los efectos de la clase social y de la desnutrición en los niños son muy evidentes. Los patrones de crecimiento en los países en vías de desarrollo muestran que la estatura de los niños de clases socioeconómicas altas es similar a la observada en Estados Unidos, mientras que la de los que viven en una situación de pobreza se desvía de la norma en proporción al grado de su pobreza. Por ejemplo, la estatura de niños de zonas rurales de China se sitúa en 1,5 desviaciones estándar por debajo de la norma estadounidense; es decir, el 50% de los niños de áreas rurales chinas tienen una estatura por debajo del percentil 15 de las normas estadounidenses, y el 35% de ellos tienen una estatura menor del percentil 5. En contraste, la de los niños de zonas urbanas de China se encuentra sólo 0,6 desviaciones estándar por debajo de la norma estadounidense. Como resultado de una menor pobreza, los niños chinos de zonas urbanas crecen más que los que viven en áreas rurales.

Estos hallazgos son importantes porque indican que todos los niños son capaces de crecer hasta alcanzar las normas estadounidenses y que estas deben usarse como estándar con todos los niños independientemente de la raza, de la etnia o del país de origen. En efecto, la OMS recomendó que todos los estudios de crecimiento de los niños utilicen las curvas de crecimiento estadounidenses desarrolladas por el National Center for Health Statistics y los comparen con estas curvas utilizando puntajes Z (desviaciones estándar). Esta recomendación enfatiza que, por lo general, el potencial de crecimiento genético se distribuye de la misma forma en los niños de todos los países.

Así, los pediatras tienen una oportunidad única de trabajar con niños que presentan desnutrición y se encuentran en una situación de inseguridad alimentaria (hambre). Por lo general, son necesarias intervenciones prolongadas y multidisciplinarias para mejorar este problema. El manejo comprende la participación de nutricionistas, trabajadores sociales, personal de enfermería de la salud pública y trabajadores de salud mental, así como grupos de apoyo no profesionales en la comunidad. Como profesionales de la salud, debemos reconocer que la desnutrición es un problema tanto social como médico y, en consecuencia, actuar en calidad de médicos y defensores del niño.

La desnutrición no es el único problema de salud que afecta a los niños en condiciones de pobreza. Los niños que viven en una situación de pobreza corren también un mayor riesgo de desarrollar enfermedades por su exposición a agentes infecciosos y patógenos ambientales. Esto se debe a que los niños pobres tienen más probabilidad de habitar viviendas en condiciones de hacinamiento y de baja calidad, con aumento de la exposición a personas que es posible que presenten enfermedades infecciosas no tratadas. Además, si los niños están desnutridos, tendrán un mayor riesgo de contraer enfermedades infecciosas debido a la probabilidad de tener un sistema inmunitario deteriorado secundario a la desnutrición. El acceso limitado a la atención médica y el aislamiento del sistema de salud contribuye también al aumento del riesgo de transmisión de enfermedades contagiosas entre las personas pobres. Con frecuencia, en Estados Unidos se producen brotes de tuberculosis, tos ferina y sarampión en las poblaciones pobres y de inmigrantes provenientes de países en vías de desarrollo. Aunque medidas preventivas sencillas como la vacunación tienen un importante impacto sobre la diseminación de las enfermedades infecciosas entre los niños pobres e inmigrantes, con frecuencia estos tienden a vivir entre personas que no están vacunadas. Así, si bien deberíamos dirigir nuestros esfuerzos a conseguir que todos los niños sean vacunados, vacunar a los niños pobres e inmigrantes sirve a un doble propósito: por un lado, mejorar su salud y, por otra, disminuir la probabilidad de diseminación de enfermedades contagiosas a la población.

La exposición a toxinas ambientales es también más habitual entre los niños pobres, ya que a menudo las condiciones de sus viviendas son inferiores a las estándar, lo que hace que estén expuestos a materiales de construcción deteriorados y a otros agentes tóxicos. En las áreas urbanas, el plomo es la toxina ambiental más frecuente. Según el último estudio nacional realizado, las concentraciones de plomo elevadas (10 µg/dl) han disminuido de manera significativa debido a un esfuerzo coordinado de las administraciones de salud pública. Sin embargo, continúan siendo altas en los niños pobres y de las minorías, en particular entre los afroamericanos de 1 a 5 años de edad, quienes presentan la proporción más alta de concentraciones de plomo elevadas, 3.1%. Una concentración alta de plomo es considerada un factor de riesgo de presentar retraso neuroconductual y del desarrollo y, por tanto, contribuye aún más al menor crecimiento y desarrollo de los niños que viven en condiciones de pobreza.

En las áreas rurales, los pesticidas son las toxinas ambientales más preocupantes. Muchas familias pobres e inmigrantes viven y trabajan cerca de campos agrícolas, de manera que el riesgo de exposición es alto. La exposición a pesticidas se ha convertido también en un problema en el caso de niños que viven en ciudades del interior, dada la complejidad de controlar las plagas. Los niños, en particular los más pequeños, tienen un mayor riesgo de presentar problemas de salud debido a su fisiología en desarrollo. Por desgracia, es difícil determinar si se ha producido una exposición a pesticidas, ya que los síntomas suelen ser inespecíficos. En la actualidad no se comprenden del todo los efectos de estos agentes ambientales en los niños, pero está claro que los más pequeños son los más vulnerables debido a su rápido crecimiento y mayor contacto mano-boca. Por ello es responsabilidad del pediatra interrogar a todas las familias, pero en particular a las pobres, acerca de posibles exposiciones ambientales en y alrededor de sus hogares y valorar si el niño presenta **pica** (la costumbre de comer sustancias que no son alimento), en particular en los niños de 3 años o menos. La pica está relacionada con concentraciones de plomo elevadas en los niños y está claro que es una conducta que debe ser evaluada con los padres para evitar el aumento de riesgo de exposición a toxinas ambientales.

Con respecto a las enfermedades crónicas, la clase socioeconómica de los niños tiene un efecto variable. Lo más frecuente es que la presencia de enfermedad crónica en ellos se deba a la predisposición genética para una enfermedad particular.

Por ejemplo, la anemia de células falciformes o la fibrosis quística afectan a los niños debido a su perfil genético. Sin embargo, algunas enfermedades crónicas en la infancia se asocian a la situación socioeconómica, específicamente aquellas provocadas por entidades infecciosas y agudas no tratadas. Por ejemplo, la tuberculosis pulmonar no tratada en un niño conduce a una infección, que, con el tiempo, se disemina al cerebro, lo que provoca meningitis y otras secuelas importantes a largo plazo. Otro ejemplo es la ingestión crónica de plomo, la cual, si no se trata, causará problemas de aprendizaje y desarrollo, normalmente irreversibles.

Asimismo, la pobreza modifica también las enfermedades crónicas que tienen un componente genético significativo. El asma es la enfermedad crónica, con base genética, más frecuente en la infancia, pero la pobreza aumenta su prevalencia y gravedad. Esto es particularmente cierto para los niños afroamericanos e hispánicos que viven en áreas urbanas. Los investigadores han propuesto un mecanismo para este efecto que implica diferencias en el acceso a la atención médica y en los patrones de la misma, estrés psicológico y exposición ambiental. El *National Cooperative Inner City Asthma Study* (NCICAS), un estudio de niños pobres de las ciudades de interior con asma moderada a grave, encontró que aunque la mayoría de ellos recibían atención médica de rutina, al 50% le era difícil realizar el seguimiento de su asma, lo que indica que su atención estaba fragmentada. Además, sólo el 50% de ellos recibían tratamiento según las recomendaciones de las directrices nacionales, lo que muestra que la atención tal vez era subóptima. Asimismo, el estrés psicosocial de los niños y las madres partipantes en el NCICAS era elevado, ya que el 50% de ellas y el 35% de ellos cumplían con los criterios de remisión a un profesional de salud mental. De manera significativa, los niveles de estrés psicosocial maternos y del niño se correlacionaban entre sí y con la morbilidad del niño con asma. La exposición a una concentración más alta de contaminantes ambientales y alérgenos, una característica de la pobreza, afectó también a la prevalencia y gravedad del asma en los niños del NCICAS. Particularmente importante fue la exposición al antígeno de cucaracha, el cual se encontró en el 90% de los hogares. El estudio informó de que el 50% de los hogares en los que vivían los niños tenían niveles de exposición considerados clínicamente nocivos.

Otros factores ambientales externos más allá de los hogares de los niños tienen también impacto sobre su salud y desarrollo. Los vecindarios pueden tener una influencia positiva en el desarrollo del niño al proporcionar un ambiente seguro y acogedor para el juego y la escuela. Por desgracia, los vecindarios pobres sufren no sólo de contar con viviendas de condiciones subóptimas sino también, con frecuencia, con escuelas atestadas y descuidadas, áreas de juego inseguras y altos niveles de crimen. Un estudio realizado por Campbell y Schwartz con niños que acudían a escuelas secundarias suburbanas y urbanas en el área metropolitana de Filadelfia informó de que aquellos que acudían a las escuelas urbanas más pobres tenían unos índices de exposición al crimen más altos, ya que sabían que se producían o habían presenciado robos, peleas, heridas con arma blanca o asesinatos. De los niños que acudían a escuelas de educación secundaria en un vecindario más pobre, el 96% de ellos conocían a alguien que había presenciado uno de los episodios antes mencionados, y el 88% habían sido testigos. Para los niños de escuelas suburbanas de clase media, estas mismas cifras eran del 89 y del 57%, respectivamente. El 77% de los niños que acudían a la escuela secundaria en el vecindario más pobre reconocían haber sido víctimas: el 48% de robo, el 21% de herida de arma blanca y el 3% de herida de arma de fuego. Además, el 94% habían escuchado disparos en su vecindario y el 24% habían estado en medio de un tiroteo. Mientras que los niños provenientes de los vecindarios más pobres informaron de haber tenido más experiencias y verse involucrados en episodios violentos, los de los vecindarios suburbanos de clase media refirieron también un número de acontecimientos mayor de lo esperado. Aunque los hallazgos de este estudio no deben generalizarse a los vecindarios pobres, la comprensión del ambiente en el que viven los niños es clave para proporcionar unos adecuados servicios de salud y trabajar con las familias para garantizar que los niños estén seguros y bien cuidados.

Por desgracia, las situaciones violencias en que se ven involucrados los niños constituyen un problema de importante salud pública en Estados Unidos, y afecta de manera desproporcionada a los niños y adolescentes pobres. Los que presencian un episodio violento experimentan miedo, ansiedad, tristeza, enojo, confusión, choque, empatía hacia la víctima y un deseo de involucrarse en el altercado. Estos niños y adolescentes tienen síntomas de somatización, depresión y síndrome de estrés postraumático, que incluye dolor de estómago, cefaleas, problemas para dormir y recordar, pesadillas, nerviosismo, tristeza y una sensación de tener un futuro truncado. Los niños rara vez hablan sobre estos eventos con un médico o un profesional de salud mental. Por ello, los profesionales de la salud deben ser más proactivos en la búsqueda de un antecedente de exposición a violencia en los niños y deben recibir entrenamiento acerca de cómo tratar a aquellos que han resultado traumatizados por su exposición a una situación violenta, así como a sus familias. Debe recordarse que, con frecuencia, el dolor de estómago puede ser un síntoma de estrés postraumático tras presenciar un episodio violento. En cuanto al homicidio, una de las principales causas de muerte de niños en edad escolar y adolescentes, en particular en áreas urbanas, los pediatras necesitan involucrarse en ayudar a las familias a proteger a sus hijos. En primer lugar, deben identificar el riesgo de violencia.

Disparidades raciales y étnicas

Además de los factores socioeconómicos, el origen racial y étnico de los niños influye también en su salud. La discriminación basada en la raza, en la etnia y en otras características como factores que afectan a la salud son poco analizados, pero es necesario reconocer la presencia de discriminación en el pasado y en la actualidad en nuestra sociedad como un factor que influye en la salud de los niños. La discriminación, ya sea franca o encubierta, afecta a la salud de los niños en una o más de las siguientes formas:

- Al forzar a las familias a vivir en vecindarios en los cuales los riesgos de salud son mayores
- Al causar experiencias estresantes que implican discriminación
- Al forzar a los niños y a sus familias a desarrollarse bajo un estigma de inferioridad impuesto
- Al provocar un sesgo (no intencionado) por parte de los médicos (es decir, cuando un facultativo particular trata a pacientes de un grupo racial o étnico diferente)

La discriminación y, en algunos casos, las prácticas inmobiliarias diseñadas para limitar la integración de los grupos raciales y étnicos han llevado a la segregación de vecindarios basándose en la raza y la etnia, así como en el ingreso. Tal separación refuerza el sentimiento de aislamiento del resto de la sociedad que tienen los niños, que, además, tiene un efecto negativo en la salud de las personas que viven en el vecindario, al mismo tiempo que produce un estigma de inferioridad y signos visibles de discriminación. Si bien en la actualidad existen leyes en contra de la discriminación en la vivienda, los resultados de la discriminación racial histórica siguen siendo aparentes en algunas comunidades. En estas comunidades, las familias se sienten con menos poder para cambiar sus vidas o las de sus hijos. Por tanto, aunque cambiar los efectos de la discriminación parece algo imperativo para cualquier persona, los pediatras, como defensores del niño, deben dar a la familia una sensación de poder sobre la salud de sus hijos a través de la educación y la participación familiar. Esto, junto con la ayuda de recursos de apoyo, tanto dentro como fuera de su comunidad local, es un primer paso en el otorgamiento de poder a las familias que han sufrido discriminación.

Si bien la segregación de los vecindarios tiene un efecto negativo sobre la salud, la concentración de personas de origen cultural y étnico similar tiene también un efecto positivo sobre la salud. Por ejemplo, los lactantes de madres inmigrantes mexicoamericanas parecen evolucionar mejor con respecto al peso bajo al nacer y la mortalidad infantil que aquellos de la última generación o de madres más aculturadas, aunque las madres inmigrantes tengan mayores tasas de pobreza, niveles más bajos de escolaridad de los padres y menos acceso a la atención médica. De hecho, en las últimas dos décadas, las tasas de prevalencia de bajo peso al nacer y mortalidad infantil en los niños nacidos de madres inmigrantes mexicoamericanas fueron similares a las de las caucásicas no hispanas y no pobres. A este fenómeno se le ha denominado la «paradoja del inmigrante», que consiste en que las madres inmigrantes pobres tienen desenlaces similares a aquellas con un estado socioeconómico (ESE) más alto. Este fenómeno se observa en varios grupos de inmigrantes e indica un efecto positivo en la salud debido al mantenimiento de los hábitos de salud culturales con respecto al embarazo y a la salud del bebé. Además, esto implica que los hábitos de salud culturales amortiguan los efectos nocivos de la pobreza. Sin embargo, es importante observar que, conforme las mujeres inmigrantes se aculturan a la sociedad estadounidense, los parámetros de salud de bajo peso al nacer y mortalidad infantil parecen empeorar y se acercan a las normas de las madres pobres de generaciones posteriores. Por tanto, es indicativo de que el amortiguador cultural de los efectos nocivos de la pobreza que existe para estas madres y sus hijos parece disminuir a medida que las prácticas culturales estadounidenses reemplazan las del país de origen. De esta manera, si la «paradoja del inmigrante» es un resultado positivo de las prácticas de salud familiar basadas en la cultura, entonces los pediatras deberían familiarizarse y apoyar tales prácticas de las familias de sus pacientes. Una comunidad que da apoyo a la cultura familiar y proporciona a los niños y a sus familias con una autoimagen positiva e identidad es un importante recurso de salud y es posible que cree un ambiente psicosocial positivo para los niños y las familias pobres.

Por último, en el sistema de atención médica, el sesgo entre los médicos, aunque sea involuntario, debe reconocerse y eliminarse en la medida en que sea posible. No es algo sorprendente que los médicos muestren sesgos y estereotipos, ya que fueron criados en la misma sociedad que los formó. Una revisión de la literatura médica realizada por el Institute of Medicine (National Academy of Sciences) afirma que una de las razones de las disparidades de salud en las minorías es el sesgo y el prejuicio del médico, que suele ser involuntario. No obstante, se exhorta a los médicos a que superen sus prejuicios. Para hacerlo, deben comprender sus propios sesgos y la forma en que estos influyen en la atención que ofrecen a sus pacientes. Este es un reto para todos nosotros, independientemente de nuestro origen, y necesita ser resuelto para beneficio de nuestros pacientes.

Disparidades en el acceso a la atención médica

El principal determinante del acceso de los niños a la atención médica es la capacidad de obtener un seguro de gastos médicos, lo cual, a su vez, depende de la capacidad de los padres de obtener cobertura para gastos médicos, que suele obtenerse a través de la empresa para la que se trabaja. Con frecuencia se asume que si los padres trabajan, sus empleos ofrecerán un seguro de gastos médicos o que, si no pueden trabajar, sus hijos reunirán los requisitos para acogerse a un programa de asistencia social, el cual proporciona acceso a la atención médica. Por desgracia, ninguna de las dos suposiciones es necesariamente cierta. En un análisis reciente de datos nacionales, los investigadores encontraron que las minorías étnicas tenían muchas menos probabilidades de estar aseguradas que los caucásicos no hispanos. Los hispanos eran los que tenían mayor probabilidad de no estar asegurados (37%), seguidos de los afroamericanos (23%), asiático-americanos e isleños del Pacífico (21%), nativos americanos y de Alaska (17%) y caucásicos no hispanos (14%). Aunque el 87% de los hispanos no asegurados trabajan, tienen menos probabilidades de que su contrato laboral le proporcione un seguro de gastos médicos, sin importar qué tanto trabajen ni el tamaño de la empresa o industria para la que lo hacen. Asimismo, los afroamericanos, en comparación con los caucásicos no hispánicos, se benefician de menores tasas de seguro de gastos médicos gracias a su empleo, 53% frente al 73%, respectivamente. Cuando los niños hispánicos son clasificados por su estado migratorio, los que no son ciudadanos estadounidenses tienen una alta probabilidad de no estar asegurados (58%); incluso los hispánicos que son ciudadanos estadounidenses presentan una tasa elevada de falta de seguro (27%). En la población infantil, las cifras relativas de no asegurados fueron similares a las de todas las personas en su propio grupo: hispánicos (29%), afroamericanos (19%), asiático-americanos e isleños del Pacífico (15%), nativos americanos y de Alaska (13%), y caucásicos no hispánicos (11%). Esto se traduce en menos cuidados agudos y atención preventiva para los niños. Además, los pacientes no asegurados tienen menos probabilidades de seguir las recomendaciones médicas mínimas.

Si los niños no obtienen el seguro de gastos médicos a través del empleo de sus padres, es posible que reciban financiación para su atención médica, dependiendo de los ingresos familiares y de su estado migratorio (es decir, si un niño es ciudadano estadounidense o es residente legal). Los estados suelen determinar los ingresos máximos necesarios para que una familia sea subsidiaria de un seguro público. En muchos estados unos ingresos de hasta el 250% del umbral de pobreza hacen que una familia pueda acogerse a un seguro de gastos médicos a través de un programa estatal o federal. Una familia de cuatro miembros con ingresos de hasta de 42 625 dólares estadounidenses anuales puede beneficiarse de un programa gubernamental de seguro de gastos médicos. (Esto parece elevado, pero una familia de cuatro miembros que vive en el área de la bahía de San Francisco necesita 46 000 dólares sólo para cubrir sus necesidades básicas de vivienda y alimento). El requerimiento de ciudadanía o residencia legal es también un impedimento importante, en particular para los niños de familias inmigrantes. A mediados de la década de 1990, la reforma de asistencia social excluyó a los niños inmigrantes de la participación en programas federales y de muchos estatales. Por ejemplo, en California, los niños inmigrantes indocumentados no son elegibles para el programa estatal de Medicaid, excepto en urgencias. Sin embargo, sí tienen acceso a un programa de detección de salud preventivo (Children's Health and Disability Prevention program) y a uno de ayuda a las familias con niños con enfermedades crónicas (California Children's Services).

Aunque recientemente el Congreso aprobó la Health Care Reform Bill, esta no cubre a los niños inmigrantes, en particular a aquellos que no son residentes legales. Si se asumen que los niños son valiosos, entonces todos deberían recibir atención médica, tanto por su propia salud como por la de la sociedad. Es importante observar que tres cuartas partes de todos los niños de familias de inmigrantes son ciudadanos estadounidenses. Sin embargo, las familias inmigrantes tienen miedo de obtener el seguro de gastos médicos financiado por el gobierno, incluso para sus hijos ciudadanos estadounidenses, debido a la implicación que tiene sobre sus esfuerzos para obtener la ciudadanía, por lo que, en consecuencia, esto los disuade de obtener atención para sus hijos ciudadanos. Por ello es importante que los pediatras se familiaricen con los diversos programas estatales y federales, en especial con aquellos que abordan las necesidades de los niños pobres e inmigrantes, de manera que actúen mejor como médicos y defensores de las diversas poblaciones de niños.

TRATAMIENTO DE LOS NIÑOS PROVENIENTES DE DIVERSOS ORÍGENES

Esperamos que la información que se ha presentado anime a los futuros pediatras a aprender la forma de adaptar su atención clínica para satisfacer las necesidades socioculturales de los niños y de sus familias. En el presente y en el futuro, la clase socioeconómica, la raza, la etnia y el estado migratorio definirán la diversidad de los pacientes. Cada uno de estos factores afecta a la interacción médico-paciente a través de los procesos de comunicación verbal y no verbal, del mismo modo que las diferencias en las creencias con respecto a la salud entre el médico y los pacientes y sus familias. Finalmente, se pueden propiciar interacciones más efectivas con las familias provenientes de diversos orígenes, pero esto requiere que el médico establezca un puente sobre la brecha de la diversidad para comunicarse con efectividad y comprender el punto de vista del paciente cuando se trata de salud.

Comunicación: verbal y no verbal

La obtención de una historia clínica exacta y completa es la piedra angular de la medicina clínica. La historia clínica no sólo proporciona los datos necesarios para comprender los síntomas y el proceso patológico del paciente, sino que también permite que el médico valore la comprensión del paciente y su respuesta al tratamiento. En pediatría, esto hace necesaria también la comprensión del conocimiento y de la reacción de la familia a la enfermedad del niño. La obtención de la historia pediátrica implica una interacción entre varias personas: el médico, el paciente, los padres y, en ocasiones, los cuidadores. Al igual que en cualquier interacción humana, cada parte tiene su propio conjunto de habilidades de comunicación, expectativas, sobreentendidos tácitos y sesgos personales. Por ello, parte de la entrevista inicial con las familias provenientes de diversos orígenes debe incluir la definición de sus expectativas y la comprensión de quienes, aparte de los padres, son importantes en la toma de decisiones para el niño.

Para esto, es necesario determinar si los pacientes, padres y médicos hablan el mismo idioma. Con frecuencia esto no es así. En tales situaciones, es esencial obtener los servicios de un intérprete fiel y culturalmente sensible. Aunque esto parece obvio, con mucha frecuencia en las interacciones clínicas con familias que no dominan el inglés no intervienen intérpretes. Sin embargo, la ley federal obliga a disponer de este servicio. En el año 2000, el presidente Clinton publicó la Executive Order 13166, la cual complementó la Title VI of the Civil Rights Act de 1964. Esta obligaba a todos los grupos que recibían fondos federales a mejorar el acceso a los servicios de las personas con conocimiento limitado del inglés. Por desgracia, por razones de comodidad, en ocasiones los médicos confían en el uso de alguno de los familiares o intérpretes según el caso (es decir, personal no médico que trabaja en el área) para proporcionar la interpretación a los pacientes y familias que no hablan inglés. En una revisión de la literatura médica, Flores encontró que la falta de un intérprete profesional en el ámbito pediátrico tiene un impacto negativo importante en la comprensión de los padres acerca de la enfermedad de su hijo y en su satisfacción con respecto a la atención del mismo. En un estudio clínico en el servicio de urgencias, Flores observó que la incapacidad de comunicarse de forma efectiva con los padres provocó errores en el diagnóstico y un aumento en la morbilidad en los pacientes pediátricos.

Sin embargo, aunque se dispone de intérpretes profesionales, que intervengan de una manera clínicamente efectiva requiere que el médico sera consciente de que se trata de una herramienta que no sólo sirve obtener información del paciente, sino que permite establecer una relación con el mismo. La relación personal del pediatra con el paciente o sus padres es la base de todas las interacciones clínicas y, como tal, la comunicación no verbal debe formar parte de la conversación que el el paciente mantenga con el médico para mejorar la comprensión mutua. La tabla 6-2 proporciona unas directrices para el uso de intérpretes.

TABLA 6-2

Directrices para la elección e intervención efectiva de intérpretes en el ámbito clínico

Elección del intérprete

Elegir siempre a un intérprete cualificado, a menos que conozca perfectamente el idioma del paciente. El mismo puede estar presente o intervenir por vía telefónica. Los hospitales y las clínicas que reciben fondos federales deben proporcionar, por lo menos, un servicio de interpretación por vía telefónica.

Evitar usar como intérpretes a personas extrañas que se encuentren en la sala de espera o a personal sin entrenamiento, debido a los posibles problemas de exactitud, confidencialidad y terminología médica.

En situaciones de urgencia, si no se dispone de un intérprete cualificado, la intervención de familiares adultos o amigos que acompañen al paciente con el fin específico de traducir es una alternativa temporalmente aceptable, pero es posible que se produzcan problemas de exactitud, confidencialidad y términos médicos, así como una alteración de los roles sociales. Debe buscarse un intérprete profesional tan pronto como sea posible para confirmar la información del paciente.

No usar a los niños como intérpretes, dados los problemas derivados de la alteración de roles sociales, temas delicados y de exactitud.

Se ha de preguntar siempre al paciente si acepta al intérprete asignado en cada caso.

Uso del intérprete

Colocar al médico, al intérprete y al paciente/padre en un triángulo equilátero de manera que se aprecien las claves no verbales importantes.

Hablar al paciente/padre y mantener contacto visual con él, no con el intérprete.

Pedir al intérprete que traduzca de la forma lo más literal posible.

Si se sospecha una mala traducción o interpretación, volver al tema usando diferentes palabras.

Enfatizar las instrucciones y explicaciones clave mediante la repetición.

Utilizar herramientas auxiliares visuales (gráficas y diagramas), siempre que sea posible, para verificar la calidad y comprensión de la traducción y pedir al paciente/padre que repita la información a través de una «retrotraducción».

Al final de la consulta

Pedir al intérprete que escriba listas de instrucciones para el paciente/padre, en particular para las recetas y otras intervenciones terapéuticas.

Indicar al farmacéutico que las instrucciones de la receta se impriman en el lenguaje del paciente/padre.

Solicitar siempre que un intérprete acompañe al paciente/padre para programar las citas de seguimiento con la recepcionista.

Adaptado de Flores G: Culture and patient-physician relationship: Achieving cultural competency in health care. *J Pediatr* 136:14–23, 2000.

Finalmente, los médicos deben entender la consulta como una interacción entre dos culturas, la del paciente y la suya propia. Ayudar a los pacientes y a sus familias a desarrollar sus conocimientos sobre salud es un componente clave para ofrecer una atención médica de calidad. Los facultativos deben conocer los factores históricos, políticos y económicos de las familias de sus pacientes que afecten a sus conocimientos sobre salud. Deben identificar si los pacientes han interiorizado el significado del papel del médico. Si tanto este como el paciente provienen de un origen sociocultural similar, tales conceptos sobre papeles y expectativas suelen compartirse. Sin embargo, si no es así, los sesgos socioeconómicos, raciales o étnicos conducirán a malentendidos que, a su vez, causarán problemas de comunicación. Por ejemplo, en algunas culturas, el respeto por los médicos no contempla que se les hagan preguntas. Así, si los pacientes o padres permanecen silenciosos después de que se les pregunte si tienen alguna duda o que muevan la cabeza para responder a a una pregunta, no necesariamente tienen por qué estar de acuerdo con el médico, sino que es posible que tengan importantes dudas acerca de lo que el médico dijo. Tener un intérprete socioculturalmente sensible, capaz de interpretar los signos no verbales o preguntar directamente a los padres o al paciente si están satisfechos con la atención, ayudará al pediatra a reconocer estos malentendidos y disminuirá las barreras de idioma para una atención médica efectiva.

Creencias sobre la salud

Todos tenemos una idea de lo que significa estar saludable y, en cierta forma, comprendemos lo que nos mantiene sanos o lo que nos enferma. En función de su experiencia con la medicina occidental, muchas personas comparten los mismos puntos de vista acerca del tratamiento médico. Sin embargo, con base en las creencias individuales acerca de la salud, con frecuencia las personas utilizan terapias alternativas (atención médica complementaria y alternativa [AMA]). Cerca del 33 al 50% de los adultos en Estados Unidos refieren usar terapia AMA y en ciertos grupos étnicos los remedios populares o caseros o las terapias AMA son más frecuentes. Esto es particularmente cierto en el caso de inmigrantes recientes, que traen con ellos sus creencias sobre la salud y terapias desde su país de origen. Aunque, en ocasiones, estas terapias AMA parecen exóticas y contrarias a la medicina occidental, los médicos deben reconocer estos intentos por parte de los padres de ayudar a sus hijos. Si estas medidas no son dañinas, los pediatras deben tratar de integrarlas en el manejo médico del paciente. Está claro que es necesario educar a los padres para prevenir el uso de remedios caseros con efectos nocivos (es decir, remedios populares que contienen plomo, como el tratamiento con *greta, azarcón* o albayalde para el *empacho* en los mexicoamericanos).

Por desgracia, los padres o pacientes a menudo no les comunican a los médicos que usan tratamientos alternativos porque se sienten incómodos al ofrecer esa información. Por tanto, los pediatras necesitan iniciar la entrevista preguntando a sus pacientes o a sus padres sobre qué es lo que creen que está mal en la salud del niño, a qué lo atribuyen y qué han hecho para tratar de aliviarlo. Asimismo, es útil normalizar el uso de la medicina popular o alternativa diciendo: «Muchas personas usan… para la enfermedad que tiene su niño. ¿Ha oído hablar de ella? ¿La ha utilizado?». De esta manera, los médicos identificarán las creencias sobre salud que tiene su paciente o sus padres, lo que les permitirá hacerlos partícipes del plan terapéutico.

En resumen, el papel del pediatra es clave en el desarrollo saludable y en el bienestar de todos los niños. Ser consciente de la singularidad de cada niño y de su familia permite al pediatra cumplir con ese papel y disfrutar de la práctica de la pediatría.

LECTURAS RECOMENDADAS

American Academy of Pediatrics: 2008 culturally effective pediatric care. http://www.aap.org/commpeds/cepc/

Association of American Medical Colleges: Guidelines for use of medical interpreter services. http://www.aamc.org/students/download/70338/data/interpreterguidepdf.pdf

Brown E, Ojeda V, Wyn R, et al: *Racial and Ethnic Disparities in access to Health Insurance and Health Care*. Los Angeles: UCLA Center for Health Policy Research, 2000.

Campbell C, Schwarz D: Prevalence and impact of exposure to interpersonal violence among suburban and urban middle school students. *Pediatrics* 98(3):396–402, 1996.

Centers for Disease Control and Prevention: Blood lead levels—1999-2002. *MMWR* 54(20): 513-516, 2005.

Eggleston P: Urban children and asthma. *Immunol Allergy Clin North Am* 18(1):75–84, 1998.

Flores G: Culture and patient–physician relationship: Achieving cultural competency in health care. *J Pediatr* 136(1):14–23, 2000.

Food Research and Action Center: Hunger in the United States. http://www.frac.org/index.html

Gahagan S, Holmes R: A stepwise approach to evaluation of undernutrition and failure to thrive. *Pediatr Clin North Am* 45(1): 169–187, 1998.

Health Resources and Services Administration: HRSA: Health literacy. http://www.hrsa.gov/publichealth/healthliteracy/index.html

Hernandez DJ, Charney E (eds), with Committee of the Health and Adjustment of Immigrant Children and Families of the Board of Children, Youth, and Families (Institute of Medicine, National Research Council): *From Generation to Generation: The Health and Well-Being of Children in Immigrant Families*. Washington, DC: National Academy Press, 1998.

Kemper K, Cassileth B, Ferris T: Holistic pediatrics: A research agenda. *Pediatrics* 103(4):S902–S909, 1999.

Kinsman S, Mitchell S, Fox K: Multicultural issues in pediatric practice. *Pediatr Rev* 17(10):349–355, 1996.

Lewit E, Baker L: Race and ethnicity—Changes for children. *The Future of Children. Critical Health Issues for Children and Youth* 4(3):134–144, 1994.

Marmot M: *Status Syndrome: How Your Social Standing Directly Affects Your Health and Life Expectancy*. London: Bloomsbury, 2004.

Martorell R, Mendoza FS, Castillo RO: Poverty and stature in children. In *Linear Growth Retardation in Less Developed Countries,* Nestle Nutrition Workshop Series, vol 14. Edited by Waterlow JC. New York: Vavey/Raven Press, 1988, pp 57–73.

Mendoza FS, Fuentes-Afflick E: Latino children's health and the family–community health promotion model. *West J Med* 170(2):85–92, 1999.

Mendoza F. Health disparities and children in immigrant families: A research agenda. *Pediatrics* 2009;124(suppl 3):S187–S195.

National Center for Children in Poverty: http://www.nccp.org/topics/child poverty.htm

Pachter L: Culture and clinical care: Folk illness, beliefs, and behaviors and their implications for health care delivery. *JAMA* 271:690–694, 1994.

Schulman K, Berlin J, Harless W, et al: The effects of race and sex on physician recommendations for cardiac catheterization. *N Engl J Med* 340:618–626, 1999.

Starfield B: Childhood morbidity: Comparisons, clusters, and trends. *Pediatrics* 88(3):519–526, 1991.

The Future of Pediatric Education II: Organizing pediatric education to meet the needs of infants, children, adolescents and young adults in the 21st century. *Pediatrics* 105(1):163–210, 2000.

Williams D: Race, socioeconomic status, and health: The added effects of racism and discrimination. *Ann N Y Acad Sci* 896:173–188, 1999.

World Health Organization (WHO)/Department of Nutrition for Health and Development: WHO Global Database on Child Growth and Malnutrition. http//www.who.int/nut/pem.htm

7

Problemas éticos en el ejercicio de la pediatría*

Alan R. Fleischman

Los pediatras desempeñan un papel especial en la sociedad, ya que son tanto cuidadores de los niños como defensores de sus intereses. La práctica de la pediatría implica preocupación por la salud fisiológica de los niños, así como por su desarrollo emocional y psicosocial dentro de las familias. Este papel es bastante diferente de las responsabilidades que afrontan los médicos que atienden a adultos y da lugar a importantes retos. Los pediatras a menudo deben hacer frente a dilemas éticos y conflictos de valores o deberes cuando atienden a niños y hacen recomendaciones para su tratamiento. Resolver los dilemas éticos no es sólo un asunto de opinión personal; requiere de un proceso racional para determinar el mejor curso de acción en el caso de opciones contradictorias.

En los últimos 30 años, en la sociedad estadounidense, el médico ha pasado de ser quien tomaba las decisiones, con una actitud paternalista, altamente respetado y rara vez cuestionado, a intervenir como un colaborador del que se espera que proporcione recomendaciones a los pacientes y a sus familias a la hora de tomar decisiones acerca del cuidado de la salud. Los pacientes se han convertido en los consumidores de los servicios médicos, y esperan estar informados por completo y ser cada vez más responsables de las decisiones sobre el cuidado de su propia salud. Este respeto por el derecho fundamental de una persona a la autodeterminación o autonomía ha iniciado una práctica que permite a los adultos tomar decisiones médicas por sí mismos, incluso si el médico no está de acuerdo y, lo más importante, aun cuando éste advierta que la decisión no es la mejor para el paciente. Este principio, conocido como «respeto por las personas», incorpora dos convicciones éticas: que las personas, por un lado, deben ser tratadas como seres autónomos y, por otra, que aquellas con autonomía disminuida tienen derecho a recibir protección. Esta idea fundamental sostiene que todas las personas capaces de participar en la toma de decisiones tienen derecho a determinar qué es lo que sucede con sus propios cuerpos. Además, los individuos con autonomía disminuida que no son capaces de participar en la toma de decisiones por sí mismos tienen derecho a una protección adicional contra un daño. En general, la sociedad considera que los niños, por lo menos los más pequeños, tienen una autonomía disminuida y, por tanto, requieren protección.

La doctrina del consentimiento informado, una expresión de este respeto por el derecho de una persona a la autodeterminación, asume que los pacientes comprenden los riesgos y beneficios de los tratamientos alternativos y pueden tomar decisiones informadas. Cuando el proceso de consentimiento informado se refiere a los niños o a personas que carecen de la capacidad para decidir por sí mismas, es precisa la intervención de otra que actúe en su nombre, o de un apoderado, cuyo consentimiento se basará en la percepción de otra persona sobre la elección adecuada y no sobre la elección del individuo. Muchas personas argumentan que el respeto al derecho fundamental de la persona a la autodeterminación debe ampliarse a la familia, la cual es considerada como una unidad autónoma. En esta visión de la autodeterminación sería posible que el juicio de los familiares sustituyera al de los familiares que no pueden participar en la toma de decisiones.

Aunque los pediatras deben respetar el importante papel que los padres desempeñan al proporcionar el consentimiento informado para sus hijos, en ocasiones la aquiescencia incuestionable de los deseos de los mismos resulta problemática. El principio de consentimiento informado para los adultos autónomos es extremadamente poderoso; permite que los adultos capaces rechacen recibir tratamientos a pesar de las consecuencias negativas que de ello puedan derivarse. Sin embargo, el hecho de que los padres rechacen tratamientos que se consideran claramente benéficos para su hijo no tiene la misma importancia que si adultos competentes se niegan a ser tratados. El rechazo de los padres de una terapia necesaria no libera al médico o a otros proveedores de atención a la salud de un deber ético hacia el paciente pediátrico, en particular si dicha negativa pone al niño en una situación de riesgo importante.

---

*Algunas partes de este capítulo fueron adaptadas de Fleischman AR, Nolan K, Dubler NN, et al: Caring for gravely ill children. Pediatrics 94:433–439, 1994.

Este deber ético se deriva del principio de «beneficencia», el cual establece que el tratamiento ético comprende no sólo respetar las decisiones de los pacientes y protegerlos de algún daño, sino también llevar a cabo esfuerzos orientados a asegurar que se protejan sus intereses o se mantenga su bienestar. Las acciones de beneficencia intentan maximizar y minimizar, respectivamente, los posibles beneficios y daños. Tanto los médicos como los padres tienen obligaciones de beneficencia para con el niño. Para cumplir con las mismas y conservar el futuro derecho del niño a tomar decisiones de forma autónoma, ha evolucionado otro concepto, conocido como el principio del «mejor interés del niño», el cual promueve la toma de decisiones para el beneficio del niño, incluso si, en casos raros, es contrario a las creencias de los padres. El estándar del «mejor interés» presupone que quienes toman las decisiones son capaces de considerar que el interés de los niños es el asunto principal, por encima de sus propios intereses y de los de los otros miembros de la familia.

Aunque el «mejor interés del niño» es el estándar adecuado para tomar las decisiones relacionadas con el tratamiento, es importante tener en cuenta que a menudo el mismo no se corresponde con el mejor interés de cualquier individuo. Cuando no está del todo claro lo que es efectivo o benéfico, es posible argumentar que quienes tienen la responsabilidad de tomar la decisión (p. ej., en el caso de un niño, la familia) deben desempeñar el papel más relevante en la elección. El papel de las familias en la decisión que lleva al futuro desenlace de los niños es muy importante, si no vital. Su donación y apoyo es crucial para optimizar el ambiente en el que viven los niños. Por ello, parece que el estándar del «mejor interés» de los niños debe incorporar el reconocimiento de los intereses de las familias y un compromiso por parte de la sociedad para proporcionar los recursos que permitan a aquéllas apoyar el interés de los niños sin crear una carga indebida.

PROBLEMAS ÉTICOS EN LOS RECIÉN NACIDOS

> ### CASO 7-1
> Se llama al equipo de pediatría a la sala de partos para reanimar a un recién nacido prematuro de 24 semanas de gestación, del sexo masculino, que pesa 550 g. Acaba de pasar el umbral de viabilidad, tiene una oportunidad razonable del 50% de sobrevivir con una intervención intensiva y una probabilidad mayor del 50% de llevar una vida normal si sobrevive. Es posible que presente todas las complicaciones de la prematurez, entre las que se encuentran la parálisis cerebral, el retraso mental, el deterioro de la visión y la audición, y la neuropatía crónica. ¿Deben los pediatras reanimarlo? ¿Debe el equipo médico permitir que la familia elija si se inicia el tratamiento? Si éste se empieza, ¿bajo qué circunstancias deben retirarlo los médicos? ¿Quién debe tomar estas decisiones y mediante qué proceso?

Los drásticos cambios en la disponibilidad de la atención tecnológica para los recién nacidos han permitido salvar la vida de la mayoría de los recién nacidos, incluso de los más enfermos y pequeños. En la mayor parte de los centros neonatales la tasa de supervivencia de los recién nacidos de 24 semanas de edad gestacional con un peso mayor de 500 g es de más del 40%. Los lactantes nacidos con 1 000 g de peso y 28 semanas de gestación, edad de la que se creía que era el umbral de viabilidad en las décadas de 1960 y 1970, ahora tienen una tasa de supervivencia de hasta el 95%. Además, el desarrollo de nuevas técnicas quirúrgicas en las últimas dos décadas ha permitido corregir o mejorar anomalías congénitas cardíacas, renales, intestinales, hepáticas y cerebrales. Con nutrición parenteral intravenosa, los lactantes crecen y aumentan de peso con un desarrollo normal durante semanas, meses o años sin realizar ingesta oral. Estos avances en la medicina neonatal han mejorado la vida de innumerables niños, pero, al mismo tiempo, también han llevado a salvar la vida de algunos niños que quedan con una discapacidad grave y en condiciones de desventaja. (V. cap. 10, «Neonatología».)

Todas las decisiones que se toman en niños graves en una unidad de cuidados intensivos neonatales (UCIN) se hacen con una enorme incertidumbre acerca del desenlace a largo plazo. Con frecuencia es difícil pronosticar cuáles de ellos sobrevivirán y crecerán con una buena calidad de vida y cuáles sufrirán daño irreversible, con una enfermedad crónica devastadora. El autor estadounidense Jeff Lyon, en su libro *Playing God in the Nursery,* describe gráficamente el dilema de esta incertidumbre:

> *Si es difícil justificar el hecho de crear parapléjicos ciegos para obtener algunos sobrevivientes sanos, también es igualmente complicado explicar esto a los fantasmas de los potencialmente sanos que tuvieron que morir para evitar crear parapléjicos ciegos.*

En general, los neonatólogos estadounidenses han desarrollado una estrategia de toma de decisiones que aborda esta incertidumbre al considerar que la muerte de un lactante que pudo haber vivido una vida razonable es algo tan malo como salvar a un lactante que se convierte en una persona con una tremenda discapacidad. Ambos desenlaces son trágicos. En general, los pediatras creen que los recién nacidos con probabilidades de sobrevivir merecen ser reanimados en la sala de partos y, a continuación, ser estabilizados en la UCIN hasta disponer de datos acerca del futuro desenlace. Cuando es probable que muera o que tenga un deterioro significativo de la calidad de vida futura, los médicos, en ocasiones, recomiendan retirar el tratamiento o no darlo en el futuro. Esta estrategia frente a la incertidumbre del desenlace neonatal contrasta con la vitalista, la cual apoya la intervención intensiva en todos los casos de recién nacidos hasta que se tenga la certidumbre de que se va producir su muerte, o la estadística, que busca minimizar el número de recién nacidos que mueren lentamente o viven con deficiencias profundas al iniciar tratamiento sólo en aquellos que satisfacen criterios de un peso o de una edad gestacional mínimos.

En el centro de todas las discusiones acerca de los tratamientos adecuados para los recién nacidos graves está la pregunta de cuánto valora la sociedad a aquellas personas con enfermedades que implican discapacidad o deficiencias. Cada lactante tiene un valor inherente que merece ser respetado, sin importar el grado del defecto físico o deterioro cognitivo que presente en el futuro. Los médicos, junto con las familias, deben analizar todos los tratamientos que mejoren los intereses y el bienestar de los lactantes. Sin embargo, este respeto por los recién nacidos no implica que el médico deba proporcionar un tratamiento en caso de que exista.

La evaluación de cuál es el mejor interés de un lactante en particular incluye el análisis de los beneficios potenciales y las consecuencias del plan de tratamiento, el pronóstico probable, la calidad de vida futura que se espera para el niño, y el punto de vista y los valores de la familia. Si la posibilidad de supervivencia es pequeña, las consecuencias de un tratamiento propuesto son graves o es probable que la calidad de vida futura sea pobre, se recomienda no proporcionar un tratamiento particular. Deben ser los padres de los recién nacidos quienes tengan la última palabra en la toma de decisiones, a menos que elijan un curso de acción que es claro que va en contra del mejor interés del niño. El nacimiento de un recién nacido anormal es demasiado estresante para los padres, pero es posible educar a la mayoría de ellos acerca de la enfermedad del neonato de manera que puedan tomar la decisión de acuerdo al mejor interés de su hijo.

En la actualidad los hospitales cuentan con comités de bioética para revisar las decisiones cargadas de valor para ayudar a los padres y profesionales en la determinación de lo que es más adecuado según el mejor interés de los niños. Estos comités multidisciplinarios están formados por médicos, personal de enfermería, trabajadores sociales, especialistas en ética, clérigos y otros profesionales interesados en la protección y promoción de los intereses de ciertos niños. Algunos médicos se resisten a consultar a estos comités de bioética; sostienen que la mejor persona para tomar decisiones tan complejas es el médico del paciente concreto al lado de la cama, pues es el que conoce más a profundidad los hechos médicos, así como los intereses del lactante y los deseos de la familia. Sin embargo, la mayoría de los médicos que han utilizado los servicios de los comités de bioética para lactantes creen que los mismos mejoran el proceso de toma de decisiones al revisar los hechos médicos y proteger los intereses del lactante, al mismo tiempo que se acogen a principios éticos y no sólo a la intuición. Los comités de bioética del lactante también mejoran el papel de los padres en la toma de decisiones al apoyar su elección en los casos ambiguos en los cuales es incierto lo que es más conveniente de acuerdo al mejor interés del niño en particular. Además, tales comités proporcionan un consuelo ético tanto a las familias como a los profesionales del cuidado de la salud, que son, finalmente, los responsables tanto de tomar como de implementar las decisiones difíciles.

Para los casos en que los padres rechacen lo que los médicos y el comité de ética consideren que es lo mejor según el interés del niño, se han desarrollado mecanismos de procedimiento en los que intervienen las cortes para anular las decisiones tomadas por los progenitores. Estas estrategias legales representan las obligaciones de beneficencia del médico hacia el niño, que protege a un lactante del cese inadecuado de tratamiento. Un ejemplo de este tipo de intervención es la administración de hemoproductos ordenada por la corte para salvar la vida de un niño cuyos padres practican una religión que prohíbe las transfusiones.

Cada vez con más frecuencia se plantea un nuevo tipo de dilema ético en las UCIN. Los médicos que consideran que las familias son las que deben decidir si detener o retirar las medidas de soporte de vida de los recién nacidos graves se enfrentan a un importante dilema cuando las mismas insisten en que los neonatos reciban un tratamiento de soporte de vida que ellos creen que tiene un beneficio mínimo o nulo. ¿Qué debe suceder cuando los médicos no están de acuerdo con los padres acerca de su solicitud de un tratamiento que prolongará la vida pero que es posible que no la mejore? Cuando un tratamiento no tiene un beneficio potencial y sólo producirá dolor y prolongará el sufrimiento, los médicos no están obligados a proporcionar, ni incluso ofrecer, tales intervenciones, aun cuando sean solicitadas por los padres. Sin embargo, cuando estos piden que se inicie un tratamiento que ofrece una pequeña probabilidad de beneficio, incluso frente a las importantes consecuencias que se puedan derivar, los profesionales de la salud no deben tomar esta decisión por sí mismos.

En general, cuando padres bondadosos y preocupados solicitan que se continúe intentando salvar o prolongar la vida de su hijo, los médicos no deben imponer sus puntos de vista sobre los valores de la familia. Los médicos deben dar un amplio margen al criterio de los padres respecto a las opciones terapéuticas para sus hijos cuando existe una incertidumbre honesta en cuanto a la proporción de beneficio/consecuencias negativas de continuar el tratamiento. No obstante, el criterio de los progenitores en la solicitud del mismo no debe ser ilimitado. Los médicos y otros profesionales de la salud, basándose en sus propias creencias personales, tienen el derecho de decidir no seguir participando en la atención de niños si consideran que los beneficios del tratamiento no superan las consecuencias negativas. Además, la sociedad tiene el derecho, a través de sus leyes, reglamentos e instituciones, de limitar la asignación de recursos individuales para pacientes que tienen poca o ninguna probabilidad de beneficiarse con la continuación del tratamiento.

PROBLEMAS ÉTICOS EN NIÑOS PEQUEÑOS

CASO 7-2

Una niña de 6 años de edad con diabetes juvenil ya no desea cooperar con las pruebas de azúcar en sangre ni aplicarse las inyecciones de insulina. La falta de éstas causarán que la niña pierda peso y que, con el tiempo, enferme gravemente. Sus padres buscan el consejo del pediatra sobre qué hacer. ¿Debe el médico respetar la negativa de la niña? ¿Deben los padres castigarla por no cumplir el tratamiento?

Aunque los niños pequeños no tienen la capacidad de comprometerse, sus necesidades, intereses y perspectivas deben ser el foco central de las decisiones de la atención médica. Ciertos aspectos del tratamiento y de la toma de decisiones permiten la participación de los pacientes pequeños y, en ocasiones, incluso la requieren. El adecuado papel de los niños en el establecimiento del plan terapéutico depende menos de su edad cronológica que de su desarrollo y capacidad personal. Por ejemplo, aunque los niños de 10 años de edad suelen tener menos capacidad para comprender los conceptos abstractos que los adultos, algunos actúan o piensan con mucha más madurez. Los niños, incluso algunos menores de 10 años, a menudo tienen una apreciación aguda de sus propias situaciones y opciones clínicas. Aunque los niños muy pequeños no sean capaces de reconocer los beneficios futuros del tratamiento que justifican sus consencuencias negativas (p. ej., dolor, molestias, hospitalización), los adultos no deben ignorar las percepciones que aquéllos tienen de ellas. Los médicos deben alentarlos para que expresen sus sentimientos y elijan los métodos que les permitan sentirse más cómodos y aceptar los procedimientos dolorosos o molestos.

A medida que los niños crecen y son más perceptivos, su involucramiento en la toma de decisiones en relación con su tratamiento debe ser mayor. En ocasiones tienen valores religiosos o de otro tipo que conforman sus respuestas a la enfermedad y, a menudo, son capaces de expresar metas personales e, incluso, valoraciones sobre la muerte que merecen respeto. No existe una fórmula sencilla para determinar si son capaces, y en qué grado, de participar en el establecimiento del plan de su propio tratamiento. Los padres y pediatras deben decidir juntos qué peso dar a las preferencias que los niños tienen sobre el tratamiento a recibir, teniendo en cuenta no sólo su nivel de comprensión y su capacidad de anticipar las consecuencias futuras de las acciones presentes sino también la gravedad de la decisión en cuestión, la probabilidad de beneficio, y la probabilidad y gravedad de las consecuencias negativas del tratamiento. Los adultos han de respetar el derecho de los niños a no estar de acuerdo. No obstante, en estos casos los deseos de los padres deben prevalecer en aras del mejor interés del niño.

Por ejemplo, en el caso de la niña de 6 años de edad con diabetes que se niega a cooperar con el plan terapéutico, su incapacidad para valorar por completo las consecuencias de sus acciones es un signo de inmadurez y se expone a un riesgo significativo de sufrir un daño grave si su pediatra y su familia aceptan sus decisiones. El médico, en coordinación con la familia, debe proporcionar el tratamiento mientras trabajan con la niña para ayudar a que comprenda la razón por la que se sigue este abordaje en particular.

Los médicos, o al menos los padres, deben informar a los niños, en términos adecuados a su nivel de desarrollo, sobre la naturaleza de su enfermedad, el curso de tratamiento que se propone y el desenlace esperado. Al preguntar a los niños acerca de sus esperanzas y miedos, los médicos y las familias comprenderán lo que la enfermedad significa para el niño y es posible que obtengan conocimientos valiosos acerca de lo bien que los niños procesan la información y se forman opiniones. Tales esfuerzos favorecen la cooperación y participación de los niños y aumentan sus sentimientos de autoestima y respeto.

Debido al deseo de protección de los padres, es posible que no quieran informar a sus hijos acerca de una determinada enfermedad, del plan de tratamiento propuesto o del pronóstico. Los médicos tienen la obligación, basada en una relación independiente con los niños, de asegurarse que reciben información adecuada. Al mismo tiempo, estos profesionales deben ayudar a los padres a comprender que una conspiración de silencio rara vez tiene éxito, pues a menudo deja a los niños con preguntas sin respuesta y temores, lo que puede ser dañino para el desarrollo de su confianza.

Sin importar el nivel de participación de los niños a la hora de planificar el tratamiento, los médicos deben darles tanto control como sea posible sobre las decisiones acerca del abordaje real. Incluso los niños de 2 y 3 años de edad son capaces de ayudar a manejar sus tratamientos o, por lo menos, de determinar el orden en el cual quieren que se realicen los diversos procedimientos. Los médicos y padres no deben engañar a los niños acerca de su grado de autoridad. Si una respuesta negativa no es aceptable, los profesionales de la salud deberán evitar pedir la aprobación de los niños. Si un procedimiento es necesario, la honestidad requiere que los médicos ofrezcan a los niños varias opciones más limitadas pero factibles (p. ej., elegir en qué orden realizar una serie de pruebas, o si quieren o no que esté presente alguno de los padres).

Muchas enfermedades de la infancia son crónicas y cursan con exacerbaciones agudas y otros períodos de enfermedad silente. Los niños pequeños que padecen tales entidades crónicas desarrollan y expresan conjuntos de valores y deseos claros en cuanto a los tratamientos y la calidad de vida futuros. Su perspectiva debe formar parte integral del plan de tratamiento.

El objetivo de la atención médica de los niños con enfermedades crónicas debe ser prolongar y normalizar sus vidas, optimizar su funcionamiento y mejorar su productividad futura. Estos objetivos no siempre se pueden alcanzar, y algunos médicos y padres desean proporcionar todas las intervenciones terapéuticas, incluso aquellas que ofrecen sólo la mínima posibilidad de lograr una supervivencia a corto o largo plazo. Los tratamientos intensivos que tienen poca esperanza de éxito en ocasiones resultan excesivos y hacen que los niños presenten dolor, sientan miedo y rechacen un posible pequeño beneficio. Los médicos y padres deben manejar el difícil asunto de saber cuándo disminuir la intervención tecnológica y aumentar la atención paliativa y que proporcione comodidad al paciente. Continuos intentos fallidos con un tratamiento hacen que los niños y sus familias sean incapaces de asumir lo inevitable de una muerte inminente.

Un creciente número de niños con enfermedades crónicas dependen de la tecnología, como respiradores, alimentación intravenosa y máquinas de diálisis. Estos lactantes y niños a menudo son «graduados» de las unidades de cuidados intensivos neonatales y pediátricos y beneficiarios de las nuevas tecnologías salvavidas. Debido a que requerirán de ayuda tecnológica durante muchos años, tal vez durante toda su vida, muchas personas consideran que estos niños están mejor viviendo en su hogar. Así, en todo Estados Unidos se han desarrollado programas que permiten la atención en casa para los niños dependientes de tecnología.

Muchas familias han aceptado la responsabilidad de cuidar a los niños dependientes de tecnología en el marco afectivo del hogar. Tales familias están motivadas por un deseo claro de tener a sus niños en casa como parte de ellas y, en la mayoría de los casos, proporcionan gran parte de la atención. Cada vez es más claro que cuesta menos atender en casa a los niños dependientes de tecnología que en un hospital de cuidados intensivos o una institución de cuidados crónicos. Esto ha creado un dilema ético importante. Para que la sociedad invierta menos dinero en la atención de los niños, se ha hecho frecuente pedir a las familias que asuman la carga de la atención, con el consiguiente coste y trastorno familiar que esto supone.

La sociedad debe abordar y definir los límites de la obligación de los padres del paciente crónico y dependiente de la tecnología. Esas familias que hacen grandes sacrificios merecen elogios, pero, por otra parte, quienes no desean o no pueden proporcionar este nivel extraordinario de compromiso con su hijo, ¿merecen ser condenados por ello? ¿Debe la sociedad tener la custodia de un niño dependiente de tecnología lejos de sus padres porque ellos no pueden proporcionar la atención adecuada en el domicilio? Aunque la familia tenga la capacidad de proporcionar tales cuidados, ¿implica esto que están obligados a mantener a sus hijos en casa cuando esto afectará de una forma dramática la vida de otros miembros de la familia? Si la atención en el domicilio para los niños es un bien que la sociedad desea proteger, las familias deben recibir el soporte social adecuado, así como un incentivo financiero para que el cuidado de estos pacientes dentro de la familia sea una experiencia que mejore los intereses de todos los involucrados. Las familias que no lo desean no deben ser obligadas a cuidar de sus hijos en casa; la sociedad debe proporcionar alternativas creativas para la atención de los niños dependientes de tecnología y, al mismo tiempo, permitir que sus padres mantengan sus vínculos legales y emocionales con ellos.

PROBLEMAS ESPECIALES DE LOS ADOLESCENTES

> ### CASO 7-3
> Samanta es una adolescente de 15 años de edad con diagnóstico reciente de leucemia. Ella y su familia quieren que sus doctores hagan todo lo que sea necesario para curarla de esta enfermedad grave. Sin embargo, ella y sus padres son testigos de Jehová y no aceptan las transfusiones de sangre o plaquetas, si éstas fueran necesarias debido a complicaciones de la quimioterapia intensiva que se requiere para erradicar las células leucémicas. ¿Debe el pediatra respetar los deseos de la adolescente y su familia en cuanto a la transfusión? ¿Debe el médico permitir que los deseos de la familia y la adolescente provoquen su muerte?

La adolescencia es un período de intenso crecimiento físico y maduración, que se acompaña de cambios rápidos en la capacidad cognitiva, el pensamiento abstracto y el desarrollo moral. Conforme los niños entran en la adolescencia, interpretan los valores inculcados por su familia y desarrollan opiniones propias. Éstas, primero, las forman a través de comparaciones con su grupo de pares y, más tarde, al cobrar un sentido más firme de sí mismos, así como de su capacidad de evaluar opciones y comprender las consecuencias de sus actos. Cada vez más basan sus elecciones morales en valores abstractos, pero las influencias de los compañeros en ocasiones superan sus conceptos internos del bien y del mal. Es bien conocido que los adolescentes tienden a tener conductas de riesgo, lo cual es provocado por su curiosidad, su sentido de omnipotencia y un impulso a establecer su independencia respecto a sus padres y otras figuras de autoridad. La enfermedad misma suele ser una influencia importante en el desarrollo del adolescente y de su capacidad de tomar decisiones relacionadas con su salud. Si bien ciertas enfermedades o tratamientos deterioran la función cognitiva y limitan la capacidad de participar en la toma de decisiones, la presencia de una patología con el tiempo fortalece a los adolescentes que llegan a tener una comprensión clara tanto de sus elecciones como de las consecuencias de tomar una decisión sobre una atención médica dada.

La edad por sí sola no es un determinante suficiente de inteligencia, experiencia, madurez o percepción, por lo que los médicos y los padres no deben usarla como el único criterio cuando deciden si los adolescentes son capaces de participar en las decisiones de atención médica. Incluso la capacidad cognitiva sola no es suficiente. La combinación de madurez y la capacidad de comparar riesgos y beneficios de cursos de acción alternativos con una comprensión de las consecuencias que tendrán en el futuro es la clave para evaluar la capacidad de los adolescentes para tomar decisiones de forma independiente. Sus decisiones acerca de su propia salud merecen una gran consideración si son capaces de:

- Tomar casi todas las decisiones acerca de sus asuntos diarios
- Cumplir con sus obligaciones en la escuela o el trabajo
- Hacer y acudir a sus citas médicas
- Expresar sus necesidades y seguir recomendaciones
- Comprender, aparentemente, los beneficios y riesgos de los tratamientos propuestos

Los médicos deben respetar los deseos de esta adolescente de 15 años de edad, no así los de la niña de 6 años del Caso 2, si aquélla tiene una visión bien desarrollada de sus creencias religiosas y la capacidad de comprender las consecuencias de sus elecciones. Debe realizarse una evaluación cuidadosa de su capacidad de tomar decisiones, así como una valoración de su independencia respecto a la coerción que pueden ejercer sobre ella sus padres, antes de decidir si se permite que su punto de vista prevalezca. A los adultos se les otorga el derecho de rechazar cualquier tratamiento sobre la base del respeto de su autonomía, que incluye el derecho a rechazar el tratamiento aun cuando tenga graves consecuencias. Tal vez para los pediatras sea difícil aceptar que los adolescentes han alcanzado el nivel de madurez requerido para tomar tales decisiones, pero muchos adolescentes tienen esta capacidad, y su punto de vista merece respeto. Esto es particularmente cierto cuando los adolescentes y sus padres están de acuerdo, como en este caso, y su visión y sus valores entran en conflicto con las recomendaciones del médico.

Lo ideal es que la toma de decisiones que atañen a adolescentes se realice en colaboración y en ella participen los pacientes, padres y médicos. Si los adolescentes no están de acuerdo con sus progenitores acerca del mejor curso de tratamiento y los médicos creen que esta elección es razonable, éstos deberán respetar la postura del paciente después de llevar a cabo una cuidadosa valoración de la capacidad del adolescente y de su salud mental. Al mismo tiempo, los médicos deben intentar trabajar con las familias para desarrollar un plan de manejo razonable. Los pediatras no deben aceptar que los padres tomen la decisión en nombre de los pacientes que ellos consideran que sí son funcionalmente autónomos.

Si los adolescentes solicitan confidencialidad en un intento por evitar que sus padres estén informados acerca de su muerte inminente o si tratan de esconder ciertas conductas que provocaron la enfermedad o lesión, los médicos se enfrentan con otro dilema ético. Éstos deben explicar a sus pacientes el alcance total del problema y hacer un especial énfasis en que tal vez sea difícil mantener la confidencialidad conforme la enfermedad progrese, así como que existirá una creciente necesidad de apoyo continuo proveniente de un adulto cariñoso, preferentemente de un padre. Con más frecuencia, los adolescentes se beneficiarán del apoyo emocional de sus progenitores y otros familiares; los médicos pueden ayudar a los jóvenes explicándoles esto y creando un plan que asegure la participación de la familia. Muchos profesionales que trabajan con adolescentes creen que, si éstos insisten en mantener la confidencialidad, los médicos deben cumplir con la solicitud del paciente de no compartir la información con los padres. Los médicos que no desean mantener la confidencialidad deben explicar esto a los adolescentes. No deben violar la confianza del paciente al informar a sus padres y pedirles que no le digan a su hijo que tienen conocimiento del asunto.

Algunos adolescentes, por ley, se consideran menores emancipados capaces de tomar decisiones legales y vinculantes en cuanto a su propia atención médica. En general, estos menores emancipados viven de manera independiente, están en el ejército o son padres. Además, en la mayoría de las jurisdicciones, incluso los adolescentes que no están emancipados pueden legalmente dar su consentimiento para recibir tratamiento médico para enfermedades de transmisión sexual y en casos de embarazo, así como medidas para su prevención y servicios de aborto. Está claro que muchos adolescentes mayores poseen suficiente madurez, por lo que debe permitírseles que acepten o rechacen el tratamiento sin participación de los padres en la toma de decisiones. El adecuado papel del médico que atiende a los adolescentes es respetar la autonomía en evolución de sus pacientes y apoyar su papel en la toma de decisiones siempre que sea posible.

CUIDADOS PALIATIVOS TERMINALES

Por desgracia, en la atención de los niños graves o con enfermedades crónicas siempre llega el momento en que padres y médicos necesitan cuestionarse lo adecuado de continuar el tratamiento o de iniciar uno nuevo. Los adultos preocupados aprecian el valor intrínseco de los niños y quieren apoyar sus intereses, pero deben afrontar la realidad de la muerte inminente de estos pacientes.

Cuando se considera permitir que mueran los niños, muchos médicos creen que retirar un tratamiento está menos justificado, legal y moralmente, que no iniciarlo, pero esta distinción es errónea. En el mundo real, los hechos parecen ocurrir con más frecuencia por la acción de alguien más que por la omisión. Sin embargo, en la relación médico-paciente, con su contrato implícito de ayudar y proporcionar la atención adecuada, no existe una diferencia moral entre no iniciar un tratamiento y retirarlo si el resultado esperado de cualquiera de las acciones es la muerte del paciente. Si existe una buena razón para no iniciar un tratamiento particular en un determinado paciente, entonces es igualmente defendible retirarlo si no es efectivo una vez que se ha iniciado. Por el contrario, si un tratamiento está moralmente indicado, es tan malo no iniciarlo como retirarlo. No cabe duda de que es psicológicamente más difícil retirar un tratamiento que no iniciarlo, pero esta diferencia psicológica no crea una distinción ética. Además, aunque muchos médicos creen que existe una diferencia legal entre no iniciar los tratamientos y retirarlos, según la mayoría de los juristas, nada en la ley dice que detener un tratamiento sea un problema legal más grave que no iniciarlo desde el principio.

En los últimos años algunos profesionales de la medicina han sostenido que retirar un tratamiento después de una prueba de eficacia con tiempo limitado es moralmente superior a no iniciarlo debido a su incierta efectividad. A menudo los médicos toman decisiones de no iniciar la terapia en situaciones de urgencia en las que la incertidumbre del desenlace es bastante grande y es imposible la discusión contemplativa. Por otro lado, es posible que basen sus decisiones de retirar un tratamiento, después de iniciar una terapia de prueba, contar con información adicional y tal vez tras realizar un análisis más profundo con los pacientes o los padres.

Algunos padres consideran que la supervivencia de los niños graves y debilitados es indeseable y, en ocasiones, rechazan iniciar las terapias propuestas que tienen poca probabilidad de restablecer por completo la salud y funciones de su hijo. Otros padres creen que la vida tiene valor bajo cualquier circunstancia, sin importar el sufrimiento, la discapacidad o la deficiencia, lo que los conduce a solicitar cualquiera de los tratamientos disponibles que puedan prolongar la supervivencia biológica de sus hijos. En estas circunstancias llega a ser extremadamente difícil determinar lo que constituye el mejor interés de los niños.

Tal vez el ejemplo más claro de tales casos sea el de los pacientes con diagnóstico de muerte cerebral y cuya función orgánica se mantiene sólo de forma artificial mediante soporte tecnológico. En casi todas las jurisdicciones en Estados Unidos, la determinación de muerte es posible después del cese irreversible de las funciones circulatoria y respiratoria o del de todas las funciones del cerebro en tu totalidad, que incluye el tallo cerebral. Existen criterios específicos de muerte cerebral en los niños; se requiere cierto grado de cautela cuando se aplican en lactantes muy pequeños. Después de determinar de forma competente la muerte cerebral, se considera que los niños están muertos y, por tanto, no existe interés en continuar el tratamiento. En tales circunstancias, la mayoría de los expertos creen que no debe proporcionarse ningún tratamiento, incluso si lo solicitan los padres. La intervención tecnológica puede continuar durante un corto período para ofrecer el apoyo psicosocial a la familia o para mantener los órganos del paciente para la donación y el trasplante, pero ya no por el interés del niño fallecido.

Los niños sin función cortical y sin capacidad consciente de responder al medio externo, pero que no cumplen con los criterios de muerte cerebral (p. ej., un niño en un estado vegetativo persistente), representan un caso más complejo. El único beneficio posible de continuar el tratamiento es la prolongación de la supervivencia física o la esperanza de un error en el diagnóstico de irreversibilidad. Realizar un examen neurológico minucioso y pruebas con referencia a la causa y las circunstancias de la enfermedad o lesión hace que sea muy poco probable establecer un diagnóstico erróneo. Debido a que se supone que tales niños no presentan ni sufrimiento ni alegría ni interactúan con el medio, los intereses, si es que existe alguno, a los que se pueda aplicar el estándar de «mejor interés» son pocos, a excepción del de mantenerse en una forma confortable y digna. En estos casos, en los cuales no existe interacción con el ambiente y no hay dolor ni sufrimiento, el estándar de «mejor interés» requiere uno complementario que considere la presencia o ausencia de capacidades humanas básicas. El principio ético que justifica este criterio adicional es la propuesta de que la vida humana biológica es sólo un bien relativo en ausencia de ciertas capacidades humanas distintivas, como la autoconciencia y la capacidad de relacionarse con otros. Los profesionales de la salud aconsejan a los padres que afrontan tan trágicas circunstancias no iniciar ningún tratamiento médico de soporte de vida de sus hijos, o retirar todo aquel que se haya iniciado, sobre la base de una percepción de los intereses del niño y de la posible calidad de vida futura, así como de los posibles beneficios mínimos de continuar el tratamiento. Sin embargo, siguen siendo los padres quienes deben decidir si se retira o continúa el mismo.

La toma de decisiones resulta más complicada cuando las posibilidades de desenlace exitoso son menores o si el grado de consecuencias negativas es alto. Los padres y médicos, entre otros, se angustiarán con bastante razón ante el dolor y el sufrimiento causado por los tratamientos de los que se espera que tengan una utilidad marginal. Tal vez no valga la pena la agonía producida por los mismos si la probabilidad estadística de supervivencia es pequeña, en especial si el curso de la terapia es prolongado. En cierto punto, la aceptación por parte de los médicos, padres y pacientes de la probabilidad de muerte suele ser preferible a hacer todos los esfuerzos por evitarla. No existe una forma fácil de determinar cuándo las consecuencias negativas de un tratamiento son tantas como para justificar un cambio en el manejo y dejar de intentar una curación en favor de la promoción de la comodidad. Sin embargo, la toma de una decisión sensata requiere que los padres y sus hijos, en consulta con el médico, hagan un juicio acerca de la proporción de los beneficios y riesgos. Cuando se reconoce que los intentos de curación o restablecimiento de la función ya no son razonables, la promoción de la comodidad se convierte en el objetivo primario del manejo médico; el equipo al cuidado de la salud de estos niños debe orientar sus esfuerzos a ayudar tanto a ellos como a sus familias a afrontar el proceso de la muerte. Proporcionar un alivio adecuado del dolor es crucial en esta tarea, ya que tanto el dolor como el miedo al mismo crean un enorme sufrimiento en todos los involucrados. En la atención de los niños desahuciados, cuando el objetivo primario es la promoción de la comodidad, la mayoría de los médicos no dudan en utilizar dosis completas y efectivas de analgésicos, incluso si un efecto secundario posible es la sedación o la depresión respiratoria, o que la muerte se produzca antes de lo previsto. El ajuste cuidadoso del analgésico busca promover la comodidad del paciente y no debe confundirse con un asesinato.

Además, es importante determinar dónde deben pasar sus últimos días los niños. Muchos presentan una muerte menos traumática y más cómoda en su domicilio que en el hospital. Si las familias reciben apoyo adecuado y están preparadas para manejar el alivio del dolor, así como los signos y síntomas relacionados con la muerte inminente, es adecuada la atención en el hogar. Alternativamente, el hospital, o el hospicio si se trata de un paciente interno, tal vez sea un ámbito adecuado para los casos en que las familias no desean acoger al niño desahuciado en su casa. La muerte del niño en compañía de sus seres queridos y sin la carga de la intervención tecnológica es posible en un hospital, ya sea en una unidad de hospicio como paciente interno o en las unidades pediátricas mediante su acomodación. Es importante desarrollar un ambiente que facilite el continuo apoyo emocional y espiritual a los niños y sus familias antes de que aquéllos fallezcan; esto debe continuar durante el proceso de duelo para ayudar a los padres a manejar el profundo impacto que supone la muerte de un hijo.

LECTURAS RECOMENDADAS

Arras JD: Toward an ethic of ambiguity. *Hastings Cent Rep* 14:25–33, 1984.

Committee on Bioethics, American Academy of Pediatrics: Guidelines for forgoing life sustaining medical treatment. *Pediatrics* 93:532-536, 1994.

Committee on Bioethics, American Academy of Pediatrics: Ethics and the care of critically ill infants and children (RE9624). *Pediatrics* 98:149–152, 1996.

Committee on Fetus and Newborn, American Academy of Pediatrics: The initiation or withdrawal of treatment for high-risk newborns (RE9532). *Pediatrics* 96:362–363, 1995.

Donahue PK, Boss RD, Shepard J, et al: Intervention at the border of viability. *Arch Pediatr Adolesc Med* 163:902-906, 2009.

Duff RS, Campbell AGM: Moral and ethical dilemmas in the special care nursery. *N Engl J Med* 289:889–894, 1973.

Fleischman AR: An infant bioethical review committee in an urban medical center. *Hastings Cent Rep* 16:16–18, 1986.

Fleischman AR, Nolan K, Dubler NN, et al: Caring for gravely ill children. *Pediatrics* 94:433–439, 1994.

Hastings Center: *Guidelines on the Termination of Life Sustaining Treatment and the Care of the Dying.* Briarcliff Manor, NY: Hastings Center, 1987.

Kleigman RM, Mahowald MB, Youngner SJ: In our best interests: Experience and workings of an ethics review committee. *J Pediatr* 108:178–187, 1986.

Kopelman LM: The best interests standard for incompetent or incapacitated persons of all ages. *J Law Medicine Ethics* 35: 187-196, 2007.

Litt J, Taylor HG, Klein N, Hack M. Learning disabilities in children with very low birthweight: Prevalence, neuropsychological correlates, and educational interventions. *J Learn Disabil* 38(2):130-141, 2005.

Lyon J: *Playing God in the Nursery.* New York: WW Norton, 1985.

National Commission for the Protection of Human Subjects: *The Belmont Report.* Washington, DC, U.S. Government Printing Office, 1979.

President's Commission for the Study of Ethical Problems in Medicine and Biomedical and Behavioral Research: *Deciding to Forego Life Sustaining Treatment.* Washington, DC, U.S. Government Printing Office, 1983.

President's Commission for the Study of Ethical Problems in Medicine and Biomedical and Behavioral Research: *Defining Death.* Washington, DC: U.S. Government Printing Office, 1981.

Report of Special Task Force: Guidelines for the determination of brain death in children. *Pediatrics* 80:298–299, 1987.

Rhoden NK: Treating Baby Doe: The ethics of uncertainty. *Hastings Cent Rep* 4:34–42, 1986.

Tyson JE, Parikh NA, Langer J, et al. Intenvie care for extreme prematurity—Moving beyond gestational age. *N Engl J Med* 358:1672-1681, 2008.

8

Economía de la salud y el futuro de la organización sanitaria

Steven P. Shelov y Elizabeth K. Kachur

En los libros de texto para estudiantes de Medicina rara vez se discute sobre la economía de la atención médica, porque no se considera relevante para la medicina clínica. Sin embargo, los tiempos actuales dictan con claridad una orientación más amplia para alcanzar una exitosa práctica de la medicina. La **práctica basada en sistemas** es una competencia central para todos los médicos que se encuentran en fase de formación y para aquellos que ya ejercen su profesión. El Accreditation Council for Graduate Medical Education (ACGME) la define como acciones que «suponen tener una conciencia del contexto y sistema de atención médica más amplios y una respuesta a los mismos». La práctica basada en sistemas requiere, por lo menos, cierta comprensión de la economía de la atención médica en la actualidad.

Es importante para los estudiantes de Medicina que se familiaricen con el lenguaje de la economía de la salud (apéndice 8-1). Internet proporciona muchos glosarios adicionales, algunos de los cuales se actualizan periódicamente (v. «Lecturas recomendadas»). Conforme cambia el sistema de atención médica, algunos términos caen en desuso y surgen conceptos nuevos. No obstante, todos los proveedores de atención médica deben mantenerse al tanto de esta terminología para manejar de un modo efectivo el sistema en beneficio de sus pacientes, de sus equipos y de sí mismos. Sin una comprensión sólida de quién paga por la atención médica, de la forma en que las compañías aseguradoras determinan lo que proporcionan, de cómo funciona el mercado de atención médica y de qué es la vida en el ambiente de la práctica local y nacional, los futuros pediatras se encontrarán a sí mismos en una franca desventaja.

 Dato relevante: si el médico no es competente tanto en la práctica basada en sistemas como en los conocimientos del ambiente de la atención médica local y nacional, se encontrará en una situación de clara desventaja.

Este capítulo proporciona parte de esta información necesaria y de sus antecedentes. En primer lugar, se describe la forma en que el mercado de la atención médica difiere de otros mercados y quién paga por la atención médica. A continuación, se expone una descripción de las fuerzas principales (p. ej., industria privada y Gobierno) que han conformado el sistema actual. Por último, el capítulo aborda la forma en que los médicos necesitarán adaptar su práctica a las prioridades de los sistemas de salud que están surgiendo.

ATENCIÓN MÉDICA: UN MERCADO ATÍPICO

El mercado de la atención médica es intrínsecamente diferente del mercado tradicional de oferta y demanda, ya que los productos nunca tienen garantía y, a menudo, afectan a la sociedad además de al individuo. Las habituales compras del mercado causan una satisfacción directa al consumidor con pocas externalidades (p. ej., ganancias secundarias o efectos de desbordamiento). Por lo general, los compradores conocen los objetos que compran, hacen elecciones racionales y están bastante seguros del resultado. Por ejemplo, cuando se compra una cortadora de césped, lo normal es informarse de las disponibles en el mercado y de ellas comprar la más adecuada. Ésta cortará el césped y el consumidor sabe lo que está «obteniendo por su dinero»; aun cuando las variaciones en los precios influyan en el tipo de máquina que las personas compran, nadie va a comprar más de una sólo porque cada vez sean menos caras.

En el ámbito de la atención médica, la compra se caracteriza por una serie de decisiones y razones fundamentales completamente diferentes.

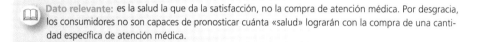

TABLA 8-1	
Características de mercados típicos y de mercados atípicos de la atención médica	
Mercado típico	*Mercado atípico de la atención médica*
• Satisfacción directa del cliente	• Satisfacción por la obtención de salud, no por la atención médica en sí misma
• Efecto expansivo	• Externalidades o efectos de derrame
• Consumidor bien informado (certidumbre en cuanto al resultado de la compra)	• Consumidor con poca información (poco conocimiento acerca de la competencia del proveedor; un grado importante de incertidumbre acerca del desenlace)
• Consumidor racional	• La salud no es una serie racional de elecciones

> **Dato relevante:** es la salud la que da la satisfacción, no la compra de atención médica. Por desgracia, los consumidores no son capaces de pronosticar cuánta «salud» lograrán con la compra de una cantidad específica de atención médica.

La compra de una mayor cantidad de atención médica tal vez constituya un intento de lograr una buena salud, aunque, por supuesto, no lo garantiza. Además, es posible que tenga muchos efectos de derrame. Por ejemplo, las familias que son vacunadas no sólo son más sanas, sino que, además, no infectan a otros que pudieran ser susceptibles. (Comprar una cortadora de césped en concreto tiene poco efecto en alguien que no sea el propio consumidor.)

No existen unas directrices perfectas para la compra de atención médica y, en ocasiones, los consumidores están mal informados. Aunque en la actualidad la información relacionada con la atención médica es, por cierto, mejor de lo que era en el pasado, todavía existen pocas garantías y muchas diferencias de opinión. En el pasado, las personas dependían de los proveedores y creían que esto era suficiente; ahora buscan información proveniente de las compañías aseguradoras, de los anuncios publicitarios, de Internet, de los medios y de otros pacientes. No obstante, su educación rara vez es completa, lo cual contribuye a realizar una compra excesiva o innecesaria de servicios de atención médica.

La compra de un ordenador simula de manera más cercana el mercado atípico de la atención médica. En muchos casos, las personas obtienen una sensación de satisfacción cuando compran un ordenador de alta calidad con amplias capacidades muy por encima del nivel necesario. A menudo se realiza un compra o se accede a una modernización excesivas con una escasa mejoría del aprendizaje del manejo del ordenador.

La salud no permite llevar a cabo elecciones racionales. Cuando se trata de la salud, muchas personas dicen «No existe un límite en lo que gastaría». Sin embargo, la compra de más servicios de atención médica no siempre da como resultado una salud o calidad de vida mejores. Por todas estas razones, el **mercado de la atención médica es atípico** (tabla 8-1).

¿CUÁNTO CUESTA LA ATENCIÓN MÉDICA?

Los gastos en atención médica han cambiado en gran medida desde principios del siglo xx. En 1929, se gastaron 3 600 millones de dólares en atención médica, los cuales constituían el 3.5% del producto interior bruto (PIB). En 2008, los gastos en salud nacional superaron los 2 billones, o sea el 16.2% del PIB de Estados Unidos. El gasto promedio per cápita, conocido también como gasto individual en salud, se elevó drásticamente, como se muestra en la figura 8-1.

Aunque existe un aumento de los costes de la atención médica a escala mundial, la curva es más pronunciada en el caso de Estados Unidos. Sin embargo, no se ha observado un incremento significativo en el estado de salud nacional. Si bien Estados Unidos gasta más dinero per cápita que cualquier otro país, se encontraba en el lugar 37 de 190 países en la lista de desempeño de los sistemas de salud de la Organización Mundial de la Salud (OMS) del año 2000 (basada en la salud de la población y en la eficiencia del sistema de salud). En comparación, Francia se encontraba en el primer lugar, y Japón, en el décimo, con un gasto del 9.6% y del 7.6% de sus respectivos PIB en atención médica en el año 2000.

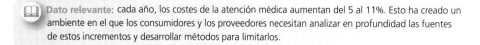

> **Dato relevante:** cada año, los costes de la atención médica aumentan del 5 al 11%. Esto ha creado un ambiente en el que los consumidores y los proveedores necesitan analizar en profundidad las fuentes de estos incrementos y desarrollar métodos para limitarlos.

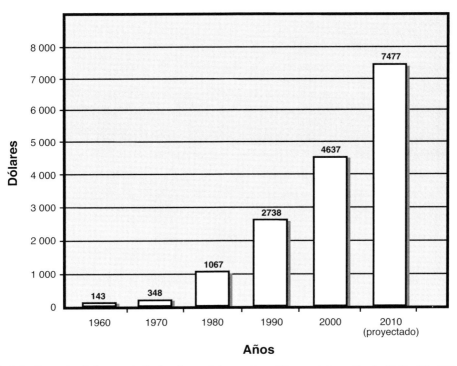

FIGURA 8-1. Gastos de salud personal. ¿Cuál es el coste de la atención médica per cápita en Estados Unidos? En 1960, cada persona gastó un promedio de 143 dólares en atención médica. En el año 2000, la cantidad se había elevado a un promedio de 4 637 dólares, y se espera que casi se duplique en 2010. El aumento más pronunciado se produjo entre 1970 y 1980, cuando se triplicó la cantidad pagada por la atención médica individual.

Los honorarios médicos constituyen un porcentaje significativo de los costes de la atención médica, pero no son la mayor parte (fig. 8-2). En los últimos 50 años, se ha producido un aumento promedio anual del 10 al 11% en los gastos en honorarios médicos, que ha permanecido estable en comparación con otros costes de la atención médica. En 2008, los honorarios médicos y los servicios clínicos constituyeron el 21% de cada dólar gastado en atención médica. La atención hospitalaria costó más (31% de cada dólar gastado en atención médica en 2008). En el año 2000, aunque los honorarios médicos y los servicios clínicos supusieron 286 000 millones, los costes hospitalarios alcanzaron los 412.000 millones; en 2008, estos gastos fueron, respectivamente, de 496 000 millones (médicos y clínicas) y 718 000 millones (atención hospitalaria). Ambas categorías juntas constituyeron el 52% de cada dólar gastado en atención médica. Como todos están preocupados por la espiral inflacionaria de los costes de la atención médica, estos gastos se convierten, obviamente, en blancos de reforma.

¿QUIÉN PAGA POR LA ATENCIÓN MÉDICA?

Tan importante como el aumento en los costes son los cambios de quién paga por la atención médica. En 1929, las personas y las familias pagaban la atención médica casi por completo de su bolsillo. El Gobierno asumía sólo el 4% de los pagos, sobre todo los de los veteranos de guerra que habían luchado en conflictos militares previos. En 1960, las fuentes del pago de los crecientes costes de la atención médica cambiaron drásticamente para incluir un creciente negocio de seguros privados (22%) y el apoyo del Gobierno (24%). Sin embargo, las personas continuaron asumiendo con la mayor parte gasto. La legislación de Medicare y Medicaid de 1965 cambió de nuevo estas proporciones, lo que dispuso el escenario para un importante cambio en quién paga por la atención médica (fig. 8-3).

Antes de 1965, las necesidades de salud de los pobres y las personas de edad avanzada a menudo quedaban en el olvido. Las administraciones, tanto la de Kennedy como la de Johnson, reconocieron esta obligación de reforma, y la resultante legislación de Medicare y Medicaid de 1965 cambió el panorama de la atención médica para siempre en todos los aspectos, tanto para el país como para los proveedores. En 1970, los Gobiernos federal, estatal y local (en combinación) pagaron por el 38% de los costes de la atención médica, y la contribución individual disminuyó al 33%. En 2008, el porcentaje por cada dólar destinado a la atención médica pagada por el Gobierno alcanzó casi el 50%, y el seguro de gastos médicos privado pagó el resto, cerca del 34%. Las personas asumieron sólo cerca del 12% del coste (v. fig. 8-3). No obstante, en ocasiones tales gastos superan con creces el presupuesto individual. Un estudio nacional de 2007 mostró que cerca del 62% de las personas en quiebra se encontraron en esta situación debido a sus gastos médicos, aunque tres cuartas partes de ellas tenían un seguro de gastos médicos.

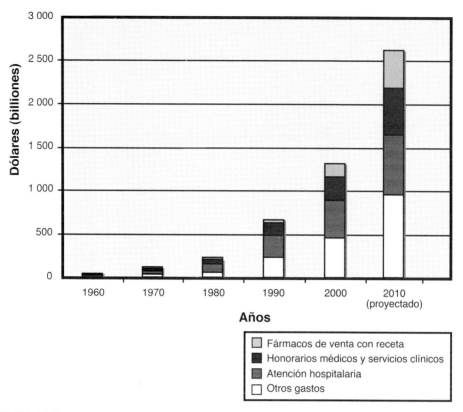

FIGURA 8-2. Gastos de salud nacional. ¿Cuánto dinero gasta Estados Unidos en la atención médica? Esta gráfica muestra la elevación aguda en los gastos de salud nacional en los últimos 50 años. El desglose en los diferentes tipos de gastos ilustra que algunos se han elevado con más rapidez que otros. La mayoría de las categorías de gastos se duplicaron cada década, pero el dinero gastado para medicamentos de venta con receta parece triplicarse durante estos períodos y esto provoca una preocupación especial. En «Otros gastos» quedan incluidos los servicios dentales, las residencias de la tercera edad, los equipos médicos de larga duración o permanentes y las actividades gubernamentales para la salud pública.

Los gastos en atención médica no están distribuidos de manera uniforme entre la población. Varían según la edad, las condiciones de salud, el grupo de población y quién pague. Aunque la carga financiera de las familias individuales para la atención de un niño enfermo son devastadoras, en general, los pacientes pediátricos suponen menos gastos en atención médica que los de 65 años o más. En 2002, sólo el 5% de los gastos totales en atención médica correspondieron a personas de 18 años o menores. En 2007, las enfermedades pediátricas (0 a 18 años) más caras fueron los trastornos mentales (10 000 millones de dólares), asma/enfermedad pulmonar obstructiva crónica (EPOC) (7800 millones de dólares), trastornos relacionados con traumatismos (6 400 millones de dólares), anomalías congénitas (5200 millones de dólares) y bronquitis aguda/infecciones de vías respiratorias altas (IRA) (4 800 millones de dólares). Las compañías aseguradoras privadas proporcionan los pagos más grandes por estas enfermedades, que van del 15.9% (por anomalías congénitas) al 73.1% (por bronquitis crónicas/IRA). Los pagos de Medicaid oscilan entre el 10.3% (por bronquitis aguda/IRA) y el 82.9% (por anomalías congénitas) en el orden inverso.

> 📖 **Dato relevante:** Las cinco enfermedades pediátricas más costosas en Estados Unidos son los trastornos mentales, el asma/enfermedad pulmonar obstructiva crónica, los trastornos relacionados con traumatismos, las anomalías congénitas y la bronquitis aguda/infección de vías respiratorias altas.

Cuando se clasifica la población según la cantidad de dinero que gasta en atención médica por año, los datos del Gobierno para 2002 mostraron que quienes más gastan (5% superior) son responsables del 49% de todos los costes de atención médica. En contraste, el 50% inferior (quienes gastan la menor cantidad de dinero en atención médica) constituyen sólo el 3% de los gastos en atención médica por año. Este patrón ha permanecido bastante estable en las últimas décadas. De ahí que el prorrateo de los costes de atención médica entre los menos enfermos y los que utilizan menos los servicios (p. ej., menores

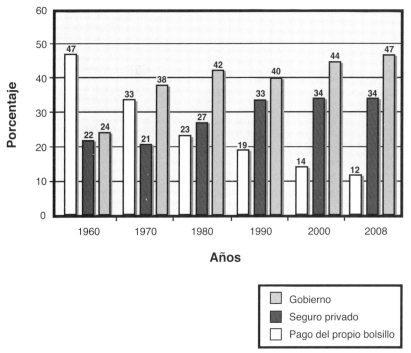

FIGURA 8-3. Fuentes de pago por atención médica desde 1960. La gráfica de barras muestra el gran aumento en la cobertura de los pagos por atención médica en el seguro privado, así como los programas federales y estatales. Para 2008, casi la mitad de toda la atención médica estaba financiada por el Gobierno. Además del pago del propio bolsillo y los seguros privados, existen también otras fuentes privadas que han cubierto los gastos de salud (p. ej., fundaciones, beneficencias). De manera constante en las últimas décadas, estas cubren del 7 al 9% de los gastos anuales de atención médica.

de 50 años de edad) permita disminuir los gastos en las poblaciones de edad más avanzada que, a menudo, no serían capaces de pagar su parte proporcional. La difusión intergeneracional del coste proporciona un beneficio compartido por todos. Esto seguiría el mismo principio que subyace en las deducciones en el salario para la Seguridad Social y Medicare.

FINANCIACIÓN PARA LA EDUCACIÓN DE LOS MÉDICOS

La legislación de 1965 para Medicare y Medicaid instituyó también un apoyo adicional para la educación de los médicos (EM). Muchas personas no se dan cuenta aún de la amplitud del ámbito de esa legislación. Los creadores de estas reglas que hicieron época tuvieron la visión de que los médicos en fase de formación en los centros médicos académicos proporcionarían la mayor parte de la atención médica a las personas mayores de 65 años de edad o a quienes fueran muy pobres. Estos médicos en período de formación recibirían la supervisión de los facultativos de base, quienes ocuparían su tiempo educando y no proporcionando la atención médica. Si no contara con financiación, el mantenimiento de los residentes sería muy costoso, debido a que son inherentemente menos eficientes, utilizan más pruebas y cargan al sistema de otras formas indirectas.

 Dato relevante: Medicaid y Medicare pagan a los hospitales académicos para que entrenen a sus residentes a través de reembolsos directos (es decir, salarios y prestaciones) e indirectos (es decir, costes de enseñanza).

El Gobierno asumió la responsabilidad financiera de muchos de estos costes de la EM al asignar dinero a través de Medicare y Medicaid. Los hospitales escuela reciben una cantidad especial por cada residente que varía según la región geográfica y el nivel de pobreza de la población a la que sirven. El dinero destinado a la EM se divide en dos paquetes básicos: reembolso por educación médica directa (EMD), el cual incluye salarios y prestaciones para los propios residentes, y reembolso por educación médica indirecta (EMI), que cubre los costes provocados por las órdenes de pruebas excesivas, salarios parciales de los médicos de enseñanza y otras ineficiencias inherentes a un programa de formación. Los pagos por EMD y EMI, que se han convertido en una parte integral y creciente del apoyo gubernamental para los gastos en atención médica, constituyen en la actualidad más de 7 000 millones de dólares del reembolso anual para los programas de formación.

¿POR QUÉ SE ENCARECIÓ TANTO LA ATENCIÓN MÉDICA?

El marcado cambio en cuanto a quién paga por la atención médica en Estados Unidos, como ya se indicó, ha tenido un importante impacto sobre cada elemento de esta industria: consumidores, médicos, compañías aseguradoras, negocios y todos los niveles de Gobierno. Hasta que la inquietud acerca de los crecientes costes de la atención médica llegara a la conciencia nacional, los diversos grupos involucrados en la atención médica iniciaron conductas que en muchas formas ayudaron e indujeron el aumento inexorable de los gastos anuales. Todos los participantes en la atención médica estuvieron implicados en el aumento de los costes. Por ejemplo, los empleados y negocios elevaron sus precios de bienes y servicios para cubrir los aumentos de las primas; las aseguradoras estaban ansiosas de cubrir a los pacientes de bajo riesgo y reacios a asegurar a quienes pudieran necesitar atención médica; los médicos intentaron atender a más pacientes y proporcionar más servicios para recibir más beneficios de terceros pagadores; los hospitales solían pasar el aumento de coste a los que pagaban (Gobierno o seguros privados), y los consumidores (antes denominados pacientes) no comprendían el coste verdadero de la atención médica, ya que estaban protegidos por las compañías aseguradoras.

El seguro ha permitido que los consumidores de atención médica utilicen cantidades crecientes de servicios. Sólo los deducibles y los copagos fuerzan a los pacientes a asumir algunos de los costes reales por su atención médica, lo cual, en ocasiones, hace que la utilización excesiva se reduzca. Si el coste de la atención médica lo asume el consumidor, entonces la cantidad demandada es baja. Si la atención médica está cubierta por completo (es decir, sin coste alguno para el consumidor), la demanda de atención médica es máxima. La imposición de un «deducible» fuerza al consumidor a pagar hasta cierta cantidad antes de que su seguro se haga efectivo. Si el seguro paga por una porción significativa de los costes y los consumidores son responsables sólo del «copago» (p. ej., 5 dólares), es probable que deseen más atención médica que si tuvieran que pagar el precio completo. Basta decir que el precio (coste) de una atención médica es un factor de enorme influencia en su compra.

> 📖 **Dato relevante:** Factores como los deducibles y copagos influyen en la forma en que las personas compran la atención médica y con ellos las compañías aseguradoras han intentado limitar la utilización excesiva de la atención médica y, en consecuencia, el dinero gastado en ella.

Debido a que no hay una manera real de determinar si la salud misma se está comprando en realidad, existe la tendencia a comprar simplemente más. Por ejemplo, los padres insisten en administrar antibióticos cuando su hijo sufre de un resfriado común, aunque no sean necesarios ni adecuados. Es probable que esta cantidad adicional de atención médica comprada no cause una mejor salud, sino que sólo genere pérdidas para la sociedad en general (p. ej., elevados costes de los antibióticos, riesgos de resistencia a fármacos).

Al pasar cargos de atención médica a otros grupos con poco conocimiento de las verdaderas implicaciones de esta práctica, cada una de las partes interesadas en el sistema de atención médica contribuyó a la percepción de que era posible ignorar los crecientes gastos derivados de la mayor utilización de la atención médica y de la tecnología. Pasó un tiempo antes de que los ciudadanos se dieran cuenta de que el uso excesivo de la atención médica, en la que se daba poca importancia a la calidad de los desenlaces clínicos y a las ganancias verdaderas, ya no era costeable. Si bien algunos de los factores clave de la inflación de la atención médica son inevitables, debido a los cambios en la población y a los avances tecnológicos, en muchos sí es posible intervenir (tabla 8-2). Los interesados (p. ej., negocios, programas gubernamentales, hospitales, médicos, pacientes) tienen que modificar sus conductas para que las prácticas de gastos se adapten a un modelo de atención más racional y disciplinado. Desde la perspectiva del médico, esto incluye tener en la práctica una estrategia que vaya más allá de las necesidades de un solo paciente para contribuir al bienestar de la comunidad.

Las siguientes dos secciones describen la forma en que la industria de la atención médica, así como el Gobierno, intentaron detener la creciente inflación de la atención médica. Algunas de estas correcciones han sido excesivas y otras son insuficientes; la situación sigue evolucionando.

ESFUERZOS DE LA INDUSTRIA DE LA ATENCIÓN MÉDICA PARA CAMBIAR EL SISTEMA

Como respuesta a los constantes aumentos en los costes, los médicos se vieron forzados a contemplar su práctica con un mayor grado de responsabilidad. Empezaron a formar diferentes tipos de prácticas grupales, por una parte, como respuesta al cambio de quién paga y, por otra, por el deseo de mantener la calidad y los beneficios. Los hospitales, la mayor fuente de gasto de atención médica, comenzaron a imponer restricciones crecientes al gasto, al personal y al equipo. Las compras de capital y los proyectos de construcción se sometieron a un mayor escrutinio, y la ineficiencia del personal y la compra excesiva de tecnología se disminuyeron o alteraron en gran medida. Sin embargo, no existió un esfuerzo radical para cambiar el sistema hasta que la atención dirigida se convirtió en una fuerza prominente.

TABLA 8-2

Causas de la inflación en la atención médica

Factores inevitables	*Factores circunstanciales*
• Envejecimiento de la población	• Consumidores con poca educación médica e insuficiente sensibilidad a los precios
• Tecnología y su éxito en la prolongación de la vida	• Industria de seguros altamente fragmentada con poca experiencia en el manejo médico
• Inflación del coste del servicio	• Capacidad excesiva de los hospitales, exacerbada por la proliferación de la atención del paciente externo
	• Estándares muy variados de la práctica médica
	• Recursos enfocados en la atención aguda en vez de la preventiva
	• Datos insuficientes sobre los desenlaces clínicos
	• Oferta y uso excesivos de los médicos especialistas
	• Intentos heroicos de salvar a los casos virtualmente incurables
	• Temor y presiones de negligencia médica
	• Pocos formularios farmacéuticos efectivos

La atención dirigida surgió ante el deseo de «administrar» la atención, hacerla más organizada, coordinada y eficiente de lo que se había convertido. En *Principles of Managed Care*, la American Medical Association (AMA) define la atención dirigida como los «procesos o técnicas usadas por una entidad que entrega, administra o asume riesgos por los servicios de salud para controlar o influir en la calidad, la accesibilidad, la utilización, los costes y precios, o los desenlaces clínicos de tales servicios proporcionados a poblaciones definidas».

La atención dirigida se originó en 1929 cuando el doctor Michael Shadid creó un plan de seguro de práctica de grupo prepagada para una cooperativa de granjeros en Elk City, OK. En el mismo año, otros dos médicos, Donald Ross y H. Clifford Loos, iniciaron un plan prepagado para el Los Angeles Department of Water and Power. Después de este modesto inicio se desarrollaron otros planes. Algunos de los pioneros fueron Kaiser Permanente (1945) y el Health Insurance Plan of Greater New York (HIP) (1947). Sin embargo, no fue hasta la segunda mitad de la década de 1990 que la atención dirigida creció de manera sustancial y se convirtió en la principal fuerza que abarca muchos conceptos y estrategias nuevas. La figura 8-4 ilustra algunas de las palabras de moda que han surgido y que siguen conformando nuestra manera de pensar acerca de la atención médica actual.

Los sistemas de atención dirigida no sólo hacen que los pagadores y proveedores analicen con más detenimiento los costes, sino que también crearon estrategias de reembolso completamente nuevas (tabla 8-3). Van desde un coste y control de calidad mínimos en los planes de pago por servicio (PPS) hasta un máximo de estructura y control en el modelo de personal de las organizaciones de mantenimiento de la salud (HMO, del inglés *health maintenance organizations)*. El cambio aparentemente sencillo en el sistema de pago desde los FFS hasta el prepago provocó una redistribución del riesgo y una modernización de aspectos que iban desde el pago al proveedor por dar un diagnóstico y un tratamiento hasta pagarle por mantener a los pacientes en buen estado. Cada proveedor recibe una cantidad de dinero preestablecida (pago por cápita o iguala) por atender a un número predeterminado de pacientes (una población) en un período dado de tiempo. Un proveedor que trabaja menos (p. ej., porque sus pacientes están sanos o porque los servicios se vuelven más eficientes) puede quedarse con el dinero extra. Por el contrario, otro proveedor cuyos pacientes enferman con frecuencia tendrá que trabajar más, con lo que superará los honorarios que se le pagaron.

En un principio, muchos hospitales y médicos consideraron que estos métodos eran onerosos e intentaron mantener el *status quo* que había probado ser lucrativo para los profesionales de la salud durante tanto tiempo. Ahora se culpa a estos proveedores de atención médica por haber desaprovechado oportunidades valiosas para que la profesión médica ejerciera un papel activo en la mejoría del sistema de salud. Debido a que las entidades corporativas demostraron más responsabilidad en la contención de los costes y una mejor apreciación de los resultados de los servicios, gran parte del control sobre los gastos en la atención médica queda fuera del alcance de los médicos y grupos médicos y depende de las corporaciones.

Muchos médicos que, en un principio, se resistieron al movimiento hacia la atención dirigida fueron obligados más tarde a participar, debido a la creciente competencia. Si no se unían a un plan o colaboraban para crear uno propio, corrían el riesgo de perder a muchos de sus pacientes. Con el ajuste general de la economía llegó también un importante empuje hacia

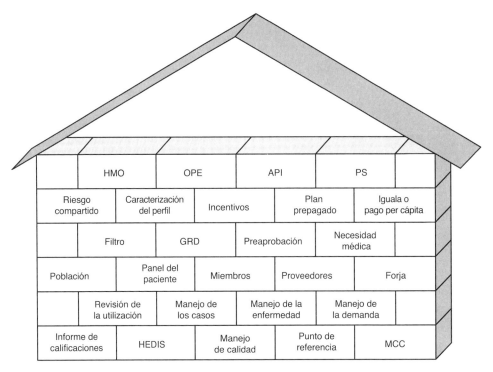

FIGURA 8-4. Conceptos clave y estrategias desarrolladas por la atención dirigida. *MCC*, mejoría continua de la calidad; *GRD*, grupo relacionado con el diagnóstico; *HEDIS*, Health Plan Employer Data and Information Set; *HMO*, del inglés *health maintenance organization*, 'organización para el mantenimiento de la salud'; API, asociación de práctica independiente; PS, punto de servicio; *OPE*, organización proveedora de elección.

los planes de atención dirigida para empleados, quienes aceptaron con gusto a las organizaciones de reciente aparición que prometían una atención médica a un menor coste. Sin duda, a mediados y finales de la década de 1990, existió una brusca disminución en las primas de los empleados. Sin embargo, ese coste ha empezado a aumentar de nuevo y, en la actualidad, las corporaciones contemplan su capacidad general de ofrecer beneficios de atención médica.

Con las HMO, el riesgo financiero de tener que gastar recursos de atención médica pasó a los proveedores y hospitales, en vez de quedarse en las compañías aseguradoras. Debido a que los médicos son el elemento clave en la distribución de la atención médica, la utilización excesiva de los recursos de atención médica que había sido un problema en el pasado se transformó, rápidamente, en una preocupación por una insuficiente utilización. Se recomendó a los médicos que ordenaran menos pruebas y que recetaran medicamentos menos caros, no siempre sobre la base de evidencia científica.

 Dato relevante: los médicos son un elemento clave en la distribución de la atención médica. Si las decisiones médicas no se basan en la evidencia científica sino en los incentivos económicos, existen riesgos de que se produzca una utilización insuficiente o excesiva.

En un principio se asumió que, debido a que los planes de atención médica tenían un incentivo para mantener sanos a sus miembros, se haría una inversión fuerte en la prevención. Sin embargo, la combinación de la atención requerida por un número selecto de proveedores y tener el seguro de gastos médicos vinculado con el empleo creó un problema. Los miembros (es decir, los pacientes contratados) no eran participantes a largo plazo; dejaban de serlo cuando perdían su trabajo, cambiaban de empresa o cuando envejecían o enfermaban más. Esto redujo el incentivo de invertir en la prevención, la cual requiere de una perspectiva a largo plazo.

Muchas de las HMO que empezaron en la década de 1940 a 1960 no se basaban en el afán de lucro, al contrario que algunas de las compañías más nuevas, que se creaban con este propósito de lucro y, por tanto, se orientaban más a las acciones de los inversionistas que a la inversión en la atención del paciente. Los métodos de coste controlado implican la exclusión de

TABLA 8-3

Tipos de organización de atención médica

Aumento del control del coste y de la calidad

Indemnización, plan de pago por servicio (PPS)	Organización de proveedor elección (OPE)	Plan de punto de servicio (PS)	Organización de mantenimiento de la salud (HMO)
Al proveedor se le reembolsa por cierto número y tipo de servicios realizados	Un panel selecto de proveedores que están de acuerdo con recibir un esquema de pago con descuento	Combina opciones de HMO y de indemnización	Cobertura completa, prepagada por los servicios de hospitalización y los médicos
El ingreso del proveedor está relacionado directamente con el volumen y la intensidad de las unidades de servicio prestadas	El reembolso al proveedor es mediante PPS	Se hace una selección cuando surge la necesidad	Se requiere que los miembros utilicen a los proveedores participantes
La aseguradora paga un porcentaje de los cargos o utiliza un esquema de pago de honorarios especificado previamente	No se requiere que los pacientes tengan un proveedor de atención primaria ni que soliciten autorización previa para recibir los servicios	Costes adicionales si se utilizan proveedores que no pertenecen a la HMO	Los proveedores de atención primaria actúan como filtros
	Los pacientes pueden obtener atención de proveedores fuera del plan, pero tienen copagos más altos	Todo reembolso al proveedor es mediante PPS	En la HMO con un modelo de personal interno, los médicos son empleados (p. ej., Lovelace Health Systems, de Nuevo México)
			En la HMO con modelo de grupo, los médicos trabajan en una práctica de grupo y se contratan con la HMO (p. ej., Kaiser Permanente)
			En la HMO con un modelo de asociación de práctica independiente (API), los médicos mantienen su consulta privada al mismo tiempo que tienen contrato con una HMO

costoso a algunos pacientes, incentivos perversos para los proveedores, y el enfrentamiento entre especialistas y médicos de atención primaria. Surgieron con rapidez nuevas inquietudes éticas acerca de «ajustar la atención para aumentar los beneficios», aunque sea inaceptable el deficiente uso de los recursos; sencillamente, no es ético no emplearlos cuando son necesarios. La «ley mordaza», que prohíbe a los proveedores actuar o hacer comunicaciones que pudieran socavar la confianza de los participantes o del público en un plan de atención médica (p. ej., revelar incidencias en las que las medidas de reducción de costes impedirían ofrecer una atención adecuada), fue abandonada pronto. Los esfuerzos iniciales para controlar los recursos a través de filtros se realizaron a pesar de la gran resistencia de los pacientes y provocó la relajación gradual de tales reglas.

Después de que se hiciera claramente popular a finales de la década de 1990, la estrategia de atención dirigida cayó en descrédito. Surgieron nuevos conceptos y términos, uno de los cuales es la organización de atención responsable (OAR). Una OAR se define como un grupo de médicos de atención primaria, especialistas y hospitales que tienen el incentivo de un sistema de recompensas (o penalizaciones) para aunar fuerzas hacia un suministro de servicios más eficiente y efectivo a una población específica (p. ej., a través del desarrollo de los «hogares médicos»). Con la ayuda de nombres nuevos, algunas personas esperan que sea posible capitalizar con las muchas innovaciones positivas de las últimas décadas y hacer las muy necesarias reformas en la atención médica.

ESFUERZOS DEL GOBIERNO PARA CAMBIAR EL SISTEMA DE SALUD

Junto con los esfuerzos de la industria para disminuir el gasto en atención médica, el Gobierno ha intervenido también en repetidas ocasiones para intentar asegurar el acceso a una atención médica costeable para su población. La tabla 8-4 resume algunos de los acontecimientos clave en las últimas décadas.

Al asumir una buena proporción de los gastos de la atención médica a través de Medicaid y Medicare, fue posible imponer cambios en las estrategias de reembolso que tuvieran un impacto a escala nacional. Alejándose del reembolso del coste directo hacia otros métodos, como los grupos relacionados con el diagnóstico (GRD), fue posible hacer evaluar las estancias hospitalarias, así como los procedimientos, las pruebas y otros elementos de la práctica médica hasta entonces incuestionables. Como resultado, los costes de atención médica empezaron a tomar importancia en la agenda política, que culminó con la campaña presidencial de Bill Clinton a principio de la década de 1990. La atención médica se convirtió en un objetivo legítimo para el cambio. Pacientes, proveedores, hospitales, patrones y pagadores (incluidos los Gobiernos federal, estatal y local) participaron en el intento de mantener los costes bajo control. Como se mencionó antes, Estados Unidos ha gastado miles de millones de dólares en atención médica, pero la situación del país no es buena en cuanto a los indicadores de salud pública, como longevidad, supervivencia infantil y tasas de vacunación, se refiere.

El viejo sistema de atención médica era inaccesible para millones de personas, premiaba las intervenciones costosas en comparación con la prevención y la prudencia económicas, y permitía que los proveedores individuales trabajaran y atendieran sin importar las convenciones de la práctica y la evidencia científica. La Administración Clinton intentó poner en marcha una legislación para crear un sistema de atención médica universal que permitiera compartir el riesgo entre toda la población e incluyera a las personas que cada vez con mayor frecuencia quedan fuera de la red de seguridad de atención médica. El

TABLA 8-4	
Influencias gubernamentales selectas sobre los sistemas de atención médica y economía de la atención médica	
1965	El Gobierno de Estados Unidos pasó las leyes de Medicare y Medicaid.
1971	La Administración Nixon inició un programa nuevo de subsidios y préstamos para el desarrollo de las HMO.
1973	El Congreso pasó la HMO Act para asignar fondos para el desarrollo de las HMO. Reemplazó las leyes estatales que prohibían los grupos prepagados y estableció el requisito de que las compañías tuvieran por lo menos 25 empleados para ofrecer una HMO federalmente calificada.
1980	La Administración Reagan suspendió la Office of Health Maintenance Organizations, que supervisaba 118 HMO federalmente calificadas.
1993	La Administración intentó modernizar el sistema de atención médica, pero la inquietud de que el Gobierno se implicara demasiado llevó a la resolución de la crisis de la atención médica en el mercado, lo que lanzó a la atención dirigida a la vanguardia.
1997	Se inició el State Children's Health Insurance Program (SCHIP —denominado ahora sólo como CHIP—) para cubrir a los niños sin seguro cuyo ingreso familiar era demasiado alto para calificar para Medicaid pero inadecuado para poder pagar un seguro de gastos médicos privado. Este programa estatal es financiado a través de los impuestos sobre el tabaco.
2001	Se debatió en el Congreso la Patient Bill of Rights, que proporcionaría derechos similares a los del consumidor (Consumer Bill of Rights), pero no se aprobó la iniciativa en 2002.
2010	El Congreso aprobó la «Affordable Healthcare for America» Act, promovida por la Administración Obama. Busca reformar el seguro de atención médica y la supervisión de la atención médica.

HMO, del inglés *health maintenance organization*, 'organización para el mantenimiento de la salud'.

propósito de la cobertura universal es permitir que todos los individuos tengan un seguro médico, incluso quienes presentan el mayor riesgo de desarrollar una enfermedad.

 Dato relevante: al tener a todos en el mismo grupo, las primas de las personas de bajo riesgo (quienes tienen menos probabilidad de enfermar en un año dado) se prorratean con las de aquellas con un alto riesgo.

Al diseminarse el grupo de riesgo a través de la cobertura universal, se lograría un menor coste per cápita, que, financieramente, sería costeable para todos excepto para los pobres. Los fondos subvencionarían los costes de la población indigente. Aunque la legislación no pasó, el foco sobre los gastos de atención médica se convirtió en un imperativo nacional.

En marzo de 2010, después de amplios debates y retos políticos, la Administración Obama logró pasar la 2010 Healthcare Reform Bill. Si bien no prometió un sistema de salud unificado (como algunos esperaban), incluyó algunos de los paquetes de reforma principales que permitirán una mejor cobertura y contener en mayor medida el gasto en atención médica. Algunas de los temas clave que se cuestionaron en el debate fueron los siguientes: ¿es la atención médica un «derecho» o un «privilegio»?, ¿quiénes deben tener acceso a la atención médica y bajo qué circunstancias?, ¿quién debe contribuir al coste de proporcionar atención médica?, y respecto a aquellos que no tienen seguro, ¿qué debe hacerse? En este grupo de no asegurados y con seguro insuficiente quedan incluidos muchos niños necesitados y familias que se encuentran por encima del nivel de Medicaid, que no reúnen los requisitos para ser cubiertos por SCHIP y que no pueden costear un seguro privado, incluso si sólo proporciona unos beneficios mínimos.

 Dato relevante: más de seis millones de niños no tienen seguro o tienen uno insuficiente, y ciertas subpoblaciones (p. ej., minorías) presentan un mayor riesgo de recibir una mala cobertura de salud y tener desenlaces clínicos negativos.

La siguiente sección describe algunos de los elementos clave que determinarán los sistemas de atención médica en el futuro y las estrategias financieras.

EL FUTURO DE LAS ORGANIZACIONES DE ATENCIÓN MÉDICA

El sistema de atención médica se irá estabilizando de forma gradual. No todas las entidades corporativas actúan motivadas por los posibles beneficios económicos; muchas consideran la actual situación de crisis como una oportunidad para aumentar el acceso a la atención médica e impulsar su progreso. Se promulgan leyes y reglamentos para asegurar que no se comprometan los derechos de los pacientes y los médicos. Los consumidores también parecen ejercer más influencia.

Dado el aún creciente coste de la atención médica y del porcentaje del PIB que ocupa el gasto en atención médica, el reciente impulso para conseguir una verdadera reforma de la organización y de la metodología de pago de la atención médica se hace en la actualidad más urgente. De forma simultánea, ha surgido una nueva categoría de inquietudes que influirán en la práctica de la medicina, así como en la economía de la atención médica en todos los casos. Dicha inquietud es la **calidad.**

En 1999 y 2001, el Institute of Medicine (IOM) publicó dos informes completos que han revolucionado las expectativas del público hacia los médicos, hospitales y pagadores. «Errar es humano: construcción de un sistema de salud más seguro» detalla los diferentes tipos de errores médicos y sus costes, tanto financieros como humanos, ya que se producen en todo Estados Unidos. Dos años más tarde, a este informe le siguió «Cruzando el abismo de la calidad: un nuevo sistema de atención médica para el siglo XXI», en el que se describen los elementos centrales del cambio de sistema que deben darse si nosotros, como nación, queremos lograr la calidad de atención médica que desea nuestra población. Este informe menciona seis elementos que nuestro sistema de atención médica **debe** lograr si quiere ser el líder mundial en atención médica (tabla 8-5).

Estas importantes metas fijadas por la IOM se han convertido en la piedra angular de la provisión de atención óptima en lo que será el nuevo sistema de atención médica que, con el tiempo, se implantará en Estados Unidos. Muchos sistemas de atención médica internacional ya se han orientado en esa dirección, y Estados Unidos se encuentra muy retrasado en muchas mediciones de desenlaces clínicos. Esto no puede continuar así.

 Dato relevante: es probable que la calidad de la atención médica se convierta en el elemento central del sistema de Estados Unidos. Los pacientes lo demandarán y será la base de los reembolsos de los terceros pagadores.

TABLA 8-5

Institute of Medicine (2001): expectativas de desempeño de un sistema de atención médica de alta calidad

Un sistema de atención médica debe ser:

1. **Seguro**: evitar la lesión o el daño por la atención que se supone debe ayudar a los pacientes.

2. **Efectivo**: aparejar de un modo fiable la atención basada en la evidencia con la práctica real. En otras palabras, proporcionar servicios basados en el conocimiento científico a todos los que se puedan beneficiar y, lo más importante, no ofrecer servicios a quienes es probable que no se beneficien.

3. **Centrado en el paciente**: proporcionar una atención que respete al paciente individual y que sea responsable de sus necesidades y valores mediante su exploración e incorporación en las decisiones clínicas.

4. **Oportuno**: proporcionar la atención de manera oportuna, de modo que, por definición, evite retrasos innecesarios en su institución.

5. **Eficiente**: en este mundo en el que existe un creciente gasto en atención médica, evitar cualquier derroche o realizar pruebas y tratamientos innecesarios resulta crucial para conseguir ahorrar en costes y para dar una atención adecuada.

6. **Equitativo**: es clave que toda la atención proporcionada a los pacientes sea igual en todas las demografías y poblaciones de pacientes, sin importar la etnia, el género, la localización geográfica y, por supuesto, el estado socioeconómico.

Resulta vital que la provisión de atención médica se examine cada vez más desde la perspectiva del paciente. En la actualidad, el 10% de las enfermedades de la infancia son crónicas y la atención de las mismas resulta compleja y deben ser abordadas de forma coordinada por diferentes subespecialidades y disciplinas. Desde la perspectiva de la familia, la calidad de la atención suele significar que es:

1. **Continua.** La atención debe estar disponible durante todo el año y no sólo durante las consultas. Esto obligará a poner en marcha ciertas medidas de atención específicas que el paciente o su familia pueden proporcionarse a sí mismos. El manejo de una enfermedad es una estrategia de atención médica orientada hacia el apoyo constante y la prevención terciaria.

2. **De colaboración.** Desde la perspectiva del paciente, el médico ya no es la única persona capaz de proporcionar la atención. La complejidad de las pruebas, las modalidades terapéuticas y las nuevas expectativas requerirán de equipos de médicos y clínicos no médicos (p. ej., farmacéuticos, personal de enfermería, nutricionistas, fisioterapeutas) para colaborar en el suministro de la atención. Por supuesto, los padres y otros cuidadores tendrán también que formar parte del equipo para asegurar los mejores desenlaces clínicos.

3. **Informativa.** Si se utilizan los principios de atención centrada en el paciente y en la familia, el mejor paciente (y cuidador, como es habitual en pediatría) será el mejor informado. Es muy importante que los médicos orienten el flujo de información, de modo que los pacientes y sus familias se dirijan hacia las mejores fuentes, en lugar de recurrir a cualquiera. Como lo demuestra la popularidad de la programación médica en los medios, los conocimientos sobre salud se han convertido en una preocupación a escala nacional.

4. **Confiable.** Los pacientes necesitan la tranquilidad de saber que reciben la mejor atención posible con todos los servicios (p. ej., procedimientos diagnósticos, medicamentos, profilaxia) necesarios para mejorar su salud. Si no se ofrece una intervención, debe aclararse la razón por la que no está indicada y que no se está omitiendo debido a un descuido ni a consideraciones de coste.

5. **Proactiva.** Los pediatras siempre han estado a la vanguardia de la prevención a favor de sus pacientes. Dada la complejidad de la atención médica en el siglo xxi, la atención proactiva (p. ej., guía anticipada, vacunación) es ahora incluso más importante.

6. **Segura.** Los pacientes desean sentirse seguros cuando reciben atención médica. El diagnóstico y el tratamiento debe hacerlos sentir mejor y no enfermarlos más. La seguridad se ha convertido en un elemento clave de la medicina. Ya sea en el ámbito hospitalario o en el extrahospitalario, debemos mantener nuestro compromiso de garantizar la seguridad de todos los pacientes y sus familias.

Siguiendo los seis principios del informe del IOM y realizando las seis prácticas que los pacientes (nuestros consumidores) considerarán esenciales para recibir una atención óptima, los pediatras del futuro tendrán que hacer frente a ambientes médicos complejos y tomar sus decisiones con un nuevo sentido de misión y visión. En el futuro, el éxito se verá favorecido por diversas medidas nuevas importantes a la vanguardia de la medicina. Estas incluirán: *a)* expedientes médicos electrónicos fáciles de usar que se integrarán en todos los ámbitos (pacientes hospitalizados y externos, además de práctica privada) para permitir que se comparta la información entre todos los proveedores con el fin de coordinar de manera óptima la atención; *b)* transparencia total acerca de todas las intervenciones para pacientes y sus familias, de forma que se les permita el acceso al sistema de expedientes electrónicos; *c)* revisiones más completas de la evolución de los pacientes para vigilar la calidad y el uso efectivo de los recursos por los terceros pagadores, y *d)* la posible imposición de sanciones por no adherirse a ciertas medidas de calidad en la atención. En general, existirá un esfuerzo para disminuir la variabilidad en la atención y optimizar la calidad de la misma (p. ej., mediante el seguimiento de las directrices de la medicina basada en la evidencia), así como reducir los costes y maximizar los resultados. El pago por desempeño es una estrategia financiera para lograr este objetivo. Los proveedores serán remunerados en la medida en que cumplan con los estándares y alcancen los resultados deseados.

Para disminuir los costes, también será necesario que exista un nuevo enfoque desde los pacientes individuales hacia el bienestar de las poblaciones. Es posible que esto cree cierta tensión. Lo que un paciente desee para sí mismo en términos de recursos de atención médica tal vez no sea beneficioso para el bien de la comunidad. Los médicos tendrán que asumir un nuevo papel, que incluye el apoyo a la justicia social. La medicina basada en la población no llega de manera natural en una profesión que se prescribe con un juramento que sitúa al paciente individual «al frente y en el centro» de su práctica. Sin embargo, será necesario para controlar la inflación de la atención médica y conseguir que la medicina progrese.

CÓMO PREPARARSE PARA EL FUTURO

Debido a los cambios que se producen en los sistemas de atención médica, la formación de los médicos requiere ser adaptada. Como parte de las IOM Quality Chasm Series, se ha hecho un esfuerzo para identificar las necesidades educativas de todos los médicos. El informe de 2003 del IOM, «Health Professions Education: A Bridge to Quality», postula que todos los médicos tienen que aprender a: *a)* proporcionar una atención centrada en el paciente; *b)* emplear una práctica basada en la evidencia; *c)* mejorar la calidad (lo cual implica no derrochar recursos); *d)* trabajar en equipos interdisciplinarios, y *e)* utilizar la informática. Los programas de residencia (y, cada vez más, las facultades de Medicina) requieren ahora la demostración de competencias en la práctica basada en sistemas.

El caso descrito en la tabla 8-6 es un ejemplo del cambio de pensamiento que todos los médicos debemos hacer para que la salud de los individuos y de nuestra sociedad mejore, y si queremos lograr el nivel de calidad que se observa en otros países occidentales. Ilustra la forma en que puede ser efectiva, eficiente, centrada en la familia, basada en la evidencia, proactiva y segura. El mejor manejo de la enfermedad y la prevención dará como resultado, a la largo plazo, un ahorro significativo en los costes y (p. ej., reducción en las consultas del departamento de urgencias y las estancias hospitalarias). Como se indicó antes, el asma/EPOC es la segunda enfermedad más cara en pediatría en Estados Unidos. Para el paciente, presentar menos recaídas se traducirá en beneficios económicos, así como emocionales y sociales (p. ej., pérdida mínima de horas de clase, mejor capacidad para jugar y socializarse con otros niños, aumento en la sensación de normalidad). Conforme estos modelos de manejo de la enfermedad se extiendan a todas las enfermedades del paciente y a todas las poblaciones, el potencial de ahorro se multiplicará y el riesgo de desenlaces clínicos adversos o errores disminuirá de manera significativa.

La herramienta de autoevaluación que se presenta en la tabla 8-7 permite desarrollar una agenda de aprendizaje en esta área de experiencia médica. El Gobierno (p. ej., The Center for Medicare & Medicaid Services, The Agency for Healthcare Research and Quality, The White House) y las fundaciones privadas (p. ej., The Robert Wood Johnson Foundation, The Commonwealth Fund, The Kaiser Family Foundation) proporcionan recursos valiosos para comprender el actual desarrollo y las futuras direcciones en el mercado de la atención médica.

📖 **Dato relevante:** muchas fundaciones y agencias gubernamentales proporcionan apoyo en línea para que sus usuarios se mantengan informados de los continuos cambios que se producen en el sistema de atención médica de Estados Unidos.

Hasta hace poco tiempo, los cambios en la atención médica nacional no habían afectado relativamente a la pediatría. En parte, esto se atribuye al hecho de que se necesita menos dinero para atender a los niños, porque la probabilidad de que requieran intervenciones costosas es menor que en el caso de los adultos. Además, algunos expertos argumentan que ha faltado información sobre desenlaces clínicos. En primer lugar, menos estudios farmacológicos valoran si un medicamento es mejor y más costeable que otro en los niños. En segundo lugar, Medicaid, la aseguradora gubernamental principal de niños, es administrado por cada estado, lo cual dificulta reunir y compartir la información y, por tanto, hace que sea menos útil. Esto difiere de Medicare, que es una agencia federal.

TABLA 8-6

Un niño con asma: ejemplo de la forma en que un paciente recibe atención médica efectiva y eficiente[a,b]

Un niño de 5 años de edad sin antecedentes médicos significativos es traído al departamento de urgencias en ambulancia. La madre dice que su hijo suele tener buena salud. Sin embargo, hace 3 días, desarrolló una tos leve que ha empeorado. Estaba jugando al aire libre cuando, de repente, entró a la casa y le dijo a su madre que tenía dificultad para respirar. Esta observó que tosía y le faltaba el aire. Se asustó y llamó a la ambulancia. Durante su traslado al hospital, el niño recibió tratamiento de urgencia con un nebulizador de salbutamol que le proporcionaron los médicos técnicos.

En el departamento de urgencias:

1. Sus signos vitales son los siguientes: temperatura 37 °C; frecuencia cardíaca, 140 lat/min; y frecuencia respiratoria, 32 rpm.

2. Saturación de oxígeno del 90% en aire ambiente.

3. La exploración física muestra que el paciente está alerta pero con dificultad respiratoria moderada. ORL, dentro de los límites normales; tórax, simétrico con tiros intercostales y supraclaviculares a la retracción; pulmones, sibilancias difusas bilaterales; sistema cardiovascular, S1 y S2 normales, sin soplos; abdomen, normal.

4. El paciente recibe los siguientes medicamentos: nebulizador de salbutamol × 3; bromuro de ipratropio × 2 y prednisolona × 1.

5. La placa de tórax muestra hiperinsuflación bilateral con aumento de la trama peribronquial.

6. El diagnóstico es enfermedad reactiva de las vías aéreas. El niño es hospitalizado para iniciar tratamiento; permanece en el hospital 24 h. Ambos padres reciben educación acerca del manejo del asma antes de proceder al alta hospitalaria.

Bajo el nuevo sistema mejorado de atención médica, se dispone también de los siguientes servicios de rutina para los pacientes con asma:

1. Mejora de la educación sobre el asma para los padres y el paciente antes de proceder al alta hospitalaria.

2. Consultas regulares con el médico de atención primaria para las revisiones. La frecuencia de las consultas depende de la gravedad del asma.

3. Provisión de un plan de acción para el asma, individualizado y por escrito.

4. Servicios telefónicos para proporcionar apoyo del personal médico.

5. Inclusión en un programa de manejo de la enfermedad, que incluye grupos de apoyo de padres y pacientes, y un enfermero domiciliario para inspeccionar el hogar en busca de desencadenantes ambientales.

6. Puntuaciones de flujo máximo para niños de 5 años o más, según la capacidad del paciente.

7. Remisión a un especialista si el asma está mal controlada a pesar de los esfuerzos del médico de primer contacto y de los padres.

8. Revisión de los medicamentos del paciente, consultas en el departamento de urgencias y hospitalizaciones por el National Committee on Quality Assurance o una organización similar. Existe cierto aumento en la responsabilidad por la calidad de la atención proporcionada y la aplicación de los estándares para desarrollar estrategias preventivas. Se contacta con el médico de atención primaria y se le dan instrucciones para hacer ajustes si se considera que la calidad de la atención no es óptima. Estas organizaciones vigilan también el número de pacientes que:
    - Reciben un plan de acción contra el asma por escrito
    - Usan medicamentos con cámara de inhalación
    - Utilizan un medidor de flujo máximo en su domicilio

TABLA 8-6

Un niño con asma: ejemplo de la forma en que un paciente recibe atención médica efectiva y eficiente[a,b] *(continuación)*

- Reciben instrucciones sobre el uso correcto de los inhaladores
- Son aconsejados sobre el papel de los irritantes ambientales
- Se someten a pruebas anuales de función pulmonar

[a]Este caso fue creado por la doctora Valerie A. London cuando terminaba su rotación de atención dirigida durante el tercer año de su residencia de pediatría en el Maimonides Medical Center en Brookling, Nueva York. Desgraciadamente, falleció en 2005, varios años después de terminar su residencia.
[b]Fuentes: Charles JH: Asthma disease management. *N Engl J Med* 337:1461–1463, 1997.
Bodenheimer T: Disease management—promises and pit falls. *N Engl J Med* 340:1202–1205, 1999.
Wagner EH: The role of patient care teams in chronic disease management. *BMJ* 320:569–572, 2000.

La economía de la atención médica continúa evolucionando como una ciencia. Los niños y sus familias deben constituir una prioridad a escala nacional. A pesar de los diversos esfuerzos gubernamentales, demasiados niños no reciben la cobertura de atención médica necesaria. Los pediatras siguen siendo los principales defensores de la salud de los niños; su claro testimonio a favor de los niños es el pilar de la salud general de estos pacientes en Estados Unidos y en el resto del mundo. Se espera que en las siguientes décadas se desarrolle un sistema de atención médica verdaderamente accesible, efectiva y eficiente que evolucione en beneficio de los niños, de sus familias, de los proveedores y de la sociedad en su conjunto.

TABLA 8-7

Valoración de las necesidades de aprendizaje de la práctica basada en sistemas

Por favor, indique dónde se encuentra usted en cada uno de estos dominios de competencia.[a]

Dominios de competencia importantes para la práctica basada en sistemas	Sé poco/Necesito empezar a aprender acerca de esto	Sé algo, pero necesito aprender más	Sé bastante/No necesito incluirlo en mi actual agenda de aprendizaje
1. Trabajar efectivamente en diversos ámbitos y sistemas de atención médica	❏	❏	❏
2. Coordinar la atención del paciente dentro del sistema de atención médica pertinente	❏	❏	❏
3. Incorporar consideraciones de conciencia de costes y análisis de la relación riesgo-beneficio en el paciente y/o la atención basada en la población, según sea adecuado	❏	❏	❏
4. Apoyar la atención de calidad para el paciente y los sistemas de atención óptima para el mismo	❏	❏	❏
5. Trabajar en equipos interprofesionales para mejorar la seguridad del paciente y la calidad de su atención	❏	❏	❏
6. Participar en la identificación de errores en el sistema e implementar sus posibles soluciones	❏	❏	❏

[a]Estas competencias se derivaron de la descripción de competencias de ACGME (v. «Lecturas recomendadas»).

LECTURAS RECOMENDADAS

Accreditation Council for Graduate Medical Education: http://www.acgme.org

Agency for Healthcare Research and Quality: http://www.ahrq.gov

American Academy of Pediatrics: http://www.aap.org

American Medical Association: http://www.ama-assn.org

Center for Medicare and Medicaid Services: http://www.cms.gov

Centre for Health Evidence: http://www.cche.net

Clancy CM, Brody H: Managed care. Jekyll or Hyde. *JAMA* 273(4):338–339, 1995.

Commonwealth Fund: http://www.commonwealthfund.org

Heffler S, Smith S, Won G, et al: Trends: Health spending projections for 2001–2011: The latest outlook. *Health Aff (Millwood)* 21(2):207–218, 2002.

Himmelstein DU, Thome D, Warren E, et al: Medical bankruptcy in the United States, 2007: Results of a national study. *Am J Med* 122(8):741–746, 2009.

Institute of Medicine (IOM) of the National Academies: http://www.iom.edu

Integrated Healthcare Association: http://www.iha.org

Kaiser Family Foundation: http://www.kff.org

Lee TH, Mongan JJ: *Chaos and organization in healthcare*. Cambridge, MA: The MIT Press, 2009.

Levit K, Smith C, Cowan C, et al: Inflation spurs health spending in 2000. *Health Aff (Millwood)* 21(1):172–181, 2002.

Medical Expenditure Panel Survey: http://www.meps.ahrq.gov

Nelson RP, Minon ME (eds): *A Pediatrician's Guide to Managed Care.* Elk Grove Village, IL: American Academy of Pediatrics, 2001.

New York Times: A history of overhauling healthcare. http://www.nytimes.com/interactive/2009/07/19/us/politics/20090717_HEALTH_TIMELINE.html

Reinhardt UE, Hussey PS, Anderson GF: U.S. healthcare spending in an international context. Why is U.S. spending so high, and can we afford it? *Health Aff (Millwood)* 23(3):10–25, 2004.

Robert Wood Johnson Foundation: http://www.rwjf.org

Stanton M: The high concentration of U.S. health care expenditures. *AHRQ, Research in Action*. Issue 19, June 2006. http://www.ahrq.gov/research/ria19/expendria.htm

Tufts Healthcare Institute: http://www.tmci.org

Wenner WJ: *The Pediatrician's Managed Care Manual.* Boston, MA: Total Learning Concepts, 1999.

White House Health Reform: http://www.healthreform.gov

World Health Organization: http://www.who.int

Términos selectos utilizados en economía de la atención médica*

Asociación de práctica independiente (API). Tipo de HMO que contrata a los médicos para que atiendan a sus *miembros* en sus consultas privadas, junto con sus otros pacientes (v. tabla 8-3).

Centro de atención intermedia. Centro que proporciona una atención menos completa que los hospitales o los centros de enfermería especializada pero más completa que la que se da en casa.

CIE-9-MC *(Clasificación Internacional de Enfermedades, 9.ª edición, Modificación clínica).* Lista de diagnósticos y códigos de identificación usada por los médicos para informar de los diagnósticos del paciente a los planes de salud.

Coordinación de beneficios. Procedimiento que evita el pago doble por servicios cuando un suscriptor tiene cobertura proveniente de dos o más fuentes (p. ej., seguro adicional de su pareja).

Copago. Arreglo de reparto de costes en el cual el paciente hace un pago fijo por un servicio específico.

Deducible. Cantidad que un paciente tiene que pagar directamente al proveedor antes de que el plan de seguro empiece a pagar beneficios.

Determinación de perfil. Método sistemático para recabar y analizar los datos del paciente para desarrollar información de la práctica específica para el proveedor.

Directrices de la práctica. Afirmaciones desarrolladas sistemáticamente sobre la práctica médica que ayudan en la toma de decisiones clínicas para enfermedades específicas.

Entidad con afán de lucro. Compañía u organización orientada a obtener un beneficio económico por los servicios que proporciona; es lo contrario a sin afán de lucro o *no lucrativa.*

Entidad no lucrativa. Organización o compañía que reinvierte la mayor parte de sus ganancias en sí misma. No se orienta al enriquecimiento de sus fundadores o accionistas. Tales instituciones están sujetas a regulaciones especiales, pero también reciben beneficios fiscales especiales.

Externalidades (ganancias secundarias o efectos de desbordamiento). Costes o beneficios que influyen en la sociedad pero que no se incluyen en el precio comercial de un bien o servicio. Las externalidades negativas tienen consecuencias negativas (p. ej., contaminación), y las consecuencias positivas (p. ej., el coste de inmunizar a un niño no incluye los beneficios adicionales de prevenir la diseminación de la enfermedad en la comunidad).

Filtro. Proveedor de primer contacto (por lo general un médico de atención primaria), quien determina el nivel adecuado de atención para cada paciente mediante el establecimiento del diagnóstico inicial, la administración de tratamiento y la autorización de remisiones, pruebas y hospitalización.

Formulario. Lista de agentes farmacéuticos de elección considerados los más útiles y rentables para la atención del paciente. Los formularios cerrados limitan a los médicos a recetar los fármacos que están en la lista, mientras que los abiertos funcionan más como una recomendación.

Gasto en atención médica individual. Cantidad de dinero promedio gastado en atención médica por una persona en un año dado.

Healthcare Finance Administration. Rama del U.S. Department of Health and Human Services que administra *Medicare* y supervisa *Medicaid* estatal. Esta agencia, que introduce los *GRD*, también proporciona los reembolsos para la *EMP*.

Health Plan Employer Data and Information Set (HEDIS). Medidas estándar del desempeño del plan de salud (p. ej., acceso, satisfacción del paciente, conjunto de miembros, utilización).

Hogar médico. Estrategia para proporcionar atención primaria completa que facilita la asociación entre los pacientes individuales, sus familias y sus médicos personales. Este concepto lo introdujo por primera vez la American Academy of Pediatrics en 1967.

Iguala. Cantidad fija mensual pagada por persona incluida para cubrir un conjunto definido de servicios a lo largo de un período específico de tiempo, la cual puede ser mayor o menor que el coste de los servicios reales proporcionados.

Inclusión. Reclutamiento de *miembros* a un plan de seguros.

Informe de calificaciones. Herramienta para quienes implementan las políticas y los compradores de atención médica para comprender y comparar el desempeño de los planes o proveedores de atención médica (p. ej., calidad y utilización, satisfacción del consumidor, eficiencia administrativa, estabilidad económica, control del coste).

Grupos relacionados con el diagnóstico (GRD). Sistema de clasificación instituido por la *Healthcare Financing Administration (HCFA)* para restablecer las tasas de reembolso hospitalario de *Medicare*. Los pacientes son catalogados por el diagnóstico principal, por el tipo de procedimiento quirúrgico, por la presencia o ausencia de enfermedades concomitantes o de complicaciones significativas o por otros criterios relevantes para determinar la cantidad que *Medicare* pagará por su tratamiento.

Manejo de calidad. Conjunto formal de actividades (p. ej., valoración de calidad, acciones correctivas) para asegurar la calidad de los servicios proporcionados.

continúa

Términos selectos utilizados en economía de la atención médica* *(continúa)*

Manejo de demanda. Sistema de apoyo para la toma de decisiones y orientar la conducta (p. ej., intervención de autoatención, promoción de la salud, herramientas educativas, líneas de ayuda telefónica) para alentar a los pacientes a utilizar los servicios médicos en forma adecuada.

Manejo de enfermedad. Estrategia sistemática para proporcionar atención a un grupo de pacientes con cierta enfermedad (por lo general crónica) con el propósito de abordar su problema de salud a lo largo del tiempo, mejorando los desenlaces clínicos y reduciendo los costes. Tales programas de manejo implican la educación del paciente y del médico, directrices para aplicar terapias alternativas, seguimiento del paciente y valoración de los desenlaces clínicos.

Mejoría continua de la calidad. Forma de *manejo de la calidad* que utiliza una estrategia de sistemas y se centra en los procedimientos de operación internos para mejorar la eficiencia y la efectividad.

Medicaid. Seguro de salud patrocinado por el Estado para las personas pobres. Es administrado por los departamentos de salud estatales, pero está supervisado por la *HCFA*, una agencia federal, y su oficina organizativa, el Center for Medicare & Medicaid Services (CMS).

Medicare. Seguro de salud gubernamental para personas mayores de 65 años de edad y para aquellas con una discapacidad permanente. Es administrado centralmente por la *HCFA*, una agencia federal, y su oficina organizativa, el Center for Medicare & Medicaid Services (CMS).

Miembro. Persona incluida en un plan de atención dirigida.

Necesidad médica. Juicio de un experto clínico en cuanto a que se requiere de una atención específica para conservar la vida o la salud de un paciente.

Organización de atención responsable (OAR). Grupo de proveedores de atención médica (médicos de atención primaria, especialistas y hospitales) que son incentivados con premios (o multas) para colaborar en la administración de sus servicios de manera más eficiente y efectiva (p. ej., a través de la implementación de *hogares médicos*).

Organización de servicios administrados (OSM). Compañía que proporciona servicios administrativos, financieros y de contratación de atención dirigida a los proveedores, en especial en los grupos médicos. Los hospitales utilizan las OSM para ayudar a sus médicos afiliados.

Organización médica hospitalaria. Colaboración de médicos con un hospital local o grupo de hospitales para ser contratados por organizaciones de atención dirigida.

Organización para el mantenimiento de la salud (HMO, del inglés *health maintenance organization*). Organización de atención dirigida que proporciona una atención médica completa a cierta población de pacientes por una suma fija prepagada (v. tabla 8-3).

Organización proveedora de elección(OPE). Plan de atención dirigida que contrata a proveedores independientes para que ofrezcan sus servicios a los miembros con un descuento sobre sus precios (v. tabla 8-3).

Pago por desempeño. Estrategia de pago que premia a los hospitales, médicos u otros proveedores de atención médica con incentivos económicos o no económicos en función de su desempeño basándose en determinadas medidas (p. ej., calidad, seguridad, eficiencia, experiencia del paciente, adopción de tecnología de información).

Panel de pacientes. *Miembros* asignados a un solo proveedor o grupo de médicos proveedores.

Plan de atención médica prepagado. Entidad que contrata para proporcionar ciertos servicios médicos a los participantes a cambio de una pago por *iguala*.

Plan de indemnización. Plan de seguro en el cual la persona asegurada o el proveedor recibe el reembolso de la totalidad de los gastos cubiertos o de una parte de ellos después de que el servicio fuera proporcionado; lo contrario sería un *plan prepagado*.

Plan de punto de servicio (PS). Plan de atención dirigida en el que los *miembros* eligen una *HMO*, una *organización proveedora de elección* o un *plan de indemnización* cuando necesitan atención médica. De esta manera, no tienen que tomar la decisión en el momento de su inclusión (v. tabla 8-3).

Planes de pago por servicio (PPS). Sistema de seguro en el cual los proveedores y hospitales reciben el pago directo por sus servicios, ya sea proveniente del paciente o de la compañía aseguradora (v. tabla 8-3).

Por miembro por mes. Unidad de medida para las estadísticas de operación: un *miembro* incluido en una *HMO* durante 1 mes (ya reciba o no servicios el *miembro*). Dos meses miembro puede ser un *miembro* que se incluyó durante 2 meses o dos miembros que firmaron por 1 mes cada uno.

Práctica basada en sistemas. Una de las seis competencias centrales exigidas a todos los residentes, sin importar su especialidad. Es obligatorio para conseguir la Accreditation Council for Graduate Medical Education e implica tener un conocimiento práctico del sistema de atención médica y la capacidad de utilizar los recursos del mismo para optimizar la atención.

Preaprobación. Revisión prospectiva con el propósito de otorgar o denegar el permiso para la cobertura de un diagnóstico o tratamiento.

Términos selectos utilizados en economía de la atención médica* *(continúa)*

Prima. Cantidad pagada a una aseguradora o plan de atención médica por proporcionar cobertura por cierto nivel de servicios durante un tiempo específico. Puede ser pagada por una persona o por una empresa, o bien estos pueden compartir el pago.

Producto intenor bruto (PIB). Término actual con el que se denomina al valor total en el mercado de todos los bienes y servicios producidos dentro de un país durante un período de tiempo dado, que suele ser de 1 año. El PIB es igual al *producto nacional bruto* más el ingreso proveniente de otros países. En Estados Unidos, esta cifra es cuantificada e informada por el Department of Commerce.

Producto nacional bruto (PNB). Valor total en el mercado de todos los bienes y servicios producidos por los ciudadanos de un país durante un período de tiempo dado, que suele ser de 1 año. En el pasado, el PNB fue la medida oficial para cuantificar lo que producía la economía estadounidense. A principios de la década de 1990, el término fue reemplazado por PIB, que no incluye el ingreso proveniente del extranjero.

Proveedor. Profesional de atención médica u organización que ofrece los servicios de atención médica.

Punto de referencia. Variable medible que se usa como medida basal o de referencia en la evaluación del desempeño de una organización.

Reembolso de educación médica de posgrado (EMP). Fondos de *Medicare* y *Medicaid* que se dan a los hospitales que forman a residentes. El reembolso se divide en dos partes: pagos directos e indirectos por la educación de los médicos.

Reembolso por educación médica directa (EMD). Parte del pago de la educación médica de posgrado que reciben los hospitales para la formación de residentes. Consiste en salarios y prestaciones para los médicos en fase de formación.

Reembolso por educación médica indirecta (EMI). Parte del pago de la EMP que reciben los hospitales por formar a los residentes. Cubre los gastos incurridos por solicitar un número excesivo de pruebas, entre otras acciones que resultan ineficaces. Complementa también los salarios de los facultativos y sus actividades educativas.

Reparto del riesgo. Prorrateo de la probabilidad de incurrir en pérdidas económicas entre las aseguradoras, las organizaciones de atención dirigida, los proveedores de atención médica y los pacientes.

Revisión de utilización. Un proceso que mide el uso de los recursos (p. ej., personal profesional, instalaciones, servicios) para determinar la rentabilidad y la conformidad con los criterios de uso óptimo.

Terminología de procedimiento actual. Código de cinco dígitos para todo tipo de servicios y procedimientos médicos utilizados para el informe y el cobro.

Terceros pagadores. Plan de seguros (p. ej., *HMO, Medicaid, Medicare*, compañías aseguradoras tradicionales) que pagan a los proveedores por la atención. Actúa como intermediario entre la empresa (quien paga por la cobertura de atención médica) y el empleado/*miembro* (quien utiliza los servicios de atención médica).

*Los términos en itálicas también se definen en el apéndice.

SUBESPECIALIDADES PEDIÁTRICAS

9

Enfermedades infecciosas

Kathleen Gutierrez

ESTRATEGIA PARA LA EVALUACIÓN DEL NIÑO CON FIEBRE

Los médicos atienden con frecuencia a niños que presentan enfermedades febriles. La fiebre no es nociva en sí misma; es un síntoma de una enfermedad subyacente. La mayoría de las fiebres en los niños son provocadas por la presencia de una infección. La enfermedad autoinmune, los medicamentos y los procesos neoplásicos son causas menos habituales. Entre las causas raras de fiebre se encuentran anomalías del sistema nervioso central (SNC), tirotoxicosis y sobrecalentamiento (golpe de calor).

La fiebre es una elevación de la temperatura corporal que se produce cuando el centro termorregulador en el hipotálamo anterior se reprograma a un nivel más alto. Las citocinas producidas en respuesta a la infección o a la inflamación inducen la producción de prostaglandina E2 y median la fiebre. Las temperaturas corporales normales están sujetas a variaciones diurnas con temperaturas centrales ligeramente más altas (0,5-0,9°C) por la tarde en comparación con la madrugada. La temperatura tomada mediante termómetro rectal reflejan la verdadera temperatura central, mientras que la oral y la axilar aproximadamente te 0,5°C y 1°C más bajas, respectivamente. El límite superior de la temperatura corporal normal en los niños es de 37,9°C; una temperatura rectal mayor de 38°C representa fiebre. La elevación de la temperatura rara vez sobrepasa los 41,1°C, incluso en ausencia de tratamiento con antipiréticos. Los lactantes muy pequeños, a diferencia de los niños mayores, a menudo no son capaces de tener una respuesta febril a la infección y, en su lugar, presentan hipotermia.

En los niños, las infecciones virales causan la mayoría de las enfermedades febriles. Sin embargo, las **infecciones bacterianas graves (IBG)** afectan a una pequeña proporción de niños. Por definición, entre las IBG se encuentran la meningitis, la neumonía, las infecciones óseas y de articulaciones, la infección del tracto urinario, la gastroenteritis bacteriana, y la septicemia y la bacteriemia oculta. Los niños con **bacteriemia oculta** suelen tener sólo fiebre alta, pero sin hallazgos localizados en una historia clínica y una exploración física minuciosas. Algunos casos de bacteriemia oculta se resuelven espontáneamente sin antibioterapia, mientras que otras conducen al desarrollo de IBG.

Fisiopatología

Los lactantes menores de 1 mes de vida son propensos a presentar infección bacteriana por patógenos adquiridos en el momento del parto, cuando se produce la colonización de los organismos presentes en las áreas rectal y vaginal de la madre. *Escherichia coli, Klebsiella pneumoniae,* especies de *Enterococcus* y *Streptococcus agalactiae* (estreptococos grupo B) son los patógenos usuales. Además, *Listeria monocytogenes* puede causar bacteriemia y meningitis. Los lactantes de 1-3 meses de edad siguen estando en riesgo de infección por estos patógenos, además de infección por *S. pneumoniae, Neisseria meningitidis* y *Haemophilus influenzae.*

Los lactantes mayores y los niños de entre 3 y 36 meses de edad son propensos a presentar una infección por bacterias encapsuladas, como *N. meningitidis,* y los niños con esquema de vacunación incompleto, por *H. influenzae* de tipo b y *Streptococcus pneumoniae. Staphylococcus aureus,* tanto el susceptible a la meticilina (SASM) como el resistente (SARM) causan bacteriemia. La frecuencia de infección por *Streptococcus pyogenes* (estreptococo β-hemolítico de grupo A [*EBHGA*]) aumenta conforme los niños llegan a la edad escolar.

 Dato relevante: El uso frecuente de la vacuna conjugada de H influenzae de tipo b y la vacuna neumocócica conjugada (PCV, del inglés pneumococcal conjugate vaccine) hace que la bacteriemia causada por estos organismos sea menos frecuente en el niño con vacunaciones completas. Por tanto, una evaluación cuidadosa debe incluir detalles de los antecedentes de vacunación del paciente.

En los niños mayores y adolescentes, la bacteriemia es poco frecuente, y *N. meningitidis* y *S. aureus* son las causas más frecuentes de infecciones graves.

La probabilidad de IBG varía en función de la edad. La causa usual de fiebre es viral más que bacteriana (58% frente al 8%, según informes de un estudio). En los lactantes menores de 3 meses de edad con fiebre, la incidencia de infección bacteriana varía desde el 0,7% hasta el 18,5%, con el mayor riesgo en los lactantes menores de 1 mes de vida. En los niños de entre 3 y 36 meses de edad con fiebre, el riesgo de bacteriemia oculta varía desde menos del 1% hasta el 5%, en función de si el niño ya está inmunizado completamente. El organismo que se aísla con más frecuencia en el hemocultivo es *S. pneumoniae,* aunque el aislamiento de este organismo es cada vez menos frecuente desde que se implementó, en 2000, la vacuna de rutina PCV7 heptavalente para los lactantes. Desde entonces, las infecciones causadas por siete serotipos de *S. pneumoniae* contenidos en la vacuna han disminuido significativamente. La vacuna neumocócica 13 valente (PCV13) se aprobó en 2010. Se espera que la ampliación de la cobertura contra seis serotipos adicionales disminuya aún más las infecciones causadas por *S. penumoniae* en los niños. Es posible que aún se produzcan infecciones por serotipos no contenidos en la vacuna, así como infecciones por otros organismos como *N. meningitidis,* especies de *Salmonella,* y SASM y SARM.

Evaluación clínica y estudios de laboratorio

La información que se utiliza para determinar el riesgo de IBG o bacteriemia oculta incluye el estado general del niño y los resultados de los estudios de laboratorio. La probabilidad de obtener un hemocultivo positivo aumenta con la fiebre alta (mayor de 39°C), mal estado general y hallazgos anormales en los estudios de laboratorio. Otros factores relacionados con un aumento de riesgo de IBG son enfermedades crónicas subyacentes e inmunodeficiencia.

Sin embargo, ni los estudios de laboratorio ni la observación cuidadosa son totalmente sensibles para la detección de enfermedades graves en niños con fiebre. Por tanto, cada niño justifica una evaluación cuidadosa y detallada. Es necesario hacer cuanto sea posible para evitar estudios de laboratorio innecesarios y el uso excesivo de antibióticos, al mismo tiempo que se proporciona una atención adecuada y antibioterapia a los pacientes que fueron identificados de alto riesgo.

Historia clínica

Para identificar a los niños con fiebre en riesgo de bacteriemia oculta o IBG es preciso ofrecer una atención consciente a las inquietudes de los padres. Es necesario interrogar a los progenitores acerca de la duración y elevación de la fiebre, por el método de medición y sobre el uso de antipiréticos. También es adecuado interrogar acerca de la conducta, del apetito y del nivel de actividad del niño. Es menos probable que los previamente sanos que interactúan bien, que sean juguetones, se consuelen con facilidad y que tengan el deseo de beber o comer tengan una enfermedad grave. Entre signos de enfermedad grave se encuentran irritabilidad, poco contacto visual, no recocer a los padres y tener poca interacción con las personas o el medio.

Exploración física

Entre las anomalías en las constantes vitales se encuentran fiebre o hipotermia, taquipnea, respiraciones irregulares, apnea, taquicardia o bradicardia, e hipotensión. Es importante examinar la piel y las membranas mucosas en busca de cianosis, mala perfusión y petequias o exantema purpúrico. El médico debe examinar al niño también en busca de signos de irritación meníngea (signos de Kernig y Brudzinski), neumonía, soplos cardíacos, infección abdominal e infección musculoesquelética.

Es importante documentar detalladamente en el expediente médico los hallazgos específicos de la exploración física. Es mejor evitar términos más generales y anotar, por ejemplo, en vez de «responde» que el niño sonríe, juega con el estetoscopio o toma el biberón de su madre. De manera similar, el uso de la palabra «tóxico» es menos informativo que decir que es difícil despertar al niño y que presenta cianosis, así como un llenado capilar lento.

Estudios de laboratorio

Es necesario realizar una **evaluación de septicemia** en los lactantes con fiebre menores de 1 mes de vida, que incluye hemograma, hemocultivo, análisis de orina general y urocultivo, así como un examen de líquido cefalorraquídeo (LCR) con cultivo. Si existe diarrea, es adecuado tomar una muestra de heces para buscar células polimorfonucleares (PMN) y hacer un cultivo bacteriano. A los lactantes con síntomas respiratorios se les debe realizar una radiografía de tórax.

Las recomendaciones de estudios de laboratorio de los niños de 1-3 meses de edad con fiebre son variables. Es necesaria una evaluación completa de septicemia en los niños que presentan mal estado general. El grado de pruebas necesarias en los niños que no parecen estar muy enfermos depende del riesgo de IBG. Entre aquellos en los que el riesgo de IBG es bajo se encuentran quienes tienen un recuento de leucocitos (RL) de 5000 a 15000 células/mm^3, un análisis de orina general normal y sin células PMN en el estudio de heces (si existe diarrea). Entre los hallazgos de laboratorio relacionados con bacteriemia oculta o IBG se encuentran un RL elevado o muy bajo (mayor de 15000 o menor de 5000 células/mm^3), una elevación de la velocidad de sedimentación globular (VSG) o de la proteína C reactiva (PCR) y un análisis de orina general o de heces anormales. Es posible considerar también solicitar una radiografía de tórax en niños con un RL elevado, ya que la neumonía presenta cambios muy sutiles en la exploración física en este grupo de edad. A los niños con alto riesgo de enfermedad debe hacerse una evaluación completa en busca de septicemia. Estudios recientes muestran que la elevación de las concentraciones séricas de procalcitonina es útil para pronosticar la presencia de IBG, aunque son pocos los laboratorios que ofrecen esta prueba en la actualidad.

Los directrices para los estudios de laboratorio y el manejo de los niños de entre 3 y 36 meses de edad con fiebre y que *no parecen encontrarse en estado tóxico* dependen de que su temperatura sea de 39°C o menor. En general, los niños que no aparentan estar enfermos y que presentan una temperatura menor de 39°C, sin hallazgos focales en la exploración física, se mantienen en observación sin que somenterse a estudios de laboratorio. Estos dependen en del estado general del niño en caso de que la temperatura sea mayor de 39°C. Algunos médicos posponen los estudios de laboratorio iniciales y observan con cuidado al niño; otros prefieren obtener un hemograma de cribado. Si el RL es mayor de 15000 células/mm³, es adecuado solicitar un hemocultivo, un urocultivo, un coprocultivo y una radiografía de tórax. Algunos médicos prefieren pedir que se realice un hemocultivo al mismo tiempo que se toma la muestra para hemograma. En cualquier niño que se observa en mal estado general debe hacerse una evaluación completa de septicemia que incluya una punción lumbar.

Diagnóstico diferencial

Los lactantes menores de 2 meses de edad presentan mal estado general y tienen fiebre como resultado de infección por virus de herpes simple (VHS) 1 o 2 neonatal. El espectro de la infección por VHS neonatal varía desde afectación de piel, ojos y membranas mucosas hasta infección generalizada y enfermedad del SNC. La infección neonatal por VHS es difícil de distinguir de la septicemia bacteriana. Entre los signos y síntomas se encuentran fiebre o hipotermia, lesiones vesiculares en piel o membranas mucosas, queratitis, convulsiones, neumonía, hepatitis y estudios de coagulación anormales. Es importante considerar este diagnóstico, ya que los pacientes deben recibir terapia antiviral intravenosa (aciclovir).

En los lactantes mayores, una historia clínica y una exploración física minuciosas a menudo revelan la presencia de una enfermedad viral fácilmente identificable (p. ej., crup, varicela) o infección bacteriana (p. ej., otitis media aguda [OMA], neumonía, celulitis). Un niño de entre 6 meses y 2 años de edad con buen estado general y fiebre elevada, pero sin un foco aparente, es posible que presente roséola causada por infección con virus del herpes humano 6 o 7 (VHH-6, VHH-7) (v. «Roséola»). Lo habitual es que el exantema aparezca en el momento en que desaparece la fiebre. La meningitis conlleva un alto riego de morbilidad y mortalidad, y hace preciso iniciar antibioterapia temprana, de manera que a menudo se considera en el diagnóstico diferencial de niños con fiebre o signos de septicemia.

Manejo

Entre las consideraciones de manejo se encuentran la edad, el estado general, la confiabilidad de la familia y los resultados de los estudios de laboratorio. **Nunca debe iniciarse la antibioterapia antes de haber obtenido las muestras adecuadas para los cultivos, así como tampoco debe administrarse en niños mayores que presenten buen estado general y cuyos hallazgos de laboratorio sean normales.** Es adecuado proceder a la hospitalización de todos los lactantes menores de 1 mes de edad con fiebre para iniciar antibioterapia intravenosa u observación cuidadosa mientras se espera a recibir los resultados de los cultivos. Asimismo, están recomendadas la hospitalización y la antibioterapia parenteral empírica para los niños de alto riesgo de entre 1 y 3 meses de edad (v. «Estudios de laboratorio»). La hospitalización y los antibióticos intravenosos empíricos están justificados en los niños mayores de 3 meses de edad con mal estado general. La antibioterapia es una consideración en los niños mayores de 3 meses de edad que no tienen apariencia tóxica, que presentan fiebre alta y un RL elevado si están pendientes de recibir los resultados del hemocultivo.

Los niños no vacunados o con vacunación incompleta tiene un mayor riesgo de presentar bacteriemia por *S. pneumoniae* y *H. influenzae* de tipo b. Es posible que la ceftriaxona parenteral (vía intramuscular [i.m.]) evite la progresión de la bacteriemia hasta una infección focal por estos organismos. Por tanto, en lactantes mayores (mayores de 3 meses de edad) y niños seleccionados, no inmunizados o con vacunación incompleta, con buen estado general y elevación del RL, es posible considerar administrar antibióticos parenterales en régimen ambulatorio mientras se reciben los resultados del cultivo, si se garantiza que acudirán a seguimiento a las 24 h. No existe evidencia de que la antibioterapia oral sea efectiva en la prevención de meningitis.

Es posible identificar un foco de infección en función de la historia clínica y de la exploración física. De ser así, el manejo continuará según las directrices recomendadas para la infección específica.

Los antipiréticos están indicados en los niños con fiebre que están incómodos. Sin embargo, los lactantes no deben recibir antipiréticos hasta que se sometan a una evaluación médica completa en busca del origen de la fiebre. Existen diferentes preparaciones de antipiréticos. Es de vital importancia que los padres y los médicos conozcan las diferencias entre las formulaciones específicamente para lactantes y niños, como las preparaciones con «concentración junior». Para su dosificación deben seguirse las instrucciones del prospecto. El paracetamol inhibe la formación y la liberación de prostaglandina mediada centralmente; la dosis recomendada es de 5-10 mg/kg y dosis cada 6-8 h. El ácido acetilsalicílico no se recomienda como antipirético en los niños por el riesgo de su relación con el síndrome de Reye. Muchos medicamentos para el resfriado y la tos de venta sin receta contienen paracetamol o ibuprofeno y los padres deben tener esto en cuenta antes de iniciar un tratamiento antipirético adicional. Los medicamentos para la tos y el resfriado de venta sin receta no deben darse a los niños de 2 años de edad o menores debido a posibles efectos adversos graves. Además, la investigación muestra que estas preparaciones no son efectivas en niños menores de 6 años de edad, por lo que su uso no se recomienda.

OTITIS MEDIA AGUDA

La OMA, la enfermedad que se diagnostica con más frecuencia en los niños, es la causa de más de 15 000 000 de consultas al médico/año. En la OMA se produce una infección del oído medio cuando patógenos bacterianos que colonizan la nasofaringe se multiplican en el espacio cerrado. Los estudios muestran que más del 75% de los niños presentan por lo menos un episodio de OMA. La razón principal por la que se recetan antibióticos es para el tratamiento de la OMA. Varios factores colocan a los niños en riesgo de desarrollar OMA (tabla 9-1). Entre los factores de riesgo adicionales para OMA frecuente se encuentran anomalías palatinas o craneofaciales subyacentes.

Fisiopatología

Los niños pequeños tienen más tendencia a presentar OMA porque tienen las trompas de Eustaquio más cortas, las cuales se encuentran en una posición más horizontal. La trompa de Eustaquio protege el oído medio de las secreciones provenientes de la nasofaringe, proporciona drenaje de las secreciones del oído medio hacia la nasofaringe y equilibra la presión del aire en el oído medio con la presión atmosférica. En la OMA, la infección viral de las vías respiratorias superiores causa tumefacción de la mucosa de la trompa de Eustaquio y evita el drenaje normal de líquido proveniente del oído medio hacia la nasofaringe. Otros factores que impiden el drenaje normal de la trompa de Eustaquio son las vegetaciones adenoides crecidas o la obstrucción funcional relacionada con una disminución del soporte cartilaginoso de la trompa de Eustaquio en los lactantes.

La causa bacteriana más frecuente de la OMA es *S. pneumoniae*. La vacunación con la PCV en la infancia parece estar relacionada con una disminución sólo marginal en la OMA. Es posible que esto se deba al hecho de que los serotipos de *S. pneumoniae* que no contiene la vacuna también causan OMA. Antes de la introducción de la vacuna neumocócica conjugada heptavalente (PCV7), el número de episodios de OMA secundarios a *S. pneumoniae* resistente a medicamento variaban en paralelo al aumento de aislados con concentraciones intermedias (concentración mínima inhibidora [CMI] = 0,1-1 µg/ml)

TABLA 9-1
Factores de riesgo relacionados con el desarrollo de otitis media aguda
Edad entre 16-18 meses
Otros hermanos
Sexo masculino
Nacimiento prematuro
Antecedentes familiares
Alimentación con biberón
Uso de chupete
Infección de vías respiratorias superiores
Guardería
Nacimiento en otoño
Humo de cigarrillo
Alergias
Inmunodeficiencia
Raza nativa americana
Clase socioeconómica más baja

y altas (CMI mayor o igual a 2 µg/ml) de resistencia a la penicilina. La vacunación de los lactantes se ha asociado a una disminución en los portadores de algunos de los serotipos que es probable que fueran resistentes a medicamentos; sin embargo, han surgido serotipos no PCV7 que son resistentes a medicamentos. La infección con algunos de estos serotipos resistentes a medicamentos se previenen mediante la vacuna PCV13 más nueva. Entre los factores de riesgo de infección con *S. pneumoniae* resistente a medicamentos se encuentran residir en una comunidad con tasas altas de resistencia, asistir a guarderías, habe usado antibióticos en los últimos 3 meses y una edad menor de 2 años de edad. *H. influenzae* y *Moraxella catarrhalis* no tipificables son otros dos organismos que se aíslan con frecuencia del líquido del oído medio infectado. Las bacterias entéricas gramnegativas también causan infección de oído medio en los recién nacidos.

Evidencia reciente ha demostrado que existe una etiología viral específica en muchos casos de OMA; el virus respiratorio sincitial (VRS) se aísla con más frecuencia. Otros virus aislados del líquido del oído medio son el paragripal y el de la gripe.

Evaluación clínica y estudios de laboratorio

La base del diagnóstico de OMA comprende la valoración de hallazgos clínicos específicos y la apariencia del tímpano.

Historia clínica

Los niños con OMA a menudo presentan inicio agudo de fiebre, dolor o irritabilidad. Los niños mayores refieren dolor de oído, mientras que los más pequeños tal vez sólo manifiesten irritabilidad. Los niños afectados a menudo tienen antecedentes de síntomas de vías respiratorias superiores precedentes o concurrentes.

Exploración física

La exploración física del oído de un niño requiere práctica y paciencia. Si el paciente no se mantiene quieto, tal vez sea necesario pedir ayuda a uno de los padres para que sujeten al niño. La visualización completa de la membrana timpánica con frecuencia requiere la extracción cuidadosa de cerumen bajo visualización y con una cureta para oído o irrigación del canal auditivo externo con un cerumenolítico, como peróxido de hidrógeno diluido en agua.

El diagnóstico correcto de la OMA implica el uso de un otoscopio neumático. Entre los hallazgos físicos observados en la exploración se encuentran eritema y engrosamiento de la membrana timpánica, ingurgitación de los vasos sanguíneos alrededor o los que cruzan la membrana timpánica, pérdida del reflejo de luz normal y los puntos de referencia óseos, posición anormal (retracción o abultamiento), un nivel hidroaéreo detrás de la membrana timpánica, disminución de la movilidad de la misma u otorrea.

 Dato relevante: La fiebre y el llanto causan que la membrana timpánica parezca hiperémica. Sin embargo, no debe hacerse diagnóstico de OMA a menos que estén presentes otras características, en particular abultamiento o plenitud y disminución de la movilidad.

Estudios de laboratorio

El diagnóstico de OMA se establece mediante exploración clínica. La timpanocentesis para identificar un patógeno bacteriano específico se considera en los niños inmunodeprimidos y recién nacidos, en presencia de infección concomitante de SNC o en caso de una infección refractaria a múltiples cursos de antibióticos.

Diagnóstico diferencial

Los trastornos que deben considerarse en el diagnóstico de OMA y dolor de oído son **otitis media con derrame (OMD)**, **o**titis externa, mastoiditis, furúnculo, cuerpo extraño y dolor referido (tabla 9-2). Es esencial hacer la distinción entre OMA y OMD, la cual no requiere del uso de antibióticos (tabla 9-3).

Manejo

El estándar de atención actual de la OMA es la antibioterapia, que está indicada **sólo en niños con evidencia de OMA.** (V. cap. 25 para el manejo de la OMD.) Varios antibióticos están aprobados en la actualidad para el tratamiento de la OMA (tabla 9-4). La amoxicilina, el medicamento de elección, es efectivo en el tratamiento de las infecciones con *S. pneumoniae* sensible o con sensibilidad intermedia a la penicilina y *H. influenzae* β-lactamasa-negativo no tipificable. Tiene un espectro de actividad estrecho. Por lo general, se recomienda la amoxicilina en dosis más altas (80-90 mg/kg y día).

TABLA 9-2		
Diagnóstico diferencial de dolor de oído		
Diagnóstico	*Hallazgos en la exploración física*	*Manejo*
Otitis externa	Tumefacción del conducto auditivo externo, secreción en el conducto Dolor con los movimientos del trago, MT normal	Mantener el conducto seco y limpio Gotas de antibióticos y esteroide
Mastoiditis	Eritema y dolor sobre la mastoides Por lo general, signos de otitis media aguda ± otorrea Desplazamiento anterior del pabellón auditivo	TC de mastoides Evaluación quirúrgica Antibióticos i.v.
Furúnculo	Visible en el conducto auditivo externo, MT normal	Antibióticos antiestafilocócicos orales
Cuerpo extraño	Visible en el conducto auditivo externo, MT normal	Extracción del cuerpo extraño
Dolor referido	Exploración normal del conducto auditivo externo y MT Se encuentra otra fuente (p. ej., absceso dental)	Tratamiento de la fuente del dolor

i.v., intravenoso; *MT,* membrana timpánica; *TC,* tomografía computarizada.

Ninguna de las cefalosporinas orales es confiable contra neumococos resistentes. Las cefalosporinas son activas contra *H. influenzae* y *M. catarrhalis* productores de β-lactamasa. El tratamiento de la OMA con una a tres dosis de ceftriaxona i.m. es tan efectivo como varios días de antibioterapia oral.

El riesgo de fracaso del tratamiento es mayor en los niños de 5 años de edad o menores, y se recomienda tratamiento durante 10 días. Los niños de 6 años o más son tratados con éxito mediante cursos más cortos (5-7 días).

En la OMA no tratada, la membrana timpánica se vuelve eritematosa. Después de 24-36 h aparece exudado detrás de la membrana timpánica. En el 5% de los casos se produce perforación. Las posibles consecuencias del fracaso del tratamiento son un retraso en la resolución del dolor e inquietudes con respecto al resurgimiento de complicaciones que en el pasado con frecuencia se asociaban a OMA, como mastoiditis, meningitis, absceso extradural, empiema subdural, absceso cerebral y trombosis del seno lateral. La evidencia actual no apoya un resurgimiento significativo de estas enfermedades en los niños que sólo reciben tratamiento sintomático sin antibióticos. Debido a que la resolución espontánea se produce en el 60% de los casos de OMA, en casos seleccionados es posible considerar detener el tratamiento, en particular en los lactantes mayores (mayores de 6 meses) y en niños con un diagnóstico incierto de OMA y/o enfermedad que no es grave. Las tasas de resolución espontánea para *M. catarrhalis, H. influenzae* y *S. pneumoniae* son del 75%, 50% y 15%, respectivamente. La OMA causada por *S. pneumoniae* tiene menos probabilidades de resolverse espontáneamente, de manera que es más probable que se relacione con secuelas supurativas. Si se elije la observación inicial en vez de la terapia antimicrobiana, el niño debe tener un buen acceso a la atención médica para que pueda volver a ser examinado.

TABLA 9-3	
Hallazgos clínicos en la otitis media aguda y en la otitis media con derrame	
Otitis media aguda	*Otitis media con derrame*
Fiebre	Signos inespecíficos de infección viral
Dolor	Rinitis, tos, diarrea
Membrana timpánica abultada amarilla o roja	Derrame en oído medio[a]
Derrame en oído medio[a]	

[a]Debe usarse siempre un otoscopio neumático o una timpanometría para confirmar el derrame en el oído medio.

TABLA 9-4

Antibióticos usados para el tratamiento de la otitis media aguda

Medicamento	Dosis diaria	Sabor[a]
Amoxicilina	80-90 mg/kg y día dos veces al día	+ +
Amoxicilina/ácido clavulánico[b,c]	90 mg/kg y día del componente de amoxicilina dos veces al día 6,4 mg/kg y día ácido clavulánico dos veces al día	+ +
Cefalosporinas de segunda generación		
Cefaclor	40 mg/kg y día tres veces al día o dos veces al día	+ +
Cefpodoxima, suspensión[b]	30 mg/kg y día dos veces al día	+
Cefalosporinas de tercera generación		
Cefpodoxima[b]	10 mg/kg y día dos veces al día	+
Cefdinir	14 mg/kg y día diarios	+ + +
Ceftriaxona (i.m.)[b]	50 mg/kg y día diarios durante 1-3 días	N/A
Macrólidos		
Azitromicina	10 mg/kg y día el primer día 5 mg/kg y día diarios en los días 2-5	+ + +
Claritromicina	15 mg/kg y día dos veces al día	+ +

[a]Con mejor sabor (+ + +).
[b]Mejor actividad tanto contra *Streptococcus pneumoniae* como bacterias productoras de β-lactamasa.
[c]La dosis de amoxicilina/ácido clavulánico varía en función de la formulación usada.

FARINGITIS

El dolor de garganta se produce como resultado de una inflamación o infección de las amígdalas, de la úvula, del paladar blanco y de la orofaringe posterior. La faringitis es más probable en los niños mayores; es poco frecuente en los lactantes y niños menores de 2 años de edad.

Fisiopatología

Varios microorganismos están relacionados con la faringitis (tabla 9-5). Las infecciones virales causan la mayoría de los casos, los cuales ocurren durante el invierno, cuando muchos virus respiratorios se encuentran circulando. *S. pyogenes* (EBHGA) es la causa bacteriana más común. La faringitis en los niños de 2 a 5 años de edad es provocada con más frecuencia por infección con virus respiratorios. Es más probable que los niños mayores y adolescentes tengan EBHGA o infección viral por virus de Epstein-Barr (VEB) (mononucleosis infecciosa).

Evaluación clínica y estudios de laboratorio

Historia clínica

La faringitis viral se produce en relación con otros síntomas de infección de vías respiratorias. Lo habitual en los niños con un síndrome viral es que tengan fiebre, rinorrea, tos y faringitis leve. Es posible que presenten fatiga, anorexia y dolor abdominal. Los familiares o compañeros de juego suelen estar enfermos y presentar síntomas similares.

Con frecuencia, la faringitis por EBHGA se manifiesta con fiebre de inicio agudo, cefalea, dolor de garganta y dolor abdominal. La rinorrea o la tos son poco frecuentes. Es posible que exista antecedente de exposición en el salón de clases o con la familia.

TABLA 9-5

Causas infecciosas y no infecciosas de faringitis aguda

Viral	Bacteriana	Otra
Rinovirus	*Streptococcus pyogenes* (grupo A)	Alergias
Adenovirus	Estreptococos β-hemolíticos (grupos C y G)	Sinusitis crónica
Coronavirus	*Mycoplasma pneumoniae*	Enfermedad de Kawasaki
Paragripal	*Arcanobacterium haemolyticum*	Cuerpo extraño
Gripal	*Chlamydia pneumoniae*	Irritante ambiental
Virus sincitial respiratorio	*Neisseria gonorrhoeae*	Neoplasia
VHS 1 o 2	*Neisseria meningitidis*	Síndrome de Stevens-Johnson
Virus de Epstein-Barr	*Corynebacterium diphtheriae*	Enfermedad de Behçet
Citomegalovirus	*Francisella tularensis*	FPAFA
VIH	*Borrelia burgdorferi* (enfermedad de Lyme)	
Sarampión	*Streptobacillus moniliformis* (fiebre por mordedura de rata)	
Rubéola	*Salmonella typhi* *Treponema pallidum* *Coxiella burnetii* (fiebre Q) *Yersinia enterocolitica* *Yersinia pestis* (peste bubónica)	

FPAFA, fiebre periódica, estomatitis aftosa, faringitis, adenitis cervical (síndrome); *VHS*, virus del herpes simple.

Exploración física

Varias características clínicas están relacionadas con algunos organismos que causan faringitis (tabla 9-6). Es importante realizar una cuidadosa exploración de la mucosa oral, de la lengua y de la faringe. La presencia de enantema (lesiones en la boca), la apariencia de la lengua, el tamaño, el color, la simetría de las amígdalas y la presencia de exudado son significativas.

La infección por enterovirus (**herpangina**) está relacionada con úlceras pequeñas sobre una base eritematosa que se encuentra en los pilares de las amígdalas, en el paladar blando y en la úvula. Las vesículas en la porción anterior de la boca y en los labios se asocian a infección por virus del herpes simple tipo 1 (VHS-1). Las lesiones en algunos casos de infección primaria por VHS-1 se extienden hasta la orofaringe posterior. Las amígdalas crecidas con exudado son frecuentes con la infección por VEB. En EBHGA, las amígdalas en un principio tienen un color rojo carne. Conforme progresa la enfermedad, se hace aparente un exudado blanco amarillento dentro de las criptas amigdalinas anteriores. La lengua se recubre de una membrana blanca, a través de la cual se observan las papilas rojas prominentes («lengua de fresa»). Los ganglios linfáticos cervicales anteriores a menudo están crecidos y dolorosos a la palpación. En la mononucleosis infecciosa, están presentes linfoadenopatía difusa y esplenomegalia.

Los hallazgos en la piel se relacionan con diferentes causas infecciosas de faringitis. En EBHGA es posible observar un exantema escarlatiniforme (v. «Exantemas bacterianos»). Con la infección causada por ciertos tipos de enterovirus, en ocasiones se observa una erupción cutánea maculopapular eritematosa difusa y lesiones vesiculares o pustulosas en las manos y en los pies.

Estudios de laboratorio

En ocasiones es difícil la distinción clínica entre faringitis viral y la EBHGA; tos, rinorrea, ronquera o diarrea son síntomas más probables de infección viral. El cultivo de exudado faríngeo es la prueba diagnóstica de elección. El médico debe pasar

TABLA 9-6

Características clínicas de infecciones seleccionadas relacionadas con faringitis

Organismo	*Hallazgos clínicos*
Rinovirus	Dolor de garganta con prurito, rinitis, tos
Coronavirus	Dolor de garganta con prurito, rinitis, tos
Adenovirus	Faringitis, a menudo con dolor importante, eritema y exudado, conjuntivitis
Coxsackie A	Verano/otoño, fiebre alta, coriza, lesiones vesiculares en la faringe posterior, exantema que incluye manos y pies
Virus de la gripe A, B	Estación de invierno, inicio abrupto de fiebre, mialgia, después faringitis, tos seca
VEB	Mononucleosis infecciosa, con fatiga, anorexia, fiebre, cefalea, faringitis intensa, linfoadenopatía, hepatoesplenomegalia, petequias en el paladar, exudado en amígdalas, edema periorbitario, exantema con ampicilina/amoxicilina (los niños pequeños suelen estar asintomáticos)
Citomegalovirus	Similar al VEB excepto por faringitis y linfoadenopatía menos prominente, es posible que tenga fiebre más alta, más fatiga
VIH	La infección primaria se presenta como una enfermedad semejante a la mononucleosis con fiebre, faringitis, linfoadenopatía, exantema, fatiga, artralgia. Las amígdalas están rojas pero sin exudado
Streptococcus pyogenes	Incidencia máxima a finales del invierno o en primavera, inicio repentino de dolor de garganta, fiebre, cefalea, dolor abdominal, exudado amigdalino, petequias palatinas, lengua de fresa, en ocasiones exantema o urticaria
Neisseria gonorrhoeae	Adolescentes o adultos con vida sexual activa, exantema, artralgia
Corynebacterium diphtheriae	Pacientes no vacunados, febrícula, dolor de garganta leve, membrana adherente blanco-grisácea que se observa en las amígdalas y en la faringe posterior, debilidad, linfoadenopatía, «cuello proconsular», dificultar respiratoria, anomalías cardíacas y neurológicas
Arcanobacterium haemolyticum	Se observa en adolescentes y adultos jóvenes, faringitis exudativa, exantema escarlatiniforme, sin petequias en el paladar ni lengua de fresa, rara vez descamación
Mycoplasma p neumoniae	Cefalea, fiebre, dolor de garganta, tos, coriza, en ocasiones traqueobronquitis o neumonía
Chlamydia pneumoniae	Fiebre, tos, dolor de garganta

VEB, virus de Epstein-Barr.

vigorosamente el hisopo en la faringe posterior y las amígdalas del paciente. Si está presente EBHGA, las colonias de bacterias β-hemolíticas aparecen después de 18 a 48 h de incubación en agar con sangre de cordero. La identificación definitiva de EBHGA se hace mediante la presencia de una zona de inhibición alrededor del disco de bacitracina. La sensibilidad del cultivo de la garganta es mayor del 90%; menos del 10% de los cultivos ofrecen falsos resultados negativos. Sin embargo, el número de colonias de EBHGA no distingue entre una infección verdadera y un estado de portador.

Existen varias pruebas rápidas para la detección del antígeno de estreptococo del grupo A. Por lo general, estas pruebas usan inmunoensayo o técnicas de aglutinación en látex para detectar la presencia del antígeno polisacárido del grupo A de la pared celular de la bacteria. La especificidad de la mayoría de las pruebas rápidas es excelente (mayor del 95%), pero la sensibilidad es variable (70-85%). La exactitud de la prueba depende del equipo utilizado y de la habilidad de la persona que realiza la prueba, así como de la calidad de la toma de muestra de la garganta. Tal vez las pruebas más nuevas que utilizan técnicas de inmunoensayo óptico o sondas de ADN quimioluminiscentes tengan mejor sensibilidad. Suele realizarse un cultivo de confirmación cuando se tiene la sospecha de que un niño tiene enfermedad por EBHGA y tiene una prueba rápida de estreptococos negativa.

Las pruebas serológicas se usan en ocasiones para confirmar la infección con EBHGA. La elevación de concentraciones de anticuerpos contra estreptolisina O o desoxirribonucleasa (ADNsa) B se observan durante el primer mes después de la infección y disminuyen a concentraciones normales en 6-12 meses después de la infección. El anticuerpo anti-ADNsa B llega a su máximo después que las concentraciones de antiestreptolisina O y ambas pruebas pueden permanecer elevadas durante varios meses.

Otras causas infecciosas de faringitis se diagnostican mediante el uso de técnicas especiales de cultivo. *Arcanobacterium haemolyticum*, un bacilo grampositivo o gramvariable que no forma esporas, se aísla mejor usando agar sangre humana o de conejo incubado durante 72 h. *Corynebacterium diphtheriae* se aísla del exudado de la nariz, de la garganta y de las membranas inoculado en medios seleccionados. *Neisseria gonorrhoeae* se aísla usando agar selectivo (agar chocolate con antibióticos).

La mayoría de los casos de faringitis viral son autolimitados, y el cultivo viral no es necesario. Entre las circunstancias específicas en las que el cultivo viral es útil están los casos de sospecha de gingivoestomatisis por VHS-1 o VHS-2 o de posible enfermedad enteroviral con otras manifestaciones (meningitis).

El diagnóstico de infección por VEB **(mononucleosis infecciosa)** se hace mediante Monospot y serología específica de VEB. La infección con VEB estimula una respuesta de anticuerpos heterófilos de inmunoglobulina M (IgM). El suero proveniente de pacientes con mononucleosis infecciosa aglutina los eritrocitos de cordero después de la absorción con antígenos renales de cobayo. El VEB induce la producción de anticuerpos heterófilos, pero los anticuerpos no se dirigen a ningún antígeno viral de VEB conocido. Existen varias pruebas serológicas específicas para el VEB. Es posible que la prueba de Monospot sea negativa en los niños menores de 4 años de edad con mononucleosis infecciosa, quienes tienen menos posibilidades de generar una respuesta de anticuerpos heterófilos.

Diagnóstico diferencial

El diagnóstico diferencial de dolor de garganta es amplio. Entre las infecciones graves que deben considerarse se encuentran absceso **amigdalino, absceso retrofaríngeo** y **supraglotitis.** Entre las causas no infecciosas de faringitis están alergia, traumatismo en la faringe, quemaduras, toxinas inhaladas o deglutidas, humo, enfermedad psicosomática y dolor referido.

Un cuadro de faringitis a menudo precede a los signos y síntomas de **absceso periamigdalino,** que habitualmente afecta al polo superior de una amígdala. Los niños presentan fiebre alta, dificultad para deglutir y cambios en el lenguaje. La exploración física revela a un niño con enfermedad grave con tumefacción amigdalina y periamigdalina unilateral. La úvula se desplaza hacia el lado contrario de la amígdala afectada y el cuello a menudo se mantiene en una posición rígida con adenitis cervical importante en el mismo lado. La formación de absceso bilateral es rara. Establecer el diagnóstico oportuno es importante para evitar la rotura y la posible aspiración del líquido purulento. Entre los organismos dentro del absceso se encuentran EBHGA, *S. aureus* y flora aeróbica y anaeróbica de la boca. El tratamiento incluye antibióticos intravenosos y drenaje quirúrgico.

Un **absceso retrofaríngeo** se produce cuando los ganglios linfáticos localizados en el espacio virtual entre la fascia prevertebral y la pared posterior de la faringe se infectan y supuran. Los síntomas de absceso retrofaríngeo son similares a los del periamigdalino. Los niños presentan mal estado general, con fiebre alta, disnea y dificultad para deglutir. La exploración cuidadosa de la boca y de la faringe revela la tumefacción de la faringe posterior. Las radiografías laterales de cuello muestran tumefacción retrofaríngea. El tratamiento es similar al del absceso retrofaríngeo.

La **supraglotitis aguda,** una enfermedad rápidamente progresiva, es poco frecuente en la actualidad debido a la vacunación universal frente a *H. influenzae* de tipo b. La enfermedad suele desarrollarse en pacientes no vacunados. *S. pneumoniae, S. aureus, H. influenzae* no tipificable, *H. parainfluenzae* y los estreptococos β hemolíticos grupos A, B y C son organismos causales poco frecuentes. Los niños afectados tienen un inicio agudo de fiebre alta y dolor de garganta, y en el transcurso de varias horas presentan dificultad para deglutir, babean y tienen dificultad respiratoria. El diagnóstico se establece cuando un médico con experiencia en laringoscopia directa observa la epiglotis tumefacta de color rojo cereza.

 Dato relevante: Si se sospecha supraglotitis, es imperativo que un médico con experiencia realice la exploración en un ámbito en el que pueda llevar a cabo la intubación o una traqueostomía de urgencia.

Lo ideal es que un anestesiólogo pediatra y un cirujano estén alertados de la situación y disponibles para el momento de la exploración. Una vez establecido el diagnóstico de supraglotitis, es necesario proceder a la intubación y a la observación en una unidad de cuidados intensivos con la administración de antibióticos intravenosos hasta que se resuelva la tumefacción.

El síndrome de fiebre periódica, estomatitis aftosa, faringitis y adenitis cervical **(FPAFA)** se caracteriza por fiebre periódica que se produce en intervalos regulares de cerca de 3-4 semanas. La fiebre (temperatura igual o mayor de 39°C) continúa durante 3-6 días, período durante el cual el niño presenta muy buen estado general. La estomatitis aftosa se produce en dos tercios de los pacientes. Las úlceras suelen ser más pequeñas y menos profundas que las lesiones observadas en la enfermedad de Behçet. Las amígdalas están crecidas de forma moderada, eritematosas y sin exudado. A menudo existe adenitis cervical. No se sabe si la FPAFA es un trastorno infeccioso o inmunitario.

Manejo

El tratamiento de la faringitis viral es sintomático, con antipiréticos (si el paciente no está cómodo), líquidos y reposo. El tratamiento de la faringitis EBHGA comprende antibióticos para disminuir la duración de los síntomas, reducir la diseminación de la infección y prevenir la **fiebre reumática aguda.** La antibioterapia no altera el curso de la **glomerulonefritis aguda postestreptocócica,** pero limita la diseminación de cepas de bacterias relacionadas. La penicilina sigue siendo el medicamento de elección para el tratamiento de las infecciones EBHGA. Es segura y barata, y tiene un espectro de cobertura estrecho. Además, está comprobado que previene tanto las complicaciones supurativas como las no supurativas de la infección con EBHGA. Cuando se administra dentro de los primeros 9 días del inicio de los síntomas, la penicilina previene el desarrollo de fiebre reumática aguda. Por tanto, retrasarse un poco mientras se esperan los resultados del antígeno rápido o el cultivo no aumenta el riesgo de que el paciente presente fiebre reumática aguda. Si se preocupa el cumplimiento terapéutico, es adecuada la penicilina G benzatínica i.m. La amoxicilina es un sustituto efectivo para la penicilina. Hasta la actualidad, ningún aislado de EBHGA es resistente a los antibióticos β-lactámicos. Es posible considerar las cefalosporinas de espectro estrecho, como la cefalexina, en pacientes alérgicos a las penicilinas, aunque deben evitarse en sujetos con reacción de hipersensibilidad inmediata (tipo 1) a la penicilina.

Los antibióticos macrólidos como la eritromicina, la claritromicina y la azitromicina se usan en los pacientes alérgicos a los antibióticos β-lactámicos, aunque las cepas EBHGA resistentes a macrólidos se han vuelto más frecuentes en años recientes. La falta de respuesta a la terapia con macrólidos o clindamicina obliga a considerar una prueba de susceptibilidad. Las tetraciclinas, el trimetoprima y las sulfonamidas no son efectivos.

No es necesario el cultivo de exudado faríngeo de rutina después del tratamiento. Algunos niños continúan teniendo pequeños números de EBHGA presentes en la orofaringe; son portadores. Por lo general, no tienen enfermedad sintomática, rara vez diseminan la enfermedad a otros y no se les administra otra antibioterapia. Entre las circunstancias poco comunes en las que se considera realizar la erradicación del estado de portador se encuentran brotes de fiebre reumática aguda o glomerulonefritis postestreptocócica en la comunidad, antecedentes familiares de fiebre reumática, episodios recurrentes de faringitis EBHGA en familias o comunidades cerradas o un caso de síndrome de shock tóxico (SST) o fascitis necrosante causados por EBHGA en una familia. Entre los antibióticos que se usan con éxito variable para erradicar el estado de portador se encuentran la clindamicina, la amoxicilina/ácido clavulánico o la penicilina más rifampicina.

INFECCIONES DE VÍAS RESPIRATORIAS SUPERIORES

La mayoría de los niños tienen de tres a ocho resfriados al año. Varias especies virales causan el resfriado común (tabla 9-7). El rinovirus es el agente viral más frecuente relacionado con resfriados; se han identificado por lo menos 100 diferentes serotipos. Los síntomas se deben a infección primaria o reinfección con el mismo tipo antigénico.

Fisiopatología

La infección se disemina a través del aire, las gotitas de saliva o por contacto directo. La **transmisión por aire** se produce por la diseminación de las gotitas que contienen los microorganismos ya evaporadas, las cuales se suspenden en el aire durante períodos prolongados. Entre los organismos transmitidos mediante transmisión por aire se encuentran el sarampión, el virus de varicela-zóster (VVZ) y *Mycobacterium tuberculosis*. La **transmisión mediante gotitas** es la propulsión de gotas relativamente grandes que contienen los microorganismos desde los niños infectados hacia la conjuntiva o mucosa nasal del huésped al estornudar, toser o hablar. Los virus que suelen diseminarse mediante la transmisión a través de gotitas son los adenovirus, los coronavirus y los virus de la gripe. La **transmisión por contacto directo** se produce cuando una persona no infectada toca secreciones infectadas y se inocula los ojos, la nariz o la boca. Entre los virus que se diseminan por contacto directo se encuentran el VRS, el virus paragripal, el enterovirus y el rinovirus.

Después de que se inocula un virus en el epitelio respiratorio, se inicia la replicación viral local. Este período de incubación, suele durar 2-5 días. Los síntomas del resfriado común se deben, en parte, a la producción de mediadores inflamatorios como la histamina, las cininas y las interleucinas. El edema submucoso, la vasodilatación y el deterioro del transporte mucociliar provocan los síntomas de nariz taponada, irritación de garganta y estornudos. El esfacelamiento posterior del epitelio respiratorio provoca la secreción nasal. La producción local de interferón γ limita la diseminación de la infección a la mucosa respiratoria de las vías respiratorias superiores e inferiores, de los senos paranasales y de las trompas de Eustaquio. No se produce viremia. La IgA secretora y la IgG sérica producidas en respuesta a la infección evitan infecciones futuras con

TABLA 9-7

Virus que causan infecciones de vías respiratorias superiores e inferiores

Organismo	Serotipos	Estación	Manifestaciones clínicas
Rinovirus	>100	Todo el año, con un máximo en otoño/primavera	Rinorrea, malestar general, cefalea, febrícula (resfriado común), faringitis leve, en ocasiones otitis media, sibilancias
Coronavirus	2	Primer tipo (invierno) Segundo tipo (invierno)	Rinorrea, malestar general, cefalea, febrícula (resfriado común) Faringitis leve, en ocasiones otitis media, sibilancias
Virus sincitial respiratorio	Subtipos A y B	Noviembre-abril	Bronquiolitis/neumonía en lactantes y niños pequeños Enfermedades de vías respiratorias superiores en niños mayores y adultos
Metapneumovirus humano	Subgrupos A y B	Diciembre-abril	Enfermedades de vías respiratorias superiores en lactantes y niños pequeños Enfermedades de vías respiratorias superiores en individuos mayores
Virus paragripal	Tipos 1-4	Tipo 1 (otoño) Tipo 2 (otoño) Tipo 3 (primavera/verano) Tipos 4A/4B (esporádico)	Crup, síntomas de vías respiratorias superiores, bronquiolitis Bronquiolitis, crup Bronquiolitis, crup Infección leve de vías respiratorias superiores
Adenovirus	51	Todo el año (aumenta a finales de invierno/primavera/inicio de verano)	Resfriado común, faringitis, fiebre faringoconjuntival, otitis media, queratoconjuntivitis, crup, enfermedad parecida a tos ferina
Virus de la gripe	Tres tipos antigénicos (A, B, C)	Invierno	Inicio súbito de fiebre, cefalea, mialgia, tos seca, después faringitis, rinorrea Dolor abdominal, náuseas y vómitos ocasionales

los virus del mismo tipo genético. La eliminación de virus es mayor durante los primeros días de enfermedad, con la concentración más alta de virus en las secreciones nasales.

Evaluación clínica y estudios de laboratorio

Historia clínica

La mayoría de los virus respiratorios causan signos y síntomas similares. Los niños suelen tener febrícula e irritabilidad leve. Otro síntoma es secreción nasal, que progresa de transparente a opaca en pocos días. Una tos seca inicialmente con el tiempo se vuelve productiva.

Exploración física

Los pacientes no presentan mal estado general. La presencia de secreción nasal mucopurulenta, la cual es parte de la progresión normal de la infección respiratoria, no implica necesariamente una infección bacteriana subyacente de senos paranasales. La faringe suele estar eritematosa con crecimiento leve de las amígdalas. En ocasiones es evidente una otitis media provocada por infección bacteriana agregada o infección viral. El tórax suele estar limpio, pero es posible escuchar sibilancias. Se observa un exantema viral en relación con enterovirus o adenovirus. En ocasiones, la infección por adenovirus se asocia a fiebre alta, faringitis prominente y conjuntivitis.

Estudios de laboratorio

Debido a la considerable superposición de los síntomas causados por los virus respiratorios, es difícil establecer un diagnóstico específico. No suele realizarse un cultivo viral. Lo habitual es que los resultados estén disponibles hasta días o semanas después de que el niño sea evaluado y la enfermedad se haya resuelto. Existen pruebas diagnósticas rápidas para el diagnóstico de VRS, metapneumovirus humano (MPVh), virus paragripal, virus de la gripe y adenovirus. Estas pruebas no se usan de forma rutinaria en el ámbito del paciente externo. Sin embargo, son útiles en la evaluación de niños graves con alto riesgo (p. ej., lactantes prematuros, quienes tienen enfermedad pulmonar crónica o cardiopatía congénita) o en los inmunodeprimidos.

Diagnóstico diferencial

La **sinusitis** puede producirse cuando los síntomas persisten más allá de 10-14 días, en particular cuando el cuadro presenta tos, febrícula, dolor facial, cefalea o halitosis. En los niños que no han recibido los toxoides de difteria y tétanos ni la vacuna contra la tos ferina (DTPa), la **tos ferina** se inicia como una enfermedad leve de vías respiratorias superiores (etapa catarral) y progresa a paroxismos intensos de tos (etapa paroxística) asociada a vómitos.

Manejo

El manejo de las infecciones de vías respiratorias es de mantenimiento, con líquidos y reposo. Existen medicamentos de venta sin receta que contienen antihistamínicos, descongestivos, supresores de la tos y expectorantes, pero no deben usarse en niños menores de 2 años de edad y su uso no se recomienda en niños menores de 6 años. Ninguna de estas preparaciones parece tener un beneficio claro en el alivio de los síntomas. La vitamina C no previene los resfriados, pero tiene un beneficio modesto en la reducción de los síntomas. El gluconato de cinc inhibe la replicación viral *in vitro,* pero los estudios de beneficio clínico han mostrado resultados mixtos. Los antibióticos no están indicados para el tratamiento de la enfermedad respiratoria viral, si bien se usan si está presente una infección bacteriana agregada, como OMA o sinusitis.

 Dato relevante: Prestar atención al lavado de manos, evitar tocar las membranas mucosas y descontaminar los fómites disminuye la diseminación de la infección.

BRONQUIOLITIS

La bronquiolitis es una enfermedad pulmonar obstructiva crónica de los lactantes y niños pequeños, causada a menudo por la infección con VRS. Alrededor de 100 000 bebés son hospitalizados con infección por VRS cada año, las tasas de mortalidad oscilan entre el 0,5 al 1,5%. La gravedad de la enfermedad varía de infección leve del tracto respiratorio superior a la bronquiolitis o la neumonía. La bronquiolitis es más común en niños menores de 1 año de edad, con un pico de incidencia entre los 2 y 6 meses.

Fisiopatología

El VRS es la primera causa de la bronquiolitis. Evidencia reciente indica que el MPVh es también una causa importante de la bronquiolitis en los lactantes. Los virus paragripal y adenovirus se relacionan menos frecuentemente con la enfermedad. El VRS, un virus ARN del género *Pneumovirus* de la familia de *Paramyxoviridae,* recibe su nombre del efecto citopático característico (apariencia de sincitio) observada varios días después de la inoculación de material infectado en un cultivo de células. El genoma del VRS codifica al menos 10 polipéptidos, incluidas las proteínas F y G de recubrimiento. La proteína de fusión (F) facilita la penetración celular y la diseminación de una célula a otra en las vías respiratorias, y la proteína G ayuda con la fijación de los residuos de ácido siálico en las células epiteliales respiratorias. El VRS, que se divide en dos tipos A y B a partir de las diferencias en la proteína G, se fija a las células epiteliales respiratorias y las infecta.

La proliferación viral en el epitelio respiratorio conduce a edema y necrosis del revestimiento epitelial de las vías respiratorias, esfacelamiento de las células ciliadas y formación de tapones de moco. Se produce una proliferación linfocítica intensa peribronquial. Una posible obstrucción distal de vías respiratorias conduce a un desajuste ventilación-perfusión, hiperinflación, atelectasias, hipoxemia, insuficiencia respiratoria y, en algunos casos, a la muerte.

Las concentraciones altas de anticuerpo neutralizante funcional en suero contra las proteínas F y G del VRS se correlacionan con protección contra la enfermedad. Las concentraciones menores de anticuerpo neutralizador materno se asocian a enfermedad más grave en los lactantes menores. La aparición de IgA secretora específica para VRS coincide con la terminación de la eliminación de VRS. Hacia los 3 años de edad, casi todos los niños han formado anticuerpos contra el VRS, aunque este anticuerpo no es totalmente protector y es posible que se produzca una reinfección. La gravedad de la enfermedad disminuye conforme los niños crecen, y más tarde la infección afecta primariamente a las vías respiratorias superiores.

En Estados Unidos, la infección por VRS se produce de noviembre a abril. Las cepas de tipos A y B circulan juntas durante una estación respiratoria única, si bien las cepas A son más virulentas y tienden a predominar. Es posible que exista una infección recurrente con la misma cepa. Entre los niños con mayor riesgo desarrollar una enfermedad grave se encuentran los lactantes prematuros y los pacientes con cardiopatía congénita compleja o no reparada o insuficiencia cardíaca, displasia broncopulmonar, fibrosis quística, anomalías congénitas de las vías respiratorias y enfermedad neuromuscular. Asimismo, están en riesgo de infección grave los niños inmunodeprimidos.

Evaluación clínica y estudios de laboratorio

Historia clínica

Las manifestaciones clínicas dependen de la edad del niño y de los trastornos subyacentes. Los lactantes suelen presentar bronquiolitis o neumonía. El letargo, la irritabilidad y la apnea son los síntomas principales. Una mala alimentación es provocada por un aumento en el trabajo de la respiración. Los niños mayores y los adultos tienen síntomas de resfriado común (prolongado), sibilancias, crup, traqueobronquitis o neumonía (poco frecuente). Alternativamente, es posible que estén relativamente asintomáticos.

Exploración física

El objetivo de la exploración física es determinar si el niño requiere tratamiento sintomático en casa o una observación más estrecha en el hospital. Algunos parecen presentar relativamente un buen estado general, con congestión nasal y tos leve. Aquellos con enfermedad más grave presentan letargo o dificultad respiratoria. Las constantes vitales revelan febrícula y aumento de las frecuencias respiratoria y cardíaca. Los niños con dificultad respiratoria importante se alimentan mal y tienen signos de pérdida de peso y deshidratación. Es posible que presenten OMA, ya sea por infección bacteriana superpuesta o infección por VRS. Las mucosas pueden estar secas o cianóticas. Es necesario observar el tórax en busca de tiros claviculares, intercostales y subcostales. En la auscultación es posible escuchar estertores finos, sibilancias, estertores gruesos o disminución de los ruidos respiratorios.

Estudios de laboratorio

Las pruebas diagnósticas no suelen realizarse en niños con buen estado general. Si es necesario hacerlas, existen métodos diagnósticos rápidos como técnicas de inmunoensayo de enzimas o inmunofluorescencia. La sensibilidad de la mayoría de estas pruebas varía desde el 80% hasta el 90%. Estas pruebas diagnósticas rápidas son útiles para el aislamiento adecuado de los niños hospitalizados.

Además, algunos laboratorios son capaces de hacer pruebas de VRS mediante técnicas de reacción en cadena de la polimerasa (RCP) muy sensibles. El VRS también se aísla mediante técnicas de cultivo viral convencionales, si bien los resultados no están disponibles antes de 3-5 días. Algunos laboratorios ofrecen cultivo de VRS mediante centrifugación y cultivo con resultados disponibles en 48 h.

La oximetría de pulso, o bien la gasometría arterial, se utiliza para determinar si existe hipoxia en los niños con dificultad respiratoria. Entre los hallazgos anormales en la radiografía de tórax se encuentran la hiperinflación y la atelectasia (normalmente en los lóbulos superior y medio derechos). A menudo se observa infiltrado alveolar en los niños inmunodeprimidos. Una silueta cardíaca crecida indica un problema cardíaco primario, aunque es posible que esté presente una infección aguda concomitante por VRS.

Diagnóstico diferencial

El diagnóstico diferencial de la bronquiolitis por VRS incluye infección con otros virus y algunas bacterias. El virus paragripal, el adenovirus, el MPVh y el rinovirus causan síntomas similares. La infección por *Chlamydia trachomatis* produce síntomas similares en los lactantes entre los 1 y los 4 meses de edad, aunque la fiebre es poco frecuente. La infección bacteriana agregada es rara, pero en ocasiones los hallazgos clínicos y de las radiografías de tórax de la bronquiolitis por VRS o la neumonía por VRS son similares a los de la neumonía bacteriana. La insuficiencia cardíaca congestiva conduce a dificultad respiratoria, que puede ser indistinguible de la bronquiolitis; en la exploración física, los lactantes y los niños pequeños con insuficiencia cardíaca a menudo tienen sibilancias en vez de estertores. Un cuerpo extraño aspirado se manifiesta con dificultad respiratoria, sibilancias y atelectasia en la radiografía de tórax.

Manejo

En la mayoría de los casos, el tratamiento de lactantes sanos y niños con síntomas de enfermedad de vías respiratorias superiores es de mantenimiento.

Tratamiento médico

La hospitalización es adecuada para niños que presentan mal estado general, están deshidratados y tienen dificultad respiratoria o en quienes no es posible descartar una IBG. El tratamiento intrahospitalario es necesario también en niños con enfermedad cardíaca congénita o neumopatía cuando se sospecha VRS debido a la posibilidad de deterioro rápido. A menudo se requiere oxígeno complementario y algunos niños responden a la terapia con broncodilatador. En ocasiones es necesaria la ventilación mecánica, en particular en los lactantes prematuros o en quienes presentan enfermedad cardíaca o pulmonar subyacente.

El uso de medicamentos antivirales suele reservarse para los niños graves o inmunodeprimidos. La ribavirina, un análogo nucleósido sintético, tiene actividad *in vitro* contra el VRS. La administración se realiza mediante aerosol. Los corticosteroides no están indicados de forma rutinaria, en particular en los lactantes menores.

Profilaxis

Los médicos deben considerar la profilaxis contra la enfermedad por VRS en los siguientes grupos de pacientes: *1)* lactantes y niños menores de 2 años de edad con neumopatía crónica o cardiopatía hemodinámicamente significativa que requiere tratamiento médico para su enfermedad; *2)* niños nacidos antes de las 32 semanas de la gestación; *3)* ciertos lactantes con anomalías congénitas de las vías respiratorias o enfermedad neuromuscular, y *4)* algunos lactantes nacidos entre las 32 y las 34 semanas y 6 días de la gestación. Los niños con inmunodeficiencia grave se benefician de la profilaxis. En la actualidad no existen vacunas para la prevención de la enfermedad por VRS.

El palivizumab es un anticuerpo monoclonal del VRS que se usa para reducir el riesgo de enfermedad de vías respiratorias inferiores graves causadas por VRS. Es un anticuerpo monoclonal murino humanizado que se fija a la proteína F del VRS y se aplica i.m. cada mes hasta alcanzar un máximo de cinco dosis durante los meses en que el VRS circula en la comunidad. Los estudios han encontrado que reduce la hospitalización de lactantes seleccionados de alto riesgo con VRS en el 45-55% en función de la categoría del riesgo.

CRUP

El crup, o laringotraqueobronquitis, es una enfermedad frecuente en la infancia. En menos del 2% de los niños se precisa la hospitalización, y sólo el 0,5-1,5% de estos niños requiere ser intubados. La mayoría de los casos se observan en varones en sus primeros 3 años de vida a finales del otoño o al inicio del invierno.

Fisiopatología

El crup es una enfermedad respiratoria aguda provocada por la inflamación y el estrechamiento de la región subglótica de la laringe. En la mayoría de los casos, los agentes causales son los virus paragripales 1, 2 o 3. Causas menos frecuentes son la gripe, el VRS, el MPVh, el adenovirus, el sarampión y *Mycoplasma pneumoniae*. La infección viral de las vías respiratorias superiores se disemina hasta afectar al epitelio respiratorio de la laringe y la tráquea. La tumefacción y el edema contribuyen al estrechamiento del espacio subglótico. Los desechos inflamatorios, el moco y el exudado contribuyen aún más a la disfunción de cuerdas vocales y a la obstrucción subglótica.

Evaluación clínica y estudios de laboratorio

Historia clínica

La historia clínica debe orientarse a la comprensión del tiempo y del ritmo de la enfermedad, de los síntomas prodrómicos y de la probabilidad de que se trate de una aspiración de cuerpo extraño. Entre los síntomas precedentes se encuentran varios días de enfermedad leve de vías respiratorias superiores. Los niños tienen una tos gruesa («de perro o perruna»), ronquera y estridor inspiratorio. La fiebre casi siempre está presente. La enfermedad remite gradualmente en 3-7 días. En algunos niños, se produce progresión de la enfermedad, con dificultad respiratoria, hipoxia y, finalmente, insuficiencia respiratoria.

Exploración física

El niño debe estar cómodo y sentado durante la exploración. Es importante prestar atención a la evaluación de la gravedad de la obstrucción de las vías respiratorias para descartar causas potencialmente mortales de estridor y obstrucción de vías respiratorias. Es posible que los niños que presentan buen estado general sólo tengan rinorrea, ronquera y una tos perruna. Sin embargo, quizás estén cianóticos con tiros intercostales y refieran dificultad respiratoria. La inquietud y la agitación son signos de hipoxia. Es posible observar fiebre y aumento de las frecuencias respiratoria y cardíaca.

Algunos médicos utilizan una puntuación de crup para valorar la gravedad de la enfermedad y la respuesta a la terapia. Los sistemas de calificación asignan puntos a los hallazgos anormales de la exploración física. Entre los parámetros evaluados se encuentran el estridor, las retracciones, la disminución de la entrada de aire, la cianosis, el nivel de consciencia, la presencia de tos o disnea y el aumento de las frecuencias cardíaca y respiratoria.

Estudios de laboratorio

El diagnóstico de crup se basa, sobre todo, en los signos y síntomas clínicos. Cuando se obtiene, el hemograma suele ser normal. Las radiografías de cuello y tórax son útiles para eliminar otras causas de estridor, como absceso retrofaríngeo, aspiración de cuerpo extraño o supraglotitis. Es posible aislar el virus de las secreciones nasofaríngeas mediante cultivos de virus convencionales. Existen pruebas de detección rápida de antígenos para el diagnóstico de infección por virus paragripales u otras etiologías virales; sin embargo, la sensibilidad de las pruebas es variable.

Diagnóstico diferencial

El crup viral es una de las diversas causas de obstrucción de vías respiratorias y estridor. Otras consideraciones diagnósticas son supraglotitis por *H. influenza* tipo b (v. « Diagnóstico diferencial», en la sección «Faringitis»), traqueítis bacteriana, absceso retrofaríngeo y cuerpo extraño en laringe (tabla 9-8).

TABLA 9-8

Diagnóstico diferencial de estridor/obstrucción de vías respiratorias superiores

	Crup viral (laringotraqueo-bronquitis)	*Supra-glotitis*	*Traqueítis bacteriana*	*Absceso retrofaríngeo*	*Cuerpo extraño en laringe*
Edad	0.5-3 años	3-6 años	Cualquiera (normalmente, 2-4 años)	<4 años	Cualquiera
Etiología	Virus paragripal, virus sincitial respiratorio, virus de la gripe	*Haemophilus influenzae* de typo b	*Staphylococcus aureus S. pyogenes S. pneumoniae*	S. aureus S. pyogenes S. pneumoniae Flora oral anaeróbica	Cuerpo extraño
Historia del inicio	Pródromo viral	Abrupto	Pródromo viral, después empeoramiento repentino de los síntomas	Abrupto	Abrupto
Temperatura	<39° C	>39° C	>39° C	>39° C	Afebril
Dificultad respiratoria	Leve	Moderada a grave	Moderada a grave	Moderada a grave	Leve a grave
Tos	Presente	Ausente	Presente	Ausente	Presente
Voz	Ronca	Apagada	Ronca	Apagada En ocasiones afónica	En ocasiones afónica
Hemograma	Normal	RL↑	RL↑	RL↑	Normal

RL, recuento de leucocitos.

Manejo

El tratamiento del crup viral es de mantenimiento. A menudo se utiliza aire fresco humidificado, aunque ningún estudio ha mostrado que esto disminuya el edema subglótico o el estridor. El oxígeno humidificado es útil en pacientes con hipoxia. La epinefrina racémica nebulizada reduce la obstrucción de las vías respiratorias en los sujetos hospitalizados. La terapia con corticosteroides (por vía parenteral u oral, o inhalados) disminuye la intensidad y duración de los síntomas, así como la tasa de hospitalización. No se dispone de una terapia antiviral específica.

GRIPE

Las infecciones por el virus de la gripe son frecuentes en los niños. Un período corto de incubación de 1-3 días y una duración larga de eliminación viral (1-2 semanas) facilitan la diseminación del virus de la gripe. Los niños en edad escolar tienen las tasas más altas de ataque. Sin embargo, el 90% de las muertes se producen en personas mayores de 65 años de edad. La hospitalización por patología asociada a gripe (cerca de 110000/año) es más frecuente en las personas mayores (más de 65 años) o en los niños muy pequeños (menos de 1 año).

Fisiopatología

El agente causal es el virus de la gripe, un virus ARN de una sola cadena, de la familia *Orthomyxoviridae*. Los virus de la gripe se clasifican por tipo (A, B, C), por el huésped de origen (si no es humano), por el origen geográfico, por el número de cepa y por el año de aparición. Los virus tienen glicoproteínas de superficie importantes, como la hemaglutinina (H), para facilitar la fijación, y la neuraminidasa (N), para facilitar la liberación de la progenie viral desde las células infectadas. Las proteínas M2 que se presentan en las cepas de gripe A mantienen la acidez del aparato de Golgi en las células infectadas y permiten que el virus no tenga recubrimiento.

Los virus de gripe A se clasifican en subtipos sobre la base de los antígenos de superficie H y N. La inmunidad a los antígenos de superficie del virus de la gripe reduce la probabilidad y la gravedad de la infección. Los anticuerpos contra un tipo o subtipo del virus de la gripe ofrecen poca o ninguna protección contra otro tipo o subtipo.

Tanto el virus de la gripe A como el B se asocian a enfermedad clínica significativa y epidemias anuales. La virus de la gripe A se encuentra en una amplia variedad de animales, incluidos humanos, aves, patos, cerdos, caballos y mamíferos marinos. El virus de la gripe B es un patógeno predominantemente humano. La infección por virus de la gripe C es asintomática o causa enfermedad respiratoria leve en los humanos. Los virus de la gripe circulan durante el invierno en las regiones templadas y subárticas, y durante todo el año en los climas tropicales y subtropicales más cálidos.

Los virus de la gripe sufren cambios antigénicos frecuentes. La **variación antigénica,** un cambio abrupto, se produce después de que un subtipo del virus de la gripe A circulante desaparezca y sea reemplazado por otro con una o ambas proteínas de superficie (H o N) nuevas para los humanos. El **desplazamiento antigénico,** un cambio gradual, se produce tanto en la gripe A como en la B y es causado por una serie de mutaciones genéticas. Tanto la variación como el desplazamiento antigénico permiten que el virus de la gripe escape de las respuestas inmunitarias del huésped. Como resultado, los humanos son susceptibles a la infección por el virus de la gripe durante toda su vida. El desplazamiento antigénico continuo, que se produce más a menudo que la variación antigénica, causa las **epidemias** estacionales de gripe. Sin embargo, cuando tiene lugar una variación antigénica, una gran cantidad de personas no tiene inmunidad contra el virus. La **pandemia** se produce por la aparición de un virus de la gripe nuevo capaz de una transmisión rápida en los humanos; en 1918, el virus de la gripe gripe A subtipo N1H1 causó más de 20 millones de muertes en el mundo entero. Nuevos virus con transmisibilidad limitada están relacionados con relativamente pocos casos de la enfermedad. Un nuevo virus de la gripe tipo A subtipo H1N1 de origen porcino y de fácil transmisión apareció en la primavera de 2009, lo que provocó la declaración de una pandemia poco después de que se identificara el virus.

La infección del epitelio respiratorio por el virus de la gripe causa necrosis celular importante, edema e inflamación. La infección se disemina con rapidez para afectar tanto a las vías respiratorias superiores como a la las inferiores más pequeñas. Los síntomas sistémicos de malestar general y mialgia se relacionan con la producción de interferón. Las infecciones bacterianas agregadas se observan más a menudo con la infección por el virus de la gripe que por otros virus respiratorios. La otitis media se produce en el 10% al 50% de los casos. *S. pneumoniae* y *S. aureus* causan neumonía o traqueítis bacteriana.

Las complicaciones, como neumonía viral, miocarditis, meningoencefalitis y síndrome de Guillain-Barré, son más probables en las personas con trastornos respiratorios, cardíacos, renales, neurológicos, metabólicos o inmunitarios subyacentes o en los muy pequeños o ancianos. El dolor muscular (en especial el que afecta a las pantorrillas), la rabdomiólisis y, rara vez, la insuficiencia renal se observan en relación con la infección por el virus de la gripe B. El **síndrome de Reye,** una hepatoencefalopatía se asocia tanto con el virus de la gripe como con el de la varicela. Este trastorno es más frecuente en los niños que reciben ácido acetilsalicílico durante la fase aguda de la gripe.

Evaluación clínica y estudios de laboratorio

Historia clínica

Los niños pequeños tienen síntomas de gripe similares a los observados con la infección por otros virus respiratorios (v. «Infecciones de las vías respiratorias superiores»). Lo habitual en los niños mayores y adultos es que tengan un inicio abrupto de fiebre, cefalea, mialgia, dolor de garganta y tos no productiva. Los síntomas gastrointestinales son más frecuentes en los niños. La fiebre está presente durante 3-5 días. Las mialgias y la tos persisten hasta durante 2 semanas.

Exploración física

El paciente con gripe presenta mal estado general con fiebre elevada. Se debe poner especial cuidado a la hora de realizar la exploración de oídos, pulmones, corazón, abdomen, SNC y sistema musculoesquelético para identificar las complicaciones de la enfermedad y la presencia de infección bacteriana agregada.

Estudios de laboratorio

El diagnóstico se basa en la historia clínica y en la exploración física. Los cultivos virales de secreciones nasofaríngeas son positivos después de 2-6 días. Los aislados cultivados proporcionan información específica sobre las cepas circulantes de virus de la gripe. Existen varias pruebas diagnósticas rápidas para la detección de los virus de la gripe A y B. La sensibilidad de estas pruebas es del 62-73%, y la especificidad, del 80-99%. La amplificación mediante RCP del ARN viral ha llevado a un diagnóstico rápido más sensible del virus. Con esta metodología es posible distinguir entre los subtipos de virus circulantes, así como detectar la resistencia a los antivirales. Si se sospecha infección secundaria bacteriana, está justificado solicitar un hemograma, un hemocultivo y una radiografía de tórax.

Manejo

En general, se recomienda el tratamiento de mantenimiento para los niños con enfermedad no complicada y función inmunitaria normal.

Agentes antivirales

La terapia antiviral disminuye la gravedad de la gripe y la duración de los síntomas. Se dispone de varios medicamentos antivirales. La amantadina y la rimantadina, que evitan la eliminación del recubrimiento viral mediante el bloqueo de la actividad de los canales de iones de la proteína viral M2, son efectivas contra algunos virus de la gripe A, pero no contra el B. El zanamivir y el oseltamivir, análogo del ácido siálico, inhiben la actividad de la neuraminidasa de los virus de la gripe A y B. Ambos medicamentos son efectivos en el tratamiento de las infecciones por el virus de la gripe A y B; el oseltamivir está aprobado para la profilaxis. El zanamivir, que está disponible en forma de polvo seco para inhalación, no suele recomendarse en pacientes con neumopatía subyacente debido a que se han informado casos de sibilancias y disminución de la función pulmonar.

La resistencia de los virus de la gripe circulantes a la terapia antiviral se ha vuelto más prevalente en los últimos años y la selección del medicamento antiviral adecuado depende de los patrones de resistencia de los virus circulantes.

La profilaxis antiviral es adecuada en los pacientes de alto riesgo que fueron vacunados después de que empezó a circular el virus de la gripe A, en sujetos con inmunodeficiencia con una respuesta pobre a las vacunas y en personas en las que la vacuna contra la gripe está contraindicada (p. ej., pacientes con hipersensibilidad anafiláctica a la proteína del huevo)

Vacunación

La vacuna del virus de la gripe se usa para proteger a las personas de la infección con cepas circulantes de virus de la gripe. En la actualidad se recomienda que todos los niños, de 6 meses a 18 años de edad reciban la vacuna anual contra la gripe. Se da prioridad a la vacunación de aquellos con problemas médicos subyacentes. Existen dos tipos de vacuna contra la gripe. La primera es una vacuna inactivada inyectable que consta de tres cepas virales (normalmente, dos de tipo A y una de tipo B), que se produce en huevos embrionados. Los expertos seleccionan las cepas virales en función de la vigilancia mundial de cepas circulantes. La vacuna inyectable inactivada se administra a cualquier persona de 6 meses de edad o más que no tiene una contraindicación para la vacuna de la gripe. El segundo tipo de vacuna contra la gripe es una vacuna trivalente de virus de la gripe vivos atenuados adaptada al frío (LAIV, del inglés *live attenuated influenza virus*) que se administra por vía intranasal. Contiene también las tres cepas circulantes predominantes de la gripe estacional. La vacuna LAIV se recomienda sólo en personas sanas de entre 2 y 49 años de edad. La eficacia de la vacuna va desde el 50% hasta el 95%, en función de cuánto se acerque a las cepas de virus circulantes. El momento óptimo para la administración de la vacuna es desde octubre hasta mediados de noviembre.

Los adolescentes y adultos que reciben la vacuna contra la gripe inyectable deben recibir la de virus completos, que se prepara con partículas de virus intactos purificados. Los niños menores de 13 años de edad deben recibir la vacuna de antígenos de superficie purificados del subvirión («virus escindidos»), que tiene menos efectos secundarios. Los niños mayores de 9 años de edad y aquellos que ya han sido vacunados deben recibir una dosis de vacuna, y los menores de 9 años de edad (sin vacunación previa), dos dosis de vacuna separadas por 1 mes. El esquema de vacunación para LAIV es similar al de la vacuna inactivada.

Entre los efectos adversos de la vacuna inactivada inyectable se encuentran dolor, tumefacción y enrojecimiento locales en el 10% al 64% de los receptores. La febrícula y las mialgias suelen iniciarse de 6 a 12 h después de la vacunación y persisten durante 1-2 días. Algunas personas que reciben la vacuna LAIV presentan síntomas respiratorios leves y febrícula. Entre las contraindicaciones de la vacunación contra la gripe están una reacción anafiláctica grave a la proteína del huevo y antecedentes de síndrome de Guillain-Barré. Además, las personas con cualquier enfermedad subyacente, como asma, pacientes que reciben medicamentos inmunosupresores, las embarazadas o pacientes que requieren terapia con ácido acetilsalicílico no deben recibir la LAIV.

NEUMONÍA

La neumonía es la infección o inflamación del parénquima pulmonar. La mayoría de los episodios de neumonía aguda en niños pequeños son provocados por una infección viral; un porcentaje menor se deben a una infección bacteriana.

Fisiopatología

Los organismos que causan neumonía viral son también causa frecuente de infecciones virales de las vías respiratorias superiores. Las causas bacterianas de neumonía varían en función de la edad del niño (tabla 9-9) y son similares a las causas de otras IBG (v. «Estrategia para la evaluación del niño con fiebre»). Los organismos intracelulares como *Chlamydia trachomatis*, *Chlamydophila pneumoniae*, y *M. pneumoniae* causan enfermedad de las vías respiratorias inferiores.

Las vías respiratorias inferiores son estériles. La infección se produce como resultado de defectos en las defensas del huésped que protegen los pulmones, inhalación de un inóculo grande de virus o bacterias, o infección del pulmón a través de diseminación hematógena. La infección del epitelio bronquial está relacionada con muerte celular, esfacelamiento, inflamación local y edema con estrechamiento de las vías respiratorias. Los alvéolos se llenan de líquido y la infección se disemina hasta afectar al parénquima pulmonar adyacente.

La neumonía bacteriana recurrente es indicativa de una enfermedad subyacente. Algunos ejemplos son inmunodeficiencia, anomalías anatómicas (p. ej., paladar hendido, fístula traqueoesofágica), crecimiento cardíaco debido a cardiopatía congénita, aspiración de cuerpo extraño, disfunción ciliar, fibrosis quística y aspiración crónica.

TABLA 9-9

Diferencias relacionadas con la edad en la etiología de la neumonía infecciosa

Edad	Patógenos
0-1 meses	*Streptococcus agalactiae*, bacterias gramnegativas entéricas, *Staphylococcus aureus*, *Listeria monocytogenes*, CMV, en ocasiones VHS
1-3 meses	Viral[a], *S. agalactiae*, *Enterobacteriaciae*, *S. aureus*, *Streptococcus pneumoniae*, *Chlamydia trachomatis*
3 meses-5 años	Viral[a], *S. pneumoniae*, *S. aureus*, *Streptococcus pyogenes* (raro), *Mycoplasma pneumoniae*
>5 años	Viral[a], *M. pneumoniae*, *Chlamydophila pneumoniae*, *S. pneumoniae*, *S. aureus*, *S. pyogenes* (raro)

[a]Entre los virus relacionados más frecuentemente con neumonía se encuentran el virus respiratorio sincitial, el MPVh, el virus de la gripe, el adenovirus y el virus paragripal. Es posible que el citomegalovirus y el virus del herpes simple causen neumonía grave en lactantes y niños inmunodeprimidos.

CMV, citomegalovirus; *VHS*, virus del herpes simple.

Evaluación clínica y estudios de laboratorio

Historia clínica

La presentación de la **neumonía viral** comprende síntomas prodrómicos de rinorrea, tos, febrícula y faringitis. Los niños afectados se encuentran letárgicos, no quieren jugar o tienen dificultad para alimentarse debido a la taquipnea o tos. Los niños muy pequeños en ocasiones presentan apnea. Se sospecha neumonía cuando los síntomas progresan a signos de creciente dificultad respiratoria.

La presentación típica de **neumonía bacteriana** es más abrupta. Los niños mayores y adultos presentan fiebre alta de inicio agudo, tos, dolor torácico y escalofríos intensos. Los niños más pequeños y lactantes tienen un cuadro de varios días de síntomas de vías respiratorias superiores, seguidos de un aumento agudo de la fiebre y la dificultad respiratoria. Inicialmente, la tos es seca. Conforme la infección progresa, es posible que se desarrolle hipoxia y delirio.

 Dato relevante: En algunos casos de neumonía bacteriana, en particular del lóbulo inferior derecho, es posible que predominen las molestias abdominales, de manera inicialmente debe sospecharse una enfermedad intraabdominal, como apendicitis aguda.

El dolor y la rigidez de cuello se observan con la neumonía del lóbulo superior. En algunos casos existen signos sistémicos de septicemia, como shock y compromiso multiorgánico.

Los niños con neumonía a menudo presentan una infección concomitante por patógenos tanto bacterianos como virales.

Exploración física

Los niños con **neumonía viral** suelen mostrarse irritables y presentan aleteo nasal, tiros subcostales o intercostales y membranas mucosas cianóticas. Las constantes vitales revelan fiebre (normalmente, temperatura menor de 39°C), taquipnea y, en ocasiones, taquicardia. En los niños pequeños en quienes la auscultación de los pulmones es difícil, es posible que el único signo de neumonía subyacente sea la taquipnea. La frecuencia respiratoria varía en función de la edad del niño. Los recién nacidos tienen frecuencia respiratorias normales de 30rpm; los niños de hasta 2 años, de 25-35 rpm; los de 3 a 9 años, de 20-25 rpm, y los mayores de 9 años, de 16-20 rpm. Entre los hallazgos de la auscultación se encuentran estertores y sibilancias. Es posible que sea evidente una hepatoesplenomegalia leve en los lactantes si los pulmones están hiperinflados.

Los niños con **neumonía bacteriana** pueden mostrarse tóxicos o ansiosos, con fiebre elevada (temperatura mayor de 39°C), taquicardia, taquipnea y, en ocasiones, hipotensión. Es posible que presenten aleteo nasal y cianosis de las mucosas o la piel. Entre los signos y síntomas de la neumonía por *M. pneumoniae* están fiebre, cefalea y tos. Lo habitual es que lo niños con *M. pneumoniae* no parezcan muy enfermos. Son evidentes estertores difusos en la exploración física y está presente un exantema en el 10% de los casos.

La exploración minuciosa de los pulmones se orienta a la **apariencia, palpación, percusión** y **auscultación** del tórax. El médico debe observar la frecuencia y el ritmo de la respiración, así como la presencia de aleteo nasal y tiros intercostales o subcostales.

La palpación del tórax produce dolor. El **frémito vocal, o vibraciones vocales,** que se refiere a la palpación de las vibraciones transmitidas a través del tórax cuando el paciente habla, disminuye cuando está presente un derrame pleural y aumenta en la zona de consolidación pulmonar. La **matidez a la percusión** está presente en las áreas de consolidación pulmonar o en caso de un derrame pleural.

La **broncofonía** se escucha en la consolidación pulmonar y consiste en un aumento en la claridad de las palabras pronunciadas que se escuchan a través del estetoscopio. La **egofonía** describe el cambio en la transmisión del sonido de las «iii» a «eeei». Los **sonidos de respiración bronquial** normalmente se escuchan mejor sobre la tráquea, pero también pueden identificarse el pulmón consolidado o sin aire. La espiración es mayor que la inspiración y tiene un timbre inusualmente alto y fuerte. Los **estertores** son sonidos de crepitación que se escuchan sobre el área de infección. Conforme la infección se resuelve, la tos se hace más productiva y los estertores son más prominentes. Es posible que se presenten signos de deshidratación, como taquicardia, disminución de la perfusión, menor turgencia de la piel y antecedentes de disminución de la diuresis. La fiebre, un consumo de líquidos insuficiente y el aumento de la frecuencia respiratoria a menudo causan deshidratación.

Estudios de laboratorio

El estudio diagnóstico de laboratorio para niños con sospecha de neumonía es amplio (tabla 9-10). Los RL suelen ser mayores de 15 000 células/mm^3, con predominio de PMN en la neumonía bacteriana. Con la neumonía neumocócica y es-

TABLA 9-10
Estudio diagnóstico de neumonía
1. Hemograma con diferencial
2. Hemocultivo (si se sospecha neumonía bacteriana)
3. Radiografía de tórax
4. Esputo (sólo es útil en niños mayores de 12 años) para tinción de Gram, cultivo bacteriano, frotis y cultivo de BAR
5. Examen viral directo de muestras nasofaríngeas (si se sospecha patógeno viral)
6. IgM e IgG anti-*Mycoplasma pneumoniae*
7. Oximetría de pulso/gasometría arterial si los niños presentan mal estado general o dificultad respiratoria

BAR; bacilos ácidorresistentes; *Ig,* inmunoglobulina.

tafilocócica son frecuentes cifras hasta de 40 000 células/mm^3. Los hemocultivos son positivos en el 10-30% de los casos de neumonía bacteriana. Los hallazgos típicos en la radiografía de tórax de la neumonía viral, bacteriana y por micoplasma son distintivos (tabla 9-11); sin embargo, en ocasiones los hallazgos se superponen. Los bebés menores de 2 a 3 meses de edad están en riesgo de infección por S. agalactiae, bacterias gramnegativas entéricas, L. monocytogenes y S. aureus. Si la neumonía bacteriana es una posibilidad, el diagnóstico diferencial incluye cultivos de sangre y orina, y la punción lumbar se considera.

Los lactantes menores de 2-3 meses de edad están en riesgo de presentar una infección por *S. agalactiae*, una bacteria entérica gramnegativa, *L. monocytogenes* y *S. aureus*. Si existe la posibilidad de que se desarrolle neumonía bacteriana, el estudio diagnóstico debe incluir un hemocultivo y un urocultivo, así como debe considerarse realizar una punción lumbar.

Una prueba diagnóstica rápida positiva de VRS, MPVh, virus paragripal, virus de la gripe o adenovirus es indicativa de una etiología viral para la neumonía, aunque no descarta definitivamente una infección bacteriana agregada. El diagnóstico de *M. pneumoniae* implica serología en busca de IgM e IgG específicas. En algunas instituciones existe una prueba de RCP para *M. openumoniae*. Es posible aislar *C. trachomatis* a partir de las células epiteliales en el cultivo de tejido u observar las inclusiones intracitoplásmicas teñidas de azul en las células epiteliales obtenidas de raspado de la conjuntiva con tinción de Giemsa. La amplificación del ácido nucleico es útil para la evaluación de las muestras uretrales y cervicales, aunque no se ha evaluado adecuadamente para la detección de *C. trachomatis* en las muestras nasofaríngeas. *C. pneumoniae* se diagnostica mediante serología para la detección de antígeno más nueva o con una metodología de RCP.

La oximetría de pulso es útil para determinar la presencia de hipoxia. Si la oximetría de pulso es anormal, se requiere una muestra para determinar la gasometría arterial. Es posible que sea necesario realizar un lavado broncoalveolar o una biopsia pulmonar para confirmar el diagnóstico de neumonía complicada que no responde a terapia antimicrobiana empírica.

Diagnóstico diferencial

Los signos y síntomas de neumonía viral y bacteriana se superponen considerablemente. Algunas características de la historia clínica y la exploración física ayudan a diferenciar estas dos entidades (v. tabla 9-11).

Manejo

El tratamiento antimicrobiano de la neumonía bacteriana es adecuado (tabla 9-12). En ocasiones es suficiente el manejo del paciente en régimen ambulatorio. Es necesario realizar un seguimiento estrecho hasta que los niños mejoren. Las decisiones con respecto a la hospitalización se basan en la gravedad de los síntomas. Suele ser adecuado hospitalizar a los siguientes pacientes: *1)* lactantes menores de 2-3 meses de edad para observación o administración de antibioterapia empírica hasta que se reciban los resultados del cultivo, y *2)* niños con inmunodeficiencia subyacente o enfermedad metabólica o cardiopulmonar que están en riesgo de presentar complicaciones de la neumonía para iniciar antibioterapia por vía parenteral. Otros criterios para la hospitalización son dificultad respiratoria, hipoxia o hipercapnia, septicemia, deshidratación e incumplimiento terapéutico.

CRECIMIENTO DE GANGLIOS LINFÁTICOS

En los niños, son frecuentes las infecciones que causan crecimiento de ganglios linfáticos únicos o múltiples.

TABLA 9-11

Características distintivas en la neumonía: bacteriana frente a viral

Organismo	Pródromo	Inicio	Signos y síntomas	Estudios de laboratorio	7p9.536
Streptococcus pneumoniae	Ninguno o IRS Paragripal	Abrupto	Temperatura >39°C Enfermedad leve a grave	RL ↑ Hemocultivo positivo (10-30%)	Consolidación lobular ± empiema Menos frecuentemente: bronconeumonía, infiltrado intersticial, neumatocele
Staphyloccocus aureus	Ninguno o IRS Paragripal	Abrupto	Temperatura >39°C Enfermedad moderada a grave	RL↑ Hemocultivo positivo (raro) Consolidación lobular Empiema neumatocele/absceso	Lobar consolidation Empyema Pneumatocele/abscess
Mycoplasma pneumoniae	Malestar general Cefalea	Subagudo	Fiebre Tos Faringitis Linfadenitis Enfermedad leve a moderada	RL normal	Consolidación en radiografías Intersticial Infiltrados Adenopatía hiliar Derrame
Chlamydophila pneumoniae	Malestar general Cefalea	Subagudo	Fiebre Faringitis Voz ronca Enfermedad leve	RL normal	Infiltrado unilateral en radiografías
Chlamydia trachomatis	Conjuntivitis	Gradual	Afebril Tos entrecortada Estertores/sibilancias	RL normal	Infiltrados difusos Engrosamiento peribronquial Consolidación lobular
Mycobacterium tuberculosis	Ninguno o fiebre	Gradual	Afebril Tos entrecortada Estertores/sibilancias	RL normal + PPD o ensayo de liberación de interferón γ positivo (IGRA, del inglés *interferon-gamma release assay*)	Complejo primario Adenopatía hiliar Atelectasia/consolidación Lesión cavitaria
Virus respiratorios	Rinorrea Tos	Gradual	Temperatura <39°C Enfermedad leve a moderada	RL normal	Infiltrados perihiliares Hiperinflación Consolidación en radiografías

IRS, infección de las vías respiratorias superiores; *RL*, recuento de leucocitos.

Fisiopatología

La **linfoadenopatía reactiva,** definida como una inflamación leve difusa de los ganglios linfáticos, se produce en respuesta a una infección sistémica o local. Los nódulos de consistencia ahulada y móviles tienen un diámetro menor de 2 cm. Varios trastornos, tanto infecciosos como no infecciosos, causan adenopatía reactiva (tabla 9-13).

La **linfadenitis,** definida como la infección del ganglio linfático mismo, se produce sobre todo como resultado de infección bacteriana; *S. pyogenes* y *S. aureus* causan el 80% de los casos. Los ganglios afectados son poco móviles, con edema de tejido blando adyacente y eritema; además, tienen un diámetro mayor de 2 cm. La enfermedad se caracteriza por el rápido crecimiento doloroso de los ganglios linfáticos. Principalmente, se afectan los ganglios amigdalinos y cervicales anteriores. Cuando la enfermedad dental es la fuente inicial de infección, es posible encontrar bacterias anaeróbicas en los ganglios submentonianos y submandibulares infectados.

TABLA 9-12

Tratamiento antimicrobiano para la neumonía

Etiología	Tratamiento
Virus sincitial respiratorio	De mantenimiento Considerar ribavirina en los niños graves
Metapneumovirus humano	De mantenimiento
Virus paragripal	De mantenimiento
Adenovirus	De mantenimiento
Virus de la gripe	La elección del antiviral para la gripe depende de los virus circulantes
CMV	Ganciclovir i.v. más globulina hiperinmune contra CMV en los niños inmunodeprimidos
VHS	Aciclovir i.v.
Chlamydia trachomatis	Eritromicina[a] Azitromicina[a]
Chlamydophila pneumoniae	Eritromicina Doxiciclina en niños >8 años Azitromicina
Mycoplasma pneumoniae	Eritromicina Doxiciclina en niños >8 años Azitromicina
Streptococcus pneumoniae	Penicilina/amoxicilina Cefalosporina de segunda o tercera generación
Staphylococcus aureus	Vancomicina (S. aureus resistente a meticilina [SARM]) Nafcilina/dicloxacilina Cefalosporina de primera generación Clindamicina

[a]La estenosis pilórica hipertrófica infantil se asocia a terapia con eritromicina en los recién nacidos; además, en raras ocasiones se ha informado después del uso de azitromicina. Los médicos que tratan a lactantes con macrólidos deben analizar los posibles riesgos con los padres.

CMV, citomegalovirus; *VHS*, virus del herpes simple; *i.v.*, intravenoso.

La linfadenitis es una presentación frecuente de la **enfermedad por arañazo de gato.** La mayoría de los pacientes tienen antecedentes de un arañazo de gato infestados por pulgas, animal que está infectado con el patógeno causal *Bastonella henselae;* los gatitos (menores de 1 año) a menudo están infectados con la bacteria. La incidencia de la enfermedad es mayor en otoño e invierno. En el lugar del arañazo se encuentra una pápula roja característica, con adenitis regional que se observa en posición proximal a la lesión. Con frecuencia, los niños presentan fiebre alta y persistente. La infección se disemina y causa lesiones retinianas, abscesos hepáticos y esplénicos, lesiones óseas y, en raras ocasiones, encefalitis.

La linfadenitis también se produce como resultado de micobacterias atípicas en niños menores de 4 años de edad. Se afectan los ganglios submandibulares, preauriculares, cervicales anteriores, inguinales o epitrocleares. No se observa adenitis bilateral. Los niños afectados presentan buen estado general, sin fiebre ni síntomas sistémicos. Los ganglios linfáticos son un poco dolorosos a la palpación, con aumento de temperatura o inflamación leves; después de varias semanas se vuelven fijos y cambian de color. Es posible que se produzca la supuración espontánea con formación de un trayecto fistuloso.

Otras bacterias relacionadas con linfadenitis son *Francisella tularensis* (la forma ulceroglandular de la tularemia), *Yersinia pestis* (peste bubónica) y *Pasteurella multocida. M. tuberculosis,* una causa de linfadenitis en pacientes de cualquier edad, debe considerarse siempre (v. «Tuberculosis»).

TABLA 9-13

Causas infecciosas y no infecciosas de linfoadenopatía[a]

Virus

    Virus de Epstein-Barr

    Citomegalovirus

    Sarampión

    Rubéola

    Virus de varicela-zóster

    Virus del herpes simple

    VIH

    Adenovirus

Neoplasia maligna

    Linfoma

    Leucemia

    Neuroblastoma

    Histiocitosis

Bacterias

    Streptococcus pyogenes (faringitis)

    Especies de *Brucella*

    Especies de *Leptospira*

    Especies de *Ehrlichia*

Parásitos

    Toxoplasma gondii

    Trypanosoma cruzi

Otros

    Enfermedad de Kawasaki[b]

    Medicamentos

    Artritis juvenil idiopática

    Lupus eritematoso sistémico

    Enfermedad granulomatosa crónica

    Síndrome hemofagocítico relacionado con infección

    Sarcoidosis

[a]Ganglios difusos o regionales menores de 2 cm de diámetro.
[b]En la enfermedad de Kawasaki, la linfoadenopatía suele ser unilateral, y el tamaño del ganglio, >1,5 cm de diámetro.

Evaluación clínica y estudios de laboratorio

Historia clínica

Entre los datos importantes se encuentran la tasa de crecimiento de los ganglios linfáticos, enfermedades sistémicas relacionadas, viajes, antecedentes familiares de enfermedades (p. ej., tuberculosis) y contacto con animales (p. ej., enfermedad por arañazo de gato, tularemia, peste bubónica). El médico debe interrogar a los adolescentes con vida sexual activa acerca de factores de riesgo para infección por virus de la inmunodeficiencia humana (VIH).

Exploración física

Es necesario realizar una detallada exploración de los ganglios linfáticos, junto con una descripción cuidadosa por escrito de los ganglios afectados sobre su apariencia, consistencia y movilidad. La medición del tamaño de los ganglios es también esencial. La comprensión de la anatomía y el drenaje regional de los ganglios linfáticos ayuda a discernir los posibles focos de infección (tabla 9-14). Un bazo o hígado crecido es indicativo de una infección sistémica por VEB o citomegalovirus. En las causas virales de adenopatía reactiva, como la rubéola, se produce un exantema.

Estudios de laboratorio

El RL aumenta con la linfadenitis bacteriana. La velocidad de sedimentación globular (VSG) también está elevada con la linfadenitis bacteriana y la adenitis por *M. tuberculosis*. La radiografía de tórax a menudo es anormal con la infección por *M. tuberculosis*, pero suele ser normal en caso de infección por micobacterias atípicas. Si se sospecha tuberculosis, debe hacerse la prueba del derivado de proteína purificada (PPD, del inglés *purified protein derivative*). Es posible que los ensayos de liberación de interferón γ para la detección de *M. tuberculosis* sean útiles para distinguir las adenitis por micobacterias atípicas de la tuberculosa en algunos pacientes. Entre los estudios adicionales, basados en resultados de la historia clínica y de la exploración física, está la serología en busca de *B. henselae*, toxoplasmosis y VEB. El urocultivo y el cultivo de exudado nasofaríngeo o las células mononucleares en sangre periférica en busca de citomegalovirus son adecuados si la enfermedad es similar a **mononucleosis infecciosa** (p. ej., fiebre, faringitis, linfoadenopatía reactiva y esplenomegalia), pero la serología para el VEB es negativa.

Si el diagnóstico no está claro y el paciente no responde a terapia empírica, es adecuado solicitar una biopsia o aspiración con aguja del ganglio linfático, y el material debe ser enviado para el estudio de patología y cultivo. La incisión y el drenaje de los ganglios linfáticos infectados por especies de *Mycobacterium* puede conducir a supuración crónica y a la formación de trayectos fistulosos. Si se sospechan estos organismos, se recomienda proceder a la extirpación o a la aspiración con aguja fina.

Diagnóstico diferencial

El diagnóstico diferencial de la linfadenitis incluye los ganglios crecidos que se observan en la **enfermedad de Kawasaki** (v. cap. 14), el quiste de la hendidura branquial, el quiste del conducto del tirogloso, bocio tiroideo, linfoma o enfermedad de Hodgkin y rabdomiosarcoma.

Manejo

El manejo de la linfoadenopatía reactiva depende de la enfermedad subyacente. El manejo específico de la linfadenitis depende de la causa infecciosa (tabla 9-15).

INFECCIONES DEL SISTEMA NERVIOSO

MENINGITIS BACTERIANA

La meningitis bacteriana aguda es una enfermedad potencialmente mortal. A pesar de la antibioterapia y de la atención de mantenimiento, la mortalidad es del 5-10%. Cerca del 50% de los supervivientes de meningitis bacteriana tienen secuelas a largo plazo, que van desde leves hasta graves. La meningitis por *S. pneumoniae* tiene las más altas secuelas neurológicas y mortalidad.

La epidemiología de la meningitis bacteriana ha cambiado significativamente en los últimos 15 años. En el pasado, la mayoría de los casos de meningitis bacteriana se producían en niños menores de 5 años de edad, y *H. influenzae* de tipo b era el patógeno predominante, seguido por *S. pneumoniae* y *N. meningitidis*. La vacunación contra *H. influenzae* ha eliminado casi por completo *H. influenzae* de tipo b como causa de meningitis. Además, la vacunación con la PCV7 contra *S. pneumoniae* ha disminuido significativamente la incidencia de enfermedad neumocócica invasiva, incluso de la meningitis. La meningitis neumocócica debida a los serotipos que no están en la vacuna todavía se produce, pero es posible que disminuya con la institución de la PCV13 en el esquema de vacunación en la infancia. Como resultado de las recomendaciones de vacunación infantil en Estados Unidos, en la actualidad la meningitis bacteriana se observa con más frecuencia en los adultos que en los niños pequeños.

TABLA 9-14

Drenaje regional de los ganglios linfáticos

Sitio de infección	*Sitio de drenaje*
Infecciones nasales y orofaríngeas	Ganglios linfáticos amigdalinos y cervicales anteriores
Infección superficial o celulitis facial	Ganglios cervicales anteriores, preauriculares y submentonianos
Infección en cuero cabelludo	Ganglios occipital, cervical posterior, preauricular y postauricular
Infección conjuntival	Ganglios preauriculares
Dientes, encías, lengua	Ganglios submentonianos y submandibulares
Cuello	Ganglios cervicales anteriores o posteriores
Glándulas mamarias y pared torácica	Ganglios axilares anteriores
Manos y brazos	Ganglios axilares medios
Espalda	Ganglios axilares posteriores
Dedos, manos, antebrazos	Ganglios epitrocleares
Genitales externos, ano, ombligo, porción inferior del abdomen, espalda baja, nalgas, parte superior del muslo	Ganglios inguinales
Pies y piernas	Ganglios femorales

TABLA 9-15

Manejo de linfadenitis[a]

	Antibióticos		
Etiología sospechada	*Oral*	*Intravenoso*	*Manejo quirúrgico*
Adenitis bacteriana por *Stafylococcus aureus*[b] o *Streptococcus pyogenes*	Dicloxacilina Cefalexina Amoxicilina/ácido clavulánico Clindamicina	Nafcilina Cefazolina Ceftriaxona Clindamicina Vancomicina	Incisión y drenaje si no hay respuesta a la antibioterapia. Enviar el material para cultivo y patología.
Micobacteria atípica	Ninguno	Ninguno	Extirpación quirúrgica de los ganglios afectados. (La incisión y el drenaje provocan supuración crónica.)
Mycobacterium tuberculosis	Medicamentos antituberculosos		Ninguno
Bartonella henselae	No es necesario en los casos leves		No suele ser necesaria la extirpación.
Para enfermedades más graves:	Azitromicina o rifampicina o TMP/SMZ o ciprofloxacino o doxiciclina (>8 años de edad) o gentamicina intravenosa		En algunos casos se realiza aspiración con aguja

[a]Ganglios de más de 2 cm de diámetro.
[b]Si se sospecha o diagnostica SARM, la vancomicina, la clindamicina, el TMP/SMZ son adecuados en función del patrón de susceptibilidad. El TMP/SMZ no cubre *Streptococcus pyogenes*.

TMP/SMZ, trimetoprima-sulfametoxazol.

Fisiopatología

Entre las bacterias que causan la meningitis se encuentran patógenos entéricos en los lactantes y bacterias encapsuladas en los lactantes mayores y niños (tabla 9-16). Para infectar el SNC, las bacterias deben evadir varias capas de defensa proporcionada por la respuesta inmunitaria del huésped. En un principio, los organismos colonizan e invaden el epitelio mucoso respiratorio. Para fijarse al epitelio respiratorio, las bacterias encapsuladas producen proteasas IgA que hacen que la IgA secretora ya no sea funcional. Después de la fijación, las bacterias invaden las barreras mucosas mediante endocitosis o a través de las estrechas separaciones en las uniones de las células del epitelio columnar.

Una vez que las bacterias entran en el espacio intravascular, el polisacárido capsular les permite evadir la vía del complemento alternativo. Entonces, las bacterias se replican en la sangre y con el tiempo entran en la barrera hematoencefálica e infectan el LCR. Los pequeños vasos que entran en el cerebro llevan la infección a la corteza cerebral. La trombosis de los vasos intracerebrales conduce a hipoxia e infarto. La presión intracraneal se eleva como resultado del aumento en la permeabilidad de la barrera hematoencefálica, las toxinas liberadas por las bacterias o los neutrófilos, así como por la disminución del flujo de salida del LCR. Las bacterias que se replican inducen la liberación local de interleucina 1 y de factor de necrosis tumoral. La estimulación de los neutrófilos que migran hacia el LCR provoca su desgranulación, lo que libera metabolitos de oxígeno tóxicos. Algunos estudios indican que la respuesta inflamatoria del huésped es la responsable de las secuelas a largo plazo de la meningitis.

La meningitis también es provocada por la invasión bacteriana directa del SNC después de un traumatismo penetrante o a través de una malformación congénita. Entre las malformaciones congénitas que conducen al aumento de riesgo de meningitis se encuentran el **trayecto fistular dermoide** o el **mielomeningocele,** que se asocia a meningitis recurrente o polimicrobiana. En ocasiones, una fractura a través de un seno paranasal o una fractura de cráneo produce infección del SNC con patógenos respiratorios.

Evaluación clínica y estudios de laboratorio

Después de obtener una historia clínica detallada y de realizar una exploración física minuciosa, en ocasiones el diagnóstico de meningitis plantea dudas. En tales casos, está indicado llevar a cabo una evaluación meticulosa y frecuente.

Historia clínica

Es posible que existan antecedentes de síntomas recientes de enfermedad viral de las vías respiratorias superiores, traumatismo craneal, infecciones bacterianas recurrentes, compromiso inmunitario, presencia de un dispositivo de implante coclear o derivación ventricular, así como contacto con otras personas enfermas. La infección por *N. meningitidis* y *H. influenzae* de tipo b se produce en brotes en los miembros de una familia o en contactos cercanos.

Entre los síntomas en los lactantes y niños pequeños se encuentran irritabilidad, anorexia, vómitos y llanto inconsolable. Conforme progresa la enfermedad, se desarrollan letargo, convulsiones o signos neurológicos focales. Los niños mayores refieren cefalea, dolor de espalda, rigidez de cuello y fotofobia, así como es posible que cada vez estén más confundidos y desorientados.

Exploración física

La exploración cuidadosa, centrada en la apariencia general del niño, las constantes vitales y el estado neurológico, es crucial. La observación de pacientes de un lado a otro de la habitación es útil; los niños que juegan contentos con juguetes en la sala de espera pero que se muestran caprichosos o molestos cuando son explorados por el médico tienen menos probabilidades de presentar meningitis. La mayoría de los niños con meningitis tienen fiebre, aunque es posible que en los lactantes tengan hipotermia. Con el aumento de la presión intracraneal, se desarrollan bradicardia e hipertensión.

En ocasiones, los signos de irritación meníngea, como dolor y limitación del rango de movimiento del cuello, no son evidentes en los niños menores de 18 meses de edad. Los signos de Kernig y Brudzinski positivos son indicativos de inflamación meníngea. El **signo de Kernig** es provocado cuando se recuesta al niño bocarriba con las rodillas y la cadera flexionadas, de manera que el muslo esté perpendicular al tronco. Cuando hay irritación meníngea, la extensión de las rodillas causa dolor. El **signo de Brudzinski** se produce cuando las caderas y rodillas se flexionan espontáneamente después de la flexión pasiva del cuello.

Es necesario hacer una exploración neurológica detallada con evaluación del estado mental, examen de pares craneales, reflejos, fuerza muscular y marcha (si es necesario). En ocasiones, el abombamiento de la fontanela anterior en los lactantes pequeños es evidente. La exploración pulmonar, cardíaca, abdominal, ósea y de las articulaciones tal vez revele la presencia de otras zonas de infección. En la exploración de la piel es posible que sean evidentes petequias o púrpura. Una exploración cuidadosa de la retina quizás detecte la presencia de papiledema.

Estudios de laboratorio

De los niños con meningitis bacteriana, el 99% tienen anomalías en el LCR, y el diagnóstico inicial de meningitis bacteriana aguda se basa en el análisis de los hallazgos del LCR (v. tabla 9-16). El rango normal de células, glucosa y proteína en el

TABLA 9-16

Causas infecciosas de meningitis

Organismo	Microscopia	*Hallazgos típicos en el líquido cefalorraquídeo*		
		Recuento celular (/mm³)	Glucosa (mg/dl)	Proteína (mg/dl)
Bacterias				
0-1 mes de edad				
Streptococcus agalactiae	Cocos grampositivos en cadenas	>100 a varios miles, con >80% PMN	<40	100–500
Escherichia coli	Bacilos gramnegativos	>100 a varios miles, con >80% PMN	<40	100–500
Especies de Enterococcus	Cocos grampositivos	>100 a varios miles, con >80% PMN	<40	100–500
Listeria monocyto-genes	Bacilos grampositivos (negativo en el 60%)	5 a >1,000, normalmente, con >60% PMN	<40 en el 40%	>45
1-23 meses de edad				
S. agalactiae	Véase el anterior			
E. coli	Véase el anterior			
Streptococcus pneumoniae	Diplococos grampositivos	>100 a varios miles, con >80% PMN	<40	100–500
Neisseria meningitidis[a]	Diplococos gramnegativos	>100 a varios miles, con >80% PMN	<40	100–500
Haemophilus influenzae de tipo b[a]	Organismos cocobacilares	>100 a varios miles, con >80% PMN	<40	100–500
Mayores de 2 años				
S. pneumoniae	Diplococos grampositivos	>100 a varios miles, con >80% PMN	<40	100–500
N. meningitidis	Diplococos gramnegativos	>100 a varios miles, con >80% PMN	<40	100–500
Cualquier edad				
Mycobacterium tuberculosis	Tinción gramnegativa	10-500; PMN en un principio, linfocitos más tarde	<40	100–500
Virus				
Especies de Enterovirus	Tinción gramnegativa	Normalmente, <1,000 con PMN tempranos, después células mononucleares	Normal	20–100
Hongos				
Coccidioides immitis	KOH suele ser negativa	50-1000, linfocitos, eosinófilos	10–39	50–1000
Candida albicans	*Levadura* grampositiva			
Cryptococcus neoformans	Prueba de antígeno criptocócico positiva	>20 linfocitos	<40	>40

[a]Es posible que sea difícil observar organismos cocobacilares pequeños gramnegativos como *N. meningitidis* o *H. influenzae* de tipo b.

KOH, hidróxido de potasio; *PMN*, neutrófilos polimorfonucleares.

TABLA 9-17

Índices normales del líquido cefalorraquídeo

Edad	RL (/mm³)	PMN	Glucosa (mg/dl)	Proteína (mg/dl)
Lactante prematuro	0–25	0%–57%	24–63	65–150
Lactante nacido a término	0–22	0%–61%	34–119	20–170
Lactante mayor/niño	0–5	0	40–80	5–40

PMN, neutrófilos polimorfonucleares; *RL*, recuento de leucocitos.

LCR varía según la edad y se muestra en la tabla 9-17. En la meningitis bacteriana, el LCR es turbio. El recuento de células es de más de 1000 células/mm³, con un diferencial que revela un predominio de neutrófilos PMN (normalmente, más del 80%). (Algunas autoridades consideran que la presencia de al menos 1 neutrófilo/mm³ es un posible indicio de meningitis bacteriana.) La proteína está elevada como consecuencia de la alteración de la barrera hematoencefálica. El nivel de glucosa es bajo debido al trastorno de los mecanismos de transporte responsables de llevar la glucosa desde la circulación periférica a los plexos coroides y, de ahí, al LCR. La tinción de Gram muestra organismos si existen más de 10^3 bacterias/ml de LCR. El cultivo del LCR es positivo en casi todos los casos de meningitis bacteriana, siempre y cuando el niño no haya recibido antibioterapia antes de la punción lumbar. Si es posible, debe tomarse una muestra adicional de LCR para realizar otras pruebas diagnósticas, en caso de que las rutinarias no confirmen la meningitis bacteriana.

Un hemograma con diferencial muestra un predominio de células PMN y un aumento en las bandas. Los hemocultivos son positivos en la mayoría de los casos; sin embargo, debido a que el tiempo de positividad va de 24 a 72 h, no ayuda en el diagnóstico inicial. Los electrólitos séricos muestran una disminución del sodio secundaria al **síndrome de (secreción) inadecuada de hormona antidiurética (SIADH)**. Las anomalías electrolíticas son también consecuencia de diarrea, vómitos o consumo de líquidos insuficiente. La prueba de RCP para enterovirus o VHS es útil en los casos en que se sospeche meningitis viral.

Los estudios con TC o RM detectan complicaciones de la meningitis como empiema subdural, trombosis venosa, infarto e hidrocefalia. La TC de rutina antes de la punción lumbar no suele ser necesaria, a menos que el niño tenga antecedentes de procedimientos neuroquirúrgicos, esté en coma, presente papiledema o existan hallazgos neurológicos focales. Si estos hallazgos están presentes, debe obtenerse una muestra para hemocultivo y e iniciarse antibioterapia empírica antes de realizar el procedimiento de diagnóstico por la imagen. Si no existe evidencia de edema cerebral o masa en la TC, puede hacerse una punción lumbar. Los estudios de diagnóstico por la imagen son útiles para identificar un foco contiguo de infección, como otitis media crónica o sinusitis crónica. La RM es útil en el diagnóstico de algunas formas de meningitis micótica *(Coccidioides immitis)* y bacteriana *(M. tuberculosis)* que muestre predominio de inflamación basilar y del tronco del encéfalo.

Una herramienta para calificar la meningitis bacteriana es útil en el pronóstico de riesgo de meningitis bacteriana en niños mayores de 2 meses de edad que tienen pleocitosis del LCR y que previamente no han recibido antibioterapia. El riesgo de meningitis bacteriana es muy bajo si el niño **no presenta alguno** de los siguientes hallazgos: *1)* tinción grampositiva en LCR; *2)* recuento absoluto de neutrófilos (RAN) en LCR de 1 000 células/µl o mayor; *3)* proteína en LCR de 80 mg/dl o mayor; *4)* RAN en sangre periférica de 10000 células/µl o mayor, o *5)* antecedentes de convulsiones antes o durante la presentación. El sistema de calificación debe usarse junto con una valoración clínica cuidadosa del niño para determinar la necesidad de antibioterapia.

Diagnóstico diferencial

Otras causas de fiebre, cefalea y signos neurológicos anormales son meningitis aséptica, meningitis micótica, encefalitis o absceso o tumor cerebral. Es posible que los virus, así como las bacterias y los hongos, causen meningitis aséptica (tabla 9-18). Los enterovirus son la principal causa reconocible de meningitis aséptica. En climas templados, los enterovirus circulan durante el verano y el otoño, y se transmiten por diseminación fecal-oral. Síntomas respiratorios o gastrointestinales leves o un exantema preceden al desarrollo de los signos meníngeos.

En los niños con meningitis aséptica, el LCR suele mostrar un predominio de células mononucleares, y los cultivos bacterianos de rutina son negativos. Datos recientes indican que muchos pacientes con meningitis por enterovirus tienen un predominio de PMN. Con la meningitis viral, el número total típico de RL en el LCR es menor de 500 células/mm³. Es probable que los niveles de glucosa y proteína en el LCR sean normales.

TABLA 9-18

Causas infecciosas y no infecciosas de la meningitis aséptica

Infecciosas		*No infecciosas*
Virus	**Bacterias**	**Enfermedades mediadas inmunológicamente/otras**
Enterovirus[a]	Especies de *Rickettsia* (FMMR y tifo)	Sarcoidosis Enfermedad de Kawasaki
Arbovirus	*Borrelia burgdorferi*	Lupus eritematoso sistémico
VEB	*Brucella*	Artritis reumatoide
VIH	*Treponema pallidum*	
LCM	Especies de *Leptospira*	**Neoplasias**
Citomegalovirus	Especies de *Bartonella*	Leucemia
Adenovirus	*Mycoplasma pneumoniae*	Linfoma
Virus de la gripe		Tumor cerebral
Virus del sarampión	**Foco paramenígeo**	
Virus paragripal	Absceso cerebral	**Medicamentos**
VVZ	Absceso epidural Mastoiditis	Inmunoglobulina intravenosa OKT3
Hongos	Sinusitis	Isoniazida
Cryptococcus neoformans		Ibuprofeno
Coccidioides immitis		

[a]Los serotipos que con más probabilidad causan infección en el SNC son: coxsackie serotipos B2, B4, B5 y echovirus 4, 6, 7, 11.

FMMR, fiebre manchada de las Montañas Rocosas; *LCM,* virus de coriomeningitis linfocítica; *VEB,* virus de Epstein-Barr; *VVZ,* virus de varicela-zóster.

Manejo

En todos los niños en los que se sospeche meningitis bacteriana debe hacerse una punción lumbar y procederse a la hospitalización. El tratamiento de la enfermedad aguda incluye terapia antimicrobiana y manejo de las secuelas de la infección e inflamación del SNC. Los esfuerzos de la investigación están orientados a planificar las estrategias terapéuticas que disminuyan la respuesta inflamatoria, además de la antibioterapia.

La elección empírica inicial de la antibioterapia depende de la edad del niño (tabla 9-19). La terapia parenteral se administra durante todo el tratamiento para lograr concentraciones adecuadas en el LCR. La duración de la terapia depende del organismo y de la respuesta del niño (v. tabla 9-19). Las concentraciones de antibióticos en LCR que se usan con frecuencia para tratar la meningitis bacteriana son aproximadamente del 5-15% de las concentraciones séricas.

La dexametasona administrada antes de la primera dosis de antibioterapia reduce la respuesta inflamatoria y previene la sordera neurosensorial en la meningitis por *H. influenzae* de tipo b. Los estudios no han demostrado con claridad el beneficio de este agente en otros tipos de meningitis bacteriana en niños. Algunos expertos recomiendan considerar su uso en la meningitis neumocócica después de sopesar con cuidado los posibles beneficios y riegos. Los niños suelen permanecer hospitalizados hasta que finalizan la antibioterapia. Es posible que durante el tratamiento se desarrollen convulsiones, SIADH, accidente cerebrovascular y empiema subdural.

La secuela más común de la meningitis es la sordera neurosensorial. Otras secuelas de la meningitis bacteriana son convulsiones, hemiparesia, hidrocefalia, ataxia, trastornos de conducta y anomalías cognitivas.

TABLA 9-19

Antibioterapia empírica para meningitis bacteriana

Edad	Patógeno	Antibioterapia empírica	Duración de la terapia
0–1 mes	Streptococcus agalactiae Escherichia coli Klebsiella pneumoniae Especies de Enterococcus Listeria monocytogenes	Ampicilina más cefotaxima o ampicilina más un aminoglucósido	Escherichia coli, K. pneumoniae, L. monocytogenes y Especies de Enterococcus, 21 días (mínimo) S. agalactiae, 14-21 días
1–23 meses	S. agalactiae E. coli Neisseria meningitidis, Streptococcus pneumoniae (Haemophilus influenzae de tipo b)	Cefotaxima o ceftriaxona más vancomicina[a]	N. meningitidis, 7 días H. influenzae de tipo b, 7-10 días S. pneumoniae, 10-14 días
2–18 años	S. pneumoniae N. meningitidis	Cefotaxima o ceftriaxona más vancomicina	

[a]La vancomicina debe ser retirada si el cultivo es positivo para *N. meningitidis, H. influenzae* de tipo b o *S. pneumoniae* susceptible a penicilina o cefalosporina de tercera generación usando los criterios adecuados de susceptibilidad.

ENCEFALITIS

La encefalitis es un proceso inflamatorio agudo del tejido cerebral. Los niños y los ancianos son los afectados con más frecuencia.

Según se ha informado, más de 100 diferentes virus causan encefalitis. Los VHS son la principal causa de encefalitis grave. La encefalitis causada ya sea por el VHS-1 o por el VHS-2 se observa en lactantes menores de 6 semanas de edad que adquieren la infección en el momento de nacer o *in utero* (poco frecuente) si la madre tiene lesiones genitales. El riesgo de infección es del 33-50% después de la infección primaria de la madre frente a menos del 5% si la madre tiene antecedentes de infección recurrente por VHS. Los lactantes adquieren la infección después del contacto con un cuidador con fuegos o paroniquia herpética. Los lactantes mayores y los niños desarrollan encefalitis por VHS-1 después de la reactivación del VHS-1 latente en el ganglio del trigémino o después de la infección primaria.

Los arbovirus son virus ARN que causan meningitis aséptica o encefalitis. La transmisión se produce en verano u otoño a través de picaduras de mosquito o garrapata. El número de casos de encefalitis notificado cada año varía desde 150 hasta 3000 en Estados Unidos; los tipos más frecuentes de encefalitis arboviral son la encefalitis de St. Louis, las equinas occidental y oriental, la de California (cepa LaCrosse) y, recientemente, la provocada por el virus del Nilo occidental. Las secuelas neurológicas son más frecuentes después de la infección por encefalitis equina oriental y de St. Louis. La mortalidad es mayor con la infección por encefalitis equina oriental.

Lo habitual es que los enterovirus causen meningitis aséptica, pero en ocasiones provocan una infección con signos neurológicos focales y la obnubilación más típica de la encefalitis. Los enterovirus no polio que tienen más probabilidades de causar infección del SNC son enterovirus 71, coxsackievirus B5, y echovirus 7, 9, 11 y 30. La infección es más frecuente en verano y otoño.

Fisiopatología

La infección viral inicial se produce en un sitio distante del SNC, como las vías respiratorias o el tubo digestivo; la infección arboviral implica una inoculación directa en la piel. El virus se replica localmente y se disemina al tejido linfático regional. La distribución a todo el cuerpo se produce durante la fase virémica primaria, con la posterior replicación viral de alto nivel. Los síntomas de fiebre, malestar general y cefalea están relacionados con una viremia secundaria. Algunos virus llegan al SNC evitando el paso por la barrera hematoencefálica durante la segunda viremia. Otros virus, como el VHS y el la rabia, llegan al SNC mediante transporte axonal retrógrado desde zonas periféricas. La infección viral directa de las neuronas y la inflamación perivascular asociada conducen a la destrucción de la materia gris. La encefalitis a menudo cursa con inflamación meníngea y pleocitosis del LCR.

Es posible que a la infección con ciertos virus o bacterias siga un **síndrome de encefalomielitis postinfecciosa** (encefalomielitis diseminada aguda). Este proceso autoinmune puede distinguirse de la encefalitis aguda por el hallazgo patológico de desmielinización de la materia blanca.

Evaluación clínica y estudios de laboratorio

Historia clínica

Entre los datos importantes que deben recogerse en la historia clínica se encuentran los antecedentes de viajes y de picaduras de insectos recientes, antecedentes familiares de otras enfermedades e información sobre una posible ingestión de un medicamento o de una toxina. Los signos y síntomas iniciales de encefalitis son inespecíficos y entre ellos se encuentran fiebre, irritabilidad, letargo y anorexia. Es posible que se presente rinorrea, faringitis, tos, diarrea, vómitos o exantema. Varias horas a días después de que se produzcan estos síntomas iniciales se desarrolla la patología neurológica, que va desde leve hasta grave. Esta incluye cefalea, trastorno de conducta, déficit de pares craneales, hemiparesia, disfagia, convulsiones, obnubilación y coma.

Exploración física

Deben realizarse una exploración neurológica cuidadosa para valorar el nivel de consciencia, la presencia de anomalías en los pares craneales, la hemiparesia, los trastornos de movimiento y la ataxia. Es necesario examinar la piel y las membranas mucosas en busca de signos de infección por enterovirus o lesiones vesiculares compatibles con infección por VHS.

Estudios de laboratorio

En la encefalitis viral, el LCR suele mostrar pleocitosis linfocítica, concentraciones elevadas de proteína y niveles de glucosa normales o ligeramente bajos. En algunos casos, el LCR es normal. La RM detecta anomalías focales compatibles con encefalitis por VHS, como edema del lóbulo temporal o hemorragia. Los hallazgos de la RM indicativos de desmielinización de la materia blanca en las imágenes de la fase T2 ponderada ayudan a diferenciar la encefalitis aguda de la encefalomielitis postinfecciosa. Entre las pruebas utilizadas para identificar un virus específico se encuentran el cultivo, la RCP, los estudios serológicos y las pruebas inmunocitoquímicas del tejido cerebral.

Diagnóstico diferencial

Las causas no infecciosas a considerar en niños con hallazgos neurológicos anormales son hemorragia intracraneal, enfermedad del tejido conjuntivo, enfermedad metabólica o exposición a medicamentos o toxinas.

Manejo

El tratamiento de la encefalitis por VHS requiere de aciclovir intravenoso durante al menos 3 semanas. El manejo de la encefalitis arboviral o enteroviral es de mantenimiento; no se han aprobado medicamentos antivirales para uso terapéutico en estos trastornos. En los casos de sospecha de encefalomielitis postinfecciosa en los que se hayan descartado razonablemente infecciones agudas virales, bacterianas y micóticas, algunos expertos apoyan realizar tratamiento de prueba con esteroides o Ig.

INFECCIONES ÓSEAS Y ARTICULARES

ARTRITIS INFECCIOSA

La infección e inflamación de la articulación es causada por bacterias, hongos o virus. La **artritis piógena (o séptica)** es causada por una infección bacteriana del espacio articular (tabla 9-20). La **artritis reactiva** es una respuesta inflamatoria en el espacio articular que se produce como resultado de una infección en otra parte del cuerpo (tabla 9-21).

La artritis piógena se observa en todos los grupos de edad, aunque es más frecuente en los niños menores de 3 años. Las articulaciones de las extremidades inferiores, como las rodillas, la cadera y los tobillos, están afectadas en más del 75% de los casos. Por lo general, se afecta una sola articulación. Si varias articulaciones están afectadas, debe sospecharse *N. meningitidis*, especies de *Salmonella* o *S. aureus*. A la infección por *H. influenzae* de tipo b y *Kingella kingae* a menudo le sigue una enfermedad de las vías respiratorias superiores.

Fisiopatología

La infección de las articulaciones en la artritis piógena se produce como resultado de una diseminación hematógena de bacterias hacia la membrana sinovial vascular, lo que provoca una respuesta inflamatoria a la endotoxina bacteriana dentro del

TABLA 9-20

Causas bacterianas y tratamiento de las artritis piógenas y de la osteomielitis

Edad	Organismo	Antibioterapia empírica
0-3 meses	*Streptococcus agalactiae,* bacterias gramnegativas, *Staphylococcus aureus*	Vancomicina[a], clindamicina o nafcilina más cefotaxima
3 meses-5 años	*S. aureus, Streptococcus pneumoniae, Streptococcus pyogenes, Kingella kingae*	Vancomicina[a], clindamicina o nafcilina máss cefotaxima o cefuroxima
5 años o más	*S. aureus, S. pyogenes, Neisseria gonorrhoeae*	Vancomicina[a], clindamicina, nafcilina o cefazolina. Ceftriaxona si se sospecha *N. gonorrhoeae*
Circunstancias especiales		
Niño con enfermedad de células falciformes	Especies de *Salmonella, S. aureus*	Vancomicina, clindamicina o nafcilina más cefotaxima
Herida punzante a través del zapato	*Pseudomonas aeruginosa*	Antibiótico antipseudomonas ± cobertura contra *S. aureus*
Mordedura	*Eikenella corrodens* (mordedura humana) *Pasteurella multocida* (gato, perro) *S. aureus* y flora oral que incluye anaerobios	*Ampicilina/sulbactam*

[a]La vancomicina debe iniciarse empíricamente si los patrones de resistencia locales son indicativos de que SARM es frecuente en la comunidad. Una vez aislado el organismo y que se dispone de los resultados de susceptibilidad, ha de cambiarse al antibiótico adecuado con el espectro de cobertura más estrecho.

TABLA 9-21

Causas infecciosas de artritis reactiva

Organismos que causan artritis tanto piógena como reactiva

Streptococcus pyogenes

Neisseria meningitidis

Neisseria gonorrhoeae

Especies de *Salmonella*

Organismos típicos que causan infección primaria en otra zona con artritis reactiva relacionada

Especies de *Shigella*

Yersinia enterocolitica

Especies de *Campylobacter*

Chlamydia trachomatis

espacio articular. La liberación de citocinas, como el factor de necrosis tumoral y la interleucina 1, estimula la producción de proteinasas en las células sinoviales. Los leucocitos producen elastasas de neutrófilo, que causan destrucción del cartílago.

Con menos frecuencia aparece artritis piógena secundaria a la diseminación por contigüidad desde una osteomielitis adyacente. Las cápsulas articulares de la cadera y hombro, que se encuentran por encima de la metáfisis del fémur y del húmero, respectivamente, permiten la extensión de la infección desde el hueso hasta el espacio articular. La diseminación de la infección por contigüidad es más probable en lactantes y niños pequeños debido a la presencia de vasos sanguíneos transfiseales. La inoculación directa de organismos dentro del espacio articular después de heridas punzantes, traumatismos o intervenciones quirúrgicas conduce con menos frecuencia a artritis piógena.

Evaluación clínica y estudios de laboratorio

Historia clínica

Es importante centrar la historia clínica en la obtención de información que ayude a distinguir entre artritis piógena aguda, artritis reactiva y **artritis idiopática juvenil.** Es necesario interrogar a los cuidadores respecto a enfermedades subyacentes (p. ej., enfermedad de células falciformes, inmunodeficiencia), viajes recientes o antecedentes de exposición (p. ej., exposición a garrapatas, ratas o reptiles que se tienen como mascotas), enfermedades recientes (p. ej., faringitis, exantema semejante a fiebre escarlatina, infección de vías respiratorias superiores, diarrea, pérdida de peso o dolor articular previo) y antecedentes de traumatismo. Se debe preguntar a los adolescentes acerca de su vida sexual.

Los niños con artritis piógena suelen presentar dolor agudo en la articulación afectada. Entre los síntomas iniciales en los niños muy pequeños o en los lactantes se encuentran llanto con el cambio de pañal y que rehúsen mover la extremidad afectada, apoyarla o caminar. Por lo general, presentan fiebre.

Exploración física

Una exploración musculoesquelética meticulosa revela el origen de la infección. La articulación afectada se encuentra tumefacta, caliente y dolorosa a la palpación. El rango de movimiento está disminuido. Es posible que sea complicado diagnosticar artritis piógena de la cadera, ya que a menudo no se observan enrojecimiento ni tumefacción de la articulación. En ocasiones el dolor está referido a la rodilla. El niño prefiere mantener la cadera en una posición flexionada, en rotación externa y abducción. La diferenciación de la artritis piógena de la cadera de otras causas de dolor de cadena (p. ej., sinovitis temporal) reviste gran importancia, ya que el tratamiento de la artritis piógena de la cadera requiere drenaje inmediato del espacio articular y antibioterapia intravenosa.

Otros hallazgos importantes de la exploración física son pérdida de peso (enfermedad inflamatoria intestinal), presencia de lesiones o exantemas cutáneos, soplos cardíacos (endocarditis), dolor abdominal (enfermedad inflamatoria intestinal) o hallazgos anormales en ojos (artritis idiopática juvenil o enfermedad de Behçet). Es necesario realizar una exploración genital en los adolescentes para descartar una enfermedad de transmisión sexual.

Estudios de laboratorio

La VSG, el RL y la PCR están elevados. Los hemocultivos son positivos en el 40% de los casos. El análisis del recuento de células, de la tinción de Gram y del cultivo del líquido articular es útil para diferenciar la causa piógena de otras causas de inflamación de articulación (tabla 9-22). La tinción de Gram y el cultivo del líquido de la articulación son diagnósticos en el 60-70% de los casos de artritis piógena. El aislamiento de *K. kingae* se mejora mediante la inoculación directa del líquido articular en un frasco para hemocultivo.

Las radiografías simples de la articulación afectada revelan tumefacción de tejidos blandos y ensanchamiento del espacio articular. En ocasiones, se utiliza una ecografía para detectar líquido dentro de la articulación de la cadera. La RM es un

---

TABLA 9-22

Recuentos de leucocitos habituales en el líquido sinovial observados en presencia de artritis infecciosa

	RL (células/mm³) [rango normal]	*Células polimorfonucleares (%)*
Normal	<150	<25
Artritis piógena	10 000–300 000 (>50 000)	>90
Artritis de Lyme	180–100 000 (25 000–40 000)	>75
Artritis viral	3000–50 000 (15 000)	<50

RL, recuento de leucocitos.

método sensible para detectar líquido dentro del espacio articular e identificar el compromiso del hueso o tejidos blandos; sin embargo, no es posible diferenciar entre causas infecciosas y no infecciosas de la inflamación del espacio articular. Los estudios con radionúclidos de fosfato de tecnecio no están recomendados, excepto en los casos en los que la exploración física y las radiografías simples no pueden localizar el lugar de infección (como en la infección de la articulación sacroilíaca).

Diagnóstico diferencial

Entre las enfermedades que se presentan con dolor de extremidades o cuando los pacientes rehúsan caminar se encuentran la osteomielitis pélvica, la infección de disco (disquitis), la osteomielitis vertebral, las neoplasias malignas primarias o metastásicas, los traumatismos y la artritis reactiva o autoinmune.

Manejo

Es adecuado hospitalizar a los niños con artritis piógena. El manejo debe realizarse de forma coordinada con un cirujano ortopedista. Entre los objetivos de la terapia se encuentran la descompresión y la esterilización del espacio articular. Reviste gran importancia el drenaje inmediato de una articulación de cadera infectada para evitar el compromiso vascular y la posterior necrosis avascular de la cabeza femoral. Se recomienda la aspiración de otros espacios articulares para obtener líquido sinovial con el fin de hacer un recuento celular y el cultivo, así como facilitar la descompresión.

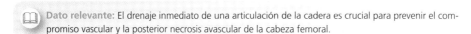

> 📖 **Dato relevante:** El drenaje inmediato de una articulación de la cadera es crucial para prevenir el compromiso vascular y la posterior necrosis avascular de la cabeza femoral.

La antibioterapia intravenosa empírica se basa en la edad (v. tabla 9-20). Una vez que se dispone de los resultados de los cultivos, debe reducirse la cobertura antibiótica para iniciar tratamiento específico para el organismo identificado. La terapia intravenosa ha de continuarse hasta que la fiebre ceda y la tumefacción y el dolor a la palpación de la articulación mejoren. Debido a que los antibióticos penetran en el espacio articular en concentraciones altas, la antibioterapia oral se utiliza para completar un curso, siempre y cuando se considere que los padres van a cumplir con el esquema y que los niños van a tomar el medicamento. La duración típica de la antibioterapia (intravenosa más oral), que depende del patógeno causal, varía de 3 a 4 semanas. Con el tratamiento adecuado, la PCR sérica se normaliza en unos 7 días y los niños muestran una mejoría clínica constante.

OSTEOMIELITIS

Consiste en la inflamación del hueso que suele ser provocada por una infección bacteriana, aunque en ocasiones los responsables son organismos micóticos.

Fisiopatología

En los niños, la osteomielitis suele ser secundaria a diseminación hematógena de bacterias hacia los huesos, que crecen con rapidez y tienen un buen suministro vascular. Los organismos depositados en los capilares de la metáfisis se replican y diseminan en el hueso cortical. En algunos casos, se forma un absceso subperióstico y la infección se extiende hacia el tejido blando adyacente. La osteomielitis se produce también por la diseminación de infección contigua después de un traumatismo o por mordeduras. La osteomielitis anaeróbica del cráneo o de la cara se observa con la extensión de un infección proveniente de los senos paranasales, en presencia de otitis media crónica o en caso de un absceso dental.

Cerca del 50% de los casos de osteomielitis hematógena se producen en niños menores de 5 años de edad. Los varones la presentan con una frecuencia dos veces mayor que las mujeres. Los huesos largos de las extremidades inferiores tienen más probabilidades de estar afectados. *S. aureus* (tanto SASM como SARM) es la causa más frecuente de osteomielitis hematógena en todos los grupos de edad. En la tabla 9-20 se recogen otras causas bacterianas junto con trastornos predisponentes.

Evaluación clínica y estudios de laboratorio

Historia clínica

Suelen estar presentes síntomas sistémicos como fiebre y malestar general. Los niños rehúsan apoyar, caminar o mover la extremidad afectada (**seudoparálisis**). Es relevante constatar la existencia de antecedentes patológicos de trastornos subyacentes como enfermedad de células falciformes o inmunodeficiencia. El antecedente de un viaje reciente es indicativo de una infección por hongos endémicos en ciertas regiones geográficas (p. ej., *C. immitis, Histoplasma capsulatum, Blastomyces dermatitides*). Los antecedentes de exposición a animales llevan a considerar una infección por *B. henselae* (gatos) o por especies de *Salmonella* (reptiles). Un antecedente de cardiopatía congénita es sugestivo de endocarditis bacteriana como una posible fuente de infección. Un antecedente reciente de faringitis o varicela lleva a considerar una infección por *S. pyogenes*.

Exploración física

Algunos niños con osteomielitis hematógena no tienen fiebre y presentan un estado general relativamente bueno, mientras que otros tienen fiebre alta y se ,muestran de moderada a gravemente enfermos. Se requiere una exploración cuidadosa de huesos y articulaciones para localizar la infección. A menudo la tumefacción, el enrojecimiento y el calor local son evidentes sobre la porción de hueso afectada. La palpación de los huesos revela el sitio de máximo dolor.

En la osteomielitis de la pelvis y de la espalda baja, que es difícil de diagnosticar, están presentes anomalías de la marcha o dolor referido a la cadera o al abdomen. Oscilar la cintura pélvica o palpar directamente el cuerpo vertebral afectado provoca dolor. El rango de movimiento de la cadera es normal. Casos recientes de infección por SARM se han asociado a trombosis de vena profunda e infección pulmonar.

Estudios de laboratorio

El RL es normal o está elevado, con un predominio de células PMN. La VSG y la PCR están aumentadas en más del 90% de los casos y los hemocultivos son positivos en más del 50% de los pacientes. Un cultivo de hueso infectado aumenta la probabilidad de hacer el diagnóstico bacteriológico adecuado.

Las radiografías simples revelan la tumefacción de tejidos blandos alrededor del hueso afectado en los primeros días de enfermedad. No se observa destrucción de hueso hasta que cerca del 50% del hueso está desmineralizado. Por tanto, los cambios osteolíticos no se aprecian hasta 10 o 20 días después del inicio de los síntomas. La esclerosis del hueso es evidente pasado 1 mes o más desde el inicio de la infección.

Los estudios con radionúclidos usando el isótopo bifosfato-metileno marcado con tecnecio son útiles en el diagnóstico temprano de osteomielitis. La actividad osteoblástica en el hueso infectado aumenta la captura del isótopo. La sensibilidad de los estudios óseos es del 80-100%. Un estudio óseo positivo no es específico para infección, ya que una neoplasia maligna, un infarto, un traumatismo o una celulitis de tejidos blancos sobre el hueso causan un aumento de la captura del isótopo. El estudio óseo puede ser falsamente normal en los recién nacidos y muy al principio del curso de la infección.

La RM detecta cambios en la médula ósea causados por la infección. La sensibilidad para la detección de osteomielitis es mayor del 90%, pero, al igual que con el estudio con radionúclidos, anomalías similares en la médula ósea están presentes en el contexto de una neoplasia maligna, de una fractura o de un infarto.

Diagnóstico diferencial

Además de osteomielitis, entre las causas de dolor óseo están traumatismos, infartos óseos, tumores óseos, leucemia y linfoma.

Manejo

Suele ser necesario proceder a la hospitalización para que el paciente reciba antibióticos intravenosos y sea evaluado por un cirujano ortopedista. La antibioterapia empírica que debe realizarse hasta que se disponga del diagnóstico bacteriológico se describe en la tabla 9-20. Los antibióticos β-lactámicos, la clindamicina y la vancomicina logran concentraciones en el hueso adecuadas para el tratamiento de los patógenos usuales. En los casos de osteomielitis causada por SARM se han usado con éxito antibióticos más nuevos, como el linezolid. En teoría, los aminoglucósidos no se usan debido a su poca actividad en un contexto de hipoxia tisular y acidosis. Se continúa administrando antibióticos intravenosos hasta que cede la fiebre, los hallazgos locales de dolor, calor y eritema mejoran, y la PCR y la VSG regresan a lo normal.

Con el tiempo, es posible considerar un cambio a antibioterapia oral. Entre los factores a considerar antes de iniciar este cambio se encuentran la capacidad de los niños y de sus familias de cumplir con los regímenes farmacológicos y de acudir a las citas de seguimiento. La elección de antibiótico oral depende del organismo aislado, y debe tener el mismo espectro de cobertura que el antibiótico intravenoso al que el niño ha respondido. La dosis de antibióticos β-lactámicos orales usados es aproximadamente de dos a tres veces mayor que la que recomendada habitualmente. Sin embargo, debido a la excelente biodisponibilidad de antibióticos como la clindamicina y el linezolid, no es necesario alterar la dosis recomendada del medicamento. La duración de la terapia varía de 4 a 8 semanas.

Se recomienda intervenir quirúrgicamente en caso de fiebre, eritema, tumefacción y dolor persistentes, así como cuando existe un absceso en el periostio o en los tejidos blandos, un trayecto fistuloso que drena o ante la sospecha de hueso necrótico.

EXANTEMAS VIRALES

Los exantemas pediátricos (erupciones) tienen un origen viral o bacteriano. Los exantemas virales clásicos son provocados por la infección por virus del sarampión, virus de rubéola, VHH-6 y VHH-7, parvovirus B19 y VVZ. Las enfermedades virales relacionadas con exantemas tienen características microbiológicas y clínicas distintivas (tablas 9-23 y 9-24). La patogenia del

TABLA 9-23

Exantemas virales: características microbiológicas

Virus	Enfermedad	Transmisión	Patogenia de la infección	Período de incubación
Sarampión Familia paramixovirus	Sarampión	Gotitas/por aire	Replicación en las vías respiratorias → linfáticos → viremia → *SRE* → viremia secundaria → diseminación a múltiples órganos incluso la piel	8-12 días (el exantema no aparece hasta pasados 18 días de la exposición)
Rubivirus Familia *togaviridae*	Rubéola	Gotitas/contacto directo	Igual que el sarampión	14–23 días
Virus varicela-zóster Familia *herpesviridae*	Varicela Varicela-zóster (herpes zóster)	Por aire/contacto directo	Inoculación de las vías respiratorias → replicación en los ganglios linfáticos → viremia → *SRE* → viremia secundaria → las células mononucleares transportan el virus a la piel, replicación en las células epidérmicas Latencia establecida	10–21 días
Virus de herpes humano 6, 7 Familia *herpesviridae*	Roséola	Contacto directo	Infecta a los linfocitos T maduros Establece latencia	9–10 días
Parvovirus B19 Familia *parvoviridae*	Fifth disease	Contacto directo/ gotitas	Se replica en las vías respiratorias → viremia → infecta los precursores de los eritrocitos	4–21 días
Enterovirus[a]	Quinta enfermedad	Contacto directo (respiratorio o heces)	Se replica en las vías r espiratorias y el tubo digesti-vo → viremia transitoria → SRE → viremia secundaria hacia los órganos diana (SNC, corazón, piel)	3–6 días
Virus del herpes simple Familia *herpesviridae*	Exantema vírico de manos, boca y pies Virus del herpes simple neonatal Herpes gingivoestomatitis Panadizo o paroniquia herpética	Transmisión perinatal Contacto directo	Penetración de la piel o membrana mucosa → diseminación neuronal → viremia →α compromiso de órganos → latencia	2-14 días (el virus del herpes simple neonatal se presenta desde el primer día de vida hasta las 6 semanas)

[a]Habitualmente, el virus coxsackie A16; en ocasiones, enterovirus 71 u otras cepas.

SRE, sistema reticuloendotelial; *SNC,* sistema nervioso central.

TABLA 9-24

Exantemas virales: características clínicas

Enfermedad	Pródromo	Enantema	Exantema	Complicaciones
Sarampión	Tos, coriza, conjuntivitis, fiebre alta	Manchas de Koplik	Exantema rojo, morbiliforme, elevado	Otitis media, neumonía, crup, diarrea, encefalitis aguda, muerte, panencefalitis esclerosante subaguda
Rubéola	Malestar general, ganglios auriculares posteriores, febrícula	Máculas rojas, paladar blando	Exantema rojo, elevado, menos intenso que el del sarampión	Síndrome de rubéola congénita, poliartralgia, artritis, encefalitis, trombocitopenia
Varicela (viruela loca) Varicela-zóster (herpes zóster)	Malestar general, anorexia, cefalea (leve)	Vesículas que pueden afectar a las membranas mucosas	Pápulas lesiones con costra aparecen en el cuero cabelludo/cara/cuello Se diseminan al tronco, a las extremidades La varicela-zóster (herpes zóster) se caracteriza por dolor y exantema en una distribución dermatómica	Enfermedad diseminada, neumonía, hepatitis, coagulopatía, neumonía, encefalitis, infección bacteriana agregada por *Streptococcus pyogenes, Staphylococcus aureus*
Roséola (VHH-6, VHH-7)	Fiebre alta	Máculas rojas en el paladar blando	Exantema maculopapular rojo en el tronco La erupción aparece una vez que cede la fiebre	Convulsiones (enfermedad diseminada en huéspedes inmunodeprimidos) La infección por VHH puede ser leve o asintomática
Parvovirus (quinta enfermedad)	Febrícula, malestar general	Ninguno	Mejillas rojas, exantema reticular en el tronco y las extremidades	Artritis/artralgia, anemia aplásica temporal en pacientes con anemia hemolítica, infección fetal, infección crónica en inmunodeprimidos
Enterovirus	Síntomas de vías respiratorias superiores o gastrointestinales leves	Vesículas pequeñas o úlceras en la faringe posterior	Lesiones postulares o vesiculares en manos y pies, exantema maculopapular	Meningitis aséptica, miocarditis
VHS neonatal	No come bien, letargo	Lesiones vesiculares	Vesículas agrupadas en una base eritematosa	Infección diseminada que causa hepatitis, neumonía, coagulación intravascular diseminada, muerte, encefalitis

exantema varía en función del organismo causante. Las erupciones cutáneas son causadas por la infección directa de la epidermis (sarampión), de la dermis (rubéola) o del endotelio vascular (enfermedad por rickettsias); la toxina bacteriana circulante *(S. pyogenes, S. aureus);* la respuesta inmunitaria del huésped (parvovirus B19), o una combinación de factores.

Cuando se evalúan niños con exantemas, es importante hacer una historia clínica completa con respecto al exantema. Para establecer el diagnóstico, es necesario recabar información acerca de los síntomas prodrómicos; el inicio, la diseminación y la evolución del exantema, y síntomas sistémicos relacionados. El médico debe obtener antecedentes de viajes, contactos con enfermos, vacunaciones, alergias, medicamentos y picaduras de insectos o garrapatas. Es esencial documentar las siguientes características del exantema: color y textura, localización y patrón (p. ej., ¿es simétrico?); si afecta a manos y pies, y la manera y el grado de su diseminación. Además, el médico debe observar si el exantema es doloroso, indoloro o pruriginoso, si desaparece con la presión, y si están afectadas algunas de las membranas mucosas. La observación de anomalías, como fiebre, síntomas respiratorios, faringitis, linfadenopatía, soplos cardíacos y anomalías articulares, ayuda en el diagnóstico.

SARAMPIÓN (V. TABLA 9-24)

El sarampión (también conocido como sarampión «duro», sarampión rojo y sarampión de 9 días) es muy contagioso, y la mayoría de los casos se producen en invierno o primavera. En Estados Unidos, la incidencia de sarampión disminuyó drásticamente desde que la vacuna fue aprobada en 1963.

Fisiopatología

Las erupciones cutáneas son el resultado de la infección viral directa de la epidermis. Es posible que se desarrolle una infección bacteriana agregada y complicaciones. La muerte debida a complicaciones respiratorias o neurológicas se produce en 1-3 de cada 1000 casos en Estados Unidos. Las tasas de mortalidad son más altas en otros países. La **panencefalitis esclerosante subaguda,** una enfermedad del SNC degenerativa, progresiva y mortal, sigue al sarampión natural. Se relaciona con un período de incubación prolongado (promedio de 9,8 años). Entre los síntomas se encuentran cambios progresivos en la conducta, deterioro cognitivo y convulsiones.

Evaluación clínica y estudios de laboratorio

Historia clínica

La historia clínica debe centrarse en el estado de vacunación y en los viajes o contactos con otras personas con enfermedades exantemáticas. Los niños se muestran de moderada a gravemente enfermos, con síntomas de fiebre alta, tos seca, coriza y conjuntivitis con secreción transparente. Después de los síntomas prodrómicos se desarrolla un exantema distintivo.

Exploración física

El sarampión se distingue por un enantema patognomónico **(manchas de Koplik)** que se caracteriza por pequeños puntos blancos sobre una base roja, el cual aparece en la mucosa bucal 1-2 días antes del inicio del exantema. Las membranas mucosas y la faringe están rojas. El exantema aparece 3-4 días después del inicio de los síntomas prodrómicos. El exantema de color rojo oscuro, elevado y morbiliforme se inicia en el nacimiento del cabello y se disemina hasta abarcar el tronco, los brazos, las piernas y, con el tiempo, las manos y los pies. Las lesiones individuales confluyen conforme la enfermedad progresa. En un principio, las lesiones desaparecen con la presión, pero progresan a lesiones más oscuras y que no desaparecen como resultado de la fuga en los capilares. El exantema desaparece a los 7-9 días con la subsiguiente descamación fina. El aspecto de los niños es enfermizo y refieren fotofobia.

Estudios de laboratorio

El diagnóstico se basa en los hallazgos clínicos, en la exposición y en los antecedentes de vacunación, así como en una serología positiva. Los anticuerpos IgM contra el sarampión están presentes durante cerca de 1 mes después del inicio de los síntomas. Los sueros pareados agudo y convaleciente que demuestran una elevación importante en la IgG antisarampión son diagnósticos. Es posible cultivar el virus del sarampión a partir de muestras de nasofaringe, orina y sangre. Es importante notificar de inmediato al departamento de salud local los casos sospechosos de sarampión para acelerar el procesamiento de muestras e identificar los posibles focos y contactos.

Diagnóstico diferencial

El diagnóstico diferencial de sarampión incluye otros exantemas virales y bacterianos, la enfermedad de Kawasaki y alergias a medicamentos.

Manejo

Tratamiento

En la mayoría de los casos de sarampión, el tratamiento de mantenimiento es suficiente. Si se sospecha una infección bacteriana agregada, es necesario iniciar antibioterapia. Generalmente, no se recomienda la terapia antiviral específica. La ribavirina, que tiene actividad *in vitro* contra el virus del sarampión, se ha utilizado por vía intravenosa o en aerosol en algunos casos de enfermedad grave.

Es posible que niños con disminución de las concentraciones séricas de vitamina A desarrollen sarampión grave. Aunque la deficiencia de vitamina A no es un problema importante en Estados Unidos, se considera administrar complementos en los niños pequeños (a los 6 meses de edad o más) que tienen complicaciones de sarampión, desnutrición, inmunodeficiencia y absorción intestinal deteriorada o a aquellos que son inmigrantes recientes provenientes de países con elevadas tasas de mortalidad por sarampión.

Prevención

La prevención efectiva de sarampión implica la vacunación. La American Academy of Pediatrics (AAP) recomienda que los niños reciban dos dosis de vacuna contra sarampión viva atenuada, una a los 12-15 meses de edad y otra a los 4-6 años de edad (fig. 2-10). La vacuna trivalente de sarampión, paperas y rubéola (SPR) se usa con mucha frecuencia en Estados Unidos. La vacuna contra el sarampión es una vacuna viva atenuada, lo que significa que no es adecuado aplicarla a niños inmunodeprimidos ni a mujeres embarazadas, excepto en el caso de niños VIH positivos que no presenten deterioro inmunológico grave. No se produce la transmisión del virus del sarampión por la vacuna, de manera que no existe contraindicación para la vacunación de los contactos que conviven con el paciente. Entre los efectos adversos de la vacuna se encuentran fiebre, exantema y trombocitopenia.

El «Red Book», publicado por el Committee of Infectious Diseases de la AAP, contiene detalles acerca de la vacuna contra el sarampión, como directrices para su uso en circunstancias epidémicas o en los adolescentes y adultos susceptibles. Los productos de Ig interfieren en la respuesta serológica a la vacuna contra el sarampión. Ante un paciente que ha recibido un producto con Ig o transfusión de sangre, los médicos deben consultar las recomendaciones de la AAP para determinar el intervalo adecuado antes de que pueda administrarse la vacuna.

Para evitar el desarrollo o disminuir la gravedad de los síntomas de sarampión en personas expuestas no vacunadas, es útil la administración i.m. de Ig. Para que sea efectiva, el agente debe darse en el transcurso de 6 días de la exposición.

RUBÉOLA (V. TABLA 9-24)

La rubéola (sarampión alemán, **tercera enfermedad**) es una enfermedad moderadamente contagiosa, y la mayoría de los casos se observan a finales de invierno o principios de primavera. En la actualidad, la enfermedad es poco frecuente en Estados Unidos. Durante 1964, una epidemia de rubéola provocó más de 12 millones de casos de rubéola y 20 000 casos de **síndrome de rubéola congénita.** Una vez aprobada la vacuna contra la rubéola en 1969, el número de casos de la enfermedad disminuyó un 99%. La mayoría de las infecciones por rubéola se observan en adultos jóvenes hispánicos no vacunados y los casos más recientes de síndrome de rubéola congénita se produjeron en niños nacidos de madres no vacunadas nacidas fuera de Estados Unidos.

 Dato relevante: Es importante reconocer y diagnosticar la infección por rubéola debido a que la transmisión del virus de la rubéola a mujeres embarazadas no inmunes a menudo provoca una infección congénita grave.

Fisiopatología

Las erupciones cutáneas en la rubéola son secundarias a una infección directa de la dermis. Las complicaciones más frecuentes de la rubéola son artritis y artralgia. Las anomalías de las articulaciones son poco frecuentes en los niños pero sí son habituales en las mujeres adultas. Las articulaciones que se afectan con más frecuencia son los dedos, las muñecas y las rodillas.

La infección por rubéola durante la primera parte del embarazo es fatal, ya que produce muerte fetal, parto prematuro o múltiples anomalías congénitas. Todos los órganos fetales resultan afectados. Entre las anomalías observadas en el síndrome de rubéola congénita se encuentran sordera neurosensorial, cataratas, defectos cardíacos (que suelen ser persistencia del conducto arterioso [PCA], estenosis de arteria pulmonar, estenosis de válvula pulmonar), microcefalia, retraso mental, esplenomegalia, hepatitis y trombocitopenia. La diabetes mellitus y la panencefalitis progresiva son complicaciones tardías del síndrome de rubéola congénita.

Evaluación clínica y estudios de laboratorio

Historia clínica

Es importante obtener los antecedentes de vacunación y contactos de cualquier niño que presente un exantema viral inespecífico. El pródromo, que no se produce en todos los casos, consiste en febrícula, malestar general, linfoadenopatía e infección de vías respiratorias superiores.

Exploración física

Los niños muestran buen estado general o enfermedad leve. Es posible que se observe linfoadenopatía que comprende los ganglios auriculares posteriores, suboccipitales y cervicales posteriores; los ganglios permanecen crecidos durante varias semanas. A menudo, un exantema pruriginoso, que se produce de 1 a 5 días después de los síntomas prodrómicos, empieza en la cara y progresa en sentido caudal. Es más pálido que el exantema que se observa con el sarampión y no coalesce.

Hallazgos de laboratorio

El diagnóstico es difícil debido a que muchos pacientes parecen tener una enfermedad viral inespecífica. La serología es el método usual para confirmar un caso de rubéola. La evidencia confiable de infección aguda incluye la presencia de IgM contra rubéola o una elevación importante de la IgG contra rubéola que se evidencia en los sueros pareados agudos y de la convalecencia. El virus de la rubéola se cultiva con muestras nasales, de garganta, sangre, orina y LCR. Es importante alertar al laboratorio acerca de la sospecha de rubéola para facilitar una prueba adecuada. Al igual que con el sarampión, es necesario notificar al departamento de salud los casos de sospecha de rubéola.

Diagnóstico diferencial

El exantema de la rubéola es difícil de distinguir de otros exantemas virales, como los que se observan con enterovirus, parvovirus B19, VHH-6 y de la infección por VEB.

Manejo

En la rubéola es suficiente el tratamiento de mantenimiento. La prevención implica vacunación. La vacuna contra la rubéola se constituye de virus vivos atenuados administrada como una vacuna triple contra SPR a los 12-15 meses de vida y a los 4-6 años de edad (v. fig. 2-10). En todas las mujeres embarazadas se realiza una serología, como parte de su estudio prenatal de rutina, y cualquier mujer que no sea inmune a la rubéola recibe la vacuna durante el posparto. La vacuna no es adecuada para las mujeres embarazadas. La administración reciente de preparaciones de Ig o hemoderivados interfiere en la respuesta de anticuerpos a la vacuna. Los niños con inmunidad alterada no deben recibir la vacuna de virus vivos durante el tiempo en que están inmunodeprimidos. Entre los efectos adversos de la vacuna se encuentran fiebre, linfoadenopatía, dolor articular y trombocitopenia.

ROSÉOLA (V. TABLA 9-24)

La roséola (exantema súbito, sexta enfermedad), que es secundaria a una infección por VHH-6 y, en ocasiones, VHH-7, es una enfermedad febril aguda seguida de un exantema. La infección por VHH-6 es frecuente, y la seroprevalencia en la mayoría de los países se acerca al 100% en niños mayores de 2 años de edad. El VHH-6 tiene dos variantes (A o B) en función de variaciones genéticas y fenotípicas; la variante B (VHH-6B) causa la roséola. Las infecciones por VHH-7 se producen más tarde durante la infancia y es posible que sea asintomática o leve, o que esté relacionada con una enfermedad semejante a la roséola típica.

Las complicaciones son poco frecuentes. Se producen convulsiones en el 10-15% de los niños durante el período febril (v. tabla 9-24). En ocasiones, la infección por roséola en niños sanos da lugar a un síndrome semejante a la mononucleosis que se caracteriza por linfoadenopatía y hepatitis.

Fisiopatología

La infección primaria aguda por VHH se produce en niños de 4-6 meses de edad o mayores. El virus se adquiere por contacto directo con saliva infectada proveniente de padres o hermanos. Después de la infección primaria, el virus permanece latente en las células mononucleares y es probable que persista en otros tejidos. La replicación del virus en las glándulas salivales es la responsable de la vía de transmisión salival. La reactivación del virus rara vez provoca síntomas, a menos que los niños estén inmunodeprimidos. Entre los síntomas asociados a reactivación se encuentran fiebre, supresión de médula ósea, hepatitis, neumonía y encefalitis.

Evaluación clínica y estudios de laboratorio

Historia clínica

Los padres informan sobre un cuadro de pocos síntomas prodrómicos e inicio súbito de fiebre alta. La fiebre dura de 3 a 7 días. Lo habitual es que la enfermedad sea leve. En ocasiones están presentes síntomas respiratorios o gastrointestinales.

Exploración física

Los niños tienen fiebre alta y están levemente enfermos o irritables. Excepto por la fiebre alta, las constantes vitales son normales. Es posible que se encuentre linfoadenopatía cervical u OMA. La perfusión de la piel es normal. Es necesario realizar una exploración minuciosa para descartar IBG. A la resolución de la fiebre le sigue el desarrollo de un exantema maculopapular eritematoso que se resuelve espontáneamente. Es posible que el exantema no aparezca hasta pasados 1-2 días desde que cede la fiebre.

Estudios de laboratorio

El diagnóstico de roséola se basa en los hallazgos clínicos. El hemograma, si se obtiene, muestra linfocitosis y neutropenia. La serología es difícil de interpretar debido a un aumento significativo de VHH-6, que se observa después tanto de la infección primaria como de la reactivación de la enfermedad. En algunos laboratorios de investigación se dispone de técnicas para el cultivo del virus proveniente de células mononucleares en sangre periférica o para la detección del virus mediante RCP. Hasta ahora ninguna técnica ha probado ser útil para diferenciar la infección primaria de la reactivación. Por ahora, las pruebas diagnósticas para VHH-7 sólo se realizan en laboratorios de investigación.

Diagnóstico diferencial

Entre los trastornos a descartar se encuentran bacteriemia oculta u otro foco oculto de infección bacteriana, como infección del tracto urinario.

Manejo

Lo adecuado es iniciar tratamiento de mantenimiento, con terapia antipirética.

PARVOVIRUS B19 (V. TABLA 9-24)

La infección por parvovirus B19, conocida con diversos nombres, tales como **eritema infeccioso, quinta enfermedad o enfermedad de mejillas abofeteadas,** causa enfermedad leve. Cerca del 20% de las personas infectadas están asintomáticas.

Para cuando tienen 15 años de edad, cerca del 50% de los niños presentan anticuerpos contra el parvovirus B19, con tasas crecientes de seroprevalencia durante la edad adulta. Habitualmente, la transmisión se produce mediante contacto con secreciones respiratorias. Además, existe transmisión mediante exposición percutánea con la sangre o de la madre al feto. Esta última forma de transmisión causa eritroblastosis fetal y muerte, pero el riesgo es bajo (cerca del 5%).

Fisiopatología

El exantema asociado a parvovirus B19 es secundario a una respuesta inmunitaria. Los niños son más contagiosos durante el período prodrómico antes de que aparezca el exantema. Después de la infección inicial de las vías respiratorias, se produce una viremia, con la posterior fijación del antígeno P sobre los precursores de los eritrocitos. La aparición de IgG específica para parvovirus se correlaciona con protección contra la enfermedad.

Es posible que se desarrollen artralgias y artritis en las mujeres adultas como resultado de la infección por parvovirus B19. Las articulaciones que se afectan con más frecuencia son las de las manos, las muñecas y las rodillas. El dolor y la tumefacción articulares suelen resolverse después de 1-2 semanas, aunque es posible que los síntomas persistan durante meses.

Debido a que el parvovirus B19 infecta los precursores de los eritrocitos, la mayoría de los niños infectados presentan anemia leve y temporal. Aquellos con trastornos caracterizados por un aumento del recambio de eritrocitos (p. ej., enfermedad por células falciformes, deficiencia de la glucosa-6-fosfato-deshidrogenasa, anemia hemolítica autoinmune) desarrollan una crisis aplásica transitoria. Los pacientes con inmunodeficiencia están en riesgo de desarrollar una infección crónica por parvovirus y fallo de médula ósea. Asimismo, se informa de que la infección por parvovirus B19 causa neutropenia y trombocitopenia, y cada vez con más frecuencia se identifica como una causa de miocarditis viral aguda.

Evaluación clínica y estudios de laboratorio

Historia clínica

Los niños acuden al médico sólo después de que aparece el exantema. La enfermedad suele ser leve. La mayoría de los niños tienen un pródromo de febrícula, síntomas de vías respiratorias superiores y malestar general leve.

Exploración física

Los niños presentan buen estado general, con febrícula o, en ocasiones, temperatura normal. Se observa un exantema plano, de color rojo en las mejillas y un exantema reticulado, como de encaje, a menudo pruriginoso, en el tronco y las extremidades. El exantema se vuelve más intenso si los niños están expuestos a temperaturas cálidas (p. ej., baño). La duración del exantema es de alrededor de 7-10 días.

La exploración de las articulaciones está justificada para determinar la presencia de artralgia o artritis. Las complicaciones del eritema infeccioso son poco frecuentes en los niños sanos.

Estudios de laboratorio

El diagnóstico en niños sanos se establece a partir de los signos y síntomas clínicos. Los estudios de laboratorio revelan anemia leve y recuento bajo de reticulocitos. En la crisis aplásica se presenta anemia grave. La IgM sérica tiene una sensibilidad mayor del 90% para la identificación de personas con infección reciente, y la IgG sérica es indicativa de infección previa e inmunidad. La RCP del ADN sérico es el método de elección para la detección de infección por parvovirus B19 en los huéspedes inmunodeprimidos.

Diagnóstico diferencial

El diagnóstico diferencial de infección por parvovirus B19 incluye rubéola, infección por enterovirus y reacción a medicamento. Si está presente artritis, deben considerarse artritis idiopática juvenil u otras enfermedades vasculares del tejido conjuntivo.

Manejo

En la mayoría de los niños no es necesario ningún tratamiento.

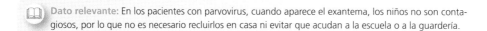

> 📖 **Dato relevante:** En los pacientes con parvovirus, cuando aparece el exantema, los niños no son contagiosos, por lo que no es necesario recluirlos en casa ni evitar que acudan a la escuela o a la guardería.

Es necesario aislar durante 7 días a los niños con crisis aplásica temporal, quienes a menudo no tienen exantema. Los niños hospitalizados e inmunodeprimidos requieren ser aislados durante su hospitalización, debido al riesgo de eliminación viral prolongada. La Ig intravenosa es efectiva en los niños con inmunodeficiencia o crisis aplásica temporal. La transfusión intrauterina de sangre ha sido útil en el tratamiento de la eritroblastosis fetal provocada por parvovirus B19.

VARICELA (VIRUELA LOCA) (V. TABLA 9-24)

La varicela es secundaria a una infección primaria por VVZ.

Fisiopatología

La infección se caracteriza por un exantema vesicular pruriginoso generalizado. Los niños son contagiosos desde 1-2 días antes del inicio del exantema hasta que las lesiones hayan formado costra. Durante la infección primaria, el VVZ establece latencia en los ganglios de las raíces dorsales. La reactivación del virus provoca el **herpes zóster.**

La complicación más frecuente de la varicela es la infección bacteriana agregada por *S. pyogenes* o *S. aureus*. Los padres de niños que sufren esta complicación a menudo refieren que los niños iban mejorando y estaban afebriles con lesiones en fase de costra cuando desarrollaron una nueva fiebre al final del curso de la enfermedad. Entre las IBG se encuentran la artritis piógena, la osteomielitis, la neumonía, la bacteriemia y la fascitis necrosante. Entre las complicaciones no bacterianas de la varicela están la neumonía, la ataxia cerebelosa, la encefalitis, la hepatitis, la varicela hemorrágica y la artritis. Es posible que la infección diseminada por VVZ cause la muerte a pacientes inmunodeprimidos, así como a sujetos sanos con antecedente de terapia esteroidea reciente.

Evaluación clínica y estudios de laboratorio

Historia clínica

Los niños con varicela tienen antecedente de contacto con otra persona infectada en los 10 a 21 días previos. Aunque los casos leves de varicela en ocasiones ocurren en niños que ya fueron vacunados contra la enfermedad, los pacientes no suelen estar vacunados contra la varicela. Entre los síntomas prodrómicos se encuentran fiebre y malestar general.

Exploración física

A menudo se produce fiebre. El niño parece estar de leve a moderadamente enfermo. En los casos de varicela diseminada o infección bacteriana agregada, el niño se muestra muy enfermo. El exantema empieza en el cuello, en la cara o en la parte superior del tronco y se disemina hacia fuera en el transcurso de los siguientes 3-5 días. Suelen estar afectadas las membranas mucosas. Inicialmente, las lesiones aparecen como pápulas pequeñas sobre una base eritematosa y estas evolucionan a vesículas, que con el tiempo forman costras. A menudo, el exantema produce un prurito intenso. Es importante inspeccionar el exantema en busca de signos de hemorragia o infección.

La exploración pulmonar revela signos de neumonía causados por VVZ o bacterias. La exploración cuidadosa de huesos y articulaciones puede descubrir una infección causada por *S. aureus* o *S. pyogenes*. La exploración neurológica en ocasiones revela ataxia cerebelosa.

Estudios de laboratorio

El diagnóstico de varicela se basa en los hallazgos clínicos. Si el diagnóstico es incierto, tal vez sea necesario enviar raspados de las bases de las lesiones vesiculares para realizar pruebas de anticuerpo fluorescente específico para VVZ. Un frotis de Tzanck revela células gigantes multinucleadas; sin embargo, no es específico para VVZ, y es menos sensible y exacto que el anticuerpo fluorescente directo. Es posible cultivar el virus a partir de las lesiones, pero los resultados no son inmediatos.

El hemocultivo está jusfiticado si se sospecha una infección agregada. La realización de una radiografía de tórax, un hemograma, pruebas de coagulación y enzimas hepáticas es adecuada en niños con mal estado general.

Manejo

El tratamiento de mantenimiento es suficiente para la varicela no complicada en huéspedes normales. El aciclovir es útil en pacientes inmunodeprimidos o en aquellos con complicaciones de la enfermedad. Los antibióticos con actividad contra *S. aureus* y *S. pyogenes* son efectivos en casos en que se sospeche una infección bacteriana.

La prevención implica la vacunación contra la varicela, la cual es una vacuna de virus vivos atenuados. Se aplican dos dosis, una a los 12-15 meses de vida y otra a los 4-6 años de edad. La vacuna no está recomendada en personas inmunodeprimidas ni en mujeres embarazadas. La VariZIG se usa para la inmunoprofilaxis pasiva en pacientes expuestos a varicela que están en riesgo de enfermedad grave. La VariZIG es una Ig humana purificada y liofilizada preparada a partir de plasma con concentraciones altas de anticuerpo contra varicela. Si no se dispone de VariZIG, se recomienda administrar Ig intravenosa. La administración debe realizarse dentro de las primeras 96 h de la exposición. Entre los candidatos se encuentran mujeres embarazadas susceptibles, recién nacidos cuyas madres desarrollaron varicela poco antes o después del parto, lactantes prematuros y niños inmunodeprimidos. La quimioprofilaxis con aciclovir oral también se usa en pacientes seleccionados no vacunados 7-10 días después de la exposición para evitar la enfermedad grave.

EXANTEMAS BACTERIANOS

INFECCIÓN POR *STREPTOCOCCUS PYOGENES* (ESCARLATINA)

El exantema de la **escarlatina** es el resultado de los efectos vasculares de las exotoxinas A, B y C estreptocócicas pirógenas producidas por *S. pyogenes*. Este organismo también infecta directamente la piel y los tejidos blandos, y causa **impétigo, celulitis, erisipelas** y **fascitis necrosante**. Diversos hallazgos clínicos se asocian a estos trastornos (tabla 9-25).

Evaluación clínica y estudios de laboratorio

Historia clínica

Entre los síntomas prodrómicos de la escarlatina se encuentran fiebre, faringitis, escalofríos y dolor abdominal. El exantema aparece 1-2 días después de los síntomas iniciales.

TABLA 9-25

Manifestaciones en piel y tejidos blandos de *Streptococcus pyogenes* y *Staphylococcus aureus*

Organismo	Enfermedad	Hallazgos clínicos
Streptococcus pyogenes	Escarlatina	Véase el texto
(EBHGA)	Impétigo	Afebril, lesiones superficiales en piel pustulosas con costra melicérica
	Erisipelas	Fiebre, infección superficial de la piel, progresiva, eritematosa y bien delimitada
	Celulitis	Fiebre, dolor, infección más profunda del tejido subcutáneo
	Fascitis necrosante	Fiebre, dolor desproporcionado para los hallazgos cutáneos, lesiones vesiculares o eritema, necrosis tisular
	SCTE	Fiebre, exantema macular eritematoso, hipotensión, disfunción renal, coagulopatía, disfunción hepática, dificultad respiratoria, necrosis de tejidos blandos
Staphylococcus aureus	Escarlatina estafilocócica	Igual que la escarlatina por *S. pyogenes*, pero sin faringitis ni enantema
	Impétigo	Afebril, lesiones superficiales en piel pustulosas con costra melicérica
	Foliculitis	Infección del folículo piloso
	Furúnculo/carbúnculo	Infección del folículo piloso y tejido circundante Infección de piel/tejidos blandos
	Absceso o celulitis	Es posible que tenga la apariencia de una picadura de araña (en especial con infección por SARM)
	Síndrome de epidermólisis estafilocócica aguda	Fiebre, piel eritematosa y dolorosa a la palpación, lesiones vesiculares, signo de Nikolsky[a]
	Síndrome de shock tóxico	Fiebre, eritrodermia (exantema parecido a eritema solar), hipotensión, hiperemia de membranas mucosas, vómitos y diarrea, mialgia, disfunción renal y hepática, trombocitopenia, alteración del nivel de consciencia

[a]El signo de Nikolsky se produce cuando la capa superior de la piel se desprende de las capas inferiores cuando se frota con suavidad.

EBHGA, estreptococo β-hemolítico del grupo A; *SCTE*, síndrome de shock tóxico estreptocócico.

Exploración física

La mayoría de los niños con escarlatina tiene enfermedad leve. El exantema de la escarlatina es eritematoso, desaparece con la presión y se acompaña de pápulas finas que a la palpación se perciben como una superficie parecida a lija. Es más prominente en las áreas tibias y húmedas, como cuello, axilas e ingles, y no afecta al área que rodea la boca (palidez peribucal). Otros hallazgos cutáneos son petequias y áreas de hiperpigmentación en las arrugas de la piel (líneas de Pastia). Aproximadamente 1 semana después de la aparición del exantema, empieza una descamación fina en la cara, y se disemina hacia el tronco y las extremidades.

Estudios de laboratorio

Véase «Faringitis».

Diagnóstico diferencial

Otras causas de exantema que remeda escarlatina se producen después de una infección por *S. aureus* o *A. haemolyticum*. Es posible que también aparezca un exantema semejante a la escarlatina en relación con enfermedad estreptocócica, aparte de la faringitis (p. ej., infección ósea o de articulaciones, neumonía, SST estreptocócico).

Manejo

Para el tratamiento de las infecciones graves relacionadas con exantema escarlatiniforme son necesarios los antibióticos parenterales administrados en el hospital (v. «Faringitis»).

INFECCIÓN POR *STAPHYLOCOCCUS AUREUS*

La infección por *S. aureus* provoca una variedad de manifestaciones cutáneas (v. tabla 9-25). Las cepas de esta bacteria producen una toxina exfoliativa que causa **impétigo vesicular, síndrome de epidermólisis estafilocócica aguda** o **erupción escarlatiniforme** similar al exantema que se observa con la escarlatina estreptocócica. Las infecciones cutáneas y de tejidos blandos por SARM son cada vez más prevalentes. Estas infecciones se caracterizan por abscesos cutáneos, que se parecen a picaduras de araña. A menudo son recurrentes y es posible que se produzcan también en otros familiares que conviven con el paciente o en contactos cercanos (p. ej., equipos deportivos). La **celulitis,** que aparece después de una infección directa de la piel y de tejidos subcutáneos por *S. aureus,* suele ser el resultado de un traumatismo en la piel, aunque en ocasiones es secundaria a la diseminación hematógena de las bacterias. Se observa un exantema difuso semejante a dermatitis solar **(eritrodermia)** con el **síndrome de shock tóxico** (SST) estafilocócico causado por cepas de *S. aureus* productoras de toxina TSS-1.

Fisiopatología

Muchas personas colonizadas por *S. aureus* en narinas, piel, recto o vagina permanecen asintomáticas. La patogenia de la infección se produce mediante invasión directa del tejido o por los efectos de los organismos productores de toxinas a distancia del lugar de la lesión cutánea.

Evaluación clínica y estudios de laboratorio (v. tabla 9-25)

El *S. aureus* se cultiva con facilidad a partir de las lesiones cutáneas u otros focos de infección. Si se aísla *S. aureus* de los abscesos en piel, sangre, tejido o LCR, son necesarias las pruebas de susceptibilidad para identificar una posible resistencia a la meticilina. Véase la tabla 9-25.

Manejo

El tratamiento del **impétigo** consiste en la aplicación de un ungüento antiestafilocócico tópico, como la mupirocina o la retapamulina, o en la administración de un antibiótico antiestafilocócico oral, como la dicloxacilina o una cefalosporina de primera generación. La piel y los abscesos de tejidos blandos se manejan mediante incisión y drenaje (I y D) solo o I y D más antibióticos orales. Si es probable que la infección sea por SARM, suelen ser efectivos trimetoprim/sulfametoxazol, clindamicina o doxiciclina (en niños mayores de 7 años). Es importante observar que el trimetoprim/sulfametoxazol no es efectivo en el tratamiento de infecciones cutáneas y de tejidos blandos causados por *S. pyogenes*. El tratamiento para la **celulitis** más amplia u otras infecciones estafilocócicas graves se realiza con antibióticos intravenosos. Entre los medicamentos usados se encuentran la nafcilina, la cefazolina y la clindamicina. La vancomicina o el linezolid son útiles cuando se sospecha SARM. En caso de sospecha de SST, el tratamiento implica la hospitalización para iniciar la atención de mantenimiento y la administración de antibióticos intravenosos, con identificación y eliminación del foco de infección (p. ej., tampón, absceso estafilocócico).

FIEBRE MANCHADA DE LAS MONTAÑAS ROCOSAS

La fiebre manchada de las Montañas Rocosas *(Rickettsia rickettsii)* es una rickettsiosis causada por una bacteria cocobacilar, gramnegativa e intracelular. La infección está relacionada con un exantema característico. A pesar de su nombre, esta enfermedad se presenta en todo Estados Unidos, aunque es más frecuente en Oklahoma, Kansas, Missouri, Arkansas, Carolina del Norte y Tennessee, en particular desde finales de la primavera hasta otoño.

Fisiopatología

La inoculación de *R. rickettsii* en la dermis, con la infección posterior de las células endoteliales, se produce a través de la picadura de garrapata. El período de incubación tiene una duración de 2 a 14 días. Después de la replicación y diseminación de las bacterias, la inflamación vascular se asocia a un exantema maculopapular o petequial. La infección que no se reconoce y no es tratada provoca compromiso multiorgánico, obstrucción vascular, coagulación intravascular diseminada (CID) y, en ocasiones, la muerte.

Evaluación clínica y estudios de laboratorio

Historia clínica

Los niños tienen antecedentes de posible exposición a garrapatas en un área endémica. Los síntomas prodrómicos son inespecíficos, como cefalea, fiebre y malestar general. Es posible que presenten náuseas, vómitos, dolor abdominal y diarrea.

Exploración física

Los niños presentan fiebre y mal estado general. **El exantema aparece después del tercer día de enfermedad; es singular en cuanto a que empieza en la periferia en las muñecas, los tobillos y las piernas y se disemina en forma central.** Es posible que estén afectadas las plantas de los pies y las palmas de las manos. Las lesiones iniciales son máculas eritematosas que desaparecen mediante presión o pápulas que evolucionan a lo largo de varios días hacia petequias o púrpura. Un pequeño porcentaje de pacientes con fiebre manchada de las Montañas Rocosas no presentan exantema.

Estudios de laboratorio

Este organismo no crece en los medios de cultivo de rutina. Una prueba serológica específica de grupo de rickettsia confirma el diagnóstico. La prueba con RCP, si está disponible, identifica la presencia del organismo en la sangre. Una biopsia de piel en las lesiones petequiales detecta el antígeno de *R. rickettsii*. El hemograma revela trombocitopenia y leucopenia.

Manejo

Los niños con sospecha de fiebre manchada de las Montañas Rocosas deben ser hospitalizados para la administración de antibióticos, idealmente antes del quinto día de enfermedad. **Los antibióticos usados para tratar otras infecciones bacterianas de la infancia (p. ej., penicilinas, cefalosporinas, macrólidos) no tienen actividad contra *R. rickettsii*.** El uso de tetraciclinas, como la doxiciclina, no suelen estar recomendadas en niños menores de 8 años de edad, debido al riesgo de cambio de coloración del esmalte de los dientes. Sin embargo, ante la sospecha de fiebre manchada de las Montañas Rocosas, el beneficio de usar doxiciclina supera el pequeño riesgo del cambio de coloración de los dientes.

INFECCIÓN POR *NEISSERIA MENINGITIDIS*

La *N. meningitidis,* un pequeño diplococo gramnegativo, causa un espectro de enfermedades, como bacteriemia aguda con septicemia, meningitis, infección localizada (neumonía, artritis) y, en ocasiones, bacteriemia crónica. La infección meningocócica crónica se caracteriza por episodios recurrentes de fiebre, exantema y artralgia.

Fisiopatología

N. meningitidis causa enfermedad cuando la bacteria se disemina a través de las vías respiratorias superiores hacia el torrente sanguíneo.

Evaluación clínica y estudios de laboratorio

Historia clínica

Los niños con bacteriemia aguda a menudo tienen un pródromo de fiebre, faringitis y cefalea. Es posible que tengan antecedente de contacto con un familiar o amigo con infección por *N. meningitidis*.

Exploración física

Los niños presentan fiebre y mal estado general de leve a grave. Es posible que exista hipotensión, mala perfusión y cianosis. En cerca del 70% de los niños aparecen lesiones cutáneas petequiales o purpúricas; asimismo, se ha informado de otros tipos de exantema, como lesiones maculopapulares y pustulosas. Es posible que existan signos evidentes de meningitis, neumonía o infección articular.

Estudios de laboratorio

El diagnóstico de meningococemia se establece mediante el aislamiento del organismo en la sangre o en el LCR.

Diagnóstico diferencial

El diagnóstico diferencial de exantema petequial incluye infección por enterovirus, infección por rickettsias, púrpura trombocitopénica idiopática y leucemia.

Manejo

Es necesaria la hospitalización para la administración de antibióticos y cuidados de mantenimiento. La penicilina sigue siendo el medicamento de elección para el tratamiento de infección meningocócica confirmada. En Estados Unidos, se han encontrado aislados con disminución de la susceptibilidad a la penicilina, y en otras partes del mundo se ha informado ampliamente de resistencia. Las cefalosporinas de tercera generación son alternativas aceptables para el manejo.

Es necesario notificar al departamento de salud local de inmediato los casos sospechosos o comprobados de meningocócemia. Los contactos cercanos de los casos índice tienen un riesgo elevado de colonización con *N. meningitidis* y son candidatos para recibir profilaxis. Entre los antibióticos usados para la profilaxis se encuentran la rifampicina, la ceftriaxona y el ciprofloxacino; en los últimos años, se ha informado de resistencia a ciprofloxacino en los aislados de *N. meningitidis* en algunas partes de Estados Unidos; por tanto, es imperativo conocer los patrones de susceptibilidad local.

La vacunación con vacuna conjugada contra meningococos proporciona protección contra la infección por meningococos serotipos A, C, Y y W-135 y se recomiendan dos dosis en todos los adolescentes entre los 11 y los 18 años de edad. Los niños de 2 años de edad y mayores que están en mayor riesgo de presentar una infección, como aquellos con deficiencia de complemento terminal o properdina, asplenia o infección por VIH se benefician también de la vacunación.

OTRAS ENFERMEDADES INFECCIOSAS

INFECCIÓN PEDIÁTRICA POR VIH

Desde el inicio de la epidemia de VIH, miles de niños en Estados Unidos se han infectado. El **sida** es el extremo grave del espectro clínico de la enfermedad causada por VIH. En 2007, se produjeron más de 8 000 casos de sida en niños como resultado de la transmisión perinatal del virus. Un creciente número de adolescentes adquiere el virus a través de contacto heterosexual y homosexual o del uso de drogas intravenosas. La transmisión del VIH a través de transfusión de sangre o hemoderivados contaminados se ha eliminado casi por completo.

El número de niños con infección por VIH adquirida perinatalmente ha disminuido drásticamente desde mediados de la década de 1990. La disminución en la transmisión del VIH que se ha producido en los últimos 15 años se atribuye a la detección de infección por VIH durante el embarazo y al uso de zidovudina y otros agentes antirretrovirales en las mujeres embarazadas. Cerca del 12 al 40% de los lactantes nacidos de madres VIH positivas no tratadas estás infectados por el virus. Con el manejo adecuado de la madre infectada con terapia antirretroviral altamente activa durante el embarazo, con la profilaxis durante el parto, con la profilaxis para el lactante después del nacimiento y con la recomendación de que las madres VIH positivas no amamanten a sus bebés se ha conseguido que el riesgo de transmisión disminuya a menos del 2%. En los casos en los que la infección por VIH se adquirió durante el embarazo, la adherencia a la terapia antiviral es mala o la carga viral de la madre es elevada, el riesgo de transmisión probablemente sea más alto.

Fisiopatología

El VIH es un miembro de la familia *Retroviridae* del género lentivirus. Existen dos tipos de VIH (1 y 2) que causan enfermedad. La infección con VIH-2 no es frecuente en Estados Unidos. Los objetivos celulares iniciales del VIH son las células de Langerhans en la mucosa de los genitales; las células infectadas se unen a los linfocitos CD4 y se diseminan a tejidos más profundos. Una vez que el virus se internaliza en la célula huésped y pierde su recubrimiento, la transcriptasa inversa facilita la transcripción del ARN viral a ADN. El ADN se transporta hacia dentro del núcleo de la célula huésped, donde se produce la posterior síntesis de nueva poliproteína viral. La proteasa del VIH debe dividir a la gran poliproteína en varias proteínas más pequeñas para que los viriones de reciente síntesis maduren y se vuelvan infecciosos. Los viriones VIH maduros se liberan de la célula huésped y reinician el ciclo de vida infectando otras células diana CD4+.

El virus es detectable en los ganglios linfáticos regionales a los 2 días de la infección y en el plasma a los 4-11 días después de la infección. Una elevación inicial rápida en la viremia plasmática se produce con una reducción marcada posterior en el ARN viral plasmático hasta una «carga viral estable». La cantidad de ARN viral (o carga viral) suele ser más alta en los lactantes infectados que en los niños mayores o adultos.

Evaluación clínica y estudios de laboratorio

Historia clínica

En necesario obtener una historia social minuciosa de los padres del niño para obtener los factores de riesgo de la enfermedad. Sin embargo, la ausencia de factores de riesgo aparente no descarta la enfermedad por VIH. Es importante analizar los resultados de pruebas previas y los antecedentes de exposición (p. ej., uso de drogas intravenosas, conducta sexual, transfusiones) con tacto y confidencialmente. Las parejas y los miembros de la familia extensa a menudo no son concientes de los factores de riesgo de una persona. Una prueba de anticuerpo contra VIH negativa durante el embarazo tranquiliza, pero no descarta la infección después de realizada la prueba.

 Dato relevante: Es importante ofrecer la prueba de VIH a todas las mujeres embarazadas, ya que está comprobado que la terapia antirretroviral adecuada durante el embarazo y el parto, así como la profilaxis antirretroviral para el lactante evitan la infección por VIH adquirida perinatalmente.

Los signos de infección primaria por VIH son poco frecuentes en los lactantes. Los adolescentes y adultos están asintomáticos o tienen síntomas de una enfermedad aguda similar a mononucleosis infecciosa (tabla 9-26). Los niños con infección por VIH adquirida perinatalmente a menudo están asintomáticos al nacer, pero desarrollan signos y síntomas de la enfermedad a medida que crecen; la mayoría de ellos tienen hallazgos clínicos y en la historia clínica de infección por VIH a los 18 a 24 meses de edad. Un pequeño número de niños infectados acuden para recibir atención médica durante los primeros 2-3 meses de vida cuando desarrollan neumonía por *Pneumocystis carinii (jirovecii)* o infección por citomegalovirus diseminada. Los antecedentes patológicos del niño revelan poco crecimiento, otitis media recurrente o infecciones respiratorias, un retraso leve del desarrollo, diarrea, algodoncillo crónico o dermatitis del pañal.

Exploración física

En la exploración física son aparentes varias anomalías (tabla 9-27).

Estudios de laboratorio

Para los **lactantes expuestos,** las pruebas comprenden el uso de la RCP para ADN o ARN viral de VIH. La prueba se realiza durante las primeras 2-3 semanas de vida y se repiten a los 1-2 meses y a los 4-6 meses de edad. Algunos expertos recomiendan hacer pruebas dentro de las primeras 48 h de vida para diagnosticar la infección adquirida *in utero*. La prueba serológica en los lactantes expuestos perinatalmente confirma la exposición pero no la infección, ya que una prueba positiva

TABLA 9-26
Signos y síntomas de infección aguda por VIH en adolescentes y adultos
Características clínicas
Fiebre
Fatiga
Exantema
Cefalea
Linfoadenopatía
Faringitis
Mialgia o artralgia
Náuseas/vómitos/diarrea
Hallazgos de laboratorio
Trombocitopenia
Leucopenia
Enzimas hepáticas elevadas

TABLA 9-27

Anomalías en la exploración física que se observan en niños con infección perinatal por VIH

General

Retraso del crecimiento

Exploración de COONG

Otitis media aguda o crónica

Anomalías oculares (retinitis por citomegalovirus)

Algodoncillo, estomatitis aftosa

Crecimiento crónico de la glándula parótida

Linfoadenopatía cervical difusa

Pulmones

Tos crónica

Ruidos adventicios en la auscultación, como sibilancias y estertores

Corazón

Taquicardia

Ritmo irregular

Abdomen

Hepatomegalia

Esplenomegalia

Exploración neurológica

Espasticidad

Retraso del desarrollo

Piel

Dermatitis del pañal

Seborrea

Eccema

Virus del papiloma (verrugas vulgares)

Molusco contagioso

COONG, cabeza, ojos, oídos, nariz y garganta.

en ocasiones refleja el anticuerpo adquirido a través de la placenta. Es necesario repetir la prueba para VIH positiva para confirmar el diagnóstico.

Para los **niños mayores de 18 meses de edad,** las pruebas estándar son suficientes. Las pruebas serológicas son negativas hasta las 3-4 semanas después de la infección aguda. Una prueba de inmunoensayo ligada a enzimas positiva se confirma mediante Western blot. Para adolescentes y adultos, el diagnóstico de síndrome de VIH agudo implica la detección de ARN viral de VIH en el plasma. El ARN viral se detecta en el plasma 1-3 semanas antes de que la prueba de anticuerpo sea positiva.

Después de establecer el diagnóstico de infección por VIH, es adecuado determinar el estado inmunitario del niño basándose en el porcentaje de linfocitos CD4+ y en los síntomas clínicos (tabla 9-28). Los niños infectados por VIH presentan

TABLA 9-28

Categorías clínicas e inmunitarias de la infección pediátrica por VIH

Clasificación clínica

N-   Sin signos ni síntomas de enfermedad

A-   Signos y síntomas leves

B-   Signos y síntomas moderados

C-   Signos y síntomas graves

Categoría inmunitaria

	Recuento de CD41 (µl) para la edad (% de linfocitos)		
	<12 meses	*1-5 años*	*6-12 años*
Sin evidencia de supresión	≥1500 (≥25)	≥1000 (≥25)	≥500 (≥25)
Supresión moderada	750-1499 (15-24)	500-999 (15-24)	200-499 (15-24)
Supresión grave	<750 (<15)	<500 (<15)	<200 (<15)

una disminución del número de linfocitos CD4+ y un aumento del de linfocitos CD8+, lo que provoca una proporción invertida de CD4+:CD8+ (que suele ser menor de 1). El número normal de linfocitos CD4+ y CD8+ varía con la edad, y las cifras son mayores en los lactantes.

Las pruebas de laboratorio de rutina son adecuadas. Un hemograma revela leucopenia leve, anemia o trombocitopenia. Las transaminasas se elevan levemente.

Manejo

Aunque no existe curación para la infección por VIH, el uso de terapia antirretroviral altamente activa tiene éxito en la supresión de la carga viral y previene la destrucción de los linfocitos CD4+. En la actualidad son tres las clases de medicamentos antirretrovirales que se usan con más frecuencia en los niños.

Los **inhibidores análogos de nucleósido de la transcriptasa inversa** (NRTI, del inglés *nucleoside analog reverse transcriptase inhibitors*) evitan la transcripción del ARN viral a ADN. Compiten con los desocinucleósidos trifosfatos celulares y, después de incorporarse a la cadena en formación del ADN, causan terminación prematura del ADN VIH intermedio. Los **inhibidores análogos no nucleósidos de la transcriptasa inversa** (NNRTI, del inglés *nonnucleoside analog reverse transcriptase inhibitors*) evitan la transcripción del ARN viral a ADN mediante fijación no competitiva a la transcriptasa inversa viral. Los **inhibidores de la proteasa,** que se fijan a sitios específicos de división en la poliproteína del VIH, evitan que la proteasa viral divida el polipéptido grande en viriones maduros más pequeños.

Las recomendaciones para terapia inicial deben tener en cuenta la edad del niño, su estado inmunitario, la carga viral, y la capacidad y voluntad para cumplir el régimen farmacológico. Un mal cumplimiento contribuye al desarrollo de virus resistentes. En los niños infectados por VIH-1, el tratamiento antirretroviral inicial incluye dos NRTI más un inhibidor de la proteasa o un NNRTI. En los lactantes nacidos de mujeres VIH positivas, la profilaxis con azidotimidina (AZT) es esencial; los bebés deben recibir AZT oral, en dosis de 2 mg/kg y dosis cuatro veces al día durante 6 semanas. El virus del VIH está presente en la leche materna; por tanto, no se recomienda la alimentación con leche materna. Las recomendaciones de tratamiento para la terapia antirretroviral evolucionan constantemente. Los niños con infección o exposición a VIH deben recibir tratamiento con un especialista en medicina pediátrica de VIH.

Después del inicio de la terapia, es necesario realizar un seguimiento de los niños con una periodicidad mensual en busca de respuesta inmunitaria y viral, así como de efectos adversos de los medicamentos. Durante los primeros 3-6 meses de tratamiento, el médico debe esperar un aumento en el recuento de linfocitos CD4+ y una disminución significativa en la carga viral (a menudo hasta concentraciones no detectables). Entre los efectos adversos de la terapia antirretroviral se encuentran anemia, transaminasas elevadas, pancreatitis e hiperlipidemias. En los lactantes, la complicación más frecuente de la profilaxis con AZT es la anemia.

Los niños con infección por VIH están en riesgo de presentar infecciones oportunistas causadas por patógenos como *Pneumocystis jirovecii*, *Mycobacterium avium-intracellulare*, *Cryptococcus neoformans*, citomegalovirus y *Toxoplasma gondii*. Los lactantes expuestos al VIH al nacer reciben profilaxis contra *P. jirovecci* a partir de las 4-6 semanas de edad, a menos que se presuma que el niño es negativo par la infección por VIH (basándose en criterios diagnósticos específicos). Si el niño está infectado, se continúa la profilaxis hasta los 12 meses de vida. Después de esta edad, la decisión de dar profilaxis contra *P. jirovecii* se basa en el recuento de linfocitos CD4+. (Para recomendaciones específicas en cuanto a profilaxis, véase «Lecturas recomendadas».)

TUBERCULOSIS

M. tuberculosis infecta a cerca de una tercera parte de la población mundial y es responsable de dos millones de muertes al año. Desde 1993 hasta 2006, en Estados Unidos se notificaron más de 14 000 casos de tuberculosis y más de 100 fallecimientos. La incidencia de tuberculosis es más elevada en los grupos raciales y étnicos no caucásicos, en particular en las poblaciones socioeconómicas bajas o de áreas urbanas. La tuberculosis en niños pequeños difiere de la de los adolescentes y adultos. Los niños tienen un mayor riesgo de enfermedad extrapulmonar debido a diseminación linfohematógena de las bacterias. El riesgo de enfermedad diseminada (miliar o de SNC) es mayor en los niños menores de 4 años de edad.

 Dato relevante: El diagnóstico de infección o enfermedad tuberculosa en un niño es un episodio centinela que señala la presencia de otros casos en el hogar o la comunidad.

La fuente de infección en los niños suele ser el contacto en el hogar. El contacto ocasional como en la escuela o la guardería es una fuente de transmisión menos frecuente. Es poco probable que los niños menores de 12 años de edad transmitan la infección, ya que rara vez tienen lesiones cavitarias con un gran número de organismos y, por lo general, no tosen ni producen esputo. Es importante observar que una persona cuyo frotis de esputo es positivo para bacilos ácidorresistentes (BAR) es más contagiosa que una que tiene un cultivo positivo pero un frotis de esputo negativo. *Mycobacterium bovis* causa también tuberculosis, que con frecuencia afecta al tubo digestivo. Se adquiere por la ingestión de leche y productos lácteos no pasteurizados.

Por definición, los niños que han estado en contacto reciente con una persona que tiene tuberculosis pulmonar contagiosa ya se expusieron a la enfermedad. La infección tuberculosa latente (ITL) se define como la infección en una persona con una prueba cutánea de tuberculina (PCT) positiva o prueba de liberación de interferón γ (PLI-γ), sin síntomas y una telerradiografía de tórax que es normal o que muestra sólo evidencia de enfermedad «vieja» o sanada (p. ej., calcificación en el pulmón o ganglios linfáticos). Las personas con tuberculosis tienen una PCT o PLI-γ positivas, síntomas, hallazgos anormales en la exploración física y radiografía de tórax anormal o evidencia de enfermedad extrapulmonar. Existen muchas formas clínicas de tuberculosis (tabla 9-29).

Fisiopatología

La tuberculosis se transmite cuando una persona contagiosa tose y libera al aire gotitas de moco infectadas. La infección empieza cuando la gotita infectada llega al alvéolo pulmonar. Un macrófago o neutrófilo pulmonar ingiere las bacterias, las cuales empiezan a multiplicarse. En el transcurso de varias semanas, el patógeno se disemina a través de los linfáticos regionales hasta los ganglios linfáticos del hilio. Unos cuantos bacilos entran en el torrente sanguíneo y se diseminan a todo el cuerpo. Alrededor de 3 a 12 semanas después de la infección, una respuesta inflamatoria mediada por linfocitos T facilita el aumento de la fagocitosis y la muerte de organismos intracelulares. La respuesta inflamatoria se produce en el momento en que la PCT se vuelve positiva. En este momento, es posible ver un **complejo primario** en la radiografía de tórax, que consiste en un foco de infección en el área subpleural, adenopatía hiliar o derrame pleural localizado.

Evaluación clínica y estudios de laboratorio

Historia clínica

La historia clínica se centra en viajes y en la exposición a familiares o amigos enfermos. Los inmigrantes recientes, los niños desamparados o las personas que se han expuesto a usuarios de drogas intravenosas o personas VIH positivas tienen un riesgo mayor de presentar tuberculosis

TABLA 9-29

Formas selectas de tuberculosis

Forma clínica	Características
Tuberculosis pulmonar	
Primaria	Asintomática, o tos, fiebre, pérdida de peso
	Radiografía de tórax que muestra un peor estado que el observado en el paciente
	Es posible que se encuentren signos de obstrucción bronquial parcial como atelectasias
Primaria progresiva	Se produce en el niño inmunodeprimido
	Crecimiento del complejo primario, caseificación y cavitación
	La radiografía de tórax es compatible con bronconeumonía
Tuberculosis endobronquial	Obstrucción parcial o completa del bronquio
	Colapso y consolidación segmentario
Reactivación	Forma clásica «del adulto»: provocada por el crecimiento de bacilos previamente latentes en el pulmón
	Enfermedad en el lóbulo superior con cavidad
Pleural	Menos común en niños pequeños
	Se produce 6 meses después de la primoinfección
	Fiebre, dolor torácico
	La radiografía de tórax muestra derrame pleural y lesión parenquimatosa primaria
Pericardial	Efusión pericardial
Linfadenitis	Difícil de diferenciar de la infección por micobacterias no tuberculosas
	La extirpación del ganglio confirma el diagnóstico y cura las micobacterias no tuberculosas (la biopsia incisional provoca drenaje crónico; con la aspiración con aguja fina se consigue cierto éxito)
	Se requiere terapia antituberculosa
Tuberculosis miliar	Se produce después de la primoinfección
	Niños pequeños o pacientes inmunodeprimidos
	Fiebre, hepatoesplenomegalia, linfoadenopatía
	La PCT en ocasiones es negativa
	Radiografía de tórax con múltiples lesiones pequeñas
	Se debe descartar meningitis
	Buen pronóstico con terapia
Meningitis	Se produce poco después de la primoinfección
	El diagnóstico es difícil (el 40% de los niños tienen PCT negativa; el 25% de los niños tienen radiografía de tórax normal)
	Líquido cefalorraquídeo
	• Respuesta de células polimorfonucleares inicial, generalmente 50-500 células/μl
	• El diagnóstico inicial a menudo es de meningitis bacteriana parcialmente tratada
	• Conforme progresa la enfermedad, aumentan las células mononucleares, disminuye la glucosa y aumenta la proteína

PCT, prueba cutánea de tuberculina.

Las manifestaciones clínicas de la enfermedad son diversas y sutiles. Es posible que se presente un cuadro de tos, pérdida de peso, sudaciones nocturnas o escalofríos. En los niños, en ocasiones se observan focos múltiples de infección. *M. tuberculosis* infecta los ojos, los oídos, la piel, los huesos (en particular los cuerpos vertebrales) y las vías genitourinarias y causa infección intraabdominal. Las madres con tuberculosis no tratada durante el embarazo transmiten la infección al feto.

Exploración física

Entre los hallazgos importantes se encuentran pérdida de peso, fiebre, linfadenitis, hepatoesplenomegalia, anomalías en la exploración neurológica y lesiones en la piel (raras). Los hallazgos en pulmones con la tuberculosis pulmonar comprenden tos, disminución de los ruidos respiratorios y matidez a la percusión sobre las áreas afectadas del pulmón. Algunos lactantes y niños con tuberculosis tienen buen estado general al principio del curso de la enfermedad.

La adenitis tuberculosa (escrófula) es la manifestación extrapulmonar más frecuente. Se observan ganglios linfáticos grandes, no dolorosos, de consistencia ahulada y apelmazados en la región cervical anterior o submandibulares. Es posible que exista linfadenopatía bilateral. No presentan signos de inflamación aguda, como enrojecimiento, calor local, eritema o dolor a la palpación. Con el tiempo, los ganglios linfáticos infectados presentan fluctuación (se reblandecen) a medida que los ganglios se necrosan. Es posible que el drenaje se produzca espontáneamente y que se desarrolle un trayecto fistuloso.

Los niños con **tuberculosis miliar** a menudo se muestran de leve a moderadamente enfermos. Presentan fiebre, hepatoesplenogamegalia con linfadenopatía difusa.

El diagnóstico de **meningitis** tuberculosa con frecuencia se retrasa debido a que los síntomas iniciales, como fiebre, irritabilidad y poco apetito, son inespecíficos (etapa I); conforme la infección progresa, los niños desarrollan vómitos, sopor y parálisis de pares craneales (etapa II). Los lactantes presentan fontanela abombada y la rigidez de nuca se encuentra en una tercera parte de los pacientes. Con el tiempo se observan alteración grave del estado mental, convulsiones, déficit neurológico focal y movimientos involuntarios (etapa III). La meningitis por *M. tuberculosis* a menudo afecta a la base del cerebro y al tronco del encéfalo.

Estudios de laboratorio

El diagnóstico de tuberculosis depende de los hallazgos clínicos, radiográficos y de laboratorio. Existen dos tipos de pruebas para determinar si una persona se ha infectado con tuberculosis. El primero es la PCT con PPD. El segundo tipo es un ensayo de liberación de interferón γ (IGRA, del inglés *interferon gamma release assay*).

Una **PCT positiva** es indicativa de infección tuberculosa. Una prueba positiva no diferencia la ITL de la tuberculosis. Es importante medir el área de induración (no el eritema) en milímetros alrededor del lugar de inyección 48-72 h después de la inyección intradérmica de 5 unidades de tuberculina de PPD y anotarlo en el expediente. La identificación de una PCT positiva depende de la edad del niño, de su estado inmunitario y de los factores de riesgo de exposición (tabla 9-30). La PCT es negativa en lactantes y niños con enfermedad miliar e inmunodepresión.

TABLA 9-30

Definición de una prueba cutánea de tuberculina Mantoux positiva[a]

Tamaño de la induración (mm)	Interpretación
≥15	Positiva a cualquier edad
≥10	Positiva si: Existe un trastorno subyacente, como linfoma, diabetes mellitus, insuficiencia renal, desnutrición, en niños (menores de 4 años de edad) Aumento de riesgo de exposición por viaje, nacimiento en un país donde la enfermedad es frecuente, exposición a adultos inmigrantes que trabajan en el campo, desamparados, infección por VIH, encarcelación o uso de drogas intravenosas
≥5	Positiva si: Tienen contacto directo con casos conocidos o sospechosos de ser contagiosos Niños que reciben terapia inmunosupresora o con enfermedades asociadas a inmunodepresión Niños con evidencia clínica o radiografías de tórax sospechosas de tuberculosis

[a]Cinco unidades de derivado de proteína purificado (PPD, del inglés *purified protein derivative*). La induración se mida a las 48-72 h después de la colocación de la PCT.

Las IGRA son pruebas en sangre que miden la producción de linfocitos *ex vivo* de interferón γ a antígenos específicos del *complejo de M. tuberculosis.* Son útiles en personas que han recibido la vacuna con bacilo de Calmette-Guérin (BCG) para diferenciar si la prueba cutánea positiva se debe a la vacuna BCG o a infección por *M. tuberculosis.*

Es necesario obtener muestras de esputo para hacer un frotis y cultivo de BAR. En niños que no son capaces de producir una buena muestra de esputo, está indicado recoger muestras de ácido gástrico. Son suficientes los aspirados gástricos obtenidos en las primeras horas de la mañana antes de que las secreciones respiratorias deglutidas durante la noche salgan del estómago. Las muestras se recolectan conforme se despiertan los niños, antes de que se les permita comer. Se obtienen tres muestras durante 3 días sucesivos.

Para el aislamiento de *M. tuberculosis* son más sensibles los aspirados gástricos que el lavado bronquial alveolar; el organismo se aísla también de orina, tejido, líquido pleural y LCR (se requieren volúmenes grandes de LCR). Las pruebas diagnósticas rápidas, como la amplificación con RCP, son útiles en la actualidad para la identificación rápida y las pruebas de susceptibilidad del organismo después de su aislamiento en el cultivo.

Diagnóstico diferencial

El diagnóstico diferencial de tuberculosis pulmonar incluye causas bacterianas y micóticas de neumonía como *Streptococcus pneumoniae, Staphylococcus aureus, M. pneumoniae* y *C. immitis.* Los niños con tuberculosis pulmonar suelen tener menos dificultad respiratoria que los que presentan neumonía bacteriana.

La linfadenitis no tuberculosa es similar a la tuberculosa en su presentación (tabla 9-31). Es más probable que la linfadenitis bacteriana se asocie a un aumento de temperatura, eritema y dolor a la palpación del ganglio afectado.

El diagnóstico diferencial de meningitis tuberculosas incluye infección con organismos micóticos como *C. immitis* o meningitis bacteriana parcialmente tratada.

TABLA 9-31	
Micobacterias no tuberculosas selectas	
Organismo	*Lugar de infección*
De crecimiento lento (>7 días para crecimiento)	
Complejo de *Mycobacterium avium* (incluye *M. avium* y *M. intracellulare)*	Broncopulmonar, linfadenitis, diseminado (VIH positivo)
M. kansasii	Broncopulmonar, esquelético, piel y tejidos blandos, diseminado (VIH positivo)
M. szulgai	Broncopulmonar
M. scrofulaceum	Broncopulmonar, linfadenitis, esquelético
M. haemophilum	Esquelético, piel y tejidos blandos
De crecimiento intermedio (7–10 días de incubación)	
M. marinum	Piel y tejidos blandos; la enfermedad diseminada es menos frecuente
De crecimiento rápido (<7 días para crecimiento en agar)	
M. fortuitum	Piel, tejidos blandos, diseminado, dispositivo intravascular
M. chelonae	Piel, tejidos blandos, diseminado, dispositivo intravascular
M. abscessus	Piel, tejidos blandos, esquelético, diseminado, broncopulmonar, catéter

Manejo

Si se sospecha infección o enfermedad tuberculosa a partir de la exposición, de la exploración clínica, de los resultados de PCT o IGRA, o de la radiografía de tórax, debe iniciarse la terapia hasta que se reciban los resultados del cultivo. *M. tuberculosis* crece con lentitud. El tiempo para su aislamiento e identificación es de 2 a 10 semanas. El tratamiento incluye el uso de medicamentos.

La resistencia natural a los medicamentos antituberculosos actuales se produce con una tasa fija. Los pacientes con un gran número de bacterias (p. ej., con enfermedad cavitaria) tienen más probabilidades de tener organismos resistentes a por lo menos un medicamento antituberculoso. Por esta razón, debe usarse una combinación de medicamentos antituberculosos para tener una cura efectiva.

Actualmente, se recomienda el uso de tres o cuatro medicamentos antituberculosos para el tratamiento inicial de la enfermedad pulmonar y de la linfadenitis (tabla 9-32). En caso de enfermedad extrapulmonar, incluidas meningitis, miliar o enfermedad ósea y articular, inicialmente el tratamiento comprende cuatro medicamentos. Si se sospecha resistencia a medicamento, siempre es necesario agregar un cuarto medicamento hasta tener los resultados de susceptibilidad. La resistencia a medicamento debe considerarse si la fuente de contacto proviene de Asia, África o Latinoamérica, o si el paciente reside en un área urbana con un alto índice de resistencia comprobado. El tratamiento previo para tuberculosis y antecedentes de desamparo son factores de riesgo adicionales para tuberculosis resistente a medicamento. Debe consultarse a un especialista en enfermedades infecciosas para que ayude en el manejo de todos los niños en los que se sospeche tuberculosis.

La duración de la terapia depende de si la enfermedad es pulmonar o extrapulmonar. La enfermedad pulmonar suele tratarse con un curso corto intensivo durante 6 meses. Si sólo presenta adenopatía hiliar, un régimen de 9 meses con dos medicamentos (isoniazida y rifampicina) es aceptable. El tratamiento de la tuberculosis extrapulmonar se continúa durante 9-12 meses.

TABLA 9-32

Medicamentos que se usan con frecuencia para el tratamiento de la tuberculosis pediátrica[a]

Nombre	*Dosis*	*Efectos secundarios*
Isoniazida (INH)	10-15 (mg/kg)/día (máximo 300 mg/día)	Elevación de las transaminasas, hepatitis, neuritis periféricas, exantema, náusea/diarrea
Rifampicina (RIF)	10-20 (mg/kg)/día (máximo 600 mg/día)	Orina y secreciones de color anaranjado, hepatitis, disminución de las plaquetas, vómitos
Pirazinamida (PZA)	30-40 (mg/kg)/día (máximo 2 g/día)	Hepatotóxica, hiperuricemia
Estreptomicina (SM)	20-40 (mg/kg)/día i.m. (máximo 1 g/día)	Nefrotóxica, exantema, toxicidad vestibular
Etambutol (EMB)	20 (mg/kg)/día (máximo 2,5 g/día)	Neuritis óptica, disminución de la capacidad de distinguir los colores rojo/verde, náuseas/diarrea, exantema

Regímenes de tratamiento para tuberculosis susceptible a medicamentos[b]

Tuberculosis pulmonar/linfoadenopatía cervical

De tres a cuatro medicamentos (INH/RIF/PZA más considerar SM o EMB) durante 2 meses, después INH/RIF[c] durante 4 meses (la duración total de la terapia es de 6 meses)

Para adenopatía hiliar sola: (INH/RIF) [la duración total de la terapia es de 6 meses]

Meningitis/enfermedad miliar/enfermedad ósea o articular

Cuatro medicamentos (INH/RIF/PZA más SM o EMB) durante 2 meses, después INH/RIF durante 7-10 meses (la duración total de la terapia es de 9-12 meses)

---

[a] En Estados Unidos se recomienda la terapia con observación directa (TOD) para el tratamiento de la tuberculosis.

[b] Si preocupa que la infección sea producida por *M. tuberculosis* resistente a medicamentos, debe administrarse una terapia inicial con cuatro medicamentos hasta que se reciban los resultados de las pruebas de susceptibilidad del organismo.

[c] Pasados los 2 meses iniciales de terapia, es adecuado realizar la terapia dos veces por semana. Es posible modificar la dosis del medicamento si se administra dos veces por semana; consulte las recomendaciones en AAP: «Report of the Committee on Infectious Diseases» («Red Book»).

La isoniazida (para *M. tuberculosis* susceptible a medicamento) está indicada para niños con una PCT positiva y sin evidencia clínica ni radiográfica de enfermedad. El tratamiento con un medicamento es adecuado debido al pequeño número de bacilos tuberculosos presentes. Para la mayoría de los lactantes y niños, la terapia con isoniazida durante 9 meses previene la enfermedad posterior.

Los niños expuestos a un miembro del hogar infectado deben someterse a una PCT. Si esta es negativa, está indicado administrar insoniazida durante 3 meses hasta repetir la PCT. La tuberculina deberá suspenderse si la segunda PCT sigue siendo negativa. Si la PCT inicial es positiva, es necesario realizar una exploración física completa y obtener una radiografía de tórax en busca de evidencia de la enfermedad.

La única vacuna disponible en la actualidad para la prevención de la tuberculosis es el BCG, que se prepara a partir de cepas vivas atenuadas de *M. bovis*. La vacuna se administra en todo el mundo a lactantes para protegerlos de la tuberculosis miliar y del SNC; se estima que tiene una eficacia del 80%. La vacuna BCG es menos efectiva en la prevención de la tuberculosis pulmonar. En Estados Unidos no se recomienda su uso, excepto en circunstancias específicas en las que los lactantes tengan un alto riesgo de exposición inevitable. Los niños que recibieron la vacunación con BCG tienen una cicatriz característica en el sitio de inyección, y su PCT a menudo es positiva. No es posible distinguir la positividad causada por la vacunación con BCG de la infección verdadera por *M. tuberculosis* en los niños muy pequeños con una PCT positiva y en aquellos cuyos resultados de IGRA tal vez no sean confiables. Por esta razón, es necesario evaluar a todos los niños con una PCT positiva en busca de presencia de enfermedad mediante una radiografía de tórax y considerar la profilaxis con isoniazida.

ENFERMEDAD DE LYME

La causa de la enfermedad de Lyme es la infección con la espiroqueta *Borrelia burgdorfri*, que es transportada por las garrapatas transmisoras de enfermedad *Ixodes scapularis* (garrapata del venado) en el este de Estados Unidos e *Ixodes pacificus* (garrapata occidental de patas negras) en el oeste de Estados Unidos. Más del 90% de los casos notificados de enfermedad de Lyme se producen en 13 estados a lo largo de la plataforma del Atlántico medio y la porción superior de la región norte-central de Estados Unidos.

Los factores de riesgo principales para adquirir la enfermedad es residir en áreas de pasto crecido infestado con garrapatas, así como la exposición ocupacional o recreativa. El riesgo calculado de infección por *B. burgdorferi* después de una picadura de garrapata en zonas altamente endémicas es del 1,4%.

Transmisión

Las garrapatas ixódidas pasan por tres etapas de desarrollo (larva, ninfa, adulto) en un período de 2 años y se vuelven infecciosas al alimentarse de pequeños mamíferos como el ratón de pata blanca. En todas las etapas, las garrapatas son capaces de causar infección; sin embargo, las ninfas son las que con más probabilidad infectan a los seres humanos, porque se presentan en grandes números; son pequeñas, lo que les permite pasar desapercibidas, y tienen una actividad de alimentación máxima que coincide con un aumento en la actividad al aire libre de los seres humanos (primavera/verano). La transmisión de *B. burgdorferi* requiere una fijación prolongada (más de 36-48 h). En ciertos casos es posible que se produzca una infección concomitante con anaplasmosis granulocítica humana o babesiosis

Evaluación clínica y estudios de laboratorio

Historia clínica y exploración física

Las manifestaciones clínicas de la enfermedad de Lyme se dividen en tres etapas: localizada temprana, diseminada temprana y enfermedad tardía (tabla 9-33). El sello distintivo de la enfermedad localizada temprana es el exantema denominado **eritema crónico migratorio (ECM)**. El exantema se inicia como una pápula que aumenta de tamaño durante los siguientes días a semanas hasta formar una lesión grande (mayor de 5 cm de diámetro), con cierta remisión central. Cerca del 60-80% de las personas infectadas presentan ECM. Los síntomas generales, como fiebre, cefalea, malestar general y linfoadenopatía, suelen estar presentes durante la primera etapa.

Los síntomas en la segunda etapa son secundarios a la diseminación de la espiroqueta a múltiples órganos. Los síntomas generales, como la artralgia, persisten o recaen. Es posible que estén presentes signos y síntomas de meningitis, anomalías de pares craneales (en especial, del par craneal VII) y rara vez seudotumor cerebral. Las anomalías cardíacas, incluidos diversos grados de bloqueo cardíaco, miopericarditis e insuficiencia ventricular izquierda, se producen en el 10% de los casos.

La oligoartritis que afecta a las articulaciones grandes es el signo más frecuente de enfermedad tardía. La artritis crónica es más probable en pacientes con antígeno leucocítico humano (HLA) tipos DR-2 DR-3 o DR-4. Las complicaciones tardías de la enfermedad del SNC son poco frecuentes en los niños, pero entre ellas se encuentran la encefalopatía y la polirradiculoneuropatía (inflamación de múltiples nervios) en adultos.

TABLA 9-33

Manifestaciones clínicas de la enfermedad de Lyme

			Síntomas			
Etapa de la enfermedad	*Tiempo después de la picadura*	*Piel*	*Síntomas generales*	*Musculoes-queléticos*	*SNC*	*Corazón*
Localizada temprana	3 días-4 semanas	ECM	Fiebre, malestar general, cefalea, linfoadenopatía	Mialgia/ artralgia		
Diseminada temprana	3-10 semanas	Múltiples ECM	Fiebre, malestar general, cefalea, linfoadenopatía	Artralgia	Parálisis de pares craneales Meningitis Seudotumor cerebral	Carditis
Tardía	2-12 meses		Fatiga	Artritis recurrente	Encefalopatía subaguda Polirradicu-loneuropatía	

ECM, eritema crónico migratorio; *SNC,* sistema nervioso central.

Estudios de laboratorio

Es posible diagnosticar la enfermedad de Lyme clínicamente si existe el exantema típico del ECM. Las pruebas serológicas se usan como un complemento a los hallazgos clínicos. Los estudios en busca de anticuerpos deben hacerse en un laboratorio de referencia confiable. Las pruebas iniciales deben incluir una prueba de inmunoensayo enzimático confiable (IEE) o ensayo de inmunofluorescencia (EIF). El Western blot se usa para confirmar los resultados positivos o dudosos. La serología no está recomendada en niños que sólo presentan síntomas inespecíficos (p. ej., fatiga); existe la posibilidad de que se produzcan falsos positivos resultados. Además, la realización de tales pruebas no es aconsejable después de extirpar la garrapata en niños asintomáticos.

Manejo

El tratamiento de la enfermedad de Lyme en la infancia depende de la etapa de la enfermedad, de la naturaleza de los síntomas y del grado de compromiso orgánico. Los niños que reciben terapia adecuada tienen pocas probabilidades de desarrollar complicaciones tardías. Entre los antibióticos usados se encuentran la amoxicilina, la doxiciclina, la penicilina y la ceftriaxona.

Entre las medidas para la prevención de la enfermedad de Lyme y otras infecciones transmitidas por garrapatas está evitar la exposición en áreas infestadas por garrapatas. Si esto no es posible, debe usarse ropa que cubra los brazos y las piernas, así como meter los bajos de los pantalones en los calcetines. Es posible rociar la ropa, no la piel, con permetrina. El repelente de insectos que contiene dietiltoluamida es efectivo cuando se aplica a la piel, evitando la cara, las manos y las zonas con abrasiones. Es esencial inspeccionar a los niños todos los días después de una posible exposición a garrapatas, poniendo especial atención a la cabeza y al cuello.

FIEBRE DE ORIGEN DESCONOCIDO

El diagnóstico de fiebre de origen desconocido (FOD) se establece cuando un niño presenta un cuadro de fiebre (38,3°C o mayor) durante 2 semanas o más. La fiebre sin signos localizados durante menos de 1 semana suele corresponder a una infección viral autolimitada. La etiología de la FOD es variable. Las infecciones son la causa más frecuente en los niños (30-40%), seguidas de la enfermedad autoinmune (7-10%), la neoplasia maligna (2-5%) y otras causas (p. ej., fiebre provocada, fiebre por medicamento, sarcoidosis, enfermedad de Kawasaki) (2% de los casos). En casi el 50% de los casos no se logra determinar la causa. En la mayoría de ellos, la fiebre se resuelve espontáneamente sin que aparezcan secuelas a largo plazo. Las causas pueden ser infecciosas y no infecciosas (tabla 9-34).

TABLA 9-34

Causas infecciosas y no infecciosas de fiebre de origen desconocido

Enfermedades infecciosas	Enfermedades no infecciosas
Endocarditis	Artritis idiopática juvenil
Absceso hepático	Lupus eritematoso sistémico
Pielonefritis	Enfermedad de Kawasaki
Sinusitis	Neoplasia maligna
Absceso pélvico	Fiebre mediterránea familiar
Especies de *Salmonella*	Enfermedad inflamatoria intestinal
Especies de *Brucella*	Fiebre por medicamento
Mycobacterium tuberculosis	Fiebre provocada
Bartonella henselae (enfermedad por arañazo de gato) Sarcoidosis	Sarcoidosis
Coxiella burnetii (fiebre Q)	
Rickettsia rickettsii	
Virus de Epstein-Barr (mononucleosis infecciosa)	
Citomegalovirus	
Paludismo	
Toxoplasmosis	

Evaluación clínica y estudios de laboratorio

Historia clínica

A menudo, el diagnóstico de FOD se establece a partir de la historia clínica. Entre los aspectos importantes de la misma se encuentran preguntas acerca de los antecedentes patológicos y el cuadro actual, una revisión completa de aparatos y sistemas, antecedentes familiares de enfermedades o infecciones recurrentes, antecedentes sociales, medicamentos, vacunaciones, alergias, viajes y exposición a animales, insectos o alimentos. Varias infecciones transmitidas por animales y vectores son causa de FOD (tablas 9-35 y 9-36). Deben anotarse los cambios en conductas sociales y la asistencia a la escuela.

Exploración física

> 📖 **Dato relevante:** La causa de FOD a menudo se hace evidente a medida que los síntomas de enfermedad y los signos en la exploración física evolucionan en el transcurso de varios días.

En primer lugar, es necesario comprobar la existencia de fiebre en la consulta o en casa, donde uno de los padres habrá de llevar el registro de la temperatura diaria. El médico debe educar a los padres acerca de la mejor forma de tomar la temperatura. En ocasiones es necesario proceder a la hospitalización para comprobar la presencia de fiebre. En segundo lugar, es importante observar el estado general del niño. La pérdida de peso y un crecimiento insuficiente son signos de la existencia de un problema médico importante. En tercer lugar, es necesario realizar una exploración física completa. El médico debe repetirla hasta que la causa de la FOD se haga aparente o se resuelva la fiebre.

TABLA 9-35

Insectos vectores de enfermedades infecciosas

Organismo	Vector	Síndrome clínico	Diagnóstico
Bacterias			
Espiroquetas			
Borrelia burgdorferi	Garrapata	Enfermedad de Lyme	Inmunoensayo enzimático de detección con Western blot de confirmación
Borrelia hermsii	Garrapata	Fiebre recidivante	Visualización de la espiroqueta en frotis de sangre con tinción de Wright, de Giemsa o naranja de acridina Prueba de anticuerpo en suero
Bacterias gramnegativas			
Francisella tularensis	Garrapata, tábano, tábano del género *Chrysops*	Tularemia	Serología de anticuerpo fluorescente en material infectado Cultivo[a]
Yersinia pestis	Pulga	Peste	Serología Cultivo[a]
Rickettsias			
Rickettsia rickettsii	Garrapata	Fiebre manchada de las Montañas Rocosas	Serología, RCP, tinción inmunofluorescente de biopsia de piel
Otras bacterias intracelulares			
Ehrlichia chaffeensis	Garrapata	Erliquiosis monocítica	Serología RCP Detección de mórulas intraleucocíticas (menos sensible)
Anaplasma phagocytophilum Garrapata	Garrapata	Anaplasmosis granulocítica	Serología RCP Detección de mórulas intraleucocíticas (menos sensible)
Virus			
Coltivirus	Garrapata	Fiebre por garrapata del Colorado	Serología Aislamiento del virus en sangre
Arbovirus	Mosquito	Encefalitis[b]	Serología
Protozoarios			
Babesia microti	Garrapata	Babesiosis	Visualización del organismo en frotis con tinción de Giemsa o de Wright
Especies de *Plasmodium*	Mosquito	Paludismo	Frotis de gota delgada y gruesa RCP

[a]Debe notificarse al laboratorio la sospecha de tularemia o de peste, de manera que se tomen precauciones para evitar la infección del personal del laboratorio.
[b]Encefalitis equinas oriental y occidental, de St. Louis, de California, por virus del Nilo occidental.

RCP, reacción en cadena de la polimerasa.

TABLA 9-36

Enfermedades infecciosas relacionadas con la exposición a mascotas

Animal	Organismo	Enfermedad	Manifestaciones clínicas
Gatos	Bartonella henselae	Fiebre por arañazo de gato	Fiebre
			Linfadenitis
			Microabscesos en hígado y bazo
			Infección en hueso
	Toxoplasma gondii	Toxoplasmosis	Asintomático
			Síndrome semejante a la mononucleosis
			Toxoplasmosis congénita
Reptiles	Especies de Salmonella	Salmonelosis	Diarrea
			Bacteriemia
			Infección local (p. ej., hueso, articulación)
Aves	Chlamydophila psittaci	Psitacosis	Neumonía intersticial
Perros	Toxocara canis Bordetella bronchiseptica	Larva migrans visceral (inmunodeprimidos)	Infección en pulmones, hígado, ojos Neumonía, septicemia, sinusitis
	Especies de Leptospira	Leptospirosis	Enfermedad semejante a la gripe o ictericia
	Microsporum canis	Tiña de la cabeza/del cuerpo	Infección superficial de la piel o del cuero cabelludo
Ratas	Streptobacillus moniliformis	Fiebre por mordedura de rata	Fiebre, artritis, artralgias, exantema, endocarditis

Los hallazgos en la exploración física suelen ser sutiles, pero sirven de guía para la evaluación diagnóstica. Por ejemplo, el dolor o la tumefacción articulares son indicativos de artritis infecciosa o reactiva, enfermedad del tejido conjuntivo o neoplasia maligna. Un soplo cardíaco conduce a la consideración de una endocarditis bacteriana o de fiebre reumática aguda. La palpación de la punta del bazo es compatible con una infección por VEB, endocarditis o neoplasia maligna. Una buena exploración neurológica revela anomalías compatibles con una neoplasia maligna o un absceso cerebral. Es posible que la exploración rectal señale un absceso perirrectal que no se había sospechado antes o la rotura de un absceso apendicular. Los hallazgos de eccema o seborrea son sugestivos de una deficiencia inmunitaria o de histiocitosis. La palpación minuciosa de las estructuras óseas revela dolor a la palpación por probable infección o neoplasia maligna. La presencia de adenopatía, exantema, conjuntivitis, eritema y labios partidos, lengua de fresa, eritema y edema de las manos y de los pies, y síntomas menos frecuentes de meningitis aséptica o gastrointestinales son indicativos de enfermedad de Kawasaki (v. cap. 14).

Estudios de laboratorio

El tiempo de la evaluación diagnóstica para la FOD concuerda con la apariencia clínica del niño. Un niño que presenta buen estado general o enfermedad leve se beneficia de una evaluación inicial limitada y observación. El niño con mal estado general y empeoramiento progresivo de los síntomas requerirá ser hospitalizado y someterse a múltiples pruebas diagnósticas.

Las pruebas que se solicitan se basan en los hallazgos de la historia clínica y de la exploración física. Los estudios de laboratorio útiles para la detección sistemática se encuentran el hemograma, la VSG, la PCR, el análisis de orina general y el cultivo, y la química sérica, que incluye pruebas de función hepática. Un recuento de plaquetas elevado, aunque está presente en muchas infecciones, puede ser un indicio de enfermedad de Kawasaki. La radiografía de tórax es útil para mostrar los cambios observados en la enfermedad pulmonar aguda o crónica, linfoadenopatía hiliar, o un tamaño o una forma anormales del corazón. La ecografía abdominal revela un tumor intraabdominal, un absceso apendicular o hepático, o lesiones hepáticas o esplénicas que son compatibles con la enfermedad por arañazo de gato o con anomalías en los riñones. Otros estudios de evaluación en el contexto ambulatorio son la PCT, el Monospot y la serología en busca de VEB, serología para *B. henselae*, una prueba de anticuerpo anti-VIH o ADN VIH o ARN RCP, un hemocultivo, heces para cultivo bacteriano y búsqueda de huevecillos y parásitos, anticuerpo antinuclear y factor reumatoide o frotis de sangre en gota delgada y gruesa si existen antecedentes de viaje que sugieran paludismo.

Entre las pruebas diagnósticas que deben considerarse se encuentran la punción lumbar, una TC de senos paranasales, la repetición de los hemocultivos, un ecocardiograma, la exploración oftalmológica y la aspiración de médula ósea. Las pruebas serológicas para infecciones inusuales son útiles sólo si se obtuvo suero agudo y de convalecencia o si la IgM es positiva para un agente infeccioso específico. Los estudios de medicina nuclear no suelen ser diagnósticos, a menos que se haya identificado un probable foco de infección mediante la historia o la exploración física.

Manejo

La terapia empírica con antibióticos orales o parenterales no se usa en niños con FOD que no están inmunodeprimidos a menos que los pacientes tengan una alta probabilidad de presentar una infección bacteriana o su estado general sea malo. En estas circunstancias, es razonable empezar con un antibiótico de amplio espectro, pero sólo después de que se hayan tomado las muestras adecuadas para cultivos. Se recomienda iniciar un tratamiento de prueba con antiinflamatorios no esteroideos (AINE) si se sospecha artritis idiopática juvenil. El uso empírico de esteroides nunca es adecuado.

Si la fiebre persiste y la evaluación como paciente externo no es diagnóstica, se recomienda la hospitalización. La observación debe documentar la presencia y el patrón de la fiebre, así como cualquier cambio en los hallazgos físicos. Entre los estudios diagnósticos adicionales se encuentra la evaluación por especialistas en enfermedades infecciosas, reumatología o hematología/oncología.

LECTURAS RECOMENDADAS

Bibliografía general

American Academy of Pediatrics, Pickering, LK (ed): 2009 *Red Book: Report of the Committee on Infectious Diseases,* 28th ed. Elk Grove Village, IL: American Academy of Pediatrics, 2009.

Long SS, Pickering LK, Prober CG (eds): *Principles and Practice of Pediatric Infectious Diseases,* 3rd ed. New York: Churchill Livingstone, 2008.

Centers for Disease Control and Prevention: www.cdc.gov

Estrategia para la evaluación del niño febril

Baraff LJ. Management of infants and young children with fever without a source. *Pediatr Ann* 37(10):673–679, 2008.

Long SS: Distinguishing amoung prolonged, recurrent, and periodic fever syndromes: Approach of a pediatric infectious disease subspecialist. *Pediatr Clin North Am* 52:811–835, 2005.

May A, Bauchner H: Fever phobia: The pediatrician's contribution. *Pediatrics* 90(6):851–854, 1992.

Otitis media aguda

American Academy of Pediatrics and American Academy of Family Physicians, Clinical Practice Guideline: Diagnosis and management of acute otitis media. *Pediatrics* 113(5):1451–1465, 2004.

Powers JH: Diagnosis and treatment of acute otitis media: Evaluating the evidence. *Infect Dis Clin North Am* 21:409–426, 2007.

Faringitis

American Academy of Pediatrics: Prevention of rheumatic fever and diagnosis and treatment of acute streptococcal pharyngitis. *Pediatrics* 123(6):1609, 2009. http://www.pediatrics.org/cgi/doi/10.1542/peds.2009-0482

Bisno AL, Gerber MA, Gwaltney JM, et al: Practice guidelines for the diagnosis and management of group A streptococcal pharyngitis. *Infect Dis Soc Am* CID 35(2):113–125, 2002.

Schwartz B, Marcy SM, Phillips WR, et al: Pharyngitis—Principles of judicious use of antimicrobial agents. *Pediatrics* 101(1):172–174, 1998.

Enfermedades respiratorias virales

Dowell SF, Marcy SM, Phillips WR, et al: Principles of judicious use of antimicrobial agents for pediatric upper respiratory tract infections. *Pediatrics* 101(1):163–165, 1998.

Hall CB: Respiratory syncytial virus: A continuing culprit and conundrum. *J Pediatr* 135(2 Pt 2):2–7, 1999.

Klassen TP: Croup: A current perspective. *Pediatr Clin North Am* 46(6):1167–1178, 1999.

Stamboulian D, Bonvehi PE, Nacinovich FM, et al: Influenza. *Infect Dis Clin North Am* 14(1):141–166, 2000.

Williams JV, Harris PA, Tollefson SJ, et al: Human metapneumovirus and lower respiratory tract disease in otherwise healthy infants and children. *N Engl J Med* 350: 443–450, 2004.

Neumonía

McCracken GH: Etiology and treatment of pneumonia. *Pediatr Infect Dis J* 19(4):3733–3737, 2000.

Michelow IC, Olsen K, Lozano J, et al: Epidemiology and clinical characteristics of community-acquired pneumonia in hospitalized children. *Pediatrics* 113:701–707, 2004.

Nelson JD: Community-acquired pneumonia in children: Guidelines for treatment. *Pediatr Infect Dis J* 19(3):251–253, 2000.

Ranganathan SC, Sonnappa S: Pneumonia and other respiratory infections. *Pediatr Clin North Am* 56:135–156, 2009.

Infecciones del sistema nervioso central

Negrini B, Kelicher KJ, Wald ER: Cerebrospinal fluid findings in aseptic versus bacterial meningitis. *Pediatrics* 105(2):316–319, 2000.

Nigrovic LE, Kuppermann N, Macias CG, et al: Clinical prediction rule for identifying children with cerebrospinal fluid pleocytosis at very low risk of bacterial meningitis. *JAMA* 297:52–60, 2007.

Sawyer MH: Enterovirus infections: Diagnosis and treatment. *Pediatr Infect Dis J* 18(12):1033–1039, 1999.

Tunkel AR, Glaser CA, Bloch KG, et al: The management of encephalitis: Clinical practice guidelines by the Infectious Disease Society of America. *Clin Infect Dis* 47:303–327, 2008.

Tunkel AR, Hartman BJ, Kaplan SL, et al: Practice guidelines for the management of bacterial meningitis. *Clin Infect Dis* 39: 1267–1284, 2004.

Exantemas virales y bacterianos

Gable EK, Liu G, Morrell DS: Pediatric exanthems. *Prim Care* 27(2):353–369, 2000.

Resnick SD: Staphylococcal toxin-mediated syndromes in childhood. *Semin Dermatol* 11(1):11–18, 1992.

Stryjewski ME, Chambers HF. Skin and soft tissue infections caused by community-acquired methicillin resistant *Staphylococcus aureus. Clin Infect Dis* 46(Suppl 5):S368–S377, 2008.

Infección por VIH pediátrica

AIDS*info* http://www.aidsinfo.nih.gov/Guidelines/

Committee on Pediatric AIDS. HIV testing and prophylaxis to prevent mother-to child transmission in the United States. *Pediatrics* 122:1127–1134, 2008.

Tuberculosis

American Thoracic Society, Centers for Disease Control and Prevention, Infectious Diseases Society of America: Controlling tuberculosis in the United States. *Am J Respir Crit Care Med* 172:1169–1227, 2005.

American Thoracic Society, Centers for Disease Control and Prevention, Infectious Diseases Society of America: Treatment of tuberculosis. *MMWR* 52(RR-11), 2003.

Starke JR: New concepts in childhood tuberculosis. *Curr Opin Pediatr* 19:306–313, 2007.

Enfermedad de Lyme

Wormser GP, Dattwyler RJ, Shapiro ED, et al: The clinical assessment, treatment, and prevention of Lyme disease, human granulocytic anaplasmosis, and babesiosis: Clinical practice guidelines by the Infectious Disease Society of America. *Clin Infect Dis* 43:1089–1134, 2006.

10

Neonatología

Ronald S. Cohen, Katherine R. McCallie, y William D. Rhine

EVALUACIÓN PERINATAL Y NEONATAL

Consideraciones generales

La **neonatología** es la subespecialidad de pediatría que se encarga de los recién nacidos enfermos, y los neonatólogos se esfuerzan por comprender la forma en que el desarrollo fetal y la patología conducen a enfermedad en los recién nacidos en el momento de nacer. La **perinatología** es el área de la obstetricia que se ocupa de las mujeres embarazadas y sus fetos, y los perinatólogos se preocupan por el bienestar de los recién nacidos después del nacimiento. El uso de una terminología común a todos los médicos preocupados por el cuidado de los lactantes menores facilita la evaluación efectiva y la comprensión de los fetos y recién nacidos de alto riesgo. La **edad gestacional** es el número de semanas de un embarazo desde el primer día de la última menstruación hasta la fecha de nacimiento. Se habla de **prematuridad** cuando el nacimiento se produce antes de las 37 semanas de gestación; se trata de **parto tardío** en caso de que el nacimiento tenga lugar a partir de las 42 semanas de gestación. El **período neonatal** va desde los 0 a los 28 días después del nacimiento.

Los embarazos se clasifican como de alto riesgo en función de dos grupos de factores: trastornos maternos subyacentes y complicaciones fetales u obstétricas.

- **Trastornos maternos:** edades extremas, peso o aumento de peso extremos; trastornos no quirúrgicos, en especial diabetes mellitus, hipertensión arterial y cardiopatía congénita; tabaquismo, consumo de drogas ilegales e ingesta excesiva de alcohol; gestación múltiple; antecedente de múltiples pérdidas fetales, y retraso o falta de atención obstétrica
- **Trastornos fetales u obstétricos:** parto prematuro, rotura prematura de membranas prolongada (más de 24 h), retraso del crecimiento intrauterino (RCIU), polihidramnios (líquido amniótico excesivo) u oligohidramnios (disminución del líquido amniótico), posición fetal anormal, sangrado vaginal materno, infección (p. ej., corioamnionitis) y líquido amniótico meconial

Pruebas prenatales

Se utilizan varios métodos para evaluar la salud fetal. Entre los marcadores clínicos de bienestar fetal se encuentran la altura del fondo uterino y los movimientos fetales. Existen también otras pruebas prenatales (v. tabla 10-1)

Evaluación y reanimación neonatales

En ocasiones, los recién nacidos de alto riesgo necesitan ayuda para hacer la transición de la fisiología fetal a la neonatal en el momento del parto. Siempre que sea posible, los partos de alto riesgo deben ocurrir en un ambiente en el cual esté disponible el equipo necesario y personal entrenado adecuadamente para el caso en que sea necesaria la reanimación. La preparación reviste gran importancia para conseguir una reanimación neonatal exitosa y, a menudo, el primer paso de esta preparación es la comunicación entre el equipo de atención neonatal y sus colegas obstetras.

El **test de Apgar** asegura una evaluación adecuada de los recién nacidos en el momento del parto (v. tabla 1-1). Las puntuaciones se obtienen al cabo de 1 y 5 min después del nacimiento. Si la puntuación después de los 5 min es menor de 7, a partir de este momento debe valorarse cada 5 min (durante 20 min después del nacimiento) hasta que se obtengan dos puntuaciones mayores de 7. El color de la piel (incluida la perfusión) suele ser el primer factor que debe reducirse en los recién nacidos deprimidos, seguido de las respiraciones, el tono, los reflejos y el pulso.

TABLA 10-1

Pruebas prenatales utilizadas para evaluar la salud fetal

Prueba	*Uso*
Ecografía	Crecimiento, anatomía y función fisiológica fetal; esta última se califica como parte de un perfil biofísico que incluye el tono fetal, el movimiento, la respiración, la frecuencia cardíaca y el volumen de líquido amniótico; el Doppler estudia el flujo sanguíneo del cordón
Amniocentesis (muestreo de líquido amniótico)	Detección de anomalías cromosómicas; cálculo de la madurez pulmonar
Muestreo de vellosidades coriónicas (primer trimestre)	Detección más precoz para análisis metabólico/cromosómico o genético
Muestreo de sangre umbilical percutáneo (guiada por ecografía)	Intervenciones tanto diagnósticas como terapéuticas (p. ej., medición del hematócrito, transfusión fetal)
Vigilancia de frecuencia cardíaca fetal, durante el parto o durante la última parte del tercer trimestre: • En ausencia de contracciones (prueba de no sufrimiento fetal) O • Con la inducción de las contracciones mediante oxitocina (prueba de sufrimiento fetal)	Bienestar fetal
Muestreo sanguíneo del cuero cabelludo fetal	Medición de gases en sangre; determina la acidosis durante el parto

El test de Apgar proporciona una directriz sobre la magnitud y la duración de la reanimación cardiopulmonar (RCP), si fuera necesaria. Sin embargo, no se diseñó para pronosticar el desenlace clínico neurológico. En realidad, la mayoría de los niños con desarrollo neurológico anormal tienen una "buena" puntuación en el test de Apgar, mayor de 7, a los 5 min y la mayor parte de los que tienen menos de 7 puntos a los 5 min tienen un desenlace clínico neurológico normal. Por el contrario, la depresión prolongada de la puntuación del test de Apgar (menor de 4 durante 10 min) indica un alto riesgo (mayor del 50%) de muerte o desarrollo neurológico anormal. Otros marcadores de posible enfermedad al nacer son la prematuridad y el tamaño extremo, ya sea **pequeño para la edad gestacional (PEG)** o **grande para la edad gestacional (GEG)**.

El inicio de la reanimación neonatal empieza con el ABC de la RCP: **vía aérea** (del inglés *airway*), **respiración** (del inglés *breathing*) y **circulación** (del inglés *circulation*). El manejo de la vía aérea se inicia mediante la adecuada colocación de la cabeza y ventilación con mascarilla y bolsa. La mascarilla o la presión positiva continua en las vías aéreas nasal (NCPAP, del inglés *nasal continuous positive airway pressure*) se usa en prematuros para estabilizar la capacidad residual funcional de los pulmones y ayudar a superar las alteraciones fisiológicas relacionadas con la inmadurez pulmonar. Si son necesarias oxigenación y ventilación adicional, es posible que se requiera también intubación endotraqueal. Si existe meconio en el líquido amniótico y el recién nacido no tiene energía al nacer, se utiliza la succión a través de una sonda endotraqueal para ayudar a limpiar las vías aéreas y prevenir el **síndrome de aspiración meconial (SAM)**. No obstante, la intubación debe reservarse sólo para pacientes que requieren esto como parte del ABC usual. La intubación no está indicada sólo con el propósito de diagnosticar o tratar la presencia de meconio en la vía aérea. La respiración de rescate para recién nacidos requiere de 30 a 60 rpm con presión adecuada, lo cual se demuestra mediante la auscultación de una entrada de aire adecuada o mediante la adecuada excursión torácica. La circulación se evalúa a través de la auscultación de la frecuencia cardíaca y/o palpación del pulso en la arteria braquial, en la axila o incluso en el muñón del cordón umbilical.

Además de estos ABC, los recién nacidos tienen varias necesidades de reanimación singulares. A menudo requieren **estimulación**, la cual induce aumentos en la respiración y la función cardíaca mediadas por el sistema simpático-suprarrenal; **succión**, la cual extrae el líquido amniótico de la nasofaringe y la orofaringe; y **secado y calentamiento**, que reducen la necesidad de oxígeno para el mantenimiento de la termoneutralidad. La canalización de vaso umbilical proporciona: 1) acceso arterial para la monitorización de la presión arterial y el muestreo de gasometría arterial, y 2) acceso venoso para la administración de goteo de cardiopresor y el cálculo de la presión venosa central. En la sala de partos debe usarse la vigilancia no invasiva de saturación de oxígeno para guiar el ajuste de la dosis de oxigenoterapia.

Si se considera que un recién nacido está enfermos y requiere una evaluación más profunda y tratamiento, debe ser transferido a la unidad de cuidados intensivos neonatal (UCIN). El manejo de los recién nacidos enfermos incluye el conocimiento de los recursos disponibles en las instalaciones de tratamiento. En Estados Unidos, casi todas las salas de neonatología participan en una red jerárquica de remisión y educación. Las de **nivel 1** proporcionan atención neonatal básica, que incluye antibióticos parenterales. Las salas de neonatología de **nivel 2** ofrecen una atención más intensiva, como alimentación por sonda y respiración asistida de forma y duración limitadas. Las salas de neonatología de **nivel 3** proporcionan el rango más amplio de atención neonatal, que incluye consulta con subespecialistas pediátricos, apoyo respiratorio avanzado y cirugía neonatal.

LÍQUIDOS, ELECTRÓLITOS Y NUTRICIÓN

Fisiopatología

El mantenimiento del balance hídrico y del equilibrio hidroelectrolítico normales tiene un efecto positivo en el desenlace clínico de muchos procesos patológicos subyacentes. En el período neonatal con frecuencia se encuentran problemas en el establecimiento de la administración adecuada de líquidos y electrólitos.

Deben tenerse en cuenta varias diferencias significativas del desarrollo fisiológico cuando se considera el manejo de líquidos y electrólitos en el período neonatal. El **agua corporal total** es el 85% del peso al nacer en el tercer trimestre y disminuye al 78% al término, en comparación con el 65% de los niños mayores; más del 50% del agua en los recién nacidos a término es extracelular (v. fig. 10-1). Con el crecimiento se producen importantes alteraciones en el equilibrio entre el **líquido extracelular (LEC)** y **el líquido intracelular**. Durante los primeros 7 a 10 días de vida, la mayoría de los lactantes presentan una reducción fisiológica del 5-12% en el peso corporal debido a la pérdida de agua corporal, sobre todo del LEC. Esta reducción en el LEC se acompaña de una maduración de la función renal. Si se observa carga de líquidos y electrólitos en la primera semana de vida, el compartimiento del LEC permanece expandido, lo cual es posible que cause un edema pulmonar o un cortocircuito de izquierda a derecha sintomático a través del **conducto arterioso persistente (CAP)**.

El objetivo inicial de la fluidoterapia y del tratamiento con electrólitos es mantener el balance hídrico y del equilibrio hidroelectrolítico en cero, suponiendo que no hay déficit o excesos preexistentes. La planificación de un manejo razonable para la ingesta de líquidos y electrólitos requiere de una determinación adecuada de las pérdidas en los recién nacidos. Las cuatro fuentes normales de pérdida de líquidos son las **pérdidas insensibles (PI), diuresis, sudor** y **agua**

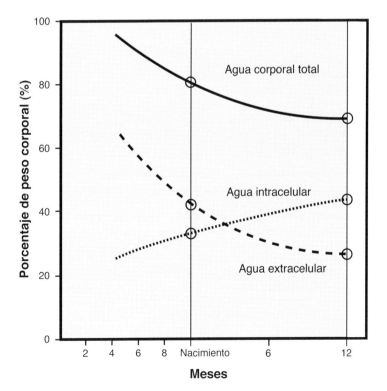

FIGURA 10-1. Cambios en el líquido corporal durante la vida fetal y la neonatal. Tomado de OH W: Fluid and electrolyte management. In *Neonatology: Pathophysiology and Management of the Newborn*. Editado por Avery GB. Philadelphia, JB Lippincott, 1987, p 776.

fecal. Las PI, que son consideradas las pérdidas de agua a través del pulmón durante la respiración y a través de la piel mediante la evaporación, son mayores en los lactantes de bajo peso al nacer y menor edad gestacional debido a un aumento en la permeabilidad de la piel, una mayor área de superficie corporal por unidad de peso y un mayor flujo de sangre por la piel en relación con el índice metabólico. Otros factores que afectan las PI son la dificultad respiratoria, el nivel de actividad y factores ambientales (p. ej., radiadores abiertos, fototerapia).

En los recién nacidos, en lo que la orina se diluye un máximo de 50 mOsm/l y se concentra sólo hasta los 80 mOsm/l, la ingesta de agua y solutos determina, sobre todo, el volumen de orina y su osmolalidad. En los neonatos, las pérdidas por sudor son casi inexistentes, y las fecales, bajas, lo cual convierte a las PI y la diuresis en las principales fuentes de pérdida de agua, excepto las secundarias a un proceso patológico. El control del ambiente neonatal, que incluye el uso de radiadores, incubadoras y humedad ambiental, ayuda a limitar las PI.

Evaluación clínica y estudios de laboratorio

Historia clínica

Los factores importantes de la historia clínica son el peso al nacer y la edad gestacional, la presencia de enfermedad (p.ej., dificultad respiratoria, insuficiencia cardíaca congestiva, hiperbilirrubinemia, meningitis, insuficiencia renal, gastrosquisis), el uso de medicamentos (p. ej., furosemida, teofilina efedrina, indometacina), fluidoterapia y administración de solutos e influencias ambientales (p. ej., fototerapia, radiadores abiertos).

Exploración física

Los signos físicos importantes del estado de hidratación son aumento o disminución de peso y la turgencia de la piel. El edema es un signo de sobrehidratación, mientras que la fontanela hundida y la piel floja indican deshidratación.

Estudios de laboratorio

La tasa de aumento de peso debe revisarse con regularidad y relacionarse con la curva de crecimiento normalizada para la edad gestacional. Además, hay que evaluar de manera regular las concentraciones de electrólitos, la diuresis y la densidad urinaria. El valor promedio de una diuresis normal es de 1-3 ml/kg cada hora. La hipernatremia, un signo de deshidratación, no es infrecuente en los lactantes que pesan menos de 1 000 g debido a su elevada permeabilidad cutánea y aumento de PI. La hiponatremia en los primeros días de vida a menudo refleja un exceso de agua libre más que una ingesta de sodio inadecuada.

Diagnóstico diferencial

El diagnóstico diferencial de anomalías de líquidos y electrólitos debe incluir siempre problemas yatrógenos (fluidoterapia y administración de electrólitos inadecuadas o efecto secundario de un medicamento). Dependiendo del desequilibrio hidro-electrolítico específico, son posibles otros diagnósticos, como hiponatremia (síndrome de secreción inadecuada de hormona antidiurética [SIADH], insuficiencia cardíaca, hiperglucemia), hiperpotasemia (hiperplasia suprarrenal congénita), hipocloremia (síndrome de Bartter, fibrosis quística) e hipercloremia (deshidratación).

Manejo

El objetivo de la terapia es restablecer las pérdidas de líquidos y electrólitos y mantener el balance normal mediante el cálculo de una ingesta de mantenimiento adecuada. Los principios de tratamiento general son similares a los utilizados en niños mayores (v. capítulo 4). Las decisiones en cuanto a la fluidoterapia y la administración de electrólitos deben tomarse considerando el estado de enfermedad específico (p. ej., necesidad de restricción de líquidos en el contexto de insuficiencia cardíaca o SIADH).

Es de esperar que se produzca una disminución de peso del 5 al 12% durante la primera semana después del nacimiento; si no se presenta, indicará que existe una probable sobrecarga de líquidos. El manejo de los líquidos a menudo es más complejo en los lactantes que pesan menos de 1 000 g al nacer; suele ser necesario obtener mediciones frecuentes de peso y concentraciones de electrólitos séricos durante los primeros días de vida. Es posible que estos lactantes prematuros tengan deshidratación hipernatrémica como resultado de la administración inadecuada de líquidos o del CAP debido a sobrecarga de líquidos.

Las alimentaciones entéricas suelen intentarse tan pronto como es factible en los recién nacidos. La leche materna es la mejor opción para los lactantes de todas las edades gestacionales; los suplementos adicionales proporcionan el aumento de calorías, electrólitos y minerales necesario para los lactantes prematuros. Si no se dispone de leche materna o está contraindicada, por lo general las fórmulas especiales diseñadas para lactantes prematuros son apropiadas para los recién nacidos que pesan menos de 1 800 g; estas fórmulas proporcionan niveles más altos de calorías, proteínas y minerales. Existen también bancos de donadoras de leche para proporcionar leche materna donada voluntariamente, pasteurizada, para ser usada en lactantes prematuros, por lo general en aquellos menores de 1 500 g,

Los recién nacidos menores de 34 semanas de edad gestacional carecen de unos reflejos de succión y deglución bien desarrollados, por lo que necesitan ser alimentados por sonda. Aquellos que pesan menos de 1 000 g tal vez requieran recibir alimentación por sonda hasta cada 2 h o mediante goteo nasogástrico continuo. Los volúmenes de las alimentaciones, por lo general, van incrementándose lentamente para evitar la intolerancia a la alimentación y la **enterocolitis necrosante (ECN)** (v. "Enterocolitis necrosante"). El objetivo final es alcanzar en torno a los 120 y 100 kcal/kg y día en los lactantes prematuros y a término, respectivamente.

En aquellos lactantes en los cuales no se consigue una nutrición óptima mediante alimentación entérica dentro de los primeros días es preciso proceder a la **hiperalimentación**. Es necesario un aumento gradual en la concentración de dextrosa intravenosa de 1 a 2 mg/kg/min. Los lactantes que pesan menos de 1 000 g tal vez no toleren una concentración de glucosa mayor de 6 mg/kg/min, mientras que los recién nacidos a término suelen tolerar de 8 a 10 mg/kg cada minuto sin desarrollar hiperglucemia. El objetivo es ir aumentando la ingesta calórica intravenosa hasta alcanzar un nivel suficiente para favorecer el crecimiento (80-100 kcal/kg y día) para igualar el crecimiento intrauterino en una edad gestacional comparable. Es importante proporcionar una adecuada ingesta de proteínas de forma precoz, en especial en los lactantes prematuros con peso al nacer menor de 1 500 g, para evitar el catabolismo proteico y un déficit. Por lo general, el objetivo es lograr administrar 3-4 mg/kg y día de aminoácidos tan pronto como sea posible para igualar el influjo proteínico intrauterino.

TRASTORNOS RESPIRATORIOS

SÍNDROME DE DIFICULTAD RESPIRATORIA

Fisiopatología

Durante el desarrollo fetal, los pulmones pasan a través de una etapa seudoglandular (7-17 semanas) y otra canalicular (16-25 semanas) y, más o menos a las 25 semanas de gestación, entran en la etapa de saco terminal, que dura hasta el nacimiento. La alveolarización ocurre en su mayor parte después del nacimiento, con algunos alvéolos presentes a partir de las 28 semanas. Durante la alveolarización, suceden dos procesos importantes. En primer lugar, los capilares pulmonares crecen más cerca del epitelio y se crea una superficie de intercambio gaseoso mucho más grande. En segundo lugar, las células epiteliales se diferencian en células tipos I y II. Las de tipo II son las que producen el agente tensoactivo. Uno de los principales problemas en los lactantes con **síndrome de dificultad respiratoria (SDR) (enfermedad por membrana hialina)** es la deficiencia de agente tensoactivo, lo cual disminuye de forma importante la elasticidad pulmonar. Esto provoca atelectasias difusas, acompañadas de un grave **desequilibrio ventilación-perfusión (V/Q)** y un aumento del trabajo de la respiración. A pesar de los avances en la comprensión de la fisiopatología del SDR, concretamente del papel del agente tensoactivo, el SDR sigue siendo el problema que con más frecuencia afecta a los prematuros.

Evaluación clínica y estudios de laboratorio

Historia clínica

La prevalencia del SDR está inversamente correlacionada con la edad gestacional. Los casos son poco frecuentes de las 37 semanas de gestación en adelante, mientras que más del 70% de los lactantes de 28 a 30 semanas de gestación lo padece. El factor de riesgo crítico es la etapa de madurez pulmonar en el momento del parto, no la edad gestacional precisa. Entre los numerosos factores que retrasan la madurez pulmonar están la diabetes materna, el sexo masculino, segundo nacimiento de gemelos y la raza caucásica. Varias circunstancias aceleran la maduración pulmonar como RCIU, hipertensión grave inducida por el embarazo y la administración de glucocorticoides a la madre.

Exploración física

Durante las primeras 6 h después del nacimiento, los recién nacidos presentan los siguientes signos: taquipnea, retracción, aleteo nasal, resoplidos y cianosis. Las prominentes retracciones son provocadas por la elasticidad de la caja torácica en los recién nacidos y la generación de presiones intratorácicas altas necesarias para expandir los pulmones poco elásticos. Se cree que el resoplido espiratorio típico, una característica temprana, es provocado por un cierre parcial de la glotis durante la respiración en un intento por atrapar aire y mantener la capacidad funcional residual. Los niños que pesan menos de 1 000 g al nacer presentan menos signos si son intubados de inmediato en la sala de partos.

 Dato relevante: Es necesaria la inspección visual del abdomen en los recién nacidos con importante dificultad respiratoria después del nacimiento. Si el abdomen es escafoideo, el diagnóstico más probable es hernia diafragmática congénita.

Estudios de laboratorio

Los hallazgos clásicos del SDR en la radiografía de tórax son pulmones de poco volumen con un **patrón reticulogranular** (**"vidrio esmerilado"**) y **broncogramas aéreos** (v. fig. 10-2). Es importante tener en cuenta que el SDR no puede diferenciarse de una manera fiable de la neumonía neonatal únicamente con estudios radiográficos.

Diagnóstico diferencial

El diagnóstico diferencial de la dificultad respiratoria en el período neonatal incluye **neumonía** y **taquipnea transitoria del recién nacido (TTRN)**; para un diagnóstico diferencial completo de la dificultad respiratoria neonatal, véase la tabla 10-2. Los pulmones son la localización de infección más frecuente en los recién nacidos; la infección se adquiere durante el período prenatal, en el momento del nacimiento o en el período neonatal temprano. En la neumonía neonatal, las radiografías varían en su apariencia; es posible observar infiltrados unilaterales o un patrón difuso con broncogramas aéreos. Además, en ocasiones la infección provoca el nacimiento prematuro y es posible que existan tanto neumonía/septicemia y SDR de forma simultánea. La dificultad a la hora de diferenciar la neumonía neonatal del SDR ha llevado al uso frecuente de antibióticos en los recién nacidos con SDR.

La TTRN, que tiende a ocurrir en los recién nacidos a término, es la reabsorción retardada del líquido del pulmón fetal. Se produce con más frecuencia después de una cesárea, debido a que el tórax del bebé no está sometido a las mismas presiones que en un parto vaginal. Los síntomas, que suelen durar de 12

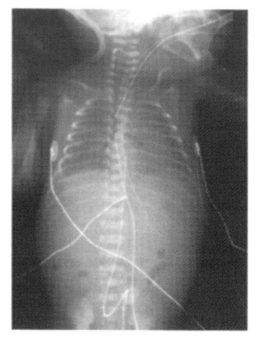

FIGURA 10-2. Radiografía de tórax de un lactante con síndrome de dificultad respiratoria. Por cortesía de Richard Barth, M.D., Division of Pediatric Radiology, Stanford University.

a 72 h, consisten en taquipnea, resoplidos, aleteo nasal y cianosis. Debido a que la TTRN tiene muchas características que son similares a las del SDR y de la neumonía, a menudo constituye un reto diagnóstico. La radiografía de tórax es útil para el diagnóstico, ya que en la TTRN muestra una trama hiliar prominente y líquido en las fisuras interlobulares (v. fig. 10-3).

Manejo

El objetivo central del manejo del SDR es el mantenimiento de un adecuado intercambio gaseoso que haga posible una función tisular normal y evite las consecuencias de la hipoxemia y la hipercapnia. Las terapias que se usan de manera rutinaria son las siguientes:

- Oxígeno complementario con monitorización de gases en sangre
- CPAP
- Ventilación mecánica
- Reemplazo del agente tensoactivo exógeno

El tratamiento debe proporcionarse de tal manera que minimice las posibles consecuencias adversas como neumotórax, neumomediastino, enfisema intersticial pulmonar (EIP) y lesión pulmonar con el desarrollo posterior de neuropatía crónica (NC).

SÍNDROME DE ASPIRACIÓN MECONIAL

Fisiopatología

El **SAM** se caracteriza por tinción del líquido amniótico con meconio en relación con dificultad respiratoria. La tinción con meconio complica del 8 al 20% de todos los partos, pero se observa hasta en el 44% de los partos tardíos u otros embarazos de alto riesgo. Una teoría importante del SAM afirma que el sufrimiento fetal agudo y crónico lleva a la eliminación intrauterina de meconio y después el jadeo del feto o del recién nacido provoca la aspiración de líquido amniótico manchado hacia la vía aérea. No está del todo clara la relación exacta entre el manchado con meconio y el sufrimiento fetal.

Los problemas pulmonares observados en el SAM son el resultado de una mezcla de obstrucción de las vías aéreas completa y parcial por el meconio. La obstrucción completa de las vías áreas provoca atelectasia, mientras que la parcial da lugar a un efecto de válvula de esfera, lo que conduce al atrapamiento de aire con hiperexpansión. Las fugas de aire, incluidos el

TABLA 10-2

Dificultad respiratoria neonatal

Anomalías de vías aéreas/pulmonares

Nasal/nasofaríngea	Atresia de coanas
Oral	Macroglosia (síndrome de Beckwith-Wiedemann) Micrognatia (síndrome de Pierre Robin)
Cuello	Bocio congénito Higroma quístico
Laringe	Laringomalacia Estenosis subglótica Parálisis de cuerdas vocales Membrana laríngea
Tráquea	Anillo vascular Fístula traqueoesofágica Estenosis/atresia bronquial Traqueomalacia Estenosis/agenesia traqueal
Pulmones	Hipoplasia pulmonar Hernia diafragmática congénita Enfisema lobular congénito Secuestro pulmonar Linfangiectasia pulmonar

Neuropatías

Aguda	Síndrome de dificultad respiratoria Taquipnea transitoria del recién nacido Neumonía Síndromes de aspiración (p. ej., meconio, sangre, líquido amniótico)
Crónica	Displasia broncopulmonar Síndrome de Wilson-Mikity
Complicaciones	Atelectasias Síndrome de fuga de aire (p. ej., neumotórax, neumomediastino, neumopericardio, neumoperitoneo) Enfisema intersticial pulmonar

Enfermedades no pulmonares

Hipertensión pulmonar persistente del recién nacido (HPPRN)

Anomalías metabólicas (p. ej., acidosis, hipotermia)

Insuficiencia cardíaca congestiva

Anomalías del sistema nervioso central

neumotórax, el neumomediastino, el neumopericardio y el neumoperitoneo, son a menudo complicaciones de SAM. También se cree que la presencia de meconio en los pulmones inactiva el agente tensoactivo, lo que complica aún más la obstrucción de las vías aéreas con una disminución de la elasticidad pulmonar. Otras posibles complicaciones son **hipertensión pulmonar persistente del recién nacido (HPPRN)** (v. "Hipertensión pulmonar persistente del recién nacido"), en particular en los bebés de parto tardío.

Evaluación clínica y estudios de laboratorio

Historia clínica

El SAM es más frecuente en lactantes con antecedentes de parto tardío, sufrimiento fetal y/o tinción de meconio.

Exploración física

Las características más frecuentes de SAM son la tinción de meconio de piel y uñas, piel escamada, resoplido, aleteo nasal, retracciones, taquipnea importante y diversos grados de cianosis.

Estudios de laboratorio

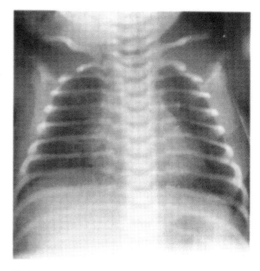

FIGURA 10-3. Radiografía de tórax de un lactante con taquipnea transitoria del recién nacido. Por cortesía de Richard Barth, M.D., Division of Pediatric Radiology, Stanford University.

Debe tomarse una radiografía de tórax. A menudo se encuentran infiltrados gruesos y esponjosos que alternan con áreas de radiotransparencia (v. fig. 10-4). Con frecuencia se observan fenómenos de fuga de aire, como neumotórax, neumomediastino e hiperinflación con abatimiento de los diafragmas. La gasometría arterial identifica hipoxemia e hipercapnia.

Diagnóstico diferencial

Entre los trastornos que deben considerarse se encuentra la aspiración de sangre o líquido amniótico y neumonía.

Manejo

La intubación y la succión de la tráquea después del parto están indicadas en el recién nacido deprimido. A pesar de la succión, la mayoría de los casos de SAM no son prevenibles, ya que existe aspiración intrauterina.

Los lactantes con SAM tienen riesgo de aumento de la dificultad respiratoria con hipoxemia e hipercapnia, la cual se complica aún más por HPPRN. Se utilizan las siguientes terapias para tratar a los recién nacidos con SAM:

- Fisioterapia torácica y succión
- Monitorización de la saturación de oxígeno transcutánea con el uso de oxígeno complementario para prevenir la hipoxemia y la vasoconstricción pulmonar hipóxica, la cual produce HPPRN
- Monitorización de la gasometría arterial para un reconocimiento y tratamiento precoces de la acidosis, la hipoxemia y la hipercapnia
- CPAP o ventilación mecánica para mantener la oxigenación y ventilación normal
- Sedación o parálisis neuromuscular para los lactantes con respirador programado en los rangos altos de ventilación
- Administración rutinaria de antibióticos debido a una posible neumonía bacteriana secundaria
- Administración de un agente tensoactivo exógeno

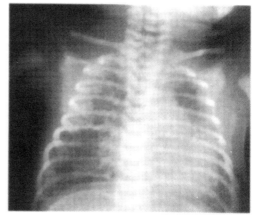

FIGURA 10-4. Radiografía de tórax de un recién nacido con síndrome de aspiración meconial. Por cortesía de Richard Barth, M.D., Division of Pediatric Radiology, Stanford University.

HIPERTENSIÓN PULMONAR PERSISTENTE DEL RECIÉN NACIDO

Fisiopatología

La **HPPRN**, en el pasado conocida como **circulación fetal persistente**, es la combinación de hipertensión pulmonar y corto-circuito de derecha a izquierda de sangre no saturada a través de las vías fetales (un agujero oval persistente [AOP] o un CAP en un corazón estructuralmente normal. Este proceso patológico se debe a la elevación sostenida de la resistencia vascular pulmonar (RVP) después del nacimiento. Normalmente, la RVP disminuye con rapidez después del nacimiento con la primera respiración. En contraste, la resistencia vascular sistémica (RVS) aumenta tan pronto como se pinza el cordón. Estos episodios provocan un cierre funcional del AOP y la constricción del CAP con separación de las circulaciones pulmonar y sistémica (v. capítulo 13). Cuando la RVP supera a la RVS, se produce un cortocircuito de derecha a izquierda en el AOP o el CAP, lo que provoca hipoxemia sistémica. La elevación en la RVP puede ser idiopática o secundaria a SAM, hernia diafragmática, hiperviscosidad, septicemia u otras causas. La hipoxia aguda y acidosis en el momento del nacimiento causan vasoconstricción pulmonar y una elevación de la presión arterial pulmonar.

Se ha identificado una anomalía morfológica en muchos de los niños que mueren por HPPRN. Las características clave son un aumento en el grosor de la media de las arterias con músculo y una extensión del músculo liso en forma distal normal-mente hacia las arterias intraacinares que no poseen músculo. Esta anomalía provoca una disminución del área transversal del lecho vascular pulmonar y un aumento en la resistencia del flujo sanguíneo pulmonar. Los expertos especulan que la hipoxia crónica intrauterina tal vez sea la causa de estos cambios vasculares.

Evaluación clínica y estudios de laboratorio

Historia clínica

La presencia de cualquier trastorno relacionado con las diversas causas secundarias de HPPRN (SAM, septicemia, hernia dia-fragmática, SDR, hiperviscosidad) es relevante para el diagnóstico. Es posible que la exposición intrauterina a inhibidores de la sintetasa de prostaglandina (ácido acetilsalicílico, indometacina) cause la constricción prematura del CAP y una HPPRN secundaria.

Exploración física

No se encuentran signos patognomónicos en los lactantes con HPPRN además de la cianosis, la cual varía en intensidad.

Estudios de laboratorio

La gasometría arterial preductal (brazo derecho) y posductal (arteria umbilical o pierna) presentan una diferencia en la PaO_2 de más de 10 mmHg cuando existe un cortocircuito de derecha a izquierda en el conducto (CAP), pero esta dife-rencia no está presente cuando el cortocircuito sólo se produce a la altura del AOP. La ecocardiografía bidimensional con Doppler color muestra el patrón de cortocircuito de derecha a izquierda y descarta cualquier defecto estructural del cora-zón (v. fig. 10-5).

Diagnóstico diferencial

Deben considerarse procesos pulmonares como SDR, SAM, hernia diafragmática congénita y neumonía. Es necesario tam-bién descartar una cardiopatía congénita cianótica (v. capítulo 13).

Manejo

El manejo de la HPPRN ha cambiado drásticamente con los avances médicos recientes. Entre las modalidades terapéuticas se encuentran las siguientes:

- Corrección rápida de la hipoxia y acidosis (ambas son vasoconstrictores pulmonares potentes) para revertir el vasoes-pasmo pulmonar
- Oxígeno complementario administrado a través de cánula nasal, campana o NCPAP
- Intubación y ventilación mecánica si persiste la hipoxemia
- Ventilación de alta frecuencia (que a menudo se usa con los recién nacidos a término con HPPRN)
- Expansión del volumen y/o administración de agentes inotrópicos, como dopamina, para asegurar un gasto cardíaco adecuado y elevar la presión arterial sistémica para contrarrestar el cortocircuito de derecha a izquierda

Los lactantes que no responden a estas terapias requerirán un tratamiento adicional. Los estudios clínicos han encon-trado es probable que el hecho de que los niños con HPPRN se beneficien con terapia de reemplazo del agente tensoactivo se deba a que la lesión pulmonar inicial ha provocado una desactivación del agente tensoactivo. Dos extensos estudios clínicos

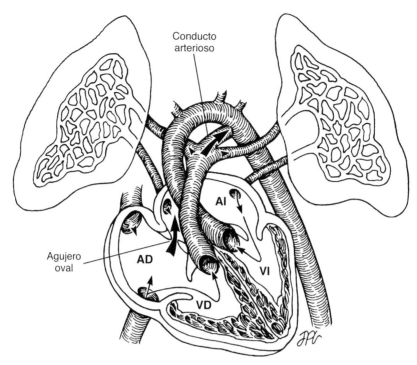

FIGURA 10-5. Patrones de cortocircuito derecha a izquierda observados en los lactantes con hipertrofia pulmonar persistente del recién nacido. Es posible que esté presente un cortocircuito en el agujero oval persistente o en el conducto arterioso persistente. *AD*, aurícula derecha; *AI*, aurícula izquierda; *VD*, ventrículo derecho; *VI*, ventrículo izquierdo.

aleatorizados demostraron la eficacia de la inhalación de óxido nítrico en los recién nacidos a término con insuficiencia respiratoria hipóxica y, en 1999, la Food and Drug Administración aprobó este agente para este uso. Si los lactantes no mejoran con el reemplazo del agente tensoactivo y el óxido nítrico, en la mayoría de los casos seguirá funcionando el uso de **oxigenación mediante membrana extracorpórea,** una forma de derivación corazón-pulmones modificada. La hiperventilación realizada de forma intencionada para inducir una alcalosis respiratoria importante ya no está justificada, dado el riesgo de lesión pulmonar, así como la fuerte relación entre este tratamiento y la sordera a largo plazo.

DISPLASIA BRONCOPULMONAR

Se hace el diagnóstico de **displasia broncopulmonar (DBP) (también denominada neupatía crónica)** en los lactantes prematuros si continúan requiriendo soporte con oxígeno o presión positiva a las 36 semanas de edad gestacional. La incidencia de DBP o neuropatía crónica, la cual varía de una institución a otra, es de cerca del 20 al 40% de los lactantes con peso al nacer menor de 1 500 g. Aunque el agente tensoactivo artificial ha reducido la mortalidad relacionada con SDR, no ha disminuido la incidencia de DBP.

Fisiopatología

La patogenia de la DBP comprende múltiples factores etiológicos, como alvéolos inmaduros, barotraumatismo provocado por ventilación mecánica prolongada, toxicidad por oxígeno con la formación de radicales oxígeno, infección, aspiración crónica causada por reflujo gastroesofágico, edema pulmonar debido a una sobre carga de volumen y CAP.

Evaluación clínica y estudios de laboratorio

Historia clínica

A menudo, los lactantes tienen antecedentes como prematuridad, ventilación mecánica prolongada, necesidad de una elevada concentración de oxígeno inspirado, infección y/o CAP.

Exploración física

Entre los hallazgos físicos se encuentran la taquipnea, las retracciones y el retraso del crecimiento.

Estudios de laboratorio

En la DBP, la gasometría arterial con frecuencia indica hipoxemia leve a moderada e hipercapnia. Las pruebas de función pulmonar suelen denotar un aumento en la resistencia de las vías aéreas y una disminución de la elasticidad dinámica pulmonar. La apariencia de las anomalías en la radiografía de tórax varía con estadio en que se encuentre la DBP: en el estadio I es indistinguible respecto al SDR; en el estadio II muestra un aumento de la opacidad; en el estadio III evidencia radiotransparencia espumosa, densidades lineales y leve hiperinflación; y en el estadio IV se visualiza un patrón heterogéneo de hiperinflación mezclado con áreas de densidad lineales de atelectasia y colapso (v. fig. 10-6). Recientemente se han observado con menos frecuencia las formas graves de DBP y ya no es evidente la progresión típica.

Diagnóstico diferencial

El diagnóstico diferencial de la DBP se hace a partir de la historia clínica y la apariencia típica de la radiografía. En la insuficiencia pulmonar crónica de la prematuridad, el síndrome de Wilson-Mikity, EIP, cardiopatía congénita y neumonía por aspiración recurrente se observan características radiográficas similares (v. fig. 10-7).

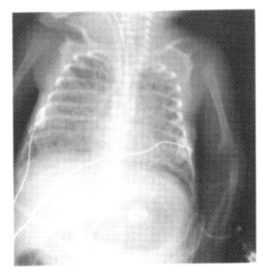

FIGURA 10-6. Radiografía de tórax de un lactante con displasia broncopulmonar en el estadio IV. Por cortesía de Richard Barth, M.D., Division of Pediatric Radiology, Stanford University.

Manejo

Así como la etiología de la DBP es multifactorial, su tratamiento es multifacético. Es necesario restringir la ingesta de líquido hasta que se estabilice el estado respiratorio, si bien es importante proporcionar las calorías necesarias para que el crecimiento sea adecuado. Los problemas de crecimiento son frecuentes en lactantes con DBP, y reviste gran importancia el soporte nutricional intensivo. Una vez que se ha extubado al paciente, el oxígeno complementario mantiene la PaO_2 entre 50 y 80 mmHg durante el sueño, la alimentación y otras actividades para evitar la hipertensión pulmonar y proporcionar una oxigenación tisular adecuada. Los ajustes del respirador optimizan los gases en sangre y minimizan los efectos dañinos del barotraumatismo y la toxicidad por oxígeno.

El manejo farmacológico de la DBP incluye diuréticos (p. ej., furosemida o clorotiazida y espironolactona) para tratar el exceso de líquido pulmonar intersticial; los broncodilatadores (p. ej., salbutamol nebulizado) para reducir la resistencia de la vía aérea; complementos electrolíticos (p. ej., cloruro de sodio, de potasio, de amonio) para tratar las pérdidas secundarias a la terapia diurética, y antioxidantes (p. ej., vitamina A). Los lactantes con DBP tienen concentraciones plasmáticas más bajas de vitamina A, y se ha observado que administrar suplementos reduce la incidencia y la gravedad de la enfermedad. Se ha mostrado que los corticosteroides mejoran la función pulmonar en pacientes con DBP; sin embargo, también se han relacionado con deterioro del desarrollo neurológico, de manera que su uso debe limitarse a una DBP grave que pone en peligro la vida y con el consentimiento informado de los padres.

APNEA

Fisiopatología

La **apnea**, definida como el cese de la respiración durante más de 10 s, ocurre con frecuencia en los lactantes prematuros; la incidencia es menor cuanto mayor es la edad gestacional. La apnea afecta a cerca del 25% de los pactantes que pesan menos de 2 500 g al nacer y al 84% de los recién nacidos que pesan menos de 1000 g. Los expertos consideran que la inmadurez del control respiratorio central es un factor clave en la etiología de la apnea en la prematuridad. La respuesta al bióxido de carbono que refle-

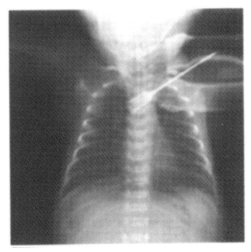

FIGURA 10-7. Radiografía de tórax de un lactante con enfisema intersticial pulmonar. Por cortesía de Richard Barth, M.D., Division of Pediatric Radiology, Stanford University.

ja la actividad del quimiorreceptor central no se ha desarrollado en los lactantes prematuros. Además, en hiperventilación transitoria provoca hipoxia, seguida de hipoventilación y apnea. Esta es más frecuente durante el sueño de movimiento ocular rápido y el de transición cuando el patrón respiratorio es irregular.

La presencia o ausencia de obstrucción de las vías aéreas distingue los tres tipos de apnea. La **apnea central** (10-25% de los casos) se caracteriza por ausencia de esfuerzo inspiratorio; la **apnea obstructiva** (10-20% de los casos), por obstrucción de la vía aérea sin flujo de aire nasal, y la **apnea mixta** (50-70% de los casos) por elementos de ambos tipos. En contraste, la **respiración periódica** se define como secuencias recurrentes de cese de la respiración de 5 a 10 s seguidos de 10 a 15 s de hiperventilación. Este patrón de respiración es normal en los lactantes prematuros.

Evaluación clínica y estudios de laboratorio

Historia clínica

En los lactantes nacidos con más de 34 semanas de gestación, es importante buscar una causa subyacente, además de la prematuridad. Los antecedentes personales de intolerancia a la alimentación, vómito, letargo, inestabilidad de la temperatura corporal o convulsiones, y los maternos de infección o consumo de medicamentos tal vez indiquen una causa alternativa de la apnea (v. fig. 10-8).

Exploración física

Con frecuencia, la apnea se acompaña de bradicardia y, en ocasiones, cianosis. Otras características presentes son taquipnea, dificultad respiratoria y anomalías congénitas o neurológicas, como letargo, hipotonía o inquietud.

Estudios de laboratorio

Son útiles diversos estudios en sangre (p. ej., hemograma, electrólitos, calcio, magnesio, glucosa, cribado de tóxicos). Otras pruebas que ayudan a determinar la causa de la apnea son la ecografía cerebral, la tomografía computarizada (TC) de cráneo, la consulta con el genetista, el tránsito baritado o la sonda de pH y el análisis de la gasometría arterial.

Diagnóstico diferencial

Varios trastornos conducen a apnea (v. fig. 10-8).

Manejo

La identificación de una posible causa de apnea, como hipoxemia, infección o anemia, justifica el tratamiento de la enfermedad causal. La exclusión de otras etiologías conduce al diagnóstico de apnea idiopática de la prematuridad. Las metilxantinas (p. ej., teofilina y cafeína), agentes farmacológicos que se usan ampliamente para tratar la apnea, actúan en el tronco del encéfalo y producen la estimulación central del esfuerzo respiratorio. Las concentraciones séricas de teofilina de 8-10 µg/ml y cafeína de 10-20 µg/ml suelen ser terapéuticas. Los efectos secundarios, que se observan en concentraciones mayores de teofilina, son taquicardia, irritabilidad, vómito, y otros signos gastrointestinales y convulsiones. La apnea que no responde a otras terapias tal vez requiera CPAP o ventilación mecánica.

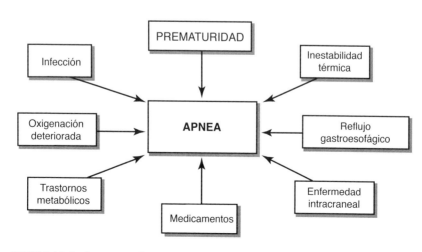

FIGURA 10-8. Causas específicas que favorecen la apnea. Tomado de Martin RJ, Miller MJ, Carlo WA: Pathogenesis of apnea in preterm infants. *J Pediatr* 109:733, 1986.

INFECCIONES NEONATALES

INFECCIONES CONGÉNITAS

Fisiopatología

Las infecciones congénitas ocurren en cualquier momento durante el embarazo, el trabajo de parto y el alumbramiento. La transmisión se produce a través de la placenta o puede ascender hacia el líquido amniótico por el canal vaginal. Las infecciones del primer trimestre afectan casi a cualquier órgano en desarrollo y a menudo llevan a un importante **RCIU**. El acrónimo **TORCH** (toxoplasmosis, rubéola, citomegalovirus [CMV] y virus del **h**erpes simple) describe sólo algunas de las principales causas de infección intrauterina; otras son el **virus de la inmunodeficiencia humana (VIH), enterovirus, parvovirus, varicela y sífilis.** Algunas de estas infecciones, así como la hepatitis viral, surgen por exposición posparto a través del contacto con la piel o de la leche materna. El riesgo de transmisión periparto del virus del herpes simple es mayor con el parto vaginal en una madre con herpes genital primario no recurrente.

Evaluación clínica y estudios de laboratorio

Historia clínica

Es importante revisar con cuidado la historia clínica de la madre. Muchas de las infecciones congénitas graves ocurren inesperadamente; con frecuencia, se relacionan con enfermedades leves e inespecíficas en la mujer embarazada. De forma rutinaria, en las mujeres debe hacerse un cribado para determinar los anticuerpos contra rubéola y hepatitis B y, en ocasiones, contra toxoplasmosis. El riesgo de otras infecciones congénitas debe inferirse. Por ejemplo, el consumo de drogas intravenosas o de antecedentes de enfermedades de transmisión sexual aumenta el riesgo de hepatitis viral y de VIH.

Exploración física

Los efectos de la infección congénita varían dependiendo del organismo causal y de los huéspedes materno y fetal. Muchos fetos afectados están asintomáticos al nacer. Las secuelas compartidas con más frecuencia son:

- Retraso del crecimiento
- Parto prematuro
- Anomalías del sistema nervioso central (SNC), como microcefalia, calcificaciones intracraneales y coriorretinitis
- Hepatoesplenomegalia, que a menudo acompaña a la ictericia
- Formación de equimosis o petequias que acompañan a la trombocitopenia
- Lesiones cutáneas.

Los lactantes con infecciones virales congénitas, en ocasiones, también presentan sintomatología aguda, como neumonitis intersticial, miocarditis o encefalitis. Hallazgos clínicos específicos para ciertos padecimientos son:

- Síndrome de rubéola congénita: cataratas, sordera, lesiones cardíacas, manchas de pastel de arándanos (lesiones cutáneas palpables relacionadas con hematopoyesis extramedular)
- Herpes simple congénito: piel, ojos o lesiones bucales; síntomas sistémicos más graves, como convulsiones o fallo multiorgánico, que suele ocurrir después de la primera semana de vida
- Parvovirus B19: posible supresión de médula ósea fetal relacionada con la hidropesía fetal

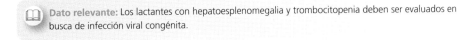

Dato relevante: Los lactantes con hepatoesplenomegalia y trombocitopenia deben ser evaluados en busca de infección viral congénita.

Estudios de laboratorio

La combinación de una cuidadosa revisión de la historia clínica materna con la evaluación del recién nacido afectado es la mejor guía para la selección de los estudios diagnósticos necesarios. Las pruebas serológicas son muy útiles para rubéola, toxoplasmosis e infección por herpes. Sin embargo, tal vez sea necesario repetir las pruebas, ya que es posible que exista un aumento en la inmunoglobulina G (IgG) debido a la transferencia pasiva de la IgG materna o por producción neonatal. La IgM que no puede pasar a través de la placenta de la madre al feto a menudo es un indicador fiable de una verdadera infección neonatal. Los urocultivos son mejores para la demostración de infección activa por CMV. Los hemocultivos y los cultivos de líquido cefalorraquídeo (LCR) y de piel o las pruebas de reacción en cadena de la polimerasa suelen ser diagnósticas para herpes e infecciones enterovirales. La encefalitis herpética provoca cambios en el electroencefalograma (EEG) específicos, que a menudo se acompañan de hallazgos neurorradiográficos característicos en la TC o en la resonancia magnética (RM).

Diagnóstico diferencial

El diagnóstico diferencial depende de los signos y síntomas de la presentación. En ocasiones, el retraso del crecimiento y la disfunción multiorgánica implican también un síndrome genético o una enfermedad metabólica (v. capítulo 11).

Manejo

Por desgracia, el manejo de la infección congénita suele ser sólo de apoyo (p. ej., provisión de asistencia cardiopulmonar o corrección de coagulopatía). Sin embargo, las siguientes modalidades terapéuticas son útiles en condiciones especiales:

- Infección neonatal por herpes: agentes antivirales como aciclovir y vidarabina para reducir la mortalidad y la morbilidad
- Toxoplasmosis: un régimen de pirimetamina, sulfadiazina y ácido polínico (recién nacidos) o espiramicina (mujeres embarazadas infectadas)
- Infección por VIH: uso de zidovudina en el tratamiento profiláctico de los recién nacidos expuestos al VIH (v. capítulo 9)

INFECCIONES BACTERIANAS

Fisiopatología

Las infecciones bacterianas se transmiten a través de la sangre, cruzan la placenta o pasan en forma ascendente a través del canal vaginal, en especial después de la **rotura prolongada de membranas.** El patógeno específico implicado depende de la colonización materna. Los agentes que causan las infecciones bacterianas más frecuentes son el estreptococo del grupo B (GBS, del inglés *group B streptococcus*), el cual coloniza la vagina o el cérvix del 15-25% de las mujeres embarazadas, *Escherichia coli, Staphylococcus aureus* y *Listeria monocytogenes*. Las tasas de ataque varían de manera considerable con el tiempo y por área geográfica. Otros patógenos bacterianos (p. ej., estafilococos coagulasa negativos, *Klebsiella* y *Serratia*) están relacionados con más frecuencia con infección nosocomial (derivada del hospital), para las cuales tienen un mayor riesgo los recién nacidos prematuros, ya que su función inmunitaria está relativamente disminuida.

Evaluación clínica y estudios de laboratorio

Historia clínica

Es importante obtener una historia obstétrica completa; entre los factores de riesgo maternos para septicemia bacteriana neonatal se encuentran la colonización por GBS, rotura de membranas prolongada o prematura relacionada con el trabajo de parto, corioamnionitis e infección de vías urinarias. La evidencia de infección intraparto incluye taquicardia fetal inexplicable por otra razón, tinción de meconio del líquido amniótico, fiebre materna y depresión perinatal. El riesgo de infección nosocomial aumenta con la prematuridad extrema, con la administración de hiperalimentación, con el acceso intravascular prolongado y con los procedimientos quirúrgicos.

Exploración física

En un principio, los recién nacidos sépticos, en general, están asintomáticos; más tarde presentan hallazgos sutiles o progresan con rapidez a choque cardiopulmonar. Los hallazgos tempranos relacionados con la infección bacteriana son inestabilidad térmica (más a menudo hipotermia que hipertermia), taquipnea, respiración dificultosa e intolerancia a la alimentación. Entre los hallazgos físicos están el letargo o la irritabilidad, estertores en caso de neumonía acompañante, ictericia o disminución de la perfusión. Rara vez ocurren otros signos dermatológicos, como petequias o púrpura. Debido a que los síntomas respiratorios son el signo de presentación más frecuente de la septicemia neonatal, la evaluación y el tratamiento para esta son imperativos para los neonatos con dificultad respiratoria, incluso cuando exista otra explicación posible, como prematuridad y SAM.

Estudios de laboratorio

No existe una estrategia estándar para los estudios de laboratorio, y la interpretación de los datos de laboratorio dependerá de la evaluación clínica. Un hemocultivo positivo confirmará el diagnóstico, pero uno negativo no lo descartará. Una muestra muy pequeña, el grado de bacteriemia o la inhibición del crecimiento bacteriano por la administración de antibióticos a la madre antes del parto causa un resultado negativo del cultivo. El recuento de leucocitos puede estar bajo o alto en los lactantes infectados, con un aumento en el porcentaje de linfocitos inmaduros, trombocitopenia o cuerpos de inclusión anormales.

Otras pruebas son útiles. La radiografía evidencia una neumonía acompañante. La punción lumbar se realiza en busca de meningitis. El análisis de orina y cultivo suelen reservarse para la evaluación de septicemia, que ocurre varios días después del nacimiento debido a que las infecciones de vías urinarias poco después del nacimiento suelen ser de origen hematógeno y no son necesariamente un reflejo de una estructura o función anormales de las vías urinarias. Las pruebas de cribado de antígeno en suero, orina y LCR carecen de sensibilidad y especificidad para el diagnóstico exacto de la septicemia neonatal. La medición de reactivos de fase aguda como la proteína C reactiva suelen ser útiles tanto para descartar la septicemia neonatal como para ayudar a determinar la duración de la terapia antibiótica.

Diagnóstico diferencial

Los signos y síntomas de infección bacteriana son relativamente inespecíficos. La infección viral o micótica (con más frecuencia por *Candida*), que a menudo se acompañan de inestabilidad cardiovascular, ocurren también en los recién nacidos. Además, la enfermedad cardiorrespiratoria o metabólica se manifiesta con signos sistémicos similares a los de la infección.

Manejo

A menudo, es suficiente un alto grado de sospecha de infección para iniciar la administración de un antibiótico empírico sin un hemocultivo positivo de confirmación. La terapia suele iniciarse con dos medicamentos: ampicilina (por una posible *Listeria*) y un aminoglucósido (p. ej., gentamicina) o una cefalosporina. En los casos de infección nosocomial, es posible que se necesite una cobertura de espectro más amplio (vancomicina y una cefalosporina) contra organismos más resistentes, incluidos los estafilococos coagulasa negativos. Los resultados de cultivo y de las pruebas de sensibilidad tal vez modifiquen más tarde la elección de antibiótico.

Los recién nacidos sépticos requieren de un importante cuidados intensivos de apoyo, que incluye fluidoterapia intravenosa, apoyo respiratorio con oxígeno complementario, y ventilación mecánica y soporte cardiovascular con volumen de coloide intravascular o medicamentos cardiopresores, como dopamina. No se ha probado que las transfusiones de granulocitos, factor estimulante de la colonia o inmunoglobulina intravenosa reduzcan la mortalidad o morbilidad en la septicemia neonatal.

 Dato relevante: Los lactantes con diagnóstico de septicemia por *E. coli* deben ser evaluados también en busca de galactosemia.

HIPERBILIRRUBINEMIA

Fisiopatología

Cerca del 50% de los recién nacidos tiene ictericia visible. Es necesario comprender el metabolismo de la bilirrubina para distinguir la ictericia "fisiológica" de la "patológica". La bilirrubina es un producto de degradación de la hemoglobina y, en menor grado, de la mioglobina y otras proteínas "no hemo". En los recién nacidos, la concentración de hemoglobina es relativamente alta (15-18 g/100 ml), y cualquier equimosis por traumatismo en el parto u otras localizaciones de hemorragia exacerban el grado de hemólisis basal esperado. Un aumento importante en la destrucción de eritrocitos que lleva a una elevación en la producción de bilirrubina es causado por isoinmunización Rh o ABO, defectos estructurales (p. ej., esferocitosis hereditaria) o metabólicos (p. ej., deficiencia de la glucosa 6-fosfato deshidrogenasa [G6PD]) de los eritrocitos, o infección.

La bilirrubina existe en dos formas: **no conjugada** o **indirecta,** que en su mayor parte está fijada a la albúmina sérica, y la **conjugada** o **directa,** que suele tener uno o dos glucurónidos. La enzima **glucuroniltransferasa** cataliza la conjugación de la bilirrubina en el hígado. La actividad de la glucuroniltransferasa es baja al nacer y aumenta hasta las concentraciones del adulto en los siguientes días a semanas; la prematuridad retrasa esta maduración. La bilirrubina conjugada es más soluble y es excretada en la bilis y la orina. La bilirrubina también se puede reabsorber desde los intestinos en un proceso conocido como **circulación enterohepática.** Los recién nacidos graves a menudo tienen una disminución de la motilidad intestinal o tal vez no reciban alimentaciones entéricas, lo cual conduce a mayores concentraciones de bilirrubina sérica a través de un aumento en la circulación enterohepática, la cual puede exacerbarse por una alimentación con leche materna inadecuada.

El exceso de bilirrubina no conjugada sérica conduce a **encefalopatía por bilirrubina** o **kernícterus.** En esta enfermedad, las tinciones amarillas de la protuberancia, de los ganglios basales y de otras estructuras cerebelosas está relacionadas con lesión neurológica permanente. La bilirrubina conjugada no cruza la barrera hematoencefálica y, por tanto, no se asocia a lesión.

Evaluación clínica y estudios de laboratorio

Historia clínica

Los factores de la historia clínica pueden ser importantes en el diagnóstico y tratamiento de la hiperbilirrubinemia. Esta enfermedad suele estar relacionada con prematuridad, septicemia, etnia (más prevalente en las poblaciones asiáticas y nativas americanas), ingesta oral insuficiente, deshidratación y alimentación con leche materna inadecuada.

Exploración física

Las concentraciones de bilirrubina sérica tienen que ser sólo de 3-5 mg/dl para causar ictericia visible. El grado de ictericia se correlaciona de manera aproximada con la gravedad de la hiperbilirrubinemia, la cual es más notoria en la cara y las escleróticas, y la grave causa un tono amarillo más oscuro en todo el cuerpo. La fototerapia quita la bilirrubina de la piel y, en consecuencia, deteriora la capacidad de estimar las concentraciones séricas de bilirrubina mediante la exploración.

Los signos y síntomas iniciales del kernícterus son llanto alterado, convulsiones, obnubilación y postura de opistótonos (espalda arqueada). Entre los efectos de este padecimiento a largo plazo están una parálisis cerebral coreoatetósica, retraso mental, sordera a los tonos altos y parálisis de la mirada.

Estudios de laboratorio

Las mediciones típicas de hiperbilirrubinemia son las concentraciones séricas de las bilirrubinas directa y total. Cuando la directa es mayor de 1.5 mg/dl y más del 10% de la bilirrubina total, se dice que un paciente tiene hiperbilirrubinemia conjugada. Se han usado monitores de monóxido de carbono (CO) al final del volumen corriente para medir el CO exhalado, que se correlaciona con el grado de hemólisis, ya que la hemoglobina se degrada en bilirrubina y CO de manera equimolar. Los bilirrubinómetros transcutáneos se usan con más frecuencia para detectar una población más amplia de recién nacidos.

En un nivel dado de hiperbilirrubinemia, el análisis de la gasometría arterial en busca de acidosis y la medición de albúmina sérica ayudan a identificar a los recién nacidos con mayor riesgo de sufrir una lesión cerebral. La RM del cerebro de pacientes con kernícterus muestra los cambios característicos en los ganglios basales y el hipocampo.

Se evalúa una posible etiología hemolítica al comparar los tipos de Rh de la madre y el producto, la prueba de Coombs y el recuento de reticulocitos. Otros estudios de laboratorio están indicados para descartar otras etiologías, como septicemia, trastornos hepáticos y enfermedades metabólicas (p.ej., deficiencia de G6PD).

Diagnóstico diferencial

El diagnóstico diferencial de la hiperbilirrubinemia no conjugada es amplio (v. tabla 10-3). Otras enfermedades que causan hiperbilirrubinemia conjugada son la obstrucción biliar extrahepática y la colestasis intrahepática relacionada con infecciones, trastornos metabólicos o hiperalimentación.

Manejo

Existe controversia acerca del momento de iniciar las medidas terapéuticas para disminuir la bilirrubina sérica, ya que la lesión neurológica permanente no sólo depende de la concentración de bilirrubina sérica. Se ha encontrado que las concentraciones de bilirrubina sérica mayores de 20 mg/dl junto con una hemólisis significativa se relacionan con kernícterus. Datos recientes indican que recién nacidos a término, por lo demás sanos, toleran concentraciones de bilirrubina de hasta de 25 mg/dL con poco o ningún riesgo de lesión neurológica permanente.

La **fototerapia**, que induce la isomerización de la bilirrubina hasta una forma más soluble que es excretada en la orina, ha sido la base del tratamiento. La **transfusión de intercambio de doble volumen** se reserva para concentraciones más altas de bilirrubina, debido a los riesgos inherentes a la colocación de un catéter, como son la infección y los fenómenos embólicos. Existen nomogramas de los valores normativos de bilirrubina a lo largo del tiempo para recién nacidos a término y casi a término para ayudar a pronosticar qué pacientes alcanzan concentraciones que tal vez requieran de fototerapia o transfusión de intercambio. Para los prematuros, la fototerapia y/o la transfusión de intercambio se realizan, por lo general, con concentraciones menores.

Otras modalidades terapéuticas son efectivas. El fenobarbital se usa en ocasiones porque mejora la excreción de la bilirrubina desde el hígado, aunque necesita varios días para inducir el sistema enzimático. Recientemente, en los estudios de metaloporfirinas, se ha demostrado que estos agentes disminuyen la producción de bilirrubina mediante competencia por la oxigenasa hemo, la cual cataliza el primer paso en la desintegración de la hemoglobina a bilirrubina.

TABLA 10-3

Diagnóstico diferencial de la hiperbilirrubinemia no conjugada

Ictericia fisiológica

Ictericia por leche materna

Anemia hemolítica

- Congénita: esferocitosis hereditaria, deficiencia de G6PD, deficiencia de la cinasa de piruvato, galactosemia, hemoglobinopatías
- Adquirida: incompatibilidad Rh o ABO, infección, medicamentos (p. ej., vitamina K)

Policitemia: hipoxia fetal crónica, transfusión materno-fetal o gemelo a gemelo, retraso en el pinzamiento del cordón, diabetes mellitus materna

Hematoma o hemorragia: traumatismo durante el nacimiento, hemorragia pulmonar, hemorragia intraventricular

Defecto de la glucuroniltransferasa

- Congénita: de tipo I (síndrome Crigler-Najjar), deficiencia de tipo II, síndrome de Gilbert
- Adquirida: medicamentos (p.ej., novobiocina), síndrome de Lucey-Driscoll

Trastornos metabólicos: galactosemia, hipotiroidismo, diabetes mellitus matern

Aumento de la circulación enterohepática: obstrucción intestinal, íleo, sangre deglutida

Alteraciones de la fijación bilirrubina-albúmina: ácido acetilsalicílico, sulfonamidas, acidosis

G6PD, glucosa 6-fosfato deshidrogenasa.

TRASTORNOS HEMATOLÓGICOS

ANEMIA (V. CAPÍTULO 16)

Fisiopatología

Durante el período neonatal se producen varios cambios en la masa de eritrocitos. La **hemoglobina fetal,** que constituye del 70 al 90% de la hemoglobina al nacer, se fija al oxígeno con más fuerza, lo que provoca un desplazamiento hacia la izquierda en la curva de disociación hemoglobina-oxígeno en la figura 10-9. Este desplazamiento beneficia al feto *in utero* al facilitar el intercambio de oxígeno desde los eritrocitos maternos hacia los fetales. Sin embargo, esta característica es desventajosa para los recién nacidos porque la liberación hacia los tejidos está deteriorada. La saturación de oxígeno fetal intrauterina es de cerca del 65%, lo que provoca altas concentraciones de eritropoyetina, recuentos de reticulocitos del 3-7% y concentraciones de hemoglobina que se elevan constantemente hasta alcanzar un promedio de 17.5 g/dl cuando llegan a término. Después del nacimiento, con una saturación de oxígeno mayor del 95%, las concentraciones de eritropoyetina bajan y el recuento de reticulocitos disminuye de manera drástica. La concentración de hemoglobina aumenta poco después del nacimiento como resultado de la hemoconcentración, y suele retornar a las concentraciones del nacimiento al cabo de 1 semana y después se reducen de forma progresiva. La disminución posnatal se debe a la supresión de la eritropoyetina y a la expansión del volumen sanguíneo.

La **anemia fisiológica de la infancia** usualmente ocurre en los recién nacidos a término a los 2-3 meses con concentraciones de hemoglobina de 9 g/dl. En los prematuros, el nadir ocurre más temprano (4-7 semanas) y es más bajo (7-8 g/dl). Esta anemia de la prematuridad es una exageración de la anemia fisiológica normal provocada por una masa de eritrocitos más pequeña al nacer, una supervivencia más corta de los eritrocitos, un aumento de volumen sanguíneo más importante causado por el crecimiento y, a menudo, una flebotomía frecuente para los estudios de laboratorio. El consumo de las reservas de hierro durante este período es rápido y, sin complemento, provocará una anemia por déficit de hierro.

Evaluación clínica y estudios de laboratorio

Historia clínica

Es necesario obtener una historia obstétrica completa (p. ej., desprendimiento prematuro de placenta o rotura de cordón), antecedentes familiares (p. ej., en busca de anemia, ictericia, colelitiasis, esplenectomía), así como considerar un antecedente de hemorragia, hemólisis o flebotomía frecuente.

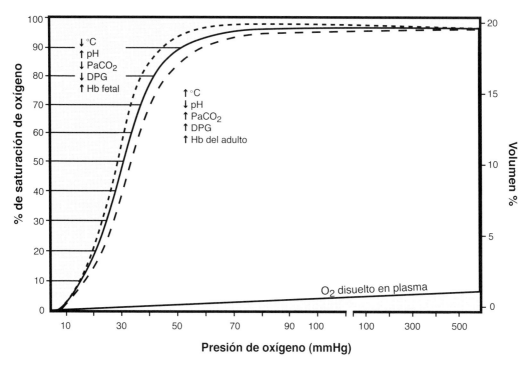

FIGURA 10-9. La curva de disociación de oxígeno, de la hemoglobina, que refleja la afinidad de la hemoglobina por el oxígeno. Con un desplazamiento a la izquierda, la afinidad del oxígeno aumenta y se libera menos oxígeno a los tejidos. Con un desplazamiento a la derecha, ocurre el efecto contrario. *DPG,* difosfoglicerato; *Hb,* hemoglobina.

Exploración física

Los hallazgos en la exploración física son palidez, taquicardia, taquipnea, hepatoesplenomegalia, hipotensión y mala perfusión.

Estudios de laboratorio

Un hemograma, un recuento de reticulocitos, un frotis de sangre, una prueba de Coombs, bilirrubina, prueba Apt y prueba de Kleihauer-Betke son útiles. Además, la ecografía de abdomen y cabeza suelen identificar fuentes de sangrado.

Diagnóstico diferencial

Las causas de anemia son hemorragia, hemólisis y reducción en la producción de células sanguíneas (v. tabla 10-4)

Manejo

Las indicaciones específicas para la transfusión de eritrocitos dependen de una evaluación del estado fisiológico actual del lactante. Por lo general, es necesario el reemplazo de la pérdida sanguínea aguda, mientras que no se requiere el reemplazo de la sangre tomada para los estudios de laboratorio. Las transfusiones de paquete de eritrocitos con hematócrito del 60-70% se dan en alícuotas; en general, se toleran 10-20 ml/kg sin síntomas de sobrecarga cardiovascular. Tal vez sea necesaria la transfusión de paquete de eritrocitos en lactantes con compromiso cardiorrespiratorio importante, que requieren hematócritos más altos para optimizar la oxigenación. El fomento de prácticas más restrictivas de transfusión en los lactantes prematuros reduce la exposición a los hemoproductos sin que se comprometan los desenlaces clínicos.

POLICITEMIA

Fisiopatología

La policitemia se define como una hemoglobina venosa mayor de 20 g/dl o un hematócrito mayor del 65%. Conforme aumenta el hematócrito central por encima del 65%, lo hace la viscosidad de la sangre de manera exponencial y el flujo de sangre capilar se reduce. Es posible que se produzcan un infarto y una trombosis en el cerebro, en los pulmones, en los intestinos u

TABLA 10-4

Diagnóstico diferencial de anemia

Sangrado

- **Causas obstétricas**

  Placenta previa o desprendimiento prematuro de placenta
  Rotura o hematoma del cordón
  Sangrado fetomaterno o fetoplacentario
  Transfusión gemelo a gemelo
  Vasos anómalos (p. ej., vasos previos, inserción velamentosa)

- **Causas neonatales**

  Yatrógenas (p. ej., flebotomía, sangrado quirúrgico)
  Sangrado intracraneal
  Cefalohematoma
  Hemorragia gastrointestinal
  Rotura de hígado o bazo

Hemólisis

- **Inmunitaria**

  Incompatibilidad de Rh, ABO o grupo menor
  Enfermedad autoinmune materna
  Hemólisis inducida por medicamento

- **No inmunitaria**

  Trastornos hereditarios de los eritrocitos
  Defectos de la membrana del eritrocito (p. ej., esferocitosis, eliptocitosis)
  Defectos metabólicos (p. ej., G6PD, cinasa de piruvato)
  Hemoglobinopatías

  Infección
  Coagulación intravascular diseminada
  Deficiencia de vitamina E
  Anemia hemolítica microangiopática (p. ej., hemangioma cavernoso)

Disminución de la producción de eritrocitos

  Anemia de la prematuridad

  Síndrome de Diamond-Blackfan

  Leucemia congénita

  Infecciones virales

  Osteoporosis

G6PD, glucosa 6-fosfato deshidrogenasa.

otros órganos. Entre las causas de policitemia se encuentran un aumento de la eritropoyetina en respuesta a la hipoxia tisular (p. ej., asfixia) y un incremento del volumen sanguíneo (p. ej., transfusión gemelo a gemelo).

Evaluación clínica y estudios de laboratorio

Historia clínica

Los factores de la historia clínica son importantes en el diagnóstico y tratamiento de la policitemia. Entre los lactantes con riesgo de policitemia se encuentran los hijos de madres diabéticas, los lactantes PEG, los receptores de transfusiones gemelo a gemelo intrauterinas y los lactantes con retraso en el pinzamiento del cordón. La policitemia puede ser causada por problemas de alimentación, ECN, hipoglucemia, convulsiones, trombosis de la vena renal e infartos cerebrales

Exploración física

La mayoría de los lactantes con policitemia están asintomáticos. Sin embargo, en ocasiones es evidente taquipnea, insuficiencia cardíaca congestiva, cianosis, plétora, nerviosismo, hipotonía, letargo o ictericia.

Estudios de laboratorio

Un hematócrito venoso central mayor del 65% o una hemoglobina mayor de 20 g/dl es indicativo de policitemia.

Manejo

Una transfusión de intercambio parcial se realiza para reemplazar la sangre con cristaloide o coloide. El tratamiento es sencillo, pero el momento de llevarlo a cabo es controvertido. En general, se realiza en los lactantes sintomáticos con hematócritos mayores del 65% y en los asintomáticos con hematócritos por encima del 70%. La hidratación intravenosa se realiza en lactantes asintomáticos con hematócritos del 60-70%.

TROMBOCITOPENIA

Fisiopatología

La trombocitopenia se define como un recuento de plaquetas de menos de 150 000/mm^3. El nivel de estado estable de las plaquetas en sangre refleja un equilibrio entre su producción y su destrucción. La producción de plaquetas se evalúa observando los megacariocitos en la médula ósea, mientras que su destrucción se estudia mediante el marcado con isótopos o el seguimiento del recuento de plaquetas a lo largo del tiempo. Las plaquetas grandes que se observan en un frotis de sangre periférica indican un aumento de la destrucción, ya que estas son plaquetas jóvenes que provienen de la médula ósea.

Evaluación clínica y estudios de laboratorio

Historia clínica

Son útiles los antecedentes maternos. Antecedentes de trombocitopenia, esplenectomía, enfermedad autoinmune, uso de medicamentos o infección en la madre explicarían la trombocitopenia neonatal.

Exploración física

Entre los hallazgos físicos se encuentran las petequias, la equimosis, la hepatoesplenomegalia, la ictericia y anomalías congénitas.

Estudios de laboratorio

Debe revisarse el recuento de plaquetas de la madre. Un recuento bajo de plaquetas es indicativo de trombocitopenia autoinmune o púrpura trombocitopénica idiopática. Si es normal, está indicada la tipificación de las plaquetas de los padres para diagnosticar trombocitopenia aloinmune neonatal. Está justificado solicitar un hemograma, el recuento de plaquetas, el tiempo de protrombina, el tiempo parcial de tromboplastina, el fibrinógeno y el dímero D en el lactante.

Diagnóstico diferencial

El diagnóstico diferencial de trombocitopenia incluye una disminución de la producción de plaquetas, un aumento en la destrucción de éstas y trastornos de la función plaquetaria (v. tabla 10-5).

Manejo

En general, las transfusiones de plaquetas son adecuadas en casos de sangrado clínico y en los lactantes con riesgo de complicaciones, como **hemorragia intraventricular (HIV)**. El recuento exacto de plaquetas en el cual se aplican las transfusiones profilácticas de plaquetas es controvertido y depende de diversas variables clínicas (p. ej., edad gestacional, gravedad de la enfermedad). Es posible utilizar gammaglobulina intravenosa para mitigar la trombocitopenia inmunomediada. El tratamiento depende también de la causa específica de la trombocitopenia.

TABLA 10-5

Diagnóstico diferencial de trombocitopenia

Disminución de la producción de plaquetas

Síndrome de radios ausentes

Citomegalovirus y rubéola congénitas

Trisomías 13 y 18

Aciduria metilmalónica, academia isovalérica, hiperglucemia cetónica

Infiltración de médula ósea (osteopetrosis, leucemia, histiocitosis, tumores)

Anemia megaloblástica (deficiencia de folato o vitamina B12)

Síndrome de Wiskott-Aldrich

Aumento de la destrucción de plaquetas

• **Inmunitaria**

Autoinmune (las plaquetas maternas inducen la producción de anticuerpos antiplaquetarios)
Púrpura trombocitopénica idiopática materna
Enfermedad autoinmune materna
Inducida por medicamentos (digoxina, clorotiazida, quinidina)

• **Isoinmunitaria** (inducción de anticuerpos antiplaquetarios, usualmente contra el antígeno plaquetario PIA1)

• **No inmunitaria**

Trombocitopenia materna incidental
Consumo periférico
Coagulación intravascular diseminada
Síndrome Kasabach-Merritt
Septicemia
Lesión por medicamento (p. ej., tiazidas, hidralazina, ácido acetilsalicílico)
Hiperesplenismo (hepatitis congénita, infección viral congénita)

Trastornos de la función plaquetaria

Síndrome de Bernard-Soulier

Síndrome de plaquetas grises

Anomalía de May-Hegglin

Otros trastornos

Trombocitopenia después de transfusión de intercambio o múltiples transfusiones

TRASTORNOS NEUROLÓGICOS

HEMORRAGIA INTRAVENTRICULAR

Fisiopatología

La **HIV** suele iniciarse en la **matriz subependimaria germinal**. De ahí, el sangrado se extiende dentro de los ventrículos a la **fosa posterior,** lo cual conduce a **aracnoiditis obliterante** e **hidrocefalia obstructiva.**

Las autopsias de los recién nacidos y modelos animales han servido de base para la neuropatología de la HIV. Cerca del 15% de los pacientes que la presentan tienen una lesión parenquimatosa (es decir, necrosis hemorrágica en la materia blanca periventricular). Dos tercios de las HIV son unilaterales; en la mayoría de los casos restantes es asimétrica cuando es bilateral. La HIV se clasifica mediante el sistema de Papile como sigue: grado 1, sangrado en la matriz subependimaria/germinal; grado 2, sangrado intraventricular; grado 3, sangrado intraventricular con ventriculomegalia, y grado 4, hemorragia parenquimatosa.

La etiología de la HIV es compleja. Los expertos creen que no es una extensión de la hemorragia subependimaria sino más bien un infarto venoso hemorrágico posterior. Otras etiologías posibles o factores exacerbantes son concentración local de potasio, aumento de la presión intraventricular y acidosis láctica. Entre los **factores intraventriculares** implicados en el desarrollo de la HIV se encuentran un flujo sanguíneo cerebral fluctuante, un aumento de la presión venosa central, y factores de plaquetas y coagulación (que es probable que no sean importantes en la mayoría de los casos de HIV, si bien exacerban cualquier sangrado que esté presente). Entre los **factores vasculares** relacionados con la HIV están la integridad de los capilares más delgados y la vulnerabilidad a la lesión hipóxica-isquémica. Los **factores extravasculares** que afectan la HIV son el soporte vascular deficiente, la actividad fibrinolítica y la disminución posnatal en la presión tisular.

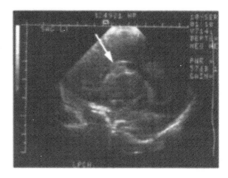

FIGURA 10-10. Ecografía de cabeza que muestra una hemorragia intraventricular de grado 3. La flecha indica la localización de la hemorragia dentro del ventrículo lateral izquierdo dilatado. Por cortesía de Richard Barth, M.D., Division of Pediatric Radiology, Stanford University.

La morbilidad a largo plazo relacionada con la HIV es muy variable. La discapacidad suele ser mínima, si es que existe, en los sangrados de grado 1 y 2. Las hemorragias de grado 3 y 4 se relacionan con una incidencia del 50 al 100% de déficit motor y mental, que incluye hidrocefalia, parálisis cerebral, retraso mental y trastornos convulsivos. Los recién nacidos con HIV grave, incluida la hemorragia parenquimatosa, a menudo no sobreviven. En un estudio, el 40% de los lactantes con HIV de grado 4 localizada fallecieron, al igual que el 80% de las HIV de grado 4 amplios. Por lo general, las lesiones bilaterales tienen un pronóstico peor que las unilaterales.

Evaluación clínica y estudios de laboratorio

Historia clínica

La HIV se correlaciona más significativamente con la prematuridad. En los lactantes prematuros cuyo peso al nacer es menor de 1 500 g, la incidencia de todo tipo de HIV se aproxima al 25%. Las de grado 3 y grado 4 ocurren en cerca del 10% de los pacientes. La inestabilidad cardiorrespiratoria y, en menor grado, la coagulopatía están también relacionadas con una mayor riesgo de HIV.

Exploración física

Los hallazgos físicos son inestabilidad cardiorrespiratoria, acidosis metabólica, disminución del hematócrito, una fontanela anterior tensa y un cambio en el estado neurológico. Debido a que estos hallazgos no son muy específicos ni indicadores sensibles de HIV, el diagnóstico requiere de confirmación neurorradiográfica.

Estudios de laboratorio

La ecografía craneal es el estudio neurorradiográfico más ampliamente utilizado para la detección de HIV (v. fig. 10-10). La descripción de la lateralidad y de la magnitud de la HIV también es útil. La TC y la RM craneales también se usan para el diagnóstico.

Diagnóstico diferencial

Otras neuropatologías que ocurren en prematuros acompañan la HIV o se desarrollan de forma independiente. Entre ellas está la leucomalacia periventricular, una lesión de la materia blanca isquémica, no hemorrágica y simétrica con predilección por las zonas del borde arterial periventricular, así como la necrosis neuronal de la protuberancia, que se observa hasta en el 50% de los pacientes con HIV y que también está relacionada con lesión isquémica-hipóxica.

 Dato relevante: Los recién nacidos con convulsiones deben ser evaluados con una TC o RM craneal para descartar anomalías congénitas, hemorragia o infarto.

Manejo

La prevención del parto prematuro es la intervención prenatal que con más probabilidad disminuye la incidencia de la HIV. El transporte materno a un centro equipado para obstetricia y neonatología de alto riesgo antes del parto prematuro disminuye también la probabilidad de HIV a través del manejo óptimo del trabajo de parto, del alumbramiento y de la reanimación. En fechas recientes, algunos estudios han encontrado que la administración antenatal de esteroides a las madres que darán a luz prematuramente reduce la incidencia y gravedad de la HIV. Otros medicamentos que se han estudiado para prevenir el desarrollo de la HIV en los recién nacidos prematuros en riesgo son el fenobarbital, la indometacina, el etamsilato (un inhibidor de la síntesis de prostaglandina) y la vitamina E. La indometacina se ha usado de manera profiláctica para disminuir la HIV, aunque no se ha demostrado que mejore el desenlace clínico a largo plazo.

LESIÓN HIPÓXICA ISQUÉMICA

Fisiopatología

El flujo sanguíneo o el suministro de oxígeno inadecuados al cerebro causan **encefalopatía hipóxica isquémica (EHI)**, un término clínico preferible al de "**asfixia perinatal**", que es menos específico. Los orígenes prenatales de esta hipoxia/isquemia pueden ser maternos, placentarios o fetales (v. tabla 10-6). La lesión hipóxica isquémica se desarrolla en cualquier momento después del nacimiento; por ejemplo, puede ser provocada por la insuficiencia cardiorrespiratoria que se observa en la inmadurez pulmonar grave o con la septicemia.

El grado de permanencia de la lesión cerebral depende de la magnitud y duración de la hipoxia y la isquemia, así como de factores del huésped, como el grado de prematuridad. La asfixia parcial conduce a tumefacción cerebral y edema; necrosis de la corteza cerebral, ganglios basales y tálamo, la alteración de la barrera hematoencefálica. La asfixia total está relacionada con más frecuencia con daño del tronco del encéfalo y de los núcleos talámicos. La diferenciación entre estos dos modos de lesión no está tan bien definida clínicamente como en sus modelos animales.

El flujo de sangre cerebral normalmente es autorregulado, con un aumento en el flujo con la elevación de la PCO_2, con acidosis o con una disminución de la PO_2. En ocasiones, la pérdida de autorregulación del flujo sanguíneo cerebral conduce a una HIV concomitante. Recientemente, los estudios han encontrado qué el glutamato extracelular está elevado después de la hipoxia y está relacionado con toxicidad neuronal, que mejora mediante los bloqueadores químicos específicos de los canales de la membrana que llevan a la liberación de glutamato. Sólo una menor porción de la lesión suele ocurrir de forma

---

TABLA 10-6

Causas de encefalopatía hipóxica isquémica

Causas maternas

- Disminución de la PO_2 materna (por cardiopatía o neuropatía)

- Disminución del flujo sanguíneo uteroplacentario (se observa en la hipotensión)

- Enfermedad hipertensiva con vasoespasmo

- Anomalías uterinas

Anomalías placentarias

- Placenta previa

- Vasa previa

- Desprendimiento prematuro de placenta

- Anomalías del cordón
  Prolapso
  Compresión
  Formación de nudo (priva al feto de sangre y oxígeno adecuados)

Orígenes fetales

- Hemólisis (p. ej., por incompatibilidad de Rh)

- Transfusión materno-fetal

- Transfusión gemelo a gemelo

inmediata secundaria a la necrosis aguda. La mayor parte de la lesión del SNC suele iniciarse con la reperfusión y es secundaria a cambios apoptósicos (muerte celular programada) a lo largo de días a semanas; los cambios metabólicos son detectables mediante espectroscopia por RM durante semanas y meses.

Evaluación clínica y estudios de laboratorio

Historia clínica

La revisión de los antecedentes obstétricos, en particular de las posibles causas de RCIU, ayuda a identificar los factores de riesgo maternos o placentarios para hipoxia e isquemia.

Exploración física

Se han descrito tres estadios en la EHI en recién nacidos: estadio 1, irritabilidad leve e hipertonía, que suele relacionarse con un buen desenlace clínico; estadio 2, hipotonía y, a veces convulsiones relacionadas con déficit neurológico variable a largo plazo, y estadio 3, estupor y coma prolongados, que suelen conducir a lesión neurológica grave permanente. La clasificación de todos los recién nacidos afectados por EHI no es siempre clara, debido a la variación individual en la respuesta a la hipoxia e isquemia.

La exploración neurológica puede estar limitada o alterada por otras enfermedades neonatales o su tratamiento. Otros sistemas orgánicos están afectados con frecuencia por las lesiones hipóxicas isquémicas:

- Los riñones, lo que produce oliguria, proteinuria y hematuria;
- El corazón, lo que produce insuficiencia tricuspídea y disfunción ventricular;
- Los pulmones, lo que produce hipertensión pulmonar y deterioro de la disfunción;
- Los intestinos, lo que produce íleo o trastorno de las enzimas del borde en cepillo; y
- La médula ósea, lo que produce trombocitopenia.

Estudios de laboratorio

Varios estudios de laboratorio proporcionan información útil. Una punción lumbar y un análisis del LCR deben descartar una lesión neurológica infecciosa; el LCR sanguinolento indica una hemorragia intracraneal. La ecografía craneal suele mostrar disminución del tamaño del ventrículo que acompaña al edema cerebral después de una lesión aguda y descarta la HIV relacionada. En la EHI, la TC y la RM dan más información; el edema cerebral, los cambios en la diferenciación de la materia gris-blanca, las hemorragias y los infartos reflejan alteraciones agudas. La atrofia focal o global son signos de las secuelas más crónicas de EHI. El EEG es muy útil en el seguimiento de los pacientes con la enfermedad. Las anomalías van desde una disminución en la amplitud con un gran número de ondas agudas, hasta convulsiones francas y, por último, los patrones más ominosos de brote-supresión o un trazo isoeléctrico plano. La monitorización de la función cerebral mediante el uso de EEG continuo, comprimido y filtrado, conocido como EEG de amplitud integrada, se ha usado cada vez con más frecuencia en los recién nacidos para evaluar la lesión neurológica.

Diagnóstico diferencial

Otras lesiones neurológicas neonatales surgen a partir de las infecciones congénitas o neonatales, de los accidentes vasculares (p. ej., hemorragia subaracnoidea), de los síndromes cromosómicos y otros genéticos, de la exposición materna o neonatal a medicamentos y de las enfermedades metabólicas.

Manejo

La mejor estrategia de manejo para la EHI es la prevención de los esfuerzos hipóxicos e isquémicos siempre que sea posible. La atención de apoyo general asegura un buen funcionamiento cardiopulmonar, el equilibrio de glucosa y el hidroelectrolítico, así como una función renal adecuada. La terapia anticonvulsivante se inicia de manera profiláctica o después de la valoración de las convulsiones; el fenobarbital, las benzodiacepinas y la fosfenitoína son los medicamentos de elección. No se ha probado que tengan beneficio las estrategias llevadas a cabo después de que se produjera la lesión y de las que se creía que disminuían el edema cerebral, como la elevación de la cabeza, la hiperventilación, la restricción de líquidos y el manitol u otro diurético. En estudios comparativos, prospectivos y aleatorizados, se ha demostrado que la hipotermia, ya sea sistémica o localizada con un dispositivo de enfriamiento local, mejora la lesión del SNC y el pronóstico. Entre las terapias experimentales que se consideran se encuentran la eritropoyetina, los bloqueadores del canal del calcio, los antagonistas de N-metil-D-aspartato (p. ej., dextrometorfano), los quelantes de hierro (p. ej., deferoxamina) y el xenón (^{133}Xe) inhalado.

EXPOSICIÓN A DROGAS

Fisiopatología

En ocasiones, la exposición materna a drogas conduce a una lesión neurológica por cualquiera de varios mecanismos. Drogas como el alcohol tienen un efecto teratogénico directo, como se observa en el **trastorno del espectro de alcohol fetal (TEAF)**, en el cual se produce una leve interrupción del desarrollo facial, en especial en el primer trimestre. La **cocaína** afecta directamente al feto a través de la interferencia en la captura de dopamina y norepinefrina en la unión postsináptica. Esta neurotoxicidad no es reversible por el cese del consumo de cocaína. Esta droga influye también indirectamente al feto a través de la vasoconstricción uteroplacentaria y fetal, así como por hipoxia. Entre sus efectos están el nacimiento prematuro, el retraso del crecimiento, la microcefalia y lesiones neurológicas por infartos durante el desarrollo. Se supone que los opiáceos (p. ej., **heroína, metadona**) alteran los receptores de opiáceos relacionados con la producción de endorfina y encefalina. Cualquiera de estas lesiones se ve complicada por los problemas socioeconómicos y de estilo de vida que acompañan a la drogadicción y que aumentan la probabilidad de desnutrición, pobre crecimiento fetal e infecciones de transmisión sexual.

 Dato relevante: Los lactantes nacidos después de desprendimiento prematuro de placenta deben ser evaluados en busca de exposición intrauterina a drogas. Se sabe que la cocaína provoca cambios vasculares uterinos que aumentan el riesgo de desprendimiento prematuro de placenta.

Evaluación clínica y estudios de laboratorio

Historia clínica

Los antecedentes maternos resultan poco fiables como medida del consumo de drogas recreativas. Sin embargo, un acercamiento no amenazante por parte del médico alienta la confesión. El médico puede inferir la sospecha del uso de drogas por ciertas conductas, como una atención prenatal retrasada o ausente. El desprendimiento prematuro de placenta inexplicable hace posible que la madre haya consumido cocaína.

Exploración física

Es posible que la prematuridad o un estado de PEG sea el único signo de consumo de drogas por parte de la madre. Desgraciadamente, es posible que ya exista una lesión permanente debido al consumo de drogas desde meses antes de haber dejado el hábito. Es probable que los estudios de toxicología en el meconio o de muestras de cabello demuestren la presencia de drogas, incluso varias semanas después de la última vez que se usaron.

La observación repetida del médico con un sistema de puntuación objetivo y cuantificable es el mejor método para el diagnóstico de síndrome de abstinencia neonatal o síndrome de retirada. Los signos y síntomas frecuentes de abstinencia son neurológicos y entre ellos están la irritabilidad o las convulsiones; los gastrointestinales, como mala alimentación, vómitos y diarrea; los respiratorios, y los autónomos, como llanto alterado, estornudos y sudaciones.

Diagnóstico diferencial

Los signos y síntomas de exposición a drogas o abstinencia son inespecíficos. Los neurológicos, como el nerviosismo o las convulsiones, surgen por infecciones o enfermedades metabólicas. Los síntomas gastrointestinales que imitan la abstinencia de narcóticos también pueden tener causas anatómicas o infecciosas.

Manejo

La atención de apoyo es adecuada para los recién nacidos sintomáticos expuestos a drogas. Ante un síndrome de abstinencia de narcóticos grave tal vez sea preciso un tratamiento farmacológico, habitualmente con un opiáceo, como morfina o metadona, cuya dosis deberá irse reduciendo progresivamente a lo largo de varias semanas. El seguimiento a largo plazo, junto con la modificación conductual de los padres y las clases de apoyo, ayuda a alcanzar el óptimo potencial de desarrollo en los lactantes expuestos a drogas.

OTROS TRASTORNOS Y PROBLEMAS

ENTEROCOLITIS NECROSANTE

Fisiopatología

La **ECN,** el trastorno gastrointestinal grave más frecuente que se observa en la UCIN, ocurre en el 1-5% de todos los recién nacidos hospitalizados en la UCIN y tiene una mortalidad general del 20 al 40%. Su patogenia no está clara en su totalidad, pero parece ser multifactorial. Caracterizada por necrosis intestinal aguda, la ECN tal vez sea la respuesta final común del tubo digestivo inmaduro a múltiples lesiones, como isquemia, agentes infecciosos, alimentaciones entéricas y medicamentos.

Evaluación clínica y estudios de laboratorio

Historia clínica

La historia clínica es importante para el diagnóstico de ECN. La prematuridad es el mayor factor de riesgo, aunque el 7-10% de los casos se producen en recién nacidos a término. Los riesgos que se sugieren son asfixia perinatal, RCIU, policitemia, transfusión de intercambio, CAP y las prácticas de alimentación rápida. Más del 90% de los lactantes que desarrollan ECN han recibido alimentaciones entéricas. Los pacientes presentan antecedentes de intolerancia a la alimentación, vómitos y evacuaciones macroscópicamente sanguinolentas o hemo-positivas.

La edad promedio de inicio de la ECN es de 10 días. El curso clínico de la enfermedad puede ser desde fulminante, con signos rápidamente progresivos de necrosis intestinal, septicemia y choque, hasta una forma más indolente, con inicio gradual de distensión abdominal, íleo, dolor a la palpación y evacuaciones hemo-positivas. Entre las posibles secuelas a largo plazo de ECN en los supervivientes se encuentran estenosis, síndrome de intestino corto y retraso del crecimiento.

Exploración física

La exploración abdominal revela distensión progresiva, dolor a la palpación, resistencia muscular y/o eritema de la pared abdominal. Los signos sistémicos de ECN son letargo, apnea y bradicardia, irritabilidad, inestabilidad térmica e hipotensión/hipoperfusión. En la ECN fulminante, se observan acidosis metabólica, insuficiencia respiratoria y coagulación intravascular diseminada.

Estudios de laboratorio

Entre los estudios diagnósticos para ECN están los cultivos de heces, orina, sangre y LCR. Entre los hallazgos de laboratorio en la ECN se encuentran hiponatremia, neutropenia o leucocitosis con una desviación a la izquierda, trombocitopenia, estudios de coagulación anormales y cultivos positivos de heces o LCR. Otros hallazgos que son compatibles con la enfermedad son patrones de gas intestinal anómalos indicativos de íleo, edema de la pared intestinal y asa fija. A menudo se requiere una revisión cuidadosa de las radiografías seriadas. La **neumatosis intestinal,** que indica que hay gas dentro de la pared subserosa del intestino, es patognomónica (v. fig. 10-11). En la ECN fulminante se observa gas en la vena porta o hepática y se asocia a una tasa de mortalidad mayor. Una placa en decúbito lateral izquierdo o en posición transversal en la mesa es útil para determinar si se ha producido perforación intestinal con neumoperitoneo.

Diagnóstico diferencial

El diagnóstico diferencial de ECN incluye septicemia o neumonía con un íleo resultante, perforación intestinal focal y otras causas de un abdomen quirúrgico, como rotación anómala, vólvulos, perforación y enterocolitis infecciosa. El diagnóstico precoz es un factor importante en el desenlace clínico y, por ello, es conveniente mantener un alto índice de sospecha en una población susceptible.

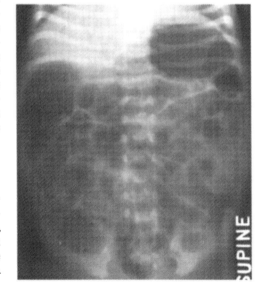

FIGURA 10-11. Radiografía de abdomen de un paciente con enterocolitis necrosante. Por cortesía de Richard Barth, M.D., Division of Pediatric Radiology, Stanford University.

Manejo

El tratamiento debe iniciarse precozmente cuando están presentes signos y síntomas indicativos de ECN. Debido a que la entidad varía en su gravedad desde un trastorno gastrointestinal leve hasta una enfermedad fulminante, el tratamiento específico debe basarse en la gravedad de las manifestaciones clínicas. Por lo general, el manejo de la ECN incluye:

- Reposo intestinal con sonda nasogástrica
- Reanimación con líquidos intravenosos para reemplazar las pérdidas del "tercer espacio" y mantener una diuresis adecuada (por lo general, más de 2 ml/kg cada hora)
- Hiperalimentación para mantener una nutrición adecuada
- Administración de antibióticos de amplio espectro después de la toma de muestras para el cultivo de heces, orina, sangre y LCR, que suele continuarse por un mínimo de 7 a 14 días
- Intubación, ventilación mecánica y monitorización de gasometría arterial, cuando la ECN se acompaña de dificultad respiratoria y choque
- El soporte constante de presión arterial en ocasiones requiere de bolos de volumen o agentes inotrópicos, como dopamina
- La corrección de la acidosis metabólica y la coagulopatía secundarias a necrosis intestinal
- Intervención quirúrgica. (La única indicación absoluta para la cirugía es el neumoperitoneo. Sin embargo, en ocasiones este pasa desapercibido en las radiografías, lo que lleva a muchos cirujanos a operar cuando se evidencia un deterioro clínico progresivo a pesar de la terapia farmacológica.)

SEGUIMIENTO DEL PROFESIONAL EN LA SALA DE RECIÉN NACIDOS

Conforme sobreviven lactantes más pequeños y más enfermos como resultado de los avances en la atención obstétrica y neonatal, el riesgo de que existan secuelas crónicas se eleva. Los estudios de seguimiento de los lactantes nacidos en la era de la atención moderna en la UCIN en la década de 1960 comprueban una disminución importante en los desenlaces adversos en el desarrollo neurológico. Estudios más recientes muestran una disminución continua en la mortalidad. Sin embargo, la incidencia de desenlaces adversos del desarrollo neurológico permanecen sin cambios, lo que se refleja en un aumento en el número de supervivientes incapacitados. La mayoría de los supervivientes de la UCIN no presentan discapacidades graves, pero requieren una intervención sustancial para lograr un desenlace clínico óptimo. Cada vez es mayor la evidencia de que el enriquecimiento educacional durante la lactancia y la infancia temprana tal vez mejore el desenlace clínico de los lactantes de alto riesgo, en especial de aquellos provenientes de los grupos desfavorecidos.

El manejo de la atención después del alta de los pacientes de la UCIN tal vez sobrepase la habilidad y la experiencia de algunos médicos de atención primaria. Por ello, es importante que exista un programa de seguimiento neonatal como parte de toda UCIN moderna, que proporcione una ampliación de la atención especializada ofrecida en la UCIN y que facilite la transición hacia el ambiente del hogar. Las áreas en las que se enfoca la vigilancia y la intervención son el crecimiento y la nutrición, el desarrollo neurológico y psicomotor, y la visión y la audición. El objetivo central es la mejoría del funcionamiento de los recién nacidos y de sus familias. Algunos problemas que se encuentran con frecuencia después del alta son los relativos al crecimiento, neumopatía crónica, valoración de desarrollo neurológico, retinopatía del prematuro(RP) y revisión de la audición.

Restricción del crecimiento

La restricción del crecimiento extrauterino (RCEU) está presente hasta en el 50% de los lactantes con muy bajo peso al nacer (MBPN) o con peso al nacer menor de 1 500 g, y también es frecuente en los lactantes con ECN y cardiopatía. Es difícil alimentar a los pacientes daddos de alta de la UCIN debido a su cansancio, a que tienen problemas de regulación del estado de excitación o porque requieren que se les administren múltiples medicamentos. Una nutrición inadecuada prologada tiene un efecto importante en el crecimiento cerebral y en el desenlace del desarrollo neurológico. Para promover el crecimiento, tiene que optimizarse la nutrición neonatal. Se requieren fórmulas de alto contenido calórico, en particular con aumento en el contenido proteínico, para los lactantes con franco retraso de crecimiento. Los dietistas titulados con experiencia en la UCIN con frecuencia revisan las prácticas de alimentación y hacen recomendaciones a los médicos y padres.

El crecimiento de compensación normalmente se produce en los primeros 2-3 años de vida. Cuando se comparan los percentiles de crecimiento en las gráficas estandarizadas, debe hacerse la corrección para la edad gestacional durante los primeros 2 años de vida.

Neumopatía crónica

Después del alta, en los lactantes con neumopatía crónica, es precisa una vigilancia estrecha del estado respiratorio, que incluye revisiones de las concentraciones de medicamento y electrólitos, oximetría de pulso y gases en sangre. Aproximadamente el 50% de los lactantes con neumopatía crónica tienen que ser reingresados durante el primer año de vida. La neumopatía crónica suele mejorar hacia los 2 años de edad, aunque algunos cambios sutiles en el funcionamiento pulmonar persisten durante más tiempo.

Retraso del desarrollo neurológico

Los lactantes con más riesgo de presentar problemas de desarrollo neurológico son aquellos con asfixia grave, hemorragia periventricular (grados 3 y 4), meningitis, convulsiones neonatales, RCIU, RCEU, neumopatía crónica, anomalías congénitas múltiples y MBPN. Muchos de estos lactantes tienen anomalías neurológicas transitorias, como hipotonía o hipertonía. La identificación de problemas neurológicos importantes suele ser posible en la última mitad del primer año de vida o antes si son graves. Por lo general, las discapacidades derivadas de un desarrollo neurológico importante se clasifican como **parálisis cerebral** (diplejía espástica, cuadriplejía espástica, hemiplejía espástica o paresia), hidrocefalia, ceguera, convulsiones o sordera.

Para evaluar la gravedad de los problemas del desarrollo neurológico, es útil la *Bayley Scales of Infant Development,* la evaluación psicomotora más frecuente usada en niños de alto riesgo. Habitualmente, los niños prematuros con puntuaciones anormales suponen del 5 al 20% de los casos, aunque estudios recientes han encontrado puntuaciones anormales a los 2 años de edad en el 37% de los lactantes con peso al nacer menor de 1 000 g. Estos niños tienen una mayor disfunción neurológica, un menor coeficiente intelectual y más dificultades conductuales que otros pacientes dados de alta de la UCIN. Incluso en los niños con MBPN con coeficiente intelectual normal se han comprobado anomalías neuroperceptuales sutiles que provocan problemas escolares.

Retinopatía del prematuro

La **RP,** un problema de desarrollo de la retina no vascularizada en su totalidad que se observa en los lactantes prematuros, provoca una variedad de desenlaces que van desde visión normal hasta ceguera. El desarrollo normal de la retina se ve interrumpido. A partir de las 15 a 18 semanas de gestación, los vasos retinianos crecen normalmente hacia fuera desde la *ora serrata.* Una lesión como la hiperoxia o la asfixia detiene este desarrollo. Después de la lesión inicial, en ocasiones, la proliferación del crecimiento de los vasos de una manera anormal forma un reborde de tejido, que presenta regresión o empeora con el crecimiento de tejido fibrovascular dentro del vítreo. Con la contracción del tejido neovascular, la retina se distorsiona y forma una cicatriz que ocasiona desprendimiento de retina. Este tipo de desprendimiento de retina antes se conocía con el nombre de fibroplasia retrolenticular (FRL).

No está del todo claro qué niños presentarán regresión y cuáles progresión, pero algunos investigadores han indicado que la hipoxia crónica es un factor de riesgo. El análisis de datos recientes indica que mantener la EpO_2 por encima del 95% para los lactantes con RP temprana tal vez evite la necesidad de realizar cirugía láser. Es necesario proceder a una exploración rutinaria de la retina a partir de las 4 semanas de edad o de las 31 semanas PMA (lo que ocurre más tarde), para los lactantes nacidos antes de completar 30 semanas de gestación y para lactantes selectos de 30-34 semanas de gestación expuestos a oxígeno. En ese momento se registra la información sobre la localización, la extensión y la gravedad de los cambios de la retina. Incluso los lactantes con enfermedad leve tienen una mayor incidencia de miopía, estrabismo y ambliopía.

Los factores pronósticos más fuertes de RP han sido siempre la edad gestacional y el peso al nacer. Los estudios han encontrado que la RP ocurre en el 66% de todos los prematuros con peso al nacer menor de 1 250 g, de los que el 6% requieren fotocoagulación con láser para prevenir un desprendimiento de retina. La ablación retiniana con láser reduce la incidencia de un desenlace visual pobre. La ceguera debida a RP ocurre en cerca del 1-2% de los lactantes con peso al nacer menor de 1 000 g.

Sordera neurosensorial

Los lactantes dados de alta de la UCIN tienen un riesgo sustancial de presentar sordera neurosensorial. Entre los numerosos factores de riesgo de sordera se encuentran la edad gestacional menor de 35 semanas, la hiperbilirrubinemia, que hace necesario realizar transfusiones de intercambio, los medicamentos ototóxicos, las infecciones virales congénitas, la alcalosis respiratoria y la lesión neurológica (p. ej., hemorragia intracraneal, convulsiones, meningitis o asfixia). En general, a los lactantes en riesgo se les realiza la prueba de detección de respuesta auditiva provocada en el tronco del encéfalo antes de ser dados de alta, así como a exámenes auditivos periódicos durante los primeros 2 años de vida. La incidencia de deterioro auditivo es de cerca del 10% en los lactantes con peso al nacer menor de 1 000 g.

LECTURAS RECOMENDADAS

American Academy of Pediatrics and American College of Obstetricians and Gynecologists: *Guidelines for Perinatal Care,* 6th ed. Elk Grove Village, IL: American Academy of Pediatrics, 2007.

Cloherty JP, Stark AR (eds): *Manual of Neonatal Care,* 6th ed. Philadelphia: Lippincott Williams & Wilkins, 2007.

Gomelia T, Cunningham MD, Eyal FG, et al.: *Neonatology: Management, Procedures, On-Call Problems, Diseases, and Drugs,* 6th ed. New York: McGraw-Hill, 2009.

Kattwinkel J, American Academy of Pediatrics, NRP Steering Committee: *Textbook of Neonatal Resuscitation,* 6th ed. Elk Grove Village, IL: American Academy of Pediatrics, 2011.

Klaus MH, Fanaroff AA: *Care of the High-Risk Neonate,* 5th ed. Philadelphia: WB Saunders, 2001.

Martin RJ, Fanaroff AA, Walsh MC (eds): *Fanaroff and Martin's Neonatal–Perinatal Medicine: Diseases of the Fetus and Infant,* 8th ed. St Louis: Mosby Year Book, 2005.

Remington JS, Klein JO: *Infectious Diseases of the Fetus and Newborn Infant,* 6th ed. Philadelphia: WB Saunders, 2006.

Volpe JJ: *Neurology of the Newborn,* 5th ed. Philadelphia: WB Saunders, 2008.

11

Genética

Robert W. Marion y Joy N. Samanich

La genética clínica, una subespecialidad de la Pediatría, plantea retos singulares. Debido a la naturaleza generalizada de la mayoría de las enfermedades genéticas, que afectan a muchos sistemas orgánicos, el genetista clínico debe, en primer lugar, ser pediatra general y, después, subespecialista. Además, el contacto con los niños con enfermedades genéticas y malformaciones congénitas es una experiencia sobrecogedora para los estudiantes de Medicina. Las personas con trastornos genéticos a menudo están muy enfermas y, en ocasiones, su apariencia está desfigurada. Por último, debido a que estos trastornos ocurren por lo común en lactantes nacidos de padres que tienen la misma edad que el estudiante de Medicina, el trato con estas familias suele ser psicológicamente difícil.

Las malformaciones congénitas se definen como anomalías clínicamente significativas, ya sea en forma o en función. Son el resultado de un error localizado en la **morfogénesis**, un episodio que suele producirse a principios del primer trimestre del embarazo. Las malformaciones difieren de las **deformaciones**; en estas, la morfogénesis temprana ha progresado de manera normal, pero los **factores ambientales,** a menudo ajenos al feto, alteran el tejido que se desarrolla con normalidad. Por ello, la presencia de una malformación, como paladar hendido, implica una anomalía que ocurrió durante la vida embrionaria, mientras que una deformación, como la luxación congénita de cadera, es el resultado de trastornos durante el segundo o tercer trimestre o, en algunos casos (p. ej., forma dolicocéfala de la cabeza en los lactantes prematuros), incluso durante los primeros días de vida. Es importante distinguir entre estos dos trastornos por razones relacionadas con el pronóstico. A menudo las malformaciones requieren de un manejo médico o quirúrgico intensivo, mientras que las deformaciones suelen resolverse por sí mismas, una vez que la fuerza ambiental perturbadora se elimina.

Una **secuencia de malformación** se produce cuando una malformación única lleva a otros cambios estructurales como resultado de consecuencias posteriores relacionadas con el desarrollo. Un ejemplo de tal trastorno es la secuencia de **Pierre Robin**, en la cual una malformación primaria única, el retraso del crecimiento de la mandíbula durante las primeras semanas de gestación (**micrognatia**), provoca de forma secundaria un **paladar hendido** con forma de U y **glosoptosis** (desplazamiento de la lengua hacia la parte posterior, de forma que obstruye la vía aérea).

En ocasiones, un **síndrome de malformación**, el cual se define como un patrón reconocible de anomalías provocadas por una causa subyacente, única e identificable, implica una serie de malformaciones, secuencias de malformación y deformaciones. Por ejemplo, en los niños con síndrome de Down, las malformaciones del SNC, craneofaciales, cardíacas y de las extremidades son el resultado de la presencia de una copia adicional del cromosoma 21 en cada una de las células nucleadas del cuerpo.

Una **asociación** difiere de un síndrome porque, aunque de forma repetida aparecen patrones de malformación reconocibles, hasta el momento no se conoce una causa común unificadora del patrón. Es el caso, por ejemplo, cuando determinadas características aparecen asociadas con más frecuencia de lo que se esperaría por azar, como anomalías vertebrales, atresia anal, defectos cardíacos, fístula traqueoesofágica, anomalías renales y anomalías de las extremidades (VACTERL, del inglés *vertebral anomalies, anal atresia, cardiac defects, tracheoesophageal fistula, renal anomalies, and limb anomalies*), sin que se haya identificado ningún agente causal único.

Cerca del 50% de todos los lactantes que presentan anomalías congénitas múltiples tienen un diagnóstico con una etiología identificable o un síndrome de malformación particular. La confirmación de un diagnóstico sindrómico es importante por tres razones.

1. La identificación de un diagnóstico guía al médico durante el resto de la evaluación del niño. El conocimiento de que es posible que existan malformaciones internas específicas relacionadas con el trastorno identificado, así como la información acerca de la historia natural del mismo, permiten al médico prever problemas antes de que se hagan evidentes.

2. La confirmación del diagnóstico mejora la comunicación entre el médico y la familia. Permite a los padres tomar decisiones informadas a través de una mejor comprensión de la historia natural del trastorno que sufre su hijo.

3. La confirmación de un diagnóstico posibilita un adecuado consejo genético, que permite ofrecer a los padres información exacta acerca del riesgo de recurrencia, así como la posibilidad de realizar un diagnóstico prenatal en embarazos futuros.

ESTRATEGIA DE MANEJO DEL NIÑO CON MALFORMACIONES CONGÉNITAS

Por desgracia, las malformaciones congénitas no son raras en los niños. Cada año, cerca del 3% de todos los niños nacidos en Estados Unidos tienen uno o más defectos de nacimiento, los cuales se descubren durante el período neonatal. Esta cifra se eleva al 7-8% entre los niños de 1 año de edad, ya que algunas malformaciones, como las anomalías congénitas del corazón y renales, permanecen silentes clínicamente durante el período neonatal y se manifiestan más tarde, durante el primer año de vida. Por último, se calcula que hasta el 40-59% de los ingresos hospitalarios que se producen en los servicios pediátricos corresponden a niños que presentan malformaciones congénitas. Esta sección proporcionará un método para la evaluación de niños con al menos una malformación congénita.

Evaluación clínica y estudios de laboratorio

Historia clínica

Los lactantes no inician su historia vital en el momento del nacimiento. Durante las 38 semanas de vida intrauterina, han estado creciendo y desarrollándose, y es posible obtener gran cantidad de información acerca de su salud a través de un interrogatorio cuidadoso a la madre acerca de su embarazo (tabla 11-1).

TABLA 11-1

Estrategia de manejo del niño dismórfico: historia clínica

Preguntas acerca de los padres

¿Qué edad tienen?

¿Cuántos embarazos previos ha tenido la madre? ¿Ha tenido abortos espontáneos? ¿Existió alguna muerte neonatal?
¿Trabajaba la madre fuera de casa durante el embarazo? ¿Estuvo expuesta a químicos tóxicos?
¿Tiene la madre alguna enfermedad subyacente (p. ej., diabetes mellitus, trastornos convulsivos)?

¿Tomó la madre algún medicamento durante el embarazo?

¿Fumaba cigarrillos y/o consumía alcohol u otras drogas durante el embarazo?

¿Qué tanto peso aumentó la madre durante el embarazo?

Preguntas acerca del embarazo

¿Cuándo aparecieron los primeros movimientos fetales? ¿El embarazo se concibió de manera natural?

¿Eran activos los movimientos fetales (en comparación con embarazos previos)?

¿Se realizó alguna prueba especial (p. ej., amniocentesis, toma de muestra de vellosidades coriónicas, ecografía)?

¿ La madre tuvo enfermedades (p. ej., infecciones, fiebre)?

Preguntas acerca del parto

¿El bebé nació a término o fue prematuro o posmaduro?

Al nacer, ¿su tamaño era normal, grande o pequeño (para la edad gestacional)?

¿Se presentaron complicaciones en la sala de partos o de recién nacidos?

Preguntas acerca de antecedentes familiares

En el árbol genealógico, ¿existe alguna evidencia de malformaciones congénitas, anomalías similares o diferentes, muerte neonatal o abortos?

Exploración física

Al explorar al niño, el examinador debe observar todas las características, tanto las que parecen normales como las anormales. Esta revisión destaca las características en las que es más probable que se encuentren claves para el diagnóstico de síndromes de malformación congénita.

APARIENCIA GENERAL. En primer lugar, el médico debe medir con cuidado la estatura y el peso, y plasmar en un gráfico dichos valores sobre las curvas de crecimiento adecuadas. Esta información ayuda a catalogar el problema subyacente. Si el crecimiento es adecuado para la edad, será compatible con la presencia de un trastorno de un solo gen o un trastorno heredado de manera multifactorial o, lo más frecuente, descartará la existencia de una enfermedad genética. La **restricción del crecimiento,** se haya iniciado antes o después del nacimiento, suele estar provocada por anomalías cromosómicas o exposición a agentes tóxicos teratogénicos. Por último, un tamaño mayor del esperado indica un **síndrome de crecimiento excesivo** (p. ej., gigantismo cerebral de Sotos o síndrome de Beckwith-Wiedemann) o, en el recién nacido, que la madre es diabética. El médico debe evaluar también la constitución física del niño. ¿Está bien proporcionado? De no ser así, ¿son los brazos y las piernas demasiado cortos para la cabeza y el tronco, lo que implicaría la presencia de una displasia ósea de extremidades cortas, como la **acondroplasia**? ¿Están el tronco y la cabeza demasiado cortos para las extremidades, lo que indicaría un trastorno que afecta a las vértebras, como en el caso de la displasia espondiloepifisaria?

CARACTERÍSTICAS CRANEOFACIALES. La exploración cuidadosa de la región craneofacial tiene una importancia crucial en el diagnóstico de muchos síndromes de malformaciones congénitas. La circunferencia de la cabeza debe medirse con cuidado, y su medida, plasmarla en una gráfica sobre la curva de crecimiento adecuada. Asimismo, es importante describir la forma general del cráneo. ¿ El niño es normocéfalo? ¿La cabeza es larga y delgada (dolicocéfalo) o corta y ancha (braquicéfalo)? ¿La cabeza es asimétrica (plagiocéfalo)?

> 📖 **Dato relevante:** Nunca es útil describir la cara de un niño como «graciosa». El médico debe intentar describir con cuidado lo que hace que las características faciales sean inusuales.

En seguida, el examinador debe concentrarse en la cara. Es esencial hacer una evaluación de la simetría facial. La asimetría puede deberse a un proceso deformante relacionado con la posición intrauterina del feto o a malformaciones de un lado de la cara. Para llevar a cabo la exploración, el médico divide la cara del lactante en cuatro regiones y evalúa cada una de ellas de forma independiente (fig. 11-1). Es necesario evaluar la frente en busca tanto de una prominencia exagerada (como en el caso de la **acondroplasia**) como de una deficiencia (la cual se describe como que está inclinada hacia atrás, como ocurre en los niños con **microcefalia primaria**). Es especialmente importante la exploración de la cara media, la región que se extiende desde las cejas hasta el labio superior y desde el canto externo de los ojos hasta las comisuras de la boca. La medición de la

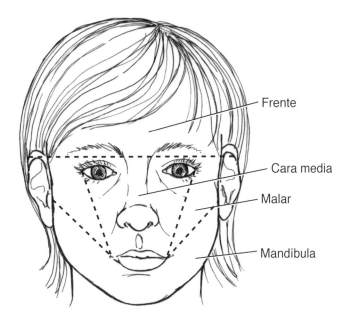

FIGURA 11-1. Las cuatro regiones de la cara.

distancia entre los ojos (distancia entre los cantos internos y espacio interpupilar) confirma la presencia de **hipotelorismo** (ojos demasiado juntos, lo que indica una relación con un defecto de la formación cerebral en la línea media) o **hipertelorismo** (ojos demasiado separados). La medición de la longitud de las fisuras palpebrales (medidas desde el canto interno hasta el canto externo) determina si estas estructuras con cortas (como en el **trastorno del espectro alcohólico fetal**) o demasiado largas (como en el síndrome de Kabuki).

Deben observarse y registrarse la posición oblicua (o inclinación) de los ojos, hacia arriba (**síndrome de Down**) o hacia abajo (**síndrome de Treacher Collins**); la presencia de pliegue del epicanto (síndrome de Down o trastorno del espectro alcohólico fetal); la altura del puente de la nariz (plano en los síndromes de Down y en el alcohólico fetal, entre otros, y levantado en el **síndrome velocardiofacial**); la longitud del surco nasolabial (el cual debe existir una depresión central rodeada por dos pilares), y el borde bermellón superior (parte rosada del labio).

La tercera porción de la cara que debe examinarse es la región malar, que se extiende hacia ambos lados desde la cara media hasta los oídos. Es esencial evaluar las orejas; el médico debe medir su longitud máxima y plasmar en una gráfica los valores sobre la curva de crecimiento adecuada. Es también necesario examinar la posición de las orejas; las orejas con «implante bajo» terminan debajo de una línea que se extiende hacia los lados desde el canto externo de los ojos. Las orejas pueden estar bajas debido a que son micróticas (inusualmente pequeñas) o a la presencia de anomalías de la región mandibular de la cara. Es esencial describir y tomar notas sobre la arquitectura de cada oreja.

La porción final de la cara que justifica su evaluación es la región mandibular, el área que se encuentra entre la porción inferior de ambas orejas y que incluye la boca. La mandíbula normal en el recién nacido debe estar ligeramente retraída; cuando se vea de perfil, deberá terminar un poco detrás del surco nasolabial y del labio superior. Si esta retrusión fuera exagerada, el bebé podría presentar micrognatia, una característica de la secuencia de malformación de Pierre Robin.

EXTREMIDADES. Las anomalías de las extremidades son características frecuentes de un gran número de síndromes de malformación congénita. El pediatra debe realizar una exploración breve de todas las articulaciones. La presencia de **una contractura única o de múltiples contracturas** indica disfunción neuromuscular intrínseca, como en el caso de algunas formas de **distrofia muscular,** o fuerzas externas deformantes. La incapacidad de realizar la pronación o la supinación del codo es indicativa de **sinostosis radiocubital,** una anomalía presente en el síndrome alcohólico fetal y en algunos síndromes de aneuploidía del cromosoma X.

Es muy importante llevar a cabo una exploración minuciosa de las manos. La **polidactilia** (más de cinco dedos) ocurre más a menudo como un rasgo aislado autosómico dominante bastante frecuente, pero también llega a ser una característica prominente de un síndrome como la **trisomía 13.** En contraste, la **oligodactilia,** una deficiencia en el número de dedos de las manos o de los pies, es un hallazgo menos habitual. Es posible que forme parte de un trastorno de deficiencia más grave de reducción de extremidades, como ocurre con el **síndrome de Fanconi,** o tal vez sea secundario a una amputación intrauterina, como en el caso de la **secuencia de interrupción de la banda amniótica.** Otro trastorno de las extremidades, la **sindactilia** (la unión de dos o más dedos) es bastante frecuente en varios síndromes.

GENITALES. Cuando se examinan los genitales masculinos, el médico debe observar el pene y el escroto. Si el pene parece corto, deberá medirse la longitud del pene, y el médico tendrá que plasmar esta medida en una gráfica sobre la curva de crecimiento adecuada. La ambigüedad de los genitales debe ser indicativa de la presencia de un trastorno endocrinológico, como **hiperplasia suprarrenal congénita,** un trastorno cromosómico como mosaicismo 45,X/46,XY, o de un síndrome hereditario.

Las hipospadias son una malformación congénita frecuente que ocurre en 1 de cada 200 recién nacidos varones. Suelen ser una malformación aislada, aunque, si se observan junto a otras anomalías, debe considerarse la posibilidad de que el niño presente un síndrome.

Estudios de laboratorio

En la mayoría de los niños con anomalías congénitas múltiples, sólo son necesarias unas cuantas pruebas de laboratorio.

> **Dato relevante:** El análisis de cariotipo está justificado en cualquier niño en el que se detecten tres o más anomalías.

El análisis cromosómico no está indicado en el lactante que presente labio o paladar hendido aislado, a menos que existan otras malformaciones. El análisis cromosómico se realiza usando tres tipos de células:

1. **Linfocitos en sangre periférica** estimulados para que se dividan mediante agentes mitogénicos. Debido a que esto requiere 2-3 días en cultivo, los resultados no están disponibles por lo menos durante 72 h.
2. **Fibroblastos de la piel.** Los resultados de los cultivos de fibroblastos no se obtienen hasta pasadas 2-3 semanas.
3. **Células de médula ósea,** las cuales, debido a que ya se están dividiendo con rapidez, pueden analizarse de inmediato y obtener los resultados en 1 día.

La urgencia de la situación determina el tipo de células que se emplean. Cuando es necesario tomar decisiones terapéuticas importantes, como en un niño con rasgos de trisomía 13 o 18, está indicado utilizar una muestra de médula ósea. En el niño con características de trisomía 21 o en quien no es evidente un diagnóstico claro, suelen estudiarse los linfocitos en sangre periférica.

Cualquier niño con malformaciones externas múltiples y evidentes debe someterse a una evaluación cuidadosa para descartar la presencia de malformaciones internas relacionadas. Está justificado realizar evaluaciones con ultrasonidos de la cabeza y del abdomen; asimismo, está indicado solicitar una radiografía de tórax, un ECG y un ecocardiograma ante cualquier niño con anomalías que presente un soplo cardíaco audible o un síndrome con un riesgo conocido de anomalías cardíacas (p. ej., síndrome de Down).

Además, es necesario realizar pruebas especializadas, como la hibridización fluorescente *in situ* o la prueba de ADN directa, en los casos en que en un niño se sospecha la presencia de un síndrome que se sabe que está relacionado con una deleción de un cromosoma específico (p. ej., síndrome de Prader-Willi, asociado a un defecto de la expresión del gen *FMR1* en el cromosoma X).

El uso de la tecnología de micromatriz multigénica basada en el ADN se está convirtiendo con rapidez en el estándar de atención en la evaluación de niños con anomalías congénitas múltiples, retraso en el desarrollo y/o autismo. Esta prueba, conocida como análisis de micromatriz cromosómica o hibridización comparativa de matriz genómica (aCGH, del inglés *array comparative genomic hybridization*), se usa para comparar la cantidad de ADN en miles de *loci* en todo el genoma entre un paciente y un sujeto control, y con ello diagnosticar microdeleciones cromosómicas y microduplicaciones, que son demasiado pequeñas como para que puedan ser observadas en un cariotipo estándar. De esta manera, se diagnostican muchos síndromes de deleción/duplicación como el síndrome de Prader-Willi, además de cambios en el número de copias nuevas en todo el genoma. Sin embargo, las translocaciones cromosómicas equilibradas no se detectan con esta prueba, la cual se basa en los cambios en el número de copias y, por tanto, se recomienda realizar un cariotipo, además de la aCGH.

Diagnóstico

Aunque, en ocasiones, la presencia de hallazgos característicos lleva al diagnóstico definitivo de un síndrome de malformación simple, en la mayoría de los casos no es evidente un diagnóstico específico de manera inmediata. Algunas constelaciones de hallazgos son raras y encontrar una «coincidencia» en ocasiones es difícil. En muchos casos, todas las pruebas de laboratorio son normales, y la confirmación se apoya en los hallazgos subjetivos. Los genetistas clínicos han intentado resolver este problema mediante el desarrollo de sistemas de puntuación, tablas de referencias cruzadas de anomalías que permiten el desarrollo de un diagnóstico diferencial y programas de diagnóstico computarizado.

Establecer un diagnóstico exacto es importante por tres razones. En primer lugar, ofrece una explicación de la razón por la que el bebé nació con problemas específicos. A menudo, antes de hacer el diagnóstico, los padres sienten que, de alguna manera, son los responsables directos del problema de su hijo. Al proporcionar un diagnóstico, a menudo se apacigua esta culpa. En segundo lugar, establecer un diagnóstico correcto permite al médico aconsejar a los padres de forma anticipada. Debido a que se conoce la historia natural de tantos trastornos, el médico puede realizar estudios de cribado en busca de problemas que se sabe ocurren en esa enfermedad, con lo que, al mismo tiempo, a menudo tranquiliza a los padres acerca de otras complicaciones que no se han referido antes. Por último, un diagnóstico preciso permite al pediatra, cuando es posible, proporcionar a la familia consejo genético con respecto a su futura descendencia. Además, en los embarazos posteriores, la madre deberá de ser derivada precozmente para la realización de pruebas prenatales.

Una vez hecho el diagnóstico, el médico puede facilitar a la familia una gran cantidad de material educativo. Internet se ha convertido en una fuente importante de esta información (tabla 11-2). Sin embargo, debido a que esta herramienta no está sujeta a control editorial, ciertos datos son inexactos o inadecuados. Por tanto, es esencial que el médico revise las páginas web disponibles antes de animar a la familia a buscar información en internet. Una buena herramienta de búsqueda es la página web de la National Organization for Rare Disorders. Debido a que el campo de la genética médica se expande con tanta rapidez, es difícil permanecer siempre al corriente sobre las pruebas para trastornos específicos disponibles. La página web de GeneTests proporciona información actualizada constantemente con respecto a tales pruebas, por lo que se ha vuelto indispensable.

CARACTERÍSTICAS DE ALGUNOS SÍNDROMES DE MALFORMACIÓN CONGÉNITA Y GENÉTICA

Las malformaciones congénitas se clasifican en cinco categorías (tabla 11-3):

1. Trastornos cromosómicos, que causan el 7% de todas las anomalías
2. Trastornos de un solo gen, que presentan patrones de herencia mendeliana y constituyen otro 7% del total

TABLA 11-2

Páginas web con información acerca de los trastornos genéticos frecuentes

Páginas web generales

- Online Mendelian Inheritance in Man (OMIM)
  http://www.ncbi.nlm.nih.gov/omim/searchomim.html
  Lo mantiene el McKusick–Nathans Institute for Genetic Medicine en la Johns Hopkins University. Cada entrada contiene bibliografía de todos los artículos publicados en la literatura médica acerca de un trastorno dado.

- Gene tests
  http://www.genetests.org
  Proporciona información actualizada sobre las pruebas de enfermedades genéticas específicas

Recursos para pacientes

- National Organization for Rare Disorders (NORD)
  http://www.rarediseases.org
  Base de datos que permite la distribución de información acerca de trastornos genéticos, en la que los médicos pueden consultar cuáles son las páginas web adecuadas para una enfermedad específica. Proporciona vínculos con grupos de apoyo para trastornos concretos.

- Online Genetic Support Groups Directory
  http://www.mostgene.org
  Proporciona una lista por orden alfabético de trastornos genéticos.

Trastornos genéticos frecuentes y páginas web relacionadas

- Acondroplasia y otras displasias óseas
  Little People of America (LPA): http://www.lpaonline.org

- Espina bífida y otros defectos del tubo neural (información sobre alergia al látex)
  Spina Bifida Association of America (SBAA): http://www.sbaa.org

- Fibrosis quística
  Cystic Fibrosis Foundation (CFF): http://www.cff .org

- Síndrome de Down
  http://www.nas.org
  (Existen otras páginas web de calidad, pero esta es adecuada para empezar.)

- Labio hendido, paladar hendido y otros trastornos craneofaciales
  Wide Smiles: http://www.widesmiles.org

- Síndrome de X frágil
  FRAXA Research Foundation: http://www.fraxa.org

- Síndrome de Marfan
  National Marfan Foundation: http://www.marfan.org

- Distrofia muscular de Duchenne y otras formas de distrofia muscular
  Muscular Dystrophy Association (MDA) USA: http://www.mdausa.org

- Neurofibromatosis
  National Neurofibromatosis Organization: http://www.nf.org
  (Aunque la mayor parte de la información disponible es relativa a la neurofibromatosis de tipo 1, también se mencionan otras formas.)

- Síndrome de Prader-Willi
  Prader-Willi Syndrome Association (PWSA): http://www.pwsausa.org

- Síndrome velocardiofacial (síndrome DiGeorge)
  Velocardiofacial Syndrome (VCFS) Education Foundation: http://www.vcfsef.org

(continúa)

TABLA 11-2

Páginas web con información acerca de los trastornos genéticos frecuentes (*continuación*)

- Síndrome de Williams
  Williams Syndrome Association: http://www.williams-syndrome.org

- Aminoacidemias orgánicas
  Organic Acidemia Association (OAA): http://www.oaanews.org

- Mucopolisacaridosis, incluidos Hunter, Hurler, Morquio y otras mucopolisacaridosis
  National Mucopolysaccharidosis (MPS) Society: http://www.mpssociety.org

3. Trastornos heredados multifactoriales, que son el resultado de una interacción entre factores genéticos y ambientales, y constituyen el 20% de todas las anomalías congénitas
4. Trastornos inducidos de forma teratogénica, causados por exposición del producto de la concepción a un agente ambiental tóxico, causan el 7% de los casos
5. Causas desconocidas, que en la actualidad constituyen el 50% de todas las malformaciones

Debido a que existen tantos, aquí sólo se describirán unos cuantos trastornos genéticos representativos.

Trastornos cromosómicos

Las células humanas normales contienen 46 cromosomas. Estos se dividen en dos tipos principales: los 44 autosomas y los 2 cromosomas sexuales. Los autosomas, que se presentan en pares y se enumeran del 1 (el más grande) al 22 (el más pequeño), son iguales en los varones que en las mujeres, quienes se distinguen genéticamente por sus cromosomas sexuales complementarios. Los varones tienen un cromosoma X y uno Y, y las mujeres, dos cromosomas X.

Aberraciones autosómicas

La sospecha de que existe un defecto cromosómico se fortalece por la presencia de un grupo de características cardinales que con frecuencia se encuentran en tales personas y entre las cuales se encuentran las siguientes:

- Retraso del crecimiento, que se inicia en el útero
- Retraso del desarrollo, que a menudo es profundo
- Defectos estructurales craneofaciales, del SNC y del sistema cardiovascular, así como otros sistemas orgánicos internos

Para cada uno de los síndromes de aberración cromosómica autosómica existe un patrón definido de malformaciones conocidas. Sin embargo, aunque el cariotipo sea el mismo en uno y otro individuo, existe una enorme variabilidad en la expresión.

TABLA 11-3

Clasificación de las malformaciones congénitas[a]

Causas	*Número (%)*
Mutaciones en un solo gen	8 400 (7.5%)
Anomalías cromosómicas	6 720 (6.0%)
Trastornos heredados multifactorialmente	22 400 (20.0%)
Trastornos inducidos de forma teratogénica	7 200 (6.5%)
Causas desconocidas	67 200 (60.0%)

[a] En 1987, nacieron un total de 3600000 de niños, de los cuales 112000 (3%) presentaron malformaciones.

TRISOMÍA 21 (SÍNDROME DE DOWN). Este trastorno, la más frecuente y mejor conocida de todas las aberraciones citogenéticas, lo presentan 1 de cada 800 recién nacidos. Aunque la causa de la entidad es siempre una copia adicional del cromosoma 21, la configuración de la misma no es siempre la misma. En el 92,5% de los casos ocurre una trisomía 21 franca. En el 4,5% de los afectados, el cromosoma adicional es parte de una translocación robertsoniana, una reacomodación del material cromosómico en la que un cromosoma 21 se une a otro cromosoma (con más frecuencia al cromosoma 14). En cerca del 3% de los casos, se produce mosaicismo; en este existen dos poblaciones separadas de células, una con trisomía 21 y la otra con complemento cromosómico normal. Si bien se cree que las personas con síndrome de Down con mosaicismo tienen una afectación más leve, existe una amplia variación en los hallazgos clínicos de las que presentan mosaicismo.

El diagnóstico de síndrome de Down casi siempre se establece en el período neonatal. Los niños afectados, en quienes a menudo el peso y la longitud son normales en el momento del nacimiento, presentan una importante hipotonía. Esta flacidez provoca que se alimenten mal y parezcan menos activos que otros bebés. Además de la hipotonía, están presentes otras características externas (tablas 11-4 y 11-5). La apariencia facial de los niños afectados es característica (fig. 11-2).

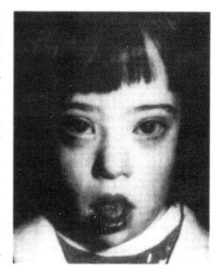

FIGURA 11-2. Características faciales de una persona con síndrome de Down. Tomado de Gelehrter TD, Collins FS: *Principles of Medical Genetics*. Baltimore, Williams & Wilkins, 1990, p 173.

Las cifras de esperanza de vida de las personas con síndrome de Down son difíciles de citar con certeza. En el pasado, era frecuente la muerte prematura por enfermedades infecciosas, como hepatitis, ya que muchos de estos niños eran internados en instituciones al poco tiempo de nacer. Con un mejor cuidado y un tratamiento más intensivo de los defectos cardíacos congénitos, se espera conseguir una supervivencia prolongada en la mayoría de los niños nacidos con síndrome de Down.

Aunque la causa del síndrome de Down es bien conocida, la razón por la que se produce la falta de disyunción cromosómica que lleva a la trisomía sigue siendo un misterio. El síndrome de Down con frecuencia se relaciona con una edad

---

TABLA 11-4

Características externas de los niños con síndrome de Down

Anomalías caraneofaciales

Cara media hipoplásica

Puente nasal aplanado

Ojos
 Fisuras palpebrales inclinadas hacia arriba
 Pliegues de epicanto (colgajo de piel) que cubre los cantos internos de los ojos
 Iris con apariencia jaspeada causada por las manchas de Brushfield

Occipucio plano, que provoca una apariencia braquicefálica con un perfil de cara aplanado

Lengua grande, que a menudo se proyecta fuera de la boca

Porción superior de las orejas aplanada

Hallazgos extracraneales

 Acortamiento de las manos y de los dedos (braquidactilia) (más pronunciado en el quinto dedo)

 Pliegue simiesco (un solo pliegue transversal en la palma de la mano) (50%)

 Piel de consistencia pastosa

 (Sólo los varones) Pene pequeño (a menudo)

TABLA 11-5

Malformaciones internas en niños con síndrome de Down

Cardiopatía congénita (40%)
  Canal auriculoventricular
  Comunicación interventricular e interauricular
  Valvulopatía

Defectos gastrointestinales (10%)
  Atresia duodenal
  Fístula traqueoesofágica
  Páncreas anular
  Ano imperforado
  Enfermedad de Hirschsprung

Retraso del crecimiento (90%)

Retraso del desarrollo (99%)
  Retraso mental (principalmente moderado; puede variar desde limítrofe hasta profundo)

Defectos neurológicos (99%)
  Hipotonía
  Convulsiones (10%)
  Demencia presenil (desde la tercera década de la vida)

Anomalías endocrinológicas
  Hipotiroidismo o hipertiroidismo
  Infertilidad en los varones (100%)

Anomalías hematológicas
  Reacción leucemoide durante el período neonatal
  Leucemia (todos los tipos) (aumento del riesgo >20 veces)

Anomalías esqueléticas
  Hipermovilidad de articulaciones
  Inestabilidad atlantoaxial (10-15%)
  Osteoartritis de la columna cervical

avanzada de la madre, aunque no se comprende el motivo por el que esto conduce al desarrollo cromosómico aberrante. En la actualidad se recomienda ofrecer la posibilidad de someterse a la realización de un estudio prenatal y de pruebas diagnósticas a todas las mujeres embarazadas independientemente de su edad, debido a los avances en sensibilidad, especificidad y seguridad de las pruebas existentes.

Existe cierto malentendido acerca de la relación entre el síndrome de Down y la edad materna. Sólo el 25% de todos los niños con síndrome de Down nacen de mujeres mayores de 35 años de edad. Sin embargo, sólo el 5% de todos los lactantes nacen de estas mujeres mayores, de manera que su riesgo de dar a luz a un niño con síndrome de Down aumenta de manera notable. La edad paterna avanzada parece tener poco efecto en el riesgo de nacimientos trisómicos. En realidad, recientemente los investigadores han demostrado que el 89% de los casos de trisomía 21 parecen ser el resultado de la falta de disyunción cromosómica que se produce en la primera o segunda meiosis.

Existen varias opciones para las mujeres que desean someterse a estudios prenatales para identificar los embarazos de mayor riesgo de presentar anomalías cromosómicas. Las gestantes pueden hacerse un estudio en el primer trimestre, que consiste en pruebas sanguíneas en busca de proteína A plasmática relacionada con el embarazo (PAPP-A, del inglés *pregnancy-associated plasma protein A*), la cual está disminuida, y de gonadotropina coriónica humana (GCh), la cual está elevada en el síndrome de Down, así como en la medición mediante ecografía del pliegue nucal (PN) fetal (el espacio lleno de líquido detrás del cuello). La ventaja de esta prueba es que la mujer tiene los resultados de la misma al inicio del embarazo. Una alternativa es hacer la prueba integrada, en la que se incorpora la medición del PN y la concentración de PAPP-A en el primer trimestre con la medición de la α-fetoproteína en el suero materno, estriol conjugado, inhibina A y la GCh en el segundo trimestre, momento hasta el cual no estarán los resultados de la prueba. Otras pacientes eligen someterse a una prueba secuencial, en la cual se realiza la integrada indicada antes, pero los resultados de las pruebas del primer trimestre se entregan a la pareja, lo que les permite contar con una prueba diagnóstica más temprana si se desea. Estas pruebas de cribado no son definitivas; sólo identifican a las mujeres que tienen mayor riesgo de tener un hijo con síndrome de Down. En la actualidad se recomienda ofrecer a todas las embarazadas que la desean, y, en particular, analizarla en aquellas con mayor riesgo, la amniocentesis o la toma de muestra de vellosidades coriónicas, que son las pruebas más definitivas para la identificación de anomalías cromosómicas fetales.

Después del nacimiento de un niño con síndrome de Down, el riesgo de recurrencia en embarazos futuros depende de los hallazgos citogenéticos. Con la trisomía 21, la probabilidad de recurrencia basada en la observación empírica es de cerca del 1% para las gestaciones posteriores (con el riesgo específico de la edad ya añadido); este riesgo es no sólo para al síndrome de Down sino también para la trisomía 18 o 13. Si se descubre una translocación, es esencial que se corrobore el cariotipo de ambos padres. Aproximadamente dos terceras partes de las veces resulta que la translocación surgió *de novo* (un episodio espontáneo; el riesgo de recurrencia empírico después del mismo es de cerca del 1%). En una tercera parte de los casos uno de los padres tiene una translocación equilibrada. A menudo, este hallazgo se acompaña de antecedentes de una pérdida recurrente de embarazos. El riesgo de recurrencia depende de cuál de los padres porta la translocación: si el portador es la madre, el riesgo de recurrencia es del 10-15%; si lo es el padre, sólo es del 2-5%.

TRISOMÍA 18 (SÍNDROME DE EDWARDS). La trisomía 18, presente en aproximadamente 1 de cada 5 000 nacimientos vivos, es la segunda trisomía autosómica más frecuente. A diferencia del síndrome de Down, la trisomía 18 es casi siempre mortal; menos del 10% de las personas afectadas sobreviven hasta su primer cumpleaños. Aunque se ha documentado supervivencia hasta la adolescencia, tal longevidad es rara y está relacionada con retraso mental profundo e innumerables patologías. Como resultado del pronóstico sombrío, una vez que se ha confirmado el diagnóstico, la mayoría de las autoridades sanitarias recomiendan el uso limitado de intervenciones médicas para la prolongación de la vida.

Los niños con trisomía 18 tienen una apariencia característica: son pequeños para la edad gestacional, y presentan hipertonía, una apariencia facial característica y una postura inusual de las manos. Se ha informado de más de 130 malformaciones adicionales. Además, en la trisomía 18 se produce un tiempo gestacional aberrante. Una tercera parte de los lactantes son prematuros y otra tercera parte, posmaduros. La información con respecto al riesgo de recurrencia y las recomendaciones para el consejo genético son las mismas que para el síndrome de Down.

TRISOMÍA 13 (SÍNDROME DE PATAU). La trisomía 13, presente en cerca de 1 de cada 10 000 nacidos vivos, también es casi siempre mortal durante la vida fetal o posnatal temprana. Los lactantes afectados tienen numerosas malformaciones. Son pequeños para la edad gestacional y macrocefálicos. Con frecuencia se observan anomalías faciales de la línea media, entre las que se encuentran ciclopía (una sola órbita), cebocefalia (una sola narina), y labio y paladar hendidos, que están relacionadas con defectos cerebrales de la línea media, como holoprosencefalia cerebral única (ausencia de separación del cerebro en los hemisferios derecho e izquierdo, lo que produce una holosfera cerebral única). La frente está inclinada, las orejas son pequeñas y deformes y aparece microftalmia (ojos pequeños) o anoftalmia (sin ojos). Las manos presentan polidactilia postaxial y pliegues anormales de la palma de las manos, y los pies, malformaciones, que suelen ser pie equino varo o pie en mecedora. Los varones tienen hipospadias y criptorquidia, y las mujeres, hipoplasia de los labios mayores. En los órganos internos se encuentran numerosas malformaciones, incluida una cardiopatía congénita, un hallazgo casi constante. Al igual que otras trisomías autosómicas, la trisomía 13 está relacionada con la edad materna avanzada. El riesgo de recurrencia es similar al del síndrome de Down.

SÍNDROME DE DELECIÓN 5^P (SÍNDROME DE CRI-DU-CHAT O DE LLANTO DE GATO). La causa de este síndrome es la deleción de parte del brazo corto del cromosoma 5. Desde el período neonatal y hasta los primeros meses de vida, los niños afectados con este trastorno tienen un llanto notablemente semejante al de un gato, el cual es causado por la hipoplasia de la laringe. Otras características clínicas son peso bajo al nacer y retraso del crecimiento posnatal; hipotonía y retraso del desarrollo; microcefalia, y dismorfia craneofacial, que incluye hipertelorismo, pliegues del epicanto, oblicuidad hacia abajo de las fisuras palpebrales, y orejas con implante bajo y malformadas. En ocasiones se observan labio y paladar hendidos, cardiopatía congénita y otras malformaciones.

La gravedad clínica del síndrome de cri-du-chat parece correlacionarse con el tamaño de la deleción: cuanto más grande sea la deleción, más grave será la expresión. La mayoría de los casos surge *de novo*. Cuando es así, la deleción suele producirse en la copia de los cromosomas 5 heredados del padre. Se cree que este hallazgo se debe al fenómeno de impronta genómica.

Aberraciones de cromosomas sexuales

A diferencia de los síndromes causados por anomalías de los cromosomas autosómicos, las anomalías de los cromosomas sexuales tienden a ser sutiles y permanecen sin ser detectados durante los primeros años de vida. No es posible hacer generalizaciones acerca del fenotipo de tales personas; el peso al nacer suele ser normal; por lo general, la exploración externa no revela anomalías, y, excepto por las vías genitourinarias, a menudo no existen anomalías internas. Con frecuencia, las anomalías de los cromosomas sexuales se detectan durante los primeros años de la adolescencia, debido a que las personas afectadas no inician la pubertad a la edad esperable.

Dato relevante: Es importante que los pacientes con diagnóstico reciente de síndrome de Turner, síndrome de Klinefelter y trastornos relacionados reciban atención psicológica constante y adecuada por dos razones: 1) el diagnóstico se establece tarde, y 2) dada la naturaleza sensible de los problemas causados por tales trastornos.

SÍNDROME DE TURNER (45,X). La entidad conocida como síndrome de Turner, un trastorno relativamente leve, está presente en 1 de cada 5 000 nacidos vivos. En la mayoría de los casos, la inteligencia es normal, no existen discapacidades significativas y la esperanza de vida es normal. No es raro que en las niñas el síndrome de Turner no se detecte durante el período neonatal. Cerca de una tercera parte de las niñas afectadas es diagnosticada al nacer, otra tercera parte, durante la infancia, como parte de una evaluación por corta estatura, y la última tercera parte, en la adolescencia, debido a que no desarrollan las características sexuales secundarias.

Está claro que el cariotipo 45,X es compatible con dos expresiones fenotípicas muy diferentes: una se observa antes de nacer y la otra en el período posnatal. A través de los estudios de embriones y fetos de abortos espontáneos, los investigadores han descubierto que el 99% de los productos de la concepción con cariotipo 45,X mueren al inicio del embarazo como resultado de hidropesía fetal grave por obstrucción linfática. El síndrome de Turner es la principal causa de aborto espontáneo del primer trimestre y es responsable del 9% de todas las pérdidas de embarazo tempranas.

En ocasiones, las recién nacidas con síndrome de Turner tienen una apariencia característica al nacer, con cuello membranoso y tumefacción de los dedos de las manos y pies, así como una apariencia facial inusual, tórax en «escudo», cúbito valgo, cuarto metacarpiano corto y coiloniquia. A medida que estas niñas crecen, se hacen aparentes otras características, entre las que se encuentran una estatura corta y el no desarrollo de las características sexuales secundarias como resultado de un defecto en el desarrollo ovárico. Las anomalías internas no son raras en las mujeres con síndrome de Turner. En cerca de una tercera parte de las pacientes se observan defectos cardíacos, como coartación de la aorta, estenosis de la válvula aórtica y aneurisma disecante de la aorta (una complicación potencialmente mortal). Más de la mitad de las afectadas presentan anomalías renales, como riñones en herradura y duplicación de los sistemas colectores.

Sólo la mitad de los nacidos vivos con síndrome de Turner tienen un cariotipo 45,X. Muchas niñas tienen algunas variaciones del 45,X, como mosaicismo y deleción de porciones de un cromosoma X. Aunque la inteligencia es normal en las mujeres con síndrome de Turner, con frecuencia presentan problemas cognitivos específicos, tales como defectos en la percepción espacial, en la organización motora perceptual y en las habilidades motoras finas. Las mujeres con síndrome de Turner casi siempre son estériles. La terapia de reemplazo estrogénico induce el desarrollo de las características sexuales femeninas, pero casi nunca se ha informado de reproducción no asistida.

Recientemente, la fertilización *in vitro* con óvulos donados y terapia hormonal ha permitido a algunas mujeres con síndrome de Turner procrear. Si bien la reproducción asistida ha ofrecido alguna esperanza de fertilidad a las mujeres adultas con este trastorno, debe tenerse mucho cuidado y el seguimiento médico resulta esencial. Evaluaciones recientes han mostrado que es posible que el embarazo tenga efectos adversos en la aorta y que apresure la disección de un aneurisma.

SÍNDROME DE KLINEFELTER (47,XXXY). El síndrome de Klinefelter, presente en 1 de cada 1 000 nacidos vivos, representa la causa genética más común de hipogonadismo e infertilidad en varones. El paciente con síndrome de Klinefelter casi siempre es normal durante la infancia, por lo que este trastorno suele permanecer sin diagnosticarse hasta la adolescencia. En es momento, los varones con síndrome de Klinefelter son notablemente altos, con brazos y piernas largas. Además, presentan ginecomastia y, con el paso del tiempo, obesidad central. La inteligencia suele ser normal, pero se dice que los varones afectados manifiestan características de inmadurez.

 Dato relevante: La característica física más notable en los adolescentes con síndrome de Klinefelter es la falta de crecimiento de los testículos.

A pesar de la apariencia del vello púbico y del crecimiento del pene, los testículos permanecen pequeños, casi con el mismo volumen que tenían antes de la pubertad, y se sienten suaves y «blandos». Este hallazgo, en presencia de distribución normal del vello púbico, es patognomónico de este trastorno.

En los varones con síndrome de Klinefelter, la terapia de reemplazo de testosterona provoca el desarrollo de los caracteres sexuales secundarios, incluidos la voz ronca; la constitución física varonil y el crecimiento de la barba, y la libido. Algunos varones afectados tienen una aneuploidía adicional del cromosoma X como 48,XXXY y 49,XXXXY. Como regla general, cuanto más cromosomas X estén presentes, mayor será la anormalidad del fenotipo.

Casi todos los varones con síndrome de Klinefelter son estériles, producen semen con pocos espermatozoides viables. Sin embargo, al igual que en el síndrome de Turner, avances recientes en la reproducción asistida han permitido que algunos varones afectados tengan hijos. Mediante el uso de inyección de esperma intracitoplásmica, un espermatozoo obtenido a través de una biopsia testicular se inyecta en un óvulo y se produce la fertilización. Hasta ahora, todos los niños nacidos vivos de padre con síndrome de Klinefelter usando esta tecnología han tenido complementos cromosómicos normales.

Trastornos de un solo gen

Los seres humanos somos organismos diploides, y cada gen está representado en su *locus* dentro del genoma mediante dos copias, una heredada de cada padre. Los genes, secuencias de ADN, proporcionan instrucciones para que la célula produzca proteínas específicas. Entre los 25 000 genes que componen el genoma humano, se produce un error ocasional (lo que se conoce como una mutación). Bajo las condiciones adecuadas, esto se traduce en un estado patológico clínicamente distinguible. Tales entidades, conocidas como trastornos de un solo gen, se transmiten del padre al hijo a lo largo de generaciones.

En esta sección, se analizan tres tipos de trastornos de gen único: los rasgos heredados autosómicos dominantes, los cuales se expresan en los individuos en quienes por lo menos una copia del gen específico es anormal; los rasgos heredados autosómicos recesivos, en los que son necesarias dos copias del gene anormal para que ocurra la expresión clínica, y los rasgos recesivos vinculados al cromosoma X, en los cuales el gen anormal reside en este cromosoma.

En la década de 1960, Victor McKusick, MD, empezó a catalogar todos los trastornos humanos causados por mutaciones en un solo gen. El tratado resultante, *Mendelian Inheritance in Man*, ha sido actualizado constantemente desde entonces. En la actualidad, el catálogo se mantiene on-line (v. tabla 11-2). En esta sección, los números de entrada en el Online Mendelian Inheritance in Man (OMIM) se encuentran junto al nombre de cada trastorno específico.

Trastornos autosómicos dominantes

Para que los rasgos autosómicos dominantes sean clínicamente significativos, basta con que exista una sola copia del gen anormal. Estos trastornos suelen heredarse del progenitor afectado, quien, debido a que posee un gen normal y uno anormal, se dice que es heterocigótico. Un árbol genealógico de la familia en la cual se segrega (aparece en la familia) un rasgo autosómico dominante ilustra ciertas reglas (tabla 11-6; fig. 11-3).

En genética, como en la vida en general, las reglas se hicieron para quebrantarlas. Es frecuente encontrar fenómenos tales saltos de generaciones y personas que presentan rasgos autosómicos dominantes nacidas en familias en las que ningún otro miembro parece estar afectado. La explicación de estas observaciones implica el uso de los términos que se exponen a continuación.

La **penetrancia** describe la frecuencia con la que las personas heterocigóticas expresan clínicamente un gen errático. Se dice que un gen mutante es 100% penetrante si todas las personas heterocigóticas expresan el fenotipo anormal. Sin embargo, muchos trastornos se manifiestan con penetrancia disminuida e incluso algunas personas que son portadoras del gen mutante no presentan ningún efecto anormal. Esta situación es la causante de las llamados «saltos de generaciones».

A diferencia de la penetrancia, la **expresividad** es el grado en el que se expresan las características clínicas de un rasgo autosómico dominante en una persona heterocigótica. Los genes mutantes que muestran una expresividad variable (como la que causa la neurofibromatosis) causan trastornos clínicos que varían desde leves hasta graves. Así, un gen errático que tiene una penetrancia del 100% pero su expresividad es variable muestra algunos efectos en todos los heterocigóticos, aunque los mismos pueden ser desde extremadamente leves hasta potencialmente mortales.

La **pleiotropía** se define como efectos clínicos múltiples, aparentemente no relacionados entre sí, causados por un solo gen mutante o por un par de genes. Por ejemplo, las personas con **síndrome de Marfan** tienen anomalías de sus sistemas esquelético, oftalmológico y cardiovascular, todo ello provocado por un defecto de un solo gen; la presentación al azar de tales condiciones sería poco probable.

TABLA 11-6
Reglas de la herencia autosómica dominante

1. El rasgo aparece en cada generación.

2. Cada hijo de un padre afectado tiene una de dos probabilidades de estar afectado.

3. Ningún hijo de padres no afectados lo está.

4. Los varones y las mujeres se ven afectados del mismo modo.

5. Se produce transmisión varón a varón.

6. Por lo general, los rasgos implican mutaciones en genes que codifican proteínas reguladoras o estructurales (p. ej., colágeno) y están relacionados con una esperanza de vida normal.

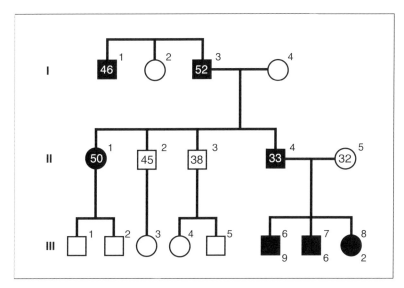

FIGURA 11-3. Árbol genealógico de una familia con hipercolesterolemia familiar autosómica dominante. □, varón; ○, mujer; ■, varón afectado; ●, mujer afectada. Tomado de Gelehrter TD, Collins FS: *Principles of Medical Genetics*. Baltimore, Williams & Wilkins, 1990, p 29.

Se llama mutación espontánea a cualquier cambio heredable permanente en la secuencia del ADN genómico. Si la mutación afecta a un gen, es posible que una persona con un rasgo autosómico dominante nazca en una familia en la que ningún otro miembro presente ese rasgo. Las mutaciones espontáneas que llevan a la aparición de rasgos autosómicos dominantes a menudo se relacionan con una edad paterna mayor (más de 35 años de edad).

ACONDROPLASIA (OMIM # 100800). Consistente en un defecto del hueso derivado del cartílago, la acondroplasia es un trastorno autosómico dominante que lleva a numerosas anomalías fenotípicas, como baja estatura, macrocefalia, cara media plana con frente prominente y acortamiento rizomélico («raíz de la extremidad») de las extremidades (es decir, la parte proximal de las extremidades es la más afectada). La acondroplasia está presente aproximadamente en 1 de cada 12 000 nacidos vivos y es la displasia ósea más frecuente en el ser humano.

Está causada por una mutación en el gen del receptor 3 del factor de crecimiento del fibroblasto *(FGFR3)*. El *FGFR3*, que se localiza en el cromosoma 4p16, se expresa desde el inicio del desarrollo humano en las placas de cartílago de crecimiento de los huesos largos durante la osificación intracartilaginosa. El 80% de los casos de acondroplasia son provocados por mutaciones espontáneas. En más del 95% de los pacientes con acondroplasia la causa es sólo una de dos mutaciones en el mismo par de bases (nucleótido 1138); este sitio es un «punto caliente» de mutación extremadamente activo (una región en la que las mutaciones tienden a aparecer con más frecuencia).

A medida que el niño con acondroplasia crece, puede presentar numerosos problemas psicológicos y médicos. Durante la lactancia, suelen aparecer hidrocefalia y apnea central, ambas provocadas por un estrechamiento del agujero magno. Más tarde, en la infancia, son frecuentes el arqueamiento de las piernas como resultado de un crecimiento desigual de la tibia y del peroné, la maloclusión dental y la sordera debido a la disfunción del oído medio. En la infancia tardía y en la adolescencia temprana, se observan por primera vez los efectos psicológicos de presentar una estatura corta. En la edad adulta, a menudo se presentan complicaciones neurológicas, como ciática, provocada por la compresión de la raíz nerviosa. La esperanza de vida del paciente con acondroplasia es normal. Aunque los afectados tienen una inteligencia normal, han sido discriminados por la sociedad durante siglos debido a su apariencia.

El diagnóstico de acondroplasia se basa en la presencia de los hallazgos físicos ya descritos, así como en las anomalías radiográficas características. Deben realizarse pruebas moleculares sólo si el diagnóstico es dudoso en función sólo de la clínica o de los resultados radiológicos, o en los casos en los que se solicita amniocentesis para el diagnóstico prenatal.

NEUROFIBROMATOSIS DE TIPO I (NF-I) [OMIM # 162200]. La NF-1, un trastorno autosómico dominante frecuente (en 1 de cada 4000 nacidos vivos), fue descrita por primera vez por von Recklinghausen en 1882. Se conocía como «enfermedad del hombre elefante», pero ahora está claro que Joseph Merrick, el llamado hombre elefante, presentaba otra enfermedad, el síndrome de Proteus. La NF-1 se caracteriza por un gran número de hallazgos clínicos sin conexión aparente entre ellos (tabla 11-7).

Aunque la penetrancia de la NF-1 es elevada, la expresión del gen es muy variable. En realidad, muchas personas que portan el gen mutado no son diagnosticadas nunca. La mayoría de los pacientes sólo presentan las manchas café con leche

---

TABLA 11-7

Criterios para el diagnóstico de neurofibromatosis de tipo 1 (NF-1)[a]

Manchas café con leche
  Prepuberales: cinco o más (> 0,5 cm de diámetro)
  Pospuberales: cinco o más (> 1,5 cm de diámetro)

«Pecas» axilares o inguinales

Neurofibromas (tumores de células de Schwann displásicas)
  Dos o más neurofibromas o
  Uno o más neurofibromas plexiformes

Nódulos de Lisch (hamartomas pigmentados del iris)

Glioma óptico (uno o más neurofibromas del nervio óptico)
  Manifestaciones esqueléticas, incluidas:
    Escoliosis (a menudo de progresión rápida)
    Seudoartrosis (arqueamiento de un hueso debido a defecto esquelético)
    Rarificación o proliferación ósea, debida a la presencia de un neurofibroma plexiforme
    Displasia de las alas del esfenoides (5%)

Antecedentes familiares de NF-1 en alguno de los padres o un niño diagnosticado de acuerdo con estos criterios (entre las características adicionales se incluye el retraso del desarrollo/discapacidad de aprendizaje, tumores en el sistema nervioso central, hipertensión)

[a] Para hacer el diagnóstico de NF-1, los pacientes deben cumplir por lo menos dos de estos criterios.

(áreas hiperpigmentadas), las pecas axilares o inguinales y pequeños nódulos subcutáneos, los cuales representan los tumores de las células de Schwann conocidos como neurofibromas. En el 10% de las personas que portan el gen para la NF-1 aparecen manifestaciones graves, como astrocitomas, gliomas ópticos y otros tumores cerebrales, desfiguración craneofacial, escoliosis y seudoartrosis (presencia de una articulación falsa, por lo general en un hueso largo).

El sorprendente conjunto de características clínicas representa uno de los mejores ejemplos conocidos de pleiotropía en cualquier síndrome autosómico dominante. Si bien la explicación de este fenómeno no está del todo clara, los tres importantes descubrimientos científicos que se describen a continuación permitieron revelar, al menos parcialmente, el misterio de la NF-1:

1. La localización del gen responsable del trastorno (en 1987) en el brazo largo del cromosoma 17 (17q11.2).
2. La identificación de diferentes mutaciones, deleciones e inserciones dentro de este gen, en diferentes familias, lo que da una clave para comprender la marcada variabilidad en la expresión clínica.
3. La identificación de la proteína responsable del trastorno. Denominada «neurofibromina», se cree que esta proteína funciona como un regulador negativo o inhibidor del p21-ras, un protooncogén. La disminución de la producción de neurofibromina conduce a una expresión excesiva de este protooncogén, del que se presume que es la causa de las características del trastorno.

Por lo general, las técnicas moleculares para el diagnóstico de un caso aislado de NF-1 no son útiles debido al gran número de mutaciones que se han identificado en el gen de la neurofibromina. Como en el caso de la acondroplasia, la confirmación del diagnóstico de NF-1 se basa en la presencia de las características clínicas (v. tabla 11-7).

SÍNDROME DE MARFAN (OMIM # 154700). Este trastorno autosómico dominante, presente en cerca de 1 de cada 10 000 nacidos vivos, se debe al defecto de un solo gen que causa anomalías en varios sistemas orgánicos. De manera significativa, se afectan con más frecuencia tres sistemas. El sistema esquelético se ve afectado por dolicoestenomelia (constitución física delgada y alta), aracnodactilia (dedos de manos y pies largos, semejantes a arañas), tórax excavado o en forma de quilla, cifoescoliosis y articulaciones laxas. En el sistema oftalmológico presentan una elevada miopía y un defecto en el ligamento suspensorio del cristalino, que conduce a ectopia de cristalino que causa una disminución de la agudeza visual. En el sistema cardiovascular, un defecto en la pared de la aorta provoca una dilatación progresiva de la aorta ascendente, lo que da lugar a una insuficiencia aórtica, que con el paso del tiempo, en caso de no iniciarse tratamiento, originará un aneurisma disecante de la aorta, que provocará la muerte súbita del paciente.

El hecho de que estos sistemas estén modificados ha llevado a creer que el responsable del síndrome de Marfan sea un defecto en algún elemento del tejido conectivo que tienen en común estos órganos. En la década de los 1990, en personas con síndrome de Marfan se comprobó la presencia de un defecto en la proteína fibrilina 1, un elemento

TABLA 11-8

Reglas de la herencia autosómica recesiva

1. El rasgo aparece en hermanos, pero no en los padres o los hijos

2. En promedio, el 25% de los hermanos del probando están afectados (en el momento de la concepción, cada hermano tiene una probabilidad del 25% de estar afectado)

3. Un hermano «normal» de una persona afectada tiene una probabilidad de dos tercios de ser portador (heterocigótico).

4. Los varones y las mujeres tienen la misma probabilidad de estar afectados

5. Los rasgos raros pueden estar relacionados con la consanguinidad de los padres

6. Por lo general, los rasgos implican mutaciones en genes que codifican enzimas (p. ej., hidroxilasa de fenilalanina, deficiente en la fenilcetonuria [FCU]) y están relacionados con enfermedades graves que acortan la esperanza de vida.

esencial del conjunto miofibrilar del tejido conectivo. El gen que codifica esta proteína se localiza en el brazo largo del cromosoma 15. A diferencia de la acondroplasia, en la que sólo se producen unas pocas mutaciones en el gen causal, en el síndrome de Marfan se producen en número importante. Casi cada familia con un miembro con síndrome de Marfan tiene una mutación diferente. Como en la NF-1, el diagnóstico de síndrome de Marfan se basa en la presencia de las características clínicas.

Trastornos autosómicos recesivos

Ciertos trastornos siguen un patrón de herencia autosómica recesiva. A diferencia de los dominantes, para que un trastorno autosómico recesivo sea clínicamente significativo, deben estar presentes dos copias del gen anormal. Una persona que porta dos copias aberrantes del mismo gen se denomina **homocigótica.** Para que se conciba un individuo homocigótico, ambos padres deben portar por lo menos una copia del gen aberrante y ser, por tanto, **heterocigóticos.** Sin embargo, debido a que una sola copia del gen no es suficiente para causar anomalías clínicas, los padres heterocigóticos casi siempre son asintomáticos. Por ello, en la mayoría de los trastornos autosómicos recesivos, la presencia de la enfermedad en un niño es el primer signo de que una anomalía es segregada en una familia.

El árbol genealógico en el cual se segrega un rasgo autosómico recesivo ilustra las reglas de la herencia autosómico recesiva (tabla 11-8; fig. 11-4).

ENFERMEDAD DE CÉLULAS FALCIFORMES (OMIM # 603903). La enfermedad de células falciformes se considera aquí de forma breve, debido a su patrón de herencia autosómica recesiva. (Para más detalles, v. capítulo 16.) Se sabe bastante acerca de la base genética de la enfermedad de células falciformes, la primera mutación humana conocida. Esta mutación, causada por la sustitución de una sola base en el *locus* del gen en el brazo corto del cromosoma 11, provoca que un residuo de valina sustituya al residuo de ácido glutámico, que normalmente se encuentra en la posición 6 en la molécula de β-globina. Este pequeño defecto conduce a la inestabilidad de la molécula de hemoglobina, de manera que cuando disminuye la saturación de oxígeno, la molécula de hemoglobina «se colapsa». Esto causa una deformación del eritrocito (en forma de hoz), así como la oclusión de los capilares y de las arteriolas más pequeñas.

Se dice que las personas que son heterocigóticas del gen de enfermedad de células falciformes tienen el rasgo de células falciformes. Los eritrocitos de estos individuos, aunque son clínicamente normales, se deforman cuando están sujetos a bajas presiones de oxígeno *in vitro,* un fenómeno que ha permitido diferenciar a estas personas del resto de la población. El estado heterocigótico está presente en cerca de 1 de cada 10 afroamericanos. Como resultado de esta frecuencia heterocigótica tan elevada, la ocurrencia en los recién nacidos con enfermedad de células falciformes en esta población es fácil de pronosticar usando la ecuación de Hardy-Weinberg:

1. La probabilidad de que dos individuos con ese rasgo se unan es de aproximadamente 1/10 × 1/10 o 1/100.

2. La probabilidad de que un niño con enfermedad de células falciformes nazca de dos padres que tienen el rasgo es de 1/4.

3. De ahí que la incidencia general sea de 1/100 × 1/4 o 1/400.

Como se calculó, 1 de cada 400 niños nacidos de padres afroamericanos presentará enfermedad de células falciformes. La cifra real es muy cercana a la frecuencia pronosticada.

La razón por la que la enfermedad de células falciformes, la cual causa una sintomatología tan grave en las personas homocigóticas afectadas, continúa siendo tan prevalente en la población es que los rasgos autosómicos recesivos dependen sólo de la supervivencia de los heterocigóticos. Para que sobreviva el gen no es necesario que los homocigóticos lleguen a la edad reproductiva. Esto ha llevado a una teoría que explica la razón por la cual la mutación de células falciformes se ha mantenido a tan alto nivel en la población. Si en vez de causar daño, una mutación genética particular presente en el estado heterocigótico, en realidad, protege a la persona de cierta manera, el gen mutado tiene presión para permanecer en la población. La mutación hace al portador más apto y le da al heterocigótico una ventaja de selección sobre las personas homocigóticas no afectadas.

La primera observación que permitió entender algo el hecho de que el rasgo de células falciformes ofreciera una ventaja al heterocigótico fue que el gen de células falciformes ocurría con mayor frecuencia en regiones en las que es frecuente el paludismo por *Plasmodium falciparum.*. Los estudios epidemiológicos mostraron que los heterocigóticos son resistentes a la infección grave con el parásito *P. falciparum*. En África, las personas que tienen el rasgo de células falciformes se infectaban con la misma frecuencia que aquellas que no presentaban dicho rasgo, pero entre los primeros aparecían menos complicaciones por la infección, la necesidad de hospitalización era menor, y las muertes, muchas menos. Los estudios fisiológicos determinaron la razón de este aumento en la supervivencia. En las personas sin el rasgo de células falciformes, el parásito del paludismo utiliza los eritrocitos del huésped para realizar su ciclo vital. En aquellas que presentan el rasgo de células falciformes, este proceso se interrumpe y la diseminación del parásito se atenúa.

La anemia de células falciformes, como otros rasgos autosómicos recesivos, se produce con mayor frecuencia en ciertos grupos étnicos. Este patrón de distribución ha hecho pensar en la posibilidad de erradicar los trastornos a través de programas de detección dirigidos, consejo genético y diagnóstico prenatal. Esta estrategia se ha utilizado en la enfermedad de Tay-Sachs, un trastorno que ocurre con más frecuencia entre individuos de ascendencia judía askenazí.

SÍNDROME DE ELLIS-VAN CREVELD (OMIM # 225500). Aunque algunos de los rasgos autosómicos recesivos son relativamente frecuentes, la mayoría son trastornos raros que ocurren con poca frecuencia en la mayoría de las poblaciones. El síndrome de Ellis-van Creveld, también llamado displasia condroectodérmica, es uno de estos trastornos. Este comprende una combinación de corta estatura (con extremidades desproporcionadamente cortas), polidactilia, tórax estrecho y cardiopatía congénita, con anomalías de la boca (frenillo engrosado, defectos en el reborde alveolar y anomalías dentales) y de las uñas (hipoplasia). Recientemente, los investigadores encontraron que las mutaciones dentro del gen *EVS* en el cromosoma 4p16.1 causan el síndrome de Ellis-van Creveld.

En 1964, McKusick descubrió casos múltiples del síndrome de Ellis-van Creveld en un pueblo endogámico de la Old Order Amish, en Pensilvania. Un estudio de las tendencias dentro de la población amish explicó la razón por la cual tantos individuos con este trastorno estaban concentrados en un área tan pequeña. Los amish tienden a aislarse dentro de pequeños pueblos. Cuando, a través de la reproducción, el pueblo está demasiado poblado, una o dos familias nucleares se separan del grupo principal y establecen una nueva comunidad a cierta distancia del pueblo original. Los fundadores de esta

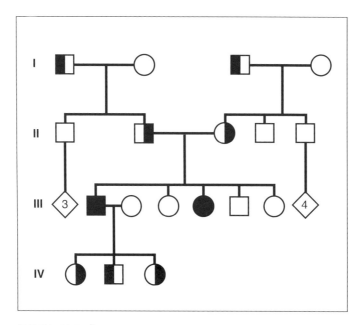

FIGURA 11-3. Árbol genealógico de un rasgo autosómico recesivo. Las personas afectadas se encuentran en una sola generación. Obsérvese que ambos padres de un niño afectado han de ser obligatoriamente heterocigóticos (designados con los *símbolos con media sombra*), al igual que toda la descendencia de la unión entre una persona afectada y otra normal homocigótica. □ varón; ○, mujer; ■, varón afectado; ●, mujer afectada; ◧, varón heterocigótico (portador); ◖, mujer heterocigótica (portadora); ◇, sexo desconocido. Tomado de Gelehrter TD, Collins FS: *Principles of Medical Genetics*. Baltimore, Williams & Wilkins, 1990, p 36.

nueva comunidad se reproducen, su hijos se casan y a su vez de reproducen, y con el paso del tiempo, el pueblo completo está poblado por descendientes de la pareja fundadora original. Los fundadores traen consigo su «bagaje genético», que incluye la presencia de uno o más rasgos autosómicos recesivos en el estado heterocigótico. A través de unas cuantas generaciones, la frecuencia del gen de estos rasgos raros aumenta drásticamente, ya que la mayor parte de las personas nunca salen de su pueblo natal.

Trastornos recesivos ligados al cromosoma X

Los trastornos causados por anomalías de los genes ligados al cromosoma X tienen un patrón distinto e inusual de herencia conocido como recesivo ligado al cromosoma X. Las mujeres heterocigóticas, que muestran pocos efectos o ninguno, suelen ser portadoras de estos trastornos y sus hijos varones los heredan de ellas; ellos son **hemicigóticos,** dado que sólo tienen un cromosoma X. Estos varones suelen sufrir manifestaciones graves.

Durante gran parte de la primera mitad del siglo xx, la observación de que los varones pueden sobrevivir con una sola copia del cromosoma X, entre las mujeres con una sola copia (síndrome de Turner) existe una mortalidad prenatal mayor, intrigó a los genetistas. En 1962, Mary Lyon postuló una explicación para este fenómeno. Según su hipótesis, en una etapa muy temprana del desarrollo, uno de los dos cromosomas X en cada célula del preembrión femenino se desactiva al azar. Así, las mujeres tienen esencialmente mosaicismo y sus cuerpos están compuestos de dos tipos celulares separados, cada uno de los cuales tiene un cromosoma X activo por separado. Como resultado de la «lionización», cuando un gen aberrante está presente en uno de los cromosomas X, algunas células expresan la anomalía, mientras que otras no lo hacen. Debido a que la desactivación del cromosoma X ocurre al azar, pueden que, por casualidad, un tipo celular predomine sobre el otro. Por tanto, es posible que algunas mujeres que portan un gen anormal en uno de los cromosomas X, debido a la desactivación al azar de la mayoría de los cromosomas X que portan el gen normal, expresen los síntomas de la enfermedad causada por ese gen anormal.

El árbol genealógico de una familia en la cual se segrega un trastorno heredado recesivo ligado al cromosoma X ilustra las reglas de la herencia recesiva ligada al mismo (tabla 11-9; fig. 11-5).

DISTROFIA MUSCULAR DE DUCHENNE (OMIM # 310200). La distrofia muscular de Duchenne es la forma más frecuente de distrofia muscular: está presente en 1 de cada 3 500 niños varones nacidos en Estados Unidos. Entre las características clínicas de este trastorno se encuentran la marcha de pato, la cual suele descubrirse alrededor de los 3 años de edad, y caídas excesivas (v. capítulo 19). En la mayoría de los casos, en la exploración física inicial es aparente la seudohipertrofia de los músculos de la pantorrilla y el nivel de creatina–cinasa sérica está muy elevado. Los niños afectados muestran un curso descendente progresivo. La muerte suele estar provocada por complicaciones cardiopulmonares en la segunda o tercera década de la vida.

Aunque desde hace tiempo se sabía que la distrofia muscular de Duchenne estaba ligada al cromosoma X, la identificación del gen responsable del trastorno y de la proteína que codifica no se produjo hasta la década de 1980. Usando el procedimiento conocido como «genética inversa», los investigadores identificaron la proteína distrofina como el componente de las células musculares que es deficiente en los varones con esta y otras formas de distrofia muscular. La caracterización de la distrofina ha posibilitado importantes avances tanto en el diagnóstico como en el posible tratamiento de la distrofia muscular de Duchenne.

Las madres y las hermanas de los varones afectados pueden ser o no portadoras del gen anormal. En el pasado, el trastorno se identificaba en función de probabilidades estadísticas que dependían de varias condiciones, como el número de otros varones afectados en la familia y la concentración sanguínea de creatina-cinasa en la mujer. La determinación del sexo fetal era el único método posible de establecer el diagnóstico prenatal en las mujeres que eran consideradas portadoras. Sin embargo, debido a que se ha descubierto el gen responsable del defecto para la distrofia muscular de Duchenne, en la actualidad ya es posible establecer el diagnóstico con certeza, después de realizar las pruebas a muchas de estas mujeres parientes. Además,

TABLA 11-9
Reglas de la herencia recesiva ligada al cromosoma X
1.   La incidencia del rasgo es más alta en los varones que en las mujeres.
2. El rasgo pasa de las mujeres portadoras, que pueden mostrar una expresión leve del gen, a sus hijos varones, quienes están afectados más gravemente.
3. Cada hijo varón de una mujer portadora tiene una de dos probabilidades de estar afectado.
4. El rasgo se transmite de los varones afectados a todas sus hijas. Nunca se transmite del padre a un hijo varón.
5. Debido a que el rasgo puede pasar a través de múltiples portadoras del sexo femenino, puede «saltar» algunas generaciones.

una vez que una mujer ha sido identificada como portadora, un diagnóstico prenatal directo del feto implica la realización de una amniocentesis o la toma de una muestra de vellosidades coriónicas. Debido al patrón de herencia, los varones con distrofia muscular de Duchenne que se reproducen no tendrán hijos afectados. Todas las hijas nacidas de tales varones serán portadoras (y, por tanto, podrán tener hijos varones afectados), mientras que los hijos varones, al haber heredado el cromosoma Y del padre, estarán completamente libres de la enfermedad.

HEMOFILIA A. La hemofilia A es el trastorno hemorrágico más frecuente entre los niños. La causa de este trastorno es una deficiencia profunda de factor VIII, una proteína esencial para la coagulación. La mayoría de los niños varones con hemofilia clásica se diagnostican durante la infancia temprana después de que se produzcan uno o más episodios de sangrado inexplicable. Debido a su incapacidad de formar coágulos, los niños con hemofilia tienen episodios recurrentes de hemartrosis (sangrado en el espacio articular) que conduce a artritis crónica y dolorosa. Desarrollan hematomas intramusculares (v. capítulo 16). El traumatismo craneoencefálico es un problema grave y potencialmente mortal debido a la posibilidad de que exista sangrado intracraneal (v. capítulo 23).

La genética de la hemofilia es idéntica a la de la distrofia muscular de Duchenne debido a que es un trastorno recesivo ligado al cromosoma X. De manera similar, se ha identificado el gen responsable de producir el factor VIII y es posible establecer un diagnóstico directo por ADN. Al igual que con la distrofia

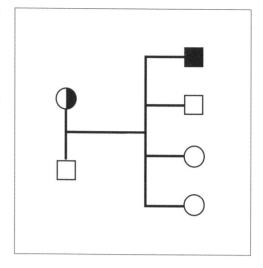

FIGURA 11-5. El árbol genealógico de un rasgo recesivo ligado al cromosoma X. Sólo los hijos varones de mujeres portadoras están afectados. Todas las niñas nacidas de padres hemicigóticos son portadoras; los hijos varones nacidos de estos padres nunca están afectados. □, varón; ○, mujer (no portadora); ■, varón hemicigótico afectado; ◑, mujer heterocigótica (portadora).

muscular de Duchenne, los hijos de varones afectados con hemofilia no estarán afectados; sin embargo, todas sus hijas serán portadoras y, en consecuencia, si lo desean, deberán someterse a una prueba diagnóstica prenatal durante el embarazo. Todos los familiares de primer grado de varones afectados (es decir, madres y hermanas) deben poder practicarse la prueba de forma rutinaria, si son identificadas como portadoras, así como deberán ser derivadas para recibir consejo asistido sobre la realización del diagnóstico prenatal, si se considera oportuna, ya sea mediante amniocentesis o toma de una muestra de vellosidades coriónicas.

Trastornos heredados por factores múltiples

De las cuatro categorías etiológicas de trastornos congénitos o genéticos, la herencia multifactorial (también conocida como poligénica) es la más frecuente con diferencia. Este tipo de herencia es la responsable del 20% de todas las malformaciones congénitas e interviene también en la determinación de la susceptibilidad a la mayoría de los trastornos crónicos de la vida adulta, entre los que se encuentran ateroesclerosis y enfermedad de arterias coronarias, cáncer y diabetes. La causa de la herencia multifactorial es una interacción entre múltiples genes de fondo y el ambiente en el que se expresan estos genes. Aunque las condiciones multifactoriales tienden a reunirse en familias, no siguen los patrones de herencia mendeliana simple.

Los rasgos heredados de una manera multifactorial muestran una combinación de características conocidas como **variaciones continuas** (p. ej., distribución en campana en la gráfica de estatura de todos los estudiantes de Medicina en Estados Unidos). Cuando el tema es un rasgo como la estatura, que esta sea excesivamente corta o elevada no se considera necesariamente un rasgo patológico. Sin embargo, para ciertos rasgos, como el momento del cierre del tubo neural o la fusión de los arcos palatinos en la línea media, la distribución en los extremos de la curva suele tener implicaciones graves e incluso potencialmente mortales. A continuación se analizan dos malformaciones congénitas relativamente frecuentes que demuestran la herencia multifactorial.

Defectos del tubo neural

Los defectos del tubo neural, que consisten de anencefalia, meningocele y mielomeningocele, se encuentran entre los defectos de nacimiento más incapacitantes que se producen en el ser humano. La embriología implicada en el cierre del tubo neural se conoce bien. En torno a los 18 días después de la concepción, la placa neural se empieza a enrollar. Al principio, se puede observar una indentación conocida como surco neural, pero 23 días después de la concepción los bordes del surco neural se unen para formar el principio de un tubo. Durante los siguientes días, este tubo se cierra de forma similar a como lo hace una cremallera; en el extremo cefálico, el tubo se convierte en el cerebro; en el extremo caudal, se forma la columna vertebral. Para que estas estructuras se constituyan con normalidad, es esencial que se produzca el cierre completo del tubo en un momento específico (conocido como **umbral**). Si el cierre del extremo cefálico no es completo, el desarrollo del cerebro será anormal y se observará con anencefalia, un trastorno uniformemente letal. Si no es completo el cierre del extremo caudal, el niño nacerá con mielomeningocele (también conocido como espina bífida).

En 1990, se calculó que el mielomeningocele afectaba a 1 de cada 1 000 nacidos vivos en Estados Unidos. La frecuencia de la anencefalia es similar, aunque la mayoría de los bebés son óbitos o mueren en el período neonatal. Factores múltiples, tanto genéticos como no genéticos, determinan la velocidad a la que se cierra el tubo neural. La evidencia de esto viene de las siguientes observaciones:

- Los defectos del tubo neural muestran diferencias étnicas en la frecuencia. Son mucho más frecuentes en las Islas Británicas y mucho menos en Asia; en Irlanda la incidencia es de 1 de cada 250 habitantes. Estas diferencias étnicas indican un componente genético.
- Las parejas provenientes de las Islas Británicas que migran a Estados Unidos tienen un riesgo intermedio entre los observados en el Reino Unido y en Estados Unidos, lo que indica la existencia de un componente ambiental.
- La ocurrencia de defectos del tubo neural muestra una frecuencia estacional. Los lactantes afectados tienen más probabilidad de haber nacido durante finales del otoño y principios del invierno, lo que de nuevo es indicativo de la presencia de un componente ambiental.
- Los padres que tienen un hijo con defecto del tubo neural tienen una probabilidad de 20 a 40 veces mayor de tener un segundo hijo afectado. Esto proporciona más evidencia de un componente genético.

 Dato relevante: Recientemente, se ha demostrado de manera concluyente que la administración de complementos de ácido fólico en fechas cercanas a la concepción disminuye el riesgo de tener un hijo con un defecto del tubo neural. Esta influencia nutricional indica la existencia de un componente ambiental más.

Los niños con mielomeningocele presentan un conjunto de problemas médicos y quirúrgicos. Necesitan someterse a procedimientos neuroquirúrgicos en el período neonatal para cerrar el defecto de la columna; hasta en el 90% de los casos es necesaria la colocación de una derivación ventriculoperitoneal para aliviar la hidrocefalia obstructiva. Los niños con derivaciones tienen que ser monitorizados neuroquirúrgicamente de forma constante para detectar una posible obstrucción de la derivación. En el 85% de los pacientes se observan intestino y vejiga neurogénicos como resultado del nivel de la lesión espinal; es necesaria la supervisión estrecha realizada por un urólogo (quien maneja el problema de la vejiga mediante sondaje vesical aséptico intermitente) y por un gastroenterólogo. Asimismo, se producen numerosos problemas ortopédicos, como contracturas de articulaciones, deformidad de pie equino varo, escoliosis y paraparesias. En estos casos, es preciso que el tratamiento sea realizado por un cirujano ortopedista, en colaboración con un rehabilitador y un ortopeda. El pediatra proporciona el mantenimiento de la salud y coordina la atención proporcionada por los numerosos miembros que conformar el equipo multidisciplinario de profesionales de la salud que intervienen.

Debido al elevado riesgo de recurrencia relacionado con los defectos del tubo neural, debe ofrecerse a la familia la posibilidad de realizar pruebas diagnósticas prenatales, que consisten en amniocentesis, detección de α-fetoproteína y ecografía. En los últimos años, los investigadores han demostrado de manera concluyente que el consumo de ácido fólico reduce el riesgo de tener un primer o segundo hijo con un defecto del tubo neural. Debido a que el efecto se produce sólo si la complementación con ácido fólico se inicia por lo menos 2 meses antes de la concepción, en la actualidad el Department of Health and Human Services estadounidense recomienda que todas las mujeres en edad reproductiva tomen 0,4 mg de ácido fólico al día. Aquellas que previamente hayan tenido un hijo con un defecto del tubo neural tienen un mayor riesgo de recurrencia, de manera que deben tomar dosis más altas de ácido fólico. Se recomienda que las mujeres con familiares de primer grado con un defecto de tubo neural tomen 4 mg de ácido fólico al día, empezando por lo menos 2 meses antes de una concepción planeada. Al seguir estas recomendaciones, es posible que las mujeres reduzcan el riesgo de dar a luz a un niño con un defecto del tubo neural hasta el 70%.

 Dato relevante: En los últimos años, los médicos han observado que en casi todos los niños con mielomeningocele se desarrolla una alergia al látex. Hasta 1980 esta alergia era casi desconocida, pero ha provocado complicaciones potencialmente mortales secundarias a anafilaxia en los pacientes afectados. La Spina Bifida Association of America recomienda que se evite el uso de productos de látex en todos los pacientes que presenten defectos del tubo neural.

Estenosis pilórica hipertrófica

La estenosis pilórica hipertrófica es un trastorno de importancia histórica, ya que fue la enfermedad para la que, en realidad, se desarrolló el modelo del umbral multifactorial. Aunque se origina en la vida fetal, debido a su fisiopatología, la estenosis pilórica hipertrófica es un trastorno que no suele diagnosticarse hasta el final del primer mes de vida. La hipertrofia de los músculos del píloro provoca la obstrucción del flujo de alimentos parcialmente digeridos desde el estómago hacia la primera sección del duodeno. El vómito empeora progresivamente hasta hacerse violento (v. capítulo 25). En su presentación, el niño suele estar deshidratado, presenta desequilibrio hidroelectrolítico significativo (alcalosis hipoclorémica), está extremadamente enfermo y se muestra irritable.

Para el genetista, las dos características más interesantes de la estenosis pilórica hipertrófica son su distribución por sexos y su riesgo de recurrencia derivado empíricamente. La estenosis pilórica es cinco veces más frecuente en los varones (5/1 000) que en las mujeres. Además, el riesgo de recurrencia es muy diferente en función del sexo, ya que los hijos de mujeres afectadas tienen mucho mayor riesgo que los nacidos de varones afectados. Si asumimos que el umbral para el desarrollo de estenosis pilórica es menor para los varones que para las mujeres, esto explica la distribución observada en los sexos. No sólo habrá más varones afectados, sino que, además, en las mujeres que presenten el trastorno, este será más grave. Cuanto más gravemente esté afectado el progenitor, mayor será el riesgo de recurrencia, lo que explica los datos observados.

Trastornos inducidos de forma teratogénica

Los teratógenos, que se definen como un químico o agente ambiental que tiene el potencial de dañar los primordios de tejido embriogénico y que provocan una o más malformaciones congénitas, son los responsables de cerca del 6,5% de todos los defectos presentes en el momento del nacimiento. Es importante conocer estos agentes y su efecto en el embrión o feto en desarrollo por dos razones. La primera de ellas es que es probable que esta frecuencia sea falsamente baja debido a la falta de notificación. Cada vez se sabe más acerca de los efectos de los agentes ambientales sobre el desarrollo y es probable que esta frecuencia aumente de manera significativa. La segunda razón, y tal vez la más importante, es que las malformaciones congénitas causadas por agentes teratogénicos son potencialmente prevenibles.

La primera evidencia de que determinados agentes físicos podían dañar al ser humano en desarrollo se encontró en 1941, en Australia. N. McAllister Gregg, un oftalmólogo, observó un aumento agudo en el número de lactantes nacidos con cataratas congénitas. Al examinar más a fondo a estos niños, encontró un patrón distintivo de anomalías, como sordera neurosensorial, microcefalia con retraso del desarrollo y cardiopatía congénita. Al revisar los expedientes del embarazo, descubrió que todos los lactantes afectados habían nacido de madres que habían estado infectadas con sarampión alemán durante sus embarazos. La rubéola fue el primer teratógeno conocido.

Durante casi 20 años, se creía que la mayoría de los agentes físicos no podían dañar al ser humano en desarrollo, a excepción, tal vez, de los agentes virales. Esto cambió drásticamente en 1960, cuando Pfeiffer y Kostellow informaron de los casos de dos niños alemanes con focomelia, un defecto grave de las extremidades. En el transcurso de pocos meses, una epidemia de focomelia se extendió en Alemania y otros países europeos. La evaluación epidemiológica pronto descubrió la causa. Las madres de casi todos los niños afectados habían sido tratadas con talidomida, un potente sedante y antiemético, al inicio de su embarazo. Antes de que las autoridades sanitarias retiraran el medicamento del mercado, se produjeron malformaciones en 7 000 lactantes europeos y australianos. (Debido a la reglamentación de la Food and Drug Administration, el medicamento nunca se comercializó en Estados Unidos). La saga de la talidomida abrió las compuertas. Pronto, los médicos intentaban atribuir toda malformación observada a algún medicamento administrado a la madre durante el embarazo. Es probable que la verdad se encuentre en un término medio.

Los trastornos inducidos por teratógenos se dividen en tres grupos principales: *1)* los debidos a factores maternos; *2)* los secundarios a exposición a medicamentos y químicos, y *3)* los provocados por agentes ambientales.

Factores maternos

Con las observaciones iniciales de Gregg sobre los efectos del virus de la rubéola, se ha sabido que la presencia de enfermedad materna, puede tener efectos letales o devastadores en el producto de la concepción. Estas enfermedades a su vez pueden dividirse en dos categorías: infecciones maternas y otras enfermedades de la madre.

INFECCIONES MATERNAS. Algunos agentes infecciosos frecuentes tienen efectos nocivos en el producto de la concepción (tabla 11-10). El efecto que estos agentes tienen sobre el embrión o feto en desarrollo está relacionado con el momento de la infección; por lo general, cuanto más temprana sea, más devastadores serán los efectos.

ENFERMEDAD MATERNA (NO INFECCIOSA). El producto de la concepción es sensible a varios trastornos metabólicos maternos. Es importante observar que, en la mayoría de los casos, un estricto control de la anomalía metabólica subyacente de la madre conseguirá proteger al feto. Dos ejemplos son la diabetes mellitus materna y la FCU materna.

Cerca del 10% de los hijos de madres diabéticas presentan una anomalía física o funcional en el momento del nacimiento, la cual es detectable en el período neonatal. Entre las malformaciones se encuentran la secuencia de regresión caudal (un defecto grave que se caracteriza por ausencia de sacro, defectos en las extremidades inferiores, ano imperforado y anomalías de las vías genitourinarias) y la asociación VACTERL. Parece que la presencia y la gravedad de las anomalías están relacionadas directamente con el grado de control glucémico durante el primer trimestre del embarazo.

La FCU, un error ingénito del metabolismo causado por la deficiencia de la hidrolasa de la fenilalanina, se ha convertido en una enfermedad relativamente innocua como resultado de combinar el cribado neonatal y la institución de dietas

TABLA 11-10	
Agentes infecciosos teratogénicos selectos	
Rubéola	SNC (microcefalia, RM)
	Ojos (cataratas, glaucoma)
	Sordera
	Corazón(CIV, CIA, PDA)
	Deficiencia de crecimiento
	Displasia ósea
	Otros trastornos
Citomegalovirus	SNC (microcefalia, RM, calcificaciones)
	Ojos (bicoftalmia, ceguera)
	Sordera
	Aborto espontáneo
Toxoplasma gondii	SNC (microcefalia, calcificaciones, RM)
	Ojos (microftalmia, coriorretinitis)
	Aborto espontáneo
Herpes simple	SNC (microcefalia, RM)
	Ojos (cataratas, microftalmia)
Varicela	SNC (microcefalia, RM)
	Ojos (cataratas, microftalmia)
	Deficiencia de extremidades
	Lesiones cicatriciales en piel
VIH	SNC (microcefalia, calcificaciones, RM)
	Ojos (ojos prominentes, escleróticas azules)
	Facies característica
	Inmunodeficiencia

CIA, comunicación interauricular; *CIV*, comunicación interventricular; *PDA*, persistencia del conducto arterial; *RM*, retraso mental; *SNC*, sistema nervioso central.

especiales. En el pasado, la tendencia era limitar la ingesta de fenilalanina en las personas afectadas hasta la infancia tardía, momento en que se permitía una dieta menos restringida. Sin embargo, se observó que la descendencia de mujeres con FCU tenía un riesgo importante de presentar retraso mental, microcefalia y cardiopatía congénita. A finales de la década de 1980, los médicos empezaron a instaurar de nuevo la dieta baja en fenilalanina en las mujeres en edad reproductiva y encontraron que, si este cambio se instituía antes del inicio del embarazo, se producía un aumento de riesgo de presentar estas anomalías muy bajo, o ninguno, en el feto.

Drogas y agentes químicos

Esta categoría de agentes teratogénicos tiene una importancia especial, debido a que, hasta cierto grado, su uso en las mujeres embarazadas a menudo está regulado por sus médicos. Por tanto, es esencial que el facultativo tenga una comprensión clara de los agentes que pueden causar defectos congénitos.

DROGAS DE VENTA SIN RECETA. Este grupo de drogas incluye el alcohol, la cocaína, la heroína y la marihuana. También se consideran como parte de este grupo la cafeína y la nicotina, agentes de los que se cree que no tienen potencial teratogénico. A continuación se analizan los efectos teratogénicos de dos agentes, el alcohol y la cocaína.

El **trastorno del espectro alcohólico fetal** se caracteriza por deficiencia del crecimiento prenatal y posnatal, microcefalia con retraso del desarrollo, diversas anomalías esqueléticas y cardíacas, y una apariencia facial característica.

Dato relevante: El síndrome alcohólico fetal franco ocurre en 3-5/1000 niños, lo que lo hace que sea el síndrome teratogénico más común que afecta al ser humano.

Se calcula que una mujer embarazada tiene que beber por lo menos 180 ml de alcohol al día durante el embarazo para que aparezca un síndrome alcohólico fetal franco. Si el consumo de alcohol empieza después del primer trimestre (una vez completada la organogénesis), es probable que el hijo desarrolle pocas características físicas del síndrome alcohólico fetal, pero tiene un riesgo importante de presentar las consecuencias del desarrollo y conductuales de la exposición fetal al alcohol. Este último trastorno, denominado efectos alcohólicos fetales, es mucho más frecuente que el síndrome alcohólico fetal y afecta al 20-30% de los hijos de mujeres alcohólicas. Por tanto, el alcohol es un agente teratogénico tanto conductual como estructural. Debido a que los efectos son tan variables, desde hace poco se ha empezado a emplear el término trastorno del espectro alcohólico fetal.

Más recientemente, la atención se ha centrado en los efectos en el embrión en desarrollo de otras drogas de abuso. Se ha observado un espectro de anomalías en la descendencia de mujeres que consumen cocaína, entre las que se encuentran hemorragias intracraneales que conducen a discapacidades del desarrollo y microcefalia, atresias intestinales, defectos de reducción de las extremidades y anomalías de las vías urinarias notables, como el «síndrome de abdomen en ciruela pasa» *(prune belly síndrome)*. La causa de estas anomalías parece ser una alteración vascular provocada por los efectos vasoconstrictores de la droga que se producen durante momentos críticos de la gestación.

MEDICAMENTOS DE VENTA CON RECETA. Estos agentes son importantes porque su uso es recomendado por un médico. La talidomida fue el primer medicamento de prescripción del que se supo que causaba malformaciones. En esta sección se describen los efectos de otros tres medicamentos: la hidantoína, la warfarina y el ácido cis-retinoico.

Entre las características del **síndrome de hidantoína fetal** se encuentran una facies característica, retraso mental leve e hipoplasia de las falanges distales de los dedos de las manos y los pies; un rasgo notable de este trastorno son las uñas pequeñas o ausentes. En los últimos años, se ha descrito el mecanismo patogénico responsable de las malformaciones, el cual parece estar relacionado con la concentración de hidrolasa de epóxido, una enzima en la circulación materna, responsable de la desintegración de un metabolito de la hidantoína. El riesgo del síndrome es bajo; menos del 10% de los embriones expuestos tienen características del trastorno.

La **warfarina** también causa malformaciones. La trombosis venosa profunda es una complicación bastante frecuente del embarazo. El uso del medicamento anticoagulante es muy importante para la prevención de embolia pulmonar, y la warfarina es el agente oral que se usa con más frecuencia para el tratamiento de esta entidad. En 1966, se describió un patrón de malformaciones que incluía hipoplasia del puente de la nariz con obstrucción de vías aéreas superiores, calcificación punteada en las epífisis de numerosos huesos y retraso mental. La patogenia de estos defectos no está clara del todo. La warfarina está contraindicada en el embarazo.

El **ácido cis-retinoico**, un derivado de la vitamina A, es un agente efectivo en el tratamiento del acné quístico. A principios de la década de 1980, los médicos encontraron que este medicamento era un potente agente teratogénico. Hasta el 70% de los embarazos en los que las mujeres recibieron ácido cis-retinoico durante el primer trimestre fueron anormales. Algunos terminaron en aborto espontáneo, y otros, en el nacimiento de un bebé con lo que se ha conocido como embriopatía por isotretinoína, un patrón de anomalías como trastornos craneofaciales graves (anomalías del cráneo, orejas, ojos, nariz y paladar), defectos cardíacos y la secuencia de malformación DiGeorge (hipoparatiroidismo, deficiencia de células T).

RADIACIÓN. A partir de la experiencia en las ciudades japonesas de Hiroshima y Nagasaki, estuvo claro que la exposición a radiación durante la vida fetal tiene consecuencias letales o devastadoras. Además de una tasa significativamente mayor de lo normal de aborto espontáneo, los embarazos expuestos a dosis altas de radiación provocaron el nacimiento de niños con microcefalia, retraso mental y malformaciones esqueléticas. La dosis de radiación ionizante necesaria para inducir estas anomalías es mayor de 5 rads y es probable que sea más cercada a 25 rads. Por el contrario, la dosis de radiación utilizada en las pruebas diagnósticas de radiología es extremadamente baja, de tal forma que la mayoría de las exposiciones son sólo de unos cuantos milirads. Por tanto, es probable que los procedimientos diagnósticos radiológicos sean seguros en el embarazo.

METILMERCURIO. Un derrame inadvertido de metilmercurio en el suministro de agua de la ciudad de Minamata, Japón, en la década de 1960 provocó un brote de malformaciones congénitas en los bebés en gestación durante ese período. Estos niños nacieron con aberraciones neurológicas, como retraso del desarrollo, trastornos de movimiento parecidos a la parálisis cerebral y, en algunos casos, ceguera. Esto ha hecho que surja la preocupación por la posibilidad de que se produzcan anomalías en la descendencia de mujeres que, debido a dietas ricas en pescado contaminado con mercurio, ingieren grandes cantidades de este elemento.

LECTURAS RECOMENDADAS

Bibliografía general

Gelehrter TD, Collins FS, Ginsburg TF: *Principles of Medical Genetics*, 2nd ed. Baltimore, MD: Williams & Wilkins, 1998.

Nussbaum RL, McInnes RR, Willard H: *Thompson & Thompson's Genetics in Medicine*, 6th ed. Philadelphia, PA: WB Saunders, 2001.

Trastornos específicos

Buyse ML (ed): *Birth Defects Encyclopedia*. Cambridge, MA: Blackwell Scientific Publications, 1990.

Jones KL: *Smith's Recognizable Patterns of Human Malformations*, 5th ed. Philadelphia: WB Saunders, 1997.

El factor humano

Marion RW: The boy who felt no pain. Boston: Addison-Wesley, 1990.

12

Discapacidades del desarrollo

D. Rani C. Kathirithamby y Maris D. Rosenberg

El control del desarrollo de los niños es un aspecto importante de la supervisión de salud pediátrica. El pediatra que sospecha problemas de desarrollo en un niño debe estar preparado para ayudar a la familia a tener acceso a los servicios de evaluación y obtener una intervención adecuada. Intervenir de forma precoz puede influir tanto en el desenlace clínico del desarrollo del niño como en el funcionamiento de la familia. Este capítulo analiza el control del desarrollo, así como en el cribado y la presentación de discapacidades del mismo. Se centra en tres discapacidades del desarrollo que se manifiestan en la infancia/infancia temprana: la discapacidad intelectual (DI) (antes conocida como retraso mental), la parálisis cerebral y los trastornos del espectro autista (TEA); además, destaca la discapacidad de aprendizaje, la cual se hace evidente durante los años escolares.

CONTROL Y CRIBADO DEL DESARROLLO

Identificar los retrasos del desarrollo tan pronto como sea posible reviste gran importancia. La identificación temprana de los trastornos del desarrollo hace posibles una gran variedad de intervenciones terapéuticas orientadas a maximizar el potencial desarrollo del niño. La tipificación de la etiología del trastorno ayuda, asimismo, a determinar los padecimientos relacionados u otras necesidades del niño y de su familia.

En una declaración de 2006, la American Academy of Pediatrics (AAP) publicó un algoritmo para el control y el cribado del desarrollo (fig. 12-1). El primero es un proceso longitudinal, cuya realización se recomienda en cada consulta de supervisión de salud. El cribado del desarrollo implica el uso periódico de instrumentos estandarizados para ello. El control vendría a ser una película constante que presenta una crónica del desarrollo del niño, mientras de el cribado sería una serie de instantáneas.

El control del desarrollo tiene cinco componentes principales (tabla 12-1). Aunque todos los niños deben ser controlados de forma cuidadosa, quienes tienen factores de riesgo para presentar alguna discapacidad del desarrollo requieren de un control más estrecho. En la tabla 12-2 se ofrece una lista de los factores prenatales, perinatales/neonatales y posnatales que hacen que los niños presenten factores de riesgo de discapacidad de desarrollo.

La declaración de la AAP recomienda el uso de instrumentos de cribado del desarrollo siempre que el control haga sospechar una discapacidad, así como con **todos los niños** en las consultas de supervisión de salud a los 9, 18 y 30 meses de vida (o a los 24 meses si no se programa una consulta a los 30 meses). Además, recomienda utilizar estudios de cribado específicos para los trastornos del espectro autista en las consultas de los 18 y 24 meses. El cribado implica emplear instrumentos estandarizados que permiten que el pediatra controle el progreso del desarrollo del niño a lo largo del tiempo de una manera más objetiva. Debe tenerse en cuenta que los procedimientos de cribado no son diagnósticos de discapacidades de desarrollo particulares y no determinan el nivel de funcionamiento de forma precisa. Sin embargo, son un paso importante en el reconocimiento de un posible problema y en la obtención de una evaluación diagnóstica más profunda. La elección del instrumento de cribado debe basarse en una variedad de factores, tales como el propósito del cribado (p. ej., cribado del desarrollo general frente a cribado en busca de un trastorno en particular, como el autismo), las características del paciente y de las familias a las que se atiende (p. ej., lengua materna, nivel de estudios) y los recursos de la práctica en la que se usa el instrumento de cribado. La tabla 12-3 enumera algunos instrumentos de cribado del desarrollo ampliamente usados.

PRESENTACIÓN DE LAS DISCAPACIDADES DE DESARROLLO

La presentación de las discapacidades del desarrollo está relacionada con la edad. Se manifiestan en forma de retrasos motores durante el primer año de vida, en la etapa en que los niños empiezan a caminar, como retrasos en el lenguaje en los años preescolares y como problemas del aprendizaje durante los años escolares.

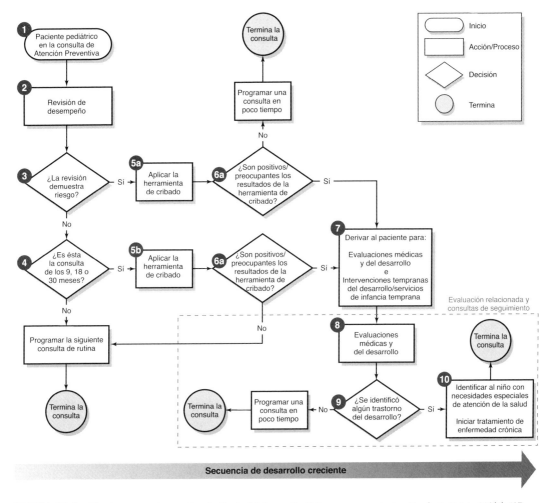

FIGURA 12-1. Algoritmo para el control y el cribado del desarrollo. Reimpreso con autorización de *Pediatrics* 118(1):407, 2006.

Desde el momento del nacimiento hasta el año de edad, el ritmo del desarrollo motor es rápido y es predecible. El logro de habilidades motoras gruesas importantes depende del desarrollo simétrico del tono y de la fuerza muscular, el cual se inicia desde el cráneo y progresa en sentido caudal. Además, el desarrollo motor depende de la extinción de los reflejos primitivos y de la aparición de reacciones posturales. Por ello, el desarrollo del control de la cabeza y de la capacidad de darse la vuelta, sentarse de manera independiente y caminar se producen en una secuencia aproximada de 3, 4-5 meses, 6 y 12 meses de edad, respectivamente. Las desviaciones en el desarrollo en esta etapa temprana tienden a presentarse como retrasos

TABLA 12-1
Componentes del control del desarrollo
Lograr que los padres exterioricen sus inquietudes acerca del desarrollo de su hijo y atenderlas
– Documentar y realizar una historia del desarrollo
– Hacer observaciones precisas sobre el niño
– Identificar los factores de riesgo y de protección
– Mantener un registro exacto en el que se documente el proceso y los hallazgos

TABLA 12-2

Factores de riesgo de discapacidad en los niños

Factores prenatales

Etiologías genéticas: anomalías de gen único, trastornos cromosómicos, síndromes poligénicos, trastornos mitocondriales

Infecciones congénitas

Exposición a agentes tóxicos o teratógenos

Insuficiencia reproductiva

Nacimientos múltiples

Complicación placentaria

Traumatismo abdominal

Factores perinatales/neonatales

Peso al nacer <1 500 g

Edad gestacional <32 semanas

Presentación anormal

Asfixia (APGAR <3 al minuto)

Lesión o anomalía del SNC

Convulsiones

Hiperbilirrubinemia

Hipoglucemia

Deficiencia de crecimiento/problemas nutricionales

Infección de transmisión perinatal/congénita

Errores congénitos del metabolismo

Factores posnatales y de la infancia temprana

Infecciones del SNC

Lesión traumática cerebral

Trastornos metabólicos

Exposiciones a tóxicos

Enfermedades crónicas

Pobreza, desnutrición

Psicopatología de los progenitores, abuso de sustancias

Interacción disfuncional lactante-cuidador

APGAR, del inglés *appearance, pulse, grimace, activity, respiration,* "apariencia, pulso, muecas, actividad, respiración"; *SNC,* sistema nervioso central. Tomado de Early Intervention Program, New York State Department of Health: *Early Intervention Memorandum 1999-1992: Reporting of Children's Eligibility Status Based on Diagnosed Conditions With High Probability of Developmental Delay,* December 10, 1999, Albany, New York, New York State Department of Health.

TABLA 12-3

Instrumentos de cribado del desarrollo para uso en Atención Primaria[a]

Herramienta de cribado	Descripción	Tiempo de aplicación	Rango de edad	Cómo obtener más información
Cuestionarios de edades y etapas	19 formas específicas para la edad, la cumplimenta el progenitor; además, un estudio socioemocional	10–15 min	4–60 meses	http://www.brookes publishing.com
Denver II Developmental Screening Test	Herramienta aplicada por el médico	10–20 min	0–6 años	http://www.denverii.com
Parents' Evaluation of Developmental Status (PEDS)	Pone de manifiesto las preocupaciones de los padres, forma parte del control continuo	2–10 min	0–8 años	http://www.pedstest.com
Checklist for Autism in Toddlers (CHAT)	Preguntas contestadas por los padres y observaciones directas para identificar a los niños en riesgo de TEA	5 min	18–24 meses	http://www.nas.org.uk/ profess/chat
Modified Checklist for Autism in Toddlers (M-Chat)	Cuestionario cumplimentado por los padres Para identificar a los niños en riesgo de TEA	5–10 min	16–48 meses	http://www.firstsigns.com

[a] Esta es sólo una lista parcial, por lo que se remite al lector a *Pediatrics* 118:405-420, 2006 para obtener una lista más completa.
   TEA, trastorno de espectro autista.

motores importantes y es posible que impliquen anomalías neuromusculares, genéticas, metabólicas, infecciosas o de otro tipo. Una evaluación médica cuidadosa es esencial para determinar la causa del retraso del desarrollo.

Conforme los niños entran en su segundo año de vida, el desarrollo de la comunicación se convierte en un indicador sensible del desarrollo general. Los hitos del desarrollo de la comunicación comprenden más comunicación verbal. El fenómeno de **atención conjunta**, en el cual el niño sigue la mirada de otra persona o se comunica apuntando a algo, se observa desde los 8 a los 10 meses. La acción de señalar o hacer gestos para expresar deseos o indicar interés es un hito del desarrollo que debe haberse alcanzado hacia el año de vida. El vocabulario de palabras únicas aumenta durante el segundo año, con la aparición de combinaciones de dos y tres palabras a los 2 y 3 años de edad, respectivamente. La claridad del lenguaje mejora también, y entre los 2 y los 3 años de edad el 50 y el 75 % del lenguaje se hace comprensible para extraños. La calidad y el simbolismo del juego de los niños es también un indicador valioso del desarrollo cognitivo y lingüístico. Incluso con niños que no cooperan, la observación de sus juegos proporciona bastante información.

📖 **Dato relevante:** La acción de señalar y hacer gestos para expresar deseos o indicar interés es un punto crítico de la comunicación y del desarrollo social que debe estar presente al año de edad.

En primer lugar, y lo más importante, la evaluación del retraso del lenguaje en los niños debe comprender un examen minucioso de la audición. La detección temprana de sordera tiene un gran impacto en el desarrollo posterior del lenguaje. En una declaración de política en 2007, la AAP recomienda que se realice el cribado de la audición en todos los lactantes antes del mes de vida. Muchos estados obligan a realizar un estudio de audición en la sala de Neonatología. Los lactantes que no pasan la prueba deben someterse a una evaluación auditiva completa antes de los 3 meses de edad y, cuando se confirma que el paciente presenta sordera, la intervención debe iniciarse antes de los 6 meses. En vista de que la sordera suele ser progresiva, el control constante del desarrollo del lenguaje y de la audición debe llevarse a cabo durante la atención del niño sano.

 Dato relevante: La evaluación del retraso del lenguaje en los niños debe comprender una valoración auditiva minuciosa.

Existen instrumentos adecuados para la valoración del desarrollo para medir de manera objetiva los umbrales de audición en las frecuencias críticas para el desarrollo del lenguaje. No es suficiente mover un sonajero o aplaudir y juzgar la respuesta del niño. Existen técnicas electrofisiológicas (p. ej., potenciales evocados) y de otoemisión acústica para los niños que no pueden ser valorados mediante métodos conductuales (p. ej., audiometría de refuerzo visual, audiometría de juego). Una vez que el médico determine que la audición es normal, deberá intentar descubrir si el retraso del lenguaje forma parte de un problema más global (p. ej., retraso cognitivo) o si está aislado en el dominio del lenguaje y del idioma. El retraso del lenguaje en los preescolares es una manifestación clásica de DI, pero tal vez no sean tan obvios los retrasos coexistentes en otros dominios, como las habilidades motoras finas adaptativas y personales-sociales hasta que se ha completado el estudio del desarrollo. Esto es particularmente cierto en los niños que presentan deterioros leves. Otros pacientes parecen tener una capacidad limitada para la socialización y para relacionarse con otros, además de su retraso del lenguaje hablado. Estos niños tal vez estén manifestando TEA. Por el contrario, muchos parecen mostrar retrasos del lenguaje limitados. En tales casos es importante determinar en qué grado están afectadas las habilidades receptivas y de expresión, así como articulación del habla. Estos temas son importantes en la implementación de las estrategias de intervención para ayudar a los niños en su desarrollo de la comunicación.

DISCAPACIDAD INTELECTUAL

El término "discapacidad intelectual" (DI) ha sustituido a "retraso mental", utilizado en el pasado.

Una DI es una discapacidad que comprende limitaciones significativas tanto en el funcionamiento intelectual como en la conducta adaptativa (habilidades prácticas sociales y de cada día). Por definición, la DI aparece antes de los 18 años de edad. Cerca del 3% de la población general se encuentra dentro del rango de DI. Esta suele estar relacionada con otros trastornos (p. ej., parálisis cerebral, TEA) y los diversos grados de profundidad afectan al pronóstico para el funcionamiento final. Los niños con DI funcionan por debajo de lo que se espera para su edad en todos los dominios. En otras palabras, parecen menores para su edad cronológica. Varios sistemas de clasificación, incluido la revisión del texto de la cuarta edición del *Diagnostic and Statistical Manual of Mental Disorders* (DSM-IV-TR), especifican rangos de funcionamiento que son útiles para anticipar la necesidad de intervención, la velocidad de progreso y el pronóstico final.

La **DI leve,** que afecta al 85% de las personas con DI, se caracteriza por coeficientes intelectuales (CI) (edad de desarrollo dividida por la cronológica) de 50 a 70; el número exacto varía en función de la desviación estándar de la prueba que se utiliza. Estos niños tienden a presentar DI cuando empiezan a caminar o en la edad preescolar, a menudo sin que se observen características físicas estigmatizantes. Académicamente, tienden a llegar hasta sexto grado. Los adultos con DI leve pueden vivir de forma autónoma, mantener sus trabajos y criar a sus hijos. Tal vez necesiten ayuda para realizar tareas más complejas, como utilizar el transporte público o hacer presupuestos y horarios, y es posible que también la requieran para manejar los períodos de estrés.

La **DI moderada** afecta a cerca del 10% de la población con DI. Es probable que los niños que se encuentran en este rango presenten la DI un poco antes que aquellos con DI leve, al final de la lactancia o cuando empiezan a caminar y en los primeros años preescolares. Estas personas tienen pocas probabilidades de progresar académicamente más allá de segundo grado. Con entrenamiento, pueden satisfacer sus necesidades de aseo personal, así como, por lo general, en ámbitos supervisados.

La **DI grave y profunda** comprende el 4-5% restante de esta población. Los niños que se encuentran en este rango tienen una probabilidad mayor de presentar retrasos del desarrollo en la infancia. En el estudio diagnóstico es posible que se identifique una etiología médica, con probables características estigmatizantes y discapacidades relacionadas, como parálisis cerebral, trastornos convulsivos o déficit sensitivo. Estas personas tienen un potencial limitado para vivir de manera autónoma.

Evaluación psicológica

Es necesario documentar el funcionamiento intelectual por debajo del promedio mediante el uso de las pruebas psicológicas estandarizadas adecuadas tanto cultural y lingüísticamente como al desarrollo. Tales métodos de evaluación dan medidas como el CI. Una puntuación de CI de dos o más desviaciones estándar por debajo de la media (por lo general, 70 o menor) satisface el criterio del diagnóstico de DI. Entre los ejemplos de las pruebas estandarizadas que se usan con frecuencia en los niños se encuentran las *Wechsler Preschool and Primary Scales of Intelligence* (WPPSI), la *Wechsler Intelligence Scale for Children* (WISC-4) y la *Stanford-Binet Intelligence Scale*.

Los resultados de las pruebas psicológicas obtenidas de manera fidedigna después de los 2.5 años de edad suelen ser factores pronósticos del nivel de funcionamiento de la persona y de la velocidad de aprendizaje, y pueden ser utilizados como una base para la planificación educativa. Aunque existen herramientas de valoración para lactantes y niños pequeños (p. ej., las *Bayley Scales of Infant Development*), estas no dan resultados que puedan ser considerados factores pronósticos para el funcionamiento posterior.

Evaluación clínica y estudios de laboratorio

La evaluación médica de los niños con DI debe comprender una búsqueda de la causa del trastorno. Las muchas y diferentes etiologías implican una lesión del sistema nervioso central (SNC) en desarrollo. En 2006, el Committtee on Genetics de la AAP publicó recomendaciones para la evaluación de niños que presentan retrasos del desarrollo de etiología desconocida (fig. 12-2). Recomiendan recoger una historia clínica y antecedentes familiares de tres generaciones, realizar una exploración dismorfológica y neurológica, y solicitar pruebas genéticas que incluyan el análisis cromosómico (de 650 bandas o más) y pruebas genéticas moleculares de cromosoma X frágil. En los casos en los que los estudios citogenéticos sean normales, se recomienda llevar a cabo estudios de hibridación *in situ* fluorescente (FISH, del inglés *fluorescence in situ hybridization*) en busca de reorganizaciones cromosómicas subteloméricas, así como pruebas genéticas moleculares para presentaciones típicas y atípicas de síndromes conocidos. La tecnología diagnóstica más novedosa, la tipificación del cariotipo molecular que utiliza la micromatriz multigénica de hibridación genómica comparativa, permite la detección de un número anormal de copias de las secuencias del ADN en todo el genoma humano (v. capítulo 11 para un análisis completo de la evaluación genética). Se calcula que hasta en el 10-20% de las personas con DI inexplicable se detectan variantes en el número de copias. Se recomienda realizar estudios de trastornos metabólicos y de neuroimagen sólo en los casos en los que los hallazgos clínicos o de la historia clínica apoyen tales estudios.

Manejo

En el análisis de los resultados de la evaluación con los padres, el médico debe explicar con cautela el significado del término DI o "retraso mental", el cual se sigue empleando con frecuencia en la actualidad. Es posible que los padres relacionen este diagnóstico con estereotipos negativos que comprenden trastornos de conducta y otras enfermedades estigmatizantes. Sin una explicación adecuada, los padres de niños con deterioro leve se imaginarán que su hijo dependerá de una silla de ruedas o que presentará una discapacidad grave. Además, los padres que no comprenden la diferencia entre retraso cognitivo y trastorno emocional creerán que su hijo sufre de este último. En ocasiones, el pediatra se ve tentado a usar otra terminología, como "retraso del desarrollo" y, aunque esto resulta menos duro, debe tener cuidado de utilizar los mismos términos diagnósticos que se usarán en los servicios que se le proporcionarán al niño. Es preferible que los padres escuchen la terminología adecuada, bien explicada, a que vean el diagnóstico en papel por primera vez sin contar con el apoyo del pediatra.

El pediatra debe ayudar a los padres a interpretar los resultados de la evaluación diagnóstica; en particular, cuando los hallazgos son indicativos de problemas médicos relacionados o de etiologías con importancia genética. Si el médico proporcionar una residencia al niño con DI, deberá coordinar la remisión a los especialistas y conocer los recursos comunitarios. El control del progreso del niño con DI reviste gran importancia durante los años pediátricos. Cualquier deterioro en el funcionamiento o en el progreso que supere lo previsto para el nivel de discapacidad del niño indicará posibles factores de confusión y obligará a llevar a cabo una reevaluación. El pediatra debe tener en cuenta que cada niño, sin importar su nivel de funcionamiento, puede alcanzar un cierto potencial, aunque sea a una velocidad más lenta de lo normal. El médico debe ayudar a los padres y a otros familiares a mantener expectativas realistas y, al mismo tiempo, intentar conservar el funcionamiento óptimo de la familia como un todo.

PARÁLISIS CEREBRAL

La parálisis cerebral es un espectro de trastornos de movimiento y postura que continúa siendo la discapacidad motora más frecuente de la infancia. La incidencia de la parálisis cerebral ha permanecido constante con una tasa de 2-3/1 000 nacidos vivos durante las últimas cuatro décadas.

Factores de riesgo y clasificación

La parálisis cerebral es provocada por una lesión no progresiva, por una lesión producida durante el crecimiento cerebral o por un déficit de desarrollo del cerebro. Aunque el déficit motor es la característica diagnóstica esencial de la parálisis cerebral, es posible que existan otros déficits relacionados como resultado de la afección del SNC. Las lesiones cerebrales que conducen a

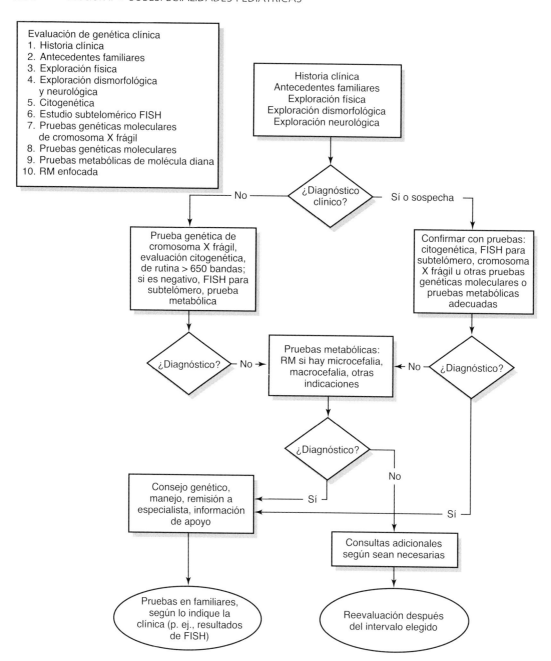

FIGURA 12-2. Evaluación recomendada para niños con DI de origen desconocido. Reproducido con autorización de *Pediatrics*, Moeschler J. et al, 117(6): 2307, 2006. FISH, hibridación *in situ* fluorescente; RM, resonancia magnética.

la parálisis cerebral se producen durante los períodos prenatal, perinatal y posnatal. En la tabla 12-4 se enumeran los factores de riesgo para parálisis cerebral. En la mayoría de los casos no existe una etiología definida. Sin embargo, la prematuridad sigue siendo el mayor factor de riesgo que causa parálisis cerebral. En función de las anomalías del movimiento y de la postura, se distinguen tres tipos principales de parálisis cerebral: **espástica, discinética** y **mixta** (tabla 12-5). Entre los tipos raros de parálisis cerebral se encuentran el atónico y el rígido.

Palisano *et al.* desarrollaron un sistema de clasificación basado en la capacidad de los niños con parálisis cerebral para realizar una función motora específica; se denomina *Gross Motor Function Classification System* (GMFCS), el cual establece cinco categorías (tabla 12-6).

TABLA 12-4

Factores de riesgo relacionados con parálisis cerebral

Prenatales	*Neonatales/perinatales*	*Posnatales*
Malformaciones congénitas	Prematuridad <32 semanas de gestación	Traumatismo
Factores sociales y económicos	Peso al nacer <2 500 g	Infección
Infecciones intrauterinas maternas	Retraso del crecimiento	Hemorragia intracraneal
Insuficiencia reproductiva	Presentación anormal	Coagulopatía
Agentes tóxicos/teratógenos	Hemorragia intracraneal	Metabólicos
Deterioro intelectual materno	Infección	
Convulsiones	Bradicardia e hipoxia	
Hipertiroidismo	Convulsiones	
Nacimientos múltiples	Hiperbilirrubinemia	
Complicación placentaria		
Traumatismo abdominal		

Adaptado de Molnar GE, Alexander MA (eds): *Pediatric Rehabilitation*, 3rd ed. Philadelphia, Hanley & Belfus, 1999, p 194.

TABLA 12-5

Clasificación de la parálisis cerebral

Tipo/subtipo	*Compromiso/características*
Espástica (la más frecuente)	
Diplejía espástica	Ambos muslos
Cuadriparesia espástica	Ambos brazos y muslos, pero más grave en las extremidades inferiores
Triplejía espástica	Ambos muslos y un brazo
Hemiparesia espástica	Un lado del cuerpo, brazo y pierna (más compromiso del brazo)
Monoplejía espástica	Una extremidad, suele ser leve y muy a menudo se diagnostica erróneamente como hemiplejía
Discinética	
Atetosis	Movimientos de torsión lentos de la cara y las extremidades distales
Distonía	Movimientos rítmicos de torsión del tronco y extremidades proximales con cambios en el tono muscular
Corea (poco frecuente)	Movimientos bruscos, rápidos e irregulares de la cara y las extremidades
Mixta	
Atetoide espástica	Espasticidad y movimientos atetósicos
Atáxica espástica	Falta de estabilidad, nistagmo, movimientos discinéticos y descoordinados

TABLA 12-6	
Gross Motor Function Classification System (GMFCS)	
GMFCS I	Camina, sube escaleras dentro y fuera de la casa. Sin limitaciones.
GMFCS II	Camina dentro y fuera de la casa, sube escaleras agarrándose al pasamanos. Limitaciones en las superficies irregulares y se inclina.
GMFCS III	Camina dentro y fuera de casa, en superficies regulares con dispositivos de ayuda. Impulsa la silla de ruedas.
GMFCS IV	Utiliza dispositivos de ayuda para la deambulación y en distancias cortas. Usa silla de ruedas dentro y fuera de casa
GMFCS V	Es dependiente para su movilidad

Evaluación clínica y estudios de laboratorio

Historia clínica

La historia clínica debe incluir una historia detallada de los períodos prenatal y perinatal, así como del desarrollo; antecedentes familiares y personales; historia de la alimentación, y una revisión de aparatos y sistemas. Los signos y síntomas tempranos que deben hacer sospechar una parálisis cerebral son retraso del desarrollo motor y tono muscular anormal, junto con los patrones de postura y movimiento.

Exploración física

La exploración física consiste de un examen general (p. ej., circunferencia de la cabeza, estatura y peso), una evaluación del sistema musculoesquelético (p. ej., amplitud de movimiento de las articulaciones pequeñas, longitud de la pierna, evaluación de la columna) y una exploración neurológica (p. ej., estado de alerta, pares craneales, tono muscular, reflejos posturales). La valoración funcional y del desarrollo, así como de la marcha y de la movilidad, es esencial. Durante el curso de la exploración, el médico debe recordar que varios trastornos se asocian a parálisis cerebral (tabla 12-7).

Estudios de laboratorio

Como en las otras discapacidades del desarrollo, los estudios de laboratorio y de neurodiagnóstico por la imagen, los potenciales visuales/auditivos evocados, los EEG y los estudios electrofisiológicos son adecuados según lo determine la historia clínica y la exploración física/neurológica. Las consideraciones etiológicas deben incluir enfermedades metabólicas y genéticas, de

TABLA 12-7
Trastornos asociados con parálisis cerebral
Discapacidad intelectual
Convulsiones
Hidrocefalia
Transtornos del habla y la comunicación
Problemas para deglutir
Transtornos de la visión
Discapacidad auditiva
Problemas para el aprendizaje
Desórdenes de conducta
Anomalías dentales

manera que debe considerarse realizar pruebas de función tiroidea, cromosomas, aminoácidos y ácidos orgánicos, lactato y piruvato. Es posible que sean necesarios estudios de neuroimagen (RM, TC y ecografía craneal) para descartar hemorragias intracraneales, malformaciones congénitas y leucomalacia periventricular. Los potenciales evocados proporcionan información acerca de la integridad de las vías visual y auditiva.

Curso clínico

El curso clínico de la parálisis cerebral es diverso y depende del tipo del que se trate, de su gravedad y de sus manifestaciones clínicas. Es posible que los hallazgos clínicos en el momento del diagnóstico cambien con los años debido al crecimiento y al desarrollo o por la intervención terapéutica o la falta de ella. En un principio, en ocasiones los niños están hipotónicos; más tarde, se vuelven hipertónicos o discinéticos. Los efectos musculoesqueléticos adversos secundarios al desequilibrio muscular y a la postura y al tono muscular anómalos afectan el desenlace funcional y tienden a producirse antes en los niños con discapacidad moderada a grave.

En la **hemiparesia espástica,** los niños presentan una pérdida significativa de la función en la mano afectada si, además de la debilidad y/o espasticidad, se produce un deterioro sensitivo. Esto conduce a contracturas y trastornos del crecimiento en la extremidad afectada. Sin embargo, la mayoría de los niños afectados son independientes en sus cuidados personales, para los que se valen de utensilios adaptados para las habilidades motoras finas bimanuales. Casi todos los niños con hemiplejía caminan; sin embargo, necesitan una ortesis para apoyar la extremidad debilitada o para estirar los músculos contraídos.

En la **diplejía espástica,** los niños tienen la función manual deteriorada en el inicio de la enfermedad. Con ejercicios terapéuticos y entrenamiento funcional, suelen adquirir independencia en las actividades de la vida diaria. Con fisioterapia intensiva y el uso de dispositivos ortésicos, andadores y muletas, es posible que se pongan de pie y caminen. Para la movilidad a larga distancia, necesitan silla de ruedas. La espasticidad conduce a contracturas de las articulaciones principales, así como a anomalías en la postura y la marcha. Las deformidades ortopédicas requieren de intervención quirúrgica.

En la **cuadriparesia espástica,** los niños presentan déficit motor en diversos grados de gravedad, lo cual influye directamente en la adquisición de habilidades motoras y en su independencia funcional. En ocasiones, el aumento del tono muscular persistente en las extremidades causa una dislocación de la cadera, dolor y escoliosis, en especial en los niños que no caminan. El déficit relacionado, como retraso mental, convulsiones, deterioro auditivo y visual, así como déficit de la función oral-motora, comprometen aún más la adquisición de habilidades funcionales. De los niños con cuadriparesia espástica, el 25% tienen limitaciones mínimas o ninguna en las actividades diarias y la deambulación, el 50%, compromiso moderado y necesitan ayuda para llevar a cabo sus cuidados personales y moverse, y el 25% restante, déficit profundo y requieren de cuidados totales.

 Dato relevante: La DI es el déficit relacionado más grave en la parálisis cerebral, con una incidencia general del 30-50%. Es uno de los principales factores que impiden a los adultos con parálisis cerebral desarrollar una vida autónoma.

En la **parálisis discinética,** los niños tienen hipotonía prolongada y reflejos primitivos persistentes. Entre los 18 meses y los 2 años de edad, desarrollan movimientos atetósicos en las extremidades distales, los cuales progresan a distónicos con el crecimiento y la madurez. Las extremidades superiores tienen más compromiso que las inferiores. Cerca del 50% de los niños caminan de manera independiente, a menudo después de los 3 años de edad y desarrollan un adecuado control de las extremidades superiores para poder llevar a cabo sus cuidados personales. La escoliosis se presenta más tarde.

En los primeros años de vida, es difícil pronosticar el desenlace clínico a largo plazo de la parálisis cerebral. El mismo viene determinado por la gravedad del déficit motor, la presencia de déficits relacionados (tabla 12-8) y el efecto de la intervención terapéutica. En general, el 75% de los niños con parálisis cerebral caminan, ya sea de manera independiente o con ayuda. Se ha mostrado que el hecho de que no pueden sentarse de forma autónoma a los 2 años de edad y que los reflejos primitivos persistan a los 18 meses de vida augura un mal pronóstico para la marcha en los niños con parálisis cerebral. La presencia de DI, trastornos convulsivos y discapacidad motora grave hace menos probable la independencia funcional en los adultos.

 Dato relevante: Los indicadores de buen pronóstico para la marcha independiente son que el niño pueda sentarse de forma autónoma a los 2 años de edad y la supresión de los reflejos primitivos obligatorios a los 18 meses de vida.

Debido a que el control motor se adquiere de forma gradual durante el primer año de vida, es difícil reconocer el déficit motor en el momento del nacimiento o en los primeros meses de vida del niño, a menos que las anomalías sean significativas.

TABLA 12-8

Trastornos asociados a parálisis cerebral

Discapacidades intelectuales	50-70% en términos generales Mayor con el aumento en la gravedad del deterioro motor
Convulsiones	Por lo general, son frecuentes en la parálisis cerebral
Trastornos pulmonares	Neumonía por aspiración, infecciones frecuentes
Trastornos del lenguaje y comunicación	Déficit de articulación, disartria
Déficit promotor	Capacidad para succionar y de sacar la lengua limitada, problemas de deglución y babeo excesivo
Deterioro de la visión	Estrabismo, miopía, deterioro visual cortical, retinopatía
Deterioro auditivo	Frecuente en el tipo atetósico, sordera neural sensorial
Discapacidades de aprendizaje	Con deterioro del lenguaje asociado
Discapacidades conductuales	TDAH, labilidad emocional, ansiedad, enojo
Anomalías dentales	Maloclusión, enfermedades periodontales

TDAH, trastorno de déficit de atención e hiperactividad.

El déficit neuromuscular y los patrones de movimiento anómalo continúan evolucionando, y el diagnóstico suele confirmarse al final del primer año. En los casos leves, el mismo suele pasar desapercibido hasta mucho después, cuando se observan las anomalías de la marcha y retrasos del desarrollo.

Manejo

El manejo de la parálisis cerebral comprende el tratamiento de las discapacidades motoras y de los déficits asociados, la promoción de una buena salud física y emocional, el apoyo familiar, servicios educativos y profesionales adecuados, integración en la comunidad y prevención o minimización de las posibles complicaciones. Una vez completo el estudio diagnóstico, el médico debe desarrollar un plan terapéutico. La intervención debe iniciarse cuando existe evidencia de retraso motor o anomalías en el tono muscular. La tabla 12-9 resume las modalidades de tratamiento usadas en el manejo de los niños con parálisis cerebral.

El tratamiento del déficit motor comprende diversos tipos de sistemas terapéuticos. No existe un único método adecuado para todos los niños y, por tanto, es necesario desarrollar regímenes terapéuticos individualizados en función de la edad y del grado de compromiso de cada paciente. Entre los componentes más importantes de la fisioterapia se encuentran el estiramiento de los músculos tensos, el mantenimiento y la mejoría de la amplitud de movimiento en las articulaciones, y el fortalecimiento de los músculos débiles. En los lactantes y niños pequeños, estos componentes esenciales se logran colocando a los pacientes en diferentes posiciones para favorecer el uso de los grupos musculares espásticos o a través de juegos adecuados para la edad, así como mediante el uso de juguetes y la realización de juegos de adaptación. Además, de los ejercicios de fortalecimiento y estiramiento, la fisioterapia implica el entrenamiento postural y el control motor para lograr las habilidades de desarrollo adecuadas para la edad. La terapia ocupacional promueve el logro de las habilidades del cuidado personal y motoras finas. Los logopedas favorecen las actividades, promueven una mejoría de las funciones motoras orales, como la alimentación, la deglución y la articulación.

Dispositivos ortésicos

Las ortesis se usan como un complemento de la fisioterapia y de la terapia ocupacional para mantener la amplitud de movimiento de las articulaciones, proporcionar soporte cuando se apoyan o caminan en el caso de que los músculos estén débiles o mejorar la función, como con las férulas de mano para ayudarse en el momento de la alimentación. Las ortesis suelen ser necesarias después de la cirugía para mantener la corrección quirúrgica. En ocasiones, los terapeutas las fabrican con materiales plásticos de baja densidad como Aquaplast; por lo general, estos dispositivos son bastante baratos y requieren cambios frecuentes a medida que los niños crecen. Las ortesis hechas a medida y fabricadas con laminados plásticos o polipropileno son bastante caras. Es necesaria la evaluación periódica para asegurar un ajuste adecuado y valorar la necesidad de continuar empleándolas.

TABLA 12-9

Tratamiento de la parálisis cerebral

1. Intervención terapéutica

   Fisioterapia: fortalecimiento, estiramiento de músculos tensos, mejoría del equilibrio y movilidad del tronco
   Terapia ocupacional: mejoría de las habilidades motoras finas, AVD adecuadas para la edad
   Terapia del lenguaje: mejoría de las habilidades receptivas y expresivas del lenguaje, articulación, uso del lenguaje por señas y uso de dispositivos de comunicación no verbal
   Terapia de alimentación: mejoría del déficit en la deglución, masticación y promotor, instrucción de la familia

2. Dispositivos ortésicos: estáticos o dinámicos

   Extremidad superior: férulas para codo, muñeca/mano
   Extremidad inferior: ortesis de abducción de la cadera, férulas de extensión de rodilla, ortesis de tobillo/pie y plantillas para calzado
   Espinal: chalecos o sacos corporales delgados para la escoliosis y la sifosis

3. Tratamiento de las anomalías del tono muscular

   Medicamentos: baclofeno oral e intratecal, dantroleno sódico, diazepam y tizanidina
   Denervación química: toxinas botulínicas, alcohol, inyecciones intramusculares de fenol
   Rizotomía dorsal selectiva: radiculectomía de L2/S2

4. Cirugía ortopédica

   Liberación muscular
   Transferencias tendinosas
   Osteotomías/artrodesis
   Cirugía para escoliosis

5. Tratamiento de trastornos asociados

   Véase la tabla 12-6

6. Tecnología de asistencia

   Posicionamiento: sillas adaptadas, marcos de bipedestación
   AVD: asientos para la alimentación, dispositivos para el baño/aseo, camas/cunas especializadas
   Movilidad: sillas de ruedas manuales y motorizadas, carriolas, andadores, bastones, muletas
   Terapéutica: sistemas de movilidad con soporte de peso corporal (andador inteligente, andador Hart, marcha ligera)
   Educacionales: ordenadores con *software* especializado, dispositivos de comunicación, sistemas activados por la mirada y juguetes adaptados, juegos y libros

AVD, actividades de la vida diaria.

Equipo médico duradero

Se llama equipo médico duradero a los dispositivos que usan para llevar a cabo los cuidados personales, moverse, comunicarse, desarrollar las habilidades profesionales y realizar actividades de ocio los niños en los que desarrollar estas habilidades no sería posible de otro modo. Una silla para el baño adaptada ayuda a los padres en el aseo del niño que tenga un mal control de la cabeza y del tronco y que no es capaz de sentarse. Una carriola o una silla de ruedas adaptada son de utilidad para llevar a un niño a la escuela. Un andador o muletas ayudan a caminar a un niño con deterioro del equilibrio. A la hora de elegir el equipo, es importante considerar los objetivos funcionales, el pronóstico, las necesidades del paciente y de la familia, y la rentabilidad. La evaluación periódica es importante y, como resultado del crecimiento de los niños y del logro de las habilidades funcionales, tal vez sea necesario reparar o reemplazar los dispositivos.

Intervención temprana

Estos servicios, enfocados a la familia y que forman parte de una estrategia multidisciplinar para el tratamiento de la parálisis cerebral, ayudan a establecer habilidades de paternidad efectivas y mejorar las interacciones entre el lactante y el cuidador. Los servicios pueden ofrecerse en el hogar o en un centro. Los padres reciben instrucciones en cuanto al manejo y al posicionamiento, así como información sobre técnicas de alimentación. Los fisioterapeutas, los terapeutas ocupacionales y los logopedas proporcionan la enseñanza. El objetivo es promover los patrones de movimiento normal para permitir que los niños pequeños con capacidades motoras limitadas exploren su entorno. Asimismo, las familias reciben apoyo psicosocial para mejorar sus capacidades de adaptación. Los programas de intervención temprana proporcionan servicios hasta que el niño cumple 3 años. En ese momento, si se siguen necesitando, las familias pueden ser derivadas a programas de educación preescolar para continuar con los servicios.

Cirugía ortopédica

El uso oportuno de los procedimientos ortopédicos mejora la función y evita o corrige deformaciones en niños con parálisis cerebral. Los afectados no suelen tener problemas ortopédicos al nacer, pero desarrollan deformaciones y limitaciones en la amplitud de movimiento debido a la presencia de desequilibrio muscular espástico y fuerzas deformantes. Antes de proceder a la cirugía, es esencial que se establezcan objetivos y expectativas claros, así como que se organice el manejo postoperatorio. Este último suele incluir fisioterapia para trabajar la amplitud de movimiento y el fortalecimiento, el entrenamiento de la marcha, y el uso de ortesis y aparatos de yeso para mantener la corrección quirúrgica.

Se han utilizado varios procedimientos neuroquirúrgicos en el tratamiento de la espasticidad. La rizotomía dorsal selectiva con radiculectomía de L2 a L5 seguida de fisioterapia intensiva ha tenido éxito en la disminución de la espasticidad. En niños que caminan, el análisis postoperatorio de la marcha ha mostrado un aumento en la longitud del paso y una mejoría en la amplitud de movimiento de la cadera y de la rodilla. En los niños que no caminan, la disminución de la espasticidad mediante la rizotomía dorsal selectiva ha facilitado a los cuidadores el manejo del paciente y mejorado el posicionamiento óptimo, con lo que se evitan las deformidades y las úlceras de decúbito.

El desequilibrio muscular asimétrico, la mala postura, los músculos espásticos y las contracciones articulares contribuyen al desarrollo de la curvatura de la columna vertebral. Deben realizarse radiografías seriadas en intervalos regulares de tiempo para controlar la columna. Las curvas hasta de 20° necesitan fisioterapia para estirar los músculos contraídos y una vigilancia cuidadosa. Las curvas de 20-40° hacen preciso el uso de ortesis espinal junto con los ejercicios de estiramiento y posición adecuada para retardar o controlar la velocidad de progresión de la curva espinal durante el crecimiento. Cuando la escoliosis es progresiva a pesar del uso adecuado de ortesis o cuando la curva es mayor de 40°, está indicada la cirugía. La progresión de la curvatura parece ser mayor en los niños que no caminan.

Los músculos espásticos de la cadera causan oblicuidad pélvica, disminución del equilibrio en sedestación y desviaciones en la marcha en niños que caminan. Las deformidades de las rodillas causan una postura encorvada cuando están de pie, lo que interfiere en la sedestación y en la marcha.

Las deformidades debidas al desequilibrio de los músculos espásticos de la pantorrilla provocan deformidad equina de los tobillos y marcha de puntillas. La cirugía correctora de las deformidades de las extremidades inferiores comprende el alargamiento de los músculos tensos, la transferencia de tendones, osteotomías o artrodesis en niños mayores. El manejo postoperatorio incluye la inmovilización en un aparato de yeso durante 6 a 8 semanas, seguida de ortesis y entrenamiento de la marcha, según la necesidad.

Las deformidades de las extremidades superiores son producidas por la presencia de desequilibrio dinámico muscular, espasticidad y contracturas. Los objetivos del tratamiento son mejorar la función y el aspecto físico. Antes de proceder a la cirugía, conviene realizar un bloqueo neuromuscular con toxina botulínica A de algunos músculos para evaluar el efecto. En el postoperatorio, son importantes la rehabilitación intensiva y el uso de aparatos de yeso, así como de férulas dinámicas. Entre los procedimientos que suelen emplearse se encuentran el alargamiento de los tendones de los codos y del tendón del pulgar, plastia en Z del primer espacio interdigital, y transferencia de tendones para mejorar la supinación y la extensión de la muñeca.

Tratamiento médico

Una parte integral del manejo de las discapacidades motoras incluye el tratamiento del tono muscular anormal. Existen muchas modalidades terapéuticas que incluyen calor y frío, biorretroalimentación y estimulación eléctrica funcional y terapéutica. Aunque los estudios han mostrado que estos abordajes son efectivos para disminuir la espasticidad, sus efectos son de corta duración y se dispone de pocos estudios validados.

Los **bloqueos intramusculares** con neurotoxina botulínica A reducen la espasticidad durante 3-6 meses cuando se administran en músculos espásticos selectos. Este tratamiento mejora la amplitud de movimiento y disminuye las deformidades, y se ha demostrado que es especialmente útil en el manejo de los músculos tríceps surales espásticos en la marcha de puntillas. Después del procedimiento es importante usar ortesis para mantener la amplitud de movimiento, así como continuar con la fisioterapia para mejorar la fuerza muscular y el control motor.

Los **medicamentos antiespásticos orales** que se usan con más frecuencia son las benzodiacepinas, la tizanidina, el dantroleno sódico y el baclofeno, los cuales disminuyen el tono muscular, aunque no necesariamente mejoran la función. Cuando se emplean en dosis altas en el tratamiento de la espasticidad moderada a intensa, provocan una serie de efectos secundarios que impiden su uso prolongado, como debilidad, fatiga y somnolencia.

Además, es posible administrar baclofeno mediante una bomba programable que se implanta quirúrgicamente en la pared abdominal anterior y se conecta con un catéter al conducto raquídeo (intratecal). Esta técnica mejora la función y reduce la espasticidad. Todavía no se ha establecido la eficacia a largo plazo en niños con parálisis cerebral. Entre las ventajas de este procedimiento se encuentra la fácil administración del medicamento directamente dentro del conducto raquídeo, con la posibilidad de usar dosis muy bajas para lograr los efectos deseados. Sus desventajas son el elevado coste del equipo y de los medicamentos, así como la posibilidad de que se produzcan una infección o fugas de líquido cefalorraquídeo (LCR) y de que se enrolle el catéter.

Los objetivos primarios de la intervención en la parálisis cerebral son maximizar las habilidades funcionales, favorecer la independencia y prevenir o minimizar las complicaciones. La evaluación periódica y la valoración del crecimiento físico y de la nutrición son esenciales, del mismo modo que son imperativos una adecuada escolarización en centros con aulas adaptadas para compensar la discapacidad y el apoyo para el ajuste emocional y social. El pediatra de Atención Primaria desempeña un importante papel en el control del acceso a servicios terapéuticos, de las remisiones a subespecialidades y de otras necesidades del niño y de su familia dentro de los servicios médicos.

TRASTORNOS DEL ESPECTRO AUTISTA

El espectro autista comprende un continuo de discapacidad con un déficit central de la socialización y de la comunicación y un repertorio conductual restringido. Es importante apreciar la amplia variación en el fenotipo conductual. Ha aumentado en gran medida la conciencia pública del espectro autista, lo que ha provocado un reconocimiento más temprano y una mayor disponibilidad de servicios de intervención. Es necesario que los pediatras se preparen para reconocer los signos tempranos del TEA y abordar las inquietudes de los padres acerca de la posibilidad de que su hijo presente esta entidad. La AAP recomienda realizar un cribado de rutina a todos los niños en busca de TEA en la revisión del niño sano a los 18 y a los 24 meses de vida (fig. 12-3). Además, ciertas "señales de alerta" deben hacer sospechar un TEA e iniciar una evaluación más profunda tan pronto como sea posible. Entre dichas señales de alerta se encuentran antecedentes familiares de TEA, retraso en la atención conjunta y la comunicación, y preocupación por parte de los padres en cuanto al logro de los hitos del desarrollo y/o habilidades sociales por su hijo. La campaña "Learn the Signs, Act Early", iniciada por los Centers for Disease Control and Prevention (CDC) (http://www.cdc.gov/ncbddd/autism/facts.html), ofrece recursos excelentes para el reconocimiento temprano del TEA.

Presentación

En ocasiones, los niños con espectro autista presentan el trastorno antes de desarrollar el lenguaje hablado con deterioro en la **atención conjunta**. Esta implica compartir el interés en un objeto o suceso mediante medios no verbales, como seguimiento de la mirada o señalar con el dedo, y debe ser evidente al final del primer año. El TEA también puede estar presente cuando el niño empieza a caminar o en la edad preescolar, con antecedentes de conducta difícil de manejar y/o retraso del desarrollo del lenguaje y del habla. Existen muchas descripciones, a menudo retrospectivas, de lejanía o placidez inusual durante la lactancia. Cuando empiezan a caminar, los niños autistas parecen inusualmente independientes. Tal vez insistan en seguir rutinas, se resistan a la transición y sean muy sensibles a los estímulos sensitivos. Cerca de una tercera parte de los padres refieren que las habilidades sociales y del lenguaje de su hijo parecían normales y que después se produjo una regresión entre los 18 y los 24 meses de vida. Este fenómeno de regresión autista se está investigando en la actualidad.

 Dato relevante: Los niños que se encuentran dentro del espectro autista presentan el trastorno antes de que desarrollen el lenguaje hablado con deterioro en la atención conjunta.

Prevalencia

Los TEA son frecuentes. Hace poco, el National Center on Birth Defects and Developmental Disabilities (NCBDDD) de los CDC informó que la prevalencia de los TEA parece ser de 1/110 niños. Más recientemente, Kogan *et al.* informaron de que el punto de prevalencia de los TEA es cercano a 1/91 niños.

Diagnóstico

Los criterios diagnósticos se definieron en la cuarta edición del DSM-IV-TR, de la American Psychiatric Association. El DSM-IV-TR califica este espectro como **trastornos generalizados del desarrollo** (TGD) y define los criterios diagnósticos en tres dominios (tabla 12-10). El trastorno autista representa el extremo grave del espectro de TGD. Otros TGD son síndrome de Asperger, síndrome de Rett, trastorno desintegrador de la niñez y TGD no especificado, los cuales comprenden combinaciones diversas de los criterios diagnósticos (v. "Diagnóstico diferencial" a continuación).

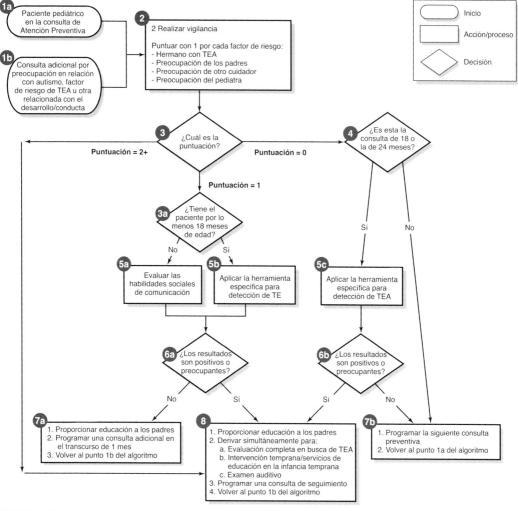

FIGURA 12-3. Algoritmo para el cribado y la evaluación del trastorno del espectro autista (TEA). Reproducido con autorización de *Pediatrics*, Johnson CP. et al, 120(5):1196, 2007.

El diagnóstico de TEA lo hace mejor un equipo multidisciplinar. Entre los miembros del mismo se encuentran médicos especialistas (p. ej., pediatras del desarrollo/conducta, neurólogos pediatras, psiquiatras infantiles), psicólogos, logopedas, terapeutas ocupacionales y educadores especiales. A menudo se utilizan instrumentos como el *Autism Diagnostic Observation Schedule* (ADOS) (http://portal.wpspublish.com/) o la *Childhood Autism Rating Scale* (CARS) (http://psychcorp.pearsonassessments.com) para proporcionar valoraciones más objetivas.

Con frecuencia la inteligencia de los niños autistas se encuentra dentro del rango de deficiencia intelectual. Sin embargo, los déficits del lenguaje y social característicos a los TEA hacen que sea difícil obtener un cálculo exacto del potencial intelectual de la persona mediante las pruebas psicológicas estandarizadas. El nivel cognitivo subyacente contribuye de manera significativa al fenotipo conductual. Las personas autistas tienen perfiles cognitivos heterogéneos. Algunos niños autistas con mayor funcionamiento muestran capacidades o talentos inusuales, reúnen información sobre temas oscuros o tienen memorias más agudas de lo normal. En ocasiones, las personas con DI grave a profunda son etiquetadas como autistas cuando, en realidad, su lejanía se debe a su deterioro cognitivo.

El **trastorno autista** implica un grave deterioro en la interacción social recíproca. La conciencia de existencia, los pensamientos o los sentimientos hacia los demás están muy deteriorados. Los niños parecen estar "en su propio mundo" y muestran poco o ningún interés por las relaciones sociales. Tal vez no busquen compartir experiencias placenteras ni dolorosas. Cuando se producen, las muestras de afecto parecen fuera de lugar. El contacto visual está limitado pero no necesariamente ausente.

La comunicación está deteriorada de manera importante, con ausencia total de lenguaje hablado o uso atípico del mismo. La comprensión está afectada también gravemente. Los niños autistas no son capaces de seguir instrucciones verbales

TABLA 12-10

Criterios diagnósticos para trastorno autista

Un total de seis artículos (o más) del (1), (2) y (3), con por lo menos dos del (1) y uno de cada uno del (2) y (3):

1. Deterioro cualitativo en la interacción social, manifestada al menos por dos de los siguientes:

   a. Deterioro marcado en el uso de conductas no verbales múltiples, como contacto visual, expresión facial, posturas corporales y gestos para regular la interacción social
   b. Ausencia de desarrollo de relaciones adecuadas con los pares para el nivel de desarrollo
   c. Falta de búsqueda espontánea para compartir alegrías, intereses o logros con otras personas (p. ej., no muestran, no traen ni señalan objetos de interés)
   d. Falta de reciprocidad emocional social

2. Deterioro cualitativo de la comunicación manifestado por al menos uno de los siguientes:

   a. Retraso o carencia total del desarrollo del lenguaje hablado (que no se acompaña de un intento de compensar a través de modos alternativos de comunicación, como gestos o mímica)
   b. En las personas con lenguaje adecuado, importante deterioro de la capacidad de iniciar o continuar una conversasión con otros
   c. Uso del lenguaje estereotipado y repetitivo o idiosincrásico
   d. Falta de juego imaginario variado y espontáneo o de imitación social adecuado para el nivel de desarrollo

3. Patrones de conducta, intereses y actividades restringidos, repetitivos y estereotipados, manifestados por al menos uno de los siguientes:

   a. Preocupación por uno o más patrones de interés estereotipados y restringidos anormales, ya sea en intensidad o en el foco
   b. Adherencia aparentemente inflexible a rutinas o rituales no funcionales específicos
   c. Manierismos motores estereotipados y repetitivos (p. ej., agitar o retorcer la mano o el dedo, movimientos complejos de todo el cuerpo)
   d. Preocupación persistente con partes de objetos

Retrasos o funcionamiento anormal en al menos una de las siguientes áreas, con inicio antes de los 3 años de edad: 1) interacción social; 2) lenguaje utilizado en la comunicación social, o 3) juego simbólico o imaginativo

No se explica mejor por el trastorno de Rett o trastorno desintegrador de la niñez

Tomado de American Psychiatric Association: *Diagnostic and Statistical Manual of Mental Disorders*, Fourth Edition. Washington, DC, American Psychiatric Association, 1994.

---

sencillas. Los niños tal vez comuniquen sus deseos tomando la mano de su cuidador y apuntando al objeto. Aquellos que no hablan presentan un deterioro de las reglas sociales del lenguaje **pragmático**, lo cual compromete o impide la capacidad de entablar una conversación. El lenguaje suele ser idiosincrásico, consistente en balbuceos de entonación y velocidad o ritmo anormal. La **ecolalia,** la repetición inmediata de lo que se ha escuchado o se escuchó en el pasado, suele ser prominente. Los niños autistas repiten los anuncios de la televisión o sus canciones favoritas o parecen recitar monólogos o guiones. El juego carece de simbolismo y suele ser repetitivo y carente de imaginación.

En ocasiones, los niños autistas muestran patrones atípicos de conducta, intereses y actividades, así como un apego intenso a un objeto particular, como un trozo de hilo o una página de una revista. Se observa una insistencia en las rutinas o en rituales. Realizan una gran variedad de conductas autoestimulantes, como mecerse en una posición, dar vueltas en círculos o aletear con las manos. La interrupción de estos patrones de conducta suele provocar una intensa angustia. Con frecuencia se observan berrinches, hiperactividad, conductas autodestructoras, agresión y destructividad.

Fisiopatología

No se conoce la causa del autismo. La etiología es evidente sólo en el 10-20% de los casos. Se han implicado síndromes como el de cromosoma X frágil o la esclerosis tuberosa, si bien no se ha encontrado una clara relación. Es evidente que está implicada la genética; el 80-90% de los gemelos monocigóticos (idénticos) pero sólo el 10% de los dicigóticos (fraternos) o hermanos tienen diagnóstico en el mismo espectro. Se cree que los TEA implican múltiples genes y factores epigenéticos (cambios en la expresión del gen que se producen sin cambios en la secuencia del ADN). Es posible que el entorno también afecte a la expresión del fenotipo; sin embargo, algunas teorías difundidas por los medios de comunicación masiva no cuentan con evidencia científica que permita implicar factores como vacunas, exposiciones tóxicas o la dieta.

Evaluación médica

Historia clínica

La evaluación completa de los niños con sospecha de TEA debe incluir antecedentes patológicos y de desarrollo/conductuales. Las recomendaciones actuales indican que los antecedentes familiares incluyan información de al menos tres generaciones.

Exploración física

Los estudios de laboratorio están indicados cuando se sospecha un trastorno etiológico particular en función de la historia clínica o la exploración física. Los resultados de una evaluación etiológica aumentan cuando el TEA está relacionado con DI, y el estudio diagnóstico debe seguir las directrices analizadas en el contexto de la DI, antes descrita. Gracias a los recientes avances en tecnología genética, es de esperar que se obtengan mejores resultados diagnósticos, lo que ha llevado a muchos expertos a indicar una remisión en la evaluación genética en todas las personas con TEA. Se remite al lector a las directrices de la práctica clínica publicadas recientemente por el American College of Medical Genetics (v. Schaefer y Mendelsohn en "Lecturas recomendadas") para obtener información sobre la evaluación genética clínica en busca de la etiología del TEA.

Diagnóstico diferencial

El trastorno autista debe diferenciarse de otros incluidos dentro del espectro de TGD. El **síndrome de Asperger** se caracteriza por una socialización deteriorada sin retraso del desarrollo del lenguaje o retraso cognitivo significativo. En la actualidad se sabe que el **síndrome de Rett** es provocado por una mutación en el gen *MECP2* en el cromosoma X. Originalmente, se describió como un trastorno que sólo afectaba a las mujeres, quienes manifiestan retraso cognitivo grave después de un período de desarrollo aparentemente normal, con crecimiento cerebral lento y manierismos en las manos. La misma mutación se identificó en los varones; sin embargo, con frecuencia es letal *in utero* o en la infancia temprana. El **trastorno desintegrador de la infancia** comprende una profunda regresión cognitiva y social en niños que se desarrollaban con normalidad en los primeros 2 años de vida. El **TGD no especificado** es la terminología diagnóstica reservada para aquellas personas que manifiestan al menos dos criterios diagnósticos del espectro del TGD, aunque no los de trastornos específicos.

Manejo

No existe cura para el autismo. La intervención más efectiva es la educación individualizada orientada a promover la comunicación y la socialización, al mismo tiempo que busca minimizar las conductas negativas. Los programas que utilizan el **análisis conductual aplicado** (**ABA,** del inglés *applied behavioral analysis*) comprenden instrucción individual intensiva en un ámbito altamente estructurado. Otras intervenciones, como la **diferencia individual del desarrollo basada en la relación** (**DIR,** del inglés *developmental, individual difference, relationship-based*, también conocido como "tiempo de suelo") o el **tratamiento y la educación de niños autistas con limitaciones de comunicación relacionadas** (**TEACCH,** del inglés *treatment and education of autistic and related communication-handicapped children*), han probado ser efectivas. Los medicamentos psicotrópicos son útiles para lograr el control conductual.

En general, el pronóstico para las personas con TEA está determinado por el potencial cognitivo subyacente, el grado de deterioro de la comunicación y el perfil conductual relacionado. El funcionamiento final del autismo varía desde falta completa de habilidades de la comunicación y dependencia de otros, hasta vida independiente y logro de grados educativos avanzados.

Con frecuencia, a los padres de niños autistas se les dan pocas y falsas esperanzas prometiéndoles que con intervenciones no convencionales a partir de estudios inadecuados, las cuales suelen ser intensivas y caras, es posible alcanzar resultados drásticos. Es responsabilidad del pediatra ayudar a los padres a obtener información e interpretar de manera objetiva lo que se sabe acerca de las terapias no ortodoxas más novedosas. Al igual que con la DI y otras discapacidades del desarrollo, el pediatra debe servir como fuente de información y apoyo, guiando a las familias en el acceso a los servicios, controlando el progreso de sus niños y anticipando las necesidades de las familias.

DISCAPACIDADES DE APRENDIZAJE

Las discapacidades de aprendizaje se refieren a una amplia variedad de trastornos que causan dificultades en el logro académico mucho más allá de lo esperado para el nivel de funcionamiento intelectual del individuo. El National Joint Commitee on Learning Disabilities las define como un grupo heterogéneo de trastornos que se manifiestan por dificultad importante en la adquisición y uso de las capacidades de escucha, habla, lectura, escritura, razonamiento o habilidades matemáticas o sociales. Estos trastornos son intrínsecos del individuo. Se presume que se deben a una disfunción del SNC y es posible que se produzcan a los largo de la vida. Asimismo, las discapacidades de aprendizaje pueden dar lugar a problemas en las conductas autorreguladoras, y en la percepción y en la interacción sociales, pero en sí mismas no constituyen una discapacidad del aprendizaje. Aunque las discapacidades del aprendizaje suelen presentarse asociadas a otros trastornos incapacitantes (p. ej., deterioro sensitivo, DI, trastorno emocional grave) con influencias extrínsecas (p. ej., diferencias culturales, instrucción insuficiente o inadecuada), no son el resultados de estas enfermedades o de sus efectos.

Se calcula que las discapacidades de aprendizaje afectan al 2-10% de los niños y adultos, con una proporción varón: mujer cercana a 4:1. La prevalencia varía en función de la definición precisa de discapacidad. Entre los problemas relacionados se encuentran la lesión perinatal, trastornos neurológicos y enfermedades crónicas o predisposición genética, aunque a menudo es imposible encontrar la causa para una discapacidad de aprendizaje particular. Cuando un niño no parece cumplir con su potencial académico, deben considerarse factores estresantes psicosociales y trastornos emocionales subyacentes, como depresión y ansiedad.

Evaluación clínica y estudios de laboratorio

Historia clínica

A menudo, los niños con discapacidades de aprendizaje presentan dificultades del aprendizaje de la lectura. Muchos tienen dificultad para asociar los símbolos de las letras con los sonidos y juntar los sonidos en palabras. Estas dificultades con la **consciencia fonémica,** que con frecuencia se observa en los niños con antecedentes de retrasos del lenguaje, se denominan **discapacidades de aprendizaje basadas en el lenguaje.** Una vez que los niños han dominado los sonidos básicos, las discapacidades de aprendizaje basadas en el lenguaje afectan la comprensión de lo que los niños acaban de leer. Otros tienen dificultad para reconocer los símbolos o decodificar visualmente las palabras escritas. Tales **discapacidades del aprendizaje basadas en lo perceptual o no verbal** también tienen implicaciones profundas en los logros académicos. Asimismo, los problemas de aprendizaje son provocados por dificultades relacionadas con la memoria o la atención. La falta de atención relacionada con el trastorno de déficit de atención e hiperactividad (TDAH) suele ser una causa primaria de fracaso académico o bien puede ser secundaria a la incapacidad del estudiante de procesar la información presentada en el aula.

Los niños con discapacidades de aprendizaje resultan desconcertantes para sus padres y maestros. Son niños listos que tienen problemas con el aprendizaje, que parecen competentes en otros aspectos de la vida; sin embargo, sus logros académicos son pobres. Sus padres concluyen que no están trabajando todo lo que pueden (es decir, creen que son holgazanes). Tales niños son inquietos, sueñan despiertos o se portan mal debido a su prolongada dificultad para seguir el ritmo en clase. Por ello empiezan a sentirse "malos" o "tontos", o se les etiqueta como tal. La autoestima negativa está relacionada de forma inevitable con las discapacidades del aprendizaje.

Exploración física

Debe realizarse una exploración física para descartar la presencia de enfermedades crónicas que pudieran predisponer al niño a tener problemas con la atención o una incapacidad de prestar atención en el aula. Debe hacerse un cribado auditivo y visual y una exploración neurológica completos. Los episodios en los que se refiere que se quedan con la mirada fija deben considerarse como posibles ataques de ausencia.

Estudios de laboratorio

Como en el caso de otras discapacidades del desarrollo, no está indicado realizar ningún estudio de laboratorio de rutina. Las pruebas deben ordenarse sólo para confirmar o descartar una sospecha clínica de algún trastorno que estuviera contribuyendo al problema.

Manejo

Es necesaria una valoración multidisciplinaria cuidadosa para diagnosticar una discapacidad de aprendizaje. Una evaluación psicológica estandarizada documenta, en primer lugar, el potencial cognitivo. Es necesario distinguir a los niños con discapacidades de aprendizaje de los que presentan un "aprendizaje lento" (aquellos cuya inteligencia se encuentra dentro del rango limítrofe; CI con una desviación estándar por debajo de la media). Aunque el ritmo de aprendizaje de los niños con CI limítrofe es un poco lento, no se identifica una sola área de déficit, como lenguaje, memoria o habilidades de percepción. La evaluación educativa debe señalar con precisión las áreas de fortaleza y las de debilidad, estrategias académicas y áreas que necesitan atención. Deben considerarse los componentes adicionales de la evaluación, tales como el habla y el lenguaje, la terapia ocupacional y valoraciones psicosociales según el problema de cada paciente. La evaluación multidisciplinar da como resultado la formulación de un plan educativo individual (PEI), el cual establece los objetivos individuales y la implementación de estrategias. Según la ley, los padres tienen derecho a participar plenamente en la planificación educativa de sus hijos.

Aunque el pediatra no desempeña un papel importante en el diagnóstico y manejo de las discapacidades de aprendizaje, los padres frustrados por el mal desempeño de sus hijos en la escuela suelen consultar al médico. Erróneamente, los progenitores atribuyen el fracaso escolar a problemas de conducta o a factores que perciben, como el bajo control del niño. Sugerir la posibilidad de que exista una discapacidad de aprendizaje es el primer paso en el apoyo para realizar una adecuada evaluación y asegurar los servicios que ayudarán al niño a aprender.

PAPEL DEL PEDIATRA EN LA ATENCIÓN DE LOS NIÑOS CON DISCAPACIDADES

El pediatra se encuentra en una posición que le permite servir como consejero y defensor de los niños con discapacidad del desarrollo y de sus familias dentro del contexto de los **servicios médicos.** Al principio, el pediatra debe ayudar a la familia a tener acceso a una evaluación adecuada del niño y ha de proporcionar apoyo e información conforme la familia sigue un proceso que a menudo es aterrador y complicado. Existe una amplia evidencia de que los niños con discapacidades y sus familias tienen mejores desenlaces clínicos cuando las discapacidades de desarrollo son identificadas y tratadas precozmente. Por ello, el pediatra necesita identificar los retrasos tan pronto como sea posible, controlar la evaluación médica/diagnóstica necesaria y seguir al niño para asegurar que siguen activos los servicios adecuados.

Las leyes educativas federales obligatorias para los niños con discapacidades empezaron en 1975 con la aprobación de PL 94-142, la *Education for All Handicapped Children's Act*, a la que en 1990 se le dio el nuevo nombre de *Individual with Disabilities Education Act* (IDEA) (http://www.idea.ed.gov). Esta legislación obliga a proporcionar servicios de "intervención temprana" con un enfoque familiar para los niños de 0 a 3 años que manifiesten o estén en riesgo de manifestar una significativa discapacidad de desarrollo (Parte C), así como educación pública adecuada y gratuita en un entorno que sea lo menos restrictivo posible para todos aquellos de 3 a 21 años (Parte B). Dada su posición, el pediatra se encuentra en situación de informar a los padres sobre estos derechos y debe permanecer disponible para dar consejo y apoyo una vez que se confirmó una discapacidad y se ha tenido acceso a los servicios de intervención. Una vez que el paciente accede a éstos, la vigilancia continua del progreso y la colaboración con otros miembros del equipo multidisciplinar de tratamiento aseguran que el niño tenga la mayor probabilidad de desarrollar su máximo potencial.

LECTURAS RECOMENDADAS

Abbott R, Johann-Murphy M, Shiminsky-Maher T, et al: Selective dorsal rhizotomy: Outcome and complications in treating spastic cerebral palsy. *Neurosurgery* 33:851, 1993.

Albright AL: Intrathecal baclofen in cerebral palsy movement disorders. *J Child Neurol* 11:529, 1996.

American Academy of Pediatrics, Joint Committee on Infant Hearing: Year 2007 position statement: Principles and guidelines for early hearing detection and intervention programs. *Pediatrics* 120(4):898–921, 2007.

American Psychiatric Association: *Diagnostic and Statistical Manual of Mental Disorders*, 4th ed. (text revision). Washington, DC: American Psychiatric Press, 2000.

Council on Children with Disabilities, Section on Developmental Behavioral Pediatrics, Bright Futures Steering Committee and the Medical Home Initiatives for Children with Special Health Care Needs Project Advisory Committee. Identifying infants and young children with developmental disorders in the medical home, an algorithm for developmental surveillance and screening. *Pediatrics* 118:405–420, 2006.

Engsburg JR, Ross SA, Collins DR, et al: Effect of selective dorsal rhizotomy in the treatment of children with cerebral palsy. J *Neurosurg* 105(Suppl 1):8–15, 2006.

Goldstein EM: Spasticity management: An overview. *J Child Neurol* 16(1):16–23, 2001.

Individuals with Disabilities Education Act: http://www.idea.ed.gov

Johnson CP, Myers S, and the Council on Children with Disabilities: Identification and evaluation of children with autism spectrum disorders. *Pediatrics* 120(5):1183–1215, 2007.

Karol LA: Surgical management of the lower extremity in ambulatory children with cerebral palsy. *J Am Acad Orthop Surg* 12(3):196–203, 2004.

Kogan MD, Blumberg SJ, Schieve LA, et al: Prevalence of parent-reported diagnosis of autism spectrum disorder among children in the US, 2007. *Pediatrics* 124(5):1395–1403, 2009.

Korman LA, Mooney JF, Smith BP, et al: Management of spasticity in cerebral palsy with botulinum A toxin. *J Pediatr Orthop* 14:299–303:1994.

Luckasson R, et al: *Mental Retardation: Definition, Classification and Systems of Supports.* 10th ed. Washington, DC: American Association on Mental Retardation, 2002.

Mathew DJ, Stempien LM: Orthopedic management of the disabled child. In *Basic Clinical Rehabilitation Medicine.* Edited by Sinaki M. St. Louis: Mosby, 1993.

Miller F, Bachrach SJ: *Cerebral Palsy. A Complete Guide to Caregiving.* Baltimore, MD: Johns Hopkins University Press, 1995.

Moeschler J, Shevell M, and the Committee on Genetics: Clinical genetic evaluation of the child with mental retardation or developmental delays. *Pediatrics* 117(6):2304–2316, 2006.

Morris C: A review of the efficacy of lower-limb orthoses used for cerebral palsy. *Dev Med Child Neurol* 44(3):205–211, 2002.

Myers S, Johnson CP, and the Council on Children with Disabilities: Management of children with autism spectrum disorders. *Pediatrics* 120(5):1162–1182, 2007.

National Center for Birth Defects and Developmental Disabilities, Centers for Disease Control: *Learn the Signs, Act Early.* http://www.cdc.gov/ncbddd/autism/facts.html

Palisano R, Rosenbaum P, Walters S, et al: Development and reliability of a system to classify gross motor function in children with cerebral palsy. *Dev Med Child Neurol* 39(4):214–223, 1997.

Schaefer GB, Mendelsohn, NJ: Genetics evaluation for the etiologic diagnosis of autism spectrum. disorders. *Genet Med* 10(4):301–305, 2008.

Simpson DM, Gracies JM, Graham HK, et al: Assessment: Botulinim neurotoxin for the treatment of spasticity (an evidence-based review): Report of the Therapeutics and Technology Assessment Subcommittee of the American Academy of Neurology. *Neurology* 70(19):1691–1698, 2008.

Woo R: Spasticity: Orthopedic perspective. *J Child Neurol* 16(1):47–53, 2001.

13

Cardiología

Daniel Bernstein

CARDIOPATÍA CONGÉNITA

Los defectos congénitos estructurales son la causa más frecuente de morbilidad y mortalidad cardiovascular en los niños, a diferencia de los adultos, en quienes las enfermedades del miocardio (p. ej., miocardiopatía isquémica secundaria a ateroesclerosis coronaria) constituyen la mayor parte de la práctica de cardiología clínica. Otras causas importantes de enfermedad cardiovascular en los niños son disfunción cardiovascular asociada a enfermedad sistémica, arritmia y cardiopatía adquirida. La cardiopatía congénita se presenta en 8/1.000 recién nacidos; el 50% de éstas son de suficiente gravedad como para justificar cateterismo cardíaco o cirugía en el primer año de vida.

Fisiopatología

No todas las lesiones congénitas se presentan con síntomas desde el nacimiento. Para comprender la presentación clínica y la fisiopatología de las lesiones congénitas del corazón, es importante conocer las adaptaciones cardiovasculares durante la transición desde la vida fetal a la extrauterina.

La **circulación fetal** coloca a los ventrículos derecho e izquierdo en un circuito paralelo en oposición al circuito en serie del recién nacido o del adulto (v. fig. 13-1). En el feto la placenta proporciona el intercambio de gases y metabolitos. Tres estructuras son importantes en el mantenimiento de este circuito paralelo: el **conducto arterial**, el **agujero oval** y el **conducto venoso**. El retorno venoso que proviene de la parte superior del cuerpo entra en la aurícula derecha, el ventrículo derecho y luego sale del corazón a través de la arteria pulmonar (v. fig. 13-1A). Sólo el 3-5% del flujo de salida del ventrículo derecho entra en los pulmones. Debido a que no hay intercambio gaseoso en los pulmones, la circulación pulmonar presenta vasoconstricción. En vez de ello, la mayor parte de la sangre del ventrículo derecho suministra a la aorta descendente a través del conducto arterial (cortocircuito de derecha a izquierda en el feto). El 40% del gasto cardíaco fetal va a la placenta a través de las dos arterias umbilicales. La sangre oxigenada proveniente de la placenta regresa al feto a través de la vena umbilical y entra a la vena cava inferior a través del conducto venoso. Esta sangre rica en oxígeno se canaliza de manera selectiva hacia la aurícula izquierda a través de la válvula de Eustaquio, localizada en la unión de la vena cava inferior y la aurícula derecha, y por el colgajo del agujero oval. Esta sangre atraviesa la válvula mitral, entra en el ventrículo izquierdo y es expulsada hacia la aorta ascendente.

Al nacer, la expansión mecánica de los pulmones combinada con el aumento de la PO_2 arterial disminuye la resistencia vascular pulmonar drásticamente. El flujo de salida del ventrículo derecho ahora fluye por completo hacia la circulación pulmonar de baja resistencia (v. fig. 13-1B). Debido a que la resistencia vascular pulmonar es ahora menor que la sistémica, el cortocircuito a través del conducto arterial se revierte (derivación de izquierda a derecha en el recién nacido).

A lo largo de varios días, la PO_2 arterial elevada constriñe el conducto arterial. El aumento en el flujo sanguíneo pulmonar que regresa a la aurícula izquierda aumenta el volumen y la presión de ésta lo suficiente como para que se cierre funcionalmente el agujero oval. Al quitar la placenta de la circulación también se produce el cierre del conducto venoso. Con ello, pasados unos días, se completa una transición casi total de una circulación en paralelo (fetal) a una en serie (adulto). Cuando se superponen defectos cardíacos congénitos estructurales sobre estos drásticos cambios fisiológicos, a menudo se impide esta transición suave y aumenta la carga sobre el miocardio del recién nacido. Por último, debido a que el conducto arterial y el agujero oval no se cierran por completo al nacer, en ocasiones permanecen abiertos en ciertas lesiones cardíacas congénitas. Estas estructuras proporcionan una vía salvavidas para que la sangre evite el paso por el defecto congénito (p. ej., en casos de atresia pulmonar, coartación de la aorta o transposición de los grandes vasos) o no exista un esfuerzo adicional de la circulación (conducto arterial persistente [CAP] o circulación fetal persistente relacionada con hipertensión pulmonar).

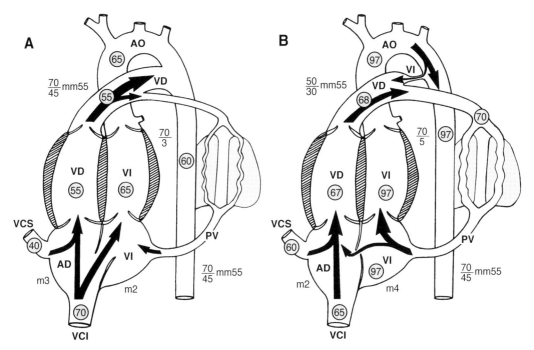

FIGURA 13-1. Transición de la circulación fetal a la del recién nacido. (**A**) Circulación fetal y (**B**) circulación posnatal temprana. Los números dentro de un círculo representan la saturación de oxígeno; los números sin círculo, las presiones de las diferentes cámaras y vasos. Por cortesía del Dr. Abraham M. Rudolph, University of California, San Francisco.

Evaluación clínica y estudios de laboratorio

Historia clínica

La historia clínica cardíaca siempre debe iniciarse con una cuidadosa revisión del embarazo, que incluye la exposición a posibles teratógenos, así como los antecedentes maternos de infección o diabetes gestacional, que pueden causar miocardiopatía hipertrófica (MCH). Una revisión del período perinatal debe orientarse a la calificación de la prueba de Apgar, a la presencia de cianosis o a la dificultad respiratoria y premadurez. Si se presentaron síntomas cardíacos en la infancia, es necesario interrogar acerca de cuándo empezaron, ya que el momento de inicio proporciona una clave sobre el trastorno cardíaco específico.

Los síntomas de insuficiencia cardíaca congestiva son específicos para la edad. En los lactantes es frecuente la **dificultad para la alimentación**; ésta representa un esfuerzo significativo para los lactantes con lesiones cardíacas congénitas. Estos problemas se manifiestan como quedarse dormido en mitad de la alimentación, diaforesis mientras come o reflujo gastroesofágico frecuente. Otros síntomas y signos son respiración rápida, aleteo nasal, edema periorbital o de los flancos, irritabilidad y retracciones. A menudo la cianosis no es percibida por los padres, en especial en los recién nacidos, a menos que sea muy intensa.

En los niños más grandes, las etapas tempranas de la insuficiencia cardíaca congestiva se manifiestan con dificultad para seguir el ritmo de los compañeros durante las actividades físicas, necesidad de una siesta cuando regresa a casa de la escuela y poco crecimiento. En los niños mayores y adolescentes, síntomas de anorexia, náuseas y dolor abdominal son a menudo más frecuentes que la dificultad respiratoria. Otros signos frecuentes son un aumento de peso inusual y edema maleolar.

 Dato relevante: La molestia abdominal es uno de los síntomas más frecuentes de la insuficiencia cardíaca congestiva en niños mayores y adolescentes; la intolerancia a la alimentación es uno de los más habituales en los lactantes.

Exploración física

EVALUACIÓN GENERAL. La exploración cardíaca completa empieza antes de que el médico toque al paciente. Un examinador novato prestará especial atención, pero indebidamente, a los soplos cardíacos; sin embargo, la evaluación de la importancia del soplo se realiza mejor en el contexto del resto de la exploración física. A menudo signos como la calidad de los pulsos, la presencia o ausencia de retraso del crecimiento, el desdoblamiento del segundo ruido cardíaco o la presencia de pulsación ventricular visible permiten al médico establecer un diagnóstico cardíaco específico. Con la práctica, el examinador no sólo será capaz de hacer el diagnóstico de una lesión cardíaca específica, sino también de su gravedad (p. ej., el tamaño de la comunicación interventricular [CIV] o la gravedad de la estenosis aórtica).

La exploración debe empezar con una evaluación general del paciente, con atención particular a la presencia de **cianosis, anomalías de crecimiento y desarrollo** (que incluye la circunferencia cefálica en los lactantes), **constantes vitales** (incluida la presión arterial de las extremidades superiores e inferiores), **calidad de perfusión periférica** y la evidencia de **dificultad respiratoria**. La cianosis suele detectarse mejor con el examen de los lechos ungueales, la lengua y las mucosas (**cianosis central**). A menudo se diagnostica incorrectamente cianosis en lactantes menores porque el color de las manos o de los pies cambia con el frío (**acrocianosis**).

Es necesaria proceder a la exploración del tórax en busca de igualdad en los ruidos respiratorios y ausencia de **sonidos adventicios** o **estertores** que pudieran indicar la presencia de edema pulmonar. Muchos lactantes y niños pequeños presentan **sibilancias**, más que estertores, como signo de edema pulmonar, por lo que, en un principio, a menudo son erróneamente diagnosticados de bronquiolitis o asma. La etiología cardíaca se revela cuando una radiografía de tórax muestra cardiomegalia.

Conviene observar la presencia y el grado de **hepatoesplenomegalia**, aunque en los lactantes y niños pequeños la exploración abdominal se hace después de auscultar el tórax (por razones obvias). En las regiones declives el **edema** resulta evidente: en los lactantes en la región periorbital y en los flancos; en los niños mayores, en el abdomen y en las extremidades inferiores.

Es necesario palpar los **pulsos periféricos** en todas las extremidades, palpando simultáneamente los pulsos radial y femoral. Lo normal es que el femoral se produzca inmediatamente antes que el radial. Sin embargo, en los niños con **coartación de la aorta**, el flujo sanguíneo a la aorta descendente se deriva sobre todo a través de vasos colaterales. Esto provoca que el pulso femoral se retrase hasta después del radial, lo que se conoce como **retraso radial-femoral**. Este es un indicador muy sensible de la presencia de coartación.

La calidad de los pulsos ofrece también información importante sobre la gravedad de las lesiones congénitas del corazón. Por ejemplo, conforme la estenosis aórtica se vuelve más grave, tanto la amplitud como la velocidad de aumento del pulso disminuyen. Los pulsos se debilitan también en los pacientes con disfunción ventricular izquierda, como en la miocardiopatía dilatada (MCD) o en cualquier trastorno que provoque un gasto cardíaco disminuido. Los pulsos irregulares son un signo de arritmia.

EXPLORACIÓN CARDÍACA. La exploración cardíaca comprende tres componentes: inspección, palpación y auscultación. Se inicia con la inspección visual de la región precordial en busca de evidencia de algún abultamiento esternal o precordial izquierdo que indique crecimiento crónico ventricular derecho o izquierdo. Esto a menudo se logra colocándose de pie junto a la mesa de exploración, con el paciente en decúbito supino. En los niños, el **punto de pulso máximo** suele visualizarse directamente.

El siguiente paso en la evaluación cardíaca es la palpación de la región precordial en busca de **frémito o del sitio e intensidad del choque de la punta.** Un pulso aumentado debajo del esternón o a lo largo del borde esternal izquierdo suele asociarse a hipertrofia o a crecimiento ventricular derecho, mientras que el crecimiento ventricular izquierdo se manifiesta con un aumento y desplazamiento lateral del pulso máximo de la punta. A continuación se lleva a cabo la palpación de la región precordial en busca de frémitos. En el borde esternal inferior izquierdo éstos suelen relacionarse con una CIV; los que se encuentran en el borde esternal superior izquierdo, a estenosis del trayecto de flujo de salida de la pulmonar, y los del borde esternal superior derecho, a estenosis del trayecto del flujo de salida aórtico. Además, también debe palparse la escotadura supraesternal en busca de frémitos. Debido a que el arco aórtico se encuentra directamente detrás de la escotadura, la presencia de un frémito en esta localización detecta incluso grados leves de estenosis del trayecto de flujo de salida ventricular izquierdo (p. ej., válvula aórtica bicúspide). Aunque la palpación de un frémito carotídeo es útil en niños mayores, esta exploración es difícil en lactantes.

Sólo después de haber examinado los elementos previos, el médico debe empezar explorar los ruidos cardíacos en busca de soplos. Es útil calentar el estetoscopio brevemente frotándolo entre las manos, en especial cuando se examina a lactantes.

En primer lugar, el examinador debe examinar la auscultación de los ruidos cardíacos. El **primer ruido cardíaco** (R_1), que en algunos niños suele estar desdoblado, se ausculta mejor en el borde esternal inferior izquierdo o ápex. El primer ruido cardíaco está apagado en trastornos que provocan una disminución de la elasticidad del ventrículo izquierdo, como en la **estenosis aórtica** moderada a grave o en las **miocardiopatías.**

El **segundo ruido cardíaco** (R_2) se escucha mejor en los bordes esternales superiores derecho e izquierdo. Normalmente se desdobla de manera fisiológica en los componentes aórtico y pulmonar, y este último varía con la respiración (v. fig. 13-2). Con la inspiración se produce una disminución de la presión intratorácica y un aumento en el retorno de sangre a la aurícula derecha. Asimismo, se da una ligera reducción concomitante en el retorno venoso pulmonar a la aurícula izquierda. Posteriormente, el incremento del volumen del flujo de sangre a través del trayecto de flujo de salida ventricular derecho provoca el cierre de la válvula de la pulmonar en el ciclo cardíaco, lo cual se escucha como un aumento en el desdoblamiento del R_2.

La calidad del R_2 es bastante importante en el diagnóstico de la cardiopatía congénita. Un segundo ruido único indica la ausencia o presencia de estenosis grave de una de las válvulas semilunares (**estenosis o atresia aórtica o pul-**

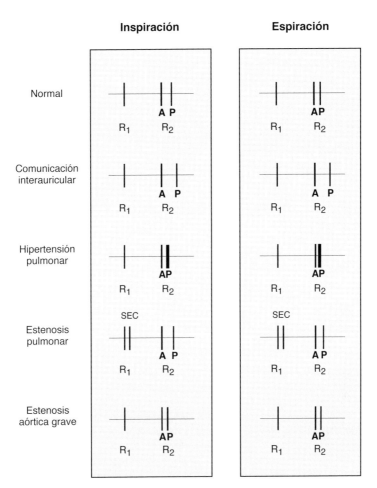

FIGURA 13-2. Variación de los ruidos cardíacos con la respiración. R_1, primer ruido cardíaco debido al cierre de las válvulas mitral y tricúspide; R_2, segundo ruido cardíaco debido al cierre de las válvulas aórtica (*A*) y pulmonar (*P*); *SEC*, del inglés *systolic ejection click*, 'chasquido de apertura sistólico'.

monar). Un segundo ruido único es también audible en la **transposición de los grandes vasos.** Si la presión arterial sistémica o pulmonar está elevada ese componente del R_2 está aumentado. Por ello, en la evaluación de los pacientes en busca de la presencia de **hipertensión pulmonar,** es vital la exploración cuidadosa para detectar si existe un componente pulmonar fuerte de R_2.

El desdoblamiento del R_2 también varía con las lesiones congénitas del corazón (v. fig. 13-2), la más frecuente de las cuales es la **comunicación interauricular (CIA).** Aquí R_2 está ampliamente desdoblado y fijo; es decir, no varía con las respiraciones. Esto es provocado por el aumento de flujo sanguíneo a través de la válvula pulmonar (debido a un cortocircuito de izquierda a derecha) a través de las fases del ciclo respiratorio y el equilibrio de las presiones entre las dos aurículas. En los pacientes con **bloqueo de rama derecha** se escucha también un desdoblamiento amplio del R_2 debido al retraso en la activación de la contracción ventricular derecha.

Los chasquidos de apertura son audibles inmediatamente después del R_1 y suelen relacionarse con grados de estenosis de leves a moderados de las válvulas aórtica o pulmonar. Los galopes (R_3 o R_4) son sonidos de llenado ventricular. Muchos niños normales tienen galope R_3, mientras que el R_4 casi siempre es patológico. Los frémitos son un signo de derrame pericárdico, aunque en los derrames grandes el frémito desaparece y los ruidos cardíacos se apagan.

 Dato relevante: Los chasquidos de apertura se escuchan mejor directamente sobre la parte superior del esternón, ya que el hueso transmite bien los sonidos de alta frecuencia. Los chasquidos de apertura que varían con la respiración suelen deberse a estenosis pulmonar, mientras que los que no varían se asocian a estenosis aórtica.

SOPLOS CARDÍACOS. Para abordar el tema de los soplos en la infancia sería necesario dedicar un libro entero a ello (el libro de Zuberbuhler es excelente [v. «Lecturas recomendadas»]). Las lesiones cardíacas congénitas frecuentes se diferencian por la calidad de soplos que producen (v. tablas 13-1 y 13-2).

Para comprender mejor los conceptos básicos relacionados con los soplos cardíacos, es necesario entender su relación con el ciclo cardíaco (v. fig. 13-3). Los soplos se escuchan sólo en la sístole o en la diástole, como dos soplos separados durante ambas fases del ciclo cardíaco (soplo que va y viene) o de forma continua (v. fig. 13-4). La fase temprana de la contracción cardíaca (inmediatamente después de R_1 [es decir, cierre de las válvulas tricúspide y mitral]) se conoce como **contracción isovolumétrica** porque en esta fase no hay salida de sangre desde un ventrículo normal. Una vez que la presión ventricular se eleva hasta igualar la presión arterial pulmonar o aórtica, la válvula semilunar apropiada se abre y se inicia la fase de **eyección** de la sístole. Es importante observar que un soplo que se inicia con la contracción isovolumétrica (inmediatamente después de R_1) debe implicar la salida de sangre desde el ventrículo a través de un defecto de algún tipo (ya sea CIV o insuficiencia de una de las válvulas auriculoventriculares [AV]), ya que, en este punto del ciclo cardíaco, las válvulas aórtica y pulmonar están aún cerradas. De manera similar, los soplos relacionados con flujo anormal a través de los trayectos de flujo de salida ventriculares deben empezar durante la fase de eyección de la sístole, y existe un corto espacio entre R_1 y el soplo. Si R_1 se escucha con facilidad en presencia de un soplo sistólico, es probable que éste sea un soplo de eyección.

Es esencial evaluar los soplos en busca de varias características, todas las cuales resultan útiles en la valoración no sólo del tipo de lesión cardíaca congénita sino también de su gravedad. La «**forma**» del soplo está determinada si se escucha de manera uniforme a través de una porción del ciclo cardíaco (p. ej., **pansistólico** u **holosistólico**), sube y luego baja (**creciente-decreciente**) o sólo baja (**decreciente**) (v. fig. 13-4). La **longitud** del soplo en el ciclo cardíaco a menudo es un buen indicador de la gravedad. Por ejemplo, conforme empeora la estenosis pulmonar, se prolonga el tiempo que tarda el volumen de sangre para salir del ventrículo derecho y con ello el soplo se vuelve más largo.

La **intensidad** del soplo está relacionada con la diferencia de presiones a través del área en que fluye la sangre. En laa CIA, en las cuales la presión en las dos aurículas es igual o baja (0-5 mmHg), no se escucha un soplo, debido al defecto mismo, sino un soplo de flujo, que se escucha a través del trayecto de flujo de salida del ventrículo derecho y que se debe al aumento de volumen del flujo sanguíneo pulmonar. En la estenosis valvular, cuanto más grave sea la estenosis, mayor será la caída de presión a través de la válvula y, por tanto, más intenso será el soplo. La **calidad tonal** del soplo también se ve afectada por las diferencias de presión. Los soplos de baja frecuencia suelen relacionarse con diferencias de presión bajas, como en una CIV «no restrictiva» (lo suficientemente grande como para que las presiones ventriculares derecha e izquierda sean iguales) o en la insuficiencia tricuspídea (la diferencia entre el ventrículo y la aurícula derechos suele ser baja). Los soplos de alta frecuencia suelen escucharse mejor con el diafragma. Están relacionados con diferencias de presión altas, como en una CIV pequeña «restrictiva» (en la que la presión ventricular derecha es mucho menor que la izquierda), en casos más graves de estenosis valvular y en la insuficiencia mitral (debido a que la diferencia entre la presión del ventrículo izquierdo y la de la aurícula izquierda es alta).

SOPLOS FUNCIONALES. Los soplos funcionales, o inocentes, son frecuentes en los niños y se informa de una prevalencia de entre el 5 y el 90%, dependiendo de la población estudiada y los métodos utilizados. El trabajo del pediatra y del cardiólogo pediatra es distinguir entre el pequeño porcentaje de estos soplos que representa cardiopatía orgánica y evitar que se etiquete a niños normales con diagnóstico cardíaco.

Los pasos más importantes en la diferenciación de un soplo funcional de uno orgánico son la recogida de la historia clínica en la que se demuestre una ausencia de síntomas cardíacos, la comprobación de que el crecimiento y el desarrollo son normales, y observar la ausencia de anomalías en la exploración (p. ej., impulso de la punta, frémitos, ruidos cardíacos anormales, pulsos anómalos o cianosis). Si alguno de estos factores es positivo, debe considerarse que el soplo es orgánico hasta que no se pruebe lo contrario. Si estos factores son negativos, se utilizan varias características del soplo para confirmar su naturaleza funcional (v. tabla 13-3).

Estudios de laboratorio

La evaluación completa del ECG pediátrico queda fuera del alcance de este capítulo. Sin embargo, **varios aspectos del ECG pediátrico son diferentes del empleado con pacientes adultos** y merecen una mención especial.

La interpretación del ECG debe empezar con una valoración de la frecuencia cardíaca y de la regularidad del ritmo. La frecuencia cardíaca es elevada en la infancia y disminuye gradualmente a medida que aumenta la edad, de manera que es necesario diagnosticar una taquicardia o bradicardia haciendo referencia a los valores normales para la edad. La valoración de si el ritmo es sinusal incluye los siguientes criterios: onda P antes de cada QRS, intervalo PR normal y eje de onda P normal (la onda P vertical en las derivaciones I y aVF). Un eje de onda P anormal es indicativo de un foco auricular ectópico, de inversión auricular (asociada a cardiopatía congénita) o de un latido de unión con conducción retrógrada de onda P. Es importante examinar la onda P en busca de la presencia de crecimiento auricular derecho (P mayor de 2,5 mm en la derivación II y aVR) o crecimiento auricular izquierdo (ondas P con escotadura o bifásicas en las derivaciones V_1 a V_2).

TABLA 13-1

Hallazgos físicos en las lesiones cardíacas congénitas acianóticas frecuentes

Lesión congénita	Palpación	Auscultación cardíaca	ECG	Radiografía de tórax
Cortocircuito izquierda-derecha				
Comunicación interauricular (CIA)	Impulso del VD	Desdoblamiento amplio y fijo del R_2 Soplo sistólico de eyección BESI Retumbo a la mitad de la diástole BEII si es grande	Normal; en ocasiones RSR' en las derivaciones precordiales derechas HVD si es grande	AD, AI, VD, AP grandes Aumento de la trama pulmonar
Comunicación interventricular (CIV)	Impulso del VI Frémito en BEII	Desdoblamiento ± amplio de R_2 Soplo holosistólico BEII Retumbo a la mitad de la diástole en el ápex si es grande	Normal o HVI; HVD si es grande	AI, VI, AP grande Aumento de la trama pulmonar
Comunicación AV (canal AV o cojín endocárdico)	Impulso VD ± impulso VI	R_1 ± fuerte Soplo holosistólico BEII Soplo de eyección suave BESI Retumbo a la mitad de la diástole BEII o ápex	Eje superior, al contrario de las manecillas del reloj (ondas Q en las derivaciones I y aVL)	AD, AI, VD, VI grandes Aumento de la trama pulmonar
Conducto arterial persistente (CAP)	Impulso del VI Pulsos saltones	Soplo continuo BESI y área subclavicular	Normal o HVI; HVD si es grande	AI, VI grandes
Lesiones obstructivas				
Estenosis pulmonar (EP)	Impulso VD Frémito BESI	Chasquido de apertura (EP leve) P_2 suave. Soplo de eyección sistólico BESI	HVD	Desviación hacia arriba del ápex (HVD)
Estenosis aórtica (AS)	Impulso del VI Pulsos disminuidos Frémito BESD, MSE, carótidas	Chasquido de apertura (AS leve) A_2 suave Soplo de eyección sistólico BESD y BEMI	HVI	Aorta ascendente dilatada
Coartación de la aorta	Pulsos disminuidos y retrasados en las extremidades inferiores en comparación con las superiores	Chasquido de apertura sistólico (si la válvula aórtica es bicúspide) Soplo sistólico o continuo BEI y área subescapular izquierda	HVD, HVI	Arterias colaterales (muescas o erosión costal) Signo de 3 invertido Aumento de la trama pulmonar

AD, aurícula derecha; *AI*, aurícula izquierda; *AP*, arteria pulmonar; *BEI*, borde esternal izquierdo; *BEII*, borde esternal inferior izquierdo; *BEMI*, borde esternal medio izquierdo; *BESD*, borde esternal superior derecho; *BESI*, borde esternal superior izquierdo; *ECG*, electrocardiograma; *HVD*, hipertrofia ventricular derecha; *HVI*, hipertrofia ventricular izquierda; *VD*, ventrículo derecho; *VI*, ventrículo izquierdo.

TABLA 13-2

Hallazgos físicos en las lesiones cardíacas congénitas cianóticas frecuentes

Lesión congénita	Palpación	Auscultación cardíaca	ECG	Radiografía de tórax
Lesiones con disminución del flujo sanguíneo pulmonar				
Estenosis pulmonar crítica	Impulso del VD	R_2 único ± soplo de eyección sistólico en BESI Soplo continuo BESI (CAP o colaterales bronquiales). Soplo holosistólico en BEII (insuficiencia tricuspídea)	HVD	Disminución del flujo pulmonar
Tetralogía de Fallot	Impulso del VD ± frémito BESI	R_2 fuerte, único. Soplo sistólico de eyección rudo en BESI y BEMI	HVD, DED	Disminución del flujo pulmonar Corazón en «forma de bota» Arco aórtico derecho (25%)
Atresia tricuspídea	Impulso del VI	Desdoblamiento estrecho de R_2, P_2 suave. Soplo sistólico rudo en BEI	HVI, eje superior izquierdo	Disminución o aumento de la trama pulmonar Silueta cardíaca redondeada
Anomalía de Ebstein de la válvula tricúspide		Ruidos cardíacos triples o cuádruples Soplo holosistólico suave en BEII	CAD, P-R prolongado, bloqueo de rama, preexcitación	Crecimiento masivo de AD, silueta cardíaca globosa
Lesiones con aumento del flujo sanguíneo pulmonar				
Transposición de las grandes arterias		A_2 fuerte, P_2 suave o ausente ± soplo sistólico de eyección suave en BEMI	Normal en el período neonatal Más tarde HVD, DED	Normal en el período neonatal inmediato; aumento de la trama pulmonar después, corazón con forma de huevo Mediastino estrecho
Tronco arterial	Impulso de VI y VD	R_2 único y fuerte. Chasquido de apertura sistólico, soplo sistólico en BEMI Soplo continuo, pulmones	HVD, HVI	Crecimiento del corazón, aumento de la trama pulmonar Arco aórtico derecho (25%)
Corazón izquierdo hipoplásico (CIH)	Impulso del VD Mala perfusión Pulsos periféricos débiles	± soplo mesodiastólico suave en BEI ± retumbo mesodiastólico en BEII	RAH, HVD	Crecimiento cardíaco, aumento de la trama pulmonar ± obstrucción venosa pulmonar
Retorno venoso pulmonar anómalo total (RVPAT)	Impulso VD	Ritmo de galope, soplo sistólico de eyección suave en BEI Retumbo mesodiastólico en BEII	HVD, RAH	Sin obstrucción: crecimiento cardíaco y aumento de trama pulmonar Obstruida: trama pulmonar reticular, difusa y densa

AD, aurícula derecha; *AI*, aurícula izquierda; *AP*, arteria pulmonar; *BEI*, borde esternal izquierdo; *BEII*, borde esternal inferior izquierdo; *BEMI*, borde esternal medio izquierdo; *BESI*, borde esternal superior izquierdo; *CAD*, crecimiento auricular derecho; *DED*, desviación del eje a la derecha; *ECG*, electrocardiograma; *HVI*, hipertrofia ventricular izquierda; *VD*, ventrículo derecho; *VI*, ventrículo izquierdo; *HVD*, hipertrofia ventricular derecha.

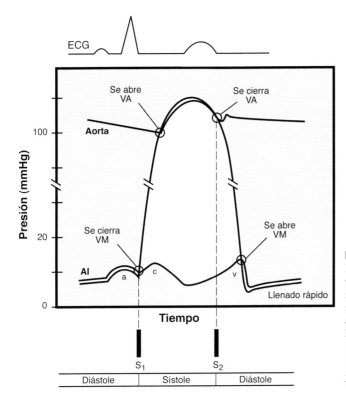

FIGURA 13-3. Episodios en el ciclo cardíaco. La sístole se divide en dos fases: contracción iso-volémica y eyección. La diástole se divide en tres fases: relajación isovolémica, llenado ventricular rápido y contracción auricular.

a, contracción auricular; *c*, contracción ventricular; *v*, llenado auricular; *AI*, aurícula izquierda; *VA*, válvula aórtica; *VI*, ventrículo izquierdo; *VM*, válvula mitral. Tomada de Lilly LS: *Pathophysiology of Heart Disease*. Baltimore, Williams & Wilkins, 1993.

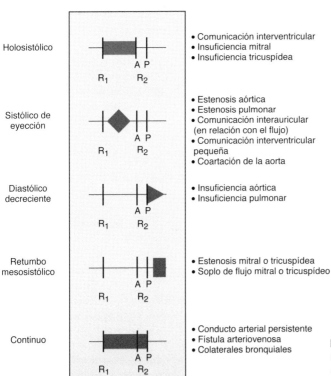

Soplos cardíacos

Holosistólico
- Comunicación interventricular
- Insuficiencia mitral
- Insuficiencia tricuspídea

Sistólico de eyección
- Estenosis aórtica
- Estenosis pulmonar
- Comunicación interauricular (en relación con el flujo)
- Comunicación interventricular pequeña
- Coartación de la aorta

Diastólico decreciente
- Insuficiencia aórtica
- Insuficiencia pulmonar

Retumbo mesosistólico
- Estenosis mitral o tricuspídea
- Soplo de flujo mitral o tricuspídeo

Continuo
- Conducto arterial persistente
- Fístula arteriovenosa
- Colaterales bronquiales

FIGURA 13-4. Momento y forma de los soplos cardíacos. R_1, primer ruido cardíaco; R_2, segundo ruido cardíaco con componentes aórtico (*A*) y pulmonar (*P*).

TABLA 13-3		
Cualidades de los soplos funcionales en los niños		
Soplo	*Características*	*Diagnóstico diferencial*
Soplo de Still	Soplo de eyección sistólico de tono bajo Se escucha mejor en el borde esternal izquierdo medio, con radiación mínima No mayor de grado III Cualidad vibrante o musical Disminuye con los cambios de posición (p. ej., al ponerse de pie o bocabajo)	Soplo de Still
Estenosis de rama pulmonar	Suele escucharse en el período neonatal Soplo de eyección sistólico suave en el borde esternal superior izquierdo que se irradia y a menudo es más fuerte en los campos pulmonares (importante escuchar en ambas axilas) Desaparece en el transcurso de los primeros meses de vida	Estenosis pulmonar leve (impulso ventricular derecho aumentado, chasquido de apertura sistólico) Comunicación interauricular (desdoblamiento fijo del segundo ruido cardíaco)
Soplo pulmonar funcional	Soplo de eyección sistólico suave en el borde esternal superior izquierdo Soplido, no musical De tono más alto que el soplo de Still. A menudo se acentúa con la fiebre o la anemia Con frecuencia se presenta tórax infundibuliforme	Estenosis pulmonar leve (impulso ventricular derecho aumentado, chasquido de apertura sistólico) Comunicación interauricular (desdoblamiento fijo del segundo ruido cardíaco)
Zumbido venoso	De tono medio, soplo suave y continuo en el borde esternal superior derecho y el área infraclavicular	

MCH, miocardiopatía hipertrófica.

A continuación se miden los intervalos y las duraciones del ECG (PR, QRS y QTc [QT corregida para la frecuencia cardíaca = $QT/\sqrt{RR}$]). Para observar las anomalías, es necesario comparar los valores con los intervalos normales en función de la edad y, en el caso del intervalo PR, de la frecuencia cardíaca. Un complejo QRS anormalmente largo indica un bloqueo de rama derecha o izquierda; en presencia de este, es difícil de interpretar la hipertrofia ventricular.

Es posible valorar el eje observando qué derivación es casi isoeléctrica y localizando la derivación ortogonal a ésta. El examen de los voltajes continúa en las derivaciones precordiales; las derivaciones V_1 y V_5 a V_6 se comparan con los valores normales para la edad. Por último, se examinan las ondas ST y T en busca de depresiones, elevaciones y polaridad; la polaridad de la onda T es muy dependiente de la edad. En la circulación fetal, los ventrículos tanto derecho como izquierdo bombean en contra de la presión sistémica, de manera que la pared ventricular derecha es relativamente gruesa en el período perinatal inmediato. Por ello, la mayoría de los recién nacidos tiene una desviación del eje hacia la derecha y un aumento en las fuerzas ventriculares derechas en comparación con los niños mayores. En las primeras 24 h de vida está presente un QR en V_1 y el eje puede estar desviado hasta 205° a la derecha. Uno de los errores que con más frecuencia se producen en la interpretación del ECG del recién nacido es identificar erróneamente una hipertrofia ventricular derecha.

La onda T en la derivación V_1 es un indicador importante de hipertrofia ventricular derecha en los niños. En el período neonatal inmediato, la onda T es positiva en V_1; se invierte aproximadamente a los 6 días de vida. Hasta los 6 años, la onda T en V_1 debe permanecer invertida, y en muchos niños permanece así hasta la adolescencia. Sin embargo, si la onda T es positiva en V_1, entre los 6 días y los 6 años de edad, será indicativo de hipertrofia ventricular derecha, incluso en ausencia de los criterios de voltaje específicos. Este es otro error frecuente en la interpretación de los ECG pediátricos.

Como parte de la evaluación inicial, la radiografía de tórax (tanto posteroanterior como lateral) es valiosa para hacer el diagnóstico de cardiopatía congénita. Una medición de saturación de oxígeno transcutánea o una gasometría arterial confirma con facilidad la cianosis. Para diferenciar la cianosis pulmonar de la cianosis cardíaca suele ser necesario tener al paciente respirando oxígeno al 100% en una campana durante varios minutos y volver a realizar la gasometría arterial (prueba de hiperoxia). Aunque la prueba no es 100% fiable, si la etiología es pulmonar, la PO_2 arterial debe aumentar hasta por lo menos 150 mmHg, mientras que la PO_2 no aumentará tan drásticamente si la etiología es cardíaca. La ecocardiografía bidimensional, la RM y la TC son útiles para determinar la estructura del corazón. La ecocardiografía Doppler de onda continua, pulsada y flujo de color ayuda a valorar los flujos de sangre y los gradientes de presión.

Diagnóstico diferencial

Los defectos cardíacos congénitos se clasifican en dos grupos principales según la presencia o ausencia de cianosis (v. fig. 13-5). La radiografía de tórax se usa para limitar aún más el diagnóstico en función de si la trama vascular pulmonar muestra circulación pulmonar normal, aumentada o disminuida (v. figs. 13-6 y 13-7).

Lesiones cardíacas congénitas acianóticas

Este grupo de lesiones congénitas se divide según los principios fisiológicos en aquellas que inducen una **carga de volumen** en el corazón (con más frecuencia debida a cortocircuito de izquierda a derecha, pero que también la causa la insuficiencia de la válvula AV o anomalía en el miocardio mismo, es decir, las miocardiopatías) y aquellas que inducen una **carga de presión** sobre el corazón (subvalvular, valvular o estenosis de grandes vasos). La radiografía de tórax es una herramienta útil para diferenciar entre estas dos grandes categorías, ya que tanto el tamaño del corazón como la trama vascular pulmonar suelen estar aumentadas en las lesiones con cortocircuito de izquierda a derecha.

LESIONES DE VOLUMEN. Las lesiones más frecuentes en este grupo son los cortocircuitos de izquierda a derecha: **CIA, CIV, comunicación AV** (antes llamado **canal AV o defecto del cojín endocárdico**), **CAP** y **ventana aortopulmonar**. El común denominador fisiopatológico en este grupo de lesiones es una comunicación entre los hemisferios izquierdo y derecho de la circulación y el cortocircuito de sangre oxigenada de regreso a los pulmones. La dirección y la magnitud del cortocircuito a través de un defecto como la CIV grande dependen de las presiones relativas pulmonar y sistémica, así como de las resistencias vasculares. Aunque la resistencia vascular pulmonar disminuye drásticamente al nacer, permanece moderadamente elevada durante varias semanas antes de disminuir hasta los niveles normales del adulto. Por ello, en una lesión como la CIV, tal vez exista poca derivación o síntomas en la primera semana de vida y no es raro que el soplo no se escuche en la sala de neonatología.

Conforme disminuye la resistencia pulmonar a lo largo del primer mes de vida, el cortocircuito de izquierda a derecha aumenta, al igual que la intensidad del soplo y de los síntomas. Esto es cierto para otras lesiones con cortocircuito de izquierda a derecha, como la comunicación AV y el CAP.

Los cardiólogos pediatras cuantifican el aumento de volumen de sangre en los pulmones como la **proporción de flujo sanguíneo pulmonar a sistémico** o **Qp:Qs.** Una derivación o cortocircuito de 3:1 implica tres veces el flujo sanguíneo pulmonar normal. Este aumento en el flujo sanguíneo pulmonar disminuye la elasticidad pulmonar e incrementa el esfuerzo respiratorio. El líquido se fuga hacia el intersticio o los alvéolos, lo que causa edema pulmonar y los síntomas frecuentes de: taquipnea, retracciones costales, aleteo nasal, mala alimentación, estertores y sibilancias (v. tabla 13-1).

Para mantener el gasto ventricular izquierdo, que ahora es varias veces mayor de lo normal (aunque la mayor parte de este gasto es inefectivo porque vuelve a los pulmones), deben aumentar la frecuencia cardíaca y el volumen sistólico mediados por una elevación de la estimulación simpática. El aumento del esfuerzo respiratorio y de las catecolaminas circulantes conduce a una elevación en los requerimientos de oxígeno corporal total, lo que disminuye la capacidad de transporte de oxígeno de la circulación. De ahí que los síntomas frecuentes sean taquicardia, diaforesis, irritabilidad, disminución de la perfusión y retraso del crecimiento.

Aunque las lesiones de insuficiencia valvular aislada son menos habituales, la insuficiencia de la válvula AV a menudo es una característica de la comunicación AV completa. La combinación de cortocircuito de izquierda a derecha y la insuficiencia valvular aumenta la carga de volumen sobre el corazón, y suele provocar una presentación más temprana y una sintomatología más grave.

A diferencia de los cortocircuitos de izquierda a derecha, las **miocardiopatías** (v. «Miocardiopatías») causan insuficiencia cardíaca, debida directamente a una disminución de la función del músculo cardíaco. Esto lleva a un aumento de las presiones de llenado auricular y ventricular, así como a edema pulmonar secundario a una elevación de la presión capilar.

LESIONES OBSTRUCTIVAS. Las lesiones obstructivas más frecuentes son **estenosis de la válvula pulmonar, estenosis de la válvula aórtica y coartación de la aorta**. Sin embargo, la estenosis de los trayectos de flujo de salida de los ventrículos derecho o izquierdo también se localizan a nivel subvalvular o supravalvular. El común denominador fisiopatológico de estas lesiones es que, a menos que la estenosis sea grave, el gasto cardíaco se mantiene; por ello, en los niños a menudo no están presentes síntomas de insuficiencia cardíaca. Esta compensación se logra por un aumento importante en el grosor de la pared del corazón (hipertrofia). La hipertrofia se puede detectar por cambios radiográficos sutiles en la silueta cardíaca (en comparación con las lesiones de volumen). Sin embargo, el ECG de 12 derivaciones es mejor para identificar hipertrofia ventricular derecha o izquierda.

La estenosis pulmonar grave en el período neonatal **(estenosis pulmonar crítica)** con frecuencia conduce a insuficiencia cardíaca derecha (hepatomegalia, edema periférico) y a cortocircuito de derecha a izquierda a través del agujero oval

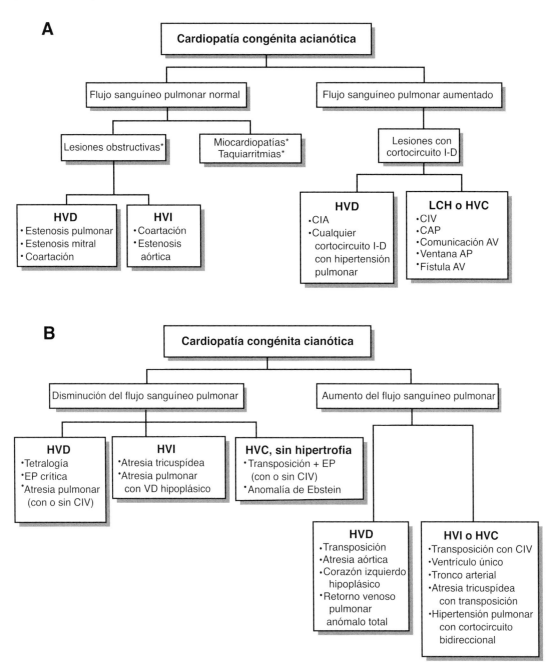

*En muchas lesiones obstructivas, miocardiopatías y taquiarritmias, la radiografía de tórax mostrará edema pulmonar significativo; sin embargo, los patrones de este edema suelen ser sutilmente diferentes del observado en las lesiones con cortocircuito I-D, ya que se deben a un aumento en la presión de llenado de la aurícula izquierda en oposición al incremento del flujo sanguíneo pulmonar. Este patrón a menudo, aunque no siempre, es más prominente en las regiones perihiliares.

FIGURA 13-5. Clasificación de la cardiopatía congénita **(A, B)**. La determinación del flujo sanguíneo pulmonar se hace mediante radiografía de tórax; la de la hipertrofia, con ECG. *CAP*, conducto arterial persistente; *CIA*, comunicación interauricular; *comunicación AV*, comunicación auriculoventricular; *CIV*, comunicación interventricular; *EP*, estenosis pulmonar; *fístula AV*, fístula arteriovenosa; *HVC*, hipertrofia ventricular combinada; *HVD*, hipertrofia ventricular derecha; *HVI*, hipertrofia ventricular izquierda; *I-D*, de izquierda a derecha; *VD*, ventrículo derecho; *ventana AP*, ventana aortopulmonar.

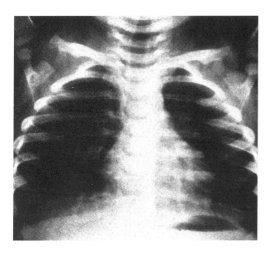

FIGURA 13-6. Radiografía de tórax normal.

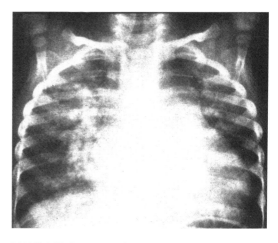

FIGURA 13-7. Radiografía de tórax de un paciente con una gran comunicación interventricular que muestra cardiomegalia y aumento de la trama vascular pulmonar.

persistente o CIA; por tanto, a menudo se clasifica como una lesión cardíaca cianótica. La trama vascular pulmonar en la radiografía de tórax es normal o está disminuida y el ECG muestra hipertrofia ventricular derecha. La estenosis aórtica grave en el período neonatal (estenosis aórtica crítica) se presenta con disminución de pulsos en todas las extremidades y signos de insuficiencia cardíaca izquierda (edema pulmonar) y derecha (hepatomegalia, edema periférico) y, a menudo, progresa a colapso circulatorio total. Si el conducto arterial sigue abierto, tal vez disminuya la saturación de oxígeno; en este caso, el flujo de sangre aórtico se suministra mediante un cortocircuito de derecha a izquierda a través del conducto. El ECG revela hipertrofia ventricular izquierda.

La **coartación de la aorta** en ocasiones se presenta sólo como un soplo sistólico y una disminución de los pulsos en las extremidades inferiores en comparación con las superiores. Por ello, es importante siempre palpar tanto los pulsos femorales y ya sea los braquiales o los radiales de manera simultánea durante la exploración de rutina en cualquier lactante o niño. Una coartación puede localizarse en el área de la aorta descendente justo frente al conducto arterial (**coartación yuxtaductal**). En los primeros días o semanas de vida, el conducto arterial permanece parcialmente permeable y sirve como conducto para el flujo de sangre como vía alterna para evitar la obstrucción al nivel de la coartación. Los lactantes afectados a menudo se vuelven sintomáticos cuando el conducto se cierra en las primeras semanas de vida. En formas más graves, la coartación comprende hipoplasia del arco aórtico transverso, en cuyo caso se presenta con una obstrucción más importante del flujo sanguíneo y suele causar insuficiencia cardíaca y signos de mala perfusión en el período neonatal. En la coartación, en especial durante la infancia, el ECG a menudo muestra una combinación de hipertrofia ventricular tanto derecha como izquierda.

La **estenosis mitral** es una lesión menos frecuente y se debe a un anillo o membrana supravalvular mitral, a un anillo hipoplásico de la válvula mitral o a un músculo papilar único (válvula mitral en paracaídas). La estenosis mitral a menudo se observa en los casos con obstrucción en múltiples zonas del hemisferio izquierdo del corazón (p. ej., combinada con membrana subaórtica, estenosis de la válvula aórtica y coartación de la aorta [**complejo de Shone**]).

Lesiones cardíacas congénitas cianóticas

Este grupo de lesiones cardíacas congénitas se divide según sus principios fisiológicos en aquellas relacionadas con una disminución del flujo sanguíneo pulmonar (p. ej., **tetralogía de Fallot, atresia pulmonar con tabique intacto, atresia tricuspídea con obstrucción pulmonar, retorno venoso pulmonar anómalo total con obstrucción**) y aquellas asociadas a un aumento del flujo sanguíneo pulmonar (**transposición de grandes vasos; diversas formas de ventrículo único, que incluyen síndrome de corazón izquierdo hipoplásico, tronco arterioso; atresia tricuspídea sin obstrucción pulmonar; retorno venoso pulmonar anómalo total sin obstrucción**). Nuevamente, la radiografía de tórax es una herramienta diagnóstica inicial importante para diferenciar estas dos categorías principales (v. figs 13-8 y 13-9).

LESIONES CIANÓTICAS CON DISMINUCIÓN DEL FLUJO SANGUÍNEO PULMONAR. Dos elementos fisiopatológicos básicos subyacen a todas estas lesiones. En primer lugar, existe una obstrucción del flujo sanguíneo pulmonar en alguna zona (válvula tricúspide, haces musculares subpulmonares, válvula pulmonar, arteria pulmonar principal o alguna de sus ramas). En segundo lugar, es un medio por el cual la sangre desoxigenada fluye de derecha a izquierda para entrar en la circulación sistémica (agujero oval persistente, CIA, o CIV). Es importante recordar que incluso en el contexto de la estenosis pulmonar más grave, no se produce desaturación sistémica a menos que exista un cortocircuito de derecha a izquierda en alguna zona.

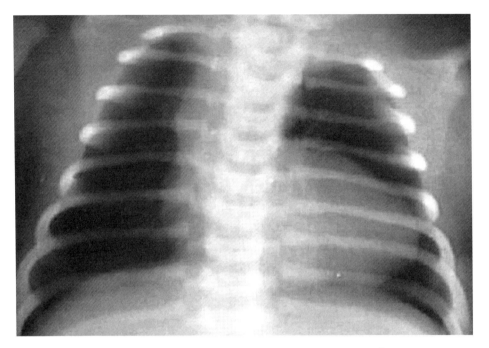

FIGURA 13-8. Radiografía de tórax de un paciente con tetralogía de Fallot. El ápex cardíaco se encuentra volteado hacia arriba, lo que significa que existe crecimiento ventricular derecho; la sombra superior izquierda del mediastino es estrecha debido a hipoplasia del principal segmento de la arteria pulmonar, y la trama vascular pulmonar está disminuida. Esta es la típica «forma de bota» de la tetralogía de Fallot.

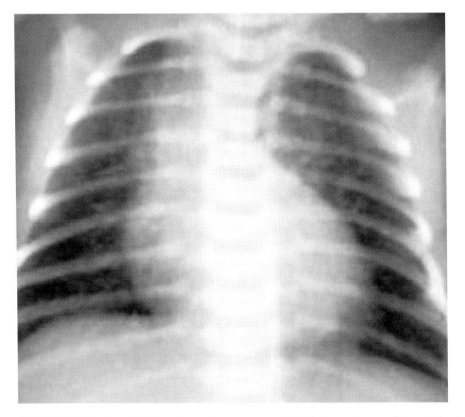

FIGURA 13-9. Radiografía de tórax de un paciente con transposición de los grandes vasos. En oposición a la del paciente con tetralogía de Fallot (v. fig. 13-8), es fácil observar que este paciente cianótico tiene aumentada la trama vascular pulmonar.

La **atresia tricuspídea** implica la derivación de derecha a izquierda de sangre desoxigenada, ya sea a través del agujero oval persistente o de la CIA hacia la aurícula izquierda, donde se mezcla con el retorno venoso pulmonar y entra en el ventrículo izquierdo. La sangre entra en los pulmones, ya sea desde el ventrículo derecho (a través de una CIV) o a través del CAP. Algunos pacientes con atresia tricuspídea tienen estenosis pulmonar, lo que provoca una disminución del flujo sanguíneo pulmonar, y cianosis moderada a grave. Otros presentan un flujo de salida pulmonar amplio (en especial aquellos con atresia tricuspídea combinada con transposición de grandes vasos); en estos pacientes el flujo de sangre pulmonar está aumentado y sólo presentan una cianosis leve.

La **tetralogía de Fallot** es una constelación de hallazgos anatómicos (estenosis pulmonar subvalvular, valvular o supravalvular, CIV, cabalgamiento de la aorta sobre la CIV, hipertrofia ventricular derecha). Existe cortocircuito de derecha a izquierda y la sangre desoxigenada pasa a través de de la CIV hacia la aorta ascendente cabalgada. En estas lesiones, el grado de cianosis clínica depende del de la obstrucción al flujo de sangre pulmonar. Si la obstrucción es leve, la cianosis no se presenta en reposo sino sólo con esfuerzo (episodios hipercianóticos conocidos como «ataques tet»). Si la obstrucción es grave, el flujo pulmonar dependerá totalmente de la permeabilidad del conducto arterial. Estos bebés presentan cianosis profunda en el período neonatal y requieren tratamiento farmacológico (**prostaglandina E$_1$**) para mantener persistente el conducto hasta la intervención quirúrgica.

LESIONES CIANÓTICAS CON AUMENTO DEL FLUJO SANGUÍNEO PULMONAR. Debido al defecto, aunque el flujo sanguíneo pulmonar es más que adecuado, sólo una pequeña porción de esta sangre oxigenada entra a la circulación sistémica. La **transposición de los grandes vasos (arterias)** es la lesión más frecuente en este grupo. En ella, la aorta sale del ventrículo derecho y de la arteria pulmonar del ventrículo izquierdo. La sangre desoxigenada proveniente del cuerpo regresa al hemisferio derecho del corazón y es bombeada de nuevo al cuerpo. La sangre oxigenada que llega de los pulmones regresa al hemisferio izquierdo del corazón y, nuevamente, es bombea a los pulmonares. Si no fuera por la persistencia de vías fetales como el agujero oval y el conducto arterial, esta lesión no sería compatible con la vida. Estas vías permiten cierto grado de mezcla de izquierda a derecha y de derecha a izquierda de la sangre oxigenada y desoxigenada hasta que se interviene quirúrgicamente.

📖 **Dato relevante:** La regla mnemotécnica de las «cinco T» para las lesiones cardíacas congénitas cianóticas más frecuentes corresponden a: **t**etralogía de Fallot, **t**ransposición de los grandes vasos, atresia **t**ricuspídea, **t**ronco arterial y retorno venoso pulmonar anómalo **t**otal.

Las lesiones cardíacas que conducen a un **ventrículo común o único** se conocen como **lesiones de mezcla total**, porque la sangre venosa sistémica desoxigenada y la pulmonar oxigenada suelen mezclarse en su totalidad en el corazón, con lo que se provocan saturaciones de oxígeno iguales en la arteria pulmonar y en la aorta. A menos que exista estenosis pulmonar, el flujo sanguíneo pulmonar es torrencial, y los lactantes afectados suelen presentar tanto cianosis leve como insuficiencia cardíaca. Si existe estenosis pulmonar, entonces el flujo sanguíneo pulmonar estará limitado y estos bebés suelen presentar cianosis más profunda sin insuficiencia cardíaca. La fisiología del ventrículo único está presente en los pacientes con un ventrículo grande común, en algunas formas de **ventrículo derecho con salida doble** o **ventrículo izquierdo con entrada doble**, y en aquellos con **síndrome de corazón izquierdo hipoplásico**. El **tronco arterioso** también provoca una mezcla total de la sangre venosa sistémica y pulmonar; sin embargo, en este caso, la mezcla se produce a la altura del gran vaso.

Una lesión frecuente añadida, **el retorno venoso pulmonar anómalo total con obstrucción**, causa cianosis y la apariencia de edema pulmonar en la radiografía de tórax. Sin embargo, este hallazgo es, en realidad, secundario a la obstrucción del flujo de salida de la sangre de los pulmones a la altura de las venas pulmonares más que a un aumento en el volumen del flujo sanguíneo pulmonar. En contraste, el **retorno venoso pulmonar anómalo total sin obstrucción** provoca un aumento del flujo sanguíneo pulmonar y cianosis debido a la mezcla total de la sangre venosa sistémica con la pulmonar a la altura de la aurícula derecha.

Manejo

Insuficiencia cardíaca congestiva

La insuficiencia cardíaca congestiva en la población pediátrica se asocia a lesiones de cortocircuito de izquierda a derecha y a excesiva circulación pulmonar, a miocardiopatías primarias y secundarias o a arritmias, como la taquicardia supraventricular (TSV). El manejo último de la insuficiencia cardíaca congestiva está dirigido a corregir la causa subyacente. Sin embargo, las estrategias de manejo inicial están orientadas a disminuir los síntomas de taquipnea, edema y retraso del crecimiento, así como a mejorar la capacidad del corazón para mantener una adecuada oxigenación sistémica. Las medidas terapéuticas útiles para el manejo de la insuficiencia cardíaca congestiva se dirigen a mejorar la función contráctil del miocardio, disminuir la precarga y la poscarga, y mejorar el equilibrio entre el consumo de oxígeno sistémico y el transporte de oxígeno (v. tabla 13-4).

TABLA 13-4

Técnicas en el manejo de la insuficiencia cardíaca congestiva en los niños

Tratamiento	Mecanismo/ventajas	Desventajas
Medidas de soporte general		
Oxígeno	Mejora la oxigenación sistémica en presencia de edema pulmonar	Causa vasodilatación pulmonar y aumento del cortocircuito de izquierda a derecha
Restricción de agua y sal	Disminuye el edema y la congestión	A menudo limita la ingesta calórica y contribuye al retraso del crecimiento
Transfusión	Aumenta la capacidad de transporte del oxígeno. Reduce el cortocircuito de izquierda a derecha	Riesgo de infección
Diuréticos		
Furosemida	Asa de Henle ascendente	Hipopotasemia, hiponatremia
Clorotiazida	Túbulo distal	Hipopotasemia, hiponatremia
Espironolactona	Antagonista de la aldosterona	Ahorrador de K^+
Agentes inotrópicos positivos		
Digital	Inhibe la ATPasa de Na^+- K^+ y aumenta el Ca^{2+} intracelular	Aumenta el consumo de oxígeno en el miocardio, arritmogenia
Dopamina	Actúa en el receptor adrenérgico β para aumentar la contractilidad y la frecuencia cardíaca; en dosis bajas actúa sobre los receptores adrenérgicos β periféricos para reducir la poscarga	En dosis altas, actúa sobre el receptor adrenérgico α y aumenta la poscarga. Arritmógeno, en especial en dosis altas
Dobutamina	Actúa en el receptor adrenérgico-β cardíaco para aumentar la contractilidad y la frecuencia cardíaca; actúa sobre los receptores adrenérgicos-β periféricos para reducir la poscarga	Arritmógeno, en especial en dosis altas
Milrinona	Inhibidor de la fosfodiesterasa; sinergia con los agonistas del receptor adrenérgico β al aumentar el AMPc intracelular; inotrópico positivo y reductor de la poscarga	Hipotensión
Agentes reductores de la poscarga		
Hidralazina	Vasodilatador arteriolar directo	Hipotensión
Prazosina	Bloqueador adrenérgico α periférico	Hipotensión; reducción de la precarga
Captopril o enalapril	Inhibidor de la enzima convertidora de la angiotensina; no causa estimulación refleja de la renina	Hipotensión; tos crónica
Nitroprusiato	Poderoso vasodilatador arterial y venoso	Hipotensión; sólo intravenoso

Cianosis

CARDIOPATÍAS CONGÉNITAS CIANÓTICAS EN EL RECIÉN NACIDO. El manejo de la mayoría de las cardiopatías congénitas cianóticas es quirúrgico, ya sea un procedimiento de derivación paliativa o una reparación anatómica. Sin embargo, en las primeras horas o días de vida y mientras se espera la evaluación diagnóstica más profunda, como un cateterismo cardíaco, una infusión de **prostaglandina E₁** suele estabilizar al paciente manteniendo el CAP por medios farmacológicos. En las lesiones relacionadas con flujo sanguíneo pulmonar disminuido, el conducto complementa el flujo pulmonar e incluso es posible que sea su única fuente (p. ej., en la atresia pulmonar). En el grupo de lesiones de la transposición, el CAP permite la mezcla de sangre oxigenada y desoxigenada entre los hemisferios derecho e izquierdo del corazón. En los pacientes con transposición de los grandes vasos se introduce un catéter con punta de globo a través de la vena femoral en el momento de realizar el cateterismo cardíaco; se procede así para mejorar la cantidad de mezcla a la altura de la aurícula mediante la formación de un gran agujero en el tabique interauricular **(septostomía auricular de Rashkind).**

ATAQUES HIPERCIANÓTICOS EN LA TETRALOGÍA DE FALLOT. Los **ataques hipercianóticos** («ataques Tet») se manifiestan por un importante aumento en la intensidad de la cianosis relacionados con agitación, llanto e hiperpnea. En ocasiones progresan hasta la pérdida del conocimiento y, si no se da tratamiento, conducen a convulsiones, accidente cerebrovascular o muerte. Entre los factores precipitantes se encuentran un aumento en las demandas de oxígeno, una disminución de la resistencia vascular sistémica, una reducción del retorno venoso sistémico o un espasmo del músculo subpulmonar infundibular. El tratamiento de los ataques hipercianóticos comprende las siguientes maniobras: tranquilizar al lactante, colocarlo en una posición genupectoral para aumentar el retorno venoso sistémico y aumentar la resistencia vascular periférica, sulfato de morfina subcutáneo o intravenoso, intubación y anestesia general, bloqueador adrenérgico β, propranolol o fenilefrina intravenosa para aumentar la resistencia vascular sistémica.

ARRITMIAS CARDÍACAS

Fisiopatología

El sistema de conducción cardíaca está formado por un grupo de células especializadas con propiedades de despolarización singulares (v. fig. 13-10). El **nodo senoauricular (SA)**, localizado en la unión de la vena cava superior con la aurícula derecha, controla la frecuencia cardíaca; está modulado por estímulos tanto simpáticos como parasimpáticos (vagales). La despolarización se disemina desde el nodo SA a través del miocardio hasta el **nodo auriculoventricular (AV)**, localizado en la unión de las aurículas con los ventrículos cerca de la boca del seno coronario. Las células especializadas del nodo AV son de conducción lenta, lo que permite un adecuado intervalo entre la contracción auricular y la ventricular. Durante las arritmias auriculares rápidas, el nodo AV evita la conducción de cada latido auricular, lo que provoca diversos grados de bloqueo y protege al paciente de un gasto cardíaco bajo debido a una frecuencia ventricular rápida.

Desde el nodo AV, los impulsos se transmiten a los ventrículos a través del **haz de His**, localizado inmediatamente posterior e inferior a la porción membranosa del tabique interventricular. Esta localización hace que esta porción del sistema de conducción sea vulnerable al daño durante la reparación quirúrgica de las lesiones cardíacas congénitas como la

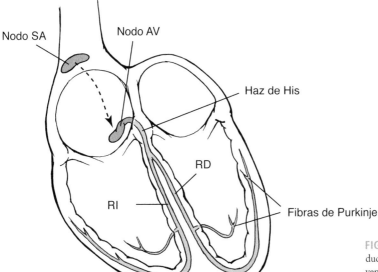

FIGURA 13-10. Sistema de conducción cardíaca. *AV,* nodo auriculoventricular; *SA,* nodo sinoauricular; *RD,* rama derecha; *RI,* rama izquierda.

CIV. Del haz de His surgen las **ramas derecha e izquierda,** que llevan, por último, a las **fibras de Purkinje,** que terminan en el subendocardio.

Todas las células cardíacas tienen la capacidad de activarse espontáneamente. Por ello, el flujo ordenado de impulsos a través del sistema de conducción normal depende de los focos superiores (p. ej., nodo SA), que se activan más rápidamente que los inferiores (p. ej., células ventriculares), lo que provoca la supresión de las células que se activan con más lentitud. Esta propiedad (denominada **supresión por sobreestimulación**) se utiliza en la práctica clínica para tratar ciertas arritmias con un marcapasos.

Las anomalías anatómicas del sistema de conducción especializado son responsables de muchas de las arritmias pediátricas. El **bloqueo cardíaco** suele ser secundario a un daño en el nodo AV o en el haz de His debido a inflamación (lupus eritematoso sistémico o fiebre reumática maternos), medicamentos (digoxina) o traumatismo quirúrgico. La **taquicardia supraventricular (TSV)** en ocasiones se debe a la presencia de una vía de conducción accesoria congénita, lo que lleva a la conducción de impulso anormal entre las aurículas y los ventrículos (v. «Arritmias auriculares»), para aumentar el automatismo (excitación espontánea) de un marcapasos auricular ectópico **(taquicardia ectópica auricular [TEA])** o para una reentrada intraauricular. En los niños la **taquicardia ventricular (TV)** a menudo es el resultado de un daño global del miocardio que vuelve irritables a las células ventriculares individuales (hipoxia, desequilibrio electrolítico, miocarditis, medicamentos); una anomalía genética en la estructura cardíaca (miocardiopatía hipertrófica) o en el funcionamiento de los canales de iones (síndrome de QT prolongado), o hemodinámica anómala por cardiopatía congénita paliada (p. ej., tetralogía de Fallot, ventrículo único).

Evaluación clínica y estudios de laboratorio

Historia clínica

Cuando se evalúa a un paciente con arritmia, el médico debe valorar, en primer lugar, el grado de estabilidad del paciente. Si la presión arterial y la perfusión son anormales, sólo se toman datos mínimos de la historia clínica antes de iniciar el tratamiento: duración de los síntomas, antecedentes previos de arritmias o cardiopatía congénita y exposición a medicamentos o drogas.

Exploración física

La evaluación del estado clínico general del paciente empieza con el ABC (vías respiratorias [del inglés *airway*], respiración [del inglés *breathing*], *circulación*) estándar de la atención de urgencias. La evaluación cardíaca incluye el color (p. ej., pálido, cianótico), perfusión periférica, pulsos y presión arterial del paciente. En quienes tienen taquiarritmia es difícil evaluar los soplos cardíacos, aunque el ritmo de galope con frecuencia sí es audible. Una cicatriz de toracotomía o esternotomía es un indicio de que el paciente se ha sometido a una cirugía previa para corregir la lesión cardíaca congénita.

Estudios de laboratorio

Las pruebas de laboratorio más importantes son el ECG de 12 derivaciones y un registro largo del ritmo (2 min) (por lo general, de la derivación II). Un ECG completo de 12 derivaciones debe complementar siempre al trazo único proveniente del monitor en el diagnóstico de arritmia, ya que no es posible evaluar la verdadera morfología de las diversas ondas y complejos usando una sola derivación.

 Dato relevante: Los frecuentes artefactos en un ECG de 12 derivaciones se hacen aparentes debido a su frecuencia: los artefactos eléctricos suelen ser de 60 ciclos/s, y los del respirador ocurren a la velocidad a la cual está programado el respirador.

En presencia de arritmias ventriculares es necesario obtener una muestra de sangre «inmediata» para la evaluación de electrólitos, calcio y magnesio, así como la valoración de la oxigenación del paciente (oximetría transcutánea o gasometría arterial).

Diagnóstico diferencial y manejo

Para el diagnóstico de las arritmias pediátricas es útil una estrategia algorítmica (v. fig. 13-11). Los trazos característicos del ECG típicos de las arritmias más frecuentes se muestran en la figura 13-12. A continuación se ofrece una breve descripción de estas arritmias.

Ritmos sinusales

La **arritmia sinusal,** frecuente en niños, consiste en una variación cíclica en la frecuencia cardíaca relacionada con las respiraciones. Por lo general, la frecuencia cardíaca aumenta con la inspiración y se hace más lenta con la espiración. Por lo demás, el ECG es normal. Cuanto más pequeño sea el niño, más pronunciada será la arritmia sinusal.

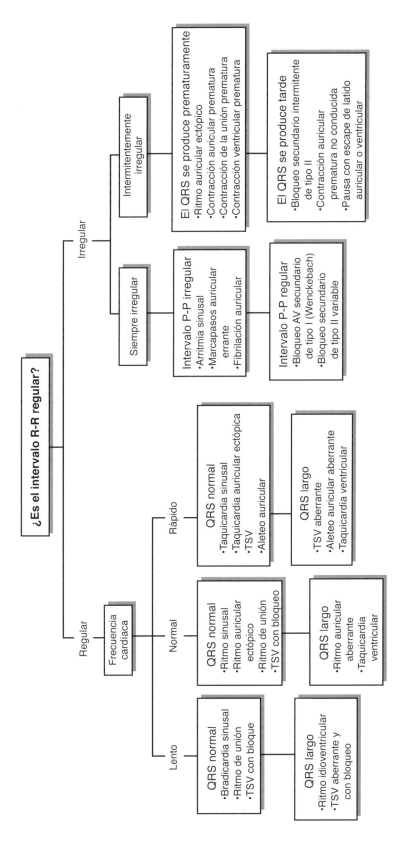

¿Es el intervalo R-R regular?

Regular

Frecuencia cardíaca

Lento

QRS normal
•Bradicardia sinusal
•Ritmo de unión
•TSV con bloque

QRS largo
•Ritmo idioventricular
•TSV aberrante y con bloqueo

Normal

QRS normal
•Ritmo sinusal
•Ritmo auricular ectópico
•Ritmo de unión
•TSV con bloqueo

QRS largo
•Ritmo auricular aberrante
•Taquicardia ventricular

Rápido

QRS normal
•Taquicardia sinusal
•Taquicardia auricular ectópica
•TSV
•Aleteo auricular

QRS largo
•TSV aberrante
•Aleteo auricular aberrante
•Taquicardia ventricular

Irregular

Siempre irregular

Intervalo P-P irregular
•Arritmia sinusal
•Marcapasos auricular errante
•Fibrilación auricular

Intervalo P-P regular
•Bloqueo AV secundario de tipo I (Wenckebach)
•Bloqueo secundario de tipo II variable

Intermitentemente irregular

El QRS se produce prematuramente
•Ritmo auricular ectópico
•Contracción auricular prematura
•Contracción de la unión prematura
•Contracción ventricular prematura

El QRS se produce tarde
•Bloqueo secundario intermitente de tipo II
•Contracción auricular prematura no conducida
•Pausa con escape de latido auricular o ventricular

FIGURA 13-11. Estrategia para la evaluación diagnóstica del paciente pediatra con arritmia. *AV*, auriculoventricular; *TSV*, taquicardia supraventricular. Adaptada de Gillette PC, Garson A Jr: Pediatric Arrhythmias: Electrophysiology and Pacing. Philadelphia, WB Saunders, 1990.

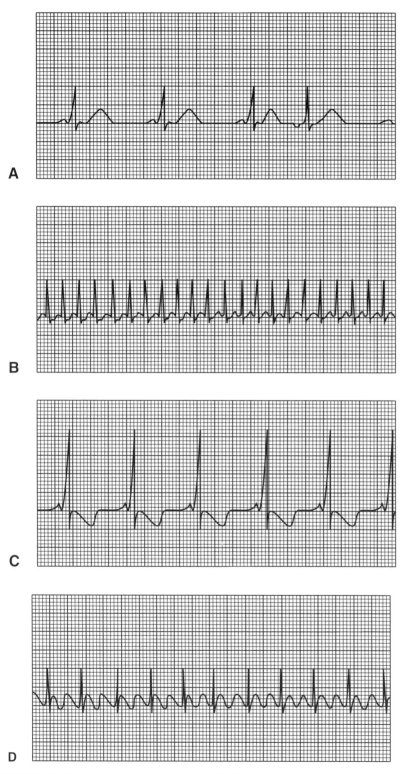

FIGURA 13-12. Arritmias pediátricas frecuentes. (A) Contracción auricular prematura; (B) taquicardia supraventricular; (C) síndrome de Wolff-Parkinson-White; (D) aleteo auricular;

(*continúa*)

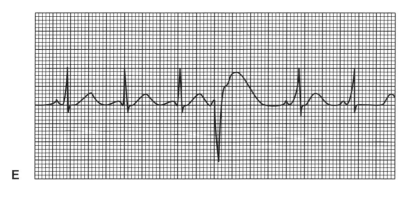

E

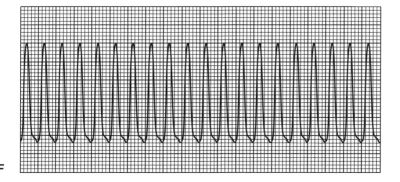

F

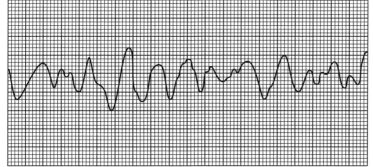

G

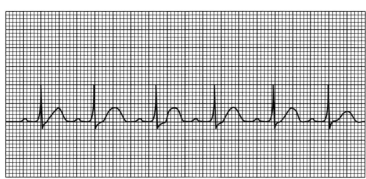

H

FIGURA 13-12. (*continuación*) **(E)** contracción ventricular prematura; **(F)** taquicardia ventricular; **(G)** fibrilación ventricular; **(H)** bloqueo auriculoventricular (AV) de primer grado;

(*continúa*)

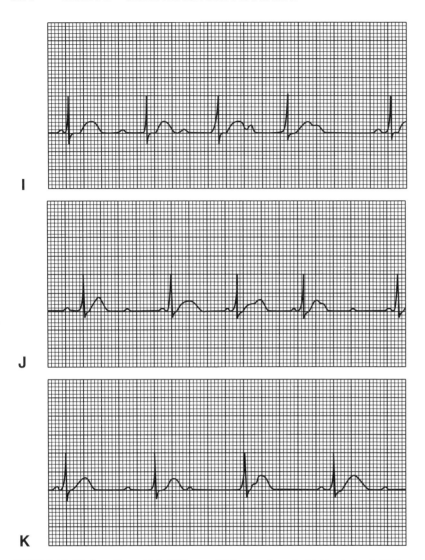

FIGURA 13-12. (*continuación*) **(I)** bloqueo AV de segundo grado, Mobitz de tipo I; **(J)** bloqueo AV de segundo grado, Mobitz de tipo II; **(K)** bloqueo AV de tercer grado. Adaptado de Gillette PC, Garson A Jr: *Pediatric Arrhythmias: Electrophysiology and Pacing*. Philadelphia, WB Saunders, 1990.

La **taquicardia sinusal** es bastante frecuente en los niños y se produce como resultado del estrés (p. ej., fiebre o deshidratación) o de estados patológicos (p. ej., insuficiencia cardíaca congestiva, anemia, hipertiroidismo). Algunos medicamentos (p. ej., ciertos preparados para el resfriado y agonistas β usados para el asma) causan taquicardia sinusal. Es posible diferenciar la taquicardia sinusal de la TSV en función de diversos hallazgos (v. tabla 13-5).

La **bradicardia sinusal** tiene lugar durante el sueño, donde es un hallazgo normal. No es raro que un niño dormido tenga una frecuencia cardíaca menor de 80 lat/min, aunque la frecuencia cardíaca aumentará de manera adecuada cuando se le despierte. Los atletas de competición tienen también una bradicardia sinusal de reposo. Entre las causas patológicas de bradicardia se encuentran hipotiroidismo, aumento de la presión intracraneal, hipotermia, hiperpotasemia y sobredosis de digital.

Arritmias auriculares

Las **contracciones auriculares prematuras** (**PAP,** del inglés *premature atrial contractions*) son el resultado de la excitación de un foco ectópico en la aurícula. Las PAP, que se observan en muchos niños normales, son una de las arritmias más frecuentes en el período neonatal. Aunque suelen conducirse, esto no es posible si se producen al inicio del ciclo cardíaco cuando el nodo AV está aún en período refractario (PAP bloqueadas). Es posible diferenciar las PAP de las **contracciones ventriculares prematuras** (**CVP,** del inglés *premature ventricular contractions*) en función de varias características del ECG (v. tabla 13-6). Las PAP aisladas no requieren tratamiento. Las PAP frecuentes en los recién nacidos suelen resolverse hacia el mes de vida.

TABLA 13-5

Comparación de taquicardia sinusal y taquicardia supraventricular

	Taquicardia sinusal	*Taquicardia supraventricular*
Frecuencia cardíaca (lat/min)	Normalmente <200	Normalmente >220
Variabilidad en la frecuencia cardíaca	Presente	Suele estar ausente
Historia clínica	Fiebre, deshidratación, sangrado agudo	Irritabilidad, letargo, mala alimentación, taquipnea, diaforesis
Exploración física	Fuente infecciosa de fiebre, disminución de la turgencia de la piel; ausencia de hepatomegalia; campos pulmonares limpios; fuente de sangrado agudo	Signos de insuficiencia cardíaca congestiva: estertores, hepatomegalia, dificultad respiratoria, mala perfusión
Radiografía de tórax	Tamaño del corazón normal o pequeño; neumonía como fuente de fiebre	Posible cardiomegalia o edema pulmonar

Las **TSV** se dividen en dos categorías principales según su etiología: una **vía de reentrada (síndrome de preexcitación)** o **un foco ectópico (TEA)**. La preexcitación es más frecuente y suele deberse a una **vía accesoria** o **trayecto de cortocircuito** que conduce a una conducción acelerada entre las aurículas y el ventrículo. En los pacientes con **síndrome de Wolff-Parkinson-White** se observa un puente miocárdico anormal entre una de las aurículas y uno de los ventrículos. Los impulsos cardíacos se desplazan en sentido anterógrado (desde la aurícula al ventrículo) a través del haz accesorio, el cual no tiene incluido el retraso de tiempo del nodo AV. Esto provoca un intervalo PR más corto y, debido a que uno de los ventrículos se excita antes que el otro, se ensancha el complejo QRS **(onda δ en el ECG de 12 derivaciones)**.

📖 **Dato relevante:** La observación de la onda T revela irregularidades leves de un latido a otro que pudieran representar una onda P oculta, lo que indica una TSV o aleteo auricular.

Lo habitual es que los pacientes con TSV presenten frecuencias cardíacas de 200-300 lat/min (v. tabla 13-5). En los niños es posible que frecuencias auriculares de hasta 300 lat/min se conduzcan en una proporción 1:1 a los ventrículos. La mayoría de los episodios iniciales de TSV se producen en los primeros 4 meses de vida; sin embargo, es posible que la TSV se desarrolle a cualquier edad. Los lactantes presentan irritabilidad, cansancio y disminución de alimentación, así como, en

---

TABLA 13-6

Comparación de complejos auriculares prematuros (PAP) y complejos ventriculares prematuros (CVP)

	PAP	*CVP*
Momento en el que aparece el QRS	Prematuro	Prematuro
Duración del QRS	Usualmente normal; en ocasiones prolongado	Prolongado
Morfología del QRS	Usualmente la misma que con los complejos QRS con ritmo sinusal	Diferente a la de los complejos QRS del ritmo sinusal
Anomalías ST-T	Raras	Más frecuentes
Onda P	Suele preceder a los complejos QRS	Ninguna; en ocasiones siguen al complejo QRS
Latidos de fusión	Ninguno	Es posible que estén presentes
Pausa compensadora	No suele estar presente (aunque no es fiable)	Suele estar presente (pero no es fiable)

TABLA 13-7

Tratamiento de la taquicardia supraventricular

1. Maniobras vagales (masaje carotídeo, sumergir la cara en agua helada)

2. Fosfato de adenosina 0,05-0,2 mg/kg mediante inyección i.v. rápida

3. Marcapasos mediante sobreestimulación (transesofágica o transvenosa)

4. Cardioversión con CD sincronizada (0,25-2 W-s/kg) si el paciente está inestable

CD, corriente directa; *i.v.*, intravenosa.

ocasiones, signos francos de insuficiencia cardíaca congestiva (diaforesis, respiraciones difíciles y disminución de la perfusión, que conduce a choque). No obstante, en ausencia de cardiopatía, los sujetos con TSV a menudo toleran la arritmia durante 12-24 h antes de que aparezcan estos signos de insuficiencia cardíaca. Los niños mayores refieren palpitaciones y mareo.

El tratamiento de las TSV comprende varias medidas (v. tabla 13-7). Para los pacientes estables, las maniobras vagales o el manejo farmacológico con medicamentos antiarrítmicos son el tratamiento de elección. Sin embargo, para los sujetos con signos de disminución de la perfusión y choque, está justificada la **cardioversión con corriente directa (CD) sincronizada.**

Después de que se haya resuelto el episodio, los lactantes y los niños suelen recibir tratamiento durante 6-12 meses con agentes antiarrítmicos como el bloqueador β, propranolol o sotalol. Cada uno de estos medicamentos tiene sus beneficios y efectos secundarios particulares, que en ocasiones limitan el tratamiento. Es posible que sea necesario usar más de un medicamento para mantener el ritmo sinusal normal. En los pacientes que llevan 6-12 meses sin arritmia es adecuado hacer una prueba sin medicamentos.

La **crioablación** o **ablación con catéter de radiofrecuencia** permite que los pacientes estén sin medicamentos; es la opción de tratamiento recomendada para niños cuya SCT es resistente a medicamentos y para todos aquellos con síndrome de Wolff-Parkinson-White, ya que estos pacientes desarrollan un mayor riesgo de complicaciones conforme crecen.

El **aleteo auricular (taquicardia de reentrada intraauricular)** y la **fibrilación auricular** son menos frecuentes en los niños y suelen encontrarse en el ámbito de la cardiopatía congénita. Si la conducción AV es 1:1, los síntomas de insuficiencia cardíaca se desarrollan con rapidez. A menudo el nodo AV bloquea la conducción demasiado rápido y la proporción auricular:ventricular es de 2:1 o 3:1. El tratamiento inicial de elección para cualquiera de estas arritmias es la cardioversión con CD sincronizada seguida del inicio de medicamento antiarrítmico.

Arritmias ventriculares

Los **CVP** se encuentran con frecuencia en los niños hospitalizados por otras razones, como en los casos de pacientes internados en la unidad de cuidados intensivos (UCI) pediátricos por traumatismo, infecciones, en vigilancia posoperatoria o en quienes se someten a procedimientos quirúrgicos de rutina durante la inducción anestésica o la recuperación. Para una comparación de los CVP y los PAP en función de los hallazgos en el ECG, véase la tabla 13-6. Los CVP suelen considerarse benignos cuando se producen de manera aislada, surgen de un foco ectópico único (tienen la misma morfología y eje), cuando el intervalo del doblete (tiempo entre el complejo QRS normal previo y el latido prematuro) es constante y cuando no existe una cardiopatía subyacente (v. tabla 13-8). Los CVP unifocales suelen desaparecer si el paciente hace ejercicio. Los CVP malignos justifican una mayor evaluación y a menudo hacen preciso iniciar tratamiento.

TABLA 13-8

Complejos ventriculares prematuros (CVP) benignos frente a malignos

	CVP benignos	*CVP malignos*
Cardiopatía	No son usuales	Se observan a menudo en las cardiopatías congénitas o isquémicas
Intervalo del doblete	Fijo	Variable
Intervalo QT basal	Suele ser normal	Es posible que esté prolongado
Foco de los CVP	Unifocal	Multifocal
R en T	Ausente	Presente
Respuesta al ejercicio	Suprime los CVP	Aumenta los CVP
Dobletes o salvas	Ninguno	Es posible que estén presentes

TABLA 13-9

Causas de los complejos ventriculares prematuros (CVP)

Anomalías de electrólitos y gases en sangre
    Hipoxia
    Acidosis
    Hipopotasemia
    Hiperpotasemia

Factores miocárdicos
    Miocarditis aguda
    Fiebre reumática
    Isquemia del miocardio
    Después de cirugía a corazón abierto

Medicamentos y toxinas
    Digital
    Cualquier medicamento antiarrítmico
    Agentes anestésicos
    Agentes simpaticomiméticos
    Fenotiazinas
    Cocaína
    Cafeína
    Nicotina

Los CVP malignos y la TV a menudo son secundarios a otra anomalía, como un trastorno electrolítico, a hipoxia o a un medicamento o droga (v. tabla 13-9). Por ello, la base del tratamiento para cualquier arritmia ventricular es la corrección de la anomalía subyacente. Ningún agente farmacológico es totalmente efectivo en el tratamiento de las arritmias ventriculares a menos que también se corrija la causa de fondo. Otras causas son miocarditis y una predisposición genética (síndrome de QT prolongado, MCH).

Se habla de **TV** cuando se producen más de cuatro CVP consecutivos. Cuando la frecuencia ventricular es lenta, los pacientes presentan pocos síntomas. Sin embargo, cuando la frecuencia ventricular es rápida, aparece con rapidez un choque cardiógeno. Debido a la posibilidad de que degenere en fibrilación ventricular (FV), es necesario iniciar tratamiento de urgencia en todas las **TV**. Algo que hace más difícil identificar el problema es que con la TV el ECG muestra ondas P (ya sea con conducción retrógrada o con disociación AV) mientras que con algunas TSV tal vez muestre conducción aberrante y, por ello, complejos QRS anchos. Sin embargo, los médicos deben siempre asumir que los niños con taquicardia con complejos anchos tienen TV y darles el tratamiento adecuado (v. tabla 13-10). Cuando la TV se observa en niños con uno de los **síndromes de QT prolongado** congénitos, la morfología del ECG a menudo es una línea ondulada que pasa de arriba abajo de una línea basal imaginaria (*torsade de pointes* [**TV en entorchado**]).

 Dato relevante: Es importante buscar las causas subyacentes de los CVP o de la TV en los pacientes pediátricos (p. ej., anomalías electrolíticas, hipoxia). Los agentes antiarrítmicos no son totalmente efectivos, a menos que se resuelvan estos factores provocadores.

La **FV** se manifiesta en ausencia de pulsos y choque. Es necesario proceder a la reanimación cardiopulmonar de forma inmediata. El ECG muestra ya sea una línea gruesa o delgada y ondulada sin complejos QRS reconocibles. El tratamiento de la FV es la cardioversión con CD y, al igual que con la TV, la corrección de la causa subyacente (p. ej., hipoxemia, trastorno electrolítico).

Trastornos de conducción

El **bloqueo AV de primer grado** se produce cuando el intervalo PR es mayor de lo normal tanto para la edad como para la frecuencia cardíaca. Se observa en presencia de algunas lesiones cardíacas congénitas (transposición de los grandes vasos corregida) y con la miocarditis o la fiebre reumática. Aunque el bloqueo AV de primer grado no suele justificar iniciar tratamiento,

TABLA 13-10

Tratamiento de los complejos ventriculares prematuros (CVP) y de la taquicardia ventricular

1. Tratamiento de las causas subyacentes (acidosis, hipoxia, trastornos electrolíticos, línea intracardíaca)

2. Lidocaína 1 mg/kg en bolo i.v. seguido de goteo de 0,5-1,5 (mg/kg)/h

3. Amiodarona 5 mg/kg en dosis de impregnación; se puede repetir hasta cuatro veces en total; después, en goteo de 5-10 (mg/kg)/día

4. Si el paciente está hemodinámicamente inestable: cardioversión con CD sincronizada (0,5-2 W-s/kg)

CD, corriente directa; *i.v.,* intravenoso.

sí hace necesario el seguimiento para identificar un posible empeoramiento del bloqueo. El intervalo PR suele prolongarse un poco con el tratamiento con digital; este no es necesariamente un signo de intoxicación por digital.

El **bloqueo AV de segundo grado** puede ser de dos formas: Mobitz de tipos I (Wenckebach) y II. En el tipo I existe una prolongación progresiva del intervalo PR hasta que se produce un descenso del QRS. Por ello, los pacientes suelen tener bloqueo AV 2:1, 3:2 o 4:3. En el Mobitz de tipo II desaparecen los complejos QRS en proporciones variables (p. ej., 2:1, 3:1, 3:2). Ambas arritmias requieren la realización de una evaluación cardiológica y es posible que sean una indicación para colocar un marcapasos.

El **bloqueo AV de tercer grado o disociación AV completa** se produce cuando las aurículas y los ventrículos laten independientemente y no existe una relación regular entre las ondas P y los complejos QRS en el ECG. Esta patología es congénita (en especial en los recién nacidos cuyas madres padecen lupus eritematoso sistémico) en relación con una cardiopatía congénita subyacente (con más frecuencia en la transposición de grandes vasos corregida) o después de reparación quirúrgica de una cardiopatía congénita (más frecuentemente en CIV, defectos del tabique AV o reemplazo de válvula mitral o aórtica). Si la frecuencia cardíaca es adecuada para mantener un gasto cardíaco razonable, los niños están asintomáticos y tal vez no esté indicado ningún tratamiento. Sin embargo, si la frecuencia cardíaca es suficientemente lenta como para provocar síntomas como intolerancia al ejercicio o síncope, está indicado el implante de un marcapasos. Otros pacientes en los que se requiere considerar el implante de un marcapasos son los lactantes sintomáticos con frecuencias cardíacas menores de 50 lat/min y cualquier niño con pausas largas.

ENDOCARDITIS INFECCIOSA

La incidencia de endocarditis infecciosa en los niños con cardiopatía congénita es cercana a 1,5 casos por 1.000 años-paciente. Dada la grave morbilidad y elevada mortalidad relacionada con la endocarditis, la prevención es la base del tratamiento de niños con cardiopatía congénita.

Fisiopatología

En presencia de cardiopatía congénita, el flujo sanguíneo turbulento causa daño a las superficies endoteliales, lo que permite el depósito de fibrina y plaquetas. Dentro de estos pequeños trombos estériles, las bacterias circulantes primero se adhieren y después crecen, protegidas en parte por la acción limpiadora del flujo sanguíneo laminar. Las bacterias como **estreptococos** que producen glucoproteínas se adhieren con más facilidad a estas lesiones, lo que explica su prevalencia como agentes causantes. Las lesiones de endocarditis infecciosa suelen aparecer más abajo del daño, como en la superficie aórtica de una válvula aórtica estenosada o en la superficie ventricular derecha de una CIV. Las lesiones de alta velocidad que producen más turbulencia (p. ej., una CIV pequeña) son más susceptibles a presentar endocarditis que las lesiones de baja velocidad como la CIA.

Después de la corrección de la mayoría de los defectos cardíacos congénitos disminuye el riesgo de endocarditis. Sin embargo, los pacientes con prótesis valvulares o conductos artificiales como las derivaciones de Blalock-Taussig aumentan la susceptibilidad a endocarditis infecciosa. Los pacientes con cardiopatía reumática también están en riesgo.

Evaluación clínica y estudios de laboratorio

Historia clínica

En casi todos los pacientes con endocarditis infecciosa existe un antecedente de cardiopatía congénita o reumática. A menudo es posible identificar la fuente de infección como un procedimiento dental o quirúrgico reciente, absceso o traumatismo importante. Las sondas urinarias o los catéteres intravenosos permanentes también ponen en riesgo a los pacientes. Los síntomas de presentación suelen ser fiebre persistente, anorexia y pérdida de peso, malestar general, mialgias, artralgias y empeoramiento de la insuficiencia cardíaca congestiva.

Exploración física

En ocasiones se escucha un soplo cardíaco nuevo o cambiante. La esplenomegalia está presente en el 60-70% de los pacientes, y la embolización periférica de bacterias causa petequias, hemorragias lineales subungueales o pequeños infartos. Otras manifestaciones cutáneas son el resultado de los complejos antígeno-anticuerpo circulantes y entre ellas se encuentran los nódulos de Osler (nódulos rojos dolorosos en los dedos de manos y pies), lesiones de Janeway (lesiones hemorrágicas indoloras en las palmas de las manos y en las plantas de los pies) y las manchas de Roth (hemorragias retinianas).

Estudios de laboratorio

Los hemocultivos revelan el organismo específico, que con más frecuencia se trata de estreptococos o estafilococos, aunque cualquier cepa bacteriana podría estar implicada. Los bacilos gramnegativos o enterococos son más comunes después de la instrumentación o infección genitourinarias. *Candida albicans* se encuentra en pacientes que desarrollan endocarditis después de cirugía a corazón abierto, en especial quienes tienen prótesis valvulares. Entre los hallazgos de laboratorio adicionales están leucocitosis leve, elevación de la velocidad de sedimentación globular (VSG), anemia y, con bastante frecuencia, hematuria. La ecocardiografía, si es positiva, suele ser diagnóstica; sin embargo, un ecocardiograma negativo, en especial en niños pequeños, no elimina la posibilidad de endocarditis. Puede ser necesario realizar una ecocardiografía transesofágica para establecer el diagnóstico en niños mayores y adolescentes.

Manejo

La estrategia de manejo primaria de la endocarditis infecciosa es la prevención.

Profilaxis de la endocarditis bacteriana subaguda

La prevención a través del mantenimiento de una buena higiene dental sigue siendo una de las bases del manejo de la endocarditis bacteriana subaguda (EBS); sin embargo, en años recientes se realizó una revisión importante del papel de los **antibióticos profilácticos.** Las últimas recomendaciones de la *American Heart Association* (AHA), publicadas en 2007, han reducido drásticamente el uso de antibióticos para la mayoría de las lesiones cardíacas congénitas. Ahora se recomiendan los antibióticos profilácticos sólo para los pacientes con prótesis de válvulas cardíacas o material protésico que se utiliza para reparación valvular, cardiopatía congénita cianótica no reparada, cardiopatía congénita reparada con material o dispositivo protésico dentro de los primeros 6 meses después del procedimiento, cardiopatía congénita reparada con defectos residuales como fugas de parches (lo cual inhibe la endotelización) y pacientes con trasplante cardíaco con valvulopatía. El médico debe informar a los padres de los niños con lesiones cardíacas congénitas elegibles acerca de los riesgos de la EBS tan pronto como se hace el diagnóstico y se les da una tarjeta con las recomendaciones de la AHA para la profilaxis (v. fig. 13-13).

Tratamiento

La decisión de iniciar tratamiento antes de la confirmación mediante hemocultivo depende de la gravedad de la enfermedad. En los casos subagudos es posible que sea adecuado esperar unos días antes de iniciar antibioterapia, para tener los resultados del cultivo. Sin embargo, si las características clínicas son altamente indicativas de endocarditis bacteriana o si el paciente está grave, el tratamiento suele comprender un antibiótico de amplio espectro que cubra los agentes infecciosos más probables.

Una vez que se identificó positivamente al organismo se inicia la antibioterapia específica, que suele consistir en un curso parenteral de 4-6 semanas de duración; el manejo quirúrgico se reserva para los organismos resistentes (por lo general, hongos) o para aquellos casos en los que la vegetación afecta a la función de una prótesis de válvula cardíaca. A pesar de los recientes avances conseguidos en el manejo antimicrobiano, la tasa de mortalidad de la endocarditis infecciosa sigue siendo hasta del 25%.

MIOCARDIOPATÍAS

Fisiopatología

Las enfermedades del miocardio se dividen según su etiología en causas infecciosas, metabólicas, infiltrativas, isquémicas y miopáticas primarias (v. tabla 13-11). La **miocarditis,** una de las causas más frecuentes de miocardiopatías, es una inflamación aguda causada más a menudo por una infección viral. Se han identificado muchos virus como agentes etiológicos; sin embargo, los adenovirus, los virus Coxsackie B y los parvovirus son, con diferencia, los más frecuentes en los niños.

PREVENCIÓN DE LA ENDOCARDITIS INFECCIOSA (BACTERIANA)
(Tarjeta para la cartera)

El médico proporciona esta tarjeta a los pacientes para que la lleven en su cartera (o sus padres). A los profesionales de la salud: deben ver el reverso de la tarjeta para referirse a la declaración completa.

Nombre:_____

Requiere de protección contra
ENDOCARDITIS INFECCIOSA (BACTERIANA)
Debido a que padece una cardiopatía.

Diagnóstico:_____

Prescrito por: _____

Fecha: _____

Usted recibió esta tarjeta para la cartera debido a que se encuentra en alto riesgo de presentar desenlaces clínicos adversos por endocarditis infecciosa (EI), también conocida como endocarditis bacteriana (EB). Las directrices para la prevención de la EI que se muestran en esta tarjeta son sustancialmente diferentes a las publicadas anteriormente. Esta tarjeta reemplaza a la previa, que se basaba en las directrices publicadas en 1997.

El *Endocarditis Committee* de la *American Heart Association*, junto con los expertos nacionales e internacionales de EI, revisó exhaustivamente los estudios publicados para determinar si los procedimientos dentales, gastrointestinales o de vías genitourinarias (GU) son causas posibles de EI.

Ya no se recomienda la práctica actual de dar antibióticos a los pacientes antes de un procedimiento dental **EXCEPTO** para pacientes con mayor riesgo de presentar desenlaces clínicos adversos por EI (v. más adelante en esta tarjeta). El comité no descarta la posibilidad de que un número muy pequeño de casos de EI, si es que existe alguno, fuera prevenible mediante profilaxis antibiótica antes del procedimiento dental. Si existe tal beneficio por la profilaxis, serviría **SÓLO** para los pacientes que se mencionan más adelante. El comité reconoce la importancia de llevar una buena higiene oral y dental y acudir a consultas regulares con el dentista para los pacientes en riesgo de EI.

El comité ya no recomienda la administración de antibióticos sólo para prevenir la EI en pacientes que se someten a procedimiento gastrointestinal o de vías GU.

Los cambios en estas directrices no modifican el hecho de que su cardiopatía le hace presentar un mayor riesgo de desarrollar endocarditis. Si aparecen signos o síntomas de endocarditis, como fiebre inexplicable, consulte a su médico de inmediato. Si son necesarios hemocultivos (para determinar si está presente la endocarditis), es importante que su médico obtenga estas muestras y otras para realizar pruebas relevantes **ANTES** de iniciar antibioterapia.

La profilaxis con antibióticos con los procedimientos dentales es razonable sólo en pacientes con cardiopatías relacionadas con un mayor riesgo de desenlaces clínicos adversos por endocarditis, entre las las que se encuentran las siguientes:

- Prótesis de válvula cardiaca o material protésico usado para reparar una válvula
- Endocarditis previa
- Cardiopatía congénita, sólo en las siguientes categorías:
  - Cardiopatía congénita cianótica no reparada, incluidos los pacientes con derivaciones y conductos paliativos
  - Cardiopatía congénita reparada por completo con material o dispositivo protésico, ya sea colocado mediante intervención quirúrgica o cateterismo, durante los primeros 6 meses después del procedimiento*
  - Cardiopatía congénita reparada con defectos residuales en el sitio del parche o dispositivo protésico, o en una localización adyacente (lo cual impide la endotelización)
- Receptores de trasplante cardiaco con cardiopatía valvular

*La profilaxis es razonable debido a que la endotelización del material protésico se produce durante los primeros 6 meses después del procedimiento.

Procedimientos dentales para los cuales es razonable la profilaxis en los pacientes con las cardiopatías antes mencionadas.

Todos los procedimientos dentales que implican manipulación del tejido gingival o la región periapical de los dientes, o perforación de la mucosa oral*

*NO se recomienda la profilaxis con antibióticos para los siguientes procedimientos o episodios dentales: inyecciones anestésicas de rutina a través de tejido no infectado; toma de radiografías dentales; colocación de aparatos de prostodoncia u ortodoncia removibles; ajuste de aparatos de ortodoncia; colocación de aparatos fijos de ortodoncia; muda de dientes primarios y sangrado por traumatismo a los labios o a la mucosa oral.

Regímenes de antibióticos profilácticos para procedimientos dentales

Situación	Agente	Régimen: dosis única 30-60 min antes del procedimiento	
		Adultos	Niños
Oral	Amoxicilina	2 g	50 mg/kg
Incapaz de tomar medicamento oral	Ampicilina **O**	2 g i.m. o i.v.*	50 mg/kg i.m. o i.v.
	Cefazolina o ceftriaxona	1 g i.m. o i.v.	50 mg/kg i.m. o i.v.
Alérgico a las penicilinas o ampicilinas, régimen oral	Cefalexina ******†	2 g	150 mg/kg
	O		
	Clindamicina	600 mg	20 mg/kg
	O		
	Azitromicina o claritromicina	500 mg	15 mg/kg
Alérgico a las penicilinas o ampicilina e incapaz de tomar medicamento oral	Cefazolina o ceftriaxona†	1 g i.m. o i.v.	50 mg/kg i.m. o i.v.
	O Clindamicina	600 mg i.m. o i.v.	20 mg/kg i.m. o i.v

*i.m., intramuscular; i.v., intravenoso.
**U otra cefalosporina de primera o segunda generación en dosis equivalente para adulto o pediátrica.
†Las cefalosporinas no deben usarse en una persona con antecedente de anafilaxia, angioedema o urticaria con penicilinas o ampicilina.

Procedimientos gastrointestinales/GU: ya no se recomienda la profilaxis con antibióticos sólo para prevenir la EI en los pacientes que se someten a procedimientos gastrointestinales o de vías GU, incluidos aquellos con el mayor riesgo de presentar desenlaces adversos debidos a EI.

Otros procedimientos: aquellos que implican las vías respiratorias o piel infectada, tejidos justo por debajo de la piel o tejido musculoesquelético para los cuales es razonable la profilaxis se analizan en el documento actualizado (referencia más adelante).

Adaptado de *Prevention of Infective Endocarditits: Guidelines From the American Heart Association*, by the Committee on Rheumatic Fever, Endocarditis, and Kawasaki Disease. *Circulation*, 2007; 116: 1736-1754. Disponible en http://circ.ahajournals.org/cgi/reprint/CIRCULATIONAHA.106.183095.

Profesionales de la salud, por favor consulten estas recomendaciones para una información más completa en cuanto a qué pacientes y qué procedimientos requieren profilaxis.

The Council on Scientific Affairs of the American Dental Association has approved this statement as it relates to dentistry.

American Heart Association. | American Stroke Association.
Learn and Live.

National Center
7272 Greenville Avenue
Dallas, Texas 75231-4596
americanheart.org

FIGURA 13-13. Recomendaciones de la American Heart Association para la profilaxis contra endocarditis bacteriana subaguda. Adaptado de Committee on Rheumatic Fever, Endocarditis, and Kawasaki Disease: Prevention of Bacterial Endocarditis: Recommendations by the American Heart Association. *JAMA* 277:1794-1801, 1997. *Circulation* 96:358-366, 1997. Derechos de autor 1997, American Medical Association.

Hace varios años, a menudo era imposible identificar un agente viral específico, ya que con frecuencia sus niveles en suero periférico no eran diagnósticos. Estudios más recientes, que utilizan la reacción en cadena de la polimerasa para analizar las muestras de biopsia del miocardio, han aumentado la capacidad de identificar los agentes virales específicos. Las muestras de biopsia revelan un infiltrado inflamatorio agudo y evidencia de necrosis de los miocitos, que a menudo se reemplazan más tarde por tejido fibroso cicatrizal.

Las causas metabólicas frecuentes de la disfunción del miocardio son anomalías de los electrólitos como hipocalcemia e hipomagnesemia, hipoglucemia e hipotiroidismo. Las causas más raras están relacionadas con deficiencias de un nutriente específico, un error congénito del metabolismo o son secundarias a una toxina (v. tabla 13-11). Las enfermedades infiltrativas del miocardio ocurren también con los errores congénitos del metabolismo, como el depósito anormal de glucógeno relacionado con glucogenosis tipo II (Pompe). La cardiopatía isquémica es rara en los niños; sin embargo, es posible que se produzca con anomalías congénitas de las arterias coronarias (p. ej., origen anómalo de la arteria coronaria izquierda en la arteria pulmonar), en las hiperlipidemias monocigóticas y en los pacientes en el postoperatorio después de la reparación de una cardiopatía congénita compleja.

Con el uso de herramientas nuevas en la genética molecular y la genómica, muchas miocardiopatías que antes se consideraban idiopáticas ahora se reconocen como provocadas por un defecto genético específico. En los pacientes que son evaluados en busca de miocardiopatías debe obtenerse una historia familiar detallada y han de ser evaluados por un genetista con experiencia en esta área. Las pruebas genéticas en busca de miocardiopatías han progresado de manera significativa en la última década, y en la actualidad varios laboratorios comerciales ofrecen pruebas para las mutaciones genéticas más frecuentes. Sin embargo, sigue buscándose la correlación entre genotipo (mutación genética específica) y fenotipo (signos y síntomas que presenta el paciente y el pronóstico último).

Las miocardiopatías se dividen también según su fisiología en los siguientes subtipos: dilatadas, hipertróficas y restrictivas. En las **miocardiopatías dilatadas** (MCD), el volumen ventricular izquierdo al final de la diástole está aumentado y la pared ventricular es proporcionalmente delgada. El desarreglo fisiológico primario es una disminución en la función *sistólica* (contracción o inotropia). En contraste en las **miocardiopatías hipertróficas** (MCH [antes conocidas como estenosis subaórtica hipertrófica idiopática o ESHI]), el volumen al final de la diástole está disminuido y la pared ventricular está engrosada, ya sea excéntrica o concéntricamente. El desarreglo fisiológico primario implica una función *diastólica* (relajación o lusitropía), aunque el músculo subaórtico a menudo se engruesa lo suficiente como para causar obstrucción al flujo de salida ventricular izquierdo, una causa importante de síntomas. En las **miocardiopatías restrictivas** (MCR) el volumen ventricular es normal o está levemente disminuido y el grosor de la pared es normal o presenta un aumento mínimo. En la alteración fisiológica primaria está implicada una función *diastólica*, debido a una elasticidad muy limitada (distensibilidad) de la cámara ventricular. Las aurículas con frecuencia están muy agrandadas.

Evaluación clínica y estudios de laboratorio

Historia clínica

Los niños con miocarditis presentan síntomas de insuficiencia cardíaca congestiva, ya sea de inicio rápido (más frecuente en lactantes) o un inicio más insidioso (más frecuente en niños mayores). En ocasiones tienen antecedente de una infección de vías respiratorias superiores o gastroenteritis en el mes anterior. Los niños más pequeños muestran evidencia de disminución de actividad, irritabilidad o intolerancia a la alimentación. Los niños mayores refieren dificultad para respirar, tos crónica, fatiga fácil, síntomas abdominales, disnea de esfuerzo, ortopnea o aumento de peso reciente.

En los pacientes con miopatías congénitas, la presentación suele ser más insidiosa, aunque en ocasiones los antecedentes familiares de un trastorno metabólico específico aumentan el índice de sospecha y llevan a un diagnóstico más temprano. Muchos pacientes ya han estado en seguimiento durante semanas o meses con un diagnóstico de infección de vías respiratorias superiores, neumonía, dolor abdominal crónico o asma. En ocasiones los pacientes con miocardiopatía hipertrófica o restrictiva son diagnosticados antes cuando presentan síncope o incluso con «muerte súbita fallida» secundaria a arritmia.

Exploración física

Los signos físicos generales de la insuficiencia cardíaca congestiva son similares a los descritos en la sección sobre defectos cardíacos congénitos (v. «Cardiopatía congénita»). Entre los hallazgos destacan taquipnea, retracciones subcostales, sibilancias o estertores, hepatoesplenomegalia y una mala perfusión periférica y pulsos pobres. El edema se presenta alrededor de los ojos y en la espalda en los lactantes, y en las extremidades inferiores en los niños mayores y adolescentes. La exploración cardíaca revela ruidos cardíacos disminuidos, un aumento del pulso cardíaco y del ritmo de galope y, con frecuencia, un soplo holosistólico de insuficiencia mitral o tricuspídea debido a la dilatación de uno o ambos anillos valvulares semilunares. La presencia de frémito indica compromiso del pericardio, que suele estar asociado a miocarditis. La hepatomegalia es frecuente.

Estudios de laboratorio

La radiografía de tórax es la mejor prueba de laboratorio para la evaluación del crecimiento de la cámara cardíaca y de la presencia de edema pulmonar. El ECG es la mejor prueba para la evaluación de hipertrofia de la cámara o de los signos de isquemia o inflamación. En la miocarditis, el ECG muestra complejos QRS de bajo voltaje, depresión del segmento ST y diversos grados de bloqueo cardíaco y otras arritmias. Las miopatías hipertróficas muestran hipertrofia biventricular o izquierda aislada y los signos de isquemia o esfuerzo son evidentes (p. ej., inversión de onda T en derivación V_6). Algunas de las miopatías metabólicas o infiltrativas tienen patrones ECG distintivos como un intervalo PR corto y un patrón de hipertrofia asociado a enfermedad de Pompe. Cuando existe sospecha de miocarditis viral, los niveles virales en suero rara vez son diagnósticos. Una biopsia de miocardio, realizada por vía transvenosa en el laboratorio de cateterismo cardíaco, da un diagnóstico específico en la mayoría de los casos. Se ha utilizado también la RM para detectar miocarditis.

Diagnóstico diferencial

El diagnóstico diferencial de la disfunción miocárdica aguda incluye todos los trastornos mencionados en la tabla 13-11. La biopsia de endocardio en ocasiones permite establecer un diagnóstico definitivo, pero a menudo sólo muestra fibrosis

---

TABLA 13-11

Causas de las enfermedades del miocardio

Enfermedades infecciosas

Miocarditis viral
  Adenovirus, virus Coxsackie, parvovirus (la más frecuente)
  Paperas, sarampión, rubéola, ecovirus, citomegalovirus, VIH, arbovirus, poliovirus

Miocarditis no viral
  Toxoplasma gondii, Mycoplasma pneumoniae, rickettsias, *Chlamydia trachomatis,* toxina diftérica, *Trypanosoma cruzi* (enfermedad de Chagas)

Miocarditis inmunitarias
  Fiebre reumática aguda
  Síndrome de Kawasaki

Enfermedades metabólicas

Anomalías electrolíticas
  Hipocalcemia, hipomagnesemia, hipopotasemia, hiperpotasemia, hipoglucemia

Anomalías endocrinas
  Hijos de madres diabéticas, hipotiroidismo, feocromocitoma

Medicamentos, drogas y toxinas
  Alcohol, cocaína, adriamicina, cloroquina, ipecacuana, radiación

Deficiencias de vitaminas y oligoelementos (tiamina [beriberi], selenio [enfermedad de Keshan], carnitina, taurina)

Enfermedades infiltrativas

Glucogenosis (Pompe)

Glucolipidosis (Fabry)

Hemocromatosis (en pacientes que reciben múltiples transfusiones)

Mucopolisacaridosis

Cistinosis

Amiloidosis

Sarcoidosis

Neoplasias (linfoma, rabdomioma [se observan en la esclerosis tuberosa])

Enfermedades miopáticas primarias

Formas genéticas de miocardiopatía dilatada (MCD), incluidas las distrofias musculares (Duchenne, Becker)

Miocardiopatía hipertrófica (MCH)

Miocardiopatía restrictiva (MCR)

Falta de compactación ventricular izquierda aislada

e hipertrofia compensadora de las células remanentes del miocardio. Estos casos conducen a un diagnóstico de MCD idiopática. El análisis de la reacción en cadena de la polimerasa, que suele realizarse en un laboratorio de investigación, ha recatalogado muchos de estos casos «idiopáticos» como una etapa crónica de la miocarditis posviral. La septicemia grave lleva a disfunción ventricular, la cual es reversible cuando se trata la infección. La uremia en la nefropatía terminal también conduce a disfunción ventricular, que a menudo mejora con diálisis y manejo de la hipertensión, y se resuelve completamente después del trasplante renal.

Manejo

El tratamiento de la miocarditis aguda comprende terapia de soporte con diuréticos y, en los casos de descompensación hemodinámica, agentes inotrópicos intravenosos (p. ej., dopamina, dobutamina, milrinona) o medicamentos reductores de la poscarga (p. ej., nitroprusiato, captopril). El miocardio inflamado es más sensible a los efectos arritmógenos de la digital, de manera que este agente no suele usarse en estos casos. La terapia antiinflamatoria específica con corticoesteroides u otros inmunosupresores o inmunoglobulina intravenosa (IVIG, del inglés *intravenous immune globulin*) sigue siendo controvertida. Para los pacientes que no responden a los inotrópicos intravenosos, se dispone de varios métodos de soporte circulatorio artificial, incluida la oxigenación mediante membrana extracorpórea y los dispositivos de asistencia ventricular izquierda. El trasplante cardíaco es el único tratamiento específico disponible para los niños con las formas más graves de MCD o MCR. En la actualidad, la tasa de supervivencia a 1 y 5 años para los receptores de trasplante cardíaco pediátrico son del 90% y del 75%, respectivamente.

Para los niños con MCH, la resección quirúrgica del músculo subaórtico reduce la sintomatología, y los antiarrítmicos o un cardioversor/desfibrilador implantable disminuyen el riesgo de muerte súbita secundaria a las arritmias ventriculares. El trasplante es una opción en los casos más graves.

CARDIOPATÍA REUMÁTICA

En Estados Unidos, la mejoría en la higiene pública y los estándares de vida, combinados con la antibioterapia de rutina para la faringitis estreptocócica, han provocado una disminución importante en la incidencia de fiebre reumática. Sin embargo, ésta sigue constituyendo un problema de salud pública en muchos países en desarrollo. A mediados de la década de 1980 se produjo un resurgimiento preocupante de la fiebre reumática en Estados Unidos; no se conocen del todo las razones exactas de este fenómeno.

Fisiopatología

La fiebre reumática aguda está relacionada con una infección (por lo general, de la faringe) por **estreptococos β-hemolíticos del grupo A**, lo que desencadena una respuesta inmunitaria anormal en las personas genéticamente susceptibles. En estas personas, los linfocitos B están sensibilizados por antígenos estreptocócicos, lo que conduce a la formación de anticuerpos antiestreptocócicos. Se forman complejos inmunitarios que presentan reacción cruzada con los antígenos presentes en el músculo cardíaco, lo que produce inflamación y tanto miocardiopatías como valvulopatías.

Se observan cambios patológicos no sólo en el corazón sino también en los tejidos conjuntivo y perivascular. La lesión de patología característica es el **cuerpo de Aschoff**, un foco inflamatorio rodeado de fibras conjuntivas desordenadas. El ataque agudo inicial conduce a **pancarditis** (compromiso del pericardio, miocardio y endocardio). Los ataques iniciales de fiebre reumática provocan el engrosamiento de la válvula (**valvulitis verrugosa**), que da lugar a insuficiencia, con más frecuencia de las válvulas mitral y aórtica. Los cambios patológicos ocurren también en las articulaciones (**artritis**), en la piel (**nódulos subcutáneos, eritema marginado**), en el sistema nervioso central (SNC) (**corea**). En el corazón, los ataques recurrentes provocan formación repetida de cicatrices de las válvulas afectadas, que suelen causar el desarrollo de estenosis mitral.

Evaluación clínica y estudios de laboratorio

Historia clínica

Los pacientes se presentan con antecedente de un episodio reciente de faringitis no tratada o con tratamiento parcial, aunque este cuadro es variable. La presencia de **poliartritis migratoria**, que suele afectar a las articulaciones grandes con eritema y derrame temporales, a menudo es el síntoma principal de presentación. Los síntomas de **insuficiencia cardíaca congestiva** son menos habituales. La **corea de Sydenham** es también una presentación menos frecuente de la fiebre reumática aguda. La corea consiste en movimientos anormales repentinos de las extremidades, aunque es posible que se desarrolle de manera insidiosa como torpeza y un mal desempeño escolar. La debilidad muscular y los trastornos de conducta son frecuentes. Un antecedente de episodios previos de fiebre reumática aguda es muy importante, ya que el riesgo de recurrencia es elevado.

Exploración física

La exploración física se orienta a la detección de **artritis** (p. ej., tumefacción, enrojecimiento, calor y dolor de articulaciones) en oposición a las **artralgias** (sólo dolor). La exploración cardíaca es notable por su frémito secundario a derrame pericárdico, ritmo de galope o un nuevo soplo de insuficiencia mitral (holosistólico) o de insuficiencia aórtica (diastólico decreciente). Las lesiones cutáneas clásicas son **nódulos subcutáneos** de 0,5-1 cm indoloros en las superficies extensoras de las manos, de los pies, del cuero cabelludo o de las vértebras. El exantema típico es el **eritema marginado**, aunque ocurre sólo en el 10% de los pacientes y consiste en máculas eritematosas evanescentes con un centro claro y un borde serpiginoso. El eritema marginado tiene predominio en el tronco, también es migratorio y no suele ser pruriginoso.

Estudios de laboratorio

La evaluación estándar de laboratorio muestra elevación de varios de los reactantes de la fase aguda, incluidas la VSG y la proteína C reactiva; sin embargo, estos hallazgos son muy inespecíficos. Es importante identificar un nivel creciente de anticuerpos antiestreptocócicos (anticuerpos antiestreptolisina O, anti-ADNsa B, antihialuronidasa) para establecer el diagnóstico. El cultivo de estreptococos β del grupo A proveniente de la faringe también tiene importancia.

El ECG muestra un intervalo PR prolongado o un bloqueo cardíaco de primer grado. La radiografía de tórax revela crecimiento cardíaco en pacientes con carditis activa y edema pulmonar en sujetos con insuficiencia cardíaca congestiva.

Diagnóstico diferencial

El diagnóstico de fiebre reumática aguda llega a ser difícil, ya que la mayoría de los pacientes no reúnen todos los criterios expuestos en el manual. La AHA tiene directrices para el diagnóstico de fiebre reumática, conocidos como los criterios de Jones modificados (v. tabla 13-12). El diagnóstico diferencial a menudo incluye varias enfermedades reumáticas de la infancia, como artritis reumatoide y lupus eritematoso sistémico (v. cap. 21).

Manejo

El tratamiento comprende la erradicación de la infección estreptocócica con penicilina. La penicilina G benzatínica administrada mediante inyección intramuscular de 0,6-1,2 millones de unidades es el más efectivo, ya que con ella se asegura el cumplimiento terapéutico. Los agentes antiinflamatorios, como el ácido acetilsalicílico, que se inician con 30-60 mg/kg/día

---

TABLA 13-12

Criterios de Jones modificados para el diagnóstico de fiebre reumática aguda[a]

Manifestaciones mayores

1. Carditis (cardiomegalia, soplo, pericarditis, insuficiencia cardíaca congestiva)

2. Poliartritis

3. Eritema marginado

4. Nódulos subcutáneos

5. Corea

Manifestaciones menores

1. Antecedentes de episodio previo de fiebre reumática

2. Artralgias

3. Fiebre

4. Aumento de reactantes de fase aguda (VSG, proteína C reactiva, recuento de leucocitos, anemia)

5. Cambios en el ECG (aumento de intervalos PR o QT)

ECG, electrocardiograma; *VSG,* velocidad de sedimentación globular.

[a]La presencia de dos manifestaciones mayores o una mayor y dos menores combinada con evidencia de infección estreptocócica reciente (cultivo de garganta positivo, elevación de niveles de antiestreptolisinas O, antecedente de escarlatina) es altamente indicativa de diagnóstico de fiebre reumática.

divididos en cuatro dosis, se continúan según la respuesta individual, pero suele hacerse durante 2-6 semanas. Rara vez se utilizan corticoesteroides, aunque son beneficiosos en el tratamiento de pacientes con carditis grave e insuficiencia cardíaca congestiva. Para los sujetos con insuficiencia cardíaca se usan otras modalidades terapéuticas según se requieran (v. tabla 13-4). Los médicos ya no prescriben reposo absoluto en cama. Sin embargo, siguen indicando un programa ambulatorio gradual y modificado durante la fase aguda de la enfermedad.

Un concepto importante en el tratamiento de la fiebre reumática es la prevención de episodios futuros. Una vez afectados, los niños tienen un riesgo mayor de sufrir ataques recurrentes y deben recibir profilaxis con penicilina. Esto implica ya sea penicilina G dos veces al día (250.000 unidades) o penicilina G benzatínica parenteral (1,2 millones de unidades) aplicada por vía intramuscular cada 4 semanas. Es de elección esta última en caso de que se sospeche un cumplimiento terapéutico insuficiente.

ENFERMEDAD DE KAWASAKI

Descrita por primera vez en Japón en 1967, la **enfermedad de Kawasaki** (conocida también como **síndrome del ganglio linfático mucocutáneo**) es una vasculitis generalizada de etiología desconocida. En la actualidad es una de las principales causas de la cardiopatía adquirida en los niños. Aunque los informes iniciales de la enfermedad de Kawasaki estaban confinados a Asia, la entidad se ha descrito en todo el mundo. Ocurre en patrones endémicos y epidémicos. Las epidemias suelen tener lugar durante el invierno o la primavera. En Estados Unidos, la prevalencia es cercana a 9 casos por cada 100000 niños menores de 5 años de edad, y el 80% de los casos se producen en niños menores de 8 años de edad. La enfermedad de Kawasaki es más prevalente en niños de ascendencia asiática.

Fisiopatología

La **enfermedad de arterias coronarias** está presente en el 20% de los pacientes con enfermedad de Kawasaki no tratada. En los pacientes que no reciben tratamiento existen cuatro etapas patológicas.

- **Etapa 1** (primeras 2 semanas): una vasculitis aguda, que sobre todo afecta a las arterias coronarias. Es posible que se presente una pancarditis, con cambios inflamatorios en el sistema de conducción cardíaco, acompañando a la vasculitis.
- **Etapa 2** (2-4 semanas después del inicio): persiste la vasculitis coronaria y es posible que se produzcan aneurismas en la arteria coronaria. En algunos casos se observa trombosis en los aneurismas, con obstrucción del flujo sanguíneo coronario.
- **Etapa 3** (4-8 semanas): la inflamación coronaria empieza a ceder, aunque los aneurismas siguen estando presentes. La inflamación del miocardio está casi resuelta.
- **Etapa 4** (más de 8 semanas desde el inicio): se forma cicatriz y calcificación de las arterias coronarias, y se producen estenosis y recanalización de la luz de la coronaria, así como y fibrosis del miocardio.

Es posible que se afecte a otras arterias, pero es raro que el compromiso arterial periférico sea tan grave que cause cambios gangrenosos en las extremidades.

Evaluación clínica y estudios de laboratorio

Historia clínica y exploración física

Clínicamente, la enfermedad de Kawasaki tiene tres fases distintas: aguda, subaguda y crónica. La fase aguda febril con manifestaciones típicas de la piel y membranas mucosas dura hasta 2 semanas (v. tabla 13-13). La fase subaguda se caracteriza por enfermedad más leve y trombocitosis; en ella se desarrollan aneurismas coronarios. Esta fase dura desde la segunda hasta la cuarta semana de la enfermedad. La fase crónica, durante la cual se resuelven los síntomas y las anomalías de laboratorio, dura hasta 2 meses después del inicio. Durante la fase aguda el diagnóstico se basa en cinco de seis criterios mayores.

Es posible que se presenten algunas características clínicas adicionales. Entre tales síntomas se encuentran artralgias o artritis, tos, rinorrea, neumonía, dolor abdominal, diarrea, ictericia, irritabilidad, meningitis aséptica y carditis.

En la exploración cardíaca se observa la presencia de ritmo de galope. Es posible escuchar un soplo de flujo secundario a fiebre alta y anemia leve; un frémito pericárdico o ruidos cardíacos distantes suelen indicar la presencia de derrame pericárdico, que lo presentan una tercera parte de los pacientes. En raras ocasiones existen soplos de insuficiencia mitral o aórtica cuando la carditis es grave.

Estudios de laboratorio

Un hemograma muestra una elevación del recuento de leucocitos y anemia leve. Durante la fase aguda temprana, el recuento de plaquetas es normal, pero se eleva durante la segunda y la tercera semanas de la enfermedad. La VSG y otros reactantes de fase aguda están elevados. El análisis de orina general revela piuria estéril y proteinuria; si se realiza una punción lumbar, el examen del líquido cefalorraquídeo muestra pleocitosis con concentraciones normales de glucosa y proteína. En la ecografía abdominal se aprecia edema de la vesícula biliar.

TABLA 13-13

Criterios diagnósticos clásicos para enfermedad de Kawasaki[a]

Fiebre que persiste por lo menos 5 días MÁS

Presencia de por lo menos cuatro de las siguientes cinco características principales:

Cambios en las extremidades:
> Agudos: eritema y edema de manos y pies
> Convalecientes: descamación membranosa de las yemas de los dedos

Exantema polimorfo

Inyección de la conjuntiva bulbar indolora, bilateral y sin exudado

Cambios en los labios y en la boca: eritema y labios partidos, lengua en fresa, inyección difusa de la mucosa oral y faríngea

Linfoadenopatía cervical (≥1,5 cm de diámetro), que suele ser unilateral

[a]Tomado de AHA Scientific Statement: Diagnostic guidelines for Kawasaki disease. *Circulation* 103:335–336, 2001.

El ECG suele ser normal o tal vez muestre prolongación de los intervalos PR o QT, voltajes bajos, cambios en la onda ST o T, o arritmia. Durante la fase subaguda, los signos de isquemia coronaria o infarto están presentes (ondas Q o segmentos ST anormales). Los médicos suelen obtener un ecocardiograma en el momento de establecer el diagnóstico inicial para determinar una situación basal con la que se compararán los estudios posteriores y para detectar un derrame pericárdico. En ocasiones este ecocardiograma inicial revela aneurismas coronarios tempranos. Entonces es adecuado repetir el ecocardiograma a las 3-4 semanas del inicio; éste demuestra los aneurismas coronarios si están presentes. Si en este momento no son evidentes los aneurismas, suele estar justificado solicitar un ecocardiograma de seguimiento final a las 6-8 semanas y otro varios meses después.

Diagnóstico diferencial

Varias enfermedades infecciosas se presentan con signos y síntomas similares a los de la enfermedad de Kawasaki, como sarampión, escarlatina, síndrome de piel quemada estafilocócico, síndrome de choque tóxico y fiebre manchada de las Montañas Rocosas (v. cap. 9). Otros trastornos que conviene considerar en el diagnóstico diferencial son reacciones alérgicas a medicamentos, síndrome de Stevens-Johnson, miocarditis, enfermedades reumáticas como artritis reumatoide juvenil y envenenamiento por mercurio.

Manejo

La terapia inicial de la enfermedad de Kawasaki está dirigida a reducir la inflamación y a prevenir el desarrollo de aneurismas de la arteria coronaria. El manejo crónico se orienta a prevenir la trombosis de la arteria coronaria. Cuando se establece por primera vez el diagnóstico, se administra gammaglobulina intravenosa a razón de 2 g/kg como una infusión única a pasar en 12 h; es el tratamiento estándar. Se ha mostrado que si se administra dentro de los primeros 10 días desde el inicio de la enfermedad, la gammaglobulina disminuye significativamente la formación de aneurismas. Para los casos resistentes (es decir, niños cuya inflamación no ceda después del tratamiento con IVIG), aunque se administre una segunda dosis de IVIG o agentes antiinflamatorios más fuertes (esteroides o el anticuerpo contra el factor de necrosis tumoral α [anti-TNF-α], infliximab) (por lo general, con interconsulta con un cardiólogo pediatra y un reumatólogo).

Durante la fase aguda, el ácido acetilsalicílico se administra también en dosis de 80-100 mg/kg/día por vía oral cuatro veces al día. El ácido acetilsalicílico reduce los síntomas sistémicos y además disminuye el riesgo de formación de aneurismas. Cuando los pacientes ya están afebriles, continúan tomando ácido acetilsalicílico en dosis más bajas, 3-5 mg/kg una vez al día. La retirada del ácido acetilsalicílico en dosis bajas se realiza aproximadamente a las 6-8 semanas después del inicio de la enfermedad, a menos que existan aneurismas. Los pacientes con aneurismas comprobados deben continuar tomando ácido acetilsalicílico en dosis bajas por un tiempo indefinido. Aquellos con aneurismas gigantes o quienes presentan trombosis coronaria tal vez requieran de anticoagulación sistémica con heparina o warfarina.

El manejo a largo plazo de los pacientes con aneurismas depende de la evaluación del riesgo de los mismos, según se determina mediante la localización y el tamaño del aneurisma coronario. Es adecuado el seguimiento de estos pacientes con

ECG y ecocardiogramas en intervalos de 6-12 meses. Está justificada la angiografía coronaria si estas pruebas no invasivas son anormales. La prueba de esfuerzo se usa para detectar insuficiencia coronaria y guiar las recomendaciones con respecto a la participación en actividades deportivas.

DOLOR PRECORDIAL

El dolor precordial es una molestia muy frecuente en la pediatría general. Según su frecuencia, se encuentra después de la cefalea y del dolor abdominal, y se convierte en un problema más frecuente en niños mayores y adolescentes.

Fisiopatología

Las causas del dolor precordial son diversas y van desde problemas musculoesqueléticos hasta causas funcionales; no todas son torácicas (v. tablas 13-14 y 13-15).

Evaluación clínica y estudios de laboratorio

Historia clínica

Es muy importante recoger una historia clínica cuidadosa y detallada para la evaluación adecuada del dolor precordial en los niños; a menudo los hallazgos de la exploración física y de los estudios de laboratorio no son útiles. El examinador debe procurar identificar la preocupación del paciente y de sus padres, y no intentar apresurar el diagnóstico, ya que el éxito del alivio del dolor precordial a menudo depende de la capacidad del facultativo para tranquilizar a la familia informándole que el problema suele ser de naturaleza benigna. La atención debe dirigirse a establecer la localización, la duración y la calidad del dolor y, en particular, si tiene una naturaleza pleurítica. Las circunstancias que lo provocan y si el dolor ocurre en reposo o despierta al paciente durante la noche son datos importantes de la historia clínica. La coexistencia de **palpitaciones** indica una arritmia como la causa del dolor precordial, aunque el dolor precordial inducido por emoción a menudo está asociado a taquicardia.

Además, el médico debe observar la calidad de las interacciones entre el niño y los familiares, así como investigar posibles intenciones ocultas o ganancias secundarias. Con frecuencia el dolor es una manifestación de algún miedo (p. ej., miedo a morir en un niño que ha perdido recientemente a un amigo o familiar). Es importante determinar si los niños faltan a clases y si el dolor se produce sólo durante los fines de semana o también en días de escuela.

Exploración física

Es importante explorar el tórax en busca de signos de traumatismo, anomalías congénitas o alteraciones en las respiraciones. La exploración de la espalda debe incluir una evaluación en busca de escoliosis. La palpación de todas las áreas de la pared

TABLA 13-14		
Causas torácicas frecuentes del dolor precordial en los niños		
Etiología	*Descripción*	*Evaluación*
Costocondritis	Antecedente de infección de vías respiratorias superiores o ejercicio vigoroso; el dolor suele ser unilateral	El dolor se produce a la palpación del brazo o al moverlo
Síndrome de Tietze	El dolor es intermitente, pero aumenta con la tos y el movimiento	Tumefacción unilateral de la unión esternoclavicular o esternocondral
Distensión muscular	Antecedente de esfuerzo vigoroso o levantamiento de peso excesivo	Dolor a la palpación y con el movimiento
Fractura de esfuerzo	A menudo relacionada con deportes (tenis, remo, futbol)	Dolor a la palpación y con el movimiento; radiografía de tórax
Trauma tusígeno	Tos crónica; antecedentes de alergias o enfermedad crónica	Reproducción con la tos
Herpes zoster	Dolor y ardor a lo largo de las líneas costales; exantema vesicular	Dolor a la palpación a lo largo del trayecto del nervio

TABLA 13-15

Causas de dolor precordial en niños, que no se origina en la pared torácica

Pulmonares

Asma

Bronquitis

Traqueítis

Neumonía

Cuerpo extraño (incluido un alambre esternal roto en un paciente después de una reparación de cardiopatía congénita)

Neumotórax

Pleuritis

Pleurodinia (garra del diablo)

Irritación del diafragma proveniente de fuentes intraabdominales

Cardíacas

Arritmia

Prolapso de válvula mitral

Estenosis aórtica

Miocardiopatía hipertrófica (MCH) con obstrucción

Miocarditis

Pericarditis

Anomalías de arteria coronaria
    Congénita
    Aneurismas (después de la enfermedad de Kawasaki)

Angina secundaria a crisis de células falciformes

Gastrointestinales

Esofagitis y reflujo gastroesofágico

Acalasia

Cuerpo extraño

Espasmo esofágico

Otras

Escoliosis y otras deformidades de la columna

Psicogénico (ansiedad, síndrome de hiperventilación)

torácica determina si el dolor es de origen musculoesquelético y si existen signos cardíacos (p. ej., abultamiento, frémito). Con una cuidadosa auscultación se detectan anomalías pulmonares (p. ej., sonidos adventicios, disminución de los ruidos respiratorios) y cardíacas.

Estudios de laboratorio

Es importante mantener los estudios de laboratorio al mínimo a menos que hallazgos específicos sugieran una causa orgánica, la que hará preciso realizar una evaluación más profunda (p. ej., fractura de costilla, neumonía, frémito pericárdico).

Diagnóstico diferencial

Los trastornos torácicos son, con diferencia, las causas más frecuentes de dolor precordial (v. tabla 13-14). Una variedad de otros trastornos también provocan dolor precordial (v. tabla 13-15). La cardiopatía rara vez produce dolor precordial en los niños, pero los trastornos cardíacos que llevan a tal dolor suelen ser graves. Es posible que se presente estenosis congénita de la aorta u otras formas de obstrucción del trayecto de flujo de salida del ventrículo izquierdo, prolapso de la válvula mitral o arritmia; el diagnóstico mediante auscultación cardíaca es fácil. La afección de la arteria coronaria es bastante rara en los niños; sin embargo, si se sospecha, el diagnóstico suele ser posible después de un examen cuidadoso del ECG. El dolor precordial asociado a pericarditis a menudo empeora al colocarse en decúbito supino y mejora al sentarse.

Manejo

El manejo del dolor precordial en niños y adolescentes depende de la causa que se sospeche. Para los trastornos torácicos, los analgésicos y los agentes antiinflamatorios suelen ser curativos. Ante sospecha de cardiopatía, la evaluación posterior incluye ECG, ecocardiografía y prueba de esfuerzo en cinta o bicicleta. Una vez que se ha establecido el diagnóstico cardíaco específico, se inicia el tratamiento. Entre las intervenciones se encuentran la cirugía o la valvuloplastia (para la estenosis aórtica), la cirugía o la angiografía (para las anomalías de la arteria coronaria) o la prohibición de actividades físicas (para miocardiopatías).

SÍNCOPE

Fisiopatología

El síncope se define como una pérdida del conocimiento y del tono postural temporal. Entre las causas del síncope están trastornos cardiovasculares, del SNC y metabólicos, así como reacciones a medicamentos cardioactivos. Estos trastornos conducen a la pérdida del conocimiento debido a una disminución primaria de la perfusión cerebral, a una reducción global del gasto cardíaco, a una anomalía del tono vascular periférico o a una disminución del suministro de sustrato cerebral. El flujo sanguíneo cerebral normalmente está autorregulado (es decir, permanece relativamente constante a pesar de amplias fluctuaciones en la presión arterial). Por ello, la presión arterial sistémica debe disminuir de manera precipitada para que se reduzca la perfusión cerebral. Aunque algunas causas de síncope son benignas en sí mismas, son peligrosas por el riesgo asociado a la pérdida del conocimiento durante actividades como conducir. Otras causas son peligrosas por sí solas y conducen a isquemia cerebral y muerte.

Evaluación clínica y estudios de laboratorio

Historia clínica

Las causas más ominosas del síncope están relacionadas a menudo con un antecedente de cardiopatía congénita o adquirida, o con otra enfermedad sistémica. Un antecedente de enfermedad de Kawasaki suele estar presente en pacientes con síncope debido a enfermedad de arteria coronaria. En los sujetos con síndrome de QT prolongado se encuentran antecedentes familiares de muerte súbita o sordera congénita.

Cuando se observan los síntomas **prodrómicos** de mareo, palidez, náusea o hiperventilación, es más probable que se trate de un **síncope vasovagal** (desmayo común) (v. «Diagnóstico diferencial», en la sección «Síncope»). Es posible que también existan antecedentes de un **episodio provocador**, como miedo o estrés, aunque éstos se desencadenan por arritmia en pacientes con síndrome de QT prolongado. En contraste, si no existe una advertencia previa, o si existen palpitaciones o dolor precordial, es más probable que la etiología sea cardíaca. El síncope que se produce después del ejercicio a menudo es un signo de una lesión obstructiva del corazón izquierdo (p. ej., estenosis aórtica). Es importante conocer la **duración de la pérdida del conocimiento**, aunque es difícil de valorar; los observadores no profesionales suelen exagerar la duración del episodio. Los desmayos vasovagales suelen ser breves (menos de 1 min), mientras que los períodos de inconciencia más prolongados son potencialmente más ominosos. Un antecedente de **episodios múltiples** es otra indicación preocupante. Es adecuado preguntar acerca de si existió alguna actividad tónico-clónica relacionada, movimientos oculares anormales o incontinencia que pudieran ser indicativos de un trastorno convulsivo.

Exploración física

Es adecuado realizar una cuidadosa medición de la frecuencia cardíaca y de la presión arterial, tanto en posición supina como de pie. Es necesario hacer mediciones repetidas después de que el paciente haya permanecido de pie durante 10-15 min. Los hallazgos de la exploración física son muy útiles para determinar una etiología cardíaca; los pacientes con cardiopatía congénita tienen soplos diagnósticos, como soplo de eyección sistólico de la estenosis aórtica (v. tablas 13-1 y 13-2). Otros hallazgos cardíacos son sutiles, como el chasquido de apertura mesodiastólico del prolapso de la válvula mitral, y la cardiopatía puede incluso ser silenciosa (p. ej., en las anomalías de la arteria coronaria). La presencia de una cicatriz en la línea media o de toracotomía hace pensar en la probabilidad de que el paciente se haya sometido a una reparación quirúrgica intracardíaca. En esta circunstancia, se destaca la sospecha de una causa arritmógena (ya sea bradicardia o taquicardia).

Estudios de laboratorio

Los hallazgos de la historia clínica y la exploración física deben guiar la evaluación inicial de laboratorio. Si se sospecha un simple desmayo vasovagal, es necesaria una evaluación mínima; la evaluación inicial debe incluir un ECG y la determinación de los niveles de glucosa, calcio y electrólitos séricos. Si se sospecha un trastorno convulsivo, está indicada una exploración neurológica completa y electroencefalografía y, posiblemente, una TC o RM de cabeza.

La evaluación de los pacientes con etiología cardíaca o arritmógena incluye un registro de 24 h con Holter o con un ECG transtelefónico (*cardiobeeper*), ecocardiograma, prueba de esfuerzo en cinta, prueba con mesa inclinada y cateterismo cardíaco con estudio electrofisiológico.

Diagnóstico diferencial (v. tabla 13-16)

El **síncope vasovagal** (desmayo común) es el resultado de la interrupción del tono vasomotor central normal, lo que conduce a vasodilatación arteriolar, hipotensión y disminución de la presión de perfusión cerebral. A menudo está relacionado con estímulos como ansiedad, miedo o sorpresa y es más frecuente después de un período de ayuno.

Más frecuentemente el **síncope cardíaco** se relaciona con lesiones cardíacas que causan obstrucción del flujo de sangre de izquierda a derecha (estenosis mitral o aórtica, MCH). El síncope se desarrolla en relación con ataques hipercianóticos graves en los pacientes con lesiones obstructivas del hemisferio derecho (p. ej., tetralogía de Fallot) (v. «Cardiopatía congénita»). El mareo o el síncope se producen también en pacientes con gasto cardíaco bajo debido a miocardiopatías primarias. Las causas más raras de síncope cardíaco en niños son tumores intracardíacos y anomalías de la arteria coronaria.

TABLA 13-16

Diagnóstico diferencial del síncope en los niños

Etiología	*Provocación*	*Pródromo*	*Duración*	*Enfermedades relacionadas*	*Riesgo de recurrencia*
Vasovagal	Estrés, miedo	Mareo, náusea, diaforesis	Breve (<1 min)	Ninguna	Raro
Cardíaco	Ejercicio	Ninguno, palpitaciones, dolor precordial	Varios minutos	Cardiopatía congénita	Sí
Arritmógeno	Ninguna, excepto, en ocasiones, el miedo o la sorpresa en el síndrome de QT prolongado (SQTP)	Ninguno, palpitaciones	Varios minutos	Ninguna, cardiopatía congénita después de reparada, sordera congénita (SQTP)	Sí
Ortostático	Levantarse de la cama	Ninguno	Breve	Pérdida de líquidos o sangre, embarazo	Sí
Trastornos convulsivos	Ninguna	Ninguno, aura	Variable	Ninguna, trastorno neurológico	Frecuente
Hipoglucemia	Ayuno	Debilidad, mareo	Variable (prolongado si no se trata)	Diabetes	Sí
Vagovagal	Intubación, sonda nasogástrica, instrumentación	Ninguno, mareo	Breve	Ninguna	Ocasional
Histérico	Frente a otras personas, ausencia de lesión	Ninguno	Variable	Problemas psicológicos	Sí

Es posible que el **síncope arritmógeno** se produzca en presencia o ausencia de cardiopatía estructural. En los pacientes con corazones normales, la causa puede ser un **síndrome de QT prolongado.** Cuando se asocia a sordera congénita, se conoce como síndrome de Jervell y Lange-Nielsen. Los pacientes afectados a menudo presentan antecedente de síncope súbito inducido por miedo o sobresalto, que es secundario a una forma de TV conocida como *torsade de pointes* o **TV en entorchado.** Los pacientes con uno de los **síndromes de preexcitación** (p. ej., síndrome de Wolff-Parkinson-White) tienen síncope relacionado con episodios de TSV rápida con conducción AV uno a uno.

En los pacientes con corazones anormales, el prolapso de la válvula mitral, la MCH y la displasia ventricular derecha arritmógena se asocian a TV. La anomalía de Ebstein y la transposición corregida están relacionadas con TSV. Los pacientes que se han sometido a reparación intracardíaca de lesiones cardíacas congénitas están predispuestos a presentar un bloqueo cardíaco (CIV, defecto del tabique AV), taquiarritmias ventriculares (tetralogía de Fallot) o síndrome de seno enfermo (reparación auricular de la transposición de los grandes vasos).

El **síncope ortostático** es secundario al fracaso de una de las respuestas vasculares compensadoras del cambio postural, lo que provoca una disminución de la presión arterial y de la perfusión cerebral. Esta forma de síncope se observa en los trastornos con disminución de volumen sanguíneo (deshidratación, hemorragia), en relación con neuropatías periféricas, después de reposo en cama prolongado y durante el embarazo. Los medicamentos antihipertensivos son otra causa de síncope ortostático.

El **síncope vagovagal** se produce cuando la estimulación vagal causa bradicardia intensa. El tono vagal excesivo está relacionado con la intubación traqueal, la colocación de sonda nasogástrica u otra instrumentación, o tal vez sea secundario a distensión visceral. Cuando está relacionado con la micción, en particular en los varones adolescentes, se denomina **síncope de la micción.** Cuando es suficientemente grave para producir discapacidad, el síndrome se conoce como **vagotonía.**

Entre las causas no cardíacas del síncope se encuentran trastornos convulsivos, migrañas, hipoglucemia, hipoxemia (en especial debidos a **ataques de apnea** en los niños pequeños) e hiperventilación. El **síncope histérico**, el cual ocurre en niños mayores y adolescentes, es notorio por la ausencia de alteraciones en la frecuencia cardíaca y en la presión arterial. Es muy raro que los pacientes con síncope histérico resulten lesionados durante el ataque. El abuso de drogas, en especial de cocaína o crack, conduce al síncope secundario a arritmias cardíacas.

Manejo

Los pacientes con síncope vasovagal rara vez requieren de intervención médica. En los casos graves, el aumento del volumen intravascular con aumento en la ingesta de sal y agua llega a ser útil. En los pacientes con síncope cardíaco, la reparación de la lesión cardíaca primaria, si es posible, suele ser curativa. En el síncope arritmógeno debido a taquiarritmias, el tratamiento consiste en medicamentos antiarrítmicos, un desfibrilador-cardioversor implantable (CDI) o ablación con catéter si el mecanismo provocador es una vía accesoria. En el síncope debido a bradicardia o bloqueo cardíaco, el tratamiento tal vez requiera colocar un marcapasos. Si el síncope es inducido por un medicamento, una reducción de la dosis o el cambio por otro agente suele ser curativo. Los pacientes con vagotonía grave tal vez requieran un marcapasos, cargas de agua y sal, y medicamentos antivagales, como la atropina.

HIPERTENSIÓN (V. CAP. 20)

LECTURAS RECOMENDADAS

Cardiopatía congénita

Becker AE, Anderson RH: Atrioventricular septal defects: What's in a name? *J Thorac Cardiovasc Surg* 83:461, 1982.

Bernstein D: Cardiovascular System. In: *Nelson Textbook of Pediatrics,* 19th ed. Edited by Behrman WE, Philadelphia: WB Saunders, 2010.

Bove EL: Current status of staged reconstruction for hypoplastic left heart syndrome. *Pediatr Cardiol* 19:308–315, 1998.

Brennan P, Young ID: Congenital heart malformations: Aetiology and associations. *Semin Neonatol* 6:17–25, 2001.

Cordes KR, Srivastava D, Ivey KN: MicroRNAs in cardiac development. *Pediatr Cardiol* 31:349–356, 2010.

Freedom RM, Hamilton R, Yoo SJ: The Fontan procedure: Analysis of cohorts and late complications. *Cardiol Young* 10:307–331, 2000.

Galioto FM: Physical activity for children with cardiac disease. In: *The Science and Practice of Pediatric Cardiology.* Edited by Garson A, Bricker JT, Fisher DJ, et al. Baltimore: Williams & Wilkins, 1998, pp 2585–2592.

Garson A: *The Electrocardiogram in Infants and Children: A Systematic Approach.* Philadelphia: Lea & Febiger, 1983.

Garson A, Bricker JT, McNamara DG: *The Science and Practice of Pediatric Cardiology.* Baltimore: Williams & Wilkins, 1998.

Goldmuntz E: The epidemiology and genetics of congenital heart disease. *Clin Perinatol* 28:1–10, 2001.

Ing FF, Starc TJ, Griffiths SP, et al: Early diagnosis of coarctation of the aorta in children: A continuing dilemma. *Pediatrics* 98:378, 1996.

Keane JF, Driscoll DJ, Gersony WM, et al: Second natural history study of congenital heart defects: Results of treatment of patients with aortic valvar stenosis. *Circulation* 87(suppl 2):I16, 1993.

Latson LA: Per-catheter ASD closure. *Pediatr Cardiol* 19:86–93, 1998.

Lister G, Pitt BR: Cardiopulmonary interactions in the infant with congenital heart disease. *Clin Chest Med* 4:219, 1983.

McCrindle BW, Shaffer KM, Kan JS, et al: Cardinal clinical signs in the differentiation of heart murmurs in children. *Arch Pediatr Adolesc Med* 150:169, 1996.

Murphy Jr DJ: Atrioventricular canal defects. *Curr Treat Options Cardiovasc Med* 1:323–334, 1999.

Parry AJ, McElhinney DB, Kung GC, et al: Elective primary repair of acyanotic tetralogy of Fallot in early infancy: Overall outcome and impact on the pulmonary valve. *J Am Coll Cardiol* 36:2279–2283, 2000.

Pelech AN: The cardiac murmur. When to refer? *Pediatr Clin North Am* 45(1):107, 1998.

Reddy VM, McElhinney DB, Sagrado T, et al: Results of 102 cases of complete repair of congenital heart defects in patients weighing 700 to 2500 grams. *J Thorac Cardiovasc Surg* 117:324–331, 1999.

Rudolph AM: *Congenital Diseases of the Heart: Clinical-Physiological Considerations,* 2nd ed. New York: Futura Publishing, 2001.

Srivastava D: Making or breaking the heart: from lineage determination to morphogenesis. *Cell* 126:1037–1048, 2006.

Swenson JM, Fischer DR, Miller SA, et al: Are chest radiographs and electrocardiograms still valuable in evaluating new pediatric patients with heart murmurs or chest pain? *Pediatrics* 99:1, 1997.

Wilson DI, Burn J, Scambler P, et al: DiGeorge syndrome: Part of CATCH 22. *J Med Genet* 30:852, 1993.

Zuberbuhler JR: *Clinical Diagnosis in Pediatric Cardiology.* Edinburgh: Churchill Livingstone, 1981.

Arritmias cardíacas

Fried MD: Advances in the diagnosis and therapy of syncopy and palpitations in children. *Curr Opin Pediatr* 6:368, 1994.

Liberthson RR: Sudden death from cardiac causes in children and young adults. *N Engl J Med* 334:1039, 1996.

Manole MD, Saladino RA: Emergency management of the pediatric patient with supraventricular tachycardia. *Pediatr Emerg Care* 23:176–185, 2007.

Ralston MA, Knilans TK, Hannon DW, et al: Use of adenosine for diagnosis and treatment of tachyarrhythmias in pediatric patients. *J Pediatr* 124:139, 1994.

Risser WL, Anderson SJ, Bolduc SP, et al: Cardiac dysrhythmias and sports. *Pediatrics* 95:786, 1995.

Van Hare GF: Indications for radiofrequency ablation in the pediatric population. J Cardiovasc *Electrophysiol* 8:952, 1997.

Van Norstrand DW, Ackerman MJ: Sudden infant death syndrome: Do ion channels play a role? *Heart Rhythm* 6:272–278, 2009.

Webster G, Berul CI: Congenital long-QT syndromes: A clinical and genetic update from infancy through adulthood. *Trends Cardiovasc Med* 18: 216–224, 2008.

Zimetbaum P, Josephson ME: Evaluation of patients with palpitations. *N Engl J Med* 338:1369, 1998.

Endocarditis bacteriana

Bayer AS, Bolger AF, Taubert KA, et al: Diagnosis and management of infective endocarditis and its complications. *Circulation* 98:2936–2948, 1998.

Milazzo AS Jr, Li JS: Bacterial endocarditis in infants and children. *Pediatr Infect Dis J* 20:799–801, 2001.

Wilson W, Taubert KA, Gewitz M, et al.: Prevention of infective endocarditis: Guidelines from the American Heart Association: A guideline from the American Heart Association Rheumatic Fever, Endocarditis, and Kawasaki Disease Committee, Council on Cardiovascular Disease in the Young, and the Council on Clinical Cardiology, Council on Cardiovascular Surgery and Anesthesia, and the Quality of Care and Outcomes Research Interdisciplinary Working Group. *Circulation* 116:1736–1754, 2007.

Miocardiopatías

Batra AS, Lewis AB: Acute myocarditis. *Curr Opin Pediatr* 13(3):234–239, 2001.

Berger S, Dhala A, Dearani JA: State-of-the-art management of hypertrophic cardiomyopathy in children. *Cardiol Young* 19 (suppl 2):66–73, 2009.

Canter CE, Shaddy RE, Bernstein D, et al: Indications for heart transplantation in pediatric heart disease: a scientific statement from the American Heart Association Council on Cardiovascular Disease in the Young; the Councils on Clinical Cardiology, Cardiovascular Nursing, and Cardiovascular Surgery and Anesthesia; and the Quality of Care and Outcomes Research Interdisciplinary Working Group. *Circulation* 115:658–676, 2007.

Chen SC, Balfour IC, Jureidini S: Clinical spectrum of restrictive cardiomyopathy in children. *J Heart Lung Transplant* 20(1):90–92, 2001.

Hershberger RE, Cowan J, Morales A, Siegfried JD: Progress with genetic cardiomyopathies: Screening, counseling, and testing in dilated, hypertrophic, and arrhythmogenics right ventricular dysplasia/cardiomyopathy. *Circ Heart Fail* 2:253–261, 2009.

Towbin JA: Cardiomyopathy and heart transplantation in children. *Curr Opin Cardiol* 17:274–279, 2002.

Cardiopatía reumática

Dajani AS, Bisno AL, Chung KJ, et al: Prevention of rheumatic fever: A statement for health professionals by the Committee on Rheumatic Fever, Endocarditis, and Kawasaki Disease of the Council on Cardiovascular Disease in the Young, the American Heart Association. *Pediatr Infect Dis J* 8:263, 1989.

Stollerman GH: Rheumatic fever in the 21st century. *Clin Infect Dis* 33:806–814, 2001.

Enfermedad de Kawasaki

Gordon JB, Kahn AM, Burns JC: When children with Kawasaki Disease grow us: Myocardial and vascular complications in adulthood. *J Am Coll Cardiol* 54:1911–1920, 2009.

Newburger JW, Takahashi M, Gerber MA, et al: Diagnosis, treatment, and long-term management of Kawasaki Disease: A statement for health professionals from the Committee on Rheumatic Fever, Endocarditis and Kawasaki Disease, Council on Cardiovascular Disease in the Young, American Heart Association. *Circulation* 110:2747–2771, 2004.

Dolor precordial

Gutgesell HP, Barst RJ, Humes RA, et al: Common cardiovascular problems in the young: Part I. Murmurs, chest pain, and irregular rhythms. *Am Fam Physician* 56(7):1825–1830, 1997.

Swenson JM, Fischer DR, Miller SA, et al: Are chest radiographs and electrocardiograms still valuable in evaluating new pediatric patients with heart murmurs or chest pain? *Pediatrics* 99:1, 1997.

Talner NS, Carboni MP: Chest pain in the adolescent and young adult. *Cardiol Rev* 8(1):49–56, 2000.

Síncope

Gutgesell HP, Barst RJ, Humes RA, et al: Common cardiovascular problems in the young: Part I. Murmurs, chest pain, syncope and irregular rhythms. *Am Fam Physician* 56(7):1825–1830, 1997.

Kapoor WN: Evaluation and management of the patient with syncope. *JAMA* 268:2553–2560, 1992.

14

Endocrinología y trastornos del crecimiento

Graeme R. Frank

Los sistemas endocrino y nervioso son los responsables de regular las funciones metabólicas del cuerpo. Estos dos sistemas, que interactúan en varios niveles, se combinan para formar una unidad bien regulada que mantiene y controla la función endocrina. Las tres divisiones anatómicas del sistema endocrino que se abordan en este capítulo son el **hipotálamo, la hipófisis** y las **células de los órganos diana**.

Otras dos divisiones de la hipófisis son la **hipófisis posterior** y la **hipófisis anterior**. La hipófisis posterior **(neurohipófisis)** contiene dos hormonas principales: **vasopresina** (hormona antidiurética [ADH]) y **oxitocina**. El aumento en la secreción de vasopresina está regulado por la elevación en la osmolalidad plasmática y el bajo volumen sanguíneo circulante, lo que provoca retención de agua. La oxitocina interviene en las contracciones uterinas y en la salida de la leche.

La hipófisis anterior contiene la **hormona del crecimiento** (GH); la hormona corticotropina (ACTH); la **tirotropina** (TSH); la **prolactina** y las hormonas gonadotrópicas, **hormona luteinizante** (LH) y la **hormona foliculoestimulante** (FSH). Estas hormonas actúan sobre otras glándulas endocrinas o directamente sobre células diana específicas en el cuerpo, con lo que afectan al crecimiento y al mantenimiento de las funciones corporales. La mayoría de las hormonas de la hipófisis anterior están reguladas mediante retroalimentación negativa desde sus órganos diana, la cual se inicia con la secreción, en el hipotálamo, de una hormona liberadora, misma que da la señal a la hipófisis para secretar su hormona estimuladora. Esta causa la liberación subsiguiente en el órgano diana de la hormona final, la cual, entonces, muestra un control de retroalimentación negativo sobre el hipotálamo, lo que disminuye la liberación de la hormona liberadora correspondiente.

El sistema tiroideo es un ejemplo de este mecanismo (fig. 14-1). El hipotálamo secreta la hormona liberadora de tirotropina (TRH), lo que causa la liberación de la TSH y la subsecuente estimulación de la glándula tiroides para que secrete tiroxina. La tiroxina ejerce una retroalimentación negativa sobre el hipotálamo e inhibe la liberación de la TRH.

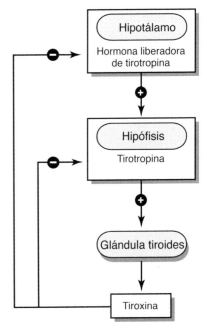

FIGURA 14-1. Liberación de la hormona tiroidea como un ejemplo de asas de retroalimentación positiva y negativa.

TALLA BAJA

La talla baja es la causa más frecuente de remisión al endocrino pediatra. Diversos procesos intricados que comprenden el potencial genético, influencias ambientales y el medio hormonal a los que está expuesto el sistema esquelético determinan el crecimiento y, por tanto, la talla final del adulto. El mecanismo principal por el que se produce el crecimiento lineal es el alargamiento del sistema esquelético; el factor de crecimiento semejante a la insulina tipo I (IGF-I), un pequeño polipéptido que se secreta en el hígado y otros tejidos, media este proceso. A su vez, este polipéptido está regulado por la GH liberada

333

por la hipófisis anterior. Una delgada placa de cartílago, la placa epifisaria, se yuxtapone entre la epífisis y la metáfisis de los huesos largos, y, mientras permanezca cartilaginosa y no se osifique, continúa el crecimiento. Aun cuando el IGF-I media el crecimiento, la insulina, la hormona tiroidea, la GH, la ingesta nutricional adecuada y el ambiente psicosocial apropiado son esenciales para un crecimiento adecuado.

Los médicos que evalúan el crecimiento en niños deben disponer de dispositivos que midan de manera exacta y reproducible la longitud en decúbito en los lactantes y en posición erecta en los niños mayores. La talla objetivo (TO) media de los padres es un cálculo útil para determinar la influencia genética sobre el crecimiento. Debido a que existe una diferencia de 13 cm en la talla entre los varones y las mujeres, antes de promediar la talla de los padres, debe hacerse un ajuste, principalmente sumar 13 cm a la talla de la madre en caso de ser varón o restarlos de la talla del padre en caso de ser niña. La fórmula, por tanto, para calcular la TO media de los padres para un varón es

$$\frac{[TP + (TM + 13)]}{2} \pm 5 \text{ cm (1 DE)}$$

Para las mujeres, la fórmula para TO es

$$\frac{[(TP - 13) + TM]}{2} \pm 5 \text{ cm (1 DE)}$$

En ambas ecuaciones, TP es la talla del padre, y TM, la de la madre, en centímetros.

La determinación de la talla media de los padres como parte de la evaluación de un niño con talla baja permite un pronóstico aproximado de la talla esperada en la edad adulta. Cualquier patrón de crecimiento que se desvía de la talla media de los padres justifica una vigilancia estrecha, ya que es posible que indique alguna patología.

Las tasas de crecimiento son igualmente importantes en la evaluación de los niños. Existen gráficas estandarizadas para ambos sexos y su valor es incalculable cuando se hace esta evaluación (v. figs. 2-3 a 2-7). El crecimiento lineal normal aproximadamente de 16-17 cm en los primeros 6 meses de vida y de 8 cm los siguientes 6 meses. Los niños suelen crecer por lo menos 10 cm en el segundo año de vida y al menos 5-6 cm por año entre los 4 y los 10 años de edad. La presencia de cualquier enfermedad crónica interfiere en el crecimiento normal.

> 📖 **Dato relevante:** Los padres de talla baja suelen tener hijos de talla baja. Siempre es adecuado evaluar la talla media de los padres antes de iniciar evaluaciones costosas.

Es importante reconocer que existen momentos en que un aparente retraso del crecimiento (cruce de percentiles) es normal.

Primeros 3 años de vida

El tamaño del recién nacido lo determina en gran parte la suficiencia placentaria y menos el tamaño de los padres. Por tanto, es posible que se tenga un bebé de tamaño promedio (en el percentil 50 para peso y talla) nacido de una madre que mide 1.50 m y cuyo padre mide 1.65 m. Lo habitual es que ese bebé disminuya su percentil a lo largo de los primeros 18 meses de vida, un proceso que en ocasiones se denomina «desaceleración del crecimiento» fisiológico. En realidad, el percentil de talla de dos terceras partes de los lactantes normales cambia durante los primeros 18 meses de vida, con el mismo número moviéndose hacia arriba que hacia abajo.

Un niño destinado a tener una pubertad retrasada (retraso general inespecífico) tendrá un crecimiento por debajo de lo esperado durante los primeros 3 años de vida, de tal forma que para los 3 años de edad su percentil de talla será significativamente menor del que tenía al nacer. Durante este período de «crecimiento anormal» se hace más lenta la maduración de la placa de crecimiento epifisaria, lo que causa que para los 3-4 años, el niño tenga una talla relativamente baja con una edad ósea retrasada. Después de los 3-4 años el crecimiento lineal sigue siendo relativamente normal, de forma que el percentil permanece constante. Los cambios de la pubertad y el crecimiento rápido de la adolescencia se retrasan y estos niños crecen durante un período más largo en comparación con sus coetáneos y, en consecuencia, sus tallas finales son normales.

Período peripuberal

El retraso del crecimiento (cruce de percentiles) es previsible en cualquier adolescente que tiene retraso de la pubertad y continúa creciendo al ritmo lento previo a la pubertad, en un momento en que sus compañeros presentan su crecimiento rápido. Debido a que la edad promedio para el inicio de la pubertad es de 10 años en las mujeres y 12 años en los varones, es de esperar que una persona con retraso en la pubertad empiece a cruzar percentiles en esta edad. Aun cuando la mayoría de estas personas entra en la pubertad espontáneamente en un momento posterior, los pacientes con hipogonadismo aislado suelen presentarse de la misma manera.

Evaluación clínica y estudios de laboratorio

Historia clínica

Cuando se evalúa a niños con talla baja, es esencial obtener una historia prenatal y perinatal cuidadosa. El médico debe poner particular atención al peso y a la longitud al nacer, así como al modo de alumbramiento. La asfixia o hipoxia perinatal explicaría el desarrollo posterior de talla baja, provocado por infarto de parte de la hipófisis o de toda ella. La presencia de hipoglucemia neonatal o ictericia persistente proporciona una clave adicional para la presencia de hipopituitarismo, el cual se presenta como una deficiencia de GH aislada o de múltiples hormonas hipofisarias. Es necesario descartar enfermedad crónica o antecedentes de alguna neoplasia mediante una revisión cuidadosa de aparatos y sistemas (p. ej., presencia de cefaleas en pacientes con trastornos del sistema nervioso central [SNC]).

La obtención minuciosa de los antecedentes familiares reviste la misma importancia. Las tallas y el momento del inicio de los caracteres sexuales secundarios en los padres y hermanos ayudan al médico a comprender la contribución que pudiera tener la constitución genética. A menudo, los padres observan que los niños afectados no crecen tan bien como sus hermanos o compañeros de clase; por tanto la talla y los patrones de crecimiento de los hermanos son cruciales en el proceso de evaluación.

Exploración física

Es necesario realizar una cuidadosa exploración física. La medición exacta de la talla, del peso y de la circunferencia cefálica (en lactantes) es esencial. Si están disponibles los padres, es necesaria también la medición de sus tallas. Es importante obtener las constantes vitales, y el médico debe poner atención especial a la presión arterial y a la frecuencia del pulso.

Además, vale la pena observar características dismórficas, ya que es posible que la talla baja forme parte de algún síndrome. Está justificado realizar una exploración física sistemática y minuciosa para descartar enfermedad crónica. La palpación de la glándula tiroides es necesaria para descartar un bocio o la presencia de nódulos e hipotiroidismo o hipertiroidismo relacionado. La exploración de los genitales es una parte crucial del examen y es adecuado determinar la etapa de Tanner para evaluar la madurez sexual en todos los pacientes (v. figs. 3-1 a 3-3). En ocasiones, los trastornos congénitos que afectan al esqueleto axial causan talla baja, y la medición de la amplitud de los brazos, la talla en sedestación y las proporciones corporales son útiles para establecer el diagnóstico. Por ejemplo, en las displasias esqueléticas que afectan sólo al esqueleto axial se encuentra una amplitud de brazos normal para la edad con una talla muy anormal. De manera similar, es necesario obtener una proporción superior del cuerpo: porción inferior para descartar displasias óseas del esqueleto que causan enanismo relacionado con un tronco corto. Reflejar en un gráfica el peso para la talla en los lactantes y el índice de masa corporal en los niños mayores de 2 años proporciona también claves en cuanto a la etiología del retraso del crecimiento. En las causas genéticas de retraso del crecimiento (es decir, síndromes), los pacientes suelen tener un peso normal para la talla, mientras que en los trastornos como desnutrición, enfermedad sistémica y retraso del crecimiento los pacientes a menudo «caen fuera» de su curva de peso antes de que se aprecie una desaceleración del crecimiento lineal.

Estudios de laboratorio

Los estudios de laboratorio deben iniciarse sólo después de haber realizado una exploración física completa y registrado todos los hallazgos anormales. Como regla general, sólo en los niños que han presentado desaceleración del crecimiento o tasas de crecimiento anormales para su grupo de edad o que están más de dos desviaciones estándar por debajo de la talla promedio está justificada una mayor investigación. El estudio diagnóstico de laboratorio (tabla 14-1) debe adecuarse a los hallazgos físicos y detalles correspondientes de la revisión de aparatos y sistemas. La evaluación de la edad ósea es un índice de maduración esquelética. Además, la evaluación de cualquier niña con talla baja inexplicable debe incluir un análisis cromosómico para descartar síndrome de Turner o mosaicismo; en este último, es posible que estén ausentes muchos de los signos físicos.

Diagnóstico diferencial (tabla 14-2)

Existen varias enfermedades «ocultas» como el hipotiroidismo, la enfermedad de Crohn y la enfermedad celíaca que se presentan con talla baja y/o retraso de crecimiento en ausencia de otros signos y síntomas. Si las pruebas de estos trastornos son negativas, y el IGF-I y la proteína 3 fijadora del factor de crecimiento semejante a la insulina (IGFBP-3) son bajos, entonces está justificado proceder a la investigación en busca de una posible deficiencia de GH. En la talla baja es esencial considerar el **retraso general e inespecífico del crecimiento y la pubertad,** un antecedente fuerte de retraso de la pubertad en alguno de los padres, retraso en la dentición y edad ósea retrasada acompañados de una tasa de crecimiento normal. Esta condición representa una variación normal y el médico debe tranquilizar a la familia explicándole que, una

TABLA 14-1
Evaluación inicial de detección en el laboratorio en pacientes con talla baja
Factor de crecimiento semejante a la insulina I (IGF-I)
Proteína 3 fijadora del factor de crecimiento semejante a la insulina (IGFBP-3)
Hemograma
Velocidad de sedimentación globular (VSG)
Examen general de orina
Electrólitos séricos
Edad ósea
Tiroxina (T$_4$)
Tirotropina (TSH)
Transglutaminasa tisular IgA (con IgA total)
Cariotipo (en mujeres)

vez iniciada la pubertad, el niño presentará un crecimiento rápido de compensación. Una historia clínica y una exploración física cuidadosa, un período de observación más una determinación de la edad ósea suelen ser suficientes para establecer el diagnóstico.

Es posible que, a pesar de ser indicadores sensibles de la deficiencia de GH, IGF-I y IGFBP-3, no sean tan específicos. Las concentraciones séricas aleatorias no son confiables para el diagnóstico de insuficiencia de GH, ya que normalmente esta se libera de una manera pulsátil. Por tanto, se han diseñado varias pruebas para diagnosticar deficiencia de GH, ya sea midiendo la GH sérica durante el ejercicio o utilizando agentes farmacológicos conocidos que provocan la liberación de la GH (tabla 14-3). Para establecer el diagnóstico de deficiencia de GH es necesario que exista un valor máximo menor de 10 ng/ml en respuesta a dos agentes estimulantes. Sin embargo, existen varios problemas con las pruebas de estimulación de la GH (tabla 14-4). Antes del inicio del tratamiento con GH en los niños con deficiencia, está justificado realizar una RM cerebral para asegurar que no se han pasado por alto masas intracraneales que afecten a la hipófisis, entre las cuales las más frecuentes son los craneofaringiomas.

Manejo

Un endocrino pediatra con la habilidad de enseñar a los pacientes y a sus familias a inyectar y cuidar el medicamento suele iniciar la terapia usando GH humana derivada de ADN recombinante. La dosis inicial varía desde 0.18 hasta 0.3 mg/kg/semana, y se aplica una inyección subcutánea diaria. En la actualidad el coste de la terapia con GH es de aproximadamente 30 000 dólares al año.

Algunos posibles riesgos se relacionan con la terapia. La reacción local a la inyección, como dolor y equimosis en el sitio de inyección, suelen ser menores. En algunos casos, el deslizamiento de la epífisis femoral capital se ha atribuido al tratamiento con GH, una patología que se observa en los niños durante períodos de crecimiento acelerado, aunque también suele producirse en la deficiencia de GH y tiroides no tratadas. La hipertensión intracraneal benigna ocurre durante la terapia, aunque es reversible con la suspensión temporal. La intolerancia a la glucosa es otro efecto secundario teórico de la terapia con GH. Un efecto fisiológico normal es el aumento de la glucosa en sangre en respuesta a la hipoglucemia. En los trastornos con GH excesiva (p. ej., acromegalia) se observa hiperglucemia. Por ello, es prudente considerar la diabetes mellitus (DM) yatrógena en quienes reciben tratamiento y que presentan los signos y síntomas típicos de poliuria y polidipsia. Por fortuna, este ha sido un problema muy poco frecuente. En pacientes en tratamiento con GH se han detectado anticuerpos, aunque, por lo general, tienen poca importancia clínica.

No existe evidencia de que la terapia con GH aumente el riesgo de leucemia. La enfermedad de Creutzfeldt-Jakob, un trastorno uniformemente mortal causado por un prión proteínico anormal, se observó en pacientes que recibieron tratamiento antes de 1985 con GH de origen hipofisario cadavérico. Sin embargo, no se ha informado de ningún caso en los pacientes tratados exclusivamente con GH humana derivada de ADN recombinante.

TABLA 14-2

Diagnóstico diferencial de talla baja

Variantes normales

    Variante normal de retraso general e inespecífico

    Variante normal de talla baja

Condiciones anormales o patológicas

    Psicosociales

    Endocrinas
        Deficiencia de hormona de crecimiento
        Hipotiroidismo
        Enfermedad de Cushing
        Panhipopituitarismo
        Insensibilidad a la hormona del crecimiento

    Enfermedad crónica
        Cardiovascular
        Gastrointestinal
        Pulmonar
        Renal
        Hematológica
        Diabetes

    Esquelética

    Osteocondrodisplasia
        Raquitismo
        Seudohipoparatiroidismo

    Anomalías cromosómicas
        Síndrome de Turner
        Trisomía 21

    Retraso en el crecimiento intrauterino
        Insuficiencia placentaria
        Teratógenos (p. ej., síndrome alcohólico fetal)

TABLA 14-3

Pruebas provocadoras para el diagnóstico de deficiencia de hormona del crecimiento

Ejercicio

Dopamina

Sueño

Clonidina

Arginina

Insulina

Glucagón

Propranolol

TABLA 14-4
Problemas con la prueba provocadora de la hormona del crecimiento
1. La prueba no imita la secreción de hormona de crecimiento endógena.
2. Existen definiciones arbitrarias de respuesta por debajo de lo normal a los estímulos.
3. Existen variaciones en la medición de la hormona del crecimiento en los diferentes laboratorios.
4. Existe una mala reproducibilidad de las pruebas.
5. Los resultados varían con la edad y el estado de esteroides sexuales.

En la actualidad, existen varias indicaciones para dar GH en los niños, aprobadas por la Food and Drug Administration (FDA). Entre estas se encuentran las siguientes:

- Deficiencia de GH
- Síndrome de Turner
- Insuficiencia renal crónica
- Lactantes pequeños para la edad gestacional que no muestran un crecimiento de compensación posnatal
- Síndrome de Prader-Willi
- Síndrome de Noonan
- Talla baja idiopática (niños con menos de percentil 1.2 con un pronóstico de talla menor de 1.57 m en los varones y 1.47 m en las mujeres)

ANOMALÍAS DE LA PUBERTAD

El momento en que se producen los cambios propios de la pubertad es un poco diferente en los niños que en las niñas, y varía ampliamente de una región a otra y entre diversos grupos étnicos. En los varones, antes de los 9 años de edad se considera precoz, y después de los 14 años, retrasado. En las niñas, antes de los 8 años se considera precoz, y después de los 13 años, retrasado (v. capítulo 3).

Fisiopatología

Las interacciones complejas entre el hipotálamo, la hipófisis, de las glándulas suprarrenales y las gónadas controlan los episodios de la pubertad normal. La inhibición de la secreción de hormona liberadora de gonadotropina (GnRH) desde el hipotálamo empieza a disminuir conforme se produce la disminución prepuberal de la velocidad de crecimiento. Esto provoca un aumento tanto en la frecuencia como en la amplitud de la secreción de GnRH, lo que sensibiliza a la hipófisis para liberar más GnRH y causar un aumento de secreción de FSH y LH. Estas dos últimas, a su vez, estimulan las gónadas para que produzcan hormonas esteroides sexuales. El estrógeno y la testosterona causan un aumento en el crecimiento somático y el desarrollo de los caracteres sexuales secundarios y proporcionan un medio hormonal adecuado para la reproducción. El inicio de la esteroidogenia androgénica suprarrenal (adrenarquia) suele tener lugar 1-2 años antes del inicio de la pubertad verdadera, la cual se define por una elevación de gonadotropinas (FSH, LH) y esteroides sexuales gonadales. Los andrógenos suprarrenales deshidroepiandrosterona y sulfato de deshidroepiandrosterona son los responsables del vello púbico y axilar, y del olor corporal del adulto en las mujeres.

RETRASO DE LA PUBERTAD

El retraso de la pubertad se subclasifica según la concentración de gonadotropinas. Las gonadotropinas elevadas, o **hipogonadismo hipergonadótropo,** se deben a una falla gonadal, mientras que las gonadotropinas bajas, o **hipogonadismo hipogonadótropo,** se deben a una estimulación inadecuada de las gónadas. El retraso de la pubertad es un problema mucho más frecuente en los varones que en las mujeres.

Evaluación clínica y estudios de laboratorio

Historia clínica y exploración física

Los pacientes con retraso general e inespecífico de la pubertad a menudo tienen un fuerte antecedente familiar de pubertad retrasada. Estos pacientes suelen tener talla baja con un retraso moderado de la edad ósea y antecedente de desaceleración del crecimiento en la infancia temprana. Los pacientes con **síndrome de Kallmann** presentan hiposmia o anosmia (sentido del olfato anormal), lo que es causado por nervios olfativos ausentes o hipoplásicos. Los pacientes con antecedente de tumor cerebral y resección o radioterapia en ocasiones desarrollan una deficiencia de gonadotropina como un fenómeno aislado o como parte de un **hipopituitarismo** completo. Un antecedente de cambios en los campos visuales, cefalea, cambios en la personalidad o cualquier signo de elevación de la presión intracraneal suele anunciar el descubrimiento de un tumor cerebral o un proceso infiltrativo. Una revisión cuidadosa de aparatos y sistemas, y una exploración física completa deben descartar una enfermedad sistémica crónica. La **displasia septo-óptica** se diagnostica mediante una RM cerebral anormal y los pacientes no suelen tener defectos de la línea media relacionados, como paladar hendido o de arco alto, hipertelorismo o trastornos visuales e hipoplasia facial de la línea media. Los varones con hipogonadismo presentan testículos prepuberales (con un volumen menor de 3 ml) y facies inmadura.

Los pacientes con **síndrome de Klinefelter** tienen antecedentes de trastornos de conducta y evidencia de adrenarquia, aunque con testículos pequeños y ginecomastia. Los varones con disgenesia gonadal no tienen testículos palpables, pero en las mujeres esto representa un problema diagnóstico mayor. Una disminución de peso reciente y trastornos psicológicos proporcionan indicios de algún trastorno de la alimentación, como **anorexia nerviosa,** en particular en las adolescentes o las atletas que realizan entrenamientos extenuantes. En las pacientes con retraso de la pubertad y talla baja, está justificado considerar **síndrome de Turner** o **mosaicismo de Turner,** incluso en ausencia de los estigmas típicos: antecedente de linfedema neonatal, otitis media frecuente, línea de crecimiento del cabello baja, paladar con arco elevado, orejas bajas y rotadas hacia atrás, numerosos nevos pigmentados, cúbito valgo y uñas distróficas hiperconvexas.

Estudios de laboratorio

El estudio diagnóstico inicial incluye la evaluación de la edad ósea, gonadotropinas, electrólitos, pruebas de funcionamiento hepático y renal, pruebas de función tiroidea y cribado de enfermedad celíaca. Si las gonadotropinas están elevadas, está justificado realizar un cariotipo para descartar síndrome de Turner en las mujeres y síndrome de Klinefelter en los varones. Si existe evidencia bioquímica de deficiencia de gonadotropina, estará justificado realizar una RM craneal. En las niñas es posible realizar una ecografía pélvica para delinear la anatomía del útero y los ovarios.

Diagnóstico diferencial (tablas 14-5 y 14-6)

TABLA 14-5

Diagnóstico diferencial de hipogonadismo hipogonadótropo e hipergonadótropo en los niños varones

Hipogonadismo hipogonadótropo

Retraso general e inespecífico de la pubertad

Deficiencia de gonadotropina
   Idiopática
   Ligada al cromosoma X
   Displasia septo-óptica
   Síndrome de Kallmann
   Enfermedad crónica
   Tumores cerebrales
   Proceso infiltrativo

Hipogonadismo hipergonadótropo

Disgenesia gonadal
   Síndrome de Klinefelter

Insuficiencia gonadal

TABLA 14-6
Diagnóstico diferencial de hipogonadismo hipogonadótropo e hipergonadótropo en las niñas

Hipogonadismo hipogonadótropo

    Deficiencia de gonadotropina

    Anorexia nerviosa

    Atletas

    Enfermedad crónica

Hipogonadismo hipergonadótropo

    Disgenesia gonadal

    Síndrome de Turner

    Insuficiencia gonadal

Manejo

El tratamiento del retraso de la pubertad depende de la etiología y si es un fenómeno temporal, como en el retraso general e inespecífico del crecimiento y la pubertad, o un fenómeno permanente, como en la disgenesia gonadal.

Es necesario tranquilizar a los niños varones con retraso general e inespecífico de la pubertad en cuanto a que es una variación normal y que su talla final de adulto será normal. Sin embargo, es frecuente que estos niños estén preocupados acerca de la falta de caracteres sexuales secundarios y su relativamente talla baja (sus compañeros púberes están en medio de su período de crecimiento rápido). Si un paciente del sexo masculino con retraso general e inespecífico es mayor de 13.5-14 años de edad y está preocupado acerca de su falta de desarrollo sexual y talla baja, el tratamiento recomendado es un curso corto de terapia con testosterona en dosis bajas que consiste de cuatro a seis inyecciones de enantato de testosterona en dosis de 50-100 mg por vía intramuscular (i.m.) en intervalos mensuales. Este régimen suele ser suficiente para promover la aceleración del crecimiento y empezar a inducir los caracteres sexuales secundarios sin comprometer la talla final de adulto. Otro beneficio de este régimen es el concepto de «arrancar en segunda» o sensibilización de la hipófisis para que empiece a producir las concentraciones puberales de gonadotropinas. Esto suele suceder en el transcurso de 6 meses a 1 año después del curso corto de testosterona y se detecta clínicamente por el crecimiento testicular. Si existe retraso en la inducción de la pubertad espontánea después de 1 año de terapia con testosterona, debe considerarse un segundo curso, más prolongado, de testosterona o terapia permanente con esta hormona. Sin embargo, antes de reinstituir la terapia con testosterona, es esencial buscar una causa orgánica para el retraso continuado en el desarrollo puberal.

Uno de los dilemas diagnósticos más difíciles es discriminar entre hipogonadismo hipogonadótropo permanente y un retraso general e inespecífico de la pubertad, los cuales se asemejan clínica, radiográfica y bioquímicamente. A menudo, los médicos se resignan a adoptar una estrategia de observación expectante.

En los niños varones con hipogonadismo hipergonadótropo, la terapia con testosterona es el tratamiento de elección. La dosis usual del adulto es de 200-300 mg i.m. cada 2-4 semanas. Entre los efectos secundarios se encuentran retención de líquidos, cambios en el estado de ánimo y priapismo.

En las niñas con deficiencia de gonadotropina, el médico debe buscar una causa reversible y proporcionar tratamiento. Sin embargo, si la patología se debe a deficiencia de gonadotropina permanente o hipogonadismo hipergonadótropo, como en el síndrome de Turner, el tratamiento con estrógenos debe iniciarse entre los 12 y los 14 años de edad, en función de la talla de la paciente. Los estrógenos orales son los que se usan con más frecuencia, aun cuando existen también presentaciones inyectables y transdérmicas. Se inicia con dosis bajas y después se aumentan gradualmente a lo largo de un período de 2 años. La administración cíclica de gestágenos se agrega después de 2 años o cuando ocurre sangrado intermenstrual. Los efectos secundarios frecuentes de los esteroides sexuales femeninos son tumefacción de mamas, náuseas, meteorismo y retención de líquidos.

PUBERTAD PRECOZ

Como se describió antes, la sexualidad precoz se define como el inicio de cambios puberales en varones antes de los 9 y en las niñas antes de los 8 años de edad. Este trastorno se subdivide en **precocidad isosexual** o **heterosexual.** El desarrollo de los cambios puberales compatibles con el genotipo del paciente se considera isosexual, y el de los cambios puberales discordantes con el genotipo del paciente (p. ej., crecimiento de mamas en un varón), heterosexual. La pubertad precoz central se debe a la estimulación de las gónadas por las gonadotropinas hipofisarias. La producción prematura de esteroides sexuales sin evidencia de estimulación de la gonadotropina hipofisaria define la pubertad precoz periférica o pubertad precoz independiente de la gonadotropina. La pubertad precoz, en contraste con el retraso general e inespecífico de la pubertad, es mucho más frecuente en las mujeres que en los varones.

Evaluación clínica y estudios de laboratorio

Historia clínica

Entre los puntos importantes de la historia clínica están el inicio reciente de crecimiento rápido, trastornos conductuales, olor corporal y secreción o sangrado vaginal. Además, una revisión cuidadosa por aparatos y sistemas tal vez descubra un antecedente de malformación del SNC, traumatismo, tumor o hiperplasia suprarrenal congénita (HSC) mal tratada. En los varones adolescentes, está justificado realizar el interrogatorio a cerca del uso de andrógenos, estrógenos o marihuana, lo cual explicaría la ginecomastia. Los antecedentes familiares de un problema similar señalarían el diagnóstico de **pubertad precoz familiar.** Un análisis cuidadoso de las tasas de crecimiento indicativas de presencia de un crecimiento rápido es compatible con una pubertad precoz verdadera.

Exploración física

Cuando se examina a niños con pubertad precoz, es importante distinguir entre «**pubertad precoz verdadera**» y la que se debe a causas periféricas, conocida también como «**seudopubertad precoz**». Varias características clínicas ayudan a distinguir entre las causas de una pubertad temprana en las mujeres (tabla 14-7).

Es necesario llevar a cabo una exploración neurológica minuciosa y de campos visuales para descartar la presencia de un proceso intracraneal. La palpación de los testículos revela crecimiento, lo que indica efectos tróficos de las gonadotropinas hipofisarias, o asimetría, lo que sugiere la presencia de un tumor. Si ambos testículos tienen un tamaño prepuberal en un niño con inicio precoz de los caracteres sexuales secundarios, la evaluación diagnóstica debe dirigirse a una etiología suprarrenal. Está justificado realizar una exploración minuciosa de la piel, en busca de presencia de **manchas café con leche,** como se observarían en los casos de **síndrome de McCune-Albright** o **neurofibromatosis,** así como en los casos de acné o hirsutismo. Es necesaria una estadificación de Tanner cuidadosa (v. figs. 3-1 a 3-3) como parte inicial de la exploración física y como un complemento útil en el seguimiento de los pacientes con pubertad precoz.

Estudios de laboratorio

La medición de la LH sérica aleatoria mediante el uso de un ensayo ultrasensible de tercera generación confirma el diagnóstico de pubertad precoz, central y dependiente de gonadotropinas. En general, una LH mayor de 0.2 indica pubertad precoz central. Si el resultado es dudoso, se emplea una prueba con estimulación usando el análogo de la GnRH, leuprorelina. Una

TABLA 14-7			
Características clínicas de la pubertad precoz en las mujeres			
	Telarquia prematura	*Estrógenos exógenos/ seudopubertad precoz*	*Pubertad precoz verdadera*
Desarrollo de las mamas	Avanzado	Marcado	Marcado
Velocidad de crecimiento	Normal	Normal/avanzada	Acelerada
Edad ósea	Normal	Normal/avanzada	Avanzada
Estradiol sérico	Prepuberal	Normal/aumentado	Puberal
LH	Prepuberal	Suprimida	Prepuberal o de adulto

LH, hormona luteinizante.

elevación significativa en la LH como respuesta a leuprorelina es diagnóstica de pubertad precoz central, mientras que un aumento de la LH y de la FSH es indicativa de seudopubertad precoz. En la pubertad precoz verdadera (o central), una ecografía pélvica muestra crecimiento del útero y de los anexos. Si se establece un diagnóstico de pubertad precoz central, es necesario realizar una RM para descartar cualquier anomalía o tumor que pudiera ser el responsable. Sin embargo, si no existe evidencia bioquímica de pubertad precoz central, entonces estará justificado llevar a cabo una búsqueda más cuidadosa de causas periféricas La presencia de quistes ováricos en la ecografía pélvica combinada con una elevación del estradiol sérico sugiere la presencia de quistes ováricos productores de estradiol. La producción de estradiol proveniente de estos quistes es fluctuante, lo que produce síntomas con altibajos.

La testosterona sérica y los andrógenos suprarrenales, si están elevados, indican adrenarquia precoz o un tumor en la glándula suprarrenal o en los testículos como causa de la pubertad precoz. Una prueba de estimulación de ACTH descarta una HSC de inicio tardío. El hipotiroidismo o el hipertiroidismo causan retraso o aceleración de la pubertad; por ello, es necesario determinar la TSH y la tiroxina (T4) séricas.

Diagnóstico diferencial (tabla 14-8)

TABLA 14-8

Diagnóstico diferencial de los cambios de la pubertad isosexuales frente a heterosexuales en los pacientes con pubertad precoz

Varón

  Isosexual

    Central

      Familiar

        Enfermedad del sistema nerviosos central

          Hamartoma

          Posradiación

          Después de exposición crónica a andrógenos

          Hiperplasia suprarrenal congénita mal controlada o de inicio tardío

    Periférica

      Tumor testicular

      Pubertad precoz familiar en el varón (testotoxicosis)

      Tumor secretor de β-HCG

      Síndrome de McCune-Albright

      Tumor de restos suprarrenales

      Hiperplasia suprarrenal congénita

    Heterosexual

      Estrogenización

        Adenoma o carcinoma suprarrenal

        Teratoma

      Uso de marihuana

(continúa)

TABLA 14-8

Diagnóstico diferencial de los cambios de la pubertad isosexuales frente a heterosexuales en los pacientes con pubertad precoz (*continuación*)

Mujer

Isosexual

Central

Familiar

Enfermedad del sistema nerviosos central

Hamartoma

Posradiación

Después de exposición crónica a andrógenos

Hiperplasia suprarrenal congénita mal controlada o de inicio tardío

Periférica

Quiste ovárico funcional

Síndrome de McCune-Albright

Tumor de células de la granulosa

Tumor suprarrenal feminizante

Heterosexual

Androgenización

Hiperplasia suprarrenal congénita

Deficiencia de 21-OH

Deficiencia de 11-OH

Tumores productores de andrógenos

Adenoma o carcinoma suprarrenal

Teratoma

Enfermedad de ovario poliquístico

Exposición a andrógenos exógenos

Manejo

Sin importar la causa, la pubertad precoz verdadera causa crecimiento somático avanzado y maduración del esqueleto. Por ello, el paciente tiende a ser alto en un principio, pero el crecimiento se detiene antes que en sus coetáneos y, paradójicamente, terminan siendo adultos de menor talla. Una talla final de adulto comprometida, combinada con el impacto psicológico de una pubertad temprana y menarquia años antes que el grupo de pares del paciente, justifica el tratamiento.

Con diferencia, la causa más frecuente de pubertad precoz central, en especial en las niñas, es idiopática. La base del tratamiento de la pubertad precoz verdadera es la administración mensual de un agonista de liberación prolongada de GnRH, que se fija de manera efectiva a todos los receptores a nivel de la hipófisis, de tal manera que inhibe la secreción de gonado-tropina. Una alternativa popular es un implante subcutáneo de acetato de histrelina que proporciona supresión efectiva de la pubertad durante 1 año. El implante se reemplaza cada 12 meses hasta que ya no se desea la supresión de la pubertad.

En los casos en los que la pubertad precoz es periférica, es necesario determinar la causa subyacente y su tratamiento. Vale la pena observar que en los casos de exceso de andrógenos, como una deficiencia de 21-hidrolasa mal tratada, la pubertad precoz central se desarrolla con el tiempo después de años de pubertad precoz periférica como resultado de los andrógenos séricos elevados crónicamente. Por tanto, para suprimir la formación de un exceso de andrógenos suprarrenales es necesario conseguir un buen control de los glucocorticoides.

Los pacientes con trastornos benignos como **telarquia y adrenarquia prematura idiopática** suelen requerir sólo que se les tranquilice y un seguimiento estrecho.

El síndrome de McCune-Albright, una anomalía de proteína G de la señalización intracelular, y la **testotoxicosis (pubertad precoz masculina familiar),** un trastorno en el que existe una mutación activadora en el receptor de LH y, por tanto, producción de testosterona independiente de la estimulación proveniente de las gonadotropinas, son los prototipos para pubertad precoz independiente de gonadotropina. Los pacientes con pubertad precoz isosexual independiente de gonadotropina son tratados mejor con agentes farmacológicos que inhiben la formación de esteroide sexual o con los que se fijan al receptor, con lo que bloquean la acción hormonal.

Un complemento importante de la terapia es el apoyo psicológico para el paciente y su familia.

TRASTORNOS SUPRARRENALES

HIPERPLASIA SUPRARRENAL CONGÉNITA

La HSC comprende un grupo de trastornos autosómicos recesivos que se caracterizan por una deficiencia de una enzima necesaria para la biosíntesis del cortisol. La elevación de la ACTH lleva a hiperfunción e hiperplasia de las glándulas suprarrenales.

Fisiopatología

La glándula suprarrenal está constituida por la corteza, la cual produce los esteroides suprarrenales, y la médula, que secreta las catecolaminas. La corteza se divide en tres capas. La **zona granulosa** que es la capa externa, secreta los **mineralocorticoides, la zona fasciculada,** los **glucocorticoides, y la zona reticular,** los **andrógenos.**

La producción de glucocorticoides está controlada por la hipófisis y el hipotálamo, con un control de retroalimentación negativa. El hipotálamo secreta **factor liberador de corticotropina,** el cual estimula la liberación de **ACTH** desde la porción anterior de la hipófisis. Esta, a su vez, estimula la corteza suprarrenal para que produzca y secrete cortisol. El cortisol ejerce una retroalimentación negativa sobre el hipotálamo, lo que causa una disminución en la liberación del factor de liberación de corticotropina.

En contraste con los glucocorticoides, la secreción de mineralocorticoides no está regulada por la ACTH. En su lugar, el **sistema renina-angiotensina,** junto con el sodio y el potasio séricos, controla la liberación de los mineralocorticoides (fig. 14-2).

En la glándula suprarrenal interactúan tres vías para formar cortisol, aldosterona y testosterona como sus productos finales (fig. 14-3). El sustrato inicial es el colesterol. En cada paso se requiere de una enzima para la producción del siguiente producto. Cuando se reduce o está ausente la actividad de la enzima, los precursores proximales al bloqueo se acumulan, lo que conduce a diversos efectos hormonales que se manifiestan como trastornos metabólicos o como anomalías genitales. Cada deficiencia enzimática tiene características clínicas clásicas (tabla 14-9).

La deficiencia enzimática más frecuente es la **deficiencia de 21-hidroxilasa,** que constituye casi el 95% de los casos de HSC. De las personas afectadas, el 50-75% tiene diversos grados de pérdida de sal como resultado de producción insuficiente

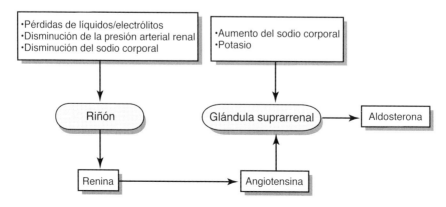

FIGURA 14-2. Regulación de la secreción de mineralocorticoides.

de aldosterona. Debido a que la deficiencia enzimática conduce a una producción de cortisol alterada, la retroalimentación negativa del hipotálamo queda eliminada y aumenta la producción de ACTH. Esto provoca una acumulación de los precursores proximales al bloqueo que se derivan a la vía de andrógenos, lo que causa una virilización en las lactantes del sexo femenino.

En los lactantes del sexo masculino, el trastorno no se diagnostica hasta unas semanas después del nacimiento, cuando en los pacientes es evidente la pérdida de sal, incluidos vómitos y deshidratación. En las lactantes del sexo femenino, el trastorno suele diagnosticarse poco después del nacimiento debido a la presencia de genitales ambiguos. Sin embargo, es posible que en las recién nacidas con virilización completa el diagnóstico pase desapercibido al nacer si se piensa equivocadamente que es un varón con criptorquidia. En la deficiencia de 21-hidroxilasa de la variedad perdedora de sal, en ocasiones el diagnóstico se retrasa varios años, en función de la gravedad del defecto.

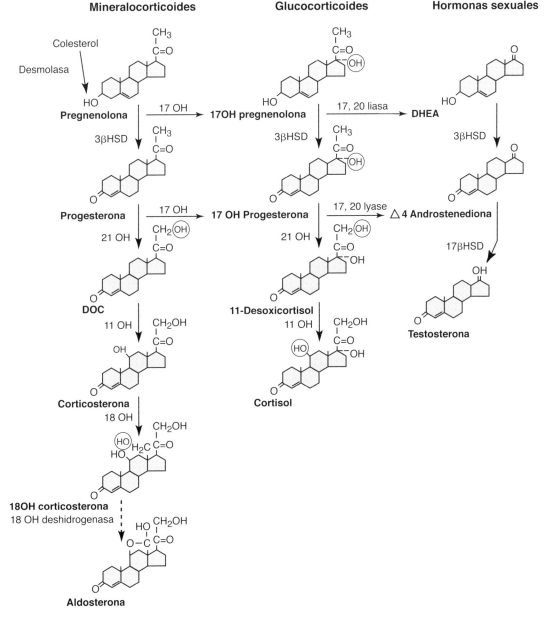

FIGURA 14-3. Vías de las hormonas suprarrenales. *11 OH,* 11-hidroxilasa; *17βHSD,* deshidrogenasa de 17 β hidroxiesteroide; *18 OH,* 18-hidroxilasa; *21 OH,* 21-hidroxilasa; *3βHSD,* deshidrogenasa de 3β hidroxiesteroide; *DHEA,* deshidroepiandrosterona; *DOC,* desoxicorticosterona. Tomado de New MI, del Balzo P, Crawdford C, et al: The adrenal cortext. In *Clinical Pediatric Endocrinology,* 2nd ed. Editado por Kaplan SA. Philadelphia, WB Saunders, 1990, p 188.

TABLA 14-9

Características clínicas de los síndromes de deficiencia enzimática suprarrenal

Deficiencia enzimática	Nomenclatura actual	Genitales ambiguos	Virilización posnatal	Pérdida de sal	Otros síntomas
21-hidroxilasa (forma clásica: inicio temprano)	P450 c21	F: virilizada M: normal	F: virilizada M: adrenarquia prematura	Sí	Es posible que se presente como crisis perdedora de sal
21-hidroxilasa (no clásica: inicio tardío)	P450 c21	F: normal M: normal	F: virilizada M: adrenarquia prematura	No	
11 β-hidroxilasa	P450 c11	F: virilizada M: normal	F: virilizada M: adrenarquia prematura	No	Hipertensión
Deshidrogenasa del 3β-OH esteroide (clásica)	3β-HSD	F: virilizada M: masculinización incompleta	F: virilizada M: incompleta	Sí	
Deshidrogenasa del 3β-OH esteroide (no clásica)	3β-HSD	Ninguno	F: virilizada M: incompleta	No	
17α-hidroxilasa	P450 c17	F: normal M: masculinización incompleta	F: ninguna M: incompleta	No	Hipertensión Amenorrea primaria Pubertad retrasada
20,22-desmolasa	P450 scc	F: normal M: masculinización incompleta	F: ninguna M: incompleta	Sí	Letal si la deficiencia es completa

3β-HSD, deshidrogenasa del 3β-hidroxiesteroide; *F*, sexo femenino; *M*, sexo masculino.

Adaptado de New MI, del Balzo P, Crawdford C, et al: The adrenal cortex. In *Clinical Pediatric Endocrinology*, 2nd ed. Editado por Kaplan SA. Philadelphia, WB Saunders, 1990

Evaluación clínica y estudios de laboratorio

Historia clínica

En los lactantes del sexo masculino, lo habitual es que el diagnóstico de la deficiencia de 21-hidroxilasa de la variedad perdedora de sal se establezca en las primeras semanas de vida. A menudo, los lactantes tienen cuadros de vómito, diarrea, sin aumento de peso y letargo. Con frecuencia se piensa en un diagnóstico de estenosis pilórica antes de establecer el de HSC. En los lactantes de sexo femenino, la virilización de los genitales suele conducir al diagnóstico de HSC en el período neonatal.

La presentación de las otras deficiencias de enzimas suprarrenales varía con el defecto enzimático específico (v. tabla 14-9). En contraste, en la deficiencia de 21-hidroxilasa de la variedad no perdedora de sal, es posible que el diagnóstico no se haga hasta varios años después. Lo normal es que los pacientes de sexo masculino presenten talla alta y adrenarquia prematura (crecimiento del pene y del vello púbico), pero es notoria la ausencia de crecimiento de los testículos, lo que indica un origen suprarrenal del aumento en las concentraciones de andrógenos. Los pacientes de sexo femenino presentan una talla alta, crecimiento del clítoris, adrenarquia prematura (vello púbico o axilar), acné, hirsutismo y anomalías menstruales.

Exploración física

Es posible que la exploración de los genitales sea normal en los pacientes del sexo masculino con deficiencia de 21-hidroxilasa, aun cuando esté presente hiperpigmentación del escroto y de los pezones. Los genitales de los pacientes de sexo femenino tal vez tengan sólo una virilización leve con crecimiento del clítoris o es posible que tengan una virilización completa con rugosidades escrotales y uretra peneana. Es de importancia notoria que en estas mujeres masculinizadas existe una ausencia de testículos.

Si se retrasa el diagnóstico, los pacientes en ocasiones presentan una crisis perdedora de sal. Cuando esta ocurre, suelen estar presentes taquicardia, deshidratación y shock.

Dato relevante: En la evaluación de niños con genitales ambiguos, es importante recordar que la presencia de gónadas palpables en los pliegues de los labios casi siempre indica un niño con sexo cromosómico masculino.

Estudios de laboratorio

En los lactantes con genitales ambiguos causados por deficiencia de 21-hidroxilasa, es necesario el análisis cromosómico. Es posible que sea necesario una ecografía pélvica, uretrografía y vaginograma para determinar la presencia de genitales internos femeninos y la localización de la uretra. Las concentraciones séricas de 17-hidroxiprogesterona y renina están elevadas (de 10 a 1 000 veces es normal). Están presentes también hiponatremia (menor de 130 mEq/l), hiperpotasemia (mayor de 5.5 mEq/l) y acidosis metabólica. Es posible que los signos de acidosis metabólica, que es normal que se observen a las 2-6 semanas de edad, sean graves.

En otras formas de HSC, los datos de laboratorio varían con la deficiencia enzimática específica. Las concentraciones del precursor esteroide inmediatamente proximal a la deficiencia de la enzima suelen estar elevadas, mientras que las de los productos posteriores al bloqueo son muy bajas. Existen estándares para cocientes de hormona suprarrenal, cuyo valor es incalculable en la confirmación del diagnóstico. En ocasiones, los datos de laboratorio son ambiguos, y una prueba de estimulación de ACTH resulta útil para concretar el defecto.

Diagnóstico diferencial

En la presentación inicial, el diagnóstico de trastorno suprarrenal se confunde con shock, estenosis pilórica o deshidratación grave. Sin embargo, después de obtener los electrólitos séricos y confirnar la presencia de hiponatremia e hiperpotasemia, el diagnóstico es bastante claro. El proceso de diferenciar entre los diferentes tipos de HSC, hipoplasia suprarrenal congénita y enfermedad de Addison implica analizar los resultados de los perfiles de esteroides suprarrenales y concentraciones de ACTH.

 Dato relevante: En los lactantes de sexo masculino con retraso del crecimiento, hipotensión, vómitos y deshidratación entre el nacimiento y las 8 semanas de vida está justificada una evaluación en busca de HSC.

Manejo

El manejo inicial comprende restablecer el volumen intravascular con solución salina isotónica. Una vez que se ha tomado muestra de sangre para los estudios diagnósticos, deben iniciarse los medicamentos de reemplazo. Cuando se sospecha HSC, los médicos no deben retrasar el tratamiento a la espera de recibir los resultados de los estudios de hormonas suprarrenales. La terapia de reemplazo con mineralocorticoides consiste de fludrocortisona en dosis de 0.1 a 0.3 mg/día por vía oral (p.o.). En una urgencia, debe darse hidrocortisona en dosis de 50-100 mg/m^2 por vía intravenosa (i.v.) o i.m., con dosis posteriores de 50-100 mg/m^2 y día divididos en cuatro tomas aplicadas hasta que el paciente se recupere. Después de estabilizar los electrólitos, se reducen las dosis de esteroides.

Otros pasos son adecuados en el manejo médico de la hiperplasia suprarrenal después de la estabilización inicial (tabla 14-10). Debe facilitársele a la familia un equipo de urgencias que contenga hidrocortisona inyectable para administrar al paciente en caso de estrés intenso, traumatismo grave o incapacidad para tomar hidrocortisona p.o.

TABLA 14-10

Manejo médico de la hiperplasia suprarrenal congénita

1. Hidrocortisona, 10-15 mg/m^2 y día divididos en tres tomas

2. Fludrocortisona, 0.1-0.4 mg/día en una o dos tomas

3. Vigilancia de la 17-hidroxiprogesterona sérica y la actividad de la renina plasmática cada 3-4 meses

4. Vigilancia estrecha de la tasa de crecimiento y del estado de la pubertad

5. Con enfermedad (p. ej., fiebre, otitis media) triplicar las dosis de glucocorticoides

6. Con cirugía, traumatismo o estrés intenso, aumentar las dosis de glucocorticoides a 100 mg/m^2 y día

7. Brazalete de Alerta Médica

La presencia de hipertensión justificar iniciar un tratamiento intensivo con fludrocortisona. Es adecuado llevar a cabo una vigilancia estrecha de la velocidad de crecimiento. En ausencia de tratamiento adecuado, la velocidad de crecimiento aumenta y se produce una maduración rápida del esqueleto. Si el tratamiento es insuficiente de forma crónica, es posible que sea en detrimento de la talla final del adulto como resultado de la fusión prematura de las epífisis. Por el contrario, si el tratamiento es excesivo, la velocidad de crecimiento disminuye y la edad del esqueleto no progresa a una velocidad normal.

La terapia de reemplazo de mineralocorticoides y glucocorticoides debe continuarse durante toda la vida de adulto. Esto es particularmente importante en las mujeres, en quienes es posible que se deteriore la fertilidad si la HSC no se controla adecuadamente. Además, el control durante el embarazo es crucial para prevenir la virilización de un feto de sexo femenino.

A menudo la cirugía desempeña un papel importante en el tratamiento de las mujeres con HSC. Las pacientes con genitales externos muy virilizados necesitan someterse a la reducción del clítoris, a la relocalización de la uretra y a una vaginoplastia. El momento de la cirugía debe individualizarse. En general, los varones no requieren ser intervenidos quirúrgicamente, a menos que se haya producido una virilización inadecuada.

A través del uso de amniocentesis o toma de muestra de vellosidades coriónicas, en la actualidad es posible establecer el diagnóstico prenatal de deficiencia de 21-hidroxilasa cuando se ha diagnosticado un caso índice en la familia. El tratamiento prenatal con dexametasona (para suprimir la secreción de ACTH fetal) parece tener éxito en la prevención de virilización en un feto femenino afectado. Sin embargo, para que sea efectivo, el tratamiento de la madre con dexametasona debe iniciarse tan pronto como se quede embarazada. A las 8-12 semanas, si la muestra de vellosidades coriónicas indica que el feto es masculino o si el análisis genético indica que es un feto de sexo femenino que no está afectado, debe retirarse el tratamiento con dexametasona. Debe observarse que el riesgo de tener una hija afectada es de uno a ocho (una de cuatro probabilidades de estar afectada por este trastorno autosómico recesivo y una de dos probabilidades de tener una niña). De ahí se deduce que siete de cada ocho fetos recibirán tratamiento innecesario con dexametasona durante 8-12 semanas. En la actualidad, el tratamiento prenatal no es el «estándar de tratamiento» y se está estudiando el seguimiento a largo plazo para determinar si la terapia con dexametasona al inicio del embarazo tiene algún efecto adverso a largo plazo en la descendencia.

INSUFICIENCIA SUPRARRENAL

Fisiopatología

La insuficiencia suprarrenal se caracteriza por una disminución de la producción de glucocorticoides y mineralocorticoides. Este trastorno, que es raro en los niños, tiene varias causas (tabla 14-11). La más común de ellas es una adrenalitis autoinmune o una insuficiencia suprarrenal idiopática, que representa cerca del 80% de los casos de insuficiencia suprarrenal. En el pasado, la tuberculosis era una causa frecuente de insuficiencia suprarrenal, aunque en la actualidad es raro.

Evaluación clínica y estudios de laboratorio

Historia clínica

Los niños con insuficiencia suprarrenal crónica presentan síntomas de debilidad, fatiga, anorexia, dolor abdominal, pérdida de peso, náuseas, vómitos, diarrea, deshidratación y aumento de la pigmentación de la piel (provocada por las concentraciones

TABLA 14-11
Causas de insuficiencia suprarrenal
Autoinmune ("enfermedad de Addison")
Yatrógena (terapia crónica con corticosteroides)
Tuberculosis
Síndromes autoinmunes poliglandulares de tipos 1 y 2
Falta de respuesta de la ACTH
Deficiencia de ACTH
Leucodistrofia suprarrenal
Hipoplasia suprarrenal congénita
Infiltrativa (infección micótica, neoplasia maligna, hemorragia, hemocromatosis)

ACTH, hormonacorticotropina.

elevadas de ACTH). En los casos de síndrome autoinmune poliglandular, es posible que se produzcan otros síntomas, como candidiasis mucocutánea. En los casos de hipoplasia suprarrenal congénita, los lactantes se presentan con vómito, diarrea, deshidratación y shock.

Exploración física

La exploración física revela pigmentación anormal de la piel, en particular en las grietas de las palmas de las manos, axilares y de las ingles, así como en la mucosa bucal, en los pezones y en las áreas en las que se han formado cicatrices por traumatismos desde el inicio de la ACTH excesiva. La presión arterial es variable, en función de la etapa de la enfermedad. Además, lo habitual es que existan signos de deshidratación. La talla y el peso suelen estar por debajo del promedio.

 Dato relevante: Una piel totalmente bronceada sin una línea de bronceado es indicativa de concentraciones elevadas de ACTH relacionadas con una insuficiencia suprarrenal primaria.

Estudios de laboratorio

Las pruebas iniciales de laboratorio revelan lo siguiente:

- Hiponatremia
- Hiperpotasemia
- Hipoglucemia
- Nitrógeno ureico sanguíneo (BUN)/creatinina elevados
- Hemograma: eosinofilia, linfocitosis
- ACTH sérica elevada (excepto en la insuficiencia suprarrenal secundaria)
- Concentración baja de cortisol (menor de 5 mg/dl)
- Respuesta del cortisol a la prueba de estimulación de ACTH sintética disminuida (cortisol menor de 18 mg/dl)

Es posible que existan anticuerpos antisuprarrenales junto con signos de autoinmunidad (anticuerpos antitiroideos, antiparatiroideos, anticélulas de los islotes). En la leucodistrofia suprarrenal se observan concentraciones elevadas de ácidos grasos de cadena muy larga séricas. Una TC muestra crecimiento de las suprarrenales en el caso de tuberculosis o hemorragia. En ocasiones se observan calcificaciones suprarrenales cuando existen antecedentes de una hemorragia suprarrenal.

Diagnóstico diferencial

En la mayoría de los casos de insuficiencia suprarrenal, el diagnóstico es obvio, en particular cuando los niños presentan shock, hiperpigmentación, hiponatremia e hiperpotasemia. Sin embargo, en algunos casos, el diagnóstico diferencial incluye trastornos gastrointestinales, septicemia e ingestión de medicamento o toxina. Los **síndromes autoinmunes poliglandulares** pueden ser esporádicos o familiares. La enfermedad de tipo 1 suele ocurrir en una etapa temprana de la vida y consiste en candidiasis mucocutánea, hipoparatiroidismo e insuficiencia suprarrenal primaria (presentadas en ese orden). La enfermedad de tipo 2, también conocida como síndrome de Schmidt, suele presentarse en la edad adulta y consiste en enfermedad de Addison con DM insulinodependiente y/o deficiencia tiroidea.

La **falta de respuesta a la ACTH** es una forma familiar de insuficiencia suprarrenal que se caracteriza por un defecto del receptor de la ACTH en la glándula suprarrenal. La producción de glucocorticoides es baja o está ausente, mientras que se conserva la secreción de los mineralocorticoides.

La deficiencia de ACTH puede ser hormonal aislada o presentarse con evidencia de panhipopituitarismo.

La leucodistrofia suprarrenal es un trastorno recesivo ligado al cromosoma X que se manifiesta como insuficiencia suprarrenal y desmielinización progresiva del SNC, que provoca ceguera, sordera, demencia, cuadriparesia y muerte. Los síntomas iniciales suelen producirse en la segunda mitad de la primera década de la vida.

La hipoplasia suprarrenal congénita causa pérdida grave de sal en el período neonatal. Se diferencia de la HSC por la ausencia de aumento de virilización y una 17-hidroprogesterona sérica baja. Esta forma de insuficiencia suprarrenal está ligada al cromosoma X o bien ocurre como un trastorno autosómico recesivo. Además, en ocasiones se observan defectos del SNC.

Entre las causas infiltrativas de insuficiencia suprarrenal se encuentra la hemorragia, que se relaciona con un traumatismo al nacer y meningococemia (síndrome de Waterhouse-Friderichsen).

TABLA 14-12
Manejo médico de la insuficiencia suprarrenal
1. Hidrocortisona, 7- 9 mg/m²/día
2. Fludrocortisona, 0.05 a 0.3 mg/día
3. Vigilancia estrecha de la tasa de crecimiento y del estado de la pubertad
4. Con enfermedad (p. ej., fiebre, otitis media), triplicar las dosis de glucocorticoides
5. Con cirugía, traumatismo o estrés intenso, aumentar las dosis de glucocorticoides a 100 mg/m²/día
6. Brazalete de Alerta Médica

Manejo

El tratamiento de la insuficiencia suprarrenal incluye el reemplazo de glucocorticoides y mineralocorticoides (tabla 14-12). Lo adecuado del tratamiento glucocorticoides se vigila mediante el crecimiento normal, reducción de la hiperpigmentación, normalización de las constantes vitales y glucosa normal. Lo adecuado del reemplazo de los mineralocorticoides se vigila mediante la normalización de los electrólitos y las concentraciones plasmáticas de la renina.

Los pacientes deben portar en todo momento un brazalete de Alerta Médica, en el que se anote su dependencia de los glucocorticoides. Además, la familia debe recibir un equipo de urgencia que contenga hidrocortisona inyectable.

GENITALES AMBIGUOS

Es necesaria una evaluación rápida de los recién nacidos con genitales ambiguos para determinar el sexo adecuado con el que serán criados.

Fisiopatología

La diferenciación sexual en el varón es un proceso dependiente de hormonas (fig. 14-4). En el *varón normal*, la presencia del gen Y de la región determinante del sexo (SRY) en el cromosoma Y causa que la gónada primitiva se diferencie hacia el testículo.

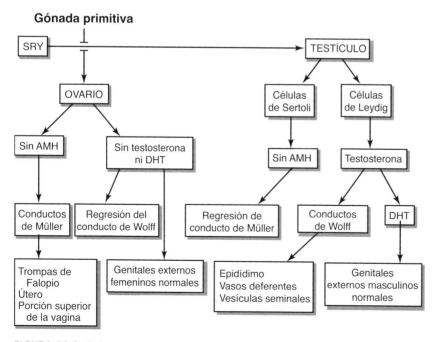

FIGURA 14-4. Diferenciación sexual normal. *AMH*, hormona anti-Müller; *DHT*, dihidrotestosterona; *SRY*, gen Y de la región determinante del sexo.

Este tiene dos tipos principales de células: la célula de Leydig y la célula de Sertoli. Las primeras producen testosterona bajo la influencia de las gonadotropinas coriónicas placentarias. La testosterona local causa la diferenciación de las estructuras de Wolff (epidídimo, vasos deferentes y vesículas seminales). Es necesaria la conversión de testosterona a dihidrotestosterona mediante la enzima 5 α-reductasa para el desarrollo de los genitales externos masculinos normales. Las células de Sertoli producen la hormona anti-Müller (AMH) que causa la regresión de los conductos de Müller. Los defectos en cualquiera de estos pasos dan lugar a genitales ambiguos.

En la **mujer normal,** la ausencia del SRY causa que la gónada primitiva se diferencie hacia el ovario. La ausencia de AMH permite que los conductos de Müller se diferencien hacia el útero, las trompas de Falopio y la porción superior de la vagina. La ausencia de testosterona local causa la regresión de los conductos de Wolff y, en ausencia de dihidrotestosterona, los genitales externos se desarrollan hacia la anatomía femenina normal. La exposición *in utero* a andrógenos (HSC, exógena, luteoma del embarazo) causa virilización de los genitales externos y provoca genitales ambiguos.

Evaluación clínica y estudios de laboratorio

Historia clínica

Los genitales ambiguos son un defecto de nacimiento en el que los genitales externos del recién nacido no tienen la apariencia típica de un varón normal o de una mujer normal. Una historia detallada debe incluir:

- Historia del consumo de medicamentos de la madre (p. ej., gestágenos, danazol)
- Muerte inexplicable en la lactancia que indique HSC no reconocida
- Virilización de la madre durante el embarazo (luteoma del embarazo, deficiencia de aromatasa placentaria)

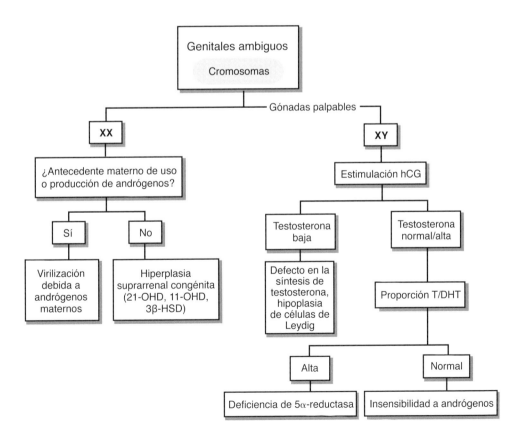

FIGURA 14-5. Evaluación de genitales ambiguos. *21-OHD,* deficiencia de 21-hidroxilasa; *3β-HSD,* defecto de la deshidrogenasa 3β-hidroxiesteroide; *hCG,* gonadotropina coriónica humana; *T/DHT,* proporción de testosterona/dihidrotestosterona.

Exploración física

La virilización de una persona *de sexo femenino genético* suele dar lugar a un crecimiento del clítoris y diversos grados de fusión labial con o sin seno urogenital. Es importante apreciar que en casos extremos es posible que exista una virilización completa de los genitales externos sin aparente ambigüedad genital. Por tanto, no es posible asignar el sexo a menos que se identifique por lo menos un testículo.

Entre las características clínicas en un varón submasculinizado se encuentra el micropene (longitud del pene estirado menor de 2.5 cm) con hipospadias o grados diversos de fusión del labio con el escroto.

Estudios de laboratorio

Para identificar la etiología de los genitales ambiguos, el primer paso es determinar si el recién nacido es una mujer virilizada o un varón submasculinizado. Esto se hace con más rapidez mediante una ecografía o una RM. Esto dirigirá el estudio diagnóstico para identificar la causa de la virilización de la niña o la submasculinización del varón.

Entre los estudios útiles se encuentran los siguientes:

- Análisis con ecografía o RM para buscar estructuras de Müller (útero) y gónadas
- Análisis cromosómico (fig. 14-5)
- Concentraciones de esteroides suprarrenales
- Análisis de electrólitos
- Estudios con medio de contraste para determinar la localización y estructura del seno urogenital y otras estructuras internas.

Diagnóstico diferencial

El diagnóstico diferencial de genitales ambiguos se divide en tres categorías (tabla 14-13). En los **trastornos del desarrollo sexual (TDS) ovotesticular,** existe tejido gonadal tanto masculino como femenino, aunque puede ser o no funcional; el cariotipo es XX en el 80% de los pacientes y XY en el 10%. En **46, XX TDS,** las gónadas femeninas están presentes y el cariotipo es XX. En **46, XY TDS,** está presente tejido testicular y el cariotipo es XY.

TABLA 14-13
Trastornos del desarrollo sexual (TDS)
TDS 46,XX (antes denominado seudohermafroditismo femenino**)**
Ingestión o producción materna de andrógenos
Hiperplasia suprarrenal congénita
TDS 46,XY (antes denominado seudohermafroditismo masculino)
Defectos de la síntesis de testosterona
Hiperplasia suprarrenal congénita (17OHD, 3β-HSD, deficiencia de la desmolasa del colesterol)
Deficiencia de 17β-hidroxiesteroide
Hipoplasia de las células de Leydig
Deficiencia de 5-α-reductasa
Síndrome de insensibilidad a los andrógenos, incompleta o completa
TDS Ovotesticular (antes denominado hermafroditismo verdadero)
TDS 46,XX testicular (antes denominado varón XX)
46,XY sexo inverso (antes denominado 46,XY disgenesia gonadal completa)

17-OHD, deficiencia de 17-hidroxilasa; *3β-HSD,* deshidrogenasa de 3β-hidroxiesteroide.

Manejo

El apoyo psicosocial, junto con el manejo farmacológico, es crucial para ayudar a las familias a enfrentarse con la situación que plantea la presencia de genitales ambiguos y los problemas derivados. En el TDS 46, XX con HSC, el manejo consiste de reemplazo de glucocorticoides y mineralocorticoides si está indicado mediante pruebas de suprarrenales. Además, suele recomendarse la reconstrucción quirúrgica del clítoris y de la vagina. En las pacientes con exposición materna a andrógenos y virilización grave, no se requiere de otro tratamiento además de la reconstrucción quirúrgica. Sin embargo, en la actualidad, varios especialistas en trastornos intersexuales reexaminan y cuestionan estas recomendaciones. Los expertos han indicado que se permita a los mismos niños afectados que participen en el proceso de toma de decisiones.

En los varones con defecto de la biosíntesis de testosterona, está indicado un curso corto de inyecciones de testosterona en el período neonatal para agrandar el pene. En presencia de HSC también está indicado el reemplazo de glucocorticoides y mineralocorticoides.

En los casos de insensibilidad completa a los andrógenos (fenotipo: femenino normal), los pacientes deben ser criados como mujeres y deben extirparse las gónadas. En la insensibilidad parcial a los andrógenos (con ambigüedad sexual), es posible utilizar las inyecciones de testosterona para evaluar la respuesta en el período neonatal. En general, estas personas deben criarse como varones, ya que existe una alta probabilidad de que se presente una identidad sexual masculina cuando se crían como mujeres.

Los niños de sexo masculino con deficiencia de la 5α-reductasa suelen presentar genitales complemente feminizados (en cuyo caso pueden ser criados como mujeres si se extipan las gónadas) o genitales parcialmente masculinizados. Durante la pubertad y la edad adulta, la producción y la secreción de testosterona aumenta de manera importante, lo que permite la masculinización de los genitales a pesar de la persistencia de la deficiencia de 5α-reductasa.

SÍNDROME DE CUSHING

El síndrome de Cushing consiste en un estado de aumento de secreción de cortisol. En los niños, la administración yatrógena de cortisol es la causa más frecuente de este trastorno. El síndrome de Cushing ocurre con más frecuencia en las mujeres que en los varones, independientemente de la edad.

Fisiopatología

El hipercortisolismo es raro en los niños; cuando se produce antes de los 7 años de edad, suele implicar la presencia de un tumor suprarrenal. En contraste, después de esa edad, la mayoría de los casos se deben a un aumento en la secreción de la ACTH. En algunos casos, se encuentra un tumor hipofisario secretor de ACTH; rara vez un tumor no endocrino secreta ACTH o una sustancia parecida que causa hiperplasia suprarrenal.

Evaluación clínica y estudios de laboratorio

Historia clínica

Los pacientes con secreción excesiva de cortisol se presentan con una o más de las siguientes características: obesidad, talla baja, pubertad retrasada, hiperpigmentación, hirsutismo, formación fácil de equímosis y debilidad muscular. En raras ocasiones, los niños presentan poliuria, polidipsia (causadas por un exceso de glucocorticoides que causan hiperglucemia) o cambios en la personalidad.

Exploración física

Está presente obesidad con una distribución central de la grasa, con acumulación en la cara, el cuello, el tronco y el abdomen, junto con una apariencia de extremidades atrofiadas. La apariencia típica de la cara es la «caras de luna llena», con mejillas regordetas y papada. Además, es evidente una «joroba de búfalo» provocada por el aumento del cojinete de grasa en las regiones supraclavicular y dorsal cervical. Es posible que también se observen talla baja y pubertad retrasada; en ocasiones la talla baja es el único síntoma de presentación en algunos niños. La hiperpigmentación se produce cuando hay ACTH en exceso. Es frecuente observar un crecimiento excesivo de vello en algunos niños con síndrome de Cushing. Si el tumor suprarrenal produce andrógenos y glucocorticoides, la virilización será aparente.

Estudios de laboratorio

Los estudios de laboratorio indican:

- Hiperglucemia en ayunas
- Sodio normal y potasio normal o bajo

- Hipercalciuria con calcio y fósforo séricos normales
- Hiperinsulinemia
- Elevación de las lipoproteínas plasmáticas
- Hemograma: leucocitosis y linfopenia
- Concentración de ACTH: alta con patología hipofisaria primaria, baja con patología suprarrenal primaria.

La determinación de cortisol y creatinina en orina de 24 h revela una concentración elevada de cortisol (normal: 7-25 µg/g de creatinina para los niños prepúberes). Una prueba de supresión de betametasona durante la noche (20 µg/kg hasta un máximo de 1 mg) a las 11:00 de la noche con obtención del cortisol sérico a las 8:00 de la mañana (cortisol normal suprimido menor de 5 µg/dl).

Si estas pruebas revelan un aumento de la secreción de cortisol, estará justificado realizar una prueba de supresión de dexametasona prolongada. Es necesaria una TC o una RM para evaluar la presencia de un tumor hipofisario o suprarrenal, con base en los resultados de las pruebas previas y teniendo en cuenta la edad del paciente (si es menor de 7 años significa que es más probable que el tumor sea de origen suprarrenal).

Diagnóstico diferencial

El diagnóstico diferencial para la constelación de síntomas observados con el exceso de cortisol incluye la ingestión de glucocorticoides y obesidad exógena. La obtención de una historia clínica completa suele descartar los esteroides exógenos; sin embargo, la estimulación de la ACTH es necesaria para confirmar la supresión de las glándulas suprarrenales en presencia de signos físicos de exceso de glucocorticoides.

Los pacientes con obesidad exógena suelen tener valores de cortisol normales y un antecedente de aumento en la ingesta o disminución del nivel de actividad. Además, los pacientes con obesidad exógena tienen talla normal o alta.

 Dato relevante: En los niños con sobrepeso y talla baja está justificado realizar una evaluación cuidadosa en busca de la presencia de disfunción endocrina (p. ej., hipotiroidismo, síndrome de Cushing, deficiencia de GH). Los niños con sobrepeso con talla alta no tienen síndrome de Cushing.

Manejo

En el caso de una liberación excesiva de ACTH desde la hipófisis, el manejo incluye microcirugía transesfenoidal, con una tasa de remisión del 85-95%. La radiación de la hipófisis ha tenido también éxito en el 80% de los pacientes. Sin embargo, el riesgo de hipopituitarismo es elevado después de la radiación. Durante y después de la cirugía, es esencial el reemplazo con glucocorticoides. En el postoperatorio, es posible que la insuficiencia suprarrenal continúe durante varios años, lo que hace necesario el reemplazo. El tratamiento de los tumores de la glándula suprarrenal consiste en la extirpación quirúrgica con reemplazo de glucocorticoides hasta que la glándula suprarrenal remanente funcione de manera normal.

TRASTORNOS DEL EQUILIBRIO DE AGUA

El equilibrio del agua está controlado por la acción de la **ADH,** que está regulada por los cambios en la osmolalidad sérica y el volumen intravascular (fig. 14-6). Las alteraciones en la osmolalidad del suero se detectan en los osmorreceptores que residen en los núcleos supraóptico y paraventricular del hipotálamo. Los osmorreceptores responden a cambios en la osmolalidad tan pequeños como del 2% y causan alteraciones en la secreción de la DH y de la **angiotensina II.** Además, los barorreceptores localizados en las aurículas y los cuerpos carotídeos responden a los cambios en el volumen intravascular con alteraciones subsecuentes en la secreción de la ADH y sed. Entre los mecanismos de retroalimentación negativa se encuentra el reflejo orofaríngeo, que inhibe más la sed y la liberación de ADH. El **factor natriurético auricular** desempeña también interviene en la retroalimentación negativa. La ADH ejerce su efecto en el riñón en el túbulo colector. En presencia de la ADH, el túbulo colector se vuelve más permeable y permite un aumento en el volumen intravascular, con la subsecuente disminución en el volumen urinario.

Los trastornos del metabolismo del agua pueden dividirse en estados **hiponatrémicos** e **hipernatrémicos.** (tabla 14-14).

DIABETES INSÍPIDA

Fisiopatología

La diabetes insípida, que es el nombre tradicional de un trastorno en el que las personas producen grandes volúmenes de orina insípida (que no es dulce), es la incapacidad de concentrar la orina. La etiología es la falta de secreción de ADH **(diabetes insípida central)** o la disminución de la respuesta del túbulo colector a la ADH **(diabetes insípida nefrógena).**

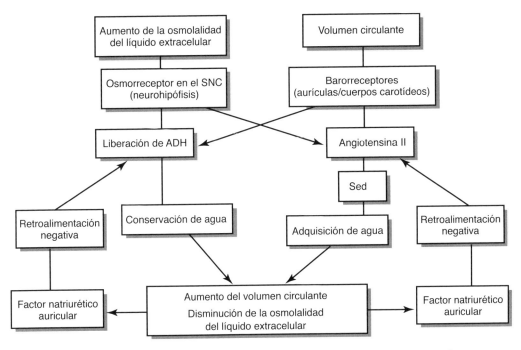

FIGURA 14-6. Regulación de la secreción de hormona antidiurética (ADH). *SNC,* sistema nervioso central.

Evaluación clínica y estudios de laboratorio

Historia clínica

Entre los síntomas de diabetes insípida en los niños se encuentran la poliuria, la nicturia y la enuresis en un niño que ya controlaba esfínteres; orina clara (incluso la primera de la mañana); poco aumento de peso; sed con preferencia de agua helada, e irritabilidad cuando no se le dan líquidos. Si la diabetes insípida se debe a la presencia de un tumor hipotalámico o

TABLA 14-14	
Trastornos del metabolismo del agua	
Causas de hipernatremia	*Causas de hiponatremia*
Hipervolémica (exceso de Na corporal)	Hipervolémica (edema)
Yatrógena (error en la preparación de la fórmula del lactante)	Insuficiencia cardíaca congestiva
Intoxicación por sal	Síndrome nefrótico
Hipovolémica (deficiencia de agua corporal total)	Cirrosis
Ingesta insuficiente	Hipovolémica (disminución del Na corporal total)
Pérdida excesiva	Hemorragia
Renal (diabetes insípida)	Diarrea
Gastrointestinal (diarrea/vómitos)	Diuréticos
Quemaduras	Insuficiencia suprarrenal
	Euvolémica (síndrome de secreción inadecuada de hormona antidiurética)

Adaptado de Wilson JD, Foster D: *Williams Textbook of Endocrinology*, 8th ed. Philadelphia, WB Saunders, 1992.

hipofisario, estarán presentes estrabismo, visión doble, poco crecimiento, pubertad precoz, cefalea y vómitos. La gravedad de los síntomas varía en función de la etiología de la diabetes insípida, así como de la conservación de la sed, de la dieta, del grado de deficiencia de ADH y de la función renal.

En la **diabetes insípida, sensible a la vasopresina y familiar,** los antecedentes familiares revelan que otros miembros de la familia tienen síntomas de poliuria y polidipsia. Lo habitual es que los síntomas no se produzcan hasta después de la lactancia. Los estudios de RM o TC de las personas afectadas no muestran ninguna anomalía en el área hipotalámica ni hipofisaria. Además, los estudios clínicos han mostrado que las personas son capaces de secreción de vasopresina, lo que ha llevado a plantear la hipótesis de que exista un defecto heredado en los osmorreceptores. Se ha descrito una herencia autosómica dominante y ligada al cromosoma X.

La diabetes insípida neurógena se transmite como un trastorno ligado al cromosoma X. Los síntomas suelen desarrollarse dentro de las primeras 3 semanas de vida, aunque lo habitual es que el diagnóstico se retrase. Por lo general, se obtiene un antecedente de retraso del crecimiento, vómitos, irritabilidad, estreñimiento y fiebres intermitentes. Sin embargo, en el momento del diagnóstico, los niños suelen presentar deshidratación y desnutrición graves.

Exploración física

En los lactantes, se observa hipertermia, disminución de peso rápida y colapso vascular. Además, es posible que presenten vómitos, estreñimiento y retraso del crecimiento. En los niños mayores, se produce pérdida de peso, deshidratación leve y distensión de la vejiga. En presencia de un tumor, los signos de aumento de la presión intracraneal suelen estar presentes, así como un déficit en el campo visual, ceguera y atrofia óptica.

Estudios de laboratorio

Los estudios de laboratorio revelan:

- Sodio sérico que suele ser mayor de 145 mEq/l.
- La osmolalidad urinaria está inadecuadamente diluida en presencia de suero hipertónico (osmolalidad sérica mayor de 290 Osm/kg). Una prueba de privación de agua revela la excreción de orina diluida con osmolalidad menor que la del plasma, una elevación en el sodio sérico mayor de 145 mEq/l, una osmolalidad sérica mayor de 190 mOsm/kg y una disminución de peso del 3-5%.

La administración de ADH o de su análogo, la desmopresina (DDAVP), provoca un aumento en la osmolalidad urinaria. Está justificado realizar una RM de la hipófisis o del hipotálamo para evaluar si existe un tumor, histiocitosis de células de Langerhans o un síndrome de silla turca vacía. Además, es adecuado hacer otros estudios de laboratorio para evaluar la función de otras hormonas hipofisarias (p. ej., hormona tiroidea, IGF-I).

Los pacientes con diabetes insípida nefrógena presentan hipernatremia, hipertonicidad sérica, elevación de la concentración de ácido úrico y orina diluida a pesar de la presencia de concentraciones intrínsecas elevadas de ADH. Después de la administración de vasopresina exógena, continúa observándose orina diluida e hipertonicidad sérica.

Diagnóstico diferencial (tabla 14-15)

Una historia clínica minuciosa, que incluya antecedentes familiares de retraso del crecimiento, poliuria y polidipsia, y las pruebas de laboratorio antes descritas suelen revelar la etiología específica. Los pacientes con cambios neurológicos o evidencia de otra deficiencia o exceso hormonal deben ser evaluados en busca de la presencia de un tumor hipofisario. Además, los pacientes que presentan diabetes insípida, otorrea o dolor óseo deben hacer surgir la sospecha de histiocitosis de células de Langerhans.

Manejo

El objetivo del tratamiento de la diabetes insípida es lograr un crecimiento y aumento de peso normal y evitar la deshidratación hipertónica. El manejo de la diabetes insípida central implica reemplazo hormonal con DDAVP, un análogo sintético de la arginina-vasopresina. La dosis usual para los niños es de 2.5-10 µg intranasal una o dos veces al día. Es posible también la administración subcutánea o intravenosa de una décima parte de la dosis intranasal. En los pacientes con un mecanismo de sed intacto, el médico puede ajustar la dosis según sea necesario para mantener la osmolalidad y el sodio séricos normales. En los pacientes que no tienen intacto el mecanismo de la sed, deben satisfacerse requerimientos líquidos específicos, además de proceder al reemplazo de la vasopresina.

El tratamiento de la diabetes insípida nefrógena requiere un alto consumo de agua con alimentaciones frecuentes. Está justificado proceder a la restricción en la ingesta de sodio y sal para prevenir el aumento de la pérdida de agua. Los estudios han mostrado que el diurético clorotiazina es efectivo para mantener el sodio entre 132 y 137 mEq/l, siempre y cuando se restrinja la ingesta de sodio dietético. Entre los efectos secundarios de esta terapia están el aumento del ácido úrico sérico y

TABLA 14-15
Diagnóstico diferencial de la diabetes insípida

Diabetes insípida central
  Deficiencia de vasopresina

Supresión fisiológica de la secreción de vasopresina
  Polidipsia psicógena
  Polidipsia orgánica (enfermedad hipotalámica)
  Polidipsia inducida por medicamento

Respuesta renal reducida a la vasopresina
  Genética (diabetes insípida nefrógena, enfermedad quística medular)

Farmacológica
  Litio
  Diuréticos

Diuresis osmótica
  Diabetes mellitus

Trastorno electrolítico
  Hipercalcemia
  Hipopotasemia

Nefropatía
  Diuresis postobstructiva
  Acidosis tubular renal
  Enfermedad de células falciformes

Hemodinámico
Hipertiroidismo

Adaptado de Bode HH: Disorders of the posterior pituitary. In *Clinical Pediatric Endocrinology*, 2nd ed. Editado por Kaplan SA. Philadelphia, WB Saunders, 1990.

la hipopotasemia. Se ha probado también que la indometacina es efectiva en el tratamiento de la diabetes insípida nefrógena; este agente mejora la reabsorción del filtrado glomerular en el túbulo proximal.

SÍNDROME DE SECRECIÓN INADECUADA DE LA HORMONA ANTIDIURÉTICA

Fisiopatología

El síndrome de secreción inadecuada de hormona antidiurética (SIADH) se caracteriza por una secreción excesiva de vasopresina a pesar de la presencia de hiponatremia y la ausencia de estímulos osmóticos o no osmóticos. Se produce en varias enfermedades, por lo general cerebrales o pulmonares, así como durante el tratamiento con varios medicamentos (tabla 14-16).

Evaluación clínica y estudios de laboratorio

Historia clínica

Los pacientes con SIADH presentan aumento de peso, debilidad, anorexia, náuseas y vómitos, cambios en la personalidad o letargo. En los casos graves, es posible que ocurran convulsiones y coma secundarios a la hipotonía del suero. Además, también están presenta los síntomas de la enfermedad subyacente (p. ej., neumonía, proceso intracraneal, neoplasia maligna).

El médico debe reunir los datos completos de los medicamentos que toma el paciente para descartar un SIADH inducido por medicamentos. Los agentes que se sabe estimulan la liberación de la ADH son el clofibrato, la clorpropamida, las tiazidas, la carbamazepina, las fenotiazinas, la vincristina y la ciclofosfamida.

Exploración física

En los casos de hiponatremia leve, la exploración física es completamente normal; sin embargo, en los casos graves los pacientes presentan letargo, están en coma o tienen convulsiones. Es importante observar la presencia o ausencia de hipotensión, taquicardia y edema con fóvea. Si existen estos signos, es poco probable que se trate de SIADH y es necesario considerar un diagnóstico diferencial más amplio.

TABLA 14-16

Trastornos relacionados con síndromes de secreción inadecuada de hormona antidiurética en niños

Neumopatías
Asma
Neumonía (viral, bacteriana o micótica)
Neumotórax
Respiración con presión positiva
Insuficiencia respiratoria aguda
Tuberculosis

Trastornos del sistema nervioso central
Meningitis, encefalitis
Síndrome de Guillain-Barré
Traumatismo craneoencefálico
Absceso cerebral
Tumores cerebrales
Hidrocefalia
Hipoxia neonatal
Síndrome de dificultad respiratoria
Aplasia del cuerpo calloso
Porfiria intermitente aguda

Cirugía general

Medicamentos
Vasopresina
Desmopresina
Oxitocina
Alcaloides de Vinca
Ciclofosfamida
Carbamazepina
Clofibrato
Antidepresivos tricíclicos
Inhibidores de la monoamino oxidasa

Adaptado de Kovacs L, Robertson GL: Syndrome of Inappropriate antidiuresis. *Endocrinol Metab Clin North Am* 21(4):859–874, 1992.

Estudios de laboratorio

Los estudios de laboratorio revelan:

- Concentraciones séricas de sodio menores de 135 mEq/l
- Osmolalidad del suero menor de 270 mOsm/kg
- Sodio urinario generalmente aumentado [excreción fraccionada de sodio (FENa) mayor del 1%], con un cálculo de FENa mediante la siguiente fórmula:

$$FE_{Na} = \frac{[Na\ urinario/Na\ sérico]}{[Cr\ urinaria/Cr\ sérica]}$$

- Osmolalidad urinaria mayor de 100 mOsm/kg
- BUN sérico normal/concentraciones de creatinina y ácido úrico
- Arginina-vasopresina sérica elevada

El uso de otras pruebas de laboratorio depende de la sospecha del médico sobre las posibles etiologías de fondo para el SIADH (es decir, tumor, meningitis).

TABLA 14-17
Diagnóstico diferencial de hiponatremia hipotónica
Ingestión excesiva de agua
Disminución de la excreción de agua
Administración disminuida de solutos para segmento el segmento de dilución
Inanición
Exceso de AVP
SIAD
Secreción de fármacos inducidos AVP
Exceso de AVP con disminución de la administración distal de solutos
Insuficiencia cardíaca congestiva
Cirrosis hepática
Síndrome nefrótico
Deficiencia de cortisol
Hipotiroidismo
Uso de diuréticos
Insuficiencia renal

AVP, arginina-vasopresina (ADH); *SIADH,* síndrome de secreción inadecuada de hormona antidiurética.

Adaptado de Wilson JD, Foster D: *Williams Textbook of Endocrinology,* 8th ed. Philadelphia, WB Saunders, 1992.

Diagnóstico diferencial

El diagnóstico diferencial de hiponatremia hipotónica implica ingestión excesiva de agua o disminución de la excreción de agua (tabla 14-17). Primero es necesario confirmar la presencia de hipotonía, ya que es posible tener un valor de sodio bajo falso en presencia de hiperglucemia, hiperlipidemias y otros agentes que causan un sodio sérico artificiosamente bajo. En estos casos, la osmolalidad del suero es normal o alta, mientras que en la hiponatremia relacionada con SIADH, es baja (generalmente, menor de 270 mOsm/kg). Es posible excluir los trastornos diferentes a SIADH basándose en la historia clínica y la exploración física. Se necesitan otros datos de laboratorio para descartar hipotiroidismo o deficiencia de cortisol.

Manejo

El manejo del SIADH debe incluir el tratamiento del trastorno subyacente, si es que existe. La terapia después se dirige a elevar con lentitud la concentración de sodio sérico (0.5-1 mEq/k y hora) para evitar la complicación neurológica de mielinólisis protuberancial central. La restricción de líquidos causa una elevación continua del sodio sérico y la osmolalidad, así como una pérdida de peso. Por lo general, es efectiva la restricción de líquidos al 50-75% de los requerimientos para mantenimiento. Si se producen convulsiones hiponatrémicas, serán necesario administrar solución salina al 3% (5 ml/kg) lentamente hasta que se detengan las convulsiones.

    La farmacoterapia para inducir resistencia a la vasopresina es efectiva en los adultos, pero no debe usarse en los niños. El personal médico debe estar alerta en cuanto a los trastornos subyacentes que se sabe causan SIADH, de manera que se tenga un diagnóstico y un tratamiento lo antes posible (v. tabla 14-16).

DIABETES MELLITUS

La DM constituye un grupo de enfermedades que se caracterizan por la elevación de la concentración de glucosa en sangre secundaria a la disminución de la producción de insulina y/o a la acción deteriorada de esta. Los criterios diagnósticos para el diagnóstico de DM se muestran en la tabla 14-18 y la clasificación de la DM se presenta en la tabla 14-19. La DM conduce

TABLA 14-18

Criterios diagnósticos para el diagnóstico de diabetes mellitus

	Glucosa plasmática en ayunas (GPA)	*Glucosa plasmática aleatoria*	*Prueba de tolerancia a la glucosa oral*
Diabetes	GPA ≥ 126 mg/dl	Glucosa plasmática aleatoria ≥ 200 mg/dl más síntomas	Glucosa plasmática a las 2 h (GP-2) ≥ 200 mg/dl
Homeostasis de la glucosa deteriorada	Glucosa en ayunas anormal (GAA) = GPA ≥ 100 y < 126 mg/dl		Tolerancia a la glucosa anormal (TGA) = 2-PG ≥ 140 y < 200 mg/dl
Normal	GPA < 100 mg/dl		GP-2 < 140 mg/dl

a secuelas a largo plazo que comprometen el corazón, los ojos, los riñones y el sistema nervioso. Al igual que con muchas de las enfermedades crónicas en la población pediátrica, los problemas psicosociales complican aún más el proceso patológico.

DM de tipo 1

La **DM de tipo 1** (antes denominada DM dependiente de la insulina o diabetes de inicio juvenil), la forma más frecuente de diabetes en la población pediátrica, afecta a 2 niños de cada 1000. En la DM de tipo 1 existe una destrucción autoinmune de las células β pancreáticas, lo que provoca **insuficiencia de insulina.** Aunque la DM de tipo 1 suele presentarse en niños y adultos jóvenes, es posible que ocurra a cualquier edad.

Fisiopatología

La proinsulina, el precursor de la insulina, se sintetiza en las células β del páncreas como una sola proteína helicoidal que está formada por dos cadenas: A y B, las cuales están conectadas por el péptido de conexión o péptido C y se mantienen unidas por enlaces sulfuro (fig. 14-7). Cuando la insulina se libera a la circulación sistémica, el péptido C de 31 aminoácidos se separa de la molécula para formar la insulina activa. La cantidad de insulina liberada depende de la información proveniente del sistema nervioso autónomo, del nivel de ingesta calórica, del ejercicio y de las influencias hormonales. La GH, el glucagón, los glucocorticoides y los estrógenos estimulan la liberación de la insulina; sin embargo, también antagonizan el efecto de la insulina en los tejidos periféricos.

TABLA 14-19

Clasificación de la diabetes mellitus

Tipo 1: destrucción de las células β
  Tipo 1 a, autoinmune
  Tipo 1 b, idiopática

Tipo 2: Resistencia a la insulina con defecto secretor

Diabetes mellitus gestacional

Otros tipos específicos
  Defectos genéticos de la función de la célula β
  Defectos genéticos de la acción de la insulina
  Defectos del páncreas exocrino (p. ej., fibrosis quística)
  Endocrinopatías (p. ej., síndrome de Cushing)
  Otros síndromes genéticos (p. ej., Prader-Willi)
  Diabetes inducida por medicamentos o químicos
  Causada por infección (p. ej., rubéola congénita)

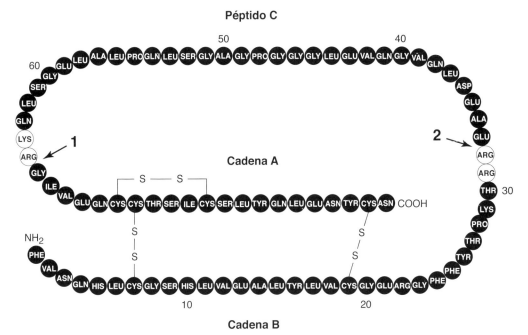

FIGURA 14-7. Proinsulina. Las flechas 1 y 2 indican los dos sitios de división que dan lugar a la insulina y el péptido C. Tomado de Sperling MA: Diabetes mellitus. In *Clinical Pediatric Endocrinology*, 2nd ed. Editado por Kaplan SA. Philadelphia, WB Saunders, 1990, p 128.

La insulina actúa principalmente para llevar la glucosa con rapidez hacia el interior de las células con el fin de proporcionar combustible para el metabolismo celular en casi todas las células del cuerpo, pero en especial en el hígado, los músculos y la grasa. La insulina inhibe la gluconeogenia y promueve la conversión de la glucosa hepática hacia ácidos grasos.

La DM de tipo 1 es el resultado de la destrucción autoinmune mediada por células de las células β del páncreas. El 95% de estos pacientes tienen antígeno leucocítico humano (HLA) DR3 o DR4, aunque el tipo HLA es insuficiente para justificar todos los nuevos casos de DM. Se ha planteado la hipótesis de que una combinación de predisposición genético y antigenemia provoca una respuesta autoinmune que ataca y destruye las células β, y causa la insulinopenia (teoría del «doble hit»). Entre los marcadores de la destrucción autoinmune de las células β están los autoanticuerpos anticélulas β y los autoanticuerpos antiinsulina y antidescarboxilasa del ácido glutámico. Después de una pérdida cercana al 80% de la masa de células β, la glucosa en sangre se eleva debido a la disminución de la captación de glucosa (fig. 14-8). Además, un aumento en la producción de hormona contrarreguladora causa tanto proteinólisis como lipólisis, lo que proporciona aminoácidos y glicerol para la gluconeogenia. Por último, en el hígado, la deficiencia de insulina causa glucogenólisis y aumenta la gluconeogenia.

Evaluación clínica y estudios de laboratorio

Historia clínica

Una vez que la concentración de glucosa en la sangre sobrepasa el umbral renal (cercano a 180 mg/dl), se desarrolla glucosuria. El agua que pasa a los túbulos renales debido a las propiedades osmóticas de la glucosa provoca poliuria. La poliuria y la polidipsia son los síntomas clásicos y más frecuentes de la diabetes. Con la poliuria y la glucosuria de larga evolución, se observa pérdida de peso debido a la disminución calórica que tiene lugar en la orina. Entonces aparece la polifagia en un intento de superar la pérdida calórica.

Exploración física

Al principio del curso de la diabetes, la exploración física suele ser normal. Conforme se eleva la concentración de glucosa, la diuresis osmótica aumenta y el paciente presenta signos de deshidratación de leve a moderada. Cuanto más tiempo pasa sin que se diagnostique la DM, más probabilidad existe de que el paciente presente cetoacidosis diabética (CAD) (v. «Cetoacidosis diabética» más adelante).

Estudios de laboratorio

El hallazgo de laboratorio de glucosa en sangre elevada y glucosuria en un niño por lo demás sano con síntomas nuevos de poliuria y polidipsia confirman el diagnóstico de diabetes. Una hemoglobina A1c elevada confirma que la glucosa ha estado

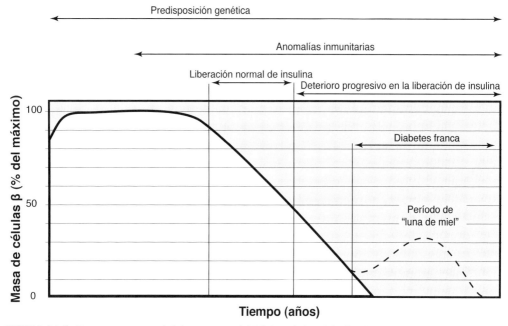

FIGURA 14-8. Esquema propuesto de la historia natural del defecto de las células β en la diabetes. La diabetes franca se manifiesta sólo después de la destrucción del 80-90% de la reserva celular.

elevada durante algún tiempo. En casi el 90% de los pacientes que presentan DM de tipo 1, los anticuerpos anticélulas de los islotes, antiinsulina y/o antiglutamato decarboxilasa (anti-GAD) serán positivos.

Diagnóstico diferencial

Casi todos los pacientes que presentan poliuria, polidipsia, polifagia y pérdida de peso tienen diabetes. En ocasiones, el hipertiroidismo se manifiesta con los mismos síntomas. La poliuria y la polidipsia en el hipertiroidismo se producen por el estado hiperdinámico con aumento del flujo sanguíneo a los riñones.

Manejo

El objetivo fundamental del tratamiento de la DM de tipo 1 es normalizar el metabolismo de la glucosa y evitar o retrasar las complicaciones a largo plazo relacionadas con la insuficiencia de insulina. La neuropatía, la nefropatía, la retinopatía y la miocardiopatía son sólo algunas de las complicaciones conocidas de la DM. Está claro que la prevención es la forma más económica de manejar estos trastornos. Estudios recientes indican que el mejor control de la glucosa se asocia fuertemente a un pronóstico más favorable; por ello, reviste gran importancia optimizar la insulinoterapia.

Existen varias preparaciones de insulina (tabla 14-20). El tratamiento está orientado a mantener la glucosa sanguínea cercana al rango normal de 80-150 mg/dl, de forma que se produzca la menor cantidad posible de episodios hipoglucémicos.

La **insulinoterapia convencional** consiste en una combinación de insulina de acción rápida o corta mezclada con una preparación de insulina de acción intermedia aplicada dos veces al día, antes del desayuno y antes de la cena. La dosis diaria total es de 0.5-1 unidades/kg, dividida en dos tercios antes del desayuno y un tercio antes de la cena. La dosis matutina consiste en dos tercios de la preparación de acción intermedia y un tercio de la de acción corta o rápida. Estas recomendaciones son sólo una guía aproximada; la terapia de cada paciente debe ser individualizada. Se espera que los pacientes vigilen sus concentraciones de glucosa en sangre cuatro veces al día, antes de las comidas y al acostarse, mediante el método de punción del dedo. En este régimen, se requiere que el paciente ingiera cantidades constantes de hidratos de carbono en cada comida y colación.

La **insulinoterapia intensiva (terapia basal-bolo)** consiste en insulina basal complementada con bolos de insulina.

Insulina basal: proporciona una cobertura adecuada de insulina en ayunas. Se administra como análogo de insulina de acción prolongada mediante inyección subcutánea o como una infusión subcutánea continua de un análogo de insulina de acción rápida proporcionada por una bomba.

TABLA 14-20

Preparaciones de insulina

Insulina	Inicio de la acción	Tiempo hasta efecto máximo	Duración
Análogos de acción rápida			
Insulina aspártica: *Novolog* (Novo Nordisk)	5–15 min	45–75 min	2–4 h
Insulina lispro: *Humalog* (Lilly)	5–15 min	45–75 min	2–4 h
Insulina glulisina: *Apidra* (Sanofi-aventis)	5–15 min	45–75 min	2–4 h
De acción corta (insulina regular)			
Humulin R (Lilly)	30 min	2–4 h	5–8 h
Novolin R (Novo Nordisk)	30 min	2–4 h	5–8 h
Insulina de acción intermedia (PNH)			
Humulin N (Lilly)	2 h	6–10 h	14–18 h
Novolin N (Novo Nordisk)	2 h	6–10 h	14–18 h
Análogo de acción prolongada			
Insulina glargina: *Lantus* (Sanofi-aventis)	2 h	No hay un pico máximo	20–24 h
Insulina Detemir: *Levemir* (Novo Nordisk)	2 h	No hay un pico máximo	~20 h

PNH, insulina protamina neutral Hagedorn.

Insulina en bolo: proporciona cobertura de insulina para los hidratos de carbono ingeridos y/o para corregir hiperglucemia. Por tanto, esta preparación tiene dos componentes:

(i) Proporción insulina: hidrato de carbono; es decir, la cantidad de insulina requerida por gramo de hidrato de carbono consumido

(ii) Factor de corrección; es decir, la cantidad de insulina requerida para disminuir el nivel de glucosa para una cantidad dada

Ejemplo: un paciente tiene una proporción insulina: hidrato de carbono de 1:10 (es decir, 1 unidad por cada 10 g de hidratos de carbono), un factor de corrección de 1:50 (es decir, 1 unidad logrará una disminución de 50 mg/dl en la glucosa sanguínea) y un rango blanco para la glucosa sanguínea de 80-150 mg/dl. Su bolo de insulina antes de esa comida sería de:

> 5 unidades por los 50 g, más
> 2 unidades (para corregir su glucosa sanguínea hasta 150 mg/dl)
>
> Total: 7 unidades

La terapia basal-bolo permite una flexibilidad máxima tanto en la hora de las comidas como en el consumo de hidratos de carbono en la dieta.

La vigilancia de la glucosa sanguínea mediante punción del dedo suele realizarse antes de las comidas y antes de acostarse. Se recomienda un seguimiento cada 3-4 meses para vigilar el crecimiento y el desarrollo, así como para ajustar las dosis de insulina. Debido a que la glucosa glucosila sin enzimas muchas de las proteínas corporales, que incluye la molécula de hemoglobina, la medición de la HBA1c representa un método fiable de determinar el control a lo largo de los últimos 3 meses, en oposición al instante que representa la muestra aleatoria de glucosa. Las concentraciones blanco de HbA1c son del 7.5-8.5% en los niños que empiezan a caminar y preescolares (edad 0-6 años), de menos del 8% en los niños en edad escolar de 6-12 años y de menos del 7.5% en adolescentes y adultos jóvenes.

Los pacientes con DM de tipo 1 tienen una elevada incidencia de enfermedad tiroidea autoinmune, por lo que es necesario hacer estudios de función tiroidea anuales. A partir de 3-5 años después de establecer el diagnóstico, se recomienda realizar un examen oftalmológico y una análisis de orina general anuales para detectar retinopatía y nefropatía, respectivamente. Los pacientes con proteinuria (mayor de 150 μg/min) están en riesgo importante de desarrollar nefroesclerosis e insuficiencia renal progresiva.

 Dato relevante: Es importante observar que la búsqueda de un control demasiado estricto hace que los pacientes tengan riesgo de desarrollar hipoglucemia significativa y potencialmente mortal.

DM de tipo 2

La DM de tipo 2 (antes denominada DM no insulinodependiente [DMNID] o diabetes de inicio en el adulto) está causada por la combinación de resistencia a la insulina y deficiencia relativa de insulina.

Fisiopatología

Existe un aumento constante en el número de pacientes adolescentes con DM de tipo 2 desde principios de la década de 1990, y los datos provenientes de los centros de referencia de diabetes indican que en la actualidad cerca del 40% de los casos de reciente diagnóstico de DM entre los 10 y los 19 años tienen DM de tipo 2. Aunque casi dos tercios de los adolescentes con DM de tipo 2 son afroamericanos o chicanos, la DM de tipo 2 se observa en casi todos los grupos étnicos. En más del 60% de los casos existe el antecedente de un familiar de primer grado con DM de tipo 2.

La obesidad es el factor de riesgo más importante para el desarrollo de DM de tipo 2. La obesidad está relacionada con resistencia a la insulina y, mientras el páncreas la supere mediante el aumento en la secreción de insulina, se mantendrá la homeostasis de la glucosa normal. Una vez que la secreción de insulina pancreática es inadecuada para superar la resistencia a la insulina, la homeostasis de la glucosa se vuelve anormal.

Evaluación clínica y estudios de laboratorio

Historia clínica

Aunque los adolescentes con DM de tipo 2 presentan los síntomas clásicos de polidipsia, poliuria y polifagia, en muchos casos el diagnóstico se encuentra de manera incidental en el análisis de orina.

Exploración física

Aparte de la obesidad mórbida, varios signos clínicos deben alertar al médico acerca de la posibilidad de DM de tipo 2. Entre estos se encuentran los siguientes:

- Acantosis pigmentaria, un marcador cutáneo de resistencia a la insulina
- Hipertensión, se observa en el 20-30% de los adolescentes con DM de tipo 2
- Síndrome de ovario poliquístico
- Infección vaginal por *Candida*

Estudios de laboratorio

Mientras el diagnóstico de DM de tipo 2 con frecuencia es fácil de establecer, en ocasiones es posible que sea difícil distinguir entre la DM de tipo y la de tipo 2.

- La insulina y el péptido C suele estar elevados en la DM de tipo 2, lo que refleja la resistencia a la insulina subyacente. Sin embargo, la hiperglucemia crónica causa una deficiencia de insulina temporal («toxicidad» de la glucosa).
- Los anticuerpos anticélulas de los islotes negativos son indicativos de DM de tipo 2, mientras que los positivos (en el 90% de los pacientes con DM de tipo 1) sugieren DM de tipo 1.

Manejo

La atención debe centrarse sobre todo a la causa del trastorno, principalmente a la obesidad, a una mala dieta y a un estilo de vida sedentario. Es posible que los pacientes asintomáticos o aquellos en los que el tratamiento conservador fracasa requieran un abordaje médico. La metformina mejora la sensibilidad a la insulina en el hígado (disminuye la producción hepática de glucosa) y en el músculo (aumenta la captación de glucosa en él). Los pacientes que presentan hiperglucemia grave o cetosis requieren insulinoterapia, además de metformina.

Cetoacidosis diabética

Fisiopatología

En un principio, el 20-40% de los niños con DM de tipo 1 de reciente diagnóstico presentan **CAD**. Esta situación se observa con mucha frecuencia en los niños menores de 5 años de edad. La CAD se produce cuando existe una disminución en la acción de la insulina, así como un aumento en la producción de las hormonas contrarreguladoras, como la epinefrina, la norepinefrina, el glucagón, el cortisol y la GH, las cuales tienen efectos opuestos a los de la insulina.

En ausencia de insulina, el cuerpo moviliza grasa como fuente de energía. En el hígado se producen cuerpos cetónicos, ácido acético y β-hidroxibutirato, como productos de degradación de los ácidos grasos y que el cerebro utiliza como fuente de energía. La producción excesiva de cuerpos cetónicos causa una acidosis metabólica grave e incluso la muerte.

En los niños con diagnóstico previo de DM de tipo 1, el factor desencadenante suelen ser una infección o vómitos. Cuando están enfermos, aumentan el requerimiento de glucosa celular y, en consecuencia, la necesidad de insulina. En parte, este mayor requerimiento de insulina se debe al aumento en la producción de hormonas contrarreguladoras relacionadas con la enfermedad. Aunque en estos niños la producción basal de insulina apenas es adecuada, es posible que exista una falta relativa de la acción de la misma. Las células no pueden utilizar la glucosa, por lo que debe producirse energía a partir de otros sustratos (fig. 14-9).

Además de la hiperglucemia y de la cetosis en la CAD, suelen estar presentes trastornos de electrólitos, deshidratación y acidosis metabólica. Cuando la glucosa en sangre supera el umbral renal para la reabsorción, se produce glucosuria. La diuresis osmótica provocada por la glucosuria causa pérdida de líquidos y electrólitos, lo que lleva a concentraciones bajas de sodio, potasio y fosfato séricos. Otros mecanismos de pérdida de líquidos en la CAD son los vómitos y la hiperventilación como respuesta a la acidosis. Los pacientes con CAD pierden con rapidez el 7-10% de su peso corporal a través de estos mecanismos.

Evaluación clínica y estudios de laboratorio

Historia clínica

La mayoría de los pacientes con diagnóstico previo de DM de tipo 1 que se presenta con CAD tienen antecedentes de mal control de la diabetes y omisión de la insulina. En pacientes bien controlados, una enfermedad intercurrente será el estrés que provocará la CAD. Es posible que existan antecedentes de poliuria, polidipsia, pérdida de peso y, en ocasiones, disminución

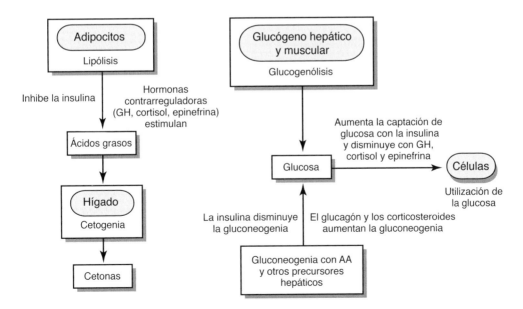

FIGURA 14-9. Vías en la cetoacidosis diabética. *AA,* aminoácido; *GH,* hormona del crecimiento. Tomado de Sperling MA: *Physician's Guide to Insulin-Dependent (type 1) Diabetes. Diagnosis and Treatment.* Arlington, VA, American Diabetes Assocation, 1988.

de la producción de orina debido a una baja perfusión renal. Los pacientes con frecuencia refieren náuseas, vómitos y dolor abdominal. Además, es posible que existan antecedentes de patrones de respiración alterados, disnea y aliento cetónico.

Exploración física

La exploración física de los pacientes con CAD revela todas o algunas de las siguientes características:

- **Cabeza, oídos, nariz y garganta:** mucosas secas (principalmente por diuresis osmótica agravada por vómitos e hiperventilación), signos de infección (p. ej., orofaringe hiperémica) y aliento cetónico.
- **Cardiovascular:** hipotensión ortostática, pulso filiforme y taquicardia. En presencia de aumento de presión intracraneal, es posible que se presente la tríada de Cushing (patrón respiratorio alterado, bradicardia e hipertensión).
- **Pulmonar:** respiración de Kussmaul (profunda y como suspiros).
- **Abdomen:** dolor abdominal, disminución de ruidos intestinales.
- **Piel:** disminución de turgencia.
- **Neurológico:** estado mental alterado (obnubilación, combatividad, coma), por disminución de la perfusión cerebral. Los signos de aumento de la presión intracraneal (papiledema, pupilas dilatadas y sin respuesta) son indicativos de edema cerebral, una temida complicación que suele producirse durante el tratamiento.

Estudios de laboratorio

- **Acidosis:** la acidosis (bicarbonato menor de 15 mEq/l y un pH menor de 7.30) con un aumento en la brecha aniónica es el principal resultado de una producción excesiva de cuerpos cetónicos y se agrava por la acidosis láctica por la hipoperfusión tisular.
- Brecha aniónica = $[Na^+] - ([Cl^-] + [HCO_3^-])$: normal 12 ± 2
- **Hiperosmolalidad:** se debe principalmente a hiperglucemia, aunque se agrava con la hipernatremia. La osmolalidad se calcula mediante la siguiente fórmula:

$$[Na \times 2] + \frac{\text{glucosa en sangre (mg/dl)}}{18} + \frac{\text{BUN (mg/dl)}}{2.8}$$

- **Hiperlipidemia:** se debe al aumento de lipólisis causada por la combinación de insulinopenia y aumento de la producción de hormona contrarreguladora
- **Trastorno electrolítico:** aunque suele tratarse de un déficit de sodio cercano a 10 mmol/kg de peso corporal, la medición del sodio baja está falseada como resultado de la dilución osmolar inducida por la hiperglucemia y la fracción lípida sin sodio.
  - Se estima un déficit de potasio de 5 mmol/kg por las pérdidas urinarias obligadas. Sin embargo, en presencia de acidosis metabólica, el potasio normal también está falseado.
  - BUN aumentado.
  - Creatinina normal o elevada.
  - Aumento del recuento de leucocitos con desviación a la izquierda.
  - Disminución del fósforo.

Diagnóstico diferencial

El diagnóstico de CAD, una vez considerado, es relativamente fácil de establecer. El diagnóstico diferencial de acidosis metabólica en los niños es bastante limitado (tabla 14-21). En los pacientes con producción normal o alta de orina, a pesar de los signos de deshidratación, vómitos recurrentes y dolor abdominal, está justificado realizar una evaluación en busca de diabetes.

Manejo

El manejo de la CAD incluye una vigilancia muy estrecha del paciente, por lo general en una unidad de cuidados intensivos pediátrica. La misma debe incluir observación constante, por lo menos hasta que se normalice la brecha aniónica, el pH arterial sea mayor de 7.25 y empiece a subir el bicarbonato sérico. El uso de un monitor cardiorrespiratorio está justificado hasta que el estado metabólico del paciente se haya normalizado.

Fluidoterapia y terapia con electrólitos

Para restablecer la perfusión tisular, debe hacerse una expansión de volumen con 20 ml/kg de una solución isotónica (solución salina al 0.9% o Ringer lactato) en la primera hora y repetirse si es necesario. El manejo de líquidos posterior debe realizarse

TABLA 14-21
Diagnóstico diferencial de acidosis metabólica en niños
Acidosis láctica (isquemia, septicemia)
Cetoacidosis diabética (CAD)
Diarrea grave
Insuficiencia renal y uremia
Acidurias orgánicas
Ingestión (metanol, etilenglicol, acetona)
Envenenamiento por salicilatos (tardío)
Coma hiperosmolar no cetónico

con una solución salina mayor que o igual al 0.45% administrada a una velocidad de 1.5-2 veces el requerimiento diario usual en función de la edad, del peso o del área de superficie corporal (mantenimiento = 1 500 ml/m^2/día). Generalmente, la velocidad de la administración de líquido no debe exceder de 4 000 ml/m^2. Si el paciente está hiperosmolar, después del bolo inicial de líquido debe usarse solución salina al 0.45%.

Debe proporcionarse potasio en el líquido a una concentración de 40 mEq/l una vez que el potasio sérico sea menor de 5 mmol/l y se haya establecido el flujo urinario. Debe administrarse la mitad de potasio como KCl y la otra como KPO$_4$ (para reponer las concentraciones bajas de fosfato) o una mitad de KPO$_4$ y otra de acetato de K (que se convierte en bicarbonato para ayudar a corregir la acidosis).

En raras ocasiones es necesario administrar bicarbonato, ya que los cuerpos cetónicos al final se convierten en una fuente de bicarbonato. Entre los argumentos en contra de la terapia con bicarbonato están los siguientes:

(a) Acidosis paradójica del SNC. Aunque el cerebro está bien protegido contra los cambios ácido-básicos en la CAD, el CO$_2$ liberado durante la terapia con bicarbonato cruza con facilidad la barrera hematoencefálica y baja el pH del SNC.
(b) Deterioro teórico del suministro de oxígeno a los tejidos como resultado de la desviación a la izquierda de la curva de disociación del oxígeno.
(c) La corrección rápida de la acidosis provoca un movimiento del potasio hacia el espacio intracelular e hipopotasemia.

Entre las indicaciones de terapia con bicarbonato aceptadas se encuentra la inestabilidad cardiovascular (el desempeño miocárdico y la respuesta a las catecolaminas mejoran con un pH mayor de 7.0); la hiperpotasemia grave requiere tratamiento médico. Si está indicado, es posible infundir 1- 2 mmol/kg a pasar en 1 h.

Insulinoterapia

La insulina debe iniciarse una vez que se terminó la expansión líquida. Se recomienda una velocidad de infusión continua de insulina de 0.1 unidades/kg y hora. Cuando la glucosa sérica se acerca a 250-300 mg/dl, debe agregarse dextrosa al líquido i.v. La velocidad de la infusión de insulina debe bajarse hasta que se resuelva la acidosis y el paciente esté recibiendo al menos dextrosa al 10% en la solución electrolítica.

Vigilancia

El paciente debe ser vigilado en una unidad en la que sea posible medir cada hora el estado neurológico, las constantes vitales y los estudios hematológicos. Se recomienda disponer de una hoja de flujo, de manera que se identifiquen con facilidad las tendencias. La determinación de glucosa a la cabecera de la cama debe realizarse cada hora, y la de los electrólitos, en un principio, cada hora y, de ahí en adelante, es posible aumentar el intervalo a cada 2-4 h, según los resultados.

Se debe esperar lo siguiente:

1. Una caída inicial rápida en la glucosa en sangre con el bolo inicial de líquido. Esto lo causa la «eliminación rápida» de glucosa en la orina una vez que se restablece la perfusión renal por la expansión del volumen. Después de esta disminución inevitable en la glucosa sérica, no debe permitirse que la glucosa disminuya a una velocidad mayor de 100 mg/dl y hora. Esto se logra mediante la adición de dextrosa a los líquidos i.v., según se necesite.

2. Empeoramiento inicial del estado ácido-básico (caída de pH y HCO_3^-) en las primeras 2 h de terapia. Esto lo causa la perfusión de los lechos capilares antes mal prefundidos y la consecuente liberación de ácido láctico.

3. Una elevación de sodio sérico asociado a disminución de la glucosa sérica. La osmolalidad efectiva en la CAD se determina principalmente por la glucosa y el sodio séricos. Cuando la concentración de glucosa está muy elevada, existe un flujo osmótico de salida de agua desde el espacio intracelular, lo que tiene un efecto diluyente en el sodio sérico (es decir, el sodio medido es menor debido al efecto de dilución). La salida de agua desde las células provoca que la célula se encoja. Sin embargo, el cerebro genera «osmoles idiogénicos» para reducir el gradiente osmótico y, con ello, proteger las células cerebrales de la salida de agua. Si se disminuye con demasiada rapidez la osmolalidad durante la fluidoterapia y la insulinoterapia, el compartimiento plasmático se vuelve hipoosmolar en relación con el compartimiento líquido cerebral, lo que hace que el niño esté en riesgo de presentar edema cerebral.

Durante la corrección de la hiperglucemia, el sodio debe elevarse (conforme el gradiente osmótico disminuye). Si no se observa la elevación del sodio sérico a medida que la concentración de glucosa es menor (o si no se produce una disminución del sodio sérico mientras la glucosa permanece constante), será indicativo de que existe un exceso fisiológico de agua libre (mayor cantidad de agua que de sodio) y deberá evitarse durante la terapia de la CAD (v. a continuación).

Edema cerebral

El edema cerebral es la complicación más grave de la cetoacidosis. Se han identificado varios factores de riesgo relacionados con el desarrollo de edema cerebral, entre los que se encuentran factores previos al tratamiento, como una presión parcial de bióxido de carbono inicial más baja, un nitrógeno ureico sérico inicial más alto, así como factores relacionados con el tratamiento, como que no se eleve el sodio sérico durante la terapia, una administración demasiado rápida del líquido y el tratamiento con bicarbonato.

TRASTORNOS DE LA GLÁNDULA TIROIDES

Fisiopatología

Una de las principales acciones de la glándula tiroides es concentrar el yoduro exógeno en el cuerpo para convertirlo en una forma hormonalmente activa que después se libera para ejercer su efecto en los tejidos periféricos. La biosíntesis de la hormona activa se produce a través de varios pasos (fig. 14-10). El transporte activo del yoduro hacia la tiroides conduce a la oxidación del yoduro y a la yodación de los residuos tirosilo dentro de la tiroglobulina, seguido del acoplamiento de las yodotirosinas para formar los compuestos activos, la tiroxina (T_4) y la triyodotironina (T_3). El transporte activo del

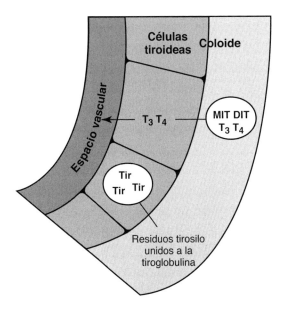

FIGURA 14-10. Biosíntesis de la hormona tiroidea. El yoduro oxidado se combina con los residuos tirosilo (Tir) unidos a la tiroglobulina para formar monoyodotirosina (MIT), diyodotirosina (DIT), triyodotironina (T_3) y tiroxina (T_4). La endocitosis, seguida de proteinólisis de la molécula de tiroglobulina por los lisosomas, libera T_3, T_4, DIT y MIT. En estas dos últimas se pierde el yodo, que se reutiliza, mientras que la T_3 y la T_4 se liberan a la circulación sistémica.

yoduro permite suficiente concentración de este en la glándula a pesar de una ingesta mínima. A través de este mecanismo, la hormona tiroidea se acopla a su proteína de fijación específica, la tiroglobulina, la cual forma la mayor parte del coloide que se encuentra dentro del folículo tiroideo. La endocitosis de la tiroglobulina yodada desde las reservas de coloide y la subsecuente pinocitosis hacia el interior de la célula folicular tiroidea son los primeros pasos en la liberación de la hormona tiroidea a la periferia. La hidrólisis de la molécula de tiroglobulina se produce con la liberación subsecuente de T_4 y T_3 libres a la circulación periférica.

La regulación de la liberación de la hormona tiroidea hacia la periferia se lleva a cabo mediante un sistema complejo de asas de retroalimentación (fig. 14-11). La TSH de la hipófisis se fija a su receptor específico en la superficie de la célula folicular tiroidea, lo que estimula un aumento en el 3´-5´-monofosfato cíclico de adenosina. Esto causa que la glándula crezca e inicie varios procesos dentro de la vía de biosíntesis de la hormona tiroidea, lo que, finalmente, causa un aumento en la liberación de la hormona tiroidea. La TRH, un tripéptido producido en el hipotálamo, es transportada a las células en la hipófisis anterior que produce la TSH a través del sistema vascular porta de la hipófisis. La síntesis de TRH, que aumenta en respuesta a la disminución de la temperatura corporal y a la reducción de las concentraciones de T_4 y T_3, se ve reducida a través de la retroalimentación negativa resultante del aumento en las concentraciones de la T_3. La producción de T_4 sólo se produce en la glándula tiroides, mientras que la fabricación de T_3 se lleva a cabo no sólo en la glándula tiroides sino también en muchas células en la periferia mediante la monodesyodación de T_4. La T_3 tiene 4 veces más potencia biológica y 10 veces más afinidad para los receptores tiroideos de T_4.

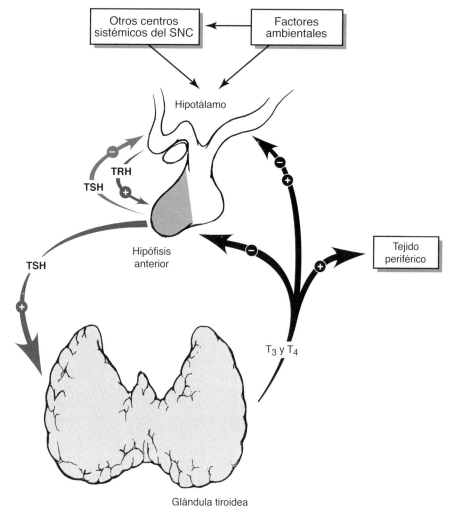

FIGURA 14-11. Asas de retroalimentación implicadas en la regulación de la liberación de la hormona tiroidea. *SNC*, sistema nervioso central; T_3, triyodotironina; T_4, tiroxina; TRH, hormona liberadora de tirotropina; *TSH*, tirotropina. Tomado de Bacon GE, Spencer ML, Hopwood NJ, et al: *A Practical Approach to Pediatric Endocrinology*, 3rd ed. Chicago, Year Book Medical Publishers, 1990, p. 124.

Entre las acciones biológicas más importantes de la hormona tiroidea, que son muchas, se encuentran el aumento del recambio de aminoácidos, la calorigénesis, la termogénesis, el aumento del sistema β-adrenérgico y el aumento del crecimiento. La hormona tiroidea es esencial también para el crecimiento del cerebro del recién nacido, como lo evidencia el desarrollo de retraso mental en los pacientes con hipotiroidismo congénito primario que no reciben tratamiento.

Hipotiroidismo

El hipotiroidismo se divide en dos grandes categorías, **congénito** y **adquirido.** El primero se divide a su vez en **primario** (aplasia o hipoplasia de la glándula tiroides; frecuente), **secundario** (deficiencia de TSH; raro) y **terciario** (deficiencia de TRH; el más raro).

La incidencia del hipotiroidismo congénito primario es de 1 caso por cada 4 000 nacidos vivos. Los signos y síntomas del hipotiroidismo congénito son insidiosos. La gravedad de los efectos a largo plazo del trastorno, si pasa desapercibido (retraso mental), han llevado a desarrollar programas de detección sistemática neonatal sensible para evitar el retraso prevenible. Desde el inicio de estos programas a finales de la década de 1970, la incidencia de complicaciones por hipotiroidismo congénito primario no tratado ha disminuido considerablemente.

En la forma de hipotiroidismo adquirido, lo más frecuente es un fenómeno autoinmune con infiltración linfocítica de la glándula tiroides. Sin embargo, cualquier proceso que conduce a la destrucción de la glándula tiroides provoca, finalmente, hipotiroidismo.

Hipertiroidismo

El hipertiroidismo se debe a una sobreproducción local o difusa de hormona tiroidea. En los niños, el hipertiroidismo casi siempre se debe a **enfermedad de Graves.** En este trastorno, la glándula tiroides produce de manera autónoma grandes cantidades de T_4 y T_3. La enfermedad de Graves suele ser provocada por un fenómeno autoinmune en el que se fijan los anticuerpos específicos del receptor de TSH a la superficie de las células foliculares y estimulan la producción de hormona tiroidea.

En la actualidad, se cree que tanto la infiltración linfocítica autoinmune de la glándula tiroides con su subsecuente hipotiroidismo (**tiroiditis de Hashimoto**) como la **enfermedad de Graves** forman parte de un continuo de enfermedades autoinmunes tiroideas. En efecto, no es raro encontrar pacientes con una forma de enfermedad autoinmune tiroidea que tienen antecedentes familiares fuertes del otro tipo de enfermedad autoinmune tiroidea.

Evaluación clínica y estudios de laboratorio

Historia clínica

A menudo, los pacientes con el clásico **hipotiroidismo congénito** presentan por lo común, a las 6-12 semanas de vida, una apariencia típica, que se caracteriza por lengua gruesa y protuberante; llanto ronco; hipotonía muscular; hernia umbilical; estreñimiento; bradicardia, e hiperbilirrubinemia indirecta prolongada. Estos signos con frecuencia son sutiles y pasan inadvertidos con facilidad. Aunque en la actualidad en Estados Unidos la detección sistemática de hipotiroidismo congénito es casi universal, existen ciertas fallas metodológicas con las pruebas, las cuales quedan fuera del objetivo de este capítulo. Por ello, cuando se encuentran niños con signos y síntomas sospechosos, el médico siempre debe considerar este diagnóstico.

Los lactantes mayores y niños con **hipotiroidismo adquirido** presentan retraso del crecimiento y de la edad ósea, así como pubertad retrasada o precoz. Otros signos de **hipotiroidismo** son disminución del apetito, letargo, estreñimiento, piel y cabello secos, y prolongación del tiempo de relajación del reflejo tendinoso. El hipotiroidismo adquirido suele ser difícil de diagnosticar con bases clínicas, debido a que los signos y síntomas con frecuencia son insidiosos.

Los pacientes con **hipertiroidismo** refieren intolerancia al calor, nerviosismo, palpitaciones, aumento del apetito, debilidad de los músculos proximales, dificultad para dormir, falta de atención y labilidad emocional. Entre los signos físicos están pérdida de peso, temblor fino, acortamiento del tiempo de relajación del reflejo tendinoso y precordio hiperdinámico. La clásica oftalmopatía de la enfermedad de Graves es menos frecuente en el grupo de dad pediátrica, en contraste con los adultos. Sin embargo, no es raro observar asinergia oculopalpebral y una mirada inusual, debida al efecto del exceso de hormona tiroidea en el sistema nervioso simpático.

Exploración física

Cuando examina la glándula tiroides, el médico debe buscar alguna asimetría. El espacio entre el músculo esternocleidomastoideo y la tráquea debe ser simétrico. El médico debe ponerse de pie detrás del paciente, levantarle un poco el cuello mientras palpa la glándula tiroides y observar su tamaño y textura, así como la presencia de nódulos y dolor. Es necesario pedir al paciente que degluta y sentir que la glándula sube con la deglución. Además, es adecuado palpar el cartílago cricoides; el istmo de la tiroides debe estar directamente debajo de este. Está justificado documentar la presencia de un soplo en una glándula crecida.

Estudios de laboratorio

La piedra angular del diagnóstico de laboratorio de los trastornos de la glándula tiroides es el uso de ensayos de TSH sérica y concentraciones de T_4 sensibles. En la actualidad, casi todos los recién nacidos de Estados Unidos se someten a pruebas de detección sistemática en busca de diversas enfermedades como fenilcetonuria e hipotiroidismo, antes de que sean dados de alta del hospital. La sangre, que con frecuencia se obtiene de la punción del talón, se pasa a un papel filtro. En Nueva York, por ejemplo, primero se hace la prueba de T_4 y el 10% más bajo de las muestras de T_4 sérica se estudia en busca de valores elevados de TSH. Siempre y cuando exista un eje hipotálamo-hipófisis intacto, la elevación en la TSH indicará un estado de producción inadecuada de hormona tiroidea. Por el contrario, la supresión de la TSH implica un estado de exceso de hormona tiroidea, ya sea endógena o exógena. En algunos casos, los pacientes con signos clínicos de hipertiroidismo pero con concentraciones normales de TSH y T_4 tal vez tengan elevaciones aisladas de T_3, la denominada toxicosis de T_3.

En ocasiones, el retraso del crecimiento es la única manifestación del hipotiroidismo. Por tanto, será necesario obtener pruebas de funcionamiento tiroideo en todos los pacientes con talla baja o trastornos de maduración sexual.

En pacientes con bocio es necesario obtener anticuerpos antitiroglobulina y antimicrosómicos como parte de la evaluación de la tiroiditis autoinmune. Es necesario solicitar una ultrasonografía cuando existe duda sobre la presencia de nódulos. La aspiración con aguja fina es una técnica muy útil en la evaluación de los nódulos solitarios en busca de la presencia de malignidad, un fenómeno raro en los niños.

 Dato relevante: Generalmente, una TSH y T_4 son suficientes para hacer el diagnóstico de hipertiroidismo o hipotiroidismo.

Diagnóstico diferencial

El diagnóstico diferencial de función tiroidea anormal implica varios trastornos (tabla 14-22). La mayoría de los niños con hipotiroidismo adquirido tienen anticuerpos específicos contra la glándula tiroides; la presencia de una glándula tiroides crecida (bocio) es variable.

TABLA 14-22
Diagnóstico diferencial de las pruebas de funcionamiento tiroideo anormales
Hipotiroidismo
Congénito
Primario
Secundario
Terciario
Adquirido
Tiroiditis autoinmune
Bocio endémico
Posradiación (yatrógeno)
Hipertiroidismo
Focal
Carcinoma tiroideo
Tiroiditis supurativa aguda
Difuso
Enfermedad de Graves
Hashitoxicosis
Bocio multinodular

Aproximadamente el 10% de los pacientes con DM tiene evidencia de TSH elevada, lo que indica hipotiroidismo primario. Este aumento en la TSH se correlaciona fuertemente con la presencia de anticuerpos específicos contra la glándula tiroides. Por esta razón, los niños con DM de tipo 1 suelen someterse a pruebas de detección sistemática anualmente mediante la obtención de concentraciones de T_4 y TSH.

El **bocio endémico**, un trastorno raro en Estados Unidos, se debe primariamente a la deficiencia de yoduro. Sin embargo, es la causa más frecuente de enfermedad tiroidea a escala mundial. El bocio se produce por concentraciones bajas de T_4 sérica, lo que estimula el aumento de la secreción de TSH, que causa un aumento en la captación de yoduro y en la formación de coloide.

Conforme mejoran las tasas de supervivencia de los tumores cerebrales de la infancia, la destrucción de la glándula tiroides **posradiación (yatrógena),** o de la producción hipofisaria de TSH o la producción hipotalámica de TRH, es cada vez más frecuente. En estos casos, la incidencia de hipotiroidismo es del 35-45%. Está claro que existe una relación entre la incidencia de hipotiroidismo, la dosis de radiación, la edad del paciente en el momento de la radiación y el tiempo que ha pasado desde la misma.

El hipertiroidismo causado por la sobreproducción de hormona tiroidea se debe a un área focal dentro de la glándula tiroides o a un proceso que compromete la glándula completa. En la exploración física, la detección de un nódulo aislado o de una glándula crecida en forma difusa ayuda a discriminar entre las dos entidades.

La tiroiditis de Hashimoto, conocida también como infiltración linfocítica de la glándula tiroides, es más frecuente en las niñas que en los varones. Suele existir un antecedente familiar fuerte de enfermedad tiroidea. La **hashitoxicosis,** un término que describe la fase hipertiroidea de la tiroiditis de Hashimoto, es provocada por un aumento de la síntesis de hormona tiroidea por la glándula o la destrucción de esta con la subsecuente liberación de hormona tiroidea hacia la periferia. Sin embargo, al final, los pacientes afectados terminan presentando una glándula «agotada» que produce menos hormona tiroidea.

Manejo

Hipotiroidismo

Todos los casos de hipotiroidismo implican terapia de reemplazo con T_4, independientemente de la causa. Dada la amplia disponibilidad de la tiroxina oral, la terapia de reemplazo es bastante directa. La dosis inicial de tiroxina es más alta en el recién nacido (10-15 µg/kg y día) y disminuye a lo largo de la niñez hasta una dosis de 2 µg/kg y día a los 12 años o más. Los niños deben ser reevaluados cada 3-4 meses para asegurar un crecimiento y un desarrollo normales, así como para medir la TSH y la T_4 o la T_3 libre. En el hipotiroidismo primario, la dosis de tiroxina debe ajustarse para mantener la TSH en el rango normal. En el hipotiroidismo central, la concentración de T_4 libre debe estar en la mitad superior del rango normal.

Hipertiroidismo

Existen tres opciones de tratamiento para la enfermedad de Graves.

1. Medicamento antitiroideo. Tiamazol en dosis de de 0.4 mg/kg y día, administrados una vez al día o divididos en dos o tres tomas al día. Este agente, que pertenece a la clase de medicamentos tioamida, evita la formación de T_4 y T_3. El objetivo es volver al paciente hipotiroideo y luego reemplazar la tiroxina para normalizar la TSH. La ventaja del tiamazol es que existe una probabilidad del 25% de remisión por cada 2 años de terapia. Sin embargo, es posible que se produzcan efectos secundarios en el 5% de los pacientes, los cuales en ocasiones son menores y temporales (exantemas y artralgias), pero en otras son graves (hepatitis, reacción similar al lupus y agranulocitosis). El tiamazol debe ser retirado en caso de reacciones graves y reemplazo por una terapia alternativa.
2. El yodo radioactivo (YRA). La ventaja del YRA es que es seguro y efectivo, y no está relacionado con un aumento del riesgo ni de cáncer ni para los futuros hijos. La desventaja es que la terapia con YRA provoca hipotiroidismo permanente, que requiere terapia de reemplazo con tiroxina de por vida, si bien esta es barata, fácil de administrar y no provoca efectos secundarios.
3. La cirugía realizada por un cirujano de tiroides experimentado representa una alternativa terapéutica. La desventaja es el riesgo de la anestesia, el riesgo potencial relacionado con la cirugía (daño a las glándulas paratiroides y al nervio laríngeo recurrente) y la probabilidad de que se precise terapia de reemplazo con tiroxina de por vida.

Como una medida provisional, es posible utilizar un bloqueante de los receptores adrenérgicos β para controlar los síntomas de la hiperactividad simpática, como taquicardia y nerviosismo. Entre las complicaciones de los bloqueadores β se encuentran la bradicardia y la exacerbación de la enfermedad de la vía respiratoria reactiva.

LECTURAS RECOMENDADAS

American Diabetes Association: Diagnosis and classification of diabetes mellitus. *Diabetes Care* 33:S62–S69, 2010.

Behrman RE, Keligman RM, Jenson HB (eds): *Nelson's Textbook of Pediatrics,* 17th ed. Philadelphia: WB Saunders, 2007.

Bondy CA: Care of girls and women with Turner syndrome: A guideline of the turner syndrome study group. *J Clin Endocrinol Metab* 92:10–25, 2007.

Dunger DB, Sperlin MA, et al: European Society for Paediatric Endocrinology/Lawson Wilkins Pediatric Endocrine Society Consensus Statement on Diabetic Ketoacidosis in Children and Adolescents. *Pediatrics* 113:e133–e140, 2004.

Glaser N, Arnett PB, McCaslin I: Risk factors for cerebral edema in children with diabetic ketoacidosis. *N Engl J Med* 344:264–269: 2001.

Kronenberg: *Williams Textbook of Endocrinology,* 11th ed. Philadelphia: WB Saunders, 2008.

Lee PA, Houk CP, Ahmed SF: Consensus statement on management of intersex disorders. *Pediatrics* 118:e488–e500, 2006.

Pescovitz OH, Eugster EA: *Pediatric Endocrinology: Mechanisms, Manifestations, and Management,* Philadelphia: Lippincott, Williams & Wilkins, 2004.

Speiser PW, White PC: Congenital adrenal hyperplasia. *N Engl J Med* 349:776–788, 2003.

Sperling: *Pediatric Endocrinology,* 3rd ed. Philadelphia: WB Saunders, 2008.

Sultan C, Paris F, Jeandel C, et al.: Ambiguous genitalia in the newborn. *Semin Reprod Med* 20:181–188, 2002.

Wong L, Verbalis J: Systemic diseases associated with disorders of water homeostasis. *Endocrinol Metab Clin North Am* 31: 121–140, 2002.

15

Gastroenterología

Original de Harvey W. Aiges, Revisado por Kenneth L. Cox y Claire M. Wilson

Las molestias gastrointestinales son una parte importante de la pediatría ambulatoria. El dolor abdominal, la diarrea, el estreñimiento, los vómitos y el sangrado gastrointestinal se observan con frecuencia. El pediatra debe determinar si los síntomas del niño son normales en el grupo de edad en particular, son causados por una anomalía del tubo digestivo o están relacionados con una enfermedad sistémica. Por ejemplo, en ocasiones es normal que los lactantes pequeños presenten vómitos, la diarrea puede deberse a una infección de las vías urinarias y el dolor abdominal tal vez lo cause una neumonía. El médico debe obtener una historia clínica y realizar una exploración física meticulosa, junto con diversos datos clave, como la edad del niño y la apariencia clínica, para determinar la causa de los síntomas y planificar un tratamiento.

EVALUACIÓN DEL DOLOR ABDOMINAL

El dolor abdominal es una de las molestias gastrointestinales que con más frecuencia ocasiona que niños y adolescentes acudan a consulta. Las molestias del niño pueden ser vagas o bastante específicas.

Fisiopatología

Conocer la naturaleza y la zona del dolor ayuda a establecer el diagnóstico. El dolor puede ser **visceral** (proveniente de las vísceras abdominales), **somático** (parietal; derivado de una inflamación peritoneal subyacente) o **referido** (con origen en un lugar más distal). En general, el dolor visceral es provocado por: *1)* una distensión de la pared de un órgano hueco o el estiramiento de la cápsula de un órgano sólido; *2)* inflamación, o *3)* isquemia.

Evaluación clínica y estudios de laboratorio

Historia clínica

Obtener una historia clínica completa es esencial en la evaluación del dolor abdominal en niños y es la principal fuente de información para realizar el diagnóstico diferencial. Como siempre, las preguntas iniciales deben ser abiertas, aunque es útil organizar mentalmente los diversos aspectos que recogerá la historia clínica, de forma que no se omitan datos importantes. Al considerar el dolor mismo, se desea conocer la duración del problema, la frecuencia y la duración de los episodios individuales, y si el dolor despierta al niño, así como localización del dolor, si se irradia y qué lo provoca, si bien muchos pacientes pediátricos no son capaces de describir la calidad del mismo. El dolor visceral tiende a estar mal localizado. El lugar del dolor en los trastornos hepatobiliares, pancreáticos y gastroduodenales tiende a estar en el epigastrio, y los trastornos de intestino delgado y el colon tienden a causar síntomas periumbilicales. Las anomalías en el rectosigmoide, en las vías urinarias y en los órganos pélvicos suelen provocar manifestaciones suprapúbicas. El dolor peritoneal suele ser más agudo y constante, y se localiza en el área de la víscera afectada. En el interrogatorio acerca de los factores que alivian o exacerban el dolor, es importante incluir de manera específica si se ve exacerbado al comer, si la evacuación intestinal lo alivia y, en una niña mayor, si se relaciona con el ciclo menstrual. Después debe pasarse a preguntar acerca de otros síntomas gastrointestinales, como vómitos, pirosis, diarrea, estreñimiento, melena y rectorragia. Existen también síntomas que son sistémicos o que se relacionan con otras áreas del cuerpo y que son relevantes, como la presencia de fiebre, pérdida de peso o retraso del crecimiento, disuria, ictericia y dolor articular. El interrogatorio acerca de antecedentes de otros problemas gastrointestinales a una edad más temprana, cualquier traumatismo o cirugía abdominal previos y la ingesta de medicamentos o alimentos potencialmente problemáticos a menudo ayuda significativamente a completar el cuadro clínico.

Exploración física

En la evaluación del dolor abdominal, la constante vital más relevante suele ser la temperatura; la taquipnea es indicativa de neumonía. Deben anotarse los percentiles del niño de peso para la edad, talla/longitud para la edad e índice de masa corporal (IMC); en los niños menores de 2-3 años de edad, el peso para la talla substituye al IMC. Algunos aspectos importantes de la apariencia general del niño son el letargo o la ansiedad, una valoración visual del estado nutricional y el estado de hidratación si existen vómitos, diarrea o una mala ingesta de líquido en la historia clínica. A continuación, se presentan ejemplos de signos observados con trastornos específicos. La ictericia y las escleróticas ictéricas se observan en la hepatitis aguda. Las lesiones purpúricas en la piel, por lo general, en las extremidades inferiores son indicativas de púrpura de Schoenlein-Henoch. En la enfermedad de Crohn se observan úlceras orales. La exploración pulmonar revela signos de neumonía. El examen de abdomen empieza con la inspección en busca de distensión o cambios en la coloración de la piel. La auscultación detecta la ausencia, la disminución o el aumento de los ruidos intestinales. La palpación que revela contracción muscular voluntaria y rigidez involuntaria de la musculatura suprayacente, con o sin signos de rebote, es sugestiva de peritonitis. Una masa abdominal en el flanco derecho del abdomen en ocasiones revela la presencia de invaginación intestinal, y el dolor a la palpación y la plenitud en la fosa ilíaca derecha son signos reconocidos de inflamación ileocólica debida a enfermedad de Crohn. El dolor a la palpación en el hipocondrio derecho, en especial cuando se produce una inspiración aguda, es indicativo de inflamación de la vesícula biliar. Una masa en forma de salchicha en la fosa ilíaca izquierda en ocasiones se debe a heces retenidas en el sigmoide. Dependiendo de la presentación, es posible también obtener información valiosa de la exploración anal externa y del tacto rectal.

Diagnóstico diferencial

En los niños, un **dolor abdominal agudo** frecuentemente es de naturaleza orgánica, en contraste con el dolor abdominal crónico o recurrente, que a menudo es funcional. Aunque la gastroenteritis viral es una de las causas más frecuentes del dolor abdominal agudo en niños, es muy importante que el médico revise con cuidado el diagnóstico diferencial (tabla 15-1). Otros problemas gastrointestinales causan dolor abdominal agudo. Las causas no intestinales (p. ej., enfermedad de vías urinarias, faringitis, cetoacidosis diabética) son muy difíciles de diagnosticar, a menos que se consideren específicamente.

El **dolor abdominal crónico** se observa en el 10-15% de los niños de entre 5 y 15 años de edad. Los episodios de dolor abdominal que se producen por lo menos una vez por semana durante un período de 2 meses o más se denominan crónicos. La lista de entidades incluidas en el diagnóstico diferencial es larga (tabla 15-2).

 Dato relevante: En los niños con dolor abdominal crónico o recurrente que crecen bien y que no presentan «signos de alerta», el dolor casi siempre es funcional, incluso cuando es intenso.

La causa más frecuente de dolor abdominal crónico en niños por lo demás sanos es el dolor abdominal funcional; en los niños con dolor abdominal agudo, debe considerarse siempre la apendicitis.

Apendicitis

La apendicitis aguda es la enfermedad de la infancia más frecuente que requiere cirugía de urgencia. El diagnóstico, que en ocasiones es fácil de establecer con un caso clásico de libro de texto, a menudo no está claro en los niños y es la causa de un importante número de casos que progresan a perforación (v. cap. 25).

Dolor abdominal funcional

No se comprende del todo **el dolor abdominal funcional,** pero se cree que es un trastorno en el que el cerebro percibe en mayor grado los estímulos provenientes de la motilidad del tubo digestivo. Ciertas personas son inherentemente susceptibles a este trastorno, y entonces presentan un episodio como una infección gastrointestinal o estrés significativo, el cual actúa como desencadenante. Con el tiempo sienten un aumento de las sensaciones provenientes del tubo digestivo con funcionamiento normal y las perciben como dolor. Debido a lo que se denomina el eje cerebro-intestino, la excitación por el dolor tiene el potencial de causar dismotilidad gastrointestinal, con lo que se agudizan aún más los síntomas. En función de las características de los síntomas, el dolor abdominal funcional se divide en diversas categorías: dispepsia funcional que afecta a la porción superior del abdomen, el síndrome de colon irritable (SCI) relacionado con anomalías en las evacuaciones y dolor abdominal funcional sin características de ninguna de las otras dos categorías y que es el tipo que se observa con más frecuencia. El dolor abdominal funcional es una importante causa de ausencias escolares.

TABLA 15-1

Causas de dolor abdominal agudo

Frecuentes

 Apendicitis

 Comer demasiado

 Intoxicación por alimentos

 Gastroenteritis

 Linfadenitis mesentérica

 Faringitis

 Infección del tracto urinario

Menos frecuentes

 Hernia encarcelada

 Colecistopatía

 Diabetes mellitus

 Hepatitis

 Invaginación intestinal

 Divertículo de Meckel

 Enfermedad inflamatoria intestinal

 Peritonitis

 Neumonía (en especial de los lóbulos inferiores)

 Traumatismo

 Embarazo (ectópico)

 Púrpura de Schoenlein-Henoch

 Obstrucción (adherencias)

 Fiebre reumática aguda

 Litiasis renal

 Pancreatitis

 Torsión testicular

 Vasculitis

 Nefropatía obstructiva

 Insuficiencia vascular

 Neoplasia maligna

 Vólvulo

 Dolor intermenstrual

 Enfermedad de células falciformes

TABLA 15-2

Causas de dolor abdominal crónico o recurrente

Frecuentes

Funcional (incluidos síndrome de colon irritable, dispepsia funcional, migraña abdominal)

Estreñimiento

Intolerancia a la lactosa

Menos frecuentes

Enfermedad ácido péptica

Pancreatitis recurrente

Colecistopatía

Endometriosis

Infestación parasitaria

Enfermedad vascular de la colágena

Dolor intermenstrual

Enfermedad de células falciformes

Porfiria intermitente aguda

Quiste mesentérico

Enfermedad inflamatoria intestinal

Dismenorrea

Infección por *Helicobacter pylori*

Infección del tracto urinario

Hematocolpos

Fibrosis quística (síndrome de obstrucción intestinal distal)

Quiste entérico (duplicación)

Fiebre mediterránea familiar

Envenenamiento por metales pesados

Masa/neoplasia maligna abdominal

Insuficiencia cardíaca congestiva.

El diagnóstico depende de una historia clínica minuciosa y de una exploración física normal. Los estudios hematológicos de rutina (hemograma, velocidad de sedimentación globular [VSG] y un panel de química sanguínea completo) deben ser normales, al igual que las evaluaciones de heces y orina. Una prueba de hidrógeno en aliento después de una provocación con lactosa es útil en quienes son mayores de 1-2 años de edad y que consumen cantidades normales o mayores de leche, pero no están indicados estudios más invasivos si la historia clínica, la exploración física y los estudios de rutina son compatibles con dolor abdominal funcional. Para ayudar en el diagnóstico de trastornos gastrointestinales funcionales, se crearon los criterios basados en síntomas (criterios de Roma).

Estudios de laboratorio y diagnóstico por la imagen

No existen estudios de laboratorio específicos para el dolor abdominal, y la decisión de qué pruebas solicitar y en qué orden depende del diagnóstico diferencial priorizado que se formuló después de obtener la historia clínica y realizar la exploración física. En muchos casos se llevan a cabo un hemograma y un análisis de orina general.

Manejo

El manejo del dolor abdominal agudo y crónico depende de la causa subyacente. El tratamiento de la apendicitis aguda es una apendicectomía de urgencia. Si el apéndice se perforó antes de la cirugía, es esencial corregir los trastornos de líquidos y electrólitos e iniciar antibioterapia intensiva.

El tratamiento del dolor abdominal funcional comprende la identificación y la explicación del trastorno, y tranquilizar al paciente, pues, aunque el dolor es real, es un diagnóstico «seguro» y no peligroso. Los pacientes que no saben qué les pasa siguen estando preopados por lo que significan sus síntomas y tienen menos probabilidad de mejorar. Al niño mayor y al adolescente se les pide que lleven un diario de síntomas, ingesta oral, evacuaciones y estresantes para identificar sus propios desencadenantes, los cuales, podrán resolverse de manera específica. La normalización de las actividades, en especial la asistencia a la escuela, es una parte esencial del manejo. Los medicamentos son útiles en situaciones específicas. Si los pacientes no se adaptan a este problema funcional y no participan en las «actividades normales de la vida diaria» es posible que sea necesaria la intervención psicológica.

DIARREA

Habitualmente, la diarrea se define como un aumento en la frecuencia de las evacuaciones o en el contenido líquido de la materia fecal. Casi todas las personas han tenido diarrea en algún momento de su infancia. Debido a que existe una variación considerable en la frecuencia, en el volumen y en la consistencia de las evacuaciones entre las diferentes personas o incluso en el mismo niño, la definición de diarrea es imprecisa. Es importante hacer notar que los padres de muchos lactantes y niños que empiezan a caminar dicen que tienen diarrea, aunque en realidad no es así. Los lactantes en ocasiones tienen hasta 10-12 evacuaciones al día y no tienen diarrea, siempre que no exista un margen acuoso alrededor de la masa de excremento. Algunos niños pequeños sanos, tienen evacuaciones con un volumen normal pero no formadas durante muchos años, es probable que se deba a un rápido tránsito intestinal. En ocasiones, el médico escuchará que el niño tiene diarrea, cuando el problema, en realidad, será estreñimiento, con material suelto que cae alrededor del excremento duro retenido en el recto (encopresis o defecación involuntaria). La comprensión de estos aspectos es muy útil para evitar ciertas restricciones dietéticas contraproducentes y estudios diagnóstico inadecuados.

Fisiopatología

La diarrea se debe a anomalías del intestino delgado, del colon o de ambos. En el intestino delgado, la infección/inflamación o malabsorción conducen a diarrea, mientras que en el colon la causa suele ser la motilidad rápida o inflamación. La diarrea se ha subdividido también en dos tipos: osmótico y secretor; la diarrea secretora continúa mientras el paciente tiene ingesta oral y la osmótica no. Sin embargo, existe superposición.

DIARREA AGUDA

En la mayoría de los casos, la causa de la diarrea aguda es una infección entérica. Lo más frecuente es que los agentes infecciosos sean virales. La causa de la diarrea aguda, autolimitada y sanguinolenta suele ser bacteriana.

Evaluación clínica y estudios de laboratorio

Historia clínica

La duración de la diarrea aguda es corta; lo habitual es que dure menos de 2 semanas. Es útil determinar la frecuencia de la evacuaciones, así como la consistencia de las heces (una medida de la cantidad de pérdida de agua) y la presencia de sangre macroscópica en las heces. Por sí misma, la presencia de moco en las heces no es útil para establecer el diagnóstico. El color de las heces dentro de un espectro de café/amarillo/verde es más indicativo de tiempo de tránsito y dieta que de cualquier causa particular de diarrea. Preguntar acerca de la disminución de la producción de orina ayuda a evaluar el estado de hidratación, siempre y cuando sea posible diferenciar la orina del excremento.

Exploración física

El médico debe evaluar el estado de hidratación del paciente mediante la exploración de la fontanela anterior (si está abierta), de las membranas mucosas, de la turgencia de la piel, de los pulsos y del tiempo de llenado capilar. La evaluación de las heces en busca de presencia de sangre es más útil para determinar si la antibioterapia está indicada.

Estudios de laboratorio

Es necesario analizar las heces en busca de sangre, proceder al cultivo y a determinar la sensibilidad y realizar una tinción de Wright (en busca de leucocitos). Los electrólitos séricos son útiles. En los lactantes hay que considerar un análisis de orina general y un urocultivo, ya que la infección del tracto urinario causa diarrea en este grupo de edad.

Diagnóstico diferencial (tabla 15-3)

La diarrea aguda es provocada por infección por uno o más agentes.

Rotavirus

Los rotavirus, la causa más importante de enfermedad diarreica aguda durante los meses de invierno, conducen a síntomas particularmente graves en los lactantes pequeños. Es muy frecuente la presencia de vómitos al inicio de la enfermedad, y muy a menudo se observa deshidratación. El diagnóstico se confirma mediante la prueba de antígeno de rotavirus en la prueba de heces. El inicio de vacunación rutinaria contra rotavirus en Estados Unidos a partir de 2001 ha disminuido la duración y la gravedad de los brotes anuales.

Otras causas virales de diarrea aguda

El virus semejante a Norwalk está relacionado con epidemias tanto de diarrea como de intoxicación alimentaria y fue el agente que se encontró en los brotes en los cruceros. La diarrea suele acompañarse de vómitos. Las infecciones por adenovirus entéricos, astrovirus y virus huérfanos entéricos minirrespiratorios también se asocian a diarrea en la infancia. Los agentes virales no producen sangre ni leucocitos en las heces (excepto en niños con VIH y que están infectados con citomegalovirus o virus del herpes simple). Por tanto, las heces en sangre oculta o con tinción de Wright positiva deben hacer considerar una etiología bacteriana en al diarrea aguda y enfermedad inflamatoria intestinal (EII) en la diarrea crónica.

Escherichia coli

E. coli **enteroinvasor** produce diarrea sanguinolenta con leucocitos fecales. *E. coli* **enterohemorrágico** tipo O157:H7 causa diarrea sanguinolenta, que da lugar a síndrome urémico hemolítico, una combinación de insuficiencia renal, anemia hemolítica y trombocitopenia. El síndrome urémico hemolítico se observa en el 10% de tales infecciones y en ocasiones llega a ser mortal. *E. coli* **enterotoxigénico** es una de las causas principales de la diarrea del viajero.

Campylobacter jejuni

En Estados Unidos, *C. jejuni* es la causa más frecuente de enterocolitis bacteriana. Los niños se infectan con más frecuencia durante la primera década de la vida. Con frecuencia, la diarrea se acompaña de dolor abdominal, fiebre, náuseas y vómitos, y en ocasiones la preceden. La enfermedad suele durar 4-5 días, pero el dolor abdominal persiste durante varias semanas una vez que cedió la diarrea. Es frecuente encontrar sangre y leucocitos en las heces.

Salmonella

Las infecciones por *Salmonella typhi* se asocian a fiebre tifoidea (fiebre entérica). Esta infección grave, menos frecuente que las formas de enterocolitis, tiene su origen en el agua o alimento contaminado. Lo habitual es que se produzcan fiebres altas en picos; si no se inicia tratamiento, la fiebre persiste durante 2-3 semanas. Las náuseas, los vómitos y la esplenomegalia son frecuentes. Por lo general, se produce diarrea, aunque a menudo se observa estreñimiento. En el abdomen, el tórax y las superficies extensoras se observan temporalmente manchas de color rosa (vasculitis cutánea). Las complicaciones más graves son perforación intestinal y hemorragia, que se producen en el 1-3% de los pacientes, en particular en la segunda o tercera semana de la enfermedad. Otras complicaciones son neumonía, hepatitis, miocarditis y meningoencefalitis.

TABLA 15-3
Causas de diarrea aguda
Infección
Gastroenteritis viral
Enterocolitis bacteriana
Sobrealimentación (lactante)
Intoxicación alimentaria
Infección sistémica (p. ej., infección del tracto urinario)
Antibióticos
Hipertiroidismo

Cuando no es *S. typhi,* la especie *Salmonella* produce una enterocolitis que suele relacionarse con alimentos y bebidas contaminadas. El inicio de los síntomas suele ser abrupto, con cefaleas, escalofríos y dolor abdominal, seguido de fiebre, vómitos y diarrea. En ocasiones, las evacuaciones son sanguinolentas. El curso suele durar 1-7 días, aunque a veces se prolonga.

Shigella

Las cepas de *Shigella* causan daño importante al colon distal y al recto. El espectro clínico varía desde leve y diarrea crónica hasta un proceso tóxico masivo abrupto con una elevada mortalidad. La presentación más frecuente implica cólicos abdominales, fiebre y vómitos. Sigue la diarrea, a menudo frecuente, de poco volumen, pero mezclada con sangre y pus, relacionada con urgencia y tenesmo. A menudo se desarrolla meningismo y convulsiones como resultado de la presencia de la neurotoxina producida por algunas cepas de *Shigella,* y el organismo causa también artritis y síndrome urémico hemolítico. Esta infección a menudo se acompaña de un recuento elevado de bandas periféricas.

Yersinia enterocolitica

Yersinia enterocolitica causa diarrea en lactantes y niños pequeños; la mayoría de los niños mayores desarrollan una masa o dolor a la palpación en la fosa ilíaca derecha por ileítis aguda o linfadenitis mesentérica, la cual remeda una apendicitis o una enfermedad de Crohn.

Clostridium difficile

La colitis por *C. difficile* (inducida por antibiótico) se produce cuando la flora intestinal del paciente se altera por la administración de antibióticos, aunque es posible observarla también aun sin el uso de los mismos. Casi todos los antibióticos están implicados, aunque el mayor riesgo ocurre con el uso de ampicilina, cefalosporinas y clindamicina. La colitis, que en ocasiones se relaciona con la formación de una seudomembrana, es bastante intensa. Es posible que se presente una importante enteropatía perdedora de proteína y una toxicidad grave (a menudo con un recuento muy alto de leucocitos). *C. difficile* se encuentra con mayor frecuencia en quienes padecen de EII crónica y es una infección intrahospitalaria reconocida. La prueba estándar se basa en la detección de la toxina producida, más que en el cultivo del organismo mismo.

Manejo

El manejo de la diarrea aguda debe comprender el reemplazo de las pérdidas de líquidos y electrólitos. La rehidratación oral tiene menos complicaciones que la rehidratación intravenosa, y es de elección en la deshidratación de leve a moderada. Como regla, la alimentación debe reanudarse una vez que se logra la rehidratación. Se han publicado directrices específicas para la rehidratación oral y la reanudación de la alimentación (http://www.cdc.gov/mmwr; *Recommendations and Reports* 52(RR16):1–16, 2003). La mayoría de los casos se resuelven sin complicaciones, y el uso de agentes reductores del peristaltismo está contraindicado. El uso de tratamientos antibióticos específicos debe individualizarse, en función del organismo y del estado de salud general del paciente. Las principales preocupaciones con la antibioterapia son: *1)* la aparición de organismos resistentes que empeoren los casos leves, o *2)* la prolongación del estado de eliminación de organismos (un problema grave en las salas de neonatología y guarderías).

La infección por *C. jejuni* es autolimitada, de manera que en la mayoría de los casos no se requiere tratamiento. En los pacientes muy afectados, la eritromicina oral disminuye la excreción fecal de los organismos y disminuye la duración de los síntomas. La enteritis por *Salmonella* es autolimitada, y la antibioterapia debe reservarse para paciente menores de 3 meses de edad, con bacteriemia o si tienen salmonelosis concomitante con una enfermedad crónica o inmunodepresión. Sin embargo, todos los pacientes con *S. typhi* (fiebre tifoidea) deben recibir antibióticos adecuados. La shigelosis es autolimitada, aunque es posible administrar antibióticos, en función de la susceptibilidad o las recomendaciones concurrentes de los Centers for Disease Control and Prevention (CDC). La restricción de los antibióticos está indicada sólo en los casos más graves. Aunque evidencias recientes indican que el riesgo de síndrome urémico hemolítico no aumenta con la administración de los antibióticos para *E. coli* O157:H7, no existe ningún beneficio con los antibióticos en la infección con este organismo. En la colitis por *C. difficile* inducida por antibióticos, suele ser necesaria la antibioterapia (así como la retirada del agente provocador). En el momento de escribir este artículo, el metronidazol (intravenoso u oral) es el medicamento de elección para las infecciones graves o para aquellas que no responden a la retirada del antibiótico provocador, y la vancomicina oral se usa en caso de fracaso del tratamiento. Como en todas las gastroenteritis bacterianas, se recomienda al lector que revise las recomendaciones antibióticas más recientes publicadas por los CDC y la American Academy of Pediatrics (AAP).

DIARREA CRÓNICA Y MALABSORCIÓN

La diarrea crónica es aquella que dura más de 2 semanas. Puede estar asociada o no a malabsorción de nutrientes.

Fisiopatología

La diarrea crónica es provocada por trastornos del colon, intestino delgado o ambos. La dismotilidad del colon con absorción normal de nutrientes en el intestino delgado (como en el SCI) causa diarrea sin sangre en una persona por lo demás sana. La infección crónica (como en la giardiasis) y la enfermedad celíaca causan diarrea con malabsorción. Una variedad de trastornos provocan daño grave a la mucosa intestinal, tales como la proctocolitis alérgica en los lactantes o la EII que también causan este síntoma. Si la mucosa del intestino delgado está comprometida, es de esperar que se produzca malabsorción de nutrientes y disminución del crecimiento.

Evaluación clínica y estudios de laboratorio

Historia clínica

De nuevo, es importante determinar la frecuencia y la consistencia de las evacuaciones. Además, es esencial revisar la curva de crecimiento del niño. La diarrea crónica que afecta al crecimiento debe ser evaluada de manera completa. La falta de aumento de peso suele ser provocada por la malabsorción de nutrientes o la restricción de la ingesta oral de nutrientes en un intento de los cuidadores de dar tratamiento a la diarrea.

 Dato relevante: Es poco probable que la diarrea crónica en los niños que empiezan a caminar, con peso y velocidad de crecimiento lineal normales, tenga una causa orgánica grave.

Exploración física

Es poco probable que la exploración física ayude al médico a seleccionar una causa orgánica específica, aunque es muy útil para valorar los signos de desnutrición. Un abdomen protuberante relacionado con pérdida de grasa subcutánea (en las nalgas y los muslos) indica malabsorción y esto se valora mejor observando al niño de pie desde un costado. Existe una variedad interesante de hallazgos clínicos relacionados con diversas deficiencias de vitaminas y minerales que afectan a la piel, a los huesos y al sistema nervioso periférico. Reflejar en una gráfica el peso para la edad y el peso para la talla (IMC en los niños mayores de 2-3 años de edad) es una forma adicional de determinar si existe peso bajo. En caso de que exista edema, estas mediciones pueden ser falsamente tranquilizantes y siempre deben ser evaluadas en el contexto de la apariencia nutricional general del paciente.

Estudios de laboratorio

Las principales causas infecciosas de diarrea crónica son *Giardia* y *C. difficile*; su detección sistemática se analiza más adelante. En los pacientes inmunodeprimidos es preciso realizar una evaluación ampliada en busca de infección. Los pacientes con colitis suelen tener sangre franca u oculta y leucocitos en las heces. Si se asegura una ingesta adecuada de calorías, todos los niños con diarrea crónica y aumento de peso limitado deben someterse a estudios diagnósticos para descartar un síndrome de malabsorción. La estrategia de pruebas debe individualizarse en función de un diagnóstico diferencial priorizado, formulado a partir de la historia clínica y de la exploración física; no es necesario hacer todas las pruebas a cada paciente que presenten trastorno de malabsorción. Las heces con un pH ácido y la presencia de sustancias reductoras en las heces son indicativas de malabsorción de hidratos de carbono. Una prueba de hidrógeno en aliento mide la intolerancia a lactosa y sacarosa. Una tinción de Sudán en las haces es una prueba de detección sistemática de malabsorción de grasa; se obtiene un cuadro más exacto mediante la medición de la grasa fecal de 72 h combinada con un registro concurrente de la dieta, lo que permite el cálculo del porcentaje de absorción de la grasa ingerida. Las anomalías de las vitaminas liposolubles A, D, E y el tiempo de protrombina para valorar el estado de la vitamina K indican también la posibilidad de que exista malabsorción de grasa. Existen pruebas serológicas para enfermedad celíaca (v. párrafo siguiente). Muchos estudios diagnósticos llevan a la realizan de una biopsia del intestino delgado, que es muy útil en el diagnóstico de enfermedad celíaca, linfangiectasia, abetalipoproteinemia e infecciones intestinales como giardiasis.

Diagnóstico diferencial (Tabla 15-4)

Una causa frecuente de diarrea sanguinolenta en los lactantes, así como de diarrea intratable es la **intolerancia a la proteína de la leche de vaca y a la de soja**. Los lactantes intolerantes desarrollan enterocolitis, que se manifiesta durante los primeros 3 meses de vida con vómitos, irritabilidad, mala alimentación y diarrea con rasgos de sangre en las heces. A menudo la diarrea con rasgos de sangre es la única manifestación que suele iniciarse entre los 2 días y 2 meses de vida. Los síntomas suelen resolverse cuando se suspende la fórmula. Existe un gran porcentaje de reactividad cruzada entre la proteína de la leche de vaca y la de soja, de manera que se aconseja el uso de fórmula de caseína hidrolizada. La intolerancia a la leche de vaca también

TABLA 15-4

Causas de la diarrea crónica

Frecuentes

Dietéticas
   Sobrealimentación (lactantes)
   Intolerancia a la proteína de la leche de vaca y la de soja (lactantes)
   Consumo excesivo de jugo (niños que empiezan a caminar)

Síndrome de colon irritable (incluida diarrea postinfecciosa)

Estreñimiento con encopresis

Enfermedad inflamatoria intestinal

Enfermedad celíaca

Giardiasis

Infección por *Clostridium difficile*

Malabsorción de hidratos de carbono (intolerancia a la lactosa)

Diarrea intratable de la infancia

Fibrosis quística

Poco frecuentes

Estados de inmunodeficiencia (VIH, primario)

Desnutrición

Tumores secretores (neuroblastoma)

Linfangiectasia intestinal

Abetalipoproteinemia

Seudoobstrucción intestinal

Tumores intestinales

Causas anatómicas
   Asa ciega
   Síndrome de intestino corto
   Enfermedad de Hirschsprung

Insuficiencia pancreática (exocrina)

Gastroenteritis eosinofílica

se observa en lactantes alimentados con leche materna, debido a la presencia de leche de vaca en la dieta de la madre. Otros productos en la dieta de esta que producen este problema son el huevo y la soja.

En los lactantes pequeños, una causa de diarrea crónica es un trastorno conocido como **diarrea intratable de la infancia**. El término significa diarrea en lactantes menores de 6 meses de edad y se relaciona con una lesión mucosa difusa que dura más de 2 semanas; el trastorno se acompaña a menudo de malabsorción y desnutrición. La diarrea intratable de la infancia es con más frecuencia el resultado final de diversas entidades patológicas, como enteritis infecciosa acrecentada por la intolerancia a la proteína de la leche de vaca y la de soja. Se observan con menos frecuencia la enterocolitis de Hirschsprung, la enfermedad por inclusión de microvellosidades, enteropatía autoinmune, defectos congénitos de transporte (p. ej., cloridorrea congénita) y malabsorción congénita de hidratos de carbono. El tratamiento de la diarrea intratable, independientemente de su causa inicial, se basa en la terapia nutricional intensiva, preferentemente a través de la vía enteral. Esta suele implicar el uso de una fórmula a base de péptidos o aminoácidos, que, en los casos graves, es posible administrarla mediante goteo continuo a través de una sonda nasogástrica para optimizar la absorción de nutrientes.

La causa más frecuente de diarrea crónica en los niños entre los 6 meses y los 3 años de edad es el SCI («diarrea del niño que empieza a caminar»). Debido a que la causa de esta es la motilidad rápida del colon en vez de la enfermedad o la inflamación del intestino delgado, estos niños se sienten bien, crecen adecuadamente, siempre y cuando su dieta no tenga restricciones calóricas. Algunos evacuan en las heces trozos de verduras intactas, como zanahorias, elote y chícharos; una masticación incompleta junto con un tránsito rápido provoca esto. Muchos padres recuerdan el peligro de deshidratación en las diarreas infecciosas infantiles y les proporcionan una cantidad excesiva de líquidos claros endulzados, lo cual tiende a exacerbar la diarrea con base osmótica. En los niños pequeños, está justificado considerar una infección por el protozoario *Giardia lamblia*. La transmisión se produce por contacto de persona a persona o a través de la ingestión de alimento o agua contaminados. *Giardia* se adhiere a las microvellosidades del intestino delgado proximal y produce un cuadro clínico variable. Los niños afectados varían desde asintomáticos, que tienen diarrea de bajo grado y distensión abdominal, hasta aquellos con anorexia profunda, pérdida de peso y malabsorción. El examen de las heces en busca de huevecillos y parásitos suele ser normal hasta en el 50% de los pacientes, aunque la prueba en busca de antígeno de *Giardia* en las heces es más sensible. Debe considerarse *C. difficile* en los niños que han recibido recientemente antibióticos o que tienen EII, y la prueba estándar se lleva a cabo para buscar la toxina producida por el organismo más que el cultivo del organismo mismo.

La diarrea crónica en niños que empiezan a caminar tal vez represente también los síntomas iniciales de las enfermedades de malabsorción primaria. La gran mayoría de los niños con trastornos de malabsorción tienen fibrosis quística, giardiasis o **enfermedad celíaca**. En esta última existe una respuesta patológica mediada de manera inmunitaria a la exposición al gluten. La fracción α-gliadina del gluten parece inducir una reacción inflamatoria en el intestino delgado de los pacientes genéticamente predispuestos. Este proceso provoca un aplanamiento de las vellosidades y una profundización de las criptas. Una vez que el gluten es introducido en la dieta (habitualmente después de 6 meses), los pacientes presentan anorexia, irritabilidad, pérdida de peso y retraso del crecimiento. La diarrea suele desarrollarse después de un importante retraso del crecimiento. En algunos casos, no presentan diarrea y los niños manifiestan síntomas de estreñimiento o enteropatía perdedora de proteínas. Con las modalidades de detección sistemática más novedosas para enfermedad celíaca, ahora se sabe que muchas de las personas afectadas no presentan ninguno de los síntomas clásicos. La enfermedad celíaca se encuentra también con mayor frecuencia en los niños con diabetes de tipo 1 o trisomía 21 y en los familiares de primer grado de una persona con el trastorno.

Aunque la sospecha surge por una prueba de detección sistemática en sangre positiva, son necesarias las biopsias duodenales para establecer el diagnóstico. La prueba de cribado que se recomienda en la actualidad es la inmunoglobulina (Ig) A de transglutaminasa tisular (TGt), la cual, si está elevada, indicará la realización de una biopsia duodenal. Muchos médicos también solicitan una concentración total de IgA, de manera que si la IgA total del paciente es deficiente, una IgA de TGt normal no será definitiva. En ese caso, el siguiente paso serán otras pruebas de detección sistemática o biopsias duodenales. El tratamiento de la enfermedad celíaca es la evitación total del gluten de por vida. Esto incluye la avena, que a menudo se procesa con la misma maquinaria que se usa en el procesamiento de los granos que contienen gluten. Los pacientes deben consultar a un dietista certificado para asegurarse de que están evitando las fuentes ocultas de gluten en una amplia variedad de productos.

Manejo

El manejo de las diversas causas de diarrea crónica y malabsorción son específicas de la enfermedad. En los casos en que la causa es un alimento o componentes de alimento, la eliminación es el primer paso para alcanzar un manejo exitoso. El tratamiento con frecuencia lleva al cese de la diarrea y a una importante mejoría, con aumento de peso y aceleración del crecimiento lineal.

VÓMITOS Y REFLUJO GASTROESOFÁGICO

Todos los niños tienen reflujo gastroesofágico (RGE), en especial los lactantes, y el reflujo del lactante a menudo parece como que el bebé «escupe». La diferenciación entre reflujo (RGE) y enfermedad por reflujo gastroesofágico (ERGE) se basa en la determinación de si los síntomas son compatibles con la edad del niño, si los mismos siguen el curso normal de los lactantes y si existen o no complicaciones. Entre las complicaciones de la ERGE en los lactantes se encuentran retraso del crecimiento, esofagitis, enfermedad respiratoria y (rara vez) apnea. La North American Society for Pediatric Gastroenterology, Hepatology and Nutrition (NASPGHAN) (http://www.naspghan.org) ha desarrollado directrices para la evaluación y el manejo del RGE pediátrico.

Fisiopatología

Los **vómitos** son la salida **enérgica y con esfuerzo** del contenido gástrico. Es importante recordar que los vómitos se controlan en el centro de los mismos, en el bulbo raquídeo, localizado a la altura del cuarto ventrículo, el cual se afecta por estímulos gastrointestinales y no gastrointestinales. El **RGE,** por otro lado, es una regurgitación **sin esfuerzo** del contenido gástrico.

TABLA 15-5

Complicaciones del reflujo gastroesofágico

Retraso del crecimiento

Esofagitis

    Dolor torácico, dolor de pirosis

    Sangrado y anemia

    Estenosis

    Esófago de Barrett (premaligno)

Enfermedades respiratorias

    Tos crónica

    Exacerbación del asma

    Neumonía por aspiración

    Tos nocturna

Apnea (lactantes)

Sin embargo, puede producirse en proyectil. Las relajaciones temporales del esfínter esofágico inferior no relacionadas con la deglución parecen ser la causa del RGE. Otros factores implicados son la disminución del tono esofágico inferior, la hernia hiatal grande y el retraso en el vaciamiento gástrico. Muchos lactantes tienen cierto grado de RGE, aunque sólo un pequeño porcentaje presentan complicaciones (tabla 15-5).

Evaluación clínica y estudios de laboratorio

Historia clínica

Es de vital importancia diferenciar entre vómitos (con esfuerzo) y RGE (sin esfuerzo) a partir de la historia clínica. La gran mayoría de los lactantes con RGE evolucionan bien con el tiempo o con manejo conservador. Los vómitos, por otro lado, merecen una evaluación más amplia si son atípicos o intratables, o contienen sangre o bilis. Cuando se sospecha que el reflujo es la causa de los vómitos, el siguiente paso es hacer preguntas que revelarán la presencia de las complicaciones mencionadas antes. En los lactantes debe saberse si el crecimiento ha sido normal, si existe alguna enfermedad pulmonar crónica o apnea, si el lactante tiene dolor o arquea y si se ha observado sangre en los vómitos. La mayoría de los niños normales escupen con la mayor frecuencia entre los 4 y los 6 meses; después de esto, la regurgitación disminuye gradualmente y se resuelve pasados 1,5 años. Si este no es el patrón, está indicado realizar un estudio diagnóstico, incluso en ausencia de complicaciones. En los niños mayores, en ocasiones se informa de síntomas típicos de pirosis.

Exploración física

Deben evaluarse los parámetros de crecimiento, en especial el peso para la edad y el peso para la talla. La distensión abdominal indica obstrucción como causa de los vómitos, aunque la ausencia de distensión se observa cuando el nivel de la obstrucción es alto. La palpación de una «aceituna» en el epigastrio o justo a la derecha es sugestiva de estenosis pilórica hipertrófica. Una buena exploración neurológica ayuda a guiar al médico hacia una causa en el sistema nervioso central (SNC) para los vómitos crónicos, y en los lactantes debe evaluarse la fontanela. La erosión del esmalte de los dientes se debe a la ERGE.

Estudios de laboratorio

En el lactante con presentación típica de RGE y sin evidencia de complicaciones, no es necesaria ninguna investigación de laboratorio. Debe tranquilizarse a los padres, y el lactante ha de llevar un seguimiento clínico. Si se observan «signos de alerta», como crecimiento limitado, neumopatía crónica o hematemesis, deben hacerse más pruebas. En todas las edades, los vómitos (y la falta concomitante de alimento) pueden ser causados por acidosis metabólica. Si un niño con vómitos tiene una alcalosis metabólica (a menudo hipocloremia), es esencial considerar una obstrucción de la salida gástrica (p. ej., estenosis pilórica hipertrófica). Los estudios electrolíticos deben ser normales en el RGE.

    En los lactantes con vómitos y una complicación del reflujo, una serie gastroduodenal con bario evaluará la presencia de anomalías anatómicas. Sin embargo, el estudio con bario no es una prueba exacta de reflujo, ya que no tiene sensibilidad ni especificidad. La vigilancia del pH esofágico evalúa el grado de exposición esofágica al ácido y muestra cualquier relación temporal entre los síntomas (como los respiratorios o pirosis) y los episodios de reflujo. La vigilancia de la impedancia esofágica detecta tanto el reflujo ácido como el no ácido y al momento de este escrito es muy útil para correlacionar los síntomas con los episodios de reflujo. Ambas modalidades suelen cubrir un período de 24 h. El estudio del vaciamiento gástrico con tecnecio 99m (^{99m}Tc) rara vez es útil para detectar un vaciamiento gástrico retardado y no se recomienda de forma rutinaria para la evaluación de la ERGE. En los casos de sangrado, anemia, dolor torácico y disfagia, suelen estar indicadas la endoscopia y la biopsia esofágica. Antes de decidir sobre una prueba, es importante que el médico sepa si la prueba que está considerando realizar es capaz de dar respuesta a las preguntas relevantes para la presentación particular del paciente.

Diagnóstico diferencial

En los recién nacidos, los médicos deben alarmarse si se producen vómitos (en especial si están teñidos de bilis); esto indica una malformación congénita que causa obstrucción o septicemia (v. «Anomalías congénitas gastrointestinales y obstrucción intestinal»). En los lactantes, los vómitos suelen ser secundario a una gastroenteritis infecciosa, aunque está justificado considerar sobrealimentación, infecciones sistémicas y estenosis pilórica (2-6 semanas de edad). Además, es posible que los vómitos sean la primera manifestación de errores congénitos del metabolismo y del síndrome adrenogenital. En los niños y adolescentes, la gastroenteritis suele causar vómitos, aunque es posible que existan ingestiones de tóxicos e infecciones sistémicas.

En personas de todas las edades, es posible que los vómitos, en especial si son crónicos o recurrentes, no tengan una etiología intestinal. Reviste gran importancia considerar un aumento en la presión intracraneal como causa de vómitos. Los desajustes metabólicos, en especial la acidosis metabólica, causan vómitos, así como la intoxicación por salicilato y la cetoacidosis diabética. Asimismo, los vómitos son el resultado de causas psicógenas, como bulimia. Por supuesto, los vómitos crónicos puede tener un origen gastrointestinal, como la acalasia, la enfermedad por úlcera péptica, la EII y obstrucciones intestinales de inicio tardío (como las provocadas por adherencias). El síndrome de vómitos cíclicos causa episodios de náuseas intensas y vómitos que duran de horas a días, seguidos de períodos completamente asintomáticos entre estos episodios estereotípicos.

Los vómitos acompañados de disfagia a nivel esofágico (sensación de que la comida se queda «atorada») hacen sospechar una posible esofagitis eosinofílica. En los niños más pequeños, es posible que la disfagia no sea aparente. Aunque las series gastroduodenales suelen realizarse primero en busca de una obstrucción, este diagnóstico se establece cuando se confirma la presencia de eosinófilos excesivos en las biopsias esofágicas.

Manejo

El tratamiento de los vómitos comprende el manejo del problema subyacente. En la mayoría de los casos de vómitos agudos causados por gastroenteritis, no es necesario ningún tratamiento más allá del manejo del desequilibrio de líquidos y electrólitos.

El tratamiento del RGE del lactante debe individualizarse. En quienes tienen la edad adecuada y no presentan complicaciones, no es necesario ningún tratamiento. Espesar la fórmula con cereal seco no disminuye el reflujo, aunque es posible que sí reduzca los vómitos y las pérdidas calóricas consecuentes. En los lactantes alimentados con fórmula, un tratamiento de prueba de 2 semanas, con una fórmula hipoalergénica, identificará a aquellos en los que la alergia causa o exacerba los síntomas. La mayoría de los médicos indican el uso de la terapia de posición, que consiste en colocar al bebé en posición prona, levantado 30°, pero los lactantes deben ser colocados «bocarriba para dormir», con el fin de evitar el aumento de riesgo de síndrome de muerte súbita. En el caso de niños mayores, se debe evitar acostarlos en las primeras 2-3 h después de comer, comida abundantes y con alto contenido de grasa en la noche. En este grupo de edad, dormir sobre el costado izquierdo o boca abajo suele ser útil. El tratamiento médico con agentes procinéticos tiene eficacia limitada, y estos agentes tienen efectos secundarios importantes. Los medicamentos que disminuyen el ácido, en especial los inhibidores de la bomba de protones (IBP), son muy efectivos en el tratamiento de la esofagitis. En el niño mayor o adolescente que se presenta con la pirosis típica, está justificada una terapia de prueba de 2-4 semanas de supresión ácida. Sin embargo, es importante saber que en un reciente estudio del tratamiento con IBP en lactantes irritables no investigados no se observó ninguna diferencia en la respuesta en comparación con placebo. Por tanto, cualquier tratamiento empírico de prueba en este grupo de edad debe considerarse con cautela y, si se lleva a cabo, debe limitarse a 2 semanas.

La cirugía antirreflujo, por lo general a través de una fundoplicatura de Nissen, se reserva para pacientes con RGE en los que ha fracasado el tratamiento médico óptimo, que dependen de dicho abordaje durante un largo período, que no se adhieren al mismo o que presentan complicaciones del reflujo potencialmente mortales. En vista de que las complicaciones de la fundoplicatura de Nissen no son raras, es esencial descartar otras causas no relacionadas con ERGE causantes de los síntomas del paciente y educar a la familia acerca de las expectativas posquirúrgicas. Por ejemplo, muchos pacientes adultos continúan tomando algún medicamento para reducir el ácido después de la cirugía. Los pacientes con discapacidades neurológicas graves, RGE y compromiso respiratorio se benefician de la cirugía antirreflujo, aunque estos sujetos también tienden más a presentar complicaciones. Otra opción en este grupo es disminuir la velocidad del goteo de la alimentación a través de gastrostomía combinado con un medicamento supresor de ácido.

ESTREÑIMIENTO Y ENCOPRESIS

El **estreñimiento** es frecuente en los lactantes y niños. Se trata de evacuaciones poco frecuentes de excremento duro, las cuales requieren esfuerzo, producen dolor anal y causan sangrado cuando provocan el desgarro del ano. Al hablar con los padres, es importante determinar específicamente qué quieren decir cuando hablan de «estreñimiento». Por ejemplo, un lactante normal alimentado con leche materna evacúa sólo una vez por semana, pero, si es suave y el niño no muestra signos de enfermedad, esto no se considera patológico. Los lactantes sanos, de pocos meses de edad, en ocasiones durante varias semanas pujan de 10-20 min antes de evacuar heces fecales de apariencia normal; este patrón se denomina «disquecia del lactante» y se cree que representa el aprendizaje del proceso sensitivo y motor de la defecación, más que estreñimiento. El término **encopresis** se refiere a la incontinencia fecal o a que se ensucia la ropa interior con heces formadas o semiformadas en niños mayores de 4 años de edad. La incontinencia fecal cursa con o sin estreñimiento. Cuando se acompaña de éste, se debe a que chorrea alrededor de una masa de excremento retenido en el recto. Cuando no se acompaña de estreñimiento (una situación mucho menos frecuente), se habla de ensuciarse por no retener la materia fecal, lo que suele tener una causa subyacente psicológica o conductual. Algunos niños muestran una combinación de los dos fenómenos. Los criterios para el estreñimiento en la infancia, la disquecia del lactante y ensuciarse por no retener la materia fecal son parte de los criterios de Roma para trastornos gastrointestinales funcionales (http://www.romecriteria.org).

Fisiopatología

Después del período neonatal, la gran mayoría de los niños con estreñimiento tienen un estreñimiento simple como resultado de una dismotilidad funcional o porque lo retienen de manera voluntaria. En ocasiones esto se vuelve más grave debido a problemas para ir al baño relacionados con el entrenamiento o el temor a defecar debido a una evacuación dolorosa previa. Si la retención de heces sigue sin tratamiento durante un período prolongado, la pared del recto se estira, crece la cúpula del recto y se deteriora la sensación normal de la urgencia para defecar. Los niños con este trastorno suelen decir que no tienen ganas de ir al baño, lo cual es cierto. Aquellos con discapacidad neurológica y no ambulatorios con frecuencia padecen estreñimiento, lo que se cree que se debe a dismotilidad del colon.

Evaluación clínica y estudios de laboratorio

Historia clínica

En la evaluación de los niños con estreñimiento debe tenerse en cuenta el hecho de que la mayoría de los pacientes tienen un estreñimiento simple como un problema aislado. Una buena historia clínica, que incluya antecedentes familiares de estreñimiento y SCI, es útil para establecer el diagnóstico. Los síntomas urinarios relacionados son indicativos de una infección del tracto urinario (para la cual el estreñimiento es un factor de riesgo), un elemento de conducta o de desarrollo agregado al cuadro o rara vez una anomalía de la médula espinal.

Exploración física

Es importante llevar a cabo una exploración física en la que se observen los tonos muscular y rectal, así como el contenido abdominal y rectal. Una cúpula rectal grande es indicativa de estreñimiento crónico. Una fisura anal explica tanto el dolor con la defecación como los rasgos de sangre en las heces duras y grandes. Un ano desplazado hacia adelante con un repliegue rectal dificulta la defecación. El niño mayor con enfermedad de Hirschsprung no tratada a menudo presenta desnutrición.

Estudios de laboratorio

En los casos rutinarios de estreñimiento, los estudios de laboratorio rara vez son necesarios. En los casos graves y de larga evolución, es prudente buscar una infección del tracto urinario secundaria. En el estreñimiento atípico o en quienes se sospecha enfermedad de Hirschsprung sí es necesario hacer estudios diagnósticos.

Diagnóstico diferencial (tabla 15-6)

Es importante descartar la presencia de **enfermedad de Hirschsprung** en el diagnóstico diferencial de estreñimiento crónico. Dicha entidad, también conocido como megacolon aganglionar congénito, se debe a la ausencia congénita de ganglios en los plexos tanto submucoso (Meissner) como mientérico (Auerbach). Se observa en 1 de cada 5 000 nacidos vivos y se asocia a síndrome de Down o a otras anomalías congénitas. Existe un predominio del sexo masculino en una proporción de 4:1, aunque esta disminuye en caso de enfermedad de segmento largo.

En la mayoría de los casos de Hirschsprung, el segmento aganglónico está restringido al recto y al sigmoide (75%). Sin embargo, cualquier longitud de intestino puede estar afectada, desde el segmento ultracorto (menos del 1 % de los casos) hasta el colon completo, con o sin compromiso del intestino delgado (8% de los casos). Funcionalmente, existe un hiperactividad

---

TABLA 15-6

Diagnóstico diferencial del estreñimiento

Estreñimiento funcional

Retención de heces, fobia a ir al baño

Dietético
    Amamantamiento (evacuaciones poco frecuentes, no es un estreñimiento verdadero)
    Bajo contenido de fibra
    Deshidratación
    Inanición
    Exceso de leche de vaca entera

Defecación dolorosa (fisura, traumatismo)

Abuso sexual

Enfermedad celíaca

Trastornos de los nervios y músculos intestinales
    Enfermedad de Hirschsprung
    Seudoobstrucción intestinal

Atresia/estenosis/desplazamiento hacia delante del ano

Medicamentos (p. ej., narcóticos)

Causas neuromusculares
    Hipotonía
    Lesiones en médula espinal
    Retraso en el desarrollo con imposibilidad de deambular
    Miotonías

Causas metabólicas
    Fibrosis quística
    Hipotiroidismo
    Hipopotasemia
    Hipocalcemia/hipercalcemia

Infecciones (botulismo, fiebre tifoidea)

---

simpática en el segmento afectado, lo que conduce a una contracción tónica. El intestino más proximal está inervado de forma normal y se dilata en respuesta a la obstrucción distal.

En el 50-75% de los casos el diagnóstico en el recién nacido se establece ante la ausencia de evacuación de meconio en las primeras 48 h de vida, seguido de distensión abdominal y vómitos con bilis. Esta patología constituye el 25-50% de todos los casos de obstrucción intestinal neonatal. La dilatación del recto vacío provocada por el primer examinador provoca una expulsión explosiva de matera fecal retenida y descompresión del intestino proximal. Sin embargo, los síntomas de obstrucción vuelven si no se hace una irrigación repetida del colon. En el 25% de los casos no tratados se desarrolla diarrea secundaria a la enterocolitis y, en ocasiones, llega a ser potencialmente mortal. La enterocolitis de la enfermedad de Hirschsprung también se observa después del tratamiento quirúrgico.

En los casos en los que el segmento afectado es más corto, no se observa la obstrucción temprana. Estos pacientes se parecen a los que tienen estreñimiento funcional grave, en especial si no responden al uso persistente de tratamientos médicos que solían ser efectivos.

A la hora diferenciar el estreñimiento simple de la enfermedad de Hirschsprung, es importante recordar que en esta rara vez se presenta el deseo de defecar o el esfuerzo para evacuar, ya que las heces se retienen en el anorrecto proximal. Los niños con enfermedad de Hirschsprung rara vez defecan involuntariamente, y sus heces son pequeñas y parecen cintas (porque deben pasar la zona aganglionica hipertónica y estenótica), a diferencia de las observadas a menudo en los niños con estreñimiento funcional, que son muy grandes. Además, en la enfermedad de Hirschsprung, el recto está apretado y estrecho y casi siempre sin heces. En contraste, los niños con estreñimiento o retención tienen una cúpula rectal grande llena de materia fecal.

El diagnóstico de enfermedad de Hirschsprung se basa en la biopsia rectal por succión que demuestra tanto ausencia de células ganglionares en el plexo como fibras nerviosas simpáticas hiperplásicas. El aumento en la actividad de la acetilcolinesterasa mediante tinción histoquímica ayuda a confirmar el diagnóstico. Como pruebas de cribado, se utilizan la manometría anorrectal (falta de relajación del esfínter interno con la distensión rectal) y el enema de bario (evidencia de una zona de transición, retraso del vaciamiento). El tratamiento es quirúrgico.

Manejo

El tratamiento médico está indicado en el estreñimiento funcional y en la retención de heces. Si no se da tratamiento, los problemas aumentan y se produce una mayor retención de heces y encopresis. En los lactantes, la adición de extracto de malta o lactulosa a la fórmula es efectiva en el manejo del estreñimiento funcional. En los niños que empiezan a caminar, la reducción de cualquier ingesta excesiva de leche entera mejora la motilidad. En los niños mayores, aumentar el contenido de fibra, ya sea dietética o por medios complementarios, resulta útil en los casos más leves; de ser necesario, se usan laxantes como polietilenglicol 3350, aceite mineral e hidróxido de magnesio. El polietilenglicol 3350 se emplea con frecuencia por su facilidad de administración. Todos estos medicamentos funcionan mejor si se dan a diario, con ajuste de dosis hasta que se produzca al menos una evacuación suave de tamaño normal al día y se disminuye gradualmente después de 2 meses o más sin problemas. Si es necesario, es posible añadir estimulantes como sena al régimen. En algunos casos en los que existe una gran cantidad de materia fecal retenida en la cúpula rectal, es posible que inicialmente se requieran dosis elevadas de polietilenglicol 3350, enemas o catárticos orales. Cuando estas modalidades de «limpieza» del paciente ambulatorio fracasan, está indicada la administración de polietilenglicol a través de una sonda nasogástrica por goteo durante varias horas.

En los niños con edad suficiente para ir al baño, se crea un horario para que el niño vaya al baño con intención de evacuar, ya sea en un horario óptimo para él o después de cada comida (para aprovechar el reflejo gastrocólico). Los pies deben estar colocados sobre un pequeño taburete en caso de que los mismos no alcancen el piso de manera natural. Si se desea, se crea un sistema de premio; por ejemplo, el niño obtiene una estrella en el calendario por sentarse e intentar evacuar y una segunda estrella si logra hacerlo. Las estrellas se suman para obtener un privilegio, y el calendario sirve también como un registro que se lleva a las consultas de seguimiento. En los niños que empiezan a caminar que estaban en el proceso de entrenamiento para ir al baño cuando se inició el problema, o para quienes el baño se relaciona con dolor al defecar, es mejor esperar hasta que la evacuación sea fácil e indolora para reintroducir el entrenamiento.

Los fracasos del tratamiento del estreñimiento funcional se deben a la falta de extracción inicial de la impactación, dosis inadecuada, administración errática o suspensión inadecuada del medicamento, falta de un horario para ir al baño, factores psicológicos no resueltos o diagnóstico inadecuado.

ENFERMEDAD ÁCIDO-PÉPTICA E INFECCIÓN POR *HELICOBACTER PYLORI*

En el pasado, se llamaba enfermedad ácido péptica a una variedad de entidades, como dispepsia, gastritis, duodenitis y úlceras del tubo digestivo superior, relacionadas con una secreción excesiva de ácido. Ahora comprendemos que la inflamación y el trastorno de la mucosa del tubo digestivo superior se deben a diversas de causas específicas, que a menudo crean lesiones endoscópicamente distintivas. El descubrimiento del *H. pylori* y su papel en la úlcera péptica tuvo un efecto enormemente negativo en el manejo de este trastorno en particular, aunque surgieron algunas preguntas acerca de la importancia de *Helicobacter* en ausencia de enfermedad ulcerosa.

Fisiopatología

La ulceración en la porción superior del tubo digestivo se lleva a cabo cuando existe un desequilibrio entre las fuerzas protectoras y las de agresión de la mucosa. Las causas conocidas de la enfermedad ulcerosa son similares en niños y adultos: infección por *H. pylori* y uso de medicamentos antiinflamatorios no esteroideos (AINE). Sin embargo, en muchos casos no existe ninguna de estas circunstancias, aunque, dado el gran número de medicamentos combinados de venta sin receta, algunas personas toman AINE sin ser conscientes de ello. En las unidades de cuidados intensivos, los pacientes con traumatismo, quemaduras, septicemia y fallo orgánica están en riesgo de presentar «úlceras de estrés», las cuales con frecuencia son gástricas. La enfermedad de Crohn se presenta como ulceraciones en el estómago, en el duodeno y, en ocasiones, en el esófago. Los trastornos con alta acidez como el síndrome de Zollinger-Ellison son muy raros en los niños, al igual que las úlceras relacionadas con neoplasia maligna gastrointestinal.

Evaluación clínica y estudios de laboratorio

Historia clínica

El dolor abdominal «de dispepsia» se localiza en la parte superior del abdomen (generalmente, en el epigastrio), mejora o empeora al comer, y se acompaña de náuseas, eructos, regurgitación y disminución del apetito. Esta presentación se debe a un trastorno disfuncional (ya descrito) o a enfermedad ulcerosa y a menudo no es posible distinguirlas sin una endoscopia. Sin embargo, cuando el cuadro incluye despertar durante la noche debido al dolor, sangrado gastrointestinal o crecimiento limitado, debe sospecharse úlcera o gastritis, ya que estas no son características de un trastorno funcional. En ocasiones, la enfermedad ulcerosa es asintomática en los niños hasta que se observa un sangrado inesperado (hematemesis, melena o ambos). Deben incluirse antecedentes de ingesta de medicamento, en concreto de AINE y remedios combinados de venta sin receta. Son importantes los antecedentes familiares de enfermedad ulcerosa, debido a factores genéticos, así como el potencial de una diseminación de *H. pylori* en el hogar.

Exploración física

Si el paciente presenta sangrado, deben revisarse la frecuencia cardíaca, el llenado capilar, la presión arterial y cualquier palidez (v. más adelante). En general, los sujetos con enfermedad ulcerosa tienen dolor a la palpación en la región epigástrica o es posible que su exploración abdominal sea normal. Un tacto rectal permite hacer pruebas de sangre oculta en heces.

Estudios de laboratorio

En la actualidad, la mejor forma de evaluar la inflamación intestinal superior es a través de una endoscopia superior con biopsias. Esta exploración es sencilla y segura, y permite el diagnóstico de todo tipo de anomalías de la mucosa, así como la identificación de *Helicobacter* en la biopsia. Las pruebas «no invasivas» en busca de *H. pylori*, como la prueba de antígeno en heces fecales y la de aliento, no lo permiten y, en la actualidad, la NASPGHAN no las recomienda como estudio diagnóstico inicial. Esto es debido a que la gastritis por *Helicobacter* sola está relacionada con un manejo y un pronóstico diferentes que la gastritis por *Helicobacter* acompañada de ulceración. Las pruebas serológicas en busca de *Helicobacter* no son confiables.

Diagnóstico diferencial

Cuando un paciente presenta dolor dispéptico, el diagnóstico diferencial incluye gastritis (inflamación gástrica generalizada o del antro gástrico, enfermedad ulcerosa (ya sea duodenal o gástrica), esofagitis por reflujo, pancreatitis, enfermedad de vías biliares, enfermedad de Crohn, algunos parásitos y dispepsia funcional. Es obvio que algunos de estos trastornos tienen el potencial de presentar sangrado y algunos otros no. Como se mencionó antes, la dispepsia funcional no se acompaña de falta de aumento de peso, sangrado o despertares por la noche. La pancreatitis se descarta esencialmente ante unos niveles de lipasa y amilasa normales. La enfermedad de vías biliares la sugiere el dolor a la palpación en el hipocondrio derecho, y es posible investigarla mediante pruebas en sangre y de diagnóstico por la imagen dirigidas al hígado y a la vesícula biliar.

Es posible que la enfermedad ulcerosa recurrente sea idiopática. Sin embargo, cuando se comprueba úlcera recurrente en la endoscopia, debe investigarse en busca de gastritis por *Helicobacter* recurrente/persistente, ingesta de AINE no identificada y estados de hiperacidez debido a una concentración alta de gastrina.

Manejo

Las enfermedades gastrointestinales superiores relacionadas con el ácido gástrico responden bien al bloqueo del H_2 o a los IBP; en general, las úlceras se tratan durante 6-8 semanas, aunque el tamaño de la úlcera y otros factores influyen en esta decisión. Cuando la enfermedad ulcerosa se relaciona con el uso de AINE, estos deben retirarse y, si es necesario, reemplazarlos por un medicamento alternativo. No cabe duda que cuando se encuentre *Helicobacter* en un paciente con enfermedad ulcerosa, deberá erradicarse. Entre los regímenes de tratamiento inicial actual están dos antibióticos y un IBP en dosis altas. El tratamiento de la gastritis por *Helicobacter* aislada (sin úlcera) es problemático. En muchos pacientes, *Helicobacter* no es la causa de los síntomas y su erradicación no causa mejoría. El tratamiento se relaciona con efectos secundarios (a menudo gastrointestinales) y se ha comprobado un importante surgimiento de cepas resistentes. La decisión de iniciar tratamiento en estos casos debe incluir un análisis con los padres del niño acerca de los posibles desenlaces clínicos. Cuando existe antecedente familiar de cáncer gástrico, se tiene una mayor motivación para realizar tratamiento. En vista de que el tratamiento de *Helicobacter* no ulceroso es un área en la que las recomendaciones siguen cambiando y en la que las recomendaciones pediátricas difieren de las de los adultos, se recomienda al lector que revise la literatura médica en busca de información actualizada.

ANOMALÍAS CONGÉNITAS GASTROINTESTINALES Y OBSTRUCCIÓN INTESTINAL

Los recién nacidos con anomalías gastrointestinales a menudo manifiestan signos y síntomas durante las primeras horas o días después de nacer. La obstrucción intestinal es la más frecuente y la presentación clínica más temprana de muchas de estas entidades. Reviste gran importancia el diagnóstico temprano para evitar muchas de las complicaciones a largo plazo de estos problemas.

Fisiopatología

Las anomalías congénitas del tubo digestivo y de la pared abdominal son el resultado de anomalías del desarrollo o lesiones intrauterinas. El médico debe estar alerta de las posibles anomalías congénitas gastrointestinales y de su relación con otros problemas congénitos.

Evaluación clínica y estudios de laboratorio

Historia clínica

Inmediatamente después de nacer, las claves clínicas acerca de anomalías congénitas que causan obstrucción intestinal se obtienen a partir de un antecedente de polihidramnios, de la presencia de una única arteria umbilical o de una tinción de meconio. Aunque la obstrucción intestinal se observa con más frecuencia en relación con anomalías congénitas en las primeras horas/días de vida, en ocasiones se presentan más tarde, en la infancia.

 Dato relevante: Existe una gran urgencia de investigar cualquier posibilidad de obstrucción intestinal (vómitos biliosos, distensión abdominal) en los recién nacidos, ya que es posible que la misma se relacione con un flujo de sangre inadecuado en el segmento intestinal afectado.

Los cambios isquémicos resultantes conducen a problemas catastróficos, con la pérdida de grandes áreas de intestino y una septicemia abrumadora.

Exploración física

En la sala de partos, mediante la simple inspección, se evidencian varios problemas congénitos, como onfalocele, gastrosquisis y ano imperforado. Además, la obstrucción intestinal se relaciona con otros trastornos, como paladar hendido, deformidades esqueléticas y trisomía 21.

Estudios de laboratorio

La ecografía fetal revela anomalías gastrointestinales. Cuando los recién nacidos se presentan con obstrucción, las radiografías con contraste se usan para identificar la localización de la misma, pero esto se comprueba mejor cuando el niño se somete a cirugía.

Diagnóstico diferencial

La obstrucción intestinal es provocada por uno o más trastornos.

Onfalocele y gastrosquisis

Un **onfalocele** es una hernia congénita del ombligo, la cual suele estar cubierta por un saco compuesto de capas fundidas de membranas amnióticas y peritoneo. Aunque existe un defecto central en la piel y la línea alba, el resto de la pared abdominal está intacta, incluso la musculatura circundante. Una cantidad variable de víscera se hernia hacia el interior de este saco. De los pacientes afectados, el 35% tienen otros defectos gastrointestinales, como malrotaciones; el 20% presentan cardiopatía congénita, y el 10%, síndrome de Beckwith-Wiedemann (gigantismo, visceromegalia, macroglosia, hipoglucemia, onfalocele). Además, es posible que estén presentes extrofia de la vejiga, fístula vesicoentérica u otras anomalías renales. Es posible que se pase por alto un onfalocele oculto pequeño; por tanto, la ligadura del cordón debe dejar suficiente espacio para evitar dañar las vísceras.

Una **gastrosquisis** es un defecto de todo el grosor de la pared abdominal completa, que suele estar a la derecha del ombligo normal, y un saco cubre las vísceras herniadas. Es difícil distinguir un onfalocele con un saco roto de una gastrosquisis. De los lactantes afectados, el 14% tienen una malformación yeyunoileal relacionada (a menudo atresia), con frecuencia con un intestino medio no rotado y anormalmente corto, pero sólo el 4% presentan una anomalía extraintestinal. El 50-60% son prematuros.

El manejo quirúrgico de un onfalocele y de la gastrosquisis como su pronóstico dependen del tamaño de la hernia, de la presencia o ausencia de saco de recubrimiento y de la gravedad de las anomalías relacionadas. Es fácil reparar un onfalocele pequeño en la base del cordón umbilical con una membrana intacta en un procedimiento de una sola etapa. En los casos en los que el defecto sea grande o la membrana no esté intacta, el cirujano deberá usar muchas técnicas creativas para lograr la reducción del contenido abdominal herniado hacia el interior de la cavidad peritoneal sin comprometer las vísceras.

Hernia umbilical

Una hernia umbilical es el resultado del cierre incompleto de la fascia del anillo umbilical. Si el defecto es menor de 0,5 cm, se pronostica que cicatrizará espontáneamente a los 2 años de edad. Si el anillo es de entre 0,5 y 1,5 cm, la cicatrización suele completarse hacia los 4 años de edad. Está justificado considerar una corrección quirúrgica si el defecto es mayor de 1,5 cm a los 2 años de edad o si se observa encarcelamiento de vísceras. La reducción de la hernia mediante una faja con algún dispositivo (como una moneda) sobre el anillo no ayuda al proceso de cicatrización.

Divertículo de Meckel

La anomalía más frecuente del tubo digestivo, el **divertículo de Meckel,** es un conducto onfalomesentérico causado por la persistencia del conducto de comunicación entre el intestino y el saco vitelino. La «regla de los dos» se aplica a esta lesión. Se describe como una evaginación antimesentérica del íleon; localizada a 60 cm de la válvula ileocecal y que se presenta en el 2% de la población, con un predominio en los varones en una proporción 2:1. En la gran mayoría de los casos, el divertículo de Meckel no causa síntomas, aunque en cerca del 2% de los pacientes se relaciona con complicaciones, la mayoría de las cuales se observan en niños menores de 2 años. En el 50% de los casos existe tejido ectópico gastrointestinal y pancreático, el 85% del cual es gástrico.

Los problemas más frecuentes son rectorragia indolora (85%), obstrucción intestinal (invaginación intestinal o vólvulo, 10%) y dolor que remeda apendicitis (5%). El sangrado rectal es secundario a ulceración de la mucosa ileal adyacente a la mucosa gástrica ectópica del divertículo; se manifiesta desde un sangrado oculto recurrente hasta una hemorragia súbita, abundante, de color vino y con shock.

El diagnóstico de divertículo de Meckel a menudo se hace clínicamente mediante la exclusión de otras causas de sangrado rectal indoloro. Los estudios de diagnóstico por la imagen con radionúclidos como el pertecnetato marcado con ^{99m}Tc después del acrecentamiento con cimetidina o ranitidina son útiles para identificar la mucosa gástrica en el divertículo hasta en el 85% de los casos. Una resección en cuña del divertículo es curativa.

Hernia diafragmática

Una **hernia diafragmática** es el resultado del cierre incompleto de los pliegues membranoso pleuroperitoneales que normalmente forman las caras lateral y posterior del diafragma. Las últimas porciones de este que se cierran son los canales triangulares posterolaterales, el agujero de Bochdalek, a través de los cuales se producen la mayoría de las hernias. El 80-90% de las mismas son hernias del lado izquierdo, y el 2%, bilaterales. Cuando se está formando el diafragma, el intestino medio se alarga con rapidez y regresa desde su posición extracelómica en el saco vitelino. Por tanto, si existe un defecto en el diafragma, el intestino toma la vía con menos resistencia y entra en el tórax. Cerca del 2% de las hernias diafragmáticas se asocian a un defecto retroesternal, el agujero de Morgagni. Estas hernias suelen ser menos graves debido a que el espacio retroesternal es menor, de manera que pueden entrar menos vísceras abdominales.

La mayoría de los lactantes con hernia diafragmática manifiestan signos de dificultad respiratoria en la sala de partos o poco después del nacimiento a medida que el intestino herniado se llena de aire. Sin embargo, posteriormente algunos pacientes presentan síntomas de tos crónica o congestión. La supervivencia se correlaciona con la presencia de otras anomalías y de hernia del hígado, así como con el grado de compromiso del espacio pulmonar.

Atresia esofágica y fístula traqueoesofágica

En el proceso embrionario, la **atresia esofágica** y **la fístula traqueoesofágica** se producen cuando la formación del tabique entre el tubo ventral del intestino anterior y el esófago dorsal se desarrolla de manera anormal. Si están presentes, una radiografía con una sonda nasogástrica radiopaca insertada resulta de gran utilidad, ya que mostrará la sonda enroscada o detenida en la bolsa esofágica ciega.

El 35-40% de los pacientes con fístula traqueoesofágica tienen anomalías importantes relacionadas y en más del 50% de los casos existe más de una malformación. La asociación de VACTERL (del inglés *vertebral anomalies, anal atresia, cardiac defects, tracheoesophageal fistula, renal anomalies, and limb anomalies*) consiste en anomalías vertebrales, anales, cardíacas, traqueoesofágicas, renales y anomalías en el radio en la extremidad *(radial limb)*. La mayoría de las muertes en pacientes con fístula traqueoesofágica se relaciona con otras anomalías graves más que con la fístula traqueoesofágica misma.

Se han descrito muchos subtipos de atresia esofágica y fístula traqueoesofágica. La variedad más frecuente de atresia esofágica (85-90%) es una bolsa esofágica proximal ciega con fístula traqueoesofágica distal. La siguiente en frecuencia (8%) es una bolsa esofágica proximal sin fístula traqueoesofágica. En ambas formas, se presenta enroscamiento de la sonda nasogástrica. Los lactantes con fístula traqueoesofágica sin atresia esofágica, la denominada fístula traqueoesofágica de tipo H (4%), a menudo presentan tos, ya sea de forma crónica o porque se sofocan al alimentarse.

El tratamiento de la atresia esofágica y la fístula traqueoesofágica consiste en la división quirúrgica de la fístula y en la anastomosis primaria del esófago. La tasa de supervivencia en los recién nacidos a término sin otra anomalía es mayor del 90%. No obstante, las complicaciones son frecuentes. Se producen fugas posoperatorias hasta en el 10% de los casos. La estenosis del sitio de anastomosis quirúrgica a menudo requiere proceder a su dilatación de forma repetida. La mayoría de los pacientes con atresia esofágica también tienen motilidad esofágica anormal y están en riesgo de presentar RGE importante, con complicaciones de esofagitis crónica. Esto se asocia a un aumento de la estenosis del sitio de anastomosis quirúrgica y/o neumonía recurrente.

Estenosis pilórica hipertrófica

La obstrucción del píloro es el resultado de una marcada hipertrofia de la musculatura circular. La estenosis pilórica hipertrófica se observa en 1 de cada 500 nacimientos, con una proporción 4:1 a favor de los varones. Parece tener causas tanto genéticas como ambientales y se cree que están implicadas anomalías del metabolismo del óxido nítrico. Se sospecha que la exposición a antibióticos macrólidos, en especial a la eritromicina, en las primeras 2 semanas de vida, es un factor que potencia la obstrucción del píloro. Los casos familiares ocurren en el 5% de los hermanos y hasta en el 25% de los hijos si la madre estuvo afectada.

Las manifestaciones clínicas de la estenosis pilórica hipertrófica son vómitos en proyectil no biliosos desde las 2 a las 6 semanas de vida. Sólo rara vez se observa después de los 4 meses de edad. La frecuencia de los vómitos es variable al principio y en ocasiones disminuye con las alimentaciones frecuentes de pequeños volúmenes, en especial de líquidos claros. Los vómitos se vuelven más intensos y en proyectil cuanto más obstruida está la salida gástrica. La palpación de la masa pilórica o «aceituna» es diagnóstica. La masa se palpa a la derecha del ombligo; se percibe mejor durante una alimentación, justo después de vomitar o cuando el niño se recuesta en posición prona. En ocasiones se observa una onda peristáltica en la porción superior del abdomen.

Los hallazgos de laboratorio a menudo son normales al principio del curso de la enfermedad, pero en los casos graves o prolongados se observa una alcalosis metabólica hipoclorémica e hipopotasémica característica (debido a la composición del líquido gástrico que se ha perdido en la emesis), relacionada con desnutrición y deshidratación. Si los hallazgos de laboratorio y clínicos son dudosos, serán útiles una ecografía abdominal y una serie gastroduodenal; es de elección la primera para evitar la exposición a la radiación.

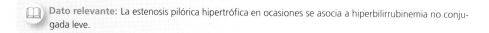

📖 **Dato relevante:** La estenosis pilórica hipertrófica en ocasiones se asocia a hiperbilirrubinemia no conjugada leve.

El tratamiento de la estenosis pilórica hipertrófica consiste en descompresión nasogástrica y corrección de las anomalías hidroelectrolíticas. La piloromiotomía es curativa, está relacionada con una muy baja mortalidad y la recuperación suele ser rápida.

Anomalías del intestino delgado

ANOMALÍAS DUODENALES. La obstrucción duodenal, que es secundaria a atresia (40-60%), estenosis (35-40%) o a una membrana (5-15%), se manifiesta como un bloqueo intestinal superior. La gran mayoría de las atresias y membranas están cerca de la ámpula de Vater o distales a ella. Las anomalías de atresia y membrana son el resultado del fallo en la recanalización de la luz durante las semanas 8-10 de la gestación. La **atresia duodenal** se asocia a trisomía 21 (30% de los casos), prematuridad (25%) y otras anomalías (30%). Con frecuencia la **estenosis duodenal** se debe a una obstrucción duodenal extrínseca, como un páncreas anular, bandas peritoneales o tejido pancreático ectópico.

Clínicamente, los lactantes afectados presentan vómitos biliosos en el primer día de vida, sin distensión abdominal. La obstrucción duodenal de alto grado se observa con mucha claridad en la placa de abdomen como el signo típico de la «doble burbuja», que, en realidad, es la distensión del estómago y del duodeno. El tratamiento es una derivación quirúrgica para esquivar la obstrucción, excepto en las membranas (la deformidad de la «manga de viento»), la cual implica una resección quirúrgica.

ANOMALÍAS YEYUNOILEALES. La atresia yeyunoileal, que es más frecuente que la duodenal (2:1), es con más frecuencia el resultado de un suministro vascular deteriorado. La atresia ileal se produce mucho más a manudo que la yeyunal. Las atresias son 15 veces más frecuentes que las estenosis. Cerca del 50% de los casos tienen una malformación importante asociada, como malrotación, síndrome de Down o fibrosis quística.

Los lactantes con atresia del intestino delgado distal al duodeno tienen vómitos biliosos o fecales y distensión abdominal. Una placa de abdomen muestra asas intestinales dilatadas, a menudo con niveles hidroaéreos. Un enema de bario revela un colon no usado y pequeño (microcolon), en particular con las obstrucciones intestinales muy distales. Está contraindicado realizar un estudio de intestino delgado con bario en presencia de obstrucción completa.

El **íleo meconial** es una causa frecuente de obstrucción intestinal neonatal. Este defecto es la manifestación más temprana de fibrosis quística; se observa en el 10-15% de los pacientes con este trastorno. Es casi seguro que los sujetos que presentan este defecto tengan fibrosis quística, aunque se han publicado informes de íleo meconial sin fibrosis quística. El íleo meconial no debe confundirse con el **síndrome de tapón de meconio,** un trastorno relativamente leve relacionado con meconio ahulado espeso que tapa el colon distal y el recto. La mayoría de los pacientes no tiene mayores problemas, aunque es necesario descartar la presencia de enfermedad de Hirschsprung, fibrosis quística e hipotiroidismo.

MALROTACIÓN Y VÓLVULO DE INTESTINO MEDIO. La malrotación y otros trastornos de fijación intestinal figuran como la segunda causa más frecuente de obstrucción intestinal neonatal, justo después de las atresias intestinales. La **malrotación del intestino delgado** se debe al movimiento anormal o a la detención rotacional del intestino alrededor de la arteria mesentérica superior cuando el intestino medio regresa a la cavidad celómica a través de una rotación de 270° en sentido contrario a las manecillas del reloj. El resultado es una fijación mesentérica anormal del intestino delgado y del ciego, con bandas obstructivas.

A menudo la falta de rotación del intestino medio es un hallazgo en el onfalocele, gastrosquisis y hernias diafragmáticas. La malrotación, o rotación incompleta, produce obstrucción intestinal, vólvulo y hernias internas. Las presentaciones menos agudas suelen ocurrir después del mes de edad y se manifiestan como obstrucción intermitente crónica, malabsorción, enteropatía perdedora de proteína o dolor y vómitos recurrentes. Sin embargo, más del 50% de los casos se presentan como una obstrucción intestinal alta (vólvulo del intestino medio) en la primera semana de vida, con vómitos biliosos, distensión y cierto sangrado. Los casos que se presentan más tarde con vómitos biliosos corren el riesgo de confundirse con gastroenteritis aguda, con consecuencias desastrosas de necrosis del intestino delgado a gran escala.

Es posible establecer el diagnóstico mediante un enema de bario que muestre el ciego en el hipocondrio izquierdo o mediante una serie gastroduodenal que revele un desplazamiento anormal del duodeno con ausencia o posición anormal del ligamento de Treitz.

> 📖 **Dato relevante:** El vólvulo del intestino medio es una urgencia quirúrgica absoluta, de forma que el diagnóstico debe establecerse lo antes posible para evitar una isquemia y una perforación intestinales. Con frecuencia cualquier retraso indebido del diagnóstico provoca una resección intestinal masiva y síndrome de «intestino corto».

DUPLICACIONES ENTÉRICAS. Las duplicaciones entéricas se producen a lo largo de todo el tubo digestivo. Su etiología no se conocen totalmente. Las duplicaciones ileales son las más frecuentes, y las duplicaciones gástricas, las más raras. Las duplicaciones de intestino delgado a menudo contienen mocosa gástrica y un estudio de diagnóstico por la imagen mediante tecnecio radioactivo es útil para establecer el diagnóstico. Las lesiones son asintomáticas, pero la mayoría de ellas parecen provocar problemas con el tiempo. Las complicaciones pueden ser sangrado debido a la mucosa gástrica ectópica, proliferación bacteriana, y malabsorción por una duplicación comunicante (un asa ciega) y obstrucción por un quiste de duplicación no comunicante. El tratamiento es la resección quirúrgica.

ANOMALÍAS RECTALES/ANO IMPERFORADO. Las anomalías anorrectales surgen por la división incompleta de la cloaca por el tabique urorrectal o la convergencia incompleta de los tubérculos anales alrededor del final del intestino posterior. Estas malformaciones, que se observan en 1 de cada 4 000-5 000 nacimientos, afectan en su mayoría a recién nacidos a término adecuados para la edad gestacional; tiene una ligera preponderancia masculina. En dos tercios de los casos, estas malformaciones se relacionan con otras anomalías. Los otros sistemas afectados con más frecuencia son la columna vertebral, el SNC y el sistema genitourinario.

En la mayoría de los casos la inspección del periné es útil. El **ano imperforado** debe ser obvio a simple vista. Es posible observar meconio que emerge de la vagina, de la uretra o de una apertura anal puntiforme. En los lactantes con membrana anal, no pasa meconio, pero es posible observar una membrana abultada de color verdoso.

Existen múltiples subtipos de anomalías anorrectales divididas en dos grupos principales: el **ano imperforado supraelevador (alto)** y el **ano imperforado transelevador (bajo)**. Esta clasificación se basa en la localización de la bolsa ciega. Es decir, las bolsas altas, las más frecuentes (75%), están por encima del ligamento suspensorio puborrectal (supraelevador), y las bolsas bajas, por debajo del ligamento suspensorio (transelevador). En ambos grupos, la bolsa rectal termina en un asa ciega o se comunica mediante una fístula con una víscera cercana o la piel del periné. La gran mayoría de las fístulas están presentes sólo en los casos de ano imperforado superior y comprometen las vías urinarias en los varones y el aparato genital en las mujeres. Los lactantes con bolsa baja presentan un abultamiento perineal cuando lloran o tienen una abertura fistulosa perineal.

Las radiografías con contraste de la fístula o la instilación de medio de contraste dentro del recto permiten delinear el defecto. La ecografía y la TC también son útiles para definir la bolsa ciega. El tratamiento es quirúrgico, excepto en la estenosis anal, en la que basta una simple dilatación. En más del 90% de los niños con bolsa baja se logra continencia fecal, pero sólo en el 30-70% de los que tienen bolsas altas.

HERNIA INGUINAL. La incidencia de hernia inguinal es mayor en el primer año de vida, con un máximo en el primer mes, son más frecuentes en los lactantes prematuros y los varones están afectados más a menudo que las niñas. La mayoría de las hernias inguinales se observan en el lado derecho y es frecuente que existan hernias bilaterales.

La hernia inguinal se produce cuando un proceso vaginal permeable contiene alguna porción de víscera abdominal. Durante el desarrollo, un saco peritoneal precede al testículo conforme desciende desde el reborde genital hacia al escroto. Con el tiempo, la porción inferior de este saco (proceso vaginal) envuelve a los testículos y forma la túnica vaginal, mientras que el resto del saco sufre regresión. En casi el 50% de los niños el proceso vaginal permanece permeable y en algunos queda atrapado parte del contenido abdominal.

Los síntomas de una hernia encarcelada son dolor abdominal, irritabilidad y vómitos. Si existen cambios isquémicos, el dolor aumenta y los vómitos se vuelven biliosos, lo que indica que existe una obstrucción intestinal. La hernia inguinal se presenta como un abultamiento en la ingle que a menudo se extiende hacia el interior del escroto. Si un niño está relajado y no está llorando, la hernia suele reducirse por sí misma o mediante manipulación manual del médico.

En un principio, es adecuado el manejo conservador de una hernia inguinal encarcelada sin estrangulación. Tras la reducción de la hernia, que se observa en la gran mayoría de los niños, debe realizarse una reparación quirúrgica electiva en las siguientes 48 h. Sin embargo, si una hernia inguinal no se reduce espontáneamente, la reparación es esencial, dado el alto riesgo de encarcelación irreductible y estrangulación, en especial en los primeros meses de vida. Si se observa estrangulación, se producirá el infarto del contenido del saco y, con ello, anomalías abdominales catastróficas.

SANGRADO GASTROINTESTINAL

El sangrado puede producirse en cualquier zona del tubo digestivo, y el diagnóstico depende en gran medida de la edad del paciente, de si la sangre se vomita o se evacua por el recto, de la magnitud del sangrado y del color de la sangre. Debido a que la hemorragia gastrointestinal es tan aterradora para el niño y su familia, está justificado proceder con una estrategia tranquilizadora y lógica para el diagnóstico y el tratamiento del sangrado. En la hemorragia a gran escala, primero debe estabilizarse al paciente antes de realizar las pruebas diagnósticas. En la gran mayoría de los casos, el sangrado en los niños es de menor escala y fácil de controlar, o se detiene espontáneamente, y se determina la causa.

Fisiopatología

La **hematemesis** son vómitos de sangre. La sangre tiene apariencia roja o en «posos de café» si se ve alterada por el ácido gástrico. La hematemesis implica que el sitio de sangrado es proximal al ligamento de Treitz, aunque también es posible que refleje sangre deglutida proveniente de la nariz o de la boca. Los sangrados de más volumen provenientes del tubo digestivo superior aparecen en el recto como evacuaciones negras o «alquitranadas» (es decir, **melena**). La melena es excremento negro, brillante, pegajoso y, con frecuencia, con mal olor. La **hematoquecia**, o rectorragia, es el paso de sangre rojo brillante o de color marrón dentro de las heces o sobre ellas. El lugar de este sangrado suele ser el intestino delgado distal o el colon, aunque los sangrados gastrointestinales superiores profusos en ocasiones causan hematoquecia debido a tránsito rápido. El sangrado gastrointestinal **oculto** indica una pérdida de sangre continua y significativa en ausencia de un cambio visible en el color de las heces.

Evaluación clínica y estudios de laboratorio

El médico que aborda a un niño con un presunto sangrado gastrointestinal debe, en primer lugar, asegurarse de que, en realidad, está presente la sangre. Bebidas como Kool-Aid, gelatinas, salsas de tomate además de ciertos antibióticos imitan la rectorragia, mientras que los compuestos de bismuto, los complementos de hierro, el carbón y las espinacas simulan la melena.

Historia clínica

Los padres tienden a sobreestimar la gravedad del sangrado por dos razones: *1)* están angustiados, y *2)* pequeñas cantidades de sangre mezcladas con el agua del inodoro parecen ser copiosas. Las características del sangrado son importantes. Debido a que la hematemesis implica que el sangrado es proximal al ligamento de Treitz, un antecedente de epistaxis, hemoptisis o traumatismo orofaríngeo evita la necesidad de realizar un estudio gastrointestinal. La sangre de color rojo brillante, que aparece sólo en el papel del baño, en el agua del inodoro o en la superficie de las heces, indica patología anorrectal (p. ej., fisura anal, pólipo distal, proctitis). El diagnóstico diferencial de la diarrea sanguinolenta es bastante diferente del de la rectorragia acompañada de heces formadas y firmes. El dolor en el ano se refiere con más frecuencia cuando existe una fisura. El tenesmo (urgencia molesta para defecar que da lugar a una evacuación de pequeñas cantidades de heces sueltas) indica proctitis. En casos como la invaginación intestinal, el dolor abdominal acompaña a algunas causas de rectorragia y es menos frecuente en otros (pólipos del colon, divertículo de Meckel). Algunas causas de sangrado gastrointestinal se relacionan con sangrados mayores que provocan desestabilización, y es característico que otros trastornos produzcan sólo sangrado en pequeñas cantidades. Es probable que el paciente con lipotimia haya sangrado de forma significativa. La melena verdadera suele producir un olor fuerte y desagradable.

Los antecedentes patológicos también son importantes. La evidencia de fiebre (enterocolitis); patología familiar (pólipos, diátesis hemorrágica, síndrome de pólipos familiares o EII); la ingestión de medicamentos, tintes, carne cruda o mal cocida o cuerpos extraños; enfermedades sistémicas (hepatopatía, enfermedad vascular del tejido conjuntivo, EII, RGE), o síntomas previos de traumatismo, dolor cólico, pérdida de peso o estreñimiento con defecación son muy útiles.

Exploración física

En los casos de sangrado a gran escala, debe valorarse el grado de estabilidad hemodinámica y, de ser necesario, primero habrá de estabilizarse al paciente, antes de buscar el diagnóstico específico. La frecuencia cardíaca, el llenado capilar, la presión arterial y la observación en busca de palidez son las herramientas básicas para esto. La evaluación de la piel y de las mucosas está justificada para identificar signos de síndrome de Peutz-Jeghers, ulceraciones orales, angiomas, ictericia o evidencia de trastornos de la coagulación. Es importante la exploración minuciosa del abdomen. La hepatoesplenomegalia indica hipertensión porta (y sangrado de várices esofágicas) o septicemia, mientras que una masa abdominal es sugestiva de duplicación o invaginación intestinal. La exploración del ano revela una fisura o evidencia de enfermedad de Crohn. El tacto rectal permite tanto visualizar las heces como realizar la prueba para la búsqueda de sangre oculta en heces.

Estudios de laboratorio

Es esencial una prueba de sangre oculta en heces y, si es positiva, eliminar las fuentes extraintestinales del sangrado, como nariz, boca, faringe y vagina. Si existe un sangrado gastrointestinal inferior importante, la inserción de una sonda nasogástrica y la aspiración de líquido tal vez revele una fuente superior y tenga un mayor impacto en la estrategia diagnóstica. Si el aspirado de la sonda nasogástrica es positivo, casi con seguridad el sangrado será proximal al ligamento de Treitz.

Si el aspirado nasogástrico es positivo o el niño tiene hematemesis, una endoscopia superior será el procedimiento de elección; este establece la fuente en más del 90% de los casos. Las excepciones a este plan serían los casos en los que se encuentra una fuente obvia de sangre deglutida o cuando se vomitan pequeñas cantidades de sangre después de arcadas/vómitos repetidos, como cuando se sospecha un desgarro de Mallory-Weiss. Solicitar un hemograma, sobre todo para determinar los niveles de hemoglobina y hematócrito, establecerá un estado basal en los casos de sangrado más grave, aunque es importante recordar que se observa una posterior hemodilución cuando se administran líquidos intravenosos. Si se sospecha un trastorno de coagulación, también se requiere conocer el recuento de plaquetas y los resultados de estudios de coagulación; además, con los sangrados a gran escala es posible que se desarrolle una coagulopatía adquirida debido a la pérdida de factores de coagulación. Debe hacerse una determinación de tipo sanguíneo y pruebas cruzadas, a menos que la cantidad de sangrado sea menor. La endoscopia es necesaria en niños con sangrado activo además de várices esofágicas conocidas, ya que la fuente del sangrado pueden ser otras lesiones diferentes a las várices, así como además porque estas se tratan endoscópicamente.

La estrategia de prueba específica cuando el sangrado es a través del recto depende de una lista de entidades que deber priorizarse en el diagnóstico diferencial a partir de la información obtenida en la historia clínica y en la exploración física. Por ejemplo, con pequeñas cantidades de sangre de color rojo brillante e indolora a través del recto, sin diarrea ni fisura anal, la primera prueba debe ser una colonoscopia, mientras que en el niño de edad adecuada con mayor cantidad de sangrado de color marrón y sin dolor un estudio de Meckel sería la primera opción. Los estudios con bario son pocas veces útiles en el diagnóstico de sangrado gastrointestinal y en ocasiones interfieren en los procedimientos endoscópicos más productivos. Sin embargo, una excepción es la invaginación intestinal, en la que el enema con bario suele ser también curativo (v. «Invaginación intestinal» más adelante). Si una prueba elegida es negativa, es necesario volver a catalogar el diagnóstico diferencial para decidir cuál será el siguiente paso. Otras pruebas que son útiles en situaciones específicas son la endoscopia mediante cápsula, el estudio nuclear con eritrocitos marcados, la angiografía y la laparoscopia.

Si la sangre está mezclada con la materia fecal y se relaciona con dolor abdominal o diarrea, está justificado sospechar EII, colitis infecciosa o alérgica o vasculitis. Se seleccionan estudios adecuados en sangre (p. ej., hemograma, VSG, reacción en cadena de la polimerasa [RCP]) y en heces (leucocitos, cultivo, toxina de *C. difficile*) antes de la endoscopia.

En un niño totalmente asintomático que presenta sangre oculta en heces y anemia, está indicado realizar un estudio diagnóstico minucioso. A menudo se inicia con un estudio de Meckel, seguido de una endoscopia inferior y superior, y una endoscopia mediante cápsula, si es factible. Si todo el estudio diagnóstico es negativo y persiste o recurre el sangrado rectal importante, está indicada una laparotomía exploratoria. Una laparotomía en esta situación revela a menudo un divertículo de Meckel. Otros posibles diagnósticos son invaginación intestinal, tumores de intestino delgado, duplicaciones y lesiones vasculares del intestino.

Diagnóstico diferencial: etiología por edad (tabla 15-7)

Recién nacidos (desde el nacimiento hasta 1 mes de vida)

El sangrado gastrointestinal en los recién nacidos difiere del que se presenta en los niños mayores. En este grupo de edad existen varias causas muy específicas. Una hemorragia considerable en los primeros 2 días de vida es causada por **gastritis hemorrágica o úlceras de estrés,** provocadas por una agresión perinatal, como hipoxia, septicemia o una lesión en el SNC, que hace vulnerable a la mucosa gástrica a los efectos de una acidez gástrica relativamente alta en los recién nacidos. Otras causas de sangrado neonatal reconocidas con frecuencia son la **enfermedad hemorrágica del recién nacido y fisuras anales.** El sangrado gastrointestinal en los recién nacidos también se produce por la **sangre materna deglutida,** la cual aparece como hematemesis o incluso un sangrado rectal oscuro masivo. La **prueba Apt** proporciona con rapidez el diagnóstico. Esta prueba diferencia la sangre fetal de la materna al agregar hidróxido de sodio al sobrenadante de la sangre. La sangre fetal permanece de color rosa debido a la resistencia alcalina de la hemoglobina fetal, mientras que la hemoglobina del adulto cambia a un color café.

La **colitis necrosante** en los lactantes prematuros o estresados y la enterocolitis secundaria a **enfermedad de Hirschsprung** provocan sangrado rectal de oculto a moderado (v. apartado «Diagnóstico diferencial», de la sección «Anomalías congénitas gastrointestinales y obstrucción intestinal»). El **vólvulo del intestino medio** relacionado con malrotación intestinal es una urgencia grave que produce melena o rectorragia. Estas tres entidades son potencialmente mortales, por lo que es preciso establecer rápidamente el diagnóstico y proceder a una intervención intensiva con reemplazo de líquidos, antibióticos, descompresión intestinal o cirugía.

TABLA 15-7

Diagnóstico diferencial de sangrado gastrointestinal

Sangrado de tubo digestivo superior

Trastornos específicos de recién nacidos
Sangre materna deglutida
Enfermedad hemorrágica del recién nacido
Gastritis hemorrágica/úlcera de estrés

Relacionada con ácido
Esofagitis
Gastritis/duodenitis
Úlcera péptica

Várices esofágicas/gástricas

Desgarro de Mallory-Weiss

Hematobilia

Sangre deglutida (nasal/oral/ faríngea)

Sangrado de tubo digestivo inferior

Fisura anal

Enterocolitis
Enterocolitis necrosante (lactantes prematuros)
Infección
Bacteriana
Parasitaria
Viral (inmunodeprimido)

Alérgica
Intolerancia a la proteína de la leche de vaca/proteína de soya (lactantes)
Gastroenteropatía eosinofílica

Enfermedad inflamatoria intestinal

Colitis inducida por antibióticos *(Clostridium difficile)*

Enterocolitis de la enfermedad de Hirschsprung

Pólipos juveniles y tumores

Invaginación intestinal

Divertículo de Meckel

Púrpura de Schoenlein-Henoch

Vólvulo de intestino medio

Síndrome urémico hemolítico

Hiperplasia linfoide nodular

Malformaciones vasculares

Duplicación (quistes entéricos)

Vasculitis autoinmune

Traumatismo

Cuerpo extraño

Isquemia

La **alergia a la proteína de la leche de vaca** se manifiesta también como sangre oculta o sangrado rectal significativo (v. «Sangrado gastrointestinal»). Los lactantes afectados suelen presentar también diarrea, vómitos, sibilancias, dermatitis atópica o rinitis; aunque el cuadro habitual es el de un lactante de aspecto saludable y bien nutrido, con pequeños rasgos de sangre de color rojo brillante en una materia fecal un poco mucosa y suelta. Los síntomas suelen resolverse con suspender la fórmula a base de leche de vaca o, en un lactante alimentado con leche materna, retirar la leche de vaca de la dieta de la madre. Si el bebé vuelve a alimentarse con la proteína causal, es posible que los síntomas recurran en el transcurso de unas cuantas horas, lo que se relaciona con una leucocitosis periférica con o sin eosinofilia. La colitis inducida por la leche de vaca se diagnostica incluso con una colonoscopia limitada; las biopsias muestran una reacción inflamatoria con predominio de eosinófilos. Sin embargo, después de descartar una fisura anal activa y colitis bacteriana con un coprocultivo negativo, muchos padres y médicos eligen un cambio de dieta empírica durante 2-3 semanas. Si persiste el sangrado, se realiza una colonoscopia. En los lactantes alimentados con fórmula, el tratamiento implica el cambio a una fórmula con hidrolizado de caseína (las fórmulas a base de soja a menudo tienen reacción cruzada con la proteína de la leche de vaca cuando la rectorragia es la manifestación de la alergia, por lo que no deben usarse). Los lactantes cuyo único síntoma era rectorragia suelen tolerar sin dificultad la transición a leche de vaca al año de edad.

Niños

FISURAS ANALES. En los niños, **las fisuras anales** son la causa más frecuente de sangrado anal de color rojo brillante de poca cuantía. La sangre tiende a presentarse en rasgos sobre las heces. A menudo, las fisuras son provocadas por traumatismo al pasar heces grandes y duras, aunque es posible que se produzcan en niños en los que pasan heces más suaves acompañadas de pujo frecuente. Estas fisuras suelen encontrarse en la línea media. El prolapso rectal también da lugar a sangrado rectal de color rojo brillante. Esta lesión con frecuencia es el resultado de estreñimiento y pujo, aunque es necesario descartar fibrosis quística e infestación parasitaria.

DESGARROS DE MALLORY-WEISS. Los desgarros de Mallory-Weiss consisten en una laceración de la unión gastroesofágica que puede ampliarse a través de la muscular de la mucosa. Los desgarros, que más a menudo están en el lado gástrico, se presentan después de vómitos y arcadas repetidos. Aunque el sangrado suele ser mínimo, es posible que provoquen un sangrado gastrointestinal superior masivo y a menudo son difíciles de diagnosticar sin una endoscopia superior minuciosa. Los médicos han informado sobre la existencia de desgarros de Mallory-Weiss en niños desde las 16 semanas de edad. El sangrado suele detenerse espontáneamente.

GASTRITIS/LESIONES DE ESTRÉS. Pueden producirse erosiones de la mucosa intestinal después de un traumatismo importante, quemaduras, shock o septicemia grave. Estas lesiones son superficiales, múltiples y se localizan sobre todo en el fondo gástrico. La patogenia de estas lesiones parece implicar una disminución en los factores protectores de la mucosa gástrica combinada con un aumento en los irritantes en la luz, como ácido y bilis.

ENFERMEDAD ÁCIDO-PÉPTICA (v. «Enfermedad ácido-péptica e infección por *Helicobacter pylori*»). Las úlceras pépticas se manifiestan como hematemesis, melena o ambas. Cerca del 25% de los niños con úlceras pépticas presentan sangrado gastrointestinal.

HIPERTENSIÓN PORTA Y VÁRICES. La obstrucción del flujo venoso porta conduce a **hipertensión porta,** con las subsecuentes **várices gástricas o esofágicas** y esplenomegalia con hiperesplenismo. A la obstrucción de la vena porta prehepática suelen seguir episodios neonatales, como onfalitis o cateterismo de la vena umbilical con la subsecuente formación de trombo. En general, las causas intrahepáticas son secundarias a la cirrosis, como en la fibrosis quística o en la atresia biliar.

Es más probable que el riesgo de sangrado se relacione con un aumento en la presión de la vena porta y en el diámetro de las várices, incrementado por coagulopatía/trombocitopenia, si está presente. La transfusión excesiva de estos pacientes promueve el sangrado continuo. Si este no cesa espontáneamente, debe administrarse octreótido intravenoso. La ligadura o inyección de escleroterapia es muy efectiva en el control del sangrado varicoso, aunque es preferible realizarlo cuando esté presente personal experimentado, debido a la elevada incidencia de desenlaces clínicos adversos en caso contrario. Las intervenciones quirúrgicas de urgencia por sangrado agudo, como la derivación vascular o la transección esofágica con desvascularización están relacionadas con una elevada morbilidad; es esencial evitarlas en la medida de lo posible. Sin embargo, cuando se produce sangrado repetido en un niño cuyo trastorno de fondo no va a mejorar con un trasplante de hígado, a menudo se consideran las derivaciones quirúrgicas electivas.

INVAGINACIÓN INTESTINAL. La invaginación intestinal es la invaginación de una porción de intestino dentro de sí mismo. La mayoría de los casos se observan en niños menores de 2 años de edad. Clínicamente, la invaginación intestinal produce dolor abdominal de tipo cólico e intermitente, separado por intervalos en los que el paciente aparenta estar perfectamente bien. Después de varios episodios de dolor, aparecen vómitos y sangrado rectal, aunque es importante observar que la invaginación intestinal en ocasiones tiene lugar de una manera atípica. Es posible que la apatía y la alteración del estado de consciencia sean los únicos signos. Esta presentación dificulta el diagnóstico, a menos que el médico tenga un alto índice de sospecha.

Patológicamente, el mesenterio en el intestino invaginado queda atrapado, lo que causa una compresión venosa y edema. Este proceso continua hasta que la presión tisular supera la del flujo de entrada arterial, con el cese de la circulación arterial y la isquemia resultantes.

Al principio de la progresión de la invaginación intestinal, es posible que existan varios signos. Más tarde, en ocasiones se palpa una masa, que a menudo tiene forma de salchicha. La mayoría de las invaginaciones afectan a la unión ileocecal. En los niños mayores del rango de edad habitual, se considera un «punto patológico guía», que suele ser un pólipo, un divertículo de Meckel, una duplicación entérica o (rara vez) un linfoma. En el niño que pertenece al grupo de edad habitual, no existe un punto patológico guía identificable, aunque se han implicado una variedad de infecciones virales que causan crecimiento de las placas de Peyer. En la púrpura de Schoenlein-Henoch se produce una invaginación intestinal intestino a intestino delgado, la cual es es probable que se deba a edema y hemorragia en la pared intestinal, lo que crea un punto guía.

En el pasado, el enema con bario era la base del diagnóstico y del tratamiento; en la actualidad, en muchos centros, el diagnóstico se hace mediante ecografía, y la reducción, mediante el uso de aire o solución salina guiado con ecografía. Si se usa contraste, es de elección utilizar un medio de contraste hidrosoluble en vez de bario, en caso de que suceda una perforación. La reducción hidrostática tiene éxito en el 85% de los casos. Se requiere proceder a la reducción quirúrgica si existe evidencia de peritonitis o perforación, o si se observa un aumento del riesgo de que ocurran estas debido a una invaginación intestinal prolongada; si la reducción no operatoria es incompleta, o si se sospecha un punto patológico guía en los estudios de diagnóstico por la imagen. Después de la reducción hidrostática se produce invaginación intestinal recurrente en el 5-10% de los pacientes. Es posible que tengan lugar múltiples recurrencias en el mismo paciente y, en cada una de ellas el tratamiento adecuado sigue siendo la reducción con enema.

OTRAS CAUSAS DE SANGRADO. Las causas importantes de sangrado gastrointestinal como divertículo de Meckel y duplicaciones entéricas se describen en la sección anterior. Además, muchas enfermedades sistémicas relacionadas con vasculitis y microangiopatía en ocasiones presentan sangrado gastrointestinal como una de sus manifestaciones. En la **púrpura de Schoenlein-Henoch**, la vasculitis más frecuente en la infancia, se observa sangrado rectal o hematemesis como parte de su cuadro clínico, si bien las características clásicas son dolor abdominal, nefritis, púrpura en extremidades inferiores y nalgas, y artralgia. Esta vasculitis mediada por IgA conduce a edema y hemorragia hacia el interior de la pared gastrointestinal, lo que causa dolor y sangrado. Como se mencionó antes, estas áreas de edema submucoso y hemorragia se convierten en el punto guía para invaginación intestinal.

A menudo, la diarrea sanguinolenta es el síntoma de presentación del **síndrome urémico hemolítico.** Una verotoxina producida por la *E. coli* O157:H7 o la citotoxina como la toxina de Shiga producida por *Shigella dysenteriae* induce esta microangiopatía. Los síntomas gastrointestinales de dolor abdominal intenso y diarrea sanguinolenta son secundarios a una infección o están relacionados con trombosis de los vasos sanguíneos intestinales. Otras características son trombocitopenia, anemia hemolítica e insuficiencia renal aguda. Otros trastornos vasculíticos como las enfermedades vasculares del tejido conjuntivo causan sangrado gastrointestinal inferior, así como anomalías vasculares del tubo digestivo.

Manejo

El tratamiento es específico para la enfermedad (v. «Diagnóstico diferencial»). Lo más frecuente es que los médicos en las subespecialidades quirúrgicas de gastrointestinal y pediatría participen en el diagnóstico de la etiología y guíen el manejo de cada niño.

ENFERMEDADES INFLAMATORIAS INTESTINALES

Las EII, como la colitis ulcerosa y la enfermedad de Crohn, son una causa importante de enfermedad gastrointestinal crónica pediátrica. Los estudios epidemiológicos de la EII son limitados. La incidencia de la EII, que es más alta en el noroeste de Europa y Norteamérica, es más frecuente entre los caucásicos. Afecta igual a varones que a mujeres. La susceptibilidad parece estar aumentada entre los judíos, en especial entre aquellos con ascendencia del centro de Europa . Los investigadores han mostrado con claridad una tendencia familiar de la EII. En el momento del diagnóstico, ya sea de colitis ulcerosa o de enfermedad de Crohn, las posibilidades de encontrar EII en un familiar de primer grado del probando son del 5-25%.

Fisiopatología

Aún no se conocen totalmente la etiología específica ni la fisiopatología de la EII, a pesar de los grandes esfuerzos de muchos grupos de investigación. Hasta la fecha, no existe evidencia convincente que implique a un patógeno viral, de clamidia, bacteriano o micobacteriano como agente causal. Sin embargo, es posible que alguno de estos agentes o todos desencadenen la enfermedad en los pacientes con predisposición genética, que presentan una menor «regulación por disminución» de la respuesta inflamatoria. Es posible que los defectos en la inmunorregulación, que afectan al tejido linfoide relacionado con el intestino y la mezcla compleja de antígenos y patógenos en la luz intestinal desempeñen un papel importante en el desarrollo y en la progresión de las enfermedades. En pequeños subgrupos de pacientes se han identificado genes de susceptibilidad.

La **colitis ulcerosa** crónica y la **enfermedad de Crohn** son las principales EII. Con frecuencia debutan durante la adolescencia, aunque existe un número creciente de niños menores de 12 años en los que se han diagnosticado, al igual que existen varios informes de pacientes menores de 5 años.

La colitis ulcerosa y la enfermedad de Crohn tienen diferencias específicas de la enfermedad, aunque comparten muchos signos y síntomas. La primera se define como un proceso inflamatorio crónico limitado a la capa **mucosa** del intestino grueso. La enfermedad de Crohn, por otro lado, es un proceso inflamatorio **transmural** que comprende la formación de granulomas no caseificantes y que afecta a cualquier porción del sistema gastrointestinal desde la boca hasta el ano, aunque con más frecuencia al íleon.

Evaluación clínica y estudios de laboratorio

Historia clínica

El **dolor abdominal** y la **diarrea** son las molestias más frecuentes en los niños con EII, tanto en el diagnóstico inicial como en las recidivas. En ocasiones, estos síntomas son nocturnos y despiertan al paciente. La disminución de la ingesta oral es una consecuencia (a veces inconsciente) del dolor o la diarrea después de comer. La historia clínica debe incluir preguntas acerca de retraso del crecimiento, rectorragia, febrícula, fatiga, artralgia y ulceraciones orales, así como antecedentes familiares de EII.

 Dato relevante: La ocurrencia de dolor y diarrea nocturnos que despierten al paciente ayuda a distinguir la EII del SCI, en el que los síntomas tienden a ocurrir cuando el paciente está despierto.

Exploración física

Los niños y adolescentes con EII tienen una exploración normal o una gran cantidad de manifestaciones clínicas como retraso del crecimiento, palidez, caquexia y retraso de la pubertad. Algunos hallazgos que deben alertar al médico son lesiones perianales, ulceraciones orales (aunque estas también pueden tener una etiología viral) y exantemas como eritema nudoso. La exploración abdominal revela una masa indistinta, dolorosa a la palpación, o «plenitud» en la fosa ilíaca derecha en el niño con enfermedad de Crohn.

MANIFESTACIONES GASTROINTESTINALES. El **dolor abdominal** de la EII tiende a ser de tipo cólico, generalmente localizado en la parte inferior del abdomen. La diarrea es de volumen variable y cuando el volumen es pequeño a menudo se acompaña de tenesmo o urgencia. Estos síntomas indican inflamación activa en el rectosigmoide distal. La **sangre visible eliminada por el recto** es indicativa de inflamación activa del colon en la EII, mientras que la enfermedad de Crohn del intestino delgado se relaciona con más frecuencia con sangre oculta o ausencia de esta. En un subgrupo de pacientes con EII, la hemorragia es rápida y abundante, lo que causa anemia grave y anomalías hemodinámicas con cambios ortostáticos que hacen preciso intervenir intensivamente.

MANIFESTACIONES EXTRAINTESTINALES. Una parte importante del cuadro clínico de la EII es la amplia variedad de manifestaciones extraintestinales que se observan en los niños con colitis ulcerosa y enfermedad de Crohn (tabla 15-8). Los problemas extraintestinales en ocasiones se presentan antes del inicio de los síntomas intestinales o en cualquier momento después de establecer el diagnóstico.

Es importante recordar que muchos pacientes con EII, en especial con enfermedad de Crohn del intestino delgado, presentan hallazgos más sutiles y tienen pocos hallazgos intestinales o ninguno . En ocasiones, se presenta con retraso del crecimiento y sexual, fiebre de origen desconocido, artritis, enfermedad perineal o un aparente desorden alimentario. La **anorexia** es frecuente y se asocia a una ingesta inadecuada de micronutrientes o macronutrientes. En la enfermedad de Crohn es posible que exista una saciedad temprana con alimentos sólidos, lo que refleja el compromiso gastrointestinal.

Las **lesiones perianales,** que son, con diferencia, el problema extraintestinal más frecuente, son también las más difíciles de tratar. Estas consisten en fisuras, grandes papilomas cutáneos anales, fístulas y abscesos. Debido a que estas lesiones a veces preceden a los signos clásicos de la EII, refuerza la importancia de que el médico realice una evaluación perianal adecuada en todos los niños con una enfermedad gastrointestinal inexplicable.

El retraso del crecimiento y la maduración sexual, frecuentes en la enfermedad de Crohn, suelen ser la parte más devastadora de la EII en los adolescentes. En contraste, el retraso del crecimiento con poca frecuencia afecta a los pacientes con colitis ulcerosa. El retraso del crecimiento lineal grave se observa en cerca del 30% de los niños con enfermedad de Crohn y el deterioro del crecimiento suele preceder al diagnóstico y a la pérdida de peso, y es posible que sea el indicador más temprano de la enfermedad. Los expertos atribuyen este retraso del crecimiento a una combinación de factores entre los que se encuentran una ingesta calórica inadecuada, inflamación crónica e hipermetabolismo, pérdida excesiva entérica de proteínas y cierto grado de malabsorción.

La **fiebre,** que suele ser de bajo grado, se observa en el 25% al 59% de los niños con EII. A menudo no existe un foco de infección discernible y, en ocasiones, es un dilema diagnóstico y terapéutico. La **anemia** es frecuente y suele ser el resultado de una combinación de sangrado y disminución de absorción de hierro.

TABLA 15-8
Manifestaciones extraintestinales de la enfermedad inflamatoria intestinal
Enfermedad perianal
Enfermedad hepatobiliar
Lesiones en la boca
Lesiones cutáneas
Vasculitis
Trombosis vascular
Anemia, trombocitosis
Artralgias/artritis
Trastornos oculares
Miocarditis, pericarditis
Nefrolitiasis
Pancreatitis
Fibrosis pulmonar

Aunque las **artralgias** son frecuentes, la artritis franca se observa con poca frecuencia en los niños y adolescentes con EII. Son muy raras las deformidades articulares, provocadas por inflamación crónica en la EII, y deben indicar la posibilidad de que exista otra enfermedad autoinmune, como artritis reumatoide o lupus eritematoso sistémico. La necrosis aséptica de la cadera es bastante rara, incluso si el niño o adolescente en particular se encuentra en tratamiento crónico con esteroides. Los adolescentes con EII a menudo refieren dolor de espalda baja crónico. Algunos tienen sacroilitis, pero en la mayoría de los casos, los estudios diagnósticos no revelan ninguna anomalía esquelética ni articular, aunque los signos y síntomas a menudo remiten con AINE.

El **compromiso hepático** toma la forma de **colangitis esclerosante** en quienes tienen colitis ulcerosa o elevación discreta de las transaminasas en la enfermedad de Crohn. El hecho de que algunos medicamentos contra EII tengan efectos adversos hepáticos hace que el cuadro clínico resulte más confuso.

La **hipoalbuminemia,** que se observa casi siempre con la EII activa, es provocada por la pérdida de proteína debida a inflamación intestinal. Esto se confirma mediante la observación de un aumento de la cantidad de antitripsina α-1 en las heces. La malabsorción de proteína en la EII no suele ser clínicamente significativa. Además, generalmente la ingesta de proteína es adecuada a pesar de la baja ingesta calórica.

El **cáncer colorrectal** es un problema tremendo para los pacientes con EII de larga evolución. Los dos factores de riesgo más importantes para desarrollar cáncer colorrectal son la duración y la extensión anatómica de la enfermedad. Por tanto, se recomienda que todos los pacientes con compromiso del colon, incluso aquellos con colitis de Crohn, empiecen su vigilancia periódica con colonoscopia después de 8-10 años de enfermedad. Esta indicación aplica definitivamente a los niños y adolescentes con EII, con más años de enfermedad por delante.

Estudios de laboratorio

En la EII, a menudo está elevada la VSG, aunque los valores normales se observan incluso en la colitis fulminante aguda. Si la VSG está elevada, apunta a EII más que a SCI, en el que los datos de laboratorio deben ser normales. Es necesario realizar la evaluación de los coprocultivos y coproparasitoscópicos en busca de huevecillos y parásitos, así como de la toxina del *C. difficile*, y recuento de leucocitos. Una albúmina sérica baja es indicativa de pérdida de proteína por la mucosa intestinal inflamada, mientras que un colesterol sérico bajo a menudo refleja la pérdida de sales biliares en las heces debido a la presencia de enfermedad ileal importante. Los marcadores inmunitarios séricos de anticuerpos citoplásmicos antineutrófilos (ANCA) y el anticuerpo anti-*Saccharomyces cerevisiae* (ASCA) han sido utilizados para ayudar a diferenciar la EII de otras entidades así como para distinguir los tipos de EII; su papel en la evaluación de estos pacientes es motivo de controversia. Los ANCA están presentes en el suero del 60-80% de los pacientes con colitis ulcerosa, en menos del 20% de aquellos con enfermedad de Crohn y en cerca del 6% de la población general. Los ASCA están presentes en el 60-70% de los sujetos con enfermedad de Crohn y con muy poca frecuencia en los pacientes con colitis ulcerosa o en niños sin EII.

En la evaluación diagnóstica de la EII son esenciales las endoscopias superior e inferior, con múltiples biopsias. En el pasado, los estudios de diagnóstico por imagen de las áreas del intestino delgado medio más allá del alcance de los endoscopios se lograba con una serie gastrointestinal con bario, pero en la actualidad los estudios de RM son capaces de realizar un delineamiento intestinal excelente y son de elección en estos pacientes para minimizar la exposición a la radiación, ya que deberán someterse a estudios de diagnóstico por la imagen repetidos durante toda su vida. La endoscopia mediante cápsula se ha utilizado también para visualizar las lesiones en el intestino delgado, aunque con cierto riesgo de que la cápsula se aloje en un área estrecha.

Es muy útil determinar las curvas de velocidad de crecimiento, la estadificación Tanner de maduración sexual y las edades óseas como una forma de evaluar el crecimiento y el desarrollo de un niño, así como el potencial de maduración futura. Una prueba de hidrógeno en aliento para la detección de intolerancia a la lactosa es útil para determinar si es posible usar o no la leche en la dieta. También conviene realizar una prueba cutánea de derivado proteínico purificado (PPD) en busca de tuberculosis en el momento del diagnóstico, en caso de que sea preciso iniciar tratamiento con esteroides u otros inmunosupresores. Las radiografías y los estudios óseos son necesarios en el niño con molestia articular crónica para determinar si el problema está asociado a osteonecrosis.

Diagnóstico diferencial

A pesar de estas claras diferencias aparentes entre la colitis ulcerosa y la enfermedad de Crohn, a menudo es muy difícil distinguir entre los dos trastornos cuando se encuentra sólo enfermedad del colon. Es posible detectar enfermedad perianal significativa o granulomas en la biopsia, lo que permite establecer el diagnóstico de enfermedad de Crohn cuando la inflamación gastrointestinal se limita al colon. El compromiso del recto, alguna vez considerado exclusivo de la colitis ulcerosa, se observa en muchos niños con enfermedad de Crohn. Además, el hallazgo de un recto normal a través de la endoscopia, (alguna vez se pensó que no era compatible con colitis ulcerosa), sí se produce en esta enfermedad. Los especímenes de biopsia de la mucosa que parecen ser normales en ocasiones muestran diversos grados de inflamación y granulomatosis (tabla 15-9).

TABLA 15-9

Características endoscópicas/histológicas de enfermedad inflamatoria intestinal (del colon): colitis ulcerosa frente a colitis de Crohn

Característica	Colitis ulcerosa	Colitis de Crohn
Macroscópicas		
Distribución	Continua con el recto	Segmentaria
Compromiso rectal	Usual	Habitual
Íleon terminal	Normal o sólo «ileítis por reflujo»	Afectado a menudo
Mucosa	Afectada de manera difusa	Úlceras aisladas, fisuras, de aspecto empedrado
Serosa	Habitualmente normal	Congestión, engrosamiento
Fístulas	Ausentes	Presentes
Seudopólipos	Frecuentes	Frecuentes
Estenosis	Poco frecuente	Frecuente
Microscópicas		
Inflamación	Difusa, mucosa, submucosa	En placas, transmural
Inflamación	Mucosa, submucosa	Profunda
Abscesos de las criptas	Frecuente	Frecuente
Granulomas	Ausente	Frecuente (60%–75%)
Fibrosis (de la serosa)	Ausente	Presente
Íleon terminal	Habitualmente normal	A menudo afectado, estenótico, irregular
Simetría	Habitualmente simétrica	A menudo asimétrica

TABLA 15-10

Enfermedad inflamatoria intestinal (del colon): diferenciación mediante diagnóstico por la imagen en colitis ulcerosa frente a colitis de Crohn

Característica radiográfica	Colitis ulcerosa	Colitis de Crohn
Escorzo	Frecuente	Frecuente
Mucosa	Ulceración poco profunda, seudopólipos	Fisuras longitudinales, apariencia de empedrado; seudopólipos
Fístulas	Ausentes	Presentes
Trayecto fistuloso	Ausente	Presente
Estenosis	Poco frecuente (indica carcinoma)	Frecuente

Ciertas imágenes ayudan a distinguir la colitis ulcerosa de la enfermedad de Crohn (tabla 15-10). Sin embargo, la distribución de la enfermedad, como se muestra en los estudios de diagnóstico por la imagen (continua frente a segmentaria), es inespecífica; a menudo, no refleja el grado de inflamación. Los estudios con enema de bario son normales hasta en el 25% de los niños con colitis inflamatoria comprobada endoscópica e histológicamente y no se recomiendan, excepto tal vez en la situación específica en que se sospecha estenosis. De nuevo, son de elección las modalidades de diagnóstico por imagen sin exposición a radiación.

El diagnóstico diferencial de la EII es amplio, y es necesario tener en cuenta las causas de diarrea crónica, como *C. difficile*, amibiasis, giardiasis, *Y. enterocolitica* y *C. jejuni*. En el ámbito adecuado, debe considerarse el diagnóstico de tuberculosis, enteropatías alérgicas (como enteropatía inducida por gluten), vasculitis y neoplasias (en especial linfoma intestinal).

Manejo

Es necesario orientar todas las estrategias terapéuticas a los niños y adolescentes con EII para hacer que el paciente realice las actividades de la vida diaria con la mayor normalidad posible. Esto implica la supresión de síntomas incapacitantes, el control de las complicacciones y la promoción del crecimiento y del desarrollo normales. El médico debe tomar precauciones para minimizar los efectos secundarios de los medicamentos y ser consciente del grado de falta de cumplimiento terapéutico que existe en las poblaciones de pacientes con enfermedades crónicas, en especial entre los adolescentes que se encuentran en proceso de aceptar su diagnóstico.

Soporte nutricional

Aunque el retraso del crecimiento y del desarrollo sexual en la EII es multifactorial, la ingesta calórica inadecuada parece desempeñar un importante papel. Es necesario proporcionar soporte nutricional para suministrar las calorías adecuadas, así como los macronutrientes y micronutrientes apropiados por vía oral, enteral o parenteral.

A menudo, los adolescentes con EII requieren 89-90 kcal y 3 g de proteína por kg de peso ideal por día para lograr su talla potencial (los adolescentes sanos requieren 60 kcal y 2,25 g/kg y día). Para los niños con colitis ulcerosa y enfermedad de Crohn asintomáticas o leves pero con peso y aumento de talla inadecuados, así como retraso en la maduración sexual, se recomienda el uso de complementos líquidos. La complementación de la dieta usual con estas bebidas da como resultado una ingesta calórica adecuada y una mejoría en el crecimiento. Sin embargo, muchos pacientes no pueden o no quieren aceptar esta estrategia por el volumen necesario y el sabor del líquido o los síntomas de dismotilidad gástrica.

Las infusiones nasogástricas de fórmula también mejoran el crecimiento. Su uso nocturno después de la inserción de la sonda, que realiza el propio paciente en casa, permite lograr un aumento significativo de peso y talla, así como alcanzar la pubertad con normalidad. La estrategia, en la que la sonda es retirada por la mañana, permite al paciente realizar sus actividades habituales y favorece la flexibilidad, ya que las alimentaciones pueden suspenderse los fines de semana y durante las vacaciones, si fuera necesario. En situaciones especiales, es posible colocar una sonda de gastrostomía. La sustitución de alimento regular por una fórmula predigerida es también un tratamiento primario efectivo, el cual resulta atractivo para quienes buscan minimizar el uso de medicamentos.

Las infusiones intravenosas de alto contenido calórico a través de un catéter venoso central durante el sueño proporcionan también una fuente de calorías adicional. Sin embargo, esta estrategia tiene más riesgos que las alimentaciones con sonda, ya que, en ocasiones, causan septicemia de la línea o disfunción hepatobiliar.

Tratramiento farmacológico

Como se mencionó antes, nuevos datos indican que la EII es el resultado de defectos en la inmunorregulación del intestino. En la actualidad, modalidades terapéuticas más recientes, como la manipulación de citocina con «biológicos» como infliximab, un anticuerpo dirigido contra el factor de necrosis tumoral (TNF), son ampliamente usadas en el tratamiento de la EII. Otras opciones terapétucias importantes son los aminosalicilatos, los corticosteroides, los agentes inmunosupresores como a 6-mercaptopurina y los antibióticos. Es fascinante cómo algunos medicamentos son efectivos en una forma de la enfermedad y no en la otra, por lo que es de esperar, en el futuro, mayor profundidad en el conocimiento de la forma específica de EII de un paciente dado permita individualizar, desde el principio, el tratamiento, con el régimen farmacológico más efectivo para cada persona.

5-AMINOSALICILATOS. No se conocen del todo los mecanismos de acción de los compuestos de 5-aminosalicilato, aunque es probable que impliquen la inhibición de la ciclooxigenasa y, en especial, las vías de lipooxigenasa, así como la destrucción de radicales oxígeno. En la actualidad, se dispone de varias preparaciones orales y rectales. Algunos de los medicamentos orales son efectivos en la enfermedad del intestino delgado, eficacia previamente reconocida en el colon. En la colitis ulcerosa, las preparaciones de 5-aminosalicilatos son efectivas en la enfermedad leve de reciente diagnóstico, en la enfermedad activa en la recaída y en el mantenimiento de las remisiones. En la enfermedad de Crohn, las preparaciones de 5-aminosalicilatos desempeñan un papel en el manejo de la enfermedad activa del colon y tal vez contribuyan al de la enfermedad activa del intestino delgado.

CORTICOSTEROIDES. Los corticosteroides han sido desde hace mucho tiempo el tratamiento de referencia de la colitis ulcerosa y de la enfermedad de Crohn de moderada a grave. A medida que los médicos obtienen más experiencia y éxito con los métodos nuevos de inmunomodulación, el uso prolongado y recurrente de esteroides disminuye. Los corticosteroides rectales, en espuma o enema, con frecuencia son efectivos en los niños con colitis ulcerosa o colitis de Crohn leve activa con predominio de síntomas de colitis distal del lado izquierdo como tenesmo y urgencia. A menudo, se prescriben en combinación con preparaciones de 5-aminosalicilato. Aunque la absorción en la mucosa de los corticosteroides rectales es pequeña, algunos médicos preocupados por cualquier efecto esteroideo usan con mayor frecuencia mesalazina rectal en estas circunstancias con poca pérdida del control de los síntomas.

El medicamento corticosteroide oral o intravenoso suele ser efectivo en la enfermedad de moderada a grave, pero no debe confiarse en él para un manejo a largo plazo. Después de lograr la remisión, el medicamento debe ser retirado progresivamente y el paciente ha de empezar a tomar una preparación de 5-aminosalicilato; esta decisión a menudo está influida por el grado de compromiso del colon. Muchos gastroenterólogos empiezan con el medicamento inmunomodulador (6-mercaptopurina o azatioprina) en el tratamiento temprano de la enfermedad de Crohn, ya que se sabe que esta maniobra disminuye la necesidad recurrente de esteroides. Existen complicaciones importantes del uso de corticosteroides a largo plazo, como supresión del crecimiento, osteoporosis, hipertensión, formación de cataratas y necrosis aséptica de los huesos. Además, y lo más importante en los adolescentes, los muchos efectos secundarios estéticos molestos por el uso de esteroides (facies cushingoide, hirsutismo, estrías, aumento importante de peso, acné) conducen a una falta de adherencia al tratamiento.

MEDICAMENTOS INMUNOMODULADORES. La 6-mercaptopurina es el inmunosupresor que se receta con más frecuencia para los adolescentes con enfermedad de Crohn intratable. Los estudios han encontrado que el medicamento es una terapia efectiva a largo plazo. Asimismo, tiene la importante ventaja de tener un efecto ahorrador de esteroides significativo, lo que resulta particularmente beneficioso en niños y adolescentes en crecimiento. Los efectos secundarios potenciales son neutropenia, infección grave y hepatopatía. La azatioprina se metaboliza a 6-mercaptopurina; algunos médicos están más familiarizados con esta forma, y para algunos pacientes ofrece una mayor flexibilidad de dosis. Es importante saber que la 6-mercaptopurina y la azatioprina no tienen efecto hasta pasados 3-6 meses desde el inicio de la administración, si bien se han observado excepciones. Por esta razón, el curso de esteroides con disminución progresiva a menudo se usa como «puente» hasta el momento en que el inmunomodulador ejerza su efecto. Dado que el metabolismo de estos medicamentos es variable según los pacientes, lo que hace que exista una propensión a la toxicidad, en la actualidad se recomienda que se haga una prueba del nivel de actividad de la metiltransferasa de tioprina (TPMT), que es la enzima clave del metabolismo del medicamento, antes de empezar la terapia. Una alternativa es la vigilancia frecuente del hemograma en cuanto se inicia el tratamiento. Es posible también obtener las concentraciones de los metabolitos de 6-mercaptopurina antes de decidir realizar un aumento progresivo de dosis o si se sospecha toxicidad (supresión de médula ósea o hepatopatía).

La 6-mercaptopurina es eficaz en la colitis ulcerosa, aunque en un menor grado que en la enfermedad de Crohn. El metotrexato también es un medicamento efectivo ahorrador de esteroides en la enfermedad de Crohn, aunque no está del todo claro si es efectivo en la colitis ulcerosa. La ciclosporina se ha usado en la colitis ulcerosa, pero con ella existe un importante riesgo de toxicidad. En el tratamiento de la colitis ulcerosa refractaria o recurrente, es esencial recordar que la cirugía es curativa y tal vez sea mejor en el paciente más difícil de controlar.

BIOLÓGICOS. Está claro que infliximab es efectivo en la enfermedad de Crohn, ya que produce una cicatrización asombrosa de la mucosa en muchos pacientes. Es también efectivo en la colitis ulcerosa, aunque aparentemente en menor grado. Es un anticuerpo anti-TNF-α y se ha convertido en una alternativa para los cursos repetidos de esteroides. Se administra mediante infusión cada 8 semanas, después de la «inducción» con una dosis más frecuente. Es esencial descartar tuberculosis latente y evaluar a cada paciente en cuanto a la posibilidad de coccidioidomicosis o histoplasmosis antes de iniciar el tratamiento. Los efectos secundarios posibles son aumento del riesgo de infección y reacciones a la infusión. Existen informes raros de linfoma hepático mortal en pacientes jóvenes en tratamiento con infliximab combinado con 6-mercaptopurina o azatioprina, de manera que muchos médicos han decidido retirar uno u otro de estos medicamentos. Este es un tema controvertido en la actualidad, ya que las remisiones parecen prolongarse cuando se usan ambos medicamentos. El adalimumab, una preparación humanizada de TNF-α (el infliximab contiene elementos murinos) se ha usado también recientemente en niños, sobre todo en aquellos que con el tiempo han dejado de responder a infliximab.

ANTIBIÓTICOS. Se ha encontrado que el metronidazol tiene un efecto ahorrador de esteroides en los adolescentes con enfermedad de Crohn activa o dependiente de esteroides. No está del todo claro el mecanismo de acción. Un gran número de adolescentes en tratamiento con metronidazol desarrollan parestesias y disestesias, que son reversibles cuando se retira el medicamento. Sin embargo, la frecuencia y la intensidad de los síntomas han limitado la aceptación de este tratamiento efectivo. Otros antibióticos orales, como el ciprofloxacino, suprimen los síntomas de proliferación bacteriana en algunos pacientes con enfermedad de Crohn y se usan con más frecuencia cuando la enfermedad perineal es significativa.

Cirugía

COLITIS ULCEROSA. Es posible que sea necesario intervenir quirúrgicamente de urgencia debido a colitis aguda fulminante, sangrado intestinal masivo, perforación libre o megacolon tóxico. La cirugía electiva es adecuada en casos de dependencia en esteroides supresores del crecimiento, síntomas debilitantes continuos a pesar del tratamiento farmacológico o la presencia de displasia maligna en las biopsias de vigilancia. Este seguimiento está indicado en pacientes con colitis ulcerosa y colitis de Crohn de más de 8-10 años de evolución.

La cirugía en la colitis ulcerosa es curativa y elimina el riesgo de neoplasia maligna, los objetivos básicos son extirpar toda la mucosa afectada y, al mismo tiempo, conservar la vía de eliminación de heces a través del ano, en vez de una ileostomía. Existe una variedad de procedimientos, los cuales a menudo se realizan en dos tiempos. La mayoría de ellos comprenden la creación de una «bolsa» en la que se anastomosa el íleon con el ano, lo que permite una evacuación menos frecuente y mayor continencia. Es posible que se produzca inflamación posquirúrgica en esta área, que se denomina «bursitis» y suele tratarse con éxito con antibióticos.

ENFERMEDAD DE CROHN. Se recomienda intervenir para manejar las complicaciones que no responden al tratamiento farmacológico, como obstrucción intestinal, abscesos perianales y fístulas. La resección de un segmento enfermo localizado es preferible sobre el uso de medicamentos crónicos. La recurrencia después de resección quirúrgica en la enfermedad de Crohn es mayor del 90%, de manera que la cirugía debe considerarse después de una deliberación cuidadosa. Las resecciones múltiples en el intestino delgado conducen a un problema de «intestino corto». Los pacientes con estenosis intestinales que llevan a obstrucción parcial recurrente se someten a una estenoplastia, una técnica que deja intacto el intestino y crea una luz permeable.

HEPATOPATÍAS EN NIÑOS Y ADOLESCENTES

La comprensión de la embriología y del desarrollo del hígado fetal, así como de la fisiopatología de la hepatopatía pediátrica, ha aumentado en las últimas dos décadas. A pesar de este mayor conocimiento, el tratamiento farmacológico de muchos trastornos hepatobiliares de la infancia continúa siendo frustrante. Sin embargo, ha surgido optimismo en vista de los avances de la terapia génica y del aumento de la disponibilidad de mejores técnicas en el trasplante hepático.

COLESTASIS NEONATAL

La colestasis neonatal es mucho menos frecuente que la hiperbilirrubinemia no conjugada. A pesar de su relativa poca frecuencia, la colestasis neonatal es siempre patológica. Por tanto, el médico debe considerar la posibilidad de que un lactante ictérico presente colestasis.

Fisiopatología

El término **colestasis** se refiere a la impedancia de la formación de ácidos biliares o a su flujo y se evidencia mediante **hiperbilirrubinemia directa o conjugada** elevada. La NASPGHAN define una elevación de bilirrubina directa mayor de 1 si la bilirrubina total es menor de 5, y mayor del 20% de la bilirrubina total si la bilirrubina total es mayor de 5. A diferencia de la hiperbilirrubinemia no conjugada (indirecta), la cual es con más frecuencia fisiológica en vez de patológica, la **hiperbilirrubinemia conjugada siempre debe ser anormal** y no debe ignorarse. El reconocimiento temprano de la colestasis en los lactantes y el diagnóstico temprano del trastorno subyacente son imperativos para identificar los desórdenes que responden a tratamiento específico. Por tanto, se recomienda que, en cualquier lactante ictérico, se revisen las bilirrubinas total y directa a las 2-3 semanas de vida. Varios trastornos causan colestasis neonatal (tabla 15-11).

Evaluación clínica y estudios de laboratorio

La clave para la evaluación de los lactantes con colestasis es determinar cuáles de ellos tienen trastornos que sean corregibles mediante cirugía (atresia biliar, quiste del colédoco) o manejables con dieta y medicamentos (p. ej., tirosinemia, galactosemia, hipotiroidismo). El diagnóstico temprano y su tratamiento tienen grandes implicaciones en el pronóstico.

TABLA 15-11

Causas más frecuentes de colestasis neonatal

Obstructivas

    Atresia biliar

    Quiste del colédoco

    Litiasis vesicular/lodo biliar

    Bilis espesa (debido a hemólisis)

    Síndrome de Alagille (hipoplasia biliar)

    Fibrosis quística

Hepatocelulares

    «Hepatitis neonatal» idiopática

    Viral (CMV, VIH)

    Bacteriana
        Infección del tracto urinario
        Septicemia
        Sífilis

Genéticas/metabólicas

    Deficiencia de antitripsina α-1

    Fibrosis quística

    Hipotiroidismo, hipopituitarismo

    Tirosinemia

    Galactosemia

    Colestasis intrahepática familiar progresiva

    Fibrosis quística

Tóxicas

    Nutrición parenteral total

    Medicamentos

CMV, citomegalovirus.

Historia clínica y exploración física

La mayoría de los lactantes con colestasis neonatal presentan ictericia, orina oscura acolia y diversos grados de hepatomegalia. Es necesario evaluar a los lactantes en busca de evidencia de anomalías congénitas, esplenomegalia, exantema y signos neurológicos.

 Dato relevante: Obsérvese que los pacientes con atresia biliar extrahepática, quiste del colédoco y muchas causas intrahepáticas de colestasis están aparente y sorprendentemente bien a pesar de la ictericia. Por otro lado, en los lactantes con colestasis que muestran en mal estado general (tóxicos) debe sospecharse una etiología infecciosa o metabólica.

Estudios de laboratorio

Las infecciones del tracto urinario son una causa importante de colestasis en lactantes que, por lo demás, se tienen buen estado general, de manera que debe incluirse de rutina el urocultivo en las etapas iniciales de evaluación. Deben revisarse los resultados de la detección sistemática del recién nacido, prestando especial atención a la posibilidad de que exista hipotiroidismo, galactosemia y fibrosis quística. Deben considerarse también las sustancias reductoras de orina (para galactosemia) y pruebas adicionales de función tiroidea. Es útil el conocimiento de cualquier incompatibilidad de grupo sanguíneo materno-infantil, ya que la hemólisis contribuye a la colestasis a través de bilis espesa. El hemograma proporciona datos de septicemia o hemólisis. Las enzimas hepáticas alanina-aminotransferasa (ALT), aspartato-aminotransferasa (AST), fosfatasa alcalina y γ-glutamiltransferasa (GGT) se incluyen en la evaluación, aunque ninguna es capaz de diagnosticar un trastorno en particular. El tiempo de protrombina/cociente internacional normalizado (INR) y albúmina son pruebas de la función hepática de síntesis de proteínas. El tiempo de protrombina/INR se prolonga también debido a malabsorción de vitamina K producida por colestasis; al observar el efecto de la vitamina K parenteral aclara con rapidez esta duda. Se obtiene el fenotipo antitripsina α-1 (o la concentración, si no está disponible el fenotipo), aunque los esfuerzos diagnósticos subsecuentes estén dirigidos a establecer el diagnóstico oportuno de trastornos que requieren cirugía (atresia biliar y quiste del colédoco). Una vez descartados estos, se hacen pruebas en sangre en busca de infecciones biliares y trastornos metabólicos/genéticos más inusuales. En ese punto, las pruebas que se pueden realizar son la determinación de concentraciones en busca de toxoplasmosis y citomegalovirus (este último también se detecta en urocultivo viral), ferritina sérica y detección de ácidos orgánicos en orina (búsqueda de succinilacetona elevada que se encuentra en la tirosinemia). En Estados Unidos, las mujeres embarazadas se realiza la detección sistemática de varias infecciones intrauterinas (sífilis, rubéola, herpes y hepatitis B), aunque en determinadas situaciones es posible que las concentraciones sean enviadas también desde el bebé. La exploración oftalmológica detallada revela hallazgos relacionados con trastornos colestáticos de la infancia: embriotoxon posterior de la cámara anterior observado en el síndrome de Alagille, displasia septoóptica relacionada con hipopituitarismo, cataratas debidas a galactosemia o infecciones virales intrauterinas y coriorretinitis debida a infección viral intrauterina.

La **ecografía hepatobiliar** confirma o descarta el diagnóstico de quiste del colédoco, asimismo sugiere atresia biliar (aunque no la diagnostica ni la descarta). Muchos médicos utilizan la **gammagrafía hepatobiliar** (p. ej., estudio HIDA) para descartar atresia biliar, después de 3-5 días de premediación con fenobarbital, si la prueba es negativa (el isótopo pasa desde el hígado hacia el intestino). Sin embargo, en las directrices de la NASPGHAN, si se dispone de una biopsia hepática, no se recomienda el estudio HIDA en la evaluación de colestasis neonatal, ya que retrasa el proceso diagnóstico y no suele ser suficientemente confiable para evitar una biopsia más definitiva. En general, será necesario realizar una **biopsia hepática** para asegurar el diagnóstico en un lactante colestásico.

Diagnóstico diferencial

Aunque el diagnóstico diferencial de la colestasis neonatal es variado, la presentación clínica en muchos de estos trastornos es similar, lo que refleja una respuesta semejante a la disminución del flujo de bilis. Los trastornos hepáticos más frecuentes que causan colestasis neonatal en los lactantes a término son atresia biliar, algunas causas idiopáticas (escasez de conductos biliares intrahepáticos y hepatitis neonatal idiopática) y deficiencia de antitripsina α-1. La **atresia biliar** parece estar relacionada con un proceso inflamatorio perinatal que continúa después del nacimiento y que al final obstruye parte del árbol extrahepático. El proceso suele comprometer también estructuras intrahepáticas, aunque en menor grado. Se desconoce la etiología y es muy probable que se trate de una variedad de posibles causas, incluidas las genéticas. Los lactantes presentan colestasis en el transcurso de los primeros días de vida o se reconocen como bebés ictéricos que, por otro lado, parecen sanos en los primeros 1-2 meses de vida. Esta apariencia general saludable subraya la sabiduría de revisar los valores de bilirrubina total y directa en todos los lactantes ictéricos a las 2-3 semanas de edad. Las heces con el tiempo se vuelven acólicas, pero esto resulta engañoso para los padres y médicos, ya que, en vez de ser blancas, mucho más a menudo son de color amarillo pálido o verde pálido.

La **escasez de conductos biliares intrahepáticos** se reconoce con más frecuencia como una causa de colestasis neonatal. La forma sindrómica, el **síndrome de Alagille** (displasia arteriohepática), consiste en una escasez de conductos intrahepáticos, hipoplasia (mas no atresia) de los conductos extrahepáticos y lesiones cardíacas (valvulares o estenosis pulmonar periférica), junto con la facies clásica, vértebras en mariposa, embriotoxon posterior en el ojo y displasia renal. Además, se han observado retraso del crecimiento y retraso mental. Es probable que la forma no sindrómica de escasez de conductos intrahepáticos sea un punto final embriológico de múltiples y diferentes agresiones al hígado neonatal. Es posible que ocurra con frecuencia en recién nacidos enfermos y prematuros con hipoxia, hipoperfusión y septicemia. El pronóstico para la forma sindrómica suele ser mejor. La biopsia hepática es la clave del diagnóstico.

Manejo

Si la biopsia percutánea del hígado muestra proliferación de los conductos biliares (una manifestación de atresia biliar), se realiza una laparotomía exploradora con colangiograma transoperatoria. Si el procedimiento confirma atresia biliar, se realiza un procedimiento de Kasai (portoenterostomía) para conectar la luz intestinal con el hilio hepático. Si la cirugía tiene éxito, se produce el drenaje de la bilis. El éxito a menudo se relaciona con una cirugía temprana. El procedimiento Kasai es paliativo, no curativo, y con el tiempo suele ser necesario un trasplante hepático, debido al trastorno intrahepático progresivo que conduce a cirrosis.

HEPATITIS AGUDA Y CRÓNICA

En los últimos años, los médicos han aprendido mucho acerca de los virus que causan la hepatitis. Existen por lo menos cinco, que causan hepatitis A, B, C, D y E. Estos son diferentes de otros virus que causan inflamación hepática (p. ej., virus de Epstein-Barr, virus del herpes, citomegalovirus) debido a que en general causan hepatitis en sí misma no como una enfermedad clínica más amplia que incluye hepatitis. La infección de hepatitis D, la cual se observa sólo en conjunción con la infección por hepatitis B es muy poco frecuente en Estados Unidos y la hepatitis E se ha encontrado sólo en estadounidenses que han viajado a zonas endémicas.

Hepatitis A

La incidencia de infección por virus de la hepatitis A (VHA), un ARN picornavirus, ha disminuido constantemente en los últimos 25 años conforme han mejorado las condiciones sanitarias. Sin embargo, es difícil comprobar la incidencia exacta, ya que muchos de estos casos son subclínicos o anictéricos y, por tanto, no se notifican. La transmisión del VHA se produce casi siempre a través de la vía fecal-oral, aunque es posible que ocurra transmisión percutánea. El período de incubación es de 25 días. El diagnóstico se establece con base serológica con el anticuerpo IgM, que se observa primero al inicio de los síntomas clínicos (cerca de 5 semanas después de la exposición); es la evidencia de infección aguda. Este anticuerpo permanece positivo durante 4-12 meses. El anticuerpo IgG anti-VHA, que se desarrolla al final de la infección y permanece positivo durante muchos años, evidencia una infección previa.

Los síntomas de VHA son más aparentes cuanto mayor es la edad. El 85% de los niños menores de 2 años que presentan infección están asintomáticos, así como el 50% de aquellos de 2-4 años de edad. Los adolescentes suelen ser sintomáticos; el 75-97% están enfermos, y el 40-70%, ictéricos. Las náuseas, los vómitos, el malestar general y la ictericia colestásica con prurito (bilirrubina mayor de 10 mg/dl) son intensos, pero casi todos los pacientes se recuperan sin evidencia de hepatitis fulminante ni hepatopatía crónica.

No está indicado ningún tratamiento, aunque la Ig aplicada antes de la exposición o durante el período de incubación de VHA protege contra la enfermedad clínica. Los contactos de pacientes con VHA (personas conocidas y con los que conviven) deben recibir la Ig dentro de las primeras 2-4 semanas de la exposición, pero no es necesario el tratamiento en los contactos casuales, como compañeros de clase. En la actualidad, la vacuna contra el VHA forma parte del programa de vacunación de rutina en la infancia.

Hepatitis B

El virus de la hepatitis B (VHB), un ADN hepadenovirus, se transmite con más frecuencia en forma parenteral y tiene un período de incubación de 45-75 días. La presencia de antígeno de superficie del virus (HBsAg) implica infección con VHB. En la actual era de vacunación de rutina contra la hepatitis B y de un protocolo estándar para las mujeres embarazadas que tienen prueba positiva para el HBsAg, los pacientes afectados con más frecuencia en Estados Unidos son aquellos infectados al nacer en otro país o que no respondieron a la combinación de Ig de hepatitis B y vacuna, administradas a los niños nacidos en Estados Unidos de madres positivas. Estos niños suelen estar asintomáticos y tienen enzimas hepáticas normales, en el pasado se les denominaba «portadores». Actualmente, es posible la medición de la concentración del ADN viral de hepatitis B y la mayoría de estos pacientes tienen concentraciones altas y se comprende mejor si se dice que tienen «hepatitis B crónica en una fase inmunotolerante».

En los niños que se infectan después de la lactancia cuando su sistema inmunitario está maduro, la antigenemia aparece al principio de la enfermedad y tal vez disminuya antes de que desaparezcan los síntomas. Por tanto, se necesita un segundo marcador, como el anticuerpo central de la hepatitis B (anti-HBc), para confirmar el diagnóstico de infección aguda. Aunque el antígeno e de la hepatitis B (HBeAg) no es necesario para establecer el diagnóstico, es un marcador importante, indicativo de infectividad viral. Suelen presentarse cuando la enfermedad se adquirió al nacer, con la ausencia correspondiente del anticuerpo (HBeAb).

Con frecuencia, los adolescentes que adquieren la infección tienen evidencia clínica de fiebre, malestar general, anorexia, náuseas y vómitos. El 25% de los adolescentes está ictéricos. Hasta en el 10% de los casos predominan los síntomas extrahepáticos (complejo inmunitario). Una presentación frecuente es una enfermedad «semejante a la del suero» con urticaria, artritis, angioedema y exantema maculopapular. Otras presentaciones son nefritis, nefrosis, miocarditis y pancreatitis.

No se recomienda realizar tratamiento contra la hepatitis B en quienes tienen ALT normal, dada la eficacia limitada de los medicamentos disponibles para esta situación en la actualidad. El paciente debe evitar los medicamentos innecesarios y el consumo excesivo de alcohol y drogas, así como ha de vacunarse contra el VHA. Debe proporcionarse educación acerca de los modos de contagio. Quienes conviven con el paciente deben vacunarse, a menos que ya se sepa que tienen la infección o inmunidad natural. No existe razón para informar al personal de la escuela sobre el estado del niño, ya que deben estar ya instituidas las precauciones universales para la exposición a sangre y líquidos corporales. Si se eleva el nivel de ALT, debe considerarse hacer una biopsia hepática para evaluar mejor el grado de daño y el tratamiento con interferón o uno de los antivirales orales a largo plazo. Quienes presentan hepatitis B crónica deben someterse a una detección sistemática de carcinoma hepatocelular con α-fetoproteína cada año y a una ecografía hepática cada 2 años.

Hepatitis C

En Estados Unidos, el virus de la hepatitis C (VHC), un ARN flavivirus, causa la gran mayoría de los casos de hepatitis que no son ni A ni B. La transmisión se produce predominantemente por vía parenteral. Es posible que tenga lugar transmisión sexual y perinatal (con poca frecuencia) y quienes conviven con el paciente estén en riesgo. El anticuerpo contra VHC (anti-VHC) es indicativo de infección y de probable infectividad, pero no de inmunidad. No es protector. Debido a que existe una alta tasa de anti-VHC falsos positivos con el método de ensayo inmunoabsorbencia ligado a enzimas (ELISA), todos los resultados positivos deben ser confirmados con un inmunoensayo de *blot* recombinante o una prueba de RCP. Los lactantes nacidos de madres positivas deben hacerse la prueba pasados los 15 meses de vida (cuando el anticuerpo materno con potencial de confusión ya haya sido eliminado) y/o dos determinaciones del ARN de hepatitis C a los 2-6 meses de edad. Incluso si se encuentran resultados positivos, no debe considerarse el tratamiento en los lactantes, debido a la toxicidad de los medicamentos contra la hepatitis C en este grupo de edad, además de la incertidumbre acerca del curso natural de la enfermedad.

La mortalidad por la infección aguda es menor del 1%, pero la enfermedad crónica se produce en cerca del 50% de los casos infectados. Esta suele manifestarse con un patrón fluctuante de elevación de aminotransferasa, la cual se observa en cerca del 80% de los casos crónicos. Muchos pacientes con enfermedad crónica desarrollan hepatitis crónica, que conduce a cirrosis y hepatocarcinoma. De nuevo, el uso de interferón α y ribavirina en adultos con VHC activa crónica es prometedor y el uso en niños se considera de forma individualizada, dependiendo del genotipo del virus de la hepatitis C (algunos responden mucho mejor) y del grado de enfermedad. En la actualidad, se están estudiadndo muchos nuevos medicamentos contra la hepatitis C en adultos. Los pacientes con hepatitis C deben vacunarse contra el VHC, ya que están en riesgo de presentar un curso más grave.

OTRAS CAUSAS DE HEPATITIS CRÓNICA

Otras causas de inflamación hepática crónica son la esteatohepatitis relacionadas con la obesidad, hepatotoxicidad farmacológica y enfermedad de Wilson; deficiencia de antitripsina α-1, y hepatitis autoinmune, hemocromatosis, fibrosis quística, enfermedad celíaca y EII. Los términos hepatitis activa crónica y hepatitis persistente crónica ya no se utilizan.

Enfermedad de hígado graso

La enfermedad de hígado graso en la infancia ha aumentado a una velocidad alarmante en Estados Unidos y se ha acompañado de un grave y amplio aumento de la obesidad. Algunos de estos niños tienen una enfermedad más avanzada, que incluye fibrosis. El tratamiento consiste en favorecer una pérdida de peso, pero una estrategia más efectiva es la prevención de la obesidad infantil.

Hepatitis autoinmune

La hepatitis autoinmune afecta con más frecuencia a las mujeres adolescentes y jóvenes. El cuadro clínico es variable. Los pacientes afectados presentan: *1)* un ataque prolongado de una posible hepatitis viral; *2)* malestar general con o sin icteria, o *3)* hepatoesplenomegalia, que se identifica en una exploración de rutina. Asimismo, estas mujeres jóvenes tienen amenorrea (primaria o secundaria), acné, eritema nudoso, artritis o artralgia. Los trastornos extrahepáticos como tiroiditis, EII o nefritis están presentes en muchos casos.

Los pacientes con hepatitis autoinmune tienen concentraciones elevadas de ALT y AST. Además, tienen una elevación importante de las concentraciones séricas de IgG, que suelen detectarse en los paneles de química sanguínea de rutina cuando la proteína total está elevada y la albúmina es normal o baja. Se reconocen dos formas de hepatitis autoinmune: una en la que el anticuerpo antinuclear y/o el anticuerpo antimúsculo liso (tipo 1) están elevados y otra relacionada más frecuentemente con la elevación del anticuerpo macrosómico hígado-riñón (tipo 2).

Es posible diagnosticar hepatitis activa crónica autoinmune mediante una biopsia hepática; una reacción inflamatoria de células plasmáticas y linfocitos se extiende más allá del área porta, erosionando la placa limitante de los hepatocitos, lo que causa necrosis (parcelar) hepatocelular individual. Si la necrosis celular está más avanzada, como a menudo se observa en el momento del diagnóstico, las áreas de necrosis son reemplazadas por fibrosis. El tratamiento con corticosteroides orales y 6-mercaptopurina (como un agente ahorrador de prednisona) es efectivo en muchos casos. La progresión a cirrosis se produce a pesar de una buena respuesta bioquímica al tratamiento y con el tiempo hace necesario el trasplante hepático.

Enfermedad de Wilson

La enfermedad de Wilson (degeneración hepatolenticular), un trastorno autosómico recesivo, es provocado por una acumulación excesiva de cobre en el hígado, en el cerebro, en los ojos, en los riñones y en los huesos. El gen anormal que causa este trastorno se localiza en el cromosoma 13 y lleva al deterioro del transporte del cobre fuera del hígado y hacia la bilis, donde se excretaría con normalidad. Aunque la acumulación de cobre en los tejidos empieza en la infancia, la enfermedad clínica antes de los 6 años es rara. Sin embargo, cerca del 50% de los pacientes desarrolla síntomas a los 15 años de edad. Entre las manifestaciones clínicas se encuentran hepatoesplenomegalia e icteria en los niños y, en los pacientes mayores, anemia hemolítica con prueba de Coombs negativa, deterioro de la conducta neuropsiquiátrica y acidosis tubular renal. Los anillos de Kayser-Fleischer (cambio de coloración dorada en la región límbica de la córnea) son frecuentes y se diagnostican mediante una exploración con lámpara de hendidura.

No existe una sola prueba diagnóstica de la enfermedad de Wilson y el estudio diagnóstico suele ser frustrante. Sin embargo, es necesario explorar todas las posibilidades si se sospecha la enfermedad, ya que el tratamiento es muy efectivo. Las concentraciones bajas de cobre y ceruloplasmina séricos indican el diagnóstico, aunque es posible que ambas sean normales. La cuantificación de la concentración del cobre urinario, que suele estar muy elevado en este trastorno, es la mejor prueba de detección, además de la exploración con lámpara de hendidura. Una vez establecido el diagnóstico, debe iniciarse el tratamiento con D-penicilamina (un quelante del cobre) o trientina. Entre las opciones de mantenimiento también está el cinc oral. El pronóstico depende del diagnóstico temprano y de la eliminación efectiva del exceso de cobre.

Deficiencia de antitripsina α-1

La deficiencia de antitripsina α-1 homocigótica es un trastorno autosómico recesivo relacionado con colestasis neonatal y hepatopatía de la infancia con hepatitis crónica y enfisema de inicio temprano en el adulto. La antitripsina α-1, una glucoproteína producida por los hepatocitos, inhibe la tripsina, la elastasa pancreática y las proteasas ácidas de los macrófagos alveolares. La actividad proteolítica sin inhibición de estas enzimas frente al trastorno causa lesión hepática, pulmonar o pancreática. El diagnóstico se establece a partir de la medición de las concentraciones de antitripsina α-1 o mediante un fenotipo del sistema inhibidor de la proteasa. La forma anormal de la A1AT que se encuentra en la enfermedad está atrapada en el hígado, de tal manera que el exceso de A1AT suele identificarse en las biopsias hepáticas frente a la deficiencia en otros sitios. En la actualidad no existe tratamiento, pero el trasplante de hígado es una opción terapéutica en los casos con compromiso hepático grave.

Enfermedad pancreática

Las enfermedades del páncreas exocrino son relativamente poco frecuentes en los niños. Muchas de las enfermedades pediátricas que afectan al páncreas son provocadas por errores congénitos del metabolismo, como fibrosis quística y síndrome de Shwachman-Diamond (insuficiencia pancreática, neutropenia cíclica, disostosis y retraso del crecimiento).

La **pancreatitis** puede ser secundaria a obstrucción del conducto o inflamación del parénquima, lo que causa liberación de las proteasas que causan más inflamación y edema. Entre las causas se encuentran agentes infecciosos (p. ej., paperas, virus de Epstein-Barr, Coxsackie B), medicamentos (p. ej., ácido valproico, L-asparraginasa, prednisona, 6-mercaptopurina), traumatismo, litiasis vesicular o algunas enfermedades, como la fibrosis quística. La pancreatitis recurrente es indicativa de anomalías en el metabolismo de los triglicéridos, un defecto anatómico como un páncreas dividido (un fallo de la fusión dorsal y ventral del páncreas embrionario) o un trastorno genético (p. ej., fibrosis quística). Cuando se observa la recurrencia de la pancreatitis sin una causa obvia, debe realizarse una colangiopancreatografía mediante RM para identificar las estenosis de los conductos y otras anomalías estructurales, así como otras pruebas en busca de fibrosis quística y otras causas genéticas de pancreatitis.

Los pacientes con pancreatitis con frecuencia tienen una apariencia tóxica, con dolor epigástrico intenso, náuseas y vómitos. Entre los hallazgos de laboratorio están elevación de las concentraciones de amilasa y lipasa de, por lo menos, dos a tres veces el límite normal superior. La ecografía abdominal o la TC son útiles. El tratamiento se dirige al reemplazo masivo de líquidos y al control del dolor como parte de la atención de soporte general. El reposo de intestino y la descompresión nasogástrica rara vez son necesarias. En la actualidad se prefiere la alimentación nasoyeyunal en vez de la nutrición parenteral total para proporcionar los nutrientes. Es posible que se formen seudoquistes y los grandes requieren ser drenados o intervenidos quirúrgicamente.

Peritonitis

La peritonitis se define como la inflamación química o infecciosa del recubrimiento peritoneal de la cavidad abdominal. La peritonitis infecciosa puede ser primaria o secundaria. Las manifestaciones clínicas son fiebre, dolor abdominal intenso y vómitos. Sin embargo, los corticosteroides las suprimen. El diagnóstico se establece mediante paracentesis abdominal, que revela los organismos y muchos leucocitos.

La **peritonitis primaria,** también denominada peritonitis espontánea o idiopática, es una infección de la cavidad peritoneal en la que la fuente de infección se encuentra fuera del abdomen y llega a él a través de diseminación hematógena o linfática. La mayoría de los casos de peritonitis primaria en los niños se producen en pacientes con síndrome nefrótico o cirrosis. Las bacterias responsables habituales en la peritonitis primaria son *Streptococcus pneumoniae* y organismos entéricos gramnegativos, como *E. coli* y *Klebsiella pneumoniae.*

La **peritonitis secundaria** es una respuesta inflamatoria a la rotura de una víscera abdominal, derrame de un absceso abdominal (p. ej., con la apendicitis), traumatismo o accidente vascular. Los organismos entéricos gramnegativos *E. coli* y los anaeróbicos como *Bacteroides fragilis* son los patógenos que se encuentran con más frecuencia. El tratamiento consiste en antibióticos adecuados.

LECTURAS RECOMENDADAS

Constipation Guideline Committee: Clinical practice guideline: Evaluation and treatment of constipation in infants and children: Recommendations of the North American Society for Pediatric Gastroenterology and Nutrition. *J Pediatr Gastroenterol Nutr* 43:e1–e3, 2006.

Feranchak AP, Sokol RJ: Medical and nutritional management of cholestasis in infants and children. In: *Liver Disease in Children*, 3rd ed. Edited by Suchy FJ, Sokol RJ, Balistreri WF. Cambridge, UK: Cambridge University Press, 2007, pp 190–231.

Hill ID, Dirks MH, Liptak GS, et al: Clinical guideline for diagnosis and treatment of celiac disease in children: Recommendations of the North American Society for Gastroenterology, Hepatology and Nutrition. *J Pediatr Gastroenterol Nutr* 40:1–19, 2005.

Hyman PE, Milla PJ, Benninga MA, et al: Childhood functional gastrointestinal disorders: Neonate/toddler. *Gastroenterology* 130:1519–1526, 2006.

Lowe ME, Greer JB: Pancreatitis in children and adolescents. *Curr Gastroenterol Rep* 10:128–135, 2008.

Mieli-Vergan G, Vergan D: Autoimmune paediatric liver disease. *World J Gastroenterol* 14:3360–3367, 2008.

Moyer V, Freese DK, Whitington PF, et al: Guideline for the evaluation of cholestatic jaundice in infants: Recommendations of the North American Society for Gastroenterology, Hepatology and Nutrition. *J Pediatr Gastroenterol Nutr* 39:115–128, 2004.

Resquin A, Di Lorenzo C, Forbes D, et al: Childhood functional gastrointestinal disorders: Child/adolescent. *Gastroenterology* 130:1527–1537, 2006.

Rufo PA, Bousvaros A: Challenges and progress in pediatric inflammatory bowel disease. *Curr Opin Gastroenterol* 23:406–412, 2007.

Shah U, Kelly D, Chang MH, et al: Management of chronic hepatitis B in children. *J Pediatr Gastroenterol Nutr* 48:399–404, 2009.

Vandenplas Y, Rudolph CD, Di Lorenzo C, et al: Pediatric gastroesophageal reflux clinical practice guidelines: Joint recommendations of the North American Society for Gastroenterology, Hepatology and Nutrition (NASPGHAN) and the European Society for Gastroenterology, Hepatology and Nutrition (ESPGHAN). *J Pediatr Gastroenterol Nutr* 49:498–547, 2009.

Vlieger AM, Benninga M: Chronic abdominal pain, including functional abdominal pain, irritable bowel syndrome and abdominal migraine. In: *Walker's Pediatric Gastrointestinal Disease*, 5th ed. Edited by Kleinman R, et al. Hamilton, Ontario: BC Decker, Inc, 2008, pp 715–728.

Zein NN: Hepatitis C in children: Recent advances. *Curr Opin Pediatr* 19:570–574, 2007.

16

Hematología y oncología

Gary V. Dahl y Michael R. Jeng

HEMATOLOGÍA

Los trastornos hematológicos de los niños comprenden los componentes celulares (eritrocitos, leucocitos y las plaquetas) o plasmáticos (factores de coagulación) de la sangre. La fisiopatología que subyace la mayoría de los trastornos hematológicos se basa en la vida media limitada de las células sanguíneas derivadas de la médula ósea. Los eritrocitos sobreviven en la circulación 120 días, las plaquetas, cerca de 5-10 días, y los neutrófilos, sólo 1-2 días. Las células viejas mueren o el sistema reticuloendotelial las extrae de la circulación. A las células en etapa terminal no les es posible reemplazarse a sí mismas. (En contraste, los linfocitos, suelen ser longevos y viajan en la sangre, los vasos linfáticos y los tejidos.) Debido a la vida media limitada de los eritrocitos, de las plaquetas y de los neutrófilos, la médula ósea debe producir células nuevas constantemente. Las anomalías que se producen en cualquier etapa de este proceso provocan diversas presentaciones clínicas.

La hematopoyesis se lleva a cabo en la médula ósea como una serie de pasos programados y ordenados en la cual las células sanguíneas maduras se producen a partir de progenitoras inmaduras. La mayoría de las células en la médula ósea están **comprometidas** con una estirpe hematopoyética; han adquirido características de la estirpe adecuada (p. ej., hemoglobina para los eritrocitos, gránulos primarios y secundarios para los neutrófilos). Estas **precursoras**, en las que se reconocen las características de diferenciación hacia células sanguíneas maduras, pierden de manera progresiva su capacidad de proliferarse conforme maduran. Las células menos maduras en la médula ósea, las progenitoras, están comprometidas a una o más estirpes hematopoyéticas, pero no se han diferenciado morfológicamente. Las células troncales son las progenitoras menos maduras y son capaces de diferenciarse en todas las estirpes hematopoyéticas (**pluripotencialidad**) y les es posible reemplazarse a sí mismas (autorrenovación).

Las progenitoras, que son extremadamente raras, representan menos de 1/10 000 células nucleadas de la médula ósea. Se denominan **células troncales hematopoyéticas.** Una sola de ellas puede originar más de 1 000 000 de células sanguíneas maduras.

Cualquier tipo de interferencia en la supervivencia de las células sanguíneas maduras o la producción de nuevas células sanguíneas provoca enfermedad. La función de las células sanguíneas es anormal en algunas de las enfermedades hereditarias. Estos trastornos genéticos son el resultado de mutaciones que afectan a la capacidad de los eritrocitos de realizar el intercambio gaseoso, a la capacidad de los neutrófilos de matar microorganismos o a la capacidad de las plaquetas de formar los coágulos sanguíneos primarios.

El componente acelular de la sangre contiene muchas proteínas esenciales: los factores de coagulación que se requieren para la coagulación de la sangre, las inmunoglobulinas que sirven como anticuerpos y las proteínas del complemento que se usa para la lisis de organismos que se han unido a los anticuerpos. Gran parte de la hematología e inmunología pediátrica versa sobre los errores congénitos que provocan una disfunción de estas proteínas importantes. También se producen enfermedades adquiridas que causan el consumo de estas proteínas.

TRASTORNOS DE LAS CÉLULAS SANGUÍNEAS

Los trastornos de las células sanguíneas se clasifican en cuantitativos, cualitativos o ambos.

- La mayoría de las consultas de hematología pediátrica tienen que ver con **trastornos cuantitativos,** debidos a problemas por una disminución de la producción de células sanguíneas desde la médula ósea o por un aumento en la pérdida de células sanguíneas desde la circulación (fig. 16-1). En los niños, los recuentos anormalmente bajos son más frecuentes que los altos (es decir, la anemia y trombocitopenia son más frecuentes que la policitemia y la trombocitosis).
- Los **trastornos cualitativos** se deben a anomalías inherentes a las células sanguíneas mismas y son menos frecuentes. Sin embargo, a menudo también conducen a problemas cuantitativos (es decir, anemia hemolítica debida a una anomalía cualitativa en la hemoglobina como anemia de células falciformes).

Un acercamiento cuantitativo a las anomalías hematológicas

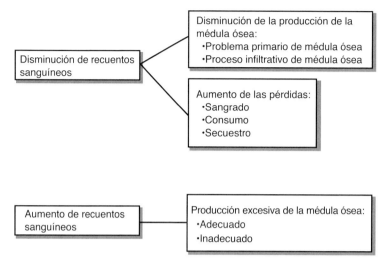

FIGURA 16-1. Importancia de las anomalías cuantitativas en los recuentos sanguíneos.

ANEMIA

La **anemia** consiste en unos niveles de hemoglobina o de hematócrito o **recuento de eritrocitos** bajos. Se clasifica mediante la estrategia analizada antes de producción-destrucción, y una estrategia basada en la apariencia de los eritrocitos en el frotis de sangre periférica y los parámetros de los eritrocitos como **volumen corpuscular medio (VCM)** y **concentración media de hemoglobina corpuscular (CHCM)**. Debido a que los valores de los parámetros de los eritrocitos varían con la edad, el pediatra debe estar atento y conocer los rangos normales para la edad antes de determinar que un niño presenta anemia macrocítica, normocítica o microcítica.

Evaluación clínica y estudios de laboratorio

Historia clínica

En la evaluación de los niños con anemia, es esencial obtener una historia clínica detallada. Es necesario preguntar por los antecedentes familiares de anemia, por la necesidad de transfusiones en familiares o antecedentes que indiquen hemólisis crónica (p. ej., esplenectomía o colecistopatía). Son esenciales los antecedentes dietéticos para determinar si la ingesta de hierro, folato y vitamina B_{12} es adecuada. En los niños que empiezan a caminar, es importante obtener una historia detallada sobre la cantidad de ingesta de leche, así como realizar preguntas específicas sobre la presencia de pica. La pica, o el hábito de morder tierra, papel, hielo u otro material, se observa a menudo en la anemia por deficiencia de hierro. La historia clínica debe incluir también la evaluación de una posible exposición a plomo. Las personas *vegan* (vegetarianos que no consumen ningún producto animal o lácteos) desarrollan deficiencia de folato. Además, el inicio de hemodiálisis en niños con **deficiencia de glucosa 6-fosfato deshidrogenasa (G6PD)** en ocasiones se relaciona con ingesta de ciertos alimentos (p. ej., habas) o exposición a naftaleno (bolitas de naftalina antipolilla). Es adecuado plantear preguntas sobre la existencia de melena, rectorragia, hematemesis o dolor abdominal; es posible que indiquen un sangrado crónico desde el tubo digestivo. En las niñas adolescentes, es importante investigar sobre sangrado menstrual excesivo. En ocasiones, los pacientes con anemia hemolítica mencionan antecedentes de orina de color oscuro e ictericia. Es posible que los familiares no reconozcan la palidez, ya que esta se desarrolla gradualmente. Los síntomas de fatiga, disnea y aumento de frecuencia cardíaca también suelen estar presentes y ayudan a determinar la causa de la anemia.

Exploración física

Entre los signos físicos de anemia se encuentran palidez de la piel, mucosa oral, conjuntivas y lechos ungueales. Los lactantes con anemia por deficiencia de hierro secundaria al consumo excesivo de leche con frecuencia presentan sobrepeso. Es posible que se produzca taquicardia como una respuesta fisiológica a la anemia, y los pacientes suelen desarrollar también un soplo de flujo sistólico. La presencia de ictericia es un signo de hemólisis. La apariencia facial de los niños con talasemia, no tratados, está alterada por un aumento de la producción de la médula ósea (expansión medular). Los niños con anemia de Fanconi a menudo tienen microcefalia, una facies inusual semejante a un ave, anomalías en los pulgares y manchas café con leche, además de ser pequeños para su edad. Los pacientes con anemia de Diamond-Blackfan (ADB), una forma de anemia congénita debida a la falta de producción de eritrocitos, son pequeños para la edad gestacional y para la edad por retraso del crecimiento, presentan anomalías en el pulgar y es posible que tengan labio y paladar hendidos. Es importante observar con cuidado en busca de adenopatías; son indicativas de infección o de neoplasia maligna. La exploración abdominal debe orientarse a determinar la presencia de hepatoesplenomegalia, adenopatía, masa o dolor a la palpación. La exploración de las extremidades es importante para el diagnóstico de varias causas subyacentes de anemia. Los niños con artritis y una anemia secundaria tal vez presenten un trastorno sistémico reumático, oncológico o infeccioso. Aquellos con anemia de Fanconi suelen tener ausencia o hipoplasia de pulgares. Los niños con enfermedad de células falciformes tienen extremidades con signos de tumefacción aguda o dolor a la palpación debido a drepanocitosis u osteomielitis.

Es importante observar que los signos y síntomas de anemia varían según el grado de anemia y la rapidez con la cual se desarrolló. Cuando la anemia se desarrolló a lo largo de un tiempo, es más probable que aparezcan palidez, fatiga, cefalea y lipotimia. Cuando el inicio de la anemia es bastante agudo, son más frecuentes los síntomas cardiovasculares relacionados con una reducción de la capacidad de transportar oxígeno y la hipoxia tisular resultante. En la anemia por deficiencia de hierro, que se produce muy gradualmente, a menudo no hay cambio en la frecuencia cardíaca o existe muy poca fatiga.

Estudios de laboratorio

Un **hemograma** con parámetros de eritrocitos (a menudo denominados índices de glóbulos rojos), frotis de sangre periférica y recuento de reticulocitos forma parte de la evaluación inicial. El recuento de reticulocitos y la amplitud de distribución de los eritrocitos (RDW, del inglés *red distribution width*, o RCDW, del inglés *red cell distribution width*) ayudan a determinar si la anemia se debe a una mala producción o un aumento en la destrucción de eritrocitos. Para evaluar en busca de anemia hemolítica, deben estar elevados los niveles de hemoglobina libre plasmática, bilirrubina indirecta sérica y lactato deshidrogenasa (LDH), mientras que el de haptoglobina está disminuido, ya que esta es un depurador de hemoglobina. Una prueba de Coombs identifica los anticuerpos contra eritrocitos, la fragilidad osmótica del eritrocito para buscar anomalías de la membrana del eritrocito y mediciones enzimáticas de eritrocitos en busca de un defecto enzimático. Una vez que el diagnóstico diferencial se ha generado a partir de la evaluación clínica, deben solicitarse con sensatez un hemograma y un frotis de sangre periférica. Los estudios de laboratorio para la anemia se expresan como un algoritmo (fig. 16-2).

Diagnóstico diferencial

Las anemias en los niños se clasifican en términos de disminución de la producción de eritrocitos, aumento de la destrucción de eritrocitos, secuestro de los eritrocitos o sangrado (tabla 16-1). Además, este grupo de trastornos se organiza de manera un poco diferente con las mismas categorías primarias (tabla 16-2).

Manejo

El tratamiento de la anemia se basa en la causa subyacente, el grado de anemia y el estado clínico del paciente. La estrategia del manejo de la anemia tiene dos vertientes. Por un lado, debe evaluarse la gravedad de la situación en busca de la necesidad de intervenciones inmediatas como transfusiones de sangre u otros cuidados de mantenimiento. Por otro, debe determinarse la causa de la anemia. Con frecuencia, la mayoría de los niños con anemia que acuden al pediatra general no tienen una enfermedad grave, y el primer paso es una determinación cuidadosa de la etiología.

Anomalías de la producción de eritrocitos

Las anemias debidas a una disminución de la producción de eritrocitos se deben a deficiencia de sustancias necesarias para la síntesis de eritrocitos (hierro, vitamina B_{12} o folato), la exposición a toxinas como plomo, supresión de producción (como la relacionada con los virus, la cual tal vez sea el mecanismo de la **eritroblastopenia temporal de la infancia [ETI]**), o un fallo primario de la eritropoyesis **(Diamond-Blackfan anemia o anemia aplásica adquirida).**

ANEMIA POR DEFICIENCIA DE HIERRO. Clásicamente, la causa de la anemia por deficiencia de hierro en los niños es la ingesta inadecuada de hierro. El cuadro clínico suele ser el de un niño que empieza a caminar que bebe grandes cantidades de leche de vaca en biberón y come poco alimento sólido. La falta de hierro en la leche de vaca, combinada con la exclusión de alimentos ricos en hierro y sangrado microscópico crónico en el tubo digestivo (que se cree que es producido por la esfacelación de microvellosidades debido a la inflamación relacionada con la exposición a la proteína de la leche) conduce a **anemia microcítica e hipocrómica.** El niño suele estar bastante anémico, con concentraciones de hemoglobina hasta de 1-2 g/dl y, aun así, habitualmente está hemodinámicamente estable debido al inicio gradual y a la capacidad corporal de compensar una disminución crónica de la capacidad de transporte de oxígeno.

Un acercamiento diagnóstico a la anemia

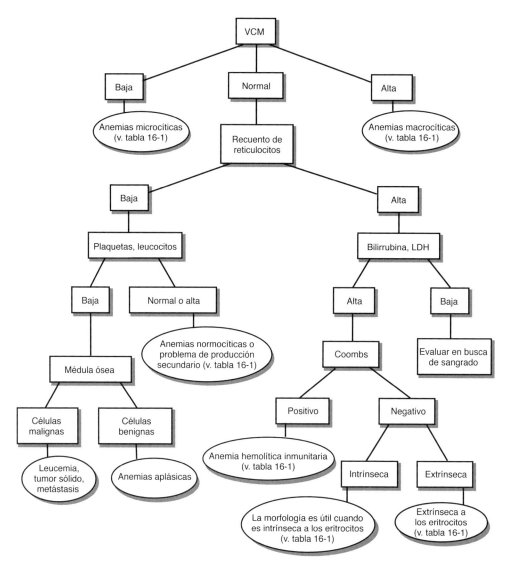

FIGURA 16-2. Estrategia diagnóstica para la anemia. Los recuadros representan las pruebas diagnósticas y sus resultados. Los óvalos representan los diagnósticos. LDH, lactato deshidrogenasa; VCM, volumen corpuscular medio.

Además de una historia dietética minuciosa, son necesarios los estudios de laboratorio que evalúan el estado del hierro sérico, la ferritina (una medida de las reservas de hierro) y la capacidad de fijación de hierro total (tabla 16-3). Dependiendo del estado clínico del niño, si la deficiencia de hierro es la causa, el inicio de complementos de hierro oral provocan una **reticulocitosis** en el transcurso de varios días y una elevación del nivel de hemoglobina. Debe considerarse también la posibilidad de que se haya producido un **envenenamiento por plomo,** ya que a menudo la deficiencia de hierro se observa en niños que también han sufrido una intoxicación por plomo.

En ocasiones es difícil distinguir entre la deficiencia de hierro y el **rasgo de talasemia.** El **índice de Mentzer** ayuda en el diagnóstico del rasgo de talasemia durante la evaluación de anemia macrocítica.

> 📖 **Dato relevante:** El índice de Mentzer, que es la proporción del VCM con el número de eritrocitos, es útil como una prueba de cribado para diferenciar entre deficiencia de hierro y talasemia. Si VCM/eritrocitos es menor de 10, lo más probable es que se trate de talasemia; si es mayor de 14, es más probable que exista deficiencia de hierro. Los valores entre 10 y 14 se consideran inespecíficos.

TABLA 16-1

Clasificación de la anemia

Producción

Producción primaria

Microcítica
Deficiencia de Fe
Envenenamiento por plomo
Talasemia[a]
Deficiencia de 5'nucleotidasa

Macrocítica
Deficiencia de folato, vitamina B_{12}
Anemia de Diamond-Blackfan[b]
Síndrome mielodisplásico

Normocítica
Supresión viral
Eritroblastopenia temporal de la infancia
Anemia de Diamond-Blackfan[b]
Anemia aplásica
Insuficiencia renal

Producción secundaria
Enfermedad infiltrativa (leucemia, metástasis de tumores sólidos)

Destrucción (hemólisis)

Intrínseca de los eritrocitos

Hemoglobinopatía
Síndromes de células falciformes
Talasemia[a]
Otras hemoglobinas inestables

Membrana
Esferocitosis hereditaria
Eliptocitosis hereditaria

Enzimática
Deficiencia de glucosa-6-fosfato deshidrogenasa (G6PD)
Deficiencia de cinasa de piruvato
Deficiencia de reductasa de glutatión

Extrínseca a los eritrocitos
Inmunitaria
Autoinmune
Idiopática
Secundaria
Relacionada con infección
Inducida por medicamento
Relacionada con otras enfermedades autoinmunes (p. ej., lupus eritematoso sistémico)

Incompatibilidad ABO/Rh

No inmunitaria

continúa

TABLA 16-1

Clasificación de la anemia (*continuación*)

      Microangiopática
         Septicemia
         Coagulación intravascular diseminada
         Síndrome urémico-hemolítico, púrpura trombocitopénica trombótica
         Prótesis de válvula cardíaca

    Hiperesplenismo

Sangrado

[a] La talasemia se incluye tanto en las categorías de producción como de destrucción.
[b] La anemia de Diamond-Blackfan puede ser macrocítica o normocítica.

Las enfermedades coexistentes (p. ej., hemólisis) que alteran los valores de eritrocitos invalidan el índice de Mentzer como herramienta diagnóstica. Otros estudios útiles son las pruebas séricas para determinar las reservas de hierro y la cuantificación de los subtipos de hemoglobina mediante electroforesis de hemoglobina (v. tabla 16-2). Una vez que se descartó deficiencia de hierro, el diagnóstico de talasemia β depende de las mediciones de las concentraciones de HgA_2 y HgbF. Los pacientes con rasgo de talasemia α (dos deleciones génicas) tendrán un patrón de hemoglobina normal, y el diagnóstico a menudo se hace por exclusión. Las pruebas de ADN se realizan en busca del rasgo de talasemia α, aunque no seleccionan todas las mutaciones, por lo que un antecedente de falta de respuesta a la complementación con hierro, estudios de hierro normales y tal vez antecedentes familiares o comprobación de macrocitosis en uno de los padres apoya este diagnóstico.

ANEMIA POR DEFICIENCIA DE VITAMINA B_{12} O FOLATO. Las deficiencia de vitamina B_{12} o folato, las cuales se relacionan con **anemia macrocítica (megaloblástica)**, se observan con menos frecuencia en pediatría que las de deficiencia de hierro. La deficiencia de vitamina B_{12} es provocada por una ingesta dietética inadecuada (p. ej., dieta vegana) o absorción intestinal inadecuada de la vitamina B_{12} (p. ej., enfermedad inflamatoria intestinal, resección quirúrgica del íleon terminal, defecto genético en el factor intrínseco o infecciones parasitarias raras). La deficiencia de folato también es resultado de la ingesta dietética inadecuada (consumo de leche de cabra en vez de leche de vaca) o absorción intestinal inadecuada (enfermedad inflamatoria intestinal). El tratamiento consiste en la administración de vitamina B_{12} o folato por vía oral o intramuscular. Los estudios de laboratorio de las concentraciones séricas de vitamina B_{12} y las concentraciones de folato en los eritrocitos son útiles, al igual que la prueba de ácido metilmalónico en suero y las concentraciones de homocisteína en busca de deficiencia de vitamina B_{12}. Las concentraciones séricas de folato a menudo reflejan la ingestión dietética reciente y son menos diagnósticas que las de folato en los eritrocitos

TABLA 16-2

Clasificación alternativa de las anemias debidas a anomalías en la producción

Anemia debida a deficiencias de sustrato

    Anemia por deficiencia de hierro

    Deficiencia de vitamina B_{12} o folato

Anemia debida a supresión de la producción

    Temporal o adquirida
        Eritroblastopenia temporal de la infancia
        Crisis aplásica debida a parvovirus B19

    Congénita
        Anemia de Diamond-Blackfan
        Anemia sideroblástica
        Deficiencia de 5' nucleotidasa

    Otros trastornos
        Proceso infiltrativo de médula ósea
        Anemia de la enfermedad crónica

TABLA 16-3

Estudios de laboratorio de la anemia por deficiencia de hierro y el rasgo de talasemia β

Característica	Anemia por deficiencia de hierro	Rasgo de talasemia β
VCM/eritrocitos (índice de Mentzer)[a]	>14	<10
Morfología de los eritrocitos	Hipocromía	Dianocitos/hipocromía
Hierro sérico	Disminuido	Normal
Capacidad de fijación de hierro	Aumentada	Normal
% de saturación	Disminuido	Normal
Ferritina sérica	Baja	Normal
Hemoglobina A$_2$	Normal o disminuida	Aumentada
Hemoglobina F	Normal	Normal o aumentada

[a] Índices entre 10-14 son indeterminados

VCM, volumen corpuscular medio.

SUPRESIÓN TEMPORAL O ADQUIRIDA DE LA PRODUCCIÓN DE ERITROCITOS. Se sospecha que la causa de la ETI es la supresión temporal de la producción de eritrocitos como respuesta anormal a una infección viral. Varios virus se han relacionado con este trastorno (p. ej., virus del herpes humano 6). Los niños con ETI requieren transfusión si presentan valores de hemoglobina muy bajos sin evidencia de reticulocitosis. Si no se produce reticulocitosis después de varias semanas, debe procederse a la evaluación en busca de otras causas de anemia hipoplásica.

 Dato relevante: Los niños con anemia hemolítica crónica (p. ej., anemia de células falciformes, esferocitosis hereditaria) que dependen de un recuento alto de eritrocitos para mantener su hemoglobina están en riesgo de presentar una anemia más grave o una crisis aplásica cuando se detiene la reticulocitosis como resultado de una infección viral. Lo clásico es que se deba a infección con **parvovirus B19**, el cual causa un período breve (normalmente 5-7 días) de reticulopenia. No es típico que la ETI se deba a parvovirus B19.

SUPRESIÓN CONGÉNITA DE LA PRODUCCIÓN DE ERITROCITOS. Las anemias congénitas son raras y la más frecuente de ellas es la **anemia de Diamond-Blackfan** (ADB). Esta se manifiesta como una anemia normocítica o macrocítica, y suele presentarse en el primer año de vida. En cerca del 25% de los casos se acompaña de anomalías físicas (las más frecuentes son las del radio y del pulgar y, en ocasiones, en la cara y en la cabeza). Estudios recientes en un subgrupo de pacientes con ADB han mostrado una anomalía en la proteína ribosómica codificada en el cromosoma 19, mientras que otros han mostrado vinculación con el cromosoma 8. La aspiración o biopsia de la médula ósea, que está justificada si se sospecha ADB, muestra una reducción importante de los precursores de los eritrocitos. Además, las concentraciones de adenosina-desaminasa en el eritrocito a menudo se encuentran elevadas en la ADB, lo que ayuda a establecer el diagnóstico. El tratamiento para los pacientes con este trastorno incluye terapia con corticosteroides, transfusión crónica y trasplante de médula ósea (TMO) alogénico. Otras anemias congénitas debidas a la falta de producción de eritrocitos son la anemia sideroblástica y la deficiencia de 5'nucleotidasa, las cuales son aún más raras.

CAUSAS SECUNDARIAS DE SUPRESIÓN DE LA PRODUCCIÓN DE ERITROCITOS. La infiltración del espacio de la médula ósea interfiere en la producción de eritrocitos. Esto suele relacionarse también con leucopenia y trombocitopenia. Enfermedades como leucemia, metástasis de tumores sólidos o trastornos raros del estroma de la médula ósea (p. ej., osteopetrosis) se diagnostican con estudios de médula ósea.

La **anemia de las enfermedades crónicas,** que suele ser normocítica, debe ser sólo un diagnóstico de exclusión en los pacientes con enfermedad crónica cuando no existe otra explicación para la anemia. Aunque las reservas de hierro sean anormales, la ferritina sérica a menudo está aumentada debido a inflamación causada por el trastorno subyacente. El proceso inflamatorio no permite la utilización de las reservas de hierro y, por ello, se desarrolla reticulocitopenia.

Anomalías debidas al aumento de la destrucción de eritrocitos

La hemólisis, o destrucción de eritrocitos, es el resultado de una variedad de causas. Las anemias hemolíticas están marcadas por eritrocitos con una vida media más corta. Normalmente, los eritrocitos sobreviven en la circulación durante 120 días. Cuando el sistema reticuloendotelial retira las células viejas de la circulación, el hierro contenido en la hemoglobina se recicla. El **recuento de reticulocitos** normal del 0.8-1% refleja la necesidad de reemplazar cerca de 1/120 del volumen de eritrocitos cada día. Si la capacidad de producción de la médula ósea es normal, las anemias hemolíticas provocan un aumento de la concentración de reticulocitos. Las enfermedades que acortan la vida media del eritrocito son **intrínsecas** o **extrínsecas** al mismo. Entre los factores intrínsecos que conducen a hemólisis se encuentran las mutaciones de las cadenas de hemoglobina que causan anomalías cuantitativas de cadenas de globina específicas (síndromes de talasemia) o anomalías cualitativas de las cadenas de globina (síndrome de drepanocitosis), anomalías de la membrana (esferocitosis y eliptocitosis hereditarias) y anomalías de las enzimas del eritrocito (deficiencias de G6PD y cinasa del piruvato). Entre los factores extrínsecos que conducen a hemólisis se encuentran hemólisis mediada por anticuerpos (anemia hemolítica autoinmune), un bazo crecido que produce secuestro de los eritrocitos, causas de hemólisis microangiopática como una coagulación intravascular diseminada (CID) o púrpura trombocitopénica trombótica (PTT), síndrome urémico hemolítico (SUH) y prótesis de válvulas cardíacas.

TALASEMIAS. Las talasemias son la enfermedad de un solo gen más frecuente en los humanos. Son un grupo de desórdenes heterogéneos de la síntesis de hemoglobina que se caracteriza por la ausencia o reducción de la producción de las cadenas α o β de globina. Si no se equilibra la producción de proteínas α y β, entonces resulta una hemoglobina anormal por la agregación excesiva de cadenas. La hemoglobina anormal que se produce en los eritrocitos en desarrollo es inestable y, por ello, muere prematuramente en la médula ósea (lo que se denomina eritropoyesis inefectiva). La anemia resultante conduce a un aumento del estímulo de producción de eritrocitos y de los precursores de los eritrocitos en la médula ósea, así como en el bazo y en el hígado (hematopoyesis extramedular). La hemoglobina inestable conduce también a una hemólisis crónica, como lo evidencian los signos de aumento de la bilirrubina (ictericia).

Las talasemias se clasifican sobre la base de la producción de las cadenas defectuosas de globina α o β. El grado de la enfermedad clínica depende del número de genes normales presentes. El ser humano normal tiene cuatro genes para la globina α (cromosoma 16) y dos genes para la globina β (cromosoma 11). Los pacientes con **talasemia** α tienen una deleción de uno o más de los cuatro genes de globina α. Los pacientes con una deleción se denominan **portadores silenciosos** y no tienen anomalías hematológicas, mientras que aquellos con dos deleciones génicas tienen el **rasgo de talasemia** α y generalmente muestran una anemia leve con macrocitosis. Los pacientes con tres deleciones tienen una anemia microcítica más grave y se dice que tienen talasemia α o enfermedad de hemoglobina H debido a la presencia de hemoglobina H (tetrámero de cuatro globinas β). La deleción de los cuatro genes suele provocar muerte fetal debido a hidropesía fetal **(síndrome de hidropesía fetal por hemoglobina Bart).** La hemoglobina Bart es un homotetrámero que consiste en cuatro cadenas γ, que se forman porque no se produce ninguna cadena α.

Al nacer, la principal hemoglobina es la hemoglobina fetal, que está compuesta por dos cadenas de globina α y dos de globina γ. En contraste con el gen de globina α, la globina β no se expresa hasta después del nacimiento, cuando disminuye la producción de globina γ. Las concentraciones de hemoglobina adulta, compuesta por dos cadenas de globina α y dos de globina β, son bajas al nacer y aumentan gradualmente a lo largo de los primeros meses de vida, por lo que los síntomas de la **talasemia** β no suelen ser evidentes hasta después de los 6 meses de edad. De manera similar a la talasemia α, la gravedad está relacionada con el número de genes eliminados; sin embargo, existen sólo dos genes de globina β. Para complicar más la situación, algunos de los genes de globina β defectuosa no producen nada de globina β (talasemia β^0), mientras que otros producen cantidades intermedias de globina β (talasemia β^+). Los pacientes que son heterocigóticos para una deleción de globina β tienen **talasemia** β **menor** con una anemia microcítica de leve a moderada que no suele requerir transfusión. Los pacientes monocigóticos tienen **talasemia** β **mayor (anemia de Cooley)** y sufren de anemia más grave y hepatoesplenomegalia, que se desarrolla dentro del primer año de vida. Si los pacientes no reciben tratamiento con transfusiones regulares de eritrocitos, entonces la expansión del espacio de la médula ósea y del bazo **(hematopoyesis extramedular)** provoca la facies anormal característica y las fracturas patológicas de los huesos largos, así como la esplenomegalia.

La forma de talasemia que se encuentra con más frecuencia en la población pediátrica es la del **rasgo de talasemia,** ya sea α o β. Debido a las diferencias genéticas en las poblaciones, los síndromes de talasemia más graves se producen con más frecuencia fuera de Estados Unidos. La talasemia β mayor se encuentra en poblaciones mediterráneas, asiáticas y africanas, y los síndromes de talasemia α, en las poblaciones asiáticas y africanas. Lo habitual es que la talasemia α grave no se observe en los africanos debido a que tienden a no tener dos deleciones génicas en el mismo cromosoma (configuración trans).

Los niños asintomáticos con rasgo de talasemia suelen presentar **anemia microcítica** en los estudios de detección de anemia rutinarios. Las consideraciones principales para el manejo inicial consisten en descartar la presencia de anemia por deficiencia de hierro o toxicidad por plomo. Los síndromes de talasemia leve no suelen requerir tratamiento específico. Los pacientes con talasemia β son tratados con regímenes de hipertransfusión diseñados para mantener las concentraciones de hemoglobina entre 10 y 14 g/dl. Debido a las transfusiones repetidas y la incapacidad del cuerpo de excretar hierro, estos pacientes desarrollan efectos nocivos provocados por una sobrecarga crónica de hierro, como diabetes, deficiencia de la hormona del crecimiento e insuficiencia gonadal, insuficiencia hepática y arritmias cardíacas e insuficiencia cardíaca. Por ello, es imperativo que estos pacientes reciban tratamiento con quelantes del hierro. Durante décadas, el único agente quelante del hierro fue la deferoxamina intravenosa o subcutánea. Más recientemente surgieron agentes orales como el deferasirox y la deferiprona. El trasplante de células troncales con un hermano donante compatible es la única cura para este trastorno y en la actualidad es la principal opción terapéutica para pacientes con talasemia β mayor.

Debe proporcionarse consejo genético a una edad adecuada, ya que las personas con el rasgo de talasemia pasan el gen afectado a sus hijos, lo que es posible que de lugar a uno de los síndromes de talasemia más graves. Los padres de pacientes de reciente identificación deben ser aconsejados con respecto a futuros embarazos.

ENFERMEDAD DE CÉLULAS FALCIFORMES. La enfermedad de células falciformes es una anemia hemolítica crónica causada por una mutación puntual en el gen de la globina β, producida por la sustitución del ácido glutámico en la sexta posición de aminoácido en la cadena de la globina β por valina. Esta hemoglobina anormal se polimeriza y condensa cuando está en un estado de desoxigenación, lo que conduce a la distorsión de la membrana de los eritrocitos y a la forma característica de célula falciforme o drepanocito. Las células falciformes causan oclusión de los vasos a través de sus interacciones con el endotelio vascular, así como la liberación de citosina mediante los leucocitos activados y las proteínas plasmáticas adhesivas. La conducta anómala de los drepanocitos en los capilares provoca las crisis dolorosas características y el daño del órgano final de la enfermedad de células falciformes. Las células que salen del lecho capilar se reoxigenan al entrar en la circulación arterial y vuelven a tomar su forma normal, pero de nuevo vuelven a los capilares. Los eritrocitos dañados en forma crónica tienen una vida media más corta (cercana a 20 días), lo que conduce a hemólisis y anemia.

Los pacientes que presentan anemia de células falciformes (hemoglobina SS homocigótica) suelen tener concentraciones de hemoglobina de 7 g/dl, un recuento de leucocitos elevado y un recuento de reticulocitos del 10-25%. La morfología característica del drepanocito es evidente, así como la de los dianocitos y los poiquilocitos. La electroforesis de hemoglobina muestra la presencia de hemoglobinas S y F.

La hemoglobina S (hemoglobina drepanocítica) homocigótica es el síndrome de drepanocitosis más frecuente. Otros síndromes de drepanocitosis, que son indistinguibles de la hemoglobina S homocigótica, son los trastornos de talasemia β de hemoglobina SC doble heterocigótica (la hemoglobina C es otra mutación en la cadena β) y la de hemoglobina S.

Las complicaciones clínicas de la enfermedad de células falciformes se hacen evidentes cuando los niños afectados tienen por lo menos 6 meses de edad. Antes de ese momento, la mayor parte de la hemoglobina es hemoglobina fetal o hemoglobina F, que consiste en dos cadenas α y dos cadenas γ. Sin embargo, hacia los 6 meses de edad, la mayor parte de la hemoglobina es hemoglobina S, que consiste en dos cadenas α y dos cadenas $β^s$ (el superíndice s denota la mutación S [del inglés *sickle*] en la cadena β).

El resultado clínico de la hemoglobina S es la vasooclusión y el infarto tisular resultante. En forma aguda, el infarto produce dolor, que a menudo se denomina **crisis de dolor** o **crisis vasooclusiva** debida a la oclusión de un vaso pequeño y el infarto del hueso o médula ósea. En los lactantes, la vasooclusión suele presentarse en las manos y en los pies con tumefacción y dolor del tejido blando, lo que se denomina **dactilitis**. En ocasiones es difícil distinguir el dolor óseo y la tumefacción de las crisis vasooclusivas de la osteomielitis. En los niños mayores y adultos, las crisis vasooclusivas suelen producirse en los huesos largos más grandes, en la espalda y en el abdomen. Esta última se confunde con facilidad con abdomen agudo debido a una infección. La drepanocitosis también se observa en la vasculatura del sistema nervioso central (SNC), lo que provoca accidentes cerebrovasculares e infarto. La vasooclusión peneana produce priapismo doloroso. La vasooclusión repetitiva a lo largo de muchos años, ya sea sintomática o asintomática, conduce a daño crónico del órgano. Casi cualquier órgano puede estar afectado (tabla 16-4). Reviste particular indicio de riesgo de complicaciones debidas a hemólisis crónica (aumento de la bilirrubina, que causa colelitiasis, y reducción de la vida media de los eritrocitos, lo que lleva a crisis aplásicas).

El manejo de la enfermedad de células falciformes empieza desde el nacimiento, con la identificación de los niños afectados mediante el programa de detección sistemática del recién nacido en Estados Unidos. Además de la evaluación del niño sano y de la guía anticipada que reciben todos los niños, los niños con anemia de células falciformes deben tener un seguimiento paralelo con un hematólogo pediatra (tabla 16-5). Lo más importante es la implementación de la profilaxis con penicilina para los niños durante la infancia, que reduce drásticamente la incidencia de septicemia en estos pacientes.

El manejo de las complicaciones de la enfermedad de células falciformes depende de su gravedad. Las crisis de dolor se tratan con hidratación y analgesia (antiinflamatorios no esteroideos, como ibuprofeno o ketorolaco, o narcóticos, como morfina). Las complicaciones infecciosas se tratan con los antibióticos adecuados. El manejo de las otras complicaciones se describe en la tabla 16-4.

La única cura definitiva de la que se dispone en la actualidad para la enfermedad de células falciformes es el trasplante de células troncales (TCT)/TMO. Debido a la posible morbilidad y mortalidad del TCT, esta terapia se considera sólo si los pacientes han tenido complicaciones graves como accidente cerebrovascular, priapismo recurrente, dolor precordial agudo recurrente o crisis de dolor. El principal tratamiento para la prevención de la vasooclusión en la enfermedad de células falciformes es la hidroxiurea. Esta es efectiva al aumentar la concentración de hemoglobina fetal y parece que se tolera bien con una mielosupresión leve y reversible. Los pacientes que reciben hidrourea presentan menos episodios vasooclusivos agudos y dolorosos.

OTRAS ANEMIAS HEMOLÍTICAS. En los niños con anemia hemolítica, la historia clínica con frecuencia es útil para reducir el estudio diagnóstico. Sin embargo, para establecer el diagnóstico definitivo suelen requerirse pruebas de laboratorio.

TABLA 16-4

Complicaciones clínicas de la enfermedad de células falciformes

Órgano/sistema	Complicación	Síntomas	Manejo	Otro
Hueso	Infarto	Dolor, dolor a la palpación, tumefacción	Hidratación, analgesia	Dactilitis en lactantes
	Osteomielitis	Fiebre, dolor, dolor a la palpación, tumefacción	Antibióticos	Riesgo de organismos encapsulados como *Streptococcus pneumoniae* y *Salmonella*
	Necrosis avascular de la cabeza femoral o humeral	Dolor en la cadera o el hombro	Reposo en cama, intervenciones ortopédicas como reemplazo de cadera	
Pulmones	Síndrome torácico agudo	Dolor torácico, hipoxia, infiltrado en la radiografía de tórax	Transfusión de eritrocitos, oxígeno, antibióticos	
	Neumopatía crónica	Síntomas de hipertensión pulmonar		
Sistemas nervioso central	Accidente cerebrovascular	Paresia	Transfusión de intercambio, terapia de transfusión crónica, TMO si tiene un hermano que es HLA compatible	Estudios Doppler transcraneal para identificar los pacientes con alto riesgo de accidente cerebrovascular
Bazo	Secuestro	Esplenomegalia, anemia, trombocitopenia	Transfusión (simple o de eritrocitos)	Esplenectomía después de un segundo secuestro
Sistema inmunitario	Septicemia, infección, asplenia funcional	Fiebre y otros síntomas, en función de la zona	Antibióticos, inmunización[a], profilaxis con penicilina	Riesgo de organismos encapsulados
Sistema hematopoyético	Crisis hemolíticas aceleradas	Síntomas de anemia, ictericia	Transfusión si es necesaria, hidratación	
	Crisis aplásica	Síntomas de anemia	Transfusión	Debida a parvovirus B19
Piel	Ulceración de extremidades inferiores			
Sistema genitourinario	Priapismo	Erección dolorosa	Hidratación, transfusión (simple o de intercambio)	
	Hipostenuria	Enuresis		
Sistema gastrointestinal	Colecistitis	Dolor abdominal	Colecistectomía	
Ojos	Retinopatía	Cambios en la visión	Terapia láser	

TABLA 16-4

Complicaciones clínicas de la enfermedad de células falciformes *(continuación)*

Sistema cardíaco	Miocardiopatía
Sistema endocrino	Retraso del crecimiento y la pubertad

[a] En particular contra organismos encapsulados como *Streptococcus pneumoniae* y *Haemophilus influenzae*.
HLA, antígeno leucocítico humano; *TMO,* trasplante de médula ósea.

Un antecedente familiar de anemia hemolítica indica una causa genética. Los pacientes con esferocitosis hereditaria con frecuencia reciben tratamiento con esplenectomía; un antecedente familiar de esplenectomía es un indicador. De manera similar, es posible que los familiares tengan antecedente de colelitiasis, que es frecuente en las anemias hemolíticas. En ocasiones es útil usar la historia clínica para establecer un patrón de hemólisis. Los pacientes con hemólisis crónica por defectos de producción de energía, como la deficiencia de la cinasa de piruvato o defectos de la membrana, tienen antecedentes de hemólisis de larga evolución, anemia que no responde al hierro e icteria desde el período neonatal. Los sujetos con deficiencia de la G6PD o la anemia hemolítica autoinmune tienen más probabilidades de tener un inicio súbito de palidez, ictericia y orina oscura, la deficiencia de la G6PD está ligada al cromosoma X y, por ello, afecta de manera principal a los varones. Los pacientes con deficiencia de la G6PD también tienen antecedentes de ingestión de medicamentos, en especial sulfas, quinina o nitrofuranos, o de alimentos, por ejemplo de habas. Los pacientes con anemia hemolítica autoinmune con frecuencia tienen antecedente de infección precedente.

La exploración física debe orientarse a identificar signos de hemólisis y a evaluar la gravedad de la anemia. Los pacientes con hemólisis grave, en especial de inicio súbito, llegan a tener signos de insuficiencia congestiva de gasto cardíaco alto. La ictericia siempre está presente en los pacientes con hemólisis grave. La esplenomegalia es frecuente en los niños mayores con defectos de membrana de los eritrocitos.

En las anemias hemolíticas, el **recuento de reticulocitos** generalmente está elevado, excepto en los pacientes con crisis aplásica causada por infección viral. La evidencia de soporte para la presencia de hemólisis incluye la medición de la concentración de la bilirrubina sérica, la LDH y la presencia de urobilinógeno urinario. El frotis de sangre periférica con frecuencia indica el diagnóstico en los pacientes con esferocitosis, eliptocitosis o estomatocitosis hereditarias, que tienen cambios en la morfología de los eritrocitos típicos de cada enfermedad. En cada trastorno individual se describen los estudios de laboratorio adicionales que se requieren para los diagnósticos específicos.

HEMÓLISIS DEBIDA A ANOMALÍAS DE LA MEMBRANA. Los trastornos heredados de la membrana de los eritrocitos se deben a proteínas anormales o interacciones anormales de las proteínas en la doble capa de lípidos. El resultado es una disminución de la deformación y un aumento de la fragilidad de los eritrocitos, que sufren hemólisis en la microcirculación esplénica.

La **esferocitosis hereditaria** puede ser **ya sea** autosómica dominante o autosómica recesiva y se debe a defectos en las proteínas relacionadas con la superficie celular, con la espectrina, con la anquirina o con la banda 3. En el frotis de sangre periférica, las células parecen ser esferas en vez del disco bicóncavo característico (ausencia de palidez central normal). El diagnóstico se confirma mediante la incubación de los eritrocitos en una solución progresivamente hipotónica y midiendo el porcentaje de eritrocitos que sufren hemólisis en concentraciones decrecientes de NaCl **(prueba de fragilidad osmótica).** Los pacientes con defectos de membrana de los eritrocitos tendrán una mayor hemólisis. Una CHCM en el límite superior normal o por encima de este en un hemograma automatizado debe hacer sospechar esferocitosis hereditaria.

La **eliptocitosis hereditaria** se hereda de una manera autosómica dominante. La fisiopatología comprende varias zonas potenciales de presentar defecto en las proteínas relacionadas con la superficie celular. La penetrancia es variable; la mayoría de los pacientes tiene más del 60% de eliptocitosis en el frotis de sangre periférica, aunque es posible que algunos tengan menos del 10%. La hemólisis es leve, pero es posible que los pacientes con eliptocitosis homocigótica tengan piropoiquilocitosis debido a una heterocigosidad compuesta para eliptocitosis y un defecto proteínico de «portador silencioso». La piropoiquilocitosis se caracteriza por eritrocitos muy anormales con formas aberrantes y un alto grado de hemólisis. Tanto la esferocitosis hereditaria como la eliptocitosis hereditaria se curan con esplenectomía para extirpar el lugar de hemólisis. Sin embargo, el defecto de los eritrocitos sigue siendo visible en los frotis de sangre.

HEMÓLISIS DEBIDA A DEFECTOS ENZIMÁTICOS. La deficiencia de **G6PD**, la enzimopatía más frecuente de los eritrocitos, es un defecto ligado al cromosoma X en el que tanto varones como mujeres pueden estar sintomáticos. La frecuencia es más alta en los países mediterráneos, africanos y asiáticos. La enzima deshidrogenasa forma parte de la derivación de hexosa monofosfato, que repleta el suministro de glutatión reducido en los eritrocitos para reducir los oxidantes producidos durante el estrés. Sin un suministro adecuado de glutatión reducido, los oxidantes no amortiguados dañan la membrana de los eritrocitos, lo que produce hemólisis. Existen diferentes variantes de la deficiencia de G6PD, que se agrupan de acuerdo con los antecedentes étnicos de la persona.

TABLA 16-5

Cuidados hematológicos de rutina en el niño con enfermedad de células falciformes

Momento de la consulta	Intervención
Consulta inicial	Revisar los resultados del análisis de hemoglobina
	Iniciar la profilaxis con penicilina
	Iniciar la educación de los padres en cuanto a las posibles complicaciones (se continúa en cada consulta)
	Asegurarse que el paciente reciba sus vacunas con neumococo junto con las vacunaciones de rutina de la infancia
	Remitir al hematólogo cuando se obtengan los resultados de electroforesis de hemoglobina, lo que suele ser a los 2-3 meses de edad.
6 meses	Reforzar la educación de los padres
12 meses	Iniciar ácido fólico si el recuento de reticulocitos es >3%
18 meses	Reforzar la educación de los padres
2 años	Iniciar los estudios Doppler transcraneales y repetir cada 6 meses a 1 año hasta los 10 años de edad para identificar el riesgo de accidente cerebrovascular
Consultas anuales	Proporcionar educación continua con respecto a las posibles complicaciones
	Realizar exámenes oftalmológicos regulares y pruebas de función renal

Para hacer el diagnóstico de deficiencia de la G6PD, se miden las concentraciones de enzimas en los eritrocitos. Sin embargo, esta medición en ocasiones es inexacta inmediatamente después de un episodio agudo de hemólisis debido a que las células deficientes se han hemolizado y sólo quedan reticulocitos nuevos con aumento en las concentraciones de enzimas. La causa del estrés oxidativo que desencadena la hemólisis aguda en las personas con G6PD es una infección o la ingestión de medicamentos o químicos (p. ej., naftalina), y en la variante mediterránea, las habas. Evitar los precipitantes conocidos y cuidados de mantenimiento son aspectos importantes en el manejo de la enfermedad.

La **deficiencia de la cinasa del piruvato,** una deficiencia rara, es heredada con un patrón autosómico recesivo. Es la deficiencia enzimática más frecuente en la vía glucolítica. Se cree que la disminución de la producción de trifosfato de adenosina (ATP) en la célula, causada por la deficiencia, provoca el envejecimiento acelerado y la subsiguiente hemólisis de los eritrocitos.

CAUSAS EXTRÍNSECAS DE HEMÓLISIS. La hemólisis mediada por inmunidad es un proceso adquirido y es posible que sea autoinmune o aloinmune. La hemólisis autoinmune puede ser idiopática o secundaria a infección o a la exposición a ciertos medicamentos, o estar relacionada con un proceso sistémico como el lupus eritematoso sistémico (LES). Los anticuerpos aloinmunes contra los antígenos sobre los eritrocitos causan hemólisis, ya que las células recubiertas de anticuerpos se destruyen en el bazo. Clásicamente, la hemólisis aloinmune se observa en el período neonatal con la incompatibilidad ABO o Rh, en la que la madre es antígeno negativa (A, B o Rh), y el feto, antígeno positivo. En la madre se forman anticuerpos contra los antígenos de los eritrocitos fetales, que son destruidos. La transfusión de hemoderivados incompatibles también provoca una hemólisis mediada por aloinmunidad que llega a ser potencialmente mortal.

📖 **Dato relevante:** Se utiliza una prueba de Coombs para identificar los anticuerpos que fijan los antígenos en los eritrocitos e indica una anemia hemolítica mediada por inmunidad.

En la **hemólisis no inmunitaria,** la hemólisis ocurre en el bazo como resultado de hiperesplenismo o de una extracción inadecuada de eritrocitos normales desde la circulación. La **hemólisis microangiopática** se produce fuera del bazo en enfermedades como CID, SUH y PTT, así como de forma secundaria a las fuerzas de corte mecánico, como en las prótesis de válvulas cardíacas. Este tipo de anemia se debe al desgarro de los eritrocitos al pasar las bandas de fibrina. Esto se observa en el frotis de sangre periférica.

TRASTORNOS DE LOS LEUCOCITOS

Los leucocitos están formados por dos tipos celulares principales: las células mieloides (neutrófilos, monocitos, basófilos, eosinófilos) y los linfocitos. Los **trastornos de las células mieloides**, que se presentan a continuación, se agrupan en anomalías cuantitativas y cualitativas. Para los **trastornos de las células linfoides,** véase la exposición sobre la evaluación de la linfoadenopatía en la sección «Oncología» de este capítulo, así como en el capítulo 18.

Fisiopatología

Los defectos de número y de la función de los neutrófilos provocan susceptibilidad a las infecciones. Debido a que los neutrófilos son importantes para combatir a las bacterias y a los hongos, la infección con estos organismos se observa con más frecuencia en los pacientes con neutropenia. La infección con virus no suele ser problemática en sujetos con trastornos de neutrófilos. Los pacientes a menudo desarrollan infecciones cutáneas o en las superficies mucosas, como la boca, los pulmones o el tubo digestivo. En los sujetos con neutropenia grave, es posible que exista una infección oculta de la que se observen signos mínimos en la exploración física.

Al igual que con los eritrocitos, se producen cambios en el número de neutrófilos que son compatibles con el desarrollo. En los recién nacidos normales, el 60% del recuento total de leucocitos corresponde a los neutrófilos. Esta cifra disminuye con la edad y los linfocitos predominan hasta los 4-5 años de edad, cuando vuelve el predominio de los neutrófilos. El número de neutrófilos se cuantifica mejor como **recuento absoluto de neutrófilos (RAN)**, el cual se calcula como el porcentaje de neutrófilos y bandas $\times$ 100 $\times$ leucocitos/mm^3. El RAN normal de los lactantes mayores de 2 semanas de vida hasta 1 año es de más de 1 000/mm^3, y el RAN de los lactantes mayores y niños, mayor de 1 500/mm^3. En general, el riesgo de infección aumenta con el grado de neutropenia.

 Dato relevante: Los niños con **RAN** menores de 500/mm^3 tienen un riesgo mayor de desarrollar una infección incontenible.

Evaluación clínica y estudios de laboratorio

Historia clínica

La evaluación de la historia clínica de los niños con sospecha de trastornos de número o función de los neutrófilos debe orientarse principalmente a la identificación de infecciones. Los antecedentes patológicos del niño en particular son importantes, en especial con respecto al crecimiento, a infecciones de piel, tejidos periodontales (gingivitis, úlceras orales), senos paranasales y vías respiratorias inferiores. Otros episodios específicos de la historia clínica que deben considerarse son una separación retrasada del cordón umbilical (deficiencia de adhesión leucocitaria [DAL]) y la formación diseminada de granulomas (enfermedad granulomatosa crónica [EGC]).

Exploración física

En primer lugar, debe evaluarse la gravedad del cuadro clínico. Es probable que los niños en shock presenten septicemia y requieran de una atención temprana para posibles infecciones bacterianas o micóticas. En aquellos con neutropenia que presentan fiebre, aunque no estén en shock, también es necesario establecer el diagnóstico de inmediato e iniciar el tratamiento de la presunta infección. Muchos niños con trastornos de neutrófilos parecen tener una enfermedad crónica con peso y talla anormales, disminución de masa muscular y decaimiento. La exploración de los niños con neutropenia debe tener en cuenta el hecho de que la mayoría de los hallazgos físicos de infección (p. ej., enrojecimiento, tumefacción) hacen necesaria una infiltración neutrofílica para manifestarse, por lo que es posible que en estos pacientes esté ausente. Por ello, cualquier dolor a la palpación suele identificar un área de infección. Por tanto, es esencial proceder a la palpación cuidadosa de las zonas potencialmente infectadas para determinar si existe una infección. Un examen perianal tiene una importancia particular. Es importante observar las condiciones de los dientes y la boca; los trastornos de los neutrófilos con frecuencia provocan infecciones orales crónicas. Los niños con síndrome de Chédiak-Higashi tienen pigmentación anormal con piel muy pálida y cabello canoso.

Estudios de laboratorio

Los exámenes de laboratorio empiezan con un hemograma para determinar si existe neutropenia. La morfología de los neutrófilos proporciona también una clave. En la DAL, el recuento de leucocitos se eleva mucho (mayor de 30 000 mm^3). Cuando se sospecha una EGC, está justificado hacer la prueba de azul nitro tetrazolio, la cual se basa en la capacidad que posee la explosión respiratoria de los neutrófilos de alterar el color de un compuesto oxidado. Es necesario realizar pruebas especializadas de la función de los neutrófilos para diagnosticar otros trastornos, como DAL, deficiencia de actina o síndrome de Chédiak-Higashi.

Diagnóstico diferencial

Trastornos cuantitativos de las células mieloides

El término **neutropenia** se emplea para describir una disminución del número de neutrófilos. La neutropenia puede ser congénita o adquirida y las etiologías se enumeran en la tabla 16-6.

TABLA 16-6
Causas de neutropenia en la infancia

Congénitas

　Síndrome de Kostmann

　Neutropenia crónica grave

　Síndrome de Shwachman-Diamond

　Neutropenia congénita benigna

　Neutropenia cíclica

Adquiridas

　Inducidas por medicamentos

　Toxinas

　Infección (supresión y destrucción)

　Mediada por inmunidad

　Aloinmune

　Autoinmune

　Hiperesplenismo

NEUTROPENIAS CONGÉNITAS. El **síndrome de Kostmann,** o **agranulocitosis congénita,** es el resultado de la detención de los precursores mieloides en la médula ósea. Poco después del nacimiento se desarrollan infecciones bacterianas potencialmente mortales. Los pacientes afectados tienen un aumento en la incidencia de leucemia y de síndrome mielodisplásico. El tratamiento implica al factor estimulante de la colona de granulocitos (G-CSF), aunque a menudo los pacientes no responden a esta citosina. En un subgrupo de estos pacientes se han identificado mutaciones en el gen *HAX-1*. Se recomienda el trasplante de células troncales para estos pacientes.

El **síndrome de Shwachman-Diamond** es un síndrome de talla baja, disfunción pancreática y neutropenia. Hasta el 25% de los pacientes desarrollan anemia aplásica, y al menos el 5%, y leucemia. La herencia es autosómica recesiva. Los pacientes también son pequeños, con retraso del crecimiento y con una anomalía ósea (displasia metafisaria).

La **neutropenia crónica grave (NCG)** es una enfermedad provocada también por mutaciones en el gen *ELA-2*, aunque suele ser en diferentes exones de los de las mutaciones que provocan la neutropenia cíclica.

La **neutropenia cíclica** lleva a períodos de recuentos normales de leucocitos alternando con períodos de neutropenia (período oscilatorio promedio, cerca de 21 días). La enfermedad, que también es familiar, es autosómica dominante en el 10% de los casos. Durante los períodos de neutropenia se desarrollan fiebres recurrentes, gingivitis, úlceras orales y linfoadenopatía. Este trastorno se debe a una mutación en el gen de la elastasa de neutrófilo *(RLA-2)*.

La **neutropenia congénita benigna,** como su nombre lo indica, no está relacionada con un aumento de riesgo de infección. El trastorno es familiar. Los pacientes a menudo presentan una respuesta de neutrófilos durante las infecciones.

NEUTROPENIAS ADQUIRIDAS. Una **disminución de la producción de la médula ósea** conduce a neutropenia relacionada con medicamentos como quimioterapéuticos, anticonvulsivos, agentes inmunosupresores y otros agentes. Toxinas como el benceno también tienen un efecto similar. Las infecciones virales o bacterianas y la leucemia o tumores sólidos metastásicos en los que las células malignas infiltran la médula ósea suprimen también la función de la médula ósea y causan neutropenia.

El **aumento del consumo o de la destrucción periféricos** es el resultado de una infección incontenible si la velocidad de consumo de neutrófilos en el lugar de la infección sobrepasa la de producción en la médula ósea. La neutropenia mediada por inmunidad puede ser aloinmune, que se observa en los recién nacidos con anticuerpos maternos, o autoinmune, como en el caso del lupus. En el **hiperesplenismo,** los leucocitos atrapados en el bazo conducen a neutropenia.

NEUTROFILIA. Un aumento en el recuento de neutrófilos se observa con más frecuencia con las infecciones. Una **reacción leucemoide** es un aumento importante en el recuento de leucocitos en el que la diferencia consiste en precursores mieloides inmaduros que no suelen verse en la sangre periférica. Las reacciones leucemoides son frecuentes en los lactantes con infección y, en particular, con síndrome de Down.

La **leucemia mieloide aguda** (LMA) se relaciona con un recuento elevado de leucocitos, aunque con más frecuencia las células que se observan en el frotis de sangre periférica son células mieloides muy inmaduras que se conocen con el nombre de **blastos,** en oposición a los neutrófilos maduros, formas en banda y mielocitos que se observan en la reacción leucemoide (v. «Leucemia mieloide aguda»). A menudo se requiere de un aspirado de médula ósea para diferenciar la leucemia de la reacción leucemoide.

Trastornos cualitativos de las células mieloides

La disfunción de los neutrófilos se debe a mutaciones genéticas raras que se producen en diversas zonas en la vía de la función normal de los neutrófilos (v. cap. 18). La herencia puede estar ligada al cromosoma X o ser autosómica recesiva.

La **EGC** es el resultado de la incapacidad de los leucocitos de formar el producto bactericida, peróxido de hidrógeno, debido a mutaciones en el sistema de oxidasa del neutrófilo. Los niños con EGC tienen linfoadenopatía y abscesos recurrentes que requieren drenaje.

La **DAL** se debe a una deficiencia hereditaria de las glucoproteínas de adherencia (CD11, CD18) que normalmente permiten que los leucocitos se adhieran al endotelio y migren a sitios de infección. Los niños afectados tienen una mala cicatrización, con infecciones recurrentes de la piel y de las mucosas.

Entre los **defectos de opsonización** se encuentran deficiencias en el sistema de complemento. Los pacientes con ausencia o disfunción del bazo, como aquellos con enfermedad de células falciformes, en ocasiones tienen también opsonización defectuosa.

La **enfermedad de Chédiak-Higashi** es un trastorno autosómico recesivo en el que existe una fusión anormal de los gránulos del neutrófilo que provoca la formación de gránulos gigantes que interfieren en la función bactericida. El trastorno está relacionado con albinismo oculocutáneo, fotofobia y nistagmo rotatorio.

Manejo

El tratamiento de la neutropenia incluye el manejo inmediato de la infección, así como esfuerzos a largo plazo, ya sea para minimizar la infección o para tratar el trastorno subyacente. Se asume que los niños con neutropenia y fiebre están infectados, y suelen recibir antibióticos de amplio espectro. La necesidad de una combinación con antibióticos depende en gran parte de la experiencia institucional y de los patrones de resistencia a antibióticos en la comunidad. Los pacientes con signos de infección localizada (p. ej., absceso cutáneo estafilocócico) son tratados con un régimen antibiótico más específico.

El tratamiento de la causa subyacente de la neutropenia depende de la etiología precisa. La agranulocitosis congénita se cura mediante TMO histocompatible. Los pacientes han tenido éxito también con la administración crónica de G-CDF recombinante, una hormona que regula la diferenciación de las células mieloides. La neutropenia autoinmune se trata con terapia inmunosupresora. Si se sospecha que un medicamento está causando neutropenia como una reacción idiosincrática, debe hacerse todo lo posible para retirar el medicamento causal. La neutropenia por los medicamentos quimioterapéuticos tal vez requiera modificar las dosis subsecuentes. Los pacientes con neutropenia congénita benigna y neutropenia cíclica se benefician de una cuidadosa higiene bucal y cutánea, así como del uso de antibióticos con cautela.

El manejo de los defectos de la función de los neutrófilos debe orientarse tanto al tratamiento inmediato de las infecciones existentes como al manejo a largo plazo. Las infecciones de presentación en los niños con DAL o EGC con frecuencia son graves y requieren antibioterapia intensiva. Se han utilizado las transfusiones de leucocitos como complemento al tratamiento de las infecciones relacionadas con DAL. El tratamiento óptimo para DAL es el TMO histocompatible proveniente de un hermano donante, el cual es curativo. Por desgracia, la mayoría de los pacientes no tienen acceso a un donante y sólo reciben tratamiento de mantenimiento con antibióticos. La EGC responde también al TMO, aunque debido a la baja frecuencia de donantes compatibles y el riesgo relativamente alto relacionado con el TMO, en la actualidad la mayoría de los pacientes reciben tratamiento alternativo. El manejo con interferón γ disminuye el riesgo de infecciones en pacientes con EGC, aunque es probable que el efecto benéfico no se deba a una mejoría en la actividad de la explosión oxidativa o respiratoria de los neutrófilos. La atención de mantenimiento incluye también el uso de antibióticos profilácticos, en especial trimetoprim-sulfametoxazol.

TRASTORNOS DE LAS PLAQUETAS (V. «TRASTORNOS DE LA HEMOSTASIA Y TROMBOSIS»)

SÍNDROMES DE INSUFICIENCIA DE MÉDULA ÓSEA

Cuando deja de funcionar la médula ósea, se produce una pérdida de la producción efectiva de eritrocitos maduros, células mieloides y plaquetas. Esta pérdida de la producción se debe a una disminución en el número de precursores hematopoyéticos o a la reducción en la función de los precursores. Se afectan sólo una o dos estirpes celulares. Los **síndromes de insuficiencia congénita de médula ósea,** que se caracterizan por citopenias, con el tiempo anemia aplásica, síndrome mielodisplásico o leucemias, a menudo se acompañan de anomalías congénitas. Entre estos trastornos se encuentran **anemia de Fanconi, trombocitopenia con ausencia de radios** y **disqueratosis congénita.** Entre los síndromes de insuficiencia de médula ósea adquiridos están la **anemia aplásica** y **la hemoglobinuria paroxística nocturna.** Excepto por la trombocitopenia con ausencia de radios, en la que la anomalía hematológica suele resolverse después del primer año de vida, es posible que se requiera un TMO y que sea curativa; sin embargo, la morbilidad potencial relacionada con el procedimiento es muy importante. Los pacientes con anemia de Fanconi y la disqueratosis congénita están en mayor riesgo de desarrollar LMA y requieren vigilancia frecuente y cuidadosa.

TRASTORNOS DE LA HEMOSTASIA Y TROMBOSIS

En las actividades de la vida diaria se producen constantemente traumatismos a los vasos sanguíneos, por lo que evoluciona un complejo sistema de regulación de la coagulación de la sangre para proteger al cuerpo de sangrados graves. Los trastornos de la coagulación comprenden defectos del **sistema plaquetario,** el cual forma el tapón inicial de plaquetas en el lugar de la lesión del vaso o el **sistema de coagulación,** que forma el coágulo que estabiliza el vaso hasta que se produce la reparación del tejido. Estos dos componentes interactúan en formas complejas. Las plaquetas son fragmentos de megacariocitos, células precursoras que residen en la médula ósea. La producción de megacariocitos está regulada por una proteína secretada que se llama trombopoyetina, de manera semejante al control de la producción de eritrocitos por la eritropoyetina.

Fisiopatología

El primer paso en la coagulación de la sangre se produce cuando las células endoteliales resultan dañadas (p. ej., mediante traumatismo). Las plaquetas normalmente no se adhieren al endotelio, pero después de una lesión, sí lo hacen a las células endoteliales a través de varios mecanismos. Las células endoteliales fijan una proteína circulante, el **factor de von Willebrand (FvW),** que a su vez fija las plaquetas y media la relación de estas con el endotelio. El colágeno expuesto conduce también a la fijación de las plaquetas al tejido dañado. Después de que una plaqueta se adhiere al endotelio o al tejido, se activa, libera mediadores de coagulación e inflamación y se agrega a otras plaquetas. Las plaquetas agregadas se coagulan para formar un tapón de plaquetas, que suele detener el sangrado del vaso sanguíneo dañado en cuestión de minutos. Esto a menudo se denomina hemostasia primaria.

Además del tapón de plaquetas, la coagulación de la sangre implica una serie de reacciones enzimáticas que dan como resultado la transformación de una proteína plasmática, el fibrinógeno, hacia las bandas de fibrina polimerizada. La fibrina actúa como un cemento que estabiliza el tapón de plaquetas. La generación de fibrina es la culminación de dos vías diferentes, una iniciada por las proteínas extrínsecas al plasma y la otra iniciada por las proteínas presentes en el plasma (fig. 16-3). La cascada de la coagulación contiene proteínas con actividad proteasa, las cuales provocan división parcial y activación de la siguiente proteína en la vía.

Evaluación clínica y estudios de laboratorio

Historia clínica

La evaluación de los niños en busca de trastornos de coagulación se produce por dos razones: *1)* antecedentes de sangrado inusual, o *2)* un resultado anormal en una prueba de cribado de rutina, a menudo obtenida antes de una cirugía electiva. Si existe sangrado, una descripción cuidadosa del episodio es útil para determinar la causa.

 Dato relevante: El sangrado mucocutáneo y las petequias son más habituales en los trastornos de plaquetas o vasculares del colágeno (el sangrado húmedo es más típico de los trastornos de hemostasia primarios), mientras que el sangrado en las articulaciones o tejidos blandos es más característico de deficiencias de factores de la coagulación.

Los episodios de sangrados graves se observan en niños con trastornos de la coagulación preexistentes que sufren una exacerbación aguda o que se someten a cirugía, así como en aquellos con diátesis hemorrágicas adquiridas como resultado de otra enfermedad. Los pacientes con sangrado intenso suelen tener un diagnóstico de algún trastorno de la coagulación y antecedentes de algunos de ellos, aunque es posible que tengan un trastorno de reciente adquisición sin antecedentes. En ocasiones, la detección de los trastornos de la coagulación heredados se produce después del inicio de sangrado grave que requiere hospitalización.

La historia clínica debe orientarse a identificar los lugares de sangrado. Las petequias (lesiones que no desaparecen a la presión menores de 2 mm de diámetro) suelen indicar un trastorno plaquetario, más que uno de proteínas de la coagulación. La epistaxis, la púrpura, la hemorragia intracraneal, el sangrado de tubo digestivo o el de vías genitourinarias se produce en cualquiera de ellos. Los niños con antecedente de malabsorción de grasa son susceptibles de deficiencia de vitamina K. Aquellos con hepatopatía desarrollan coagulopatía debido a la falta de producción de una variedad de proteínas de la coagulación. Los niños con trastornos de plaquetas o de la coagulación que refieren cefalea deben ser evaluados con cuidado y recibir tratamiento por diagnóstico de presunción de hemorragia del SNC. Cuando se evalúa a los niños con sospecha de trastornos de la coagulación, está justificado obtener una historia clínica familiar completa. Las deficiencias de los factores VIII y IX, las formas más frecuentes, están ligadas al cromosoma X y sólo afectan a los varones.

Exploración física

La exploración física debe incluir una evaluación minuciosa de las zonas de sangrado. En los niños con sospecha de trastornos de plaquetas, es necesario buscar petequias. Además, es útil una exploración cuidadosa en busca de signos de LES; la **púrpura**

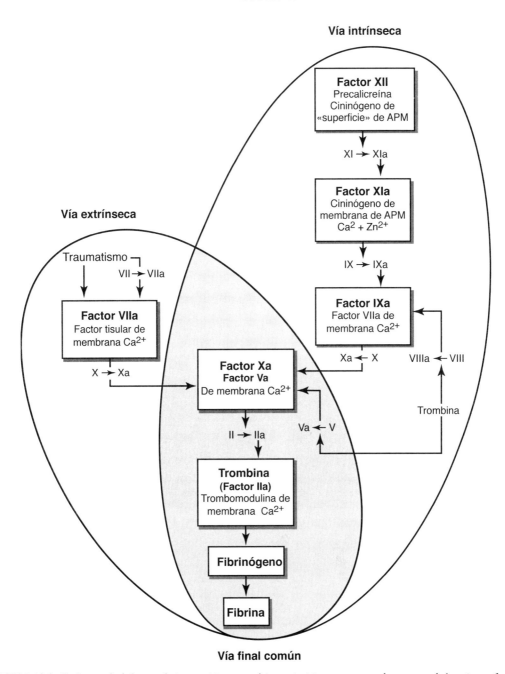

FIGURA 16-3. En la cascada de la coagulación participan complejos enzimáticos compuestos de proteasas de la serina, cofactores, cationes divalentes y una superficie tisular. Las vías intrínseca y extrínseca convergen para compartir un final común. El tiempo de protrombina mide la vía intrínseca; el tiempo de tromboplastina parcial activada, la vía extrínseca. *APM,* alto peso molecular.

trombocitopénica inmune (PTI) se asocia a LES, en especial en niños mayores. Los niños con sospecha de trombocitopenia con adenopatía importante, organomegalia o dolor óseo tienen más probabilidades de presentar leucemia u otra neoplasia maligna más que PTI. Es posible que existan signos de hepatopatía crónica como varices. Los hematomas profundos suelen ser provocados por una anomalía de proteína de la coagulación. Los pacientes con hemorragias del psoas ilíaco presentan dolor abdominal que remeda apendicitis, así como signos neurológicos debidos a la compresión del plexo lumbar y entumecimiento en la parte medial interna del muslo. En los pacientes con anomalías de la coagulación conocidas que han sufrido un traumatismo importante está justificado llevar a cabo una cuidadosa evaluación de las zonas de sangrado en los tejidos blandos, en la boca, en el abdomen y en el cerebro.

TABLA 16-7

Anomalías de laboratorio en las coagulopatías

Tipo de coagulopatía	TP	TTP	Plaquetas	Concentraciones del factor
Deficiencia de Factor VIII (hemofilia A)	Normal	Prolongado	Normal	VIII disminuido
Deficiencia de Factor IX (hemofilia B)	Normal	Prolongado	Normal	IX disminuido
Deficiencia de Factor VII	Prolongado	Normal	Normal	VII disminuido
Deficiencia de Vitamina K	Prolongado	Prolongado	Normal	II, VII, IX, X disminuido
Hepatopatía	Prolongado	Prolongado	Normal	Disminuido[a] (excepto factor VIII)
Coagulación intravascular diseminada	Prolongado	Prolongado	Disminuido	Disminuido (incluyendo factor VIII)
EvW	Normal	Normal o prolongado	Normal, disminuido en EvW de tipo IIB	VIII disminuido en EvW de tipos I y III
Trombocitopenia	Normal	Normal	Disminuido	Normal

[a] El factor VIII se produce en las células endoteliales y sus concentraciones no disminuyen en la hepatopatía.
EvW, enfermedad de von Willebrand; TP, tiempo de protrombina; TTP, tiempo de tromboplastina parcial.

Estudios de laboratorio

Las principales coagulopatías que se encuentran en los niños se caracterizan por ciertas anomalías en los estudios de laboratorio (tabla 16-7). En un principio, el pediatra debe distinguir entre los trastornos plaquetarios y los de las proteínas de la coagulación. El recuento de plaquetas es útil en la evaluación que se realiza en busca de trastornos cuantitativos. El estudio de función plaquetaria (PFA-100) y el tiempo de sangrado detectan defectos numéricos y funcionales de las plaquetas. La PFA-100 es una prueba de reciente desarrollo que utiliza sangre total y una variedad de estimulantes plaquetarios para determinar un tiempo de cierre o un tiempo de desarrollo del coágulo. Esta prueba a menudo se emplea como una herramienta de cribado y ha reemplazado al tiempo de sangrado. Este se realiza utilizando una plantilla para crear una incisión de 1 cm de largo por 1 mm de profundidad, se seca de manera repetida la herida y se mide el tiempo requerido para que se detenga el sangrado. (Debido a que los resultados del tiempo de sangrado están influidos por la técnica empleada por la persona que realiza la prueba [es decir, el lugar de incisión, al cantidad de presión con la que se sostiene la plantilla contra la piel al hacer la incisión], los resultados pueden ser erróneos.) Tanto la PFA-100 como el tiempo de sangrado son anormales en los trastornos de las plaquetas tanto numérica como cualitativamente. El tiempo de protrombina (TP) detecta defectos de las vías extrínseca y común, mientras que el tiempo de tromboplastina parcial (TTP) evalúa las vías intrínseca y común. En la actualidad se dispone de estudios especiales de coagulación plaquetaria; debe considerarse realizar estas pruebas en vez del tiempo de sangrado.

En los niños con pruebas anormales pero sin antecedentes importantes de sangrado, los estudios de laboratorio se llevan a cabo de un modo más orientado (fig. 16-4). Son necesarias pruebas específicas de las concentraciones de factores para definir mejor las deficiencias hereditarias.

TRASTORNOS PLAQUETARIOS

Trastornos cuantitativos de las plaquetas

Las plaquetas se originan a partir de los megacariocitos en la médula ósea. Conforme disminuye el recuento de plaquetas, el riesgo de sangrado aumenta. Un recuento de plaquetas menor de lo normal (150 000/mm^3) se denomina **trombocitopenia,** que se debe a una disminución en la producción en la médula ósea o a un aumento en la destrucción periférica.

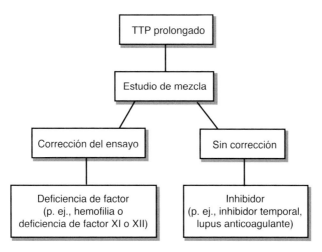

FIGURA 16-4. Acercamiento a la evaluación de la prolongación del tiempo de tromboplastina parcial (TTP).

Las causas de una disminución en la producción de plaquetas en la médula ósea pueden ser una infección, un proceso infiltrativo de la médula ósea como la leucemia y anomalías congénitas en la producción de plaquetas, como **hipoplasia megacariocítica congénita, trombocitopenia con ausencia de radios, anemia aplásica** o **síndrome de Wiskott-Aldrich.** Este último, un trastorno ligado al cromosoma X, causa un grado variable de trombocitopenia y una deficiencia inmunitaria tanto humoral como mediada por células que conduce a un proceso autoinmune, como PTI. Es posible que los niños afectados, que tienen infecciones frecuentes por organismos encapsulados, también presenten eccema. La enfermedad es alélica con trombocitopenia aislada, ligada al cromosoma X, ambas debidas a mutaciones de un gen, denominado *WASP.*

El aumento en la destrucción de las plaquetas en los niños se debe con más frecuencia a **PTI.** Los niños suelen tener antecedentes de infección viral previa. A menudo los pacientes presentan equimosis amplias y recuentos de plaquetas bastante bajos (menos de 10 000/mm^3). Es posible que se observe sangrado relacionado, y la hemorragia intracraneal se presenta en menos del 1% de los pacientes. El tratamiento incluye inmunoglobulina intravenosa, anticuerpo anti-D, sólo en los pacientes Rh$^+$, y esteroides. Rara vez se utilizan transfusiones de plaquetas en situaciones de urgencia. Para los pacientes con PTI crónica (con una duración mayor de 6-12 meses), se considera la esplenectomía o rituximab (anticuerpos anti-CD20).

La destrucción de plaquetas mediada por inmunidad se encuentra también en los trastornos autoinmunes, como el LES. La trombocitopenia debida a destrucción periférica o consumo suele deberse a **CID** asociada a una infección, o al **síndrome de Kasabach-Merritt,** que se observa en lactantes con CID localizada dentro de un hemangioma congénito gigante.

En la **trombocitosis** se produce un recuento de plaquetas anormalmente alto, definido como mayor de 450 000/mm^3. Dado que las plaquetas son un reactante de fase aguda, la trombocitosis a menudo se observa en los casos de infección u otro estrés; este trastorno es un hallazgo frecuente en la enfermedad de Kawasaki (v. cap. 14). La trombocitosis también se observa en la deficiencia de hierro o en los estados de aumento de producción de otra estirpe celular, como en los pacientes con anemia hemolítica crónica o en aquellos que carecen de bazo (p. ej., los sujetos con enfermedad de células falciformes a menudo tienen recuentos elevados de plaquetas). La trombocitosis está relacionada también con neuroblastoma. Asimismo, la trombocitosis se observa con ciertos tipos de síndrome mielodisplásico. Este trastorno es mucho más frecuente en adultos. En los recuentos de plaquetas extremadamente elevados (generalmente mayores de 1.5 millones/dl) que persisten durante un tiempo, debe considerarse el diagnóstico de trombocitosis esencial, que es un trastorno mieloproliferativo debido a una mutación de JAK-2 o MPL (receptor de trombopoyetina).

Trastornos cualitativos de las plaquetas

El trastorno de coagulación hereditario más frecuente es la **enfermedad de von Willebrand (EvW),** debida a una disminución, ausencia o anomalía de la proteína FvW. El papel del FvW es doble: *1)* es necesaria para la adhesión plaquetaria al endotelio vascular, y *2)* estabiliza el factor de coagulación VIII. Los niños afectados tienen sangrado de las mucosas (epistaxis, sangrado con la erupción dental, sangrado menstrual muy abundante); el grado varía dependiendo del tipo de trastorno. La enfermedad de tipo I (están presentes todos los multímeros) se debe a una disminución cuantitativa en FvW, la de tipo II (están ausentes multímeros grandes), a anomalías cualitativas del FvW, y la de tipo III (están ausentes todos los multímeros) es la más grave y en ella no se detecta el FvW. Entre los estudios de laboratorio que se realizan se encuentran la determinación de las concentraciones de FvW; el análisis multimérico de FvW; las concentraciones de factor VIII, y el ensayo de cofactor ristocetina, que es una medida indirecta de la agregación plaquetaria. Los estudios formales de agregación plaquetaria no suelen ser necesarios.

El tratamiento para los pacientes con enfermedad leve consiste de desmopresina (1-desamino-8-D-arginina vasopresina), la cual promueve la liberación endotelial de vWF. Muchos subtipos de la enfermedad de tipo II no responden a la desmopresina, la cual está contraindicada en algunos de ellos (pacientes con subtipo IIB) debido a que causa trombocitopenia. Para los pacientes que no son candidatos para el tratamiento con desmopresina, se dispone de concentrados de vWF derivados del plasma y factor VIII como el complejo de factor antihemolítico/cWF (humano). Los agentes antifibrinolíticos como el ácido aminocaproico se utilizan para estabilizar los coágulos en los pacientes con sangrado en mucosas.

TRASTORNOS CONGÉNITOS DE LA COAGULACIÓN

Las dos deficiencias hereditarias de las proteínas de la coagulación más frecuentes se deben a mutaciones en los genes del factor VIII **(hemofilia A)** y el factor IX **(hemofilia B o enfermedad de Christmas).** La deficiencia del factor VIII constituye cerca del 80% de los casos. Ambos trastornos están ligados al cromosoma X. Los antecedentes familiares son positivos en cerca de la mitad de los pacientes. Estos dos trastornos afectan a todos los grupos étnicos, con una frecuencia aproximada de 1/5 000 varones nacidos (1/10 000 nacimientos). La gravedad clínica depende del nivel de actividad de la proteína de la coagulación en el plasma, que varía considerablemente; sin embargo, la gravedad tiende a ser similar entre los miembros afectados de una familia. En la lactancia, los niños afectados presentan un sangrado excesivo después de la circuncisión o formación de hematoma después de una inyección intramuscular. Conforme crecen, se produce fácil formación de equimosis y sangrado intenso en los tejidos blandos o en las articulaciones después de traumatismos mínimos. La mayoría de los pacientes ya han sufrido un sangrado grave hacia el final del primer año de vida. El diagnóstico se confirma por las anomalías en el TTP y por los ensayos específicos en busca de los factores VIII o IX. El tratamiento consiste en infusiones de los concentrados del factor recombinante adecuado.

Otras deficiencias de factores menos frecuentes son las de los factores VII, XI y XII. La deficiencia de factor VII tendrá una elevación aislada en el TP. Las deficiencias de los factores VII y XI muestran sangrado variable y, en un principio, se detectan por un aumento aislado en el TTP (similar a las deficiencias de los factores VIII y IX). La deficiencia del factor XII no está relacionada con sangrado clínico, aunque el TTP está un poco prolongado. Las deficiencias de los factores V, X y protrombina mostrarán TP y TTP prolongados. La deficiencia del factor XIII no se detecta mediante TP o TTP y en ocasiones es grave. Este trastorno tiene un antecedente de sangrado retardado (4-5 días) después de una cirugía o lesión. Se requiere de un ensayo específico para factor XIII para confirmar el diagnóstico.

TRASTORNOS DE LA COAGULACIÓN ADQUIRIDOS

Deficiencia de vitamina K

La deficiencia de la vitamina K, que es liposoluble, provoca una incapacidad de carboxilar los factores dependientes de la vitamina K (II, VII, IX y X). La carboxilación es necesaria para la formación de los complejos de coagulación entre los factores de coagulación y las membranas de fosfolípidos de las plaquetas y el endotelio. El TP y el TTP están prolongados.

En los recién nacidos, **la enfermedad hemorrágica del recién nacido** se produce como resultado de la poca transferencia de vitamina K a través de la placenta, una deficiencia relativa de factores de coagulación en el recién nacido y una baja concentración de vitamina K en la leche materna. Una forma temprana se observa en las madres en tratamiento con ciertos medicamentos (p. ej., anticonvulsivos, warfarina) mientras están embarazadas. Una inyección intramuscular de rutina de vitamina K al nacer previene la enfermedad hemorrágica clásica del recién nacido, que suele producise entre los 2 y los 7 días de vida.

En los niños mayores, la deficiencia de vitamina K se observa en el caso de malabsorción (p. ej., enfermedad de Crohn, enfermedad celíaca, fibrosis quística), de antibioterapia prolongada o de ingestión de warfarina (veneno para ratas). El tratamiento con vitamina K intramuscular corrige el TP en 4-8 h. Si está indicada la corrección inmediata, se administra plasma fresco congelado o concentrados de complejo de protrombina para suministrar los factores de coagulación carboxilados.

Otros trastornos de la coagulación adquiridos

La **CID, o coagulopatía por consumo,** se produce en presencia de enfermedades, en particular septicemia, que causan hipoxia, acidosis, shock o necrosis tisular. El depósito intravascular diseminado de fibrina conduce a una mayor isquemia tisular, hemorragia generalizada y anemia hemolítica microangiopática. El sangrado suele tener lugar alrededor de las zonas de líneas intravenosas o incisiones quirúrgicas. Es posible que se produzcan infartos tanto en los órganos internos como en áreas de la piel.

La gran mayoría de pacientes con **hepatopatía** tienen alguna forma de defecto de coagulación según lo determinan los hallazgos de laboratorio, aunque el sangrado clínicamente importante se desarrolla en un grupo mucho menor de afectados. Las anomalías son provocadas por una disminución en la síntesis de todos los factores de coagulación, excepto del VIII, que suele estar elevado en caso de insuficiencia hepática. La gravedad está relacionada con el grado de daño hepático.

TROMBOFILIA (HIPERCOAGULABILIDAD)

Al igual que se requieren los factores de coagulación para formar un coágulo, se necesitan otros factores para prevenir la extensión del coágulo más allá de lo necesario. Clínicamente, las trombosis venosas o arteriales y las embolias pulmonares son signos potenciales de estados hipercoagulables hereditarios. La evaluación de niños con tromboembolias debe orientarse a la identificación de una posible anomalía hereditaria o adquirida que lleve a trombosis en venas, arterias o microvasculatura. La lista de factores que intervienen en la regulación del grado de formación de trombo crece a medida que la investigación identifica nuevos factores y mutaciones genéticas.

Están implicados varios factores ambientales, como el aumento del riesgo de trombosis, que incluye inmovilidad postoperatoria, infección, tabaquismo, deshidratación y catéteres venosos permanentes, así como ciertos medicamentos (p. ej., anticonceptivos orales, L-asparraginasa). La evaluación de la predisposición hereditaria está indicada para determinar si es necesaria la anticoagulación prolongada. En muchas situaciones, una vez que el factor ambiental es retirado, no es necesaria la anticoagulación a largo plazo.

La evaluación de pacientes con sospecha de predisposición hereditaria a trombofilia incluye estudios en busca de deficiencias de **proteínas C y S** y **antitrombina III** (medida mediante los niveles de actividad de la proteína); los análisis genéticos en busca de la mutación del **factor V de Leiden,** que confiere resistencia a la proteína C activada, **mutación de protrombina** y **mutación de la reductasa de tetrahidrofolato de metileno,** y pruebas séricas en busca de **lupus anticoagulante** y **anticuerpo anticardiolipina** (relacionado con el **síndrome antifosfolipídico**).

SANGRADO EXCESIVO EN PACIENTES QUIRÚRGICOS

A menudo, a los pediatras se les solicita que evalúen a los pacientes quirúrgicos en busca de problemas hematológicos tanto en el preoperatorio como en el posoperatorio. Las razones para estas interconsultas son la preocupación acerca de que exista anemia o sangrado. De acuerdo con esto, los médicos deben buscar antecedentes de estos trastornos. Debe considerarse la razón por la que se procederá a la cirugía para determinar si existe o no un problema hematológico. Por ejemplo, un niño que se somete a cirugía abdominal por sangrado gastrointestinal (p. ej., divertículo de Meckel) tal vez tenga una anemia por deficiencia de hierro. La exploración física también debe orientarse a identificar signos de anemia o sangrado.

Evaluación preoperatoria

Lo más importante en el cribado preoperatorio son los antecedentes familiares y personales de sangrado. No obstante, con frecuencia se vuelven a solicitar pruebas de laboratorio. En general, para las cirugías de riesgo de moderado a elevado (p. ej., ortopédica, intraabdominal, cardíaca, neurológica), se obtienen un hemograma con recuento de plaquetas, TP y TTP, así como PFA-100. Para las cirugías de bajo riesgo (p. ej., herniorrafia), determinar el nivel de hematócrito suele ser suficiente si los antecedentes y la exploración física son normales. La cirugía electiva suele realizarse con concentraciones de hemoglobina de 10 g/dl, y recuento de plaquetas, TP y TTP normales. Si las pruebas hematológicas son anormales en un niño programado para cirugía electiva, es mejor posponer la intervención hasta que se determine la causa de la anomalía. Si la cirugía es urgente, entonces tal vez sea necesaria la corrección de la anomalía. El manejo de un niño anémico incluye el uso de paquete globular para lograr una hemoglobina de 10 g/dl. En pacientes con trombocitopenia, la transfusión hasta un recuento de plaquetas mayor que 50 000/mm^3, es adecuada, pero es posible que se requieran transfusiones de plaquetas adicionales durante la intervención. En la corrección de las anomalías de coagulación se emplean infusiones de plasma fresco congelado o crioprecipitado, con la administración de vitamina K para corregir el defecto.

Sangrado posoperatorio

Es esencial realizar una exploración cuidadosa del paciente. Es probable que los niños con sangrado sólo en el lugar de la cirugía tengan un problema quirúrgico, más que una diátesis hemorrágica, en especial si los antecedentes preoperatorios, la exploración física y las pruebas de cribado fueron normales. Los pediatras deben buscar otras zonas de sangrado (p. ej., sonda endotraqueal, membranas mucosas, piel, zonas de líneas intravenosas o intraarteriales).

Es posible que el sangrado difuso se deba a **CID** o a una diátesis hemorrágica no diagnosticada. Los pacientes quirúrgicos que se someten a cirugía de corazón abierto o a neurocirugía por un traumatismo o por septicemia están en riesgo particular de CID. Los estudios de laboratorio para el paciente con sangrado posoperatorio excesivo deben incluir un hemograma con recuento de plaquetas, TP, TTP, **productos de división de fibrina** y **concentraciones de fibrinógeno.** Los sujetos con CID tienen un recuento de plaquetas bajo, un TP y un TTP prolongados, elevación de los productos de la división de fibrina y disminución de las concentraciones de fibrinógeno. El frotis de sangre tal vez muestre también cambios microangiopáticos en la morfología de los eritrocitos. Es posible que los pacientes con disminución de plaquetas que han estado en tratamiento con heparina tengan una trombocitopenia inducida por heparina, por lo que, en estos casos, deberá iniciarse un estudio diagnóstico.

ONCOLOGÍA

Linfoadenopatía

Con frecuencia se solicita a los oncólogos-hematólogos y a los especialistas en enfermedades infecciosas que examinen a los niños con linfoadenopatía, que suele presentarse como resultado de infección o infiltración con células inflamatorias o malignas. El tejido linfoide crece a gran velocidad durante la infancia. Debido a que los niños tienen exposición constante a agentes infecciosos nuevos, a menudo desarrollan linfoadenopatía y es frecuente que presenten ganglios linfáticos palpables en las áreas cervical, axilar e inguinal. Los ganglios linfáticos mayores de 2.5 cm o localizados en otras zonas tienen más probabilidades de ser indicativos de un proceso patológico.

La linfoadenopatía localizada está relacionada con más frecuencia con una infección bacteriana o micótica en la región drenada por ese grupo particular de ganglios. Por ello, es útil tener un conocimiento básico de los patrones del drenaje regional de ganglios linfáticos para evaluar la linfoadenopatía. Por ejemplo, un niño con una linfoadenopatía aislada submentoniana o submandibular tal vez tenga una infección dental o gingival, pero es poco probable una infección del cuero cabelludo. La adenopatía difusa es más indicativa de una infección viral, una tesaurismosis, leucemia o una enfermedad autoinmune crónica. La linfoadenopatía poplítea e inguinal suele deberse a una infección en la extremidad inferior. Cuando un ganglio linfático está crecido como resultado de una infección, la resolución de esta se relaciona con una disminución del tamaño del ganglio hasta su tamaño normal. Cuando un ganglio linfático ha estado crecido por un período prolongado, generalmente más de 1 mes, se considera que es una linfoadenopatía crónica. La administración del tratamiento antibiótico adecuado conduce a la resolución de la mayoría de las adenopatías asociadas a una infección en el transcurso de 2 semanas. En caso de persistencia de adenopatía importante o de ganglios que aumentan de tamaño durante la antibioterapia es preciso realizar una investigación más profunda.

EVALUACIÓN CLÍNICA Y ESTUDIOS DE LABORATORIO

Historia clínica

La historia clínica debe orientarse a determinar la duración de la linfoadenopatía y a recabar antecedentes patológicos. Reviste particular importancia un antecedente de traumatismo o infección en las áreas distales drenadas por el ganglio. La exposición a bacterias a través de un arañazo de gato, picadura de garrapata, mordedura de algún roedor u otro animal, o una herida distal justifica una exploración cuidadosa. Los síntomas generalizados como fiebre, anorexia, pérdida de peso, dolor articular u óseo y diarrea indican una enfermedad sistémica.

Exploración física

La experiencia con la palpación de ganglios linfáticos es invaluable para la valoración de la linfoadenopatía. Los ganglios linfáticos deben catalogarse por su localización, número, tamaño, consistencia, movilidad y fijación a la piel o tejidos blandos. Los ganglios linfáticos infectados son fluctuantes, dolorosos a la palpación y se apelmazan unos con otros; asimismo, presentan un eritema superficial suprayacente. En la **tuberculosis** es relativamente frecuente encontrar un trayecto fistuloso con o sin secreción, aunque también se observa en la **aspergilosis** o **actinomicosis.** Los ganglios linfáticos crecidos como parte de una respuesta sistémica a la infección tienden a ser difusos y no fluctuantes, aunque es posible que sean dolorosos a la palpación. Los ganglios linfáticos crecidos debido a neoplasia maligna tienden a tener una consistencia gomosa y firme, y están fijos, en especial si la neoplasia maligna es un tumor sólido. Los ganglios linfáticos supraclaviculares en el lado izquierdo se derivan de una neoplasia maligna intraabdominal que se disemina a través del conducto torácico, como un linfoma de Hodgkin o no hodgkiniano (LNH). La linfoadenopatía supraclavicular derecha se relaciona con más frecuencia con enfermedades intratorácicas o pulmonares.

Otras características notables son hepatoesplenomegalia, ictericia, consunción, equimosis, petequias o palidez. Es necesario realizar una exploración detallada en busca de evidencia de infección local en las áreas drenadas por los ganglios linfáticos regionales (p. ej., garganta en presencia de linfoadenopatía cervical).

Estudios de laboratorio

En los niños con linfoadenopatía deben realizarse un hemograma con diferencial, una prueba cutánea de tuberculina y cultivo de los sitios importantes de infección (p. ej., garganta con adenitis cervical). Es preciso solicitar una radiografía de tórax si no se localiza el lugar de infección que justifique la linfoadenopatía. En los niños con adenopatía difusa, entre las pruebas serológicas adecuadas se encuentran las de virus de Epstein-Barr, citomegalovirus y *Toxoplasma gondii*. Si persiste la adenopatía localizada a pesar de un curso de antibióticos adecuado, generalmente de 2 semanas de duración, está indicado realizar una biopsia excisional del ganglio linfático.

Si se sospecha leucemia, debe obtenerse un aspirado de médula ósea antes de remitirlo al cirujano, ya que una médula ósea leucémica haría innecesaria la biopsia del ganglio. El material de la biopsia debe teñirse para la histopatología y en busca de evidencia de infección, que incluye la tinción de Gram, bacterias acidorresistentes y tinción para hongos. Deben enviarse para cultivo de estos organismos. En el caso de que un ganglio linfático muestre malignidad, el laboratorio de patología debe estar preparado para hacer un análisis cuidadoso en busca de linfoma o leucemia mediante tinción con anticuerpo monoclonal con citometría de flujo y citogenética. Si la muestra de médula fuera positiva para malignidad, es importante considerar la hibridación *in situ* fluorescente (**FISH,** del inglés *fluorescence in situ hybridization*). Es primordial que el pediatra, cirujano y patólogo coordinen las pruebas que se hagan antes de la biopsia.

Diagnóstico diferencial

El diagnóstico diferencial de la linfoadenopatía es bastante amplio e incluye infecciones, enfermedades inflamatorias no infecciosas, neoplasias malignas y tesaurismosis. Es útil distinguir la linfoadenopatía localizada de la generalizada según sus causas frecuentes (tabla 16-8). No todas las tumefacciones se deben a linfoadenopatía. Las malformaciones congénitas como los quistes del conducto tirogloso, los quistes de la hendidura branquial, higromas quísticos o tumores como neuroblastoma y rabdomiosarcoma causan masas cervicales que se confunden con linfoadenopatía.

Manejo

El manejo de los niños con linfoadenopatía localizada depende de la etiología que se sospeche. En los niños con infecciones de la orofaringe como faringitis estreptocócica, es adecuado el tratamiento con un antibiótico β-lactámico (p. ej., amoxicilina, amoxicilina/ácido clavulánico, cefuroxima). Cuando se sospecha *Staphyloccoccus aureus,* se necesita un antibiótico resistente a la β-lactamasa. Es posible que sea necesaria la administración parenteral si están presentes dificultades para deglutir o vómitos intensos.

Para los niños con infecciones de las extremidades que causan linfoadenopatía regional, se recomienda una cobertura tanto para estreptococos como para estafilococos. Para estas infecciones bacterianas, suele estar justificado el tratamiento con antibióticos parenterales. La linfoadenopatía difusa debida a una infección viral suele manejarse mediante observación después de obtener un hemograma y las concentraciones virales adecuadas o cultivos. En tales infecciones virales, la resolución de la linfoadenopatía suele producirse en el transcurso de 1 mes. Los niños en los que se sospeche malignidad deben ser remitidos a un oncólogo-hematólogo pediatra; el tratamiento de tales pacientes es relativamente urgente.

CÁNCER

El diagnóstico de una neoplasia maligna en niños o adolescentes es, en definitiva, un acontecimiento que cambia la vida, aunque el desenlace clínico a largo plazo de estos pacientes ha mejorado drásticamente en los últimos 40 años. Mediante la implementación de estudios clínicos aleatorizados y la atención multidisciplinaria, se han identificado terapias efectivas, y el pronóstico de los niños con neoplasia maligna sigue mejorando. En el resto de este capítulo se revisará la presentación clínica, el diagnóstico diferencial, el manejo y el desenlace clínico para enfermedades malignas tanto frecuentes como poco habituales que se observan en la población pediátrica.

Cada año se desarrolla cáncer en 15 de cada 100 000 niños entre recién nacidos y 21 años de edad, lo que da como resultado cerca de 12 000 casos nuevos de cáncer en este grupo de edad en Estados Unidos. La incidencia de la enfermedad varía según el grupo racial. El cáncer es más prevalente en la población caucásica que entre los afroamericanos e hispanoamericanos. Aunque más del 70% de las neoplasias malignas pediátricas son curables, el cáncer sigue siendo la causa más frecuente de muerte por enfermedad en la población estadounidense de entre 1 y 15 años de edad. El Surveillance, Epidemiology, and End Results Program del National Cancer Institute presenta los datos más recientes en cuanto a la incidencia de los diferentes tipos de cáncer en niños, adolescentes y adultos jóvenes (tabla 16-9).

 Dato relevante: A medida que se curan más niños con cáncer, se vuelven más frecuentes los efectos secundarios de la terapia a largo plazo, como infertilidad y neoplasia maligna secundaria.

Fisiopatología

El cáncer es el resultado de la proliferación celular incontrolable (hiperplasia). Para cuando se establece el diagnóstico, una célula con transformación neoplásica se multiplica y se convierte en más de 10 000 millones de células. Las células cancerosas pueden estar localizadas o diseminadas en todo el cuerpo. Con frecuencia, la enfermedad se identifica por la presencia de una masa que se palpa o que aparece en los estudios de diagnóstico por la imagen. Los tumores sólidos interfieren en la función

TABLA 16-8

Causas frecuentes de linfoadenopatía

Linfoadenopatía generalizada	*Linfoadenopatía localizada*
Infecciones bacterianas	Región occipital/auricular posterior
Infección piógena bacteriana	Infección local del cuero cabelludo (p. ej., impétigo)
Tuberculosis	Tiña
Brucelosis	Pediculosis
Fiebre tiroidea	Roséola (infección por VHH-6)
Sífilis	Preauricular
Infecciones micóticas	Clamidia
Histoplasmosis	Enfermedad por arañazo de gato
Coccidioidomicosis	Tracoma
Infecciones virales	Tularemia
Virus de Epstein-Barr (mononucleosis infecciosa)	Sarcoidosis
Citomegalovirus	Región submaxilar/submentoniana
VIH	Caries y abscesos dentales
Sarampión	Gingivitis bacteriana
Rubéola	Estomatitis por herpes simple
Infestaciones parasitarias	Región cervical
Toxoplasmosis	Infecciones virales
Paludismo	Virus respiratorios
Enfermedades inflamatorias (no infecciosas)	Virus de Epstein-Barr
Lupus eritematoso sistémico	Citomegalovirus
Artritis reumatoide juvenil	Bacteriana

Enfermedad del suero
  Sarcoidosis
	Infección de vías respiratorias superiores (p. ej.,
	  estreptococo hemolítico del grupo A)

Trastornos de los neutrófilos	Infección por *Staphylococcus aureus*
Enfermedad granulomatosa crónica	Impétigo de cabeza y cuello
Deficiencia de adhesión leucocitaria	Tuberculosis y micobacteria atípica
Tesaurismosis	Parasitaria: *Toxoplasma gondii*
Enfermedad de Gaucher	Otra
Enfermedad de Niemann-Pick	Enfermedad de Kawasaki
Neoplasias malignas	Sarcoidosis
LLA	Neoplasia maligna
Leucemia mieloide aguda	Enfermedad de Hodgkin
Linfoma de Hodgkin	Linfoma no hodgkiniano

TABLA 16-8

Causas frecuentes de linfoadenopatía *(continuación)*

Neuroblastoma	Histiocitosis X
Rabdomiosarcoma	**Región supraclavicular** Enfermedad de Hodgkin Linfoma no hodgkiniano Tumores sólidos metastásicos (p. ej., rabdomiosarcoma, carcinomas)
	Región axilar Infección del brazo (p. ej., celulitis, impétigo) Enfermedad por arañazo de gato Fiebre por mordedura de rata Fiebre reumática
	Región epitroclear Infección de antebrazo y mano (p. ej., celulitis) Impétigo Esporotricosis Tularemia
	Región del mediastino (examen radiográfico) Tuberculosis Sarcoidosis Histoplasmosis Coccidioidomicosis Enfermedad de Hodgkin Linfoma no hodgkiniano LLA Neuroblastoma Lupus eritematoso sistémico

	Región inguinal
	Infecciones de extremidades inferiores
	Enfermedades de transmisión sexual
	   Chancroide
	   Herpes simple
	   Sífilis

	Región ilíaca
	Adenitis bacteriana
	   Streptococcus pyogenes
	   Staphylococcus aureus
	Apendicitis
	Infección de tracto urinario
	Linfoma

	Región poplítea: infecciones de áreas distales Pie Región lateral de la pierna Articulación de la rodilla

LLA, leucemia linfoblástica aguda.

TABLA 16-9

Cáncer en niños de 1 a 15 años de edad (1975-1995)

Tipo de tumor	Incidencia relativa (%)
Todas las leucemias	31.5
LLA	24.5
LMA	3.2
Otras leucemias	3.8
Todos los linfomas	10.8
Enfermedad de Hodgkin	4.4
Linfoma no hodgkiniano (incluidos linfoma de Burkitt, diversas neoplasias linforreticulares)	5.8
Linfomas inespecíficos	0.6
Todos los tumores del SNC	20.5
Neuroblastoma	7.5
Retinoblastoma	3.1
Tumor de Wilms y otros tumores renales	6.3
Todos los tumores óseos	4.5
Osteosarcoma	2.4
Sarcoma de Ewing	1.7
Otros tumores óseos	0.4
Todos los sarcomas de tejidos blandos	7.0
Rabdomiosarcoma, sarcoma embrionario	3.4
Fibrosarcoma	1.7
Otros sarcomas	1.6
Todos los demás tumores	9.1
Total	100.0

LLA, leucemia linfoblástica aguda; *LMA,* leucemia mieloide aguda; *SNC,* sistema nervioso central.

del órgano, por lo que a menudo causan dolor. Cuando la médula ósea resulta afectada por leucemia o tumores metastásicos, se produce una pérdida de la función de esta. Uno o más de los siguientes hallazgos suelen ser indicativos de esta pérdida: anemia, leucocitosis, leucopenia o trombocitopenia. En los niños, los tumores sólidos suelen derivarse de tejidos mesenquimatosos y se denominan sarcomas, mientras que en los adultos la mayoría de los tumores sólidos provienen de tejidos epiteliales y se conocen como carcinomas. En los niños, el porcentaje de casos clasificados como carcinomas y otras neoplasias epiteliales malignas es cercano al 14%; en los adultos, el porcentaje es mayor del 90%.

En la mayoría de los cánceres de la infancia se desconoce lo que inicia la expansión clonal. Los estudios epidemiológicos indican que menos del 5% de los cánceres de los niños están asociados a alguna anomalía genética (tabla 16-10). Las mutaciones de las líneas germinales y somáticas de los genes supresores de tumor están relacionadas con una variedad de síndromes hereditarios con susceptibilidad al cáncer y neoplasias esporádicas, respectivamente. En el pasado, los expertos creían que las alteraciones en la secuencia del ADN estructural por sí mismas podrían ser la etiología y patogenia de la mayoría de los cánceres, en la actualidad aunque un creciente cuerpo de evidencia apoya la hipótesis de que los episodios **epigénicos** desempeñan un papel prominente, en particular en la leucemia. La herencia epigenética se define como la adquisición de un cambio here-

TABLA 16-10

Síndromes hereditarios relacionados con cáncer en la infancia

Tumores cerebrales

Neurofibromatosis de tipo I (NF I) [ST]: neurofibroma, sarcoma, astrocitoma piloide

Neurofibromatosis de tipo II (NF II) [ST]: neuroma acústico, meningioma

Esclerosis tuberosa STC1 y STC2 (ST): astrocitoma subependimario de células gigantes

Síndrome de Gorlin: meduloblastoma, carcinoma basocelular

Síndrome de Turcot: carcinoma del colon, meduloblastoma

Síndrome de Von Hippel-Lindau, hemangioblastoma, carcinoma de células renales, feocromocitoma

Leucemia (hasta el 5% de los casos están relacionados con síndromes genéticos hereditarios)

Síndrome de Down (aumento de 10-20 veces en LLA y LMA)

Síndrome de Bloom

Neurofibromatosis

Síndrome de Shwachman

Ataxia-telangiectasia (*ATM* [ADN reparador de gen])

Fanconi anemia

Síndrome de Kostmann

Tumores sólidos

Neoplasia endocrina múltiple (NEM de tipo II A y B) [OG]: cáncer de tiroides/paratiroides, feocromocitoma

Síndrome de Li-Fraumeni (p53) [ST]: sarcoma, cáncer de mama, tumor cerebral, leucemia

Poliposis adenomatosa del colon (PAC) [ST]: poliposis intestinal, cáncer colorrectal, hepatoblastoma

Retinoblastoma hereditario (RB1) [ST]: retinoblastoma y cáncer secundario

LLA, leucemia linfocítica/linfoblástica aguda; *LMA,* leucemia mieloide aguda; *OG,* oncogén; *ST,* gen supresor de tumor.

ditario en la expresión del gen que se produce sin un cambio en la secuencia del ADN. Ejemplos de episodios epigénicos que parecen estar implicados en el proceso de transformación de la célula cancerosa son la metilación del ADN, la desacetilación de la histona y cambios en la organización de la cromatina. Son escasos los datos que indican que la exposición a carcinógenos ambientales desempeñe un papel importante en el cáncer pediátrico.

NEOPLASIAS HEMATOPOYÉTICAS MALIGNAS, LEUCEMIAS Y LINFOMAS

El 85% de los casos de leucemia aguda que se presentan en la infancia se trata de **leucemia linfoblástica aguda (LLA).** Basándose en el inmunofenotipo, el 84% de las leucemias es del subtipo de célula VB, el 14%, del subtipo de célula T, y el 2%, del subtipo de células B maduras (Burkitt). Cerca del 20% de las leucemias son **leucemia mieloide aguda (LMA).** La **leucemia mieloide crónica (LMC)** y la **leucemia mielomonocítica juvenil (LMMJ)** juntas constituyen sólo el 1-2% de los casos. Los niños con LMC presentan con más frecuencia leucocitosis y esplenomegalia. Sus células leucémicas contienen la translocación cromosómica patognomónica t(9:22), conocida como **cromosoma Filadelfia.** Las células leucémicas provenientes de cerca del 3% de los niños con LLA comparten la misma translocación cromosómica. La LMMJ suele presentarse en niños menores de 5 años de edad con leucocitosis menor de 100 000 células/mm^3, monocitosis, hemoglobina F anormalmente elevada y hepatoesplenomegalia. La **LMMJ** no se relaciona con el cromosoma Filadelfia.

Evaluación clínica y estudios de laboratorio

La evaluación diagnóstica de niños en los que se sospecha leucemia inicia debe incluir una revisión cuidadosa de la historia clínica, de los antecedentes familiares, de una exploración física minuciosa y de estudios de laboratorio (tabla 16-11).

Historia clínica y exploración física

Es importante prestar atención a los antecedentes familiares y de toma de medicamentos, así como a cualquier indicación de exposición a personas enfermas o informes de viaje internacional reciente o de otro tipo. Los niños presentan palidez y tienen un cuadro de fiebre persistente, pérdida de peso, fatiga, y dolor de huesos y articulaciones. El compromiso de la médula ósea con una población celular en expansión produce también petequias, equimosis, epistaxis y una multitud

TABLA 16-11
Evaluación diagnóstica de la leucemia
Historia clínica y exploración física
Revisión del frotis de sangre
Hemograma (hemoglobina, recuento de leucocitos diferencial, plaquetas)
Ácido úrico, BUN, bilirrubina total, LDH, calcio, fósforo, electrólitos, glucosa, amilasa, ALT para identificar anomalías hepáticas, renales o metabólicas)
Examen general de orina; infección, cristales de ácido úrico, densidad
TP, TTP y fibrinógeno::CID
Inmunoglobulinas, concentración de varicela
Estudios de diagnóstico por la imagen: radiografía de tórax (posteroanterior y lateral) [masa en el mediastino]; radiografía de riñones o ecografía renal (si la función renal es anormal)
Aspirado de médula ósea para observar la morfología celular con tinción citoquímica, inmunofenotipo, citogenética y conservación para estudios futuros.
Punción lumbar (para identificar la presencia de compromiso leucémico del SNC)
Hemocultivo (si está febril y con neutropenia)

ALT, alanina-aminotransferasa; *BUN,* nitrógeno ureico sanguíneo; *CID,* coagulopatía intravascular diseminada; *LDH,* lactato deshidrogenasa; *SNC,* sistema nervioso central; *TP,* tiempo de protrombina; *TTP,* tiempo de tromboplastina parcial.

de otros signos y síntomas (tabla 16-12). Los hallazgos clínicos son el resultado del reemplazo de la médula ósea y del grado de diseminación. A menudo el cuadro tiene días a semanas de evolución en la leucemia aguda o de meses en la leucemia crónica.

Como se muestra en la tabla 16-12, los niños con LLA presentan con más frecuencia fiebre, fatiga, dolor de huesos y articulaciones, e indicios de sangrado. Las molestias de dolor en las piernas y articulaciones y la dificultad para caminar a menudo son indicativos de infiltración del periostio, elevación y necrosis ósea secundaria a leucemia. En la exploración física, la linfoadenopatía es frecuente y la hepatoesplenomegalia se produce en más del 50% de los pacientes. En raras ocasiones, se hacen evidentes la infiltración cutánea (leucemia de la piel) y el compromiso ocular. Es posible que se encuentre una masa en el mediastino anterior con o sin adenopatía en la LLA de células T, lo que hace necesario realizar una historia clínica y una exploración inicial cuidadosa con especial atención a síntomas respiratorios como tos u ortopnea. En ocasiones, la LLA, en particular en los adolescentes, se presenta como un síndrome de vena cava superior y compresión de la tráquea.

Aunque la presentación de los niños con LMA y LLA es similar, la hipertrofia gingival y los infiltrados subcutáneos o del periostio (**cloromas**) se encuentran sólo en la LMA.

 Dato relevante: Los cloromas son masas de células de leucemia mieloide que se encuentran sólo en los pacientes con LMA y están presentes con o sin compromiso de la médula ósea.

Rara vez, las masas subcutáneas, aunque no los cloromas, se encuentran en pacientes con preALL de células B. Los niños con síndrome de Down, quienes tienen un mayor riesgo de leucemia, tienen más probabilidad de tener LMA si son menores de cuatro años de edad. Los niños con leucemia que tienen infiltrado cutáneos (leucemia de la piel) tienen mayor probabilidad de tener LMA, excepto los que son menores de un año de edad, cuando la leucemia de la piel se observa tanto en la LLA como en la LMA

Estudios de laboratorio

Frecuentemente, los niños con leucemia presentan un aumento en el número de leucocitos o células inmaduras o primitivas (blastos) circulantes en sangre, de manera que es necesario revisar cuidadosamente el frotis de sangre en busca de blastos circulantes. Además, a menudo están presentes anemia o trombocitopenia coexistentes. Un paciente nuevo que tiene valores anormales en

TABLA 16-12	
Hallazgos clínicos y de laboratorio en los casos de reciente diagnóstico en la infancia de leucemia linfoblástica aguda	
Característica clínica	*Porcentaje de niños afectados (%)*
Síntomas	
Fiebre	53
Fatiga	50
Dolor óseo o articular	40
Sangrado	38
Anorexia	19
Dolor abdominal	10
Signos	
Borde hepático >5 cm por debajo del reborde costal	30
Masa en el mediastino anterior	10
Hallazgos de laboratorio	
Células leucémicas en líquido cefalorraquídeo	5
Recuento de leucocitos	
$<10 \times 10^9$ células/l	24
$>50 \times 10^9$ células/l	23
Hemoglobina	
<8 g/dl	52
>10 g/dl	22
Recuento de plaquetas	
$<100 \times 10^9$ células/l	32
$>10 \times 10^9$ células/l	9

cualquiera de las tres estirpes de células sanguíneas (es decir, eritrocitos, leucocitos, plaquetas) debe someterse a una aspirado de médula ósea. El estudio de médula ósea determina si esta se ha reemplazado por células indiferenciadas (leucemia), se ha infiltrado con macizos de células tumorales (tumores sólidos metastásicos en médula ósea) o muestra evidencia de función anormal de la médula ósea (mielodisplasia o aplasia).

Debe sospecharse linfoma cuando se encuentran ganglios linfáticos crecidos o cualquier masa tumoral. Para hacer un diagnóstico, se toman muestras de tumor, además de realizar el aspirado de médula ósea, para verificar el compromiso de esta última. En ocasiones, el diagnóstico se confirma mediante la identificación de células malignas en el líquido pleural extraído mediante toracocentesis. Por convención arbitraria, si la médula ósea contiene el 25% o más de formas blásticas, se considera que el paciente tiene leucemia, y si las formas blásticas supoenen menos del 25%, el diagnóstico es de linfoma con compromiso de la médula ósea.

Diagnóstico diferencial

Después de una revisión minuciosa de la historia clínica, de la exploración física y de los estudios de laboratorio con hemograma incluido, el médico debe considerar los muchos posibles diagnósticos diferenciales antes de concluir que existe leucemia (tabla 16-13).

TABLA 16-13

Diagnóstico diferencial de la leucemia aguda

Diagnóstico diferencial	*Enfermedad específica*
Disminución en dos o más estirpes celulares	
Infección	CMV, VEB, leishmaniosis, infección grave incontenible, hepatitis, VIH
Insuficiencia de médula ósea	Anemia aplásica, anemia de Fanconi, síndrome de Shwachman-Diamond
Reemplazo o infiltración de la médula ósea	Neuroblastoma, sarcoma de Ewing, rabdomiosarcoma
Síndrome hemofagocítico	Linfohistiocitosis familiar hemofagocítica, posiblemente relacionada con enfermedad viral o leucemia, meduloblastoma
Disminución en una sola estirpe celular	
Anemia	Eritroblastopenia temporal de la infancia, anemia hemolítica, anemia de Diamond-Blackfan, anemia diseritropoyética (congénita)
Trombocitopenia	PTI, trombocitopenia con ausencia de radios, síndrome de Wiskott-Aldrich, CID, SUH, síndrome de Kasabach-Merritt
Neutropenia	Neutropenia familiar (síndrome de Kostmann), neutropenia idiopática crónica, atrapamiento esplénico
Crecimiento hepático/esplénico	Infecciones, hepatopatía, linfoma, enfermedad de Gaucher (otras tesaurismosis), enfermedad mieloproliferativa, enfermedad poliquística con fibrosis hepática, histiocitosis de Langerhans

CID, coagulación intravascular diseminada; *CMV*, citomegalovirus; *PTI*, púrpura trombocitopénica idiopática; *SUH*, síndrome urémico hemolítico; *VEB*, virus de Epstein-Barr.

Leucemia linfoblástica aguda

Desde el advenimiento de la quimioterapia en 1948, el pronóstico para los niños con LLA ha mejorado mucho; la tasa de curación es ahora del 90%. A lo largo de los últimos 40 años se ha generado una mejoría en la supervivencia observada, la cual se debe a los avances en el diseño de estudios clínicos, a la adición de marcadores moleculares tumorales a la clasificación estándar de la leucemia aguda, al desarrollo de nuevos agentes quimioterapéuticos, a nuevos y mejores usos de los antibióticos para las complicaciones infecciosas, a la evitación de la toxicidad excesiva, a cuidados de mantenimiento más seguros con hemoderivados y al TCT.

La disponibilidad de información genética y molecular a partir de las células leucémicas de cada paciente permite una subtipificación biológica de la leucemia. Se ha observado que existen diferentes tasas de curación con ciertas diferencias biológicas celulares. Los estudios de laboratorio actuales ayudan a los investigadores a diseñar los tratamientos orientados selectivamente a diferentes subtipos de leucemia. El tratamiento se basa en las características clínicas y biológicas de cada paciente en el momento del diagnóstico. Los criterios utilizados para clasificar y estratificar la leucemia según el riesgo son la edad en el momento del diagnóstico, recuento inicial de leucocitos, compromiso del SNC, inmunofenotipo de la célula leucémica, cariotipo de la célula leucémica, anomalías moleculares y patrones de expresión genética global.

El **Children's Oncology Group** es una organización mundial de instituciones y médicos, personal de enfermería y profesionales de la salud aliados, provenientes de Estados Unidos, Canadá, Europa y Australia, comprometidos en el desarrollo de nuevas terapias para la enfermedad maligna en adolescentes y niños. Los investigadores de este grupo y otros han desarrollado protocolos específicos para niños con base en la clasificación de la leucemia. Estos protocolos de tratamiento tienen en cuenta las diferencias entre los pacientes en cuanto al riesgo de recaída y a la toxicidad a largo plazo de los medicamentos que se usan en las instituciones. Se vigila a los pacientes en busca de efectos esperados e inesperados del tratamiento para proporcionar atención con tecnología de punta y es una fuente de ideas para la mejoría del manejo futuro.

Actualmente, los protocolos para las diferentes categorías de leucemia linfoide se basan en las características de presentación. Para los pacientes con LLA de precursor B, existen cuatro niveles de regímenes de tratamiento en función de los factores pronósticos, clínicos y biológicos. Existen regímenes separados para los niños con leucemia del lactante (menores de 12 meses de edad en el momento de la presentación), LLA de células maduras y LLA de células T. Aparte de las características clínicas iniciales importantes, como recuento de leucocitos, edad, sexo y compromiso del SNC, se utilizan las características biológicas del inmunofenotipo, anomalías moleculares, citogenética clásica e índice de ADN para calificar y estratificar a los niños para los regímenes de tratamiento. Ciertas anomalías cromosómicas y moleculares no aleatorias tienen importancia pronóstica independiente. Cuatro subgrupos de niños con LLA tienen muy mal pronóstico a pesar de la quimioterapia intensiva: Ph+LLA, hipodiploides (menos de 44 cromosomas), lactantes con t(4;11) y quienes fracasan con su terapia de inducción inicial. Un factor pronóstico adicional es la medición de la **enfermedad mínima residual (EMR),** que actualmente se utiliza para estratificar a los pacientes para recibir terapia posinducción.

QUIMIOTERAPIA. Existen tres fases de quimioterapia para la LLA: inducción, intensificación/consolidación y mantenimiento. En cada fase se utilizan combinaciones de múltiples medicamentos. La duración total de la terapia suele ser de 2.5-3 años. Los estudios han mostrado que el tratamiento durante un período más prolongado no mejora el pronóstico y el realizado durante un período más corto conduce a recaídas más frecuentes.

Es posible que la leucemia esté afectando al cerebro y a las meninges en el momento del diagnóstico, por lo que el tratamiento del SNC es parte de la terapia. Durante la inducción, los pacientes reciben administración intratecal de quimioterapia. Para prevenir el compromiso del SNC, todos los pacientes reciben altas dosis de quimioterapia sistémica, que cruza la barrera hematoencefálica.

En general, los niños con LLA logran la remisión después de un período de 4-6 semanas de **terapia de inducción.** Los agentes quimioterapéuticos usados durante esta fase suelen incluir un esteroide (prednisona o dexametasona), vincristina y asparraginasa con o sin daunomicina.

Terminada la fase de inducción, el 98-99% de los niños está en **remisión,** que se define como menos del 5% de blastos cuando la médula ósea vuelve a ser normal (en ella no se observan células leucémicas). Para estar en remisión, debe haberse recuperado el hemograma hasta 1 000 neutrófilos/mm^3 y más de 100 000 plaquetas/mm^3. Además, no debe existir evidencia de infección.

Una vez lograda la remisión, la **terapia de intensificación/consolidación** que sigue está diseñada para destruir las células leucémicas que no se observan con el microscopio. En algunos pacientes en remisión, cifras bajas de célula leucémicas (1:1 000 a 1:100 000 células nucleadas de médula ósea), que permanecen sin detectarse morfológicamente, pero que se detectan mediante técnicas inmunológicas de EMR sensibles o técnicas biológicas moleculares. La importancia para el pronóstico de la identificación de pequeños números de células leucémicas en la médula ósea en los niños con remisión temprana es un tópico importante que en la actualidad se encuentra en revisión en estudios clínicos. Se calcula que hasta 10^8 células leucémicas permanecen después de la terapia de inducción.

En la actualidad, la duración de la fase de intensificación/consolidación es de 6-8 meses. A menudo, los pacientes son hospitalizados para la administración de quimioterapia o el manejo de la fiebre y la neutropenia. Los medicamentos quimioterapéuticos utilizados suelen ser metotrexato en dosis altas y metotrexato en dosis estándar, 6-mercaptopurina, ciclofosfamida, citarabina y los agentes usados durante la inducción. La intensidad de esta fase depende del grupo de riesgo del paciente individual.

La fase final del tratamiento se denomina **terapia de mantenimiento.** La duración de esta fase es de 1-2 años, en función de la duración de la fase de consolidación. Durante la terapia de mantenimiento, la quimioterapia es menos intensiva; suele realizarse con 6-mercaptopurina diaria y metotrexato semanal con vincristina periódica y pulsos de esteroides. La fase de mantenimiento con frecuencia se realiza en régimen ambulatorio y es bien tolerada.

Terminada la terapia, los pacientes son examinados regularmente para controlar si se produce una recaída e identificar cualquier efecto tardío de la terapia. Si los pacientes permanecen en remisión completa inicial durante 5 años después de terminada la terapia o 7.5 años después del diagnóstico, se considera que están curados y sin leucemia. Las principales áreas de preocupación para los médicos que hacen el seguimiento de los niños después de completada la quimioterapia son el crecimiento y el desarrollo, la capacidad cognitiva, la fertilidad, las funciones cardíaca y hepática, y la vigilancia en busca de segundas neoplasias malignas.

CUIDADOS DE MANTENIMIENTO. Para asegurar que los niños pasan la terapia sin morbilidad importante, los problemas relacionados con los cuidados de mantenimiento tienen una importancia vital. Durante la inducción, los niños necesitan manejo intensivo con líquidos, ya que la terapia exitosa provoca una lisis rápida de células tumorales. La desintegración de las células leucémicas libera el contenido intracelular hacia la circulación sistémica, que es excretado a través de los riñones. Para evitar complicaciones del **síndrome de lisis tumoral,** se necesitan grandes volúmenes de líquido (a menudo más de 2 l/m^2), alcalinización de la orina y alopurinol (un inhibidor de la oxidasa de la xantina). En los pacientes con mala función renal, el síndrome de lisis tumoral se trata con rasburicasa, una enzima oxidasa del urato recombinante.

Con frecuencia, se desarrollan complicaciones infecciosas durante la terapia debido a la neutropenia o a inmunodepresión inducida por la terapia. Es posible que se presenten infecciones tanto bacterianas como micóticas. *Pneumocystis carinii* (ahora también denominado *Pneumocystis jiroveci)* es un patógeno particularmente importante; la infección se previene mediante la administración de una combinación de trimetoprim y sulfametoxazol, diario durante 3 días consecutivos por semana. Este régimen profiláctico se da durante toda la terapia y se continúa varios meses una vez terminada. Los pacientes en tratamiento llevan un seguimiento cercano con vigilancia semanal con hemograma. Quienes desarrollan una temperatura mayor de 38°C y tienen un RAN menor de 500/mm^3 son hospitalizados para recibir terapia con antibióticos de amplio espectro adecuados.

TRASPLANTE DE CÉLULAS TRONCALES. La quimioterapia por sí sola provoca una supervivencia libre de enfermedad (SSE) a largo plazo es mayor del 80% de los niños con LLA, de manera que el TMO es considerado al principio durante la primera remisión sólo para niños que es probable que tengan un mal pronóstico, una SLE menor del 40%. (La SLE es el período desde el logro de la remisión completa hasta el momento de la recaída.). Se considera que los pacientes con Ph+LLA, LLA hipodiploide, los lactantes menores de 12 meses de edad con t(4;11), EMR del día 29 mayor del 1% y en quienes fracasó la terapia de inducción inicial tienen un SLE menor del 40%. Los niños con estas características deben considerarse candidatos para recibir un trasplante de médula ósea alogénico durante la primera remisión, ya que los informes actuales indican que después del TMO estos pacientes de alto riesgo tienen una SLE del 67-80%. De otra manera, el TMO sólo se usa cuando los pacientes han sufrido una recaída y están en la segunda remisión.

Leucemia mieloide aguda

Una enfermedad heterogénea, la LMA se clasifica según la morfología de los blastos y por la presencia o ausencia de anomalías citogenéticas específicas. Con frecuencia se usan la clasificación de la Organización Mundial de la Salud (OMS) y la clasificación Francesa-Americana-Británica (FAB) de la LMA para subtipificar la leucemia. El pronóstico de los niños con LMA ha mejorado gradualmente y ahora casi el 60% se curan, aunque la velocidad de la mejoría en el pronóstico es más lenta que para la LLA

QUIMIOTERAPIA. Después de uno o dos cursos de un régimen de inducción intensivo usando combinaciones intensivas de varios agentes (generalmente dosis altas de arabinósido de citosina, daunorrubicina [idarubicina, mitoxantrona], etopósido, 6-tioguanina, dexametasona), más del 90% de los niños están en remisión.

Sin embargo, la morbilidad y la mortalidad de esta mielosupresión inducida son bastante altas. Cerca del 50% de los niños son resistentes a la terapia de inducción, y el 10% mueren durante la misma debido a causas infecciosas o tóxicas. Aunque hasta el 90% de los niños logra la remisión, cerca del 60% se curan de su enfermedad con quimioterapia sola. El riesgo de toxicidad grave y la muerte relacionada con la terapia son importantes.

Una vez que los niños logran la remisión, la siguiente fase de la terapia comprende tres o cuatro cursos de quimioterapia de consolidación o TCT. Sigue en investigación activa la identificación de los regímenes de quimioterapia más efectivos para los niños una vez que lograron la remisión completa. En la actualidad, se administran cursos repetidos de quimioterapia mielosupresora intensiva durante 4-6 meses. Este tratamiento está relacionado con hospitalización frecuente debido a que los niños están en alto riesgo de presentar infecciones bacterianas o micóticas. La terapia postinducción menos tóxica no es efectiva.

El TCT también es útil. El 15-20% de los pacientes con un hermano donante de **antígeno leucocítico humano** (HLA) idéntico se someten a un trasplante después de lograr la remisión completa y tiene un 65% de **supervivencia sin episodios** (SSE) a 4 años desde el momento del diagnóstico hasta el fallo de la remisión, la muerte en remisión o la recaída de cualquier tipo. El TCT de hermano donante de HLA idéntico en pacientes en remisión es superior a la quimioterapia o al TCT autólogo en los protocolos de tratamiento prolongados de asignación aleatoria. En este momento, en los niños con LMA con síndrome de Down o «LMA de buen pronóstico» (fenotipo CBF o leucemia promieloide aguda [LPA] [v. siguiente apartado]) debe evitarse el TCT, ya que el pronóstico es mejor con la quimioterapia sola. Para los niños con LMA de alto riesgo o para quienes están en la primera recaída o en los que fracasa la inducción, es posible realizar el TCT tan pronto como se obtenga la remisión, aunque existe la duda de si es mejor que la quimioterapia sola. En todos los demás casos de LMA, si un paciente tiene un HLA compatible, la decisión de someterlo a TCT es una duda que deberá resolver la investigación clínica. Los estudios no han mostrado que el TCT autólogo sea mejor que la quimioterapia sola en pacientes que se encuentran en la primera remisión; sin embargo, justifica su consideración en la segunda remisión si la primera ocurrió más de 12 meses antes.

SUBTIPOS SINGULARES DE LMA. En la LMA pediátrica, ciertas anomalías morfológicas y de cariotipo tienen importancia de pronóstico. Es posible utilizar la morfología y el cariotipo de la célula de leucemia mieloide en el momento del diagnóstico para identificar a los niños cuya leucemia contiene translocaciones cromosómicas específicas de importancia terapéutica y pronóstica. Mediante el uso del sistema FAB, es posible subtipificar la LMA pediátrica desde MO (LMA indiferenciada) hasta M7 (LMA megacariocítica).

La información en el momento del diagnóstico ayuda a planificar la terapia para tres subtipos de LMA en particular. Uno es la **LPA,** designada como M3AML en el sistema FAB. Las células de la leucemia LPA con frecuencia contienen numerosos gránulos y bastones de Auer (patognomónicos de LMA). Clínicamente, los pacientes con LPA (cerca del 10% de las LMA en los niños) presentan EBC bajos y con frecuencia se produce CID cuando se inicia la terapia. El diagnóstico de este subtipo de leucemia mieloide está relacionado con una translocación cromosómica específica, t(15;17). Lo más importante es que los niños con LPA son tratados con éxito y logran la remisión con terapia a base de ácido retinoico *trans* total (ATRA, del inglés *all-trans retinoic acid*), un análogo de la vitamina A. En la actualidad, el mejor desenlace clínico se produce cuando se usa la quimioterapia en combinación con ATRA. Una nueva estrategia añade trióxido de arsénico (As_2O_3) a esta combinación de ATRA con quimioterapia para la inducción y el mantenimiento en un intento de mejorar la ESF actual del 70-80%.

El segundo subtipo es la LMA en los niños con **síndrome de Down,** que tienen un mayor riesgo de leucemia aguda. Cerca de 1 de cada 150 niños con síndrome de Down desarrolla leucemia, y si es menor de 4 años de edad es diagnosticado de leucemia, suele ser LMA y, con frecuencia, del tipo M7. En ocasiones, los recién nacidos con síndrome de Down manifiestan un **trastorno mieloproliferativo temporal (TMT)** autolimitado. Esta «seudoleucemia» se presenta con blastos circulantes, leucocitosis y organomegalia, y suele resolverse sólo con cuidados de mantenimiento en 6 semanas a 3 meses. Cerca del 20% de los pacientes con TMT sucumben antes de que se resuelva el TMT y necesitan cierta terapia mínima. Se calcula que el 25-30% de los lactantes con síndrome de Down cuyo TMT se resolvió, con el tiempo, desarrollarán LMA 1-3 años después de la resolución del TMT. Los niños con síndrome de Down presentan una tolerancia relativamente baja a la quimioterapia en dosis altas. Debido a la relación frecuente con otros defectos asociados a síndrome de Down, la terapia intensiva debe darse con suma cautela. Con los regímenes actuales de quimioterapia que utilizan antraciclinas y arabinósido de citosina para la inducción, los niños con síndrome de Down afectados por LMA tienen mejor SSE y una tasa menor de recaídas en comparación con aquellos sin síndrome de Down. En estudios recientes, la SSE para niños con síndrome de Down y LMA es mayor del 80%.

El tercer subtipo de LMA comprende niños con monosomía 7, que presentan LMA en una fase mielodisplásica subaguda o LMA *de novo*. La monosomía 7 y la deleción parcial del brazo largo (7q-) se observa en la enfermedad mieloproliferativa, en el **síndrome mielodisplásico** y en la LMA. El hallazgo citogenético suele ser un signo de mala respuesta a la quimioterapia y de un curso rápidamente progresivo. Aunque la quimioterapia inicial es esencial para lograr la remisión, los niños con monosomía 7 tienen mejor SSE cuando reciben tratamiento con TCT temprana.

TCT

En los niños afectados con síndrome de Down, debe evitarse el TMO debido a que el pronóstico es mejor con quimioterapia sola. Para los pacientes que se encuentran en su primera recaída o para aquellos en los que la terapia de inducción ha fracasado, debe considerarse un TCT compatible no familiar. Los estudios no han mostrado que el TMO sea mejor que la quimioterapia sola en pacientes en su primera remisión; sin embargo, está justificado considerarlo en caso de segunda remisión si la primera se produjo más de 12 meses antes.

Linfoma no hodgkiniano y enfermedad de Hodgkin

Los linfomas, un grupo heterogéneo de enfermedades originadas de los linfocitos B o T, son el cáncer más frecuente que se observa en los adolescentes mayores, en el grupo de 15 a 19 años de edad. El **LNH** predomina en los niños menores, y la **enfermedad de Hodgkin,** en los adolescentes. El riesgo de linfoma está aumentado en los niños con inmunodeficiencias congénitas y adquiridas. En la actualidad, el linfoma es curable en la mayoría de los niños que lo presentan; las tasas de supervivencia general a 5 años para LNH y enfermedad de Hodgkin son del 72% y del 92%, respectivamente.

Debe sospecharse linfoma en niños con cualquier ganglio linfático crecido de manera significativa o una lesión de masa. La evaluación diagnóstica siempre incluye un aspirado de médula ósea para descartar leucemia e identificar si está o no afectada la médula ósea. Los estudios de diagnóstico por la imagen se realizan para identificar el grado de enfermedad. Tanto el LNH como la enfermedad de Hodgkin se clasifican patológicamente, una vez que se ha obtenido material diagnóstico adecuado y se estratifica (determinación del grado de enfermedad), para administrar la terapia adecuada. Los pacientes con enfermedad extensa requieren una terapia más intensiva que los niños con enfermedad menos amplia.

En los niños, los linfomas son particularmente sensibles a la quimioterapia. Todos los pacientes con LNH sólo reciben quimioterapia, mientras que los pacientes con enfermedad de Hodgkin son tratados con radioterapia en el área en la que se encontraron las masas tumorales en el momento del diagnóstico, además de tres a cinco ciclos de quimioterapia.

TUMORES SÓLIDOS

Evaluación clínica y estudios de laboratorio

Historia clínica

Un tumor sólido en un niño es, por definición, una lesión de masa. Con frecuencia, mientras bañan al niño pequeño, los padres observan una masa abdominal o un nódulo en el tronco o en una extremidad; la masa continúa creciendo y es posible que cause dolor. El dolor de espalda intenso, la debilidad de una extremidad y la ataxia son síntomas que requieren una evaluación médica inmediata. Es obligatorio hacer una revisión minuciosa de la historia clínica, incluidos los signos y síntomas. Los antecedentes familiares son bastante útiles en los trastornos que con frecuencia se asocian a anomalías genéticas conocidas (v. tabla 16-8). Con los tumores sólidos, la historia de la enfermedad suele ser más prolongada que con las neoplasias malignas hematológicas. Lo habitual es observar un cuadro de signos y síntomas de 3-9 meses de evolución. En ocasiones, la hemorragia hacia el interior del tumor (p. ej., tumor de Wilms) conduce a un diagnóstico más temprano. No parece existir una relación entre el momento del diagnóstico y el grado de la enfermedad.

Exploración física

El tumor a menudo se identifica mediante palpación directa (p. ej., el tumor de Wilms, sarcoma de tejidos blandos, sarcoma de Ewing, osteosarcoma) o indirectamente, ya que el tumor interfiere en el funcionamiento normal (p. ej., tumores del SNC o de células germinales). En ocasiones, los tumores sólidos (p. ej., neuroblastoma, rabdomiosarcoma, sarcoma de Ewing) infiltran en forma parcial la médula ósea y causan signos parecidos a la leucemia (es decir, anemia, neutropenia, trombocitopenia).

Evolución de laboratorio

Una cojera crónica o dolor en una extremidad que no se resuelve después de unos cuantos días es una indicación para solicitar una radiografía para descartar un tumor como causa. Son necesarios varios estudios de laboratorio en la evaluación diagnóstica de niños en los que se sospechan tumores sólidos (tabla 16-14).

Diagnóstico diferencial

Los signos y síntomas de presentación relacionados con los tumores sólidos en los niños se observan también en varios trastornos y tumores benignos (tabla 16-15).

Tumores cerebrales

Los tumores cerebrales, que constituyen la categoría más frecuente de tumores sólidos en los niños en Estados Unidos, se producen con una tasa de 2.5 a 3.6/100 000 niños de 15 años de edad o menores. En general, los niños varones está afectados más a menudo (proporción 1.2:1), y la edad media hasta el momento del diagnóstico es de 6.5 años. Cerca de la mitad de todos los tumores del SNC en niños se localizan en el cerebelo (25%) o tronco del encéfalo (23%). Los **astrocitomas,** que constituyen cerca del 50% de los tumores cerebrales de la infancia, son el tumor sólido más frecuente que se observa en

---

TABLA 16-14
Evaluación diagnóstica de los tumores sólidos
Historia clínica y exploración física
Hemograma (hemoglobina, diferencial, plaquetas)
BUN, LDH, ALT, bilirrubina total, creatinina, calcio
TP, TTP, fibrinógeno (antes de la biopsia, identificar CID)
Concentración de varicela (es posible que se requiera inmunoglobulina de varicela-zóster de manera periódica o aciclovir)
Estudios de diagnóstico por la imagen (radiografías simples, TC, RM, radiografías) del tumor primario (para buscar diseminación a distancia y estadificación adecuada).
Aspirado y biopsia de médula ósea (para identificar compromiso tumoral, en particular en caso de sarcoma de Ewing, tumor del neuroectodermo primitivo, rabdomiosarcoma, neuroblastoma)
Marcadores tumorales, como α-fetoproteína (hepatoblastoma, tumor de células germinales) y gonadotropina coriónica humana β (tumor de células germinales)

ALT, alanina-aminotransferasa; *BUN,* nitrógeno ureico sanguíneo; *CID,* coagulación intravascular diseminada; *LDH,* lactato deshidrogenasa; *RM,* resonancia magnética; *TC,* tomografía computarizada; *TP,* tiempo de protrombina; *TTP,* tiempo de tromboplastina parcial.

TABLA 16-15

Diagnóstico diferencial de tumores sólidos

Signo o síntoma	Trastorno benigno	Tumor
Masa abdominal	Hígado o riñones poliquísticos, estreñimiento, hidronefrosis, hepatomegalia, esplenomegalia, nefroblastomatosis	Tumor de Wilms, neuroblastoma, linfoma, tumor de células germinales, TNEP, sarcoma de tejidos blandos, hepatoblastoma, tumor abdominal desmoplásico de células redondas intraabdominal
Masa torácica		
Mediastino anterior	Timoma, quiste del timo, dermoide	Linfoma (LNH), tumor de células germinales, carcinoma de tiroides
Mediastino medio	Sarcoidosis, tuberculosis, aspergilosis, anomalía vascular	Linfoma (enfermedad de Hodgkin), enfermedad metastásica
Mediastino posterior	Duplicación esofágica, ganglioneuroma, neurofibroma	Neuroblastoma, sarcoma de Ewing/TNEP
Pared torácica	Osteoma, histiocitosis de Langerhans, escoliosis	Sarcoma de Ewing/TNEP, osteosarcoma
Masa en cabeza y cuello	Adenitis infecciosa, hemangioma, higroma quístico	Linfoma, rabdomiosarcoma, carcinoma nasofaríngeo, neuroblastoma
Masa en extremidad	Fractura, traumatismo, granuloma eosinofílico, osteoma osteoide, encondroma	Linfoma, sarcoma de Ewing/TNEP, osteosarcoma, rabdomiosarcoma
Masa en área pélvica	Distensión vesical, estreñimiento	Rabdomiosarcoma, neuroblastoma, sarcoma de Ewing/TNEP, osteosarcoma
Masa intracraneal	Tejido displásico, absceso, hemorragia	Meduloblastoma/TNEP, astrocitoma de bajo y alto grado, glioma del tronco del encéfalo, craneofaringioma, tumores de células germinales, ependimoma

LNH, linfoma no hodgkiniano; TNEP, tumor neuroectodérmico primitivo

personas menores de 20 años de edad. Otros tumores son los **tumores del neuroectodermo primitivo** (p. ej., **meduloblastomas** y otros tumores embrionarios) (20%), ependimomas (9%) y craneofaringiomas (menos de 5%). Hasta el 80% de los tumores cerebrales en los niños hacen precisa la intervención quirúrgica, ya sea para establecer el diagnóstico o para realizar el tratamiento primario; el 60% requieren radioterapia, y el 40%, quimioterapia.

Neuroblastoma

Los neuroblastomas, el tumor sólido extracraneal más frecuente en los niños, constituyen cerca del 8% de todas las neoplasias malignas en los menores de 25 años de edad. Estos tumores son las neoplasias malignas diagnosticadas con más frecuencia en los lactantes y más del 80% de los casos se producen en pacientes menores de cuatro años.

Los neuroblastomas se originan en cualquier sitio a lo largo de la cadena del sistema nervioso simpático desde el órgano de Zuckerkandl hasta el ganglio estrellado. Más del 65% de los tumores primarios surgen en el abdomen. Los tumores suprarrenales son más frecuentes en los niños, mientras que los primarios torácicos y cervicales son más comunes en los lactantes. A diferencia de otros tumores sólidos en los niños, los neuroblastomas están relacionados con enfermedad metastásica en el momento del diagnóstico en el 60-70% de los pacientes.

Dato relevante: Las zonas más frecuentes de metástasis del neuroblastoma son la médula ósea, huesos, el hígado y la piel.

En el momento del diagnóstico, los niños mayores de 1 año de edad tienen más probabilidades que los lactantes de tener enfermedad diseminada. Los signos y síntomas de presentación del neuroblastoma se relacionan con las zonas primarias y metastásicas afectadas, así como con todos los tumores sólidos. Por ejemplo, la distensión abdominal y la hepatomegalia se producen en un tumor primario abdominal con metástasis hepáticas, mientras que la ptosis o la tumefacción de un ojo son indicativos de un neuroblastoma metastásico o primario de la cabeza o del cuello. Varios síndromes paraneoplásicos están relacionados con el neuroblastoma: *1)* opsoclonía-mioclonía, que consiste en movimientos bruscos mioclónicos y conjugados, y rápidos de los ojos, y *2)* diarrea secretora intratable, hipopotasemia y deshidratación.

Durante la evaluación inicial, los pacientes en los que se sospecha neuroblastoma deben someterse a aspiración bilateral y biopsia de médula ósea, así como a un análisis de orina para buscar catecolaminas para confirmar el diagnóstico. Los estudios de diagnóstico por la imagen, como TC y RM, estudio con yodo 131-metayodobenzilguanidina se usan para la estadificación, junto con otra información biológica, radiográfica y patológica antes de iniciar la terapia. Esta comprende cirugía para confirmar el diagnóstico y, generalmente, para extirpar enfermedad residual después de realizar quimioterapia intensiva. En algunos pacientes de alto riesgo, el TMO autólogo, además de la cirugía, y la quimioterapia han mejorado la supervivencia. Los estudios de efectividad del TMO autólogo para los pacientes de alto riesgo siguen estando incompletos.

Entre los niños con neuroblastoma, una categoría singular denominada **neuroblastoma en etapa IV-S** afecta a niños menores de 1 año de edad. Estos niños presentan un tumor primario limitado (etapa I o II) y presentan indicios de diseminación a distancia al hígado, a la piel o a la médula ósea (pero sin afectación del hueso). Estos pacientes, que tienen un pronóstico excepcionalmente bueno, a menudo sólo requieren ser observados. Es importante obtener tejido adecuado para estudios biológicos en estos niños, ya que algunos manifiestan características de mal pronóstico, como la amplificación N-*myc* y necesitan recibir quimioterapia.

Tumor de Wilms

Los tumores de Wilms, que son sólo ligeramente menos frecuentes que los neuroblastomas, constituyen el 7% de las neoplasias malignas de la infancia. Son tumores casi exclusivos de niños pequeños, ya que el 80% de los casos se producen antes de los 5 años de edad. Con afectación exclusiva de los riñones, los tumores de Wilms surgen de los tejidos renales inmaduros persistentes llamados restos nefrógenos, que son considerados lesiones precursoras de tumor. La presentación clásica es una masa abdominal silenciosa; sin embargo, hasta una tercera parte de los pacientes refieren dolor. Los padres la suelen descubrir por casualidad durante el baño o los pediatras la identifican de forma incidental durante la exploración física realizada por otras razones. La masa suele estar limitada a un lado del abdomen. En ocasiones, se produce una hemorragia aguda hacia el interior del tumor, que se manifiesta como anemia y una masa abdominal de crecimiento agudo. Se encuentra hematuria e hipertensión en el 20% de los pacientes.

Las variantes histológicas en el tumor de Wilms difieren según la presencia de anaplasia y las mismas tienen importancia para el pronóstico. Las dos variantes histológicas que están relacionadas con el riñón pero que ya no se denominan tumor de Wilms son dos tipos de tumores distintos: *1)* el sarcoma de células claras, y *2)* el tumor rabdo   ide. Tienen un pronóstico mucho peor que el tumor de Wilms y hacen preciso iniciar régimen de quimioterapia diferente.

El tumor de Wilms puede ser hereditario y o no hereditario. Con frecuencia se relaciona con las siguientes anomalías congénitas: síndrome de **WAGR** (del inglés *Wilms tumor, aniridia, genitourinary abnormalities, mental retardation*, 'tumor de Wilms, aniridia, anomalías genitourinarias, retraso mental'), con un 30% de probabilidades de desarrollar tumor de Wilms; el síndrome de Beckwith-Wiedemann (gigantismo, macroglosia), con una incidencia del 5% de tumor de Wilms; aniridia esporádica e hemihipertrofia. Cuando los niños presentan alguna de estas anomalías, deben someterse a vigilancia de rutina (aproximadamente cada 3 meses) con radiografía renal hasta que se desarrolle el tumor de Wilms o hasta los 8 años de edad, momento en el que el riesgo de desarrollar un tumor de Wilms disminuye significativamente.

A lo largo de muchos años, los niños con tumor de Wilms han recibido tratamiento con una sucesión de protocolos clínicos desarrollados por el National Wilms Tumor Study Group. En el presente, más del 90% de los niños con tumor de Wilms se han curado con una combinación de cirugía, menos de 6 meses de quimioterapia con vincristina, actinomicina D con o sin doxorubicina y radioterapia para pacientes con enfermedad más avanzada.

Tumores óseos, osteosarcomas y sarcomas de Ewing

Cerca del 5% de todos los cánceres de la infancia son tumores óseos malignos. Casi dos terceras partes son **osteosarcomas**, y una tercera parte, sarcoma de Ewing. Estos tipos de tumor son más frecuentes en los pacientes adolescentes; la ocurrencia máxima coincide con el período de crecimiento rápido de la adolescencia. La incidencia del osteosarcoma es un poco más alta en los niños afroamericanos; la ocurrencia del sarcoma de Ewing en estos últimos es muy rara. Unos cuantos casos de osteosarcoma se han relacionado con radiación ionizante y el síndrome de Li-Fraumani. El sarcoma de Ewing no se asocia a ninguno de tales trastornos predisponentes.

Aunque los **osteosarcomas** se desarrollan en cualquier hueso, se observan con más frecuencia en la metáfisis de los huesos largos. En el 50% de los casos afectan al fémur distal o a la tibia proximal. Los padres suelen buscar atención médica debido ante el dolor o la presencia de una masa o tumefacción alrededor de una articulación. Las radiografías muestran una lesión lítica o esclerótica relacionada con una masa de tejido blando. Los estudios de estadificación indican que cerca del 25% de los pacientes tienen enfermedad metastásica. La zona más frecuente de metástasis son los pulmones. La terapia comprende quimioterapia intensiva y resección del tumor primario, si es posible con terapia para salvar la extremidad. La radioterapia no se usa como manejo primario; el osteosarcoma es resistente a la radiación. Con la terapia actual, hasta el 75% de los pacientes con enfermedad no metastásica se curan; en contraste, sólo el 30% de aquellos con enfermedad metastásica en el momento del diagnóstico sobreviven a largo plazo.

Al igual que con el osteosarcoma, el **sarcoma de Ewing, un tumor del neuroectodermo primitivo,** se presenta con frecuencia como dolor o tumefacción alrededor del hueso o la articulación de un niño o adulto joven. En la presentación, el tumor primario tiene la misma probabilidad de estar en un hueso largo que en uno plano. En el compromiso de hueso largo, es más probable que esté afectada la diáfisis, con destrucción ósea, masa de tejido blando y una apariencia de «piel de cebolla». La pelvis y el fémur son los huesos que están afectados con más frecuencia. Cerca del 20% de los pacientes presentan lesiones metastásicas pulmonares u óseas en el momento del diagnóstico. La terapia inicial comprende quimioterapia intensiva seguida de cirugía, radiación o ambas para el control local del tumor. Un estudio clínico reciente encontró que los pacientes sin metástasis en el momento del diagnóstico tenían una SSE del 80%, mientras que en aquellos con enfermedad metastásica en el momento del diagnóstico era del 25%.

Sarcomas de tejidos blandos y rabdomiosarcomas

De los sarcomas de tejidos blandos, los rabdomiosarcomas se identifican en poco más del 3% de los niños con cáncer; son los sarcomas de tejidos blandos más frecuentes, con más del 50% de los casos. Los fibrosarcomas y sarcomas embrionarios, ejemplos de otros sarcomas de tejidos blandos, se producen con mucha menor frecuencia y son mucho menos sensibles a la quimioterapia. Los rabdomiosarcomas se producen en cualquier parte del cuerpo, ya sea como una masa claramente visible o como una masa oculta que interfiere en una función corporal (p. ej., control vesical o intestinal, pérdida de la visión o audición). Unos cuantos casos se producen en pacientes con el síndrome de Li-Fraumeni. Histológicamente, existen variedades alveolares y embrionarias. En general, el rabdomiosarcoma de tipo alveolar se desarrolla en las extremidades de niños mayores o adolescentes y tiene el peor pronóstico, mientras que el tipo embrionario se presenta en la región genitourinaria o en la cabeza y el cuello de los niños menores y tiene buen pronóstico.

En el 35% de los casos es posible resecar el tumor primario y en el 15% de las veces se encuentran lesiones metastásicas. La enfermedad metastásica se produce como ganglios linfáticos crecidos y lesiones en pulmones y huesos, y es frecuente la infiltración de la médula ósea. El lugar, la presencia de metástasis y la resecabilidad inicial del tumor, así como la histología, son importantes para establecer el pronóstico y constituyen la base para la estratificación del grupo de riesgo. Hasta con 1 año de terapia intensiva, la supervivencia a largo plazo y la curación son probables para más del 90% de los pacientes con enfermedad de bajo riesgo, para el 70-80% de aquellos con enfermedad de riesgo intermedio y para el 20% de los que presentan enfermedad de alto riesgo.

Tumores de células germinales

En Estados Unidos, cada año se diagnostica a cerca de 900 niños, adolescentes y adultos jóvenes con tumores de células germinales. La mitad de los tumores de células germinales pediátricos se observan en adolescentes de entre 15 y 19 años de edad. Este grupo de tumores se divide en tres categorías generales: teratomas benignos (55%), teratomas inmaduros (10%) y tumores malignos (35%). Los tumores de células germinales malignos son tumores del saco vitelino (conocidos como tumores del seno endodérmico), coriocarcinomas, carcinomas embrionarios y germinomas (seminoma, disgerminoma).

Clínicamente, estos tumores suelen ser muy grandes cuando se diagnostican y se presentan como masas palpables o visibles que suelen encontrarse en la región sacrococcígea, testicular o de la cabeza y del cuello. Los tumores de células germinales provocan estreñimiento, obstrucción urinaria, dificultad respiratoria o disfunción neurológica. Las metástasis de tumores primarios sin afectación del SNC suelen ser pulmonares o de ganglios linfáticos. Lo típico es que los tumores ováricos se produzcan en niñas mayores de 4 años de edad, mientras que los testiculares se desarrollan en la infancia o la adolescencia. Los marcadores tumorales séricos son útiles en el diagnóstico y para el seguimiento de los pacientes durante la terapia y después de terminada esta. La α–fetoproteína sérica está elevada en los tumores del saco vitelino, y la gonadotropina coriónica humana se eleva en el coriocarcinoma y el carcinoma embrionario.

El manejo de los tumores de las células germinales depende de su localización y de su resecabilidad inicial. Los teratomas benignos sólo requieren ser resecados quirúrgicamente. Para el control de los tumores sacrococcígeos, está justificado realizar una coccigectomía para prevenir la degeneración maligna posterior. El seguimiento comprende estudios de diagnóstico por la imagen del área tumoral y la vigilancia de los marcadores tumorales durante un período de 3 años. Mediante el uso de este seguimiento, más del 90% de los pacientes con teratomas benignos no muestran recurrencia de tumor. La cirugía suele ser efectiva en los tumores de células germinales en etapa I, mientras que la quimioterapia complementaria con platino con etopósido y bleomicina es notablemente efectiva en la enfermedad testicular en etapa más avanzada y para todos los tumores ováricos primarios, así como en los pacientes con tumores extragonadales. Siempre que sea factible, debe intentarse la resección quirúrgica completa del tumor. En la actualidad, la SSE para quienes tienen tumores de células germinales que requieren quimioterapia es mayor del 80%.

LECTURAS RECOMENDADAS

Hematología

Adams RJ, McKie VC, Hsu L, et al: Prevention of a first stroke by transfusions in children with sickle cell anemia and abnormal results on transcranial Doppler ultrasonography. *N Engl J Med* 339:5–11, 1998.

Hathaway WE, Goodnight SH (eds): *Disorders of Hemostasis and Thrombosis*. New York: McGraw-Hill, 1993.

Miller DJ, Baehner RL: *Blood Diseases of Infancy and Childhood*. St. Louis: Mosby, 1995.

Nathan DG, Orkin SH (eds): *Nathan and Oski's Hematology of Infancy and Childhood,* 5th ed. Philadelphia: WB Saunders, 1997.

Rapaport SI: *Introduction to Hematology*, 2nd ed. Philadelphia: Lippincott Williams & Wilkins, 1987.

Sadler JE, Mannucci PM, Berntorp E, et al: Impact, diagnosis and treatment of von Willebrand disease. *Thromb Haemost* 84:160–174, 2000.

Páginas web

The Thombosis Interest Group of Canada: http://www.tigc.org/eguidelines/hypercoagstates.htm

Oncología

Bleyer A, O'Leary M, Barr R, et al. (eds): *Cancer Epidemiology in Older Adolescents and Young Adults 15 to 29 Years of Age, Including SEER Incidence and Survival: 1975–2000*. NIH Pub. No 06-5767. Bethesda, MD: National Cancer Institute, 2006.

Hamish W, Green D: *Late Effects for Childhood Cancer*. London: Arnold Publication, 2004.

Pizzo PA, Poplack DG (eds): *Principles and Practice of Pediatric Oncology*, 5th ed. Philadelphia: JB Lippincott, 2006.

Pui CH (ed): *Childhood Leukemias*, 3rd ed. New York: Cambridge University Press, 2006.

Ries LAG, Smith MA, Gurney JG, et al (eds): *Cancer Incidence and Survival Among Children and Adolescents: United States SEER Program 1975–1995*. NIH Pub. 99–4649. Bethesda, MD: National Cancer Institute, SEER Program, 1999.

Páginas web

National Cancer Institute: http://seer.cancer.gov/Publications/childhood/index.html

17

Alergia e inmunología

Lynda C. Schneider, Elizabeth C. TePas y Dale T. Umetsu

TRASTORNOS ALÉRGICOS

Todas las **alergias** son causadas por respuestas inmunitarias inadecuadas y perjudiciales a sustancias «extrañas». Aunque cualquier persona puede tener una reacción alérgica, los sujetos **atópicos** tienen propensión a desarrollar tipos específicos de reacciones alérgicas. Las personas atópicas no son alérgicas a todas las sustancias extrañas, aunque tienden a desarrollar cuatro enfermedades específicas: **rinitis alérgica, asma** (v. capítulo 18), **dermatitis atópica** (eccema; v. capítulo 22) y **alergia alimentaria**. La reacción anafiláctica, la cual se analiza también en este capítulo, la presentan tanto las personas atópicas como las no atópicas.

Fisiopatología

Las respuestas «inmediatas» o de hipersensibilidad de tipo 1 se desencadenan porque el antígeno se fija a moléculas de inmunoglobulina E (IgE) específica para el alergeno, que se encuentran en la superficie de los mastocitos, lo que provoca la desgranulación de éstos y la liberación de mediadores como histamina y leucotrienos. En ocasiones estos mediadores causan urticaria, estornudos y sibilancias (debido al aumento de la permeabilidad vascular y a la contracción del músculo liso bronquial). La persistencia de los síntomas ocurre como resultado de la producción posterior de mediadores de los mastocitos, como leucotrienos, prostaglandinas, factor de activación de plaquetas (PAF) y citocinas (factor de necrosis tumoral α [TNF-α], interleucina [IL]-4 e IL-5). Además, los síntomas alérgicos persistentes se deben al desarrollo de una respuesta **alérgica inflamatoria** que es producto del influjo de basófilos, eosinófilos, monocitos, linfocitos y neutrófilos. Estos tipos de células interactúan en gran medida y amplifican la respuesta alérgica al producir factores que aumentan la síntesis de IgE específica para el alergeno (p. ej., IL-4, IL-13) y factores que aumentan el influjo y el crecimiento de eosinófilos, basófilos y mastocitos (p. ej., factor estimulante de colonias de macrófagos-granulocitos, IL-3, IL-5, IL-9, IL-10, quimiocina o citocina regulada en la activación, expresada y secretada por linfocitos T normales [RANTES, del inglés *regulated on activation, normal T expressed and secreted*]). La infiltración de estas células caracteriza a la respuesta inflamatoria alérgica relacionada con las **respuestas de fase tardía** y la **hiperreactividad** bronquial o nasal.

Los hijos de padres con enfermedad atópica tienen un riesgo mayor de desarrollar alergias debido a la acción de genes de susceptibilidad múltiple. Se cree que la exposición temprana a los alergenos aumenta el desarrollo de enfermedad atópica, mientras que la alimentación con leche materna durante 6 meses o más evita o retrasa el desarrollo de alergias en estos lactantes. Debido a que los antígenos provenientes de los alimentos ingeridos por la madre se pueden excretar hacia la leche materna, la alimentación con ésta disminuye, aunque no elimina la exposición del lactante a alergenos alimentarios. Existe protección sólo si se redujo la cantidad de alimentos alergénicos (p. ej., leche de vaca, huevos, pescado) en la dieta materna durante la lactancia. Si no es posible la alimentación con leche materna, los lactantes en riesgo se alimentarán con fórmulas a base de leche hidrolizada (p. ej., Alimentum, Pregestimil, Nutramigen). Es posible que los pacientes con alergias graves a los alimentos requieran de fórmulas a base de aminoácidos (p. ej., Neocate, EleCare).

RINITIS ALÉRGICA

La rinitis alérgica (fiebre del heno) es un trastorno muy frecuente, que afecta hasta al 30-40% de los niños. A menos que esté relacionada con asma, por lo general, la rinitis alérgica no es un trastorno potencialmente letal. Sin embargo, sigue siendo un problema significativo en términos de morbilidad y costes de atención médica.

Fisiopatología

La rinitis alérgica es causada por reacciones alérgicas a alergenos ambientales. La reacción al polen de pastos, árboles y hierbas, diseminado en el aire, conduce a **rinitis alérgica estacional,** y la reacción al alergeno del ácaro del polvo doméstico, a la caspa de las mascotas o a esporas de hongos provoca **rinitis alérgica perenne**.

Evaluación clínica y estudios de laboratorio

Historia clínica

Para evaluar el problema se requiere obtener una historia clínica detallada con respecto a la naturaleza, a la frecuencia, a la estacionalidad, a la duración, a la localización (p. ej., al aire libre o bajo techo, en la escuela o el hogar) y a la intensidad de los síntomas. Es posible que la exposición a irritantes inespecíficos (p. ej., perfumes, humo, contaminación del aire, disolventes) provoque también síntomas importantes en los pacientes con mucosa nasal hiperreactiva.

Entre los síntomas de rinitis alérgica se encuentran estornudos, congestión nasal, rinorrea transparente y prurito de la nariz, ojos, oídos y paladar blando, de forma recurrente y crónica. Con frecuencia, los pacientes se frotan la nariz con la palma de las manos (**saludo alérgico**) o se frotan el paladar blando con su lengua, lo que produce chasquidos. Por lo general, los síntomas alérgicos siguen de inmediato a la exposición al alergeno causal (en el transcurso de 20 min). Además, es posible que vuelvan a aparecer reacciones intensas con congestión nasal, estornudos y rinorrea a las 6-12 h de la exposición (**reacciones de fase tardía**). La rinitis alérgica perenne, en la que la exposición al alergeno es crónica en vez de intermitente, provoca congestión nasal, sorbidos de la nariz y ronquidos importantes y crónicos, pero con menos estornudos y el inicio de los síntomas a menudo es menos claro. En los casos graves, se observa una «facies alérgica», en la que existe respiración a través de la boca y maloclusión dental o sobremordida.

Los antecedentes familiares son importantes. A menudo los pacientes con rinitis alérgica tienen antecedentes personales o familiares de asma o dermatitis atópica. También está justificada una evaluación de las respuestas clínicas a los medicamentos y una historia ambiental, en la que debe registrarse el lugar y el tipo de residencia, el tipo de calefacción interior, y la presencia o ausencia de mascotas y fumadores.

Exploración física

La exploración física a menudo muestra la presencia de **secreción nasal transparente** y, con frecuencia, **crecimiento y palidez de los cornetes**. Es posible que exista una grieta nasal transversal, secundaria a la práctica crónica del «saludo alérgico». Son muy poco frecuentes los pólipos nasales (tejido membranoso gris, brillante, que a menudo presenta vasos sanguíneos finos), que se observan, sobre todo, en los niños mayores, adultos y pacientes con fibrosis quística. Las escleróticas están inyectadas y rara vez edematosas; en ocasiones, los párpados inferiores están oscurecidos (**ojeras alérgicas**), debido a estasis venosa, y agrietados por el edema intermitente (**líneas de Dennie-Morgan**). Cuando está presente una **conjuntivitis primaveral**, la conjuntiva palpebral tiene una apariencia de empedrado. En los pacientes atópicos también es frecuente la **lengua geográfica**. El oído medio suele contener líquido o evidencia de infección, y la exploración del tórax revela sibilancias y estertores finos o gruesos. Es posible que existan signos de asma y dermatitis atópica. Por lo general, la acropaquia, que se observa en pacientes con neumopatías crónicas graves (p. ej., fibrosis quística), no la presentan los pacientes con alergia.

Estudios de laboratorio

Es posible identificar los alergenos específicos a los que son alérgicos los pacientes mediante pruebas cutáneas (inmediatas) o mediante mediciones *in vitro* de la IgE específica sérica para el alergeno. Para los alergenos inhalados, las pruebas cutáneas son más sensibles, menos costosas y dan resultados en minutos en vez de días, en comparación con las mediciones *in vitro* de la IgE específica. Es muy importante la identificación de los alergenos causantes específicos, si es que van a implementarse medidas de control ambiental específicas o si se contempla iniciar inmunoterapia (v. «Inmunoterapia con alergenos»).

Otro estudio de laboratorio relevante es la citología nasal, la cual muestra eosinófilos (en vez de neutrófilos, como en la sinusitis). Un hemograma con diferencial suele presentar eosinofilia. La elevación de la IgE sérica indica la presencia de enfermedad alérgica. Ya que existe una superposición considerable entre los valores normales y los de las personas alérgicas, la prueba de IgE total que tiene una sensibilidad y especificidad bajas es útil principalmente como una prueba de cribado cuando no está del todo claro si existe una enfermedad alérgica. La IgE está elevada también en las infecciones parasitarias, en la mononucleosis infecciosa, en la aspergilosis broncopulmonar alérgica y en diversas inmunodeficiencias y enfermedades neoplásicas.

Diagnóstico diferencial

Varios trastornos se confunden con rinitis alérgica (v. tabla 17-1). Las infecciones virales de las vías respiratorias superiores y la sinusitis crónica a menudo son difíciles de distinguir de la rinitis alérgica, la cual, por lo general, se asocia a estornudos.

Manejo

El tratamiento para la rinitis alérgica debe individualizarse. La gravedad de la enfermedad varía mucho, y el médico debe valorar su impacto en el paciente antes de iniciar su tratamiento, sobre todo porque algunos niños (y adultos) con rinitis

TABLA 17-1

Diagnóstico diferencial de la rinitis

Diagnóstico	Características de la secreción nasal	Comentarios
Rinitis alérgica		Las rinitis estacional y perenne se asocian a prurito nasal, estornudos y conjuntivitis alérgica
Rinitis estacional	Transparente	Los síntomas son más agudos que en la rinitis perenne
Rinitis perenne	Transparente	Congestión nasal crónica y ojeras alérgicas prominentes
IRS viral	Transparente	Los síntomas sólo duran 7–10 días y se asocian a dolor de garganta, poco apetito y exposición a personas con IRS
Sinusitis	Purulenta o transparente	Los síntomas, que a menudo duran más de 10 días, se asocian a tos, cefalea, halitosis y radiografías o TC de senos paranasales anormales
NARES	Transparente	Las pruebas cutáneas son negativas, pero en el frotis nasal hay eosinófilos
Rinitis vasomotora	Transparente	Secreción nasal profusa desencadenada por ejercicio, calor, frío y olores fuertes
Rinitis hormonal		
Otra	Transparente	La congestión nasal está producida por hipotiroidismo o embarazo
Pólipos nasales	Purulenta o transparente	Los pólipos nasales se asocian a fibrosis quística, tríada de AAS (asma, sensibilidad al AAS, pólipos nasales con sinusitis crónica) o síntomas de rinitis crónica
Cuerpo extraño	Purulenta	El trastorno se produce principalmente en niños <2 años de edad
Tumores	Purulenta o transparente	Trastorno raro en los niños

AAS, ácido acetilsalicílico; *IRS*, infección de vías respiratorias superiores; *NARES*, del inglés *nonallergic rhinitis with eosinophilia syndrome*, "síndrome de rinitis no alérgica con eosinofilia"; TC, tomografía computarizada.

alérgica grave a menudo rechazan el abordaje farmacológico. Entre las modalidades de tratamiento se encuentran la evitación de los alergenos, el tratamiento farmacológico (sistémico y tópico) y la inmunoterapia con alergenos. En ocasiones el control de alergenos es suficiente para el tratamiento de la enfermedad menos grave, aunque para la más grave es necesaria una combinación de medidas terapéuticas.

Control ambiental y evitación de alergenos

Las medidas ambientales desempeñan un papel muy importante en el tratamiento de la rinitis alérgica y a menudo se pasan por alto (v. tabla 17-2).

Tratamiento farmacológico

Los antihistamínicos (antagonistas H1), que son medicamentos seguros y efectivos para el tratamiento y la prevención de las reacciones alérgicas, son particularmente útiles en el control de algunos síntomas, como estornudos, prurito nasal y rinorrea. Existe un gran número de antihistamínicos, pero el médico sólo debe familiarizarse con algunos. Aunque la difenhidramina y la hidroxizina son muy efectivas para aliviar las reacciones alérgicas agudas, deben evitarse en los pacientes con rinitis alérgica porque son sedantes. Entre los antihistamínicos de segunda generación se encuentran la loratadina y la fexofenadina, que no son sedantes, y la cetirizina, que tiene una tasa baja de sedación (5-10%). La loratadina y la cetirizina están disponibles en presentación de píldora y líquido y se venden sin receta; además, existen combinaciones con descongestionantes, aunque sólo en formulaciones de dosis adecuadas para niños mayores y adultos. Otros antihistamínicos como la fexofenadina, la desloratadina y la levocetirizina son también efectivos y tienen pocos efectos secundarios, son caros y en Estados Unidos

TABLA 17-2

Medidas de control ambiental

1. Prohibir que los fumadores entren en casa.

2. No tener a las mascotas dentro de casa si el paciente es alérgico a gatos o perros.

3. Evitar usar pinturas, pegamentos a base de disolventes o aerosoles contra insectos mientras el paciente se encuentre dentro de la casa.

4. Usar medidas de control del ácaro del polvo, como cubrir las almohadas, los colchones y somieres con fundas especiales. Mantener la humedad relativamente baja, ya que los ácaros sobreviven en ambientes húmedos. Lavar las sábanas cada semana. Mantener los muñecos de peluche fuera de la cama y en la menor cantidad posible. Desalentar el uso de muebles tapizados.

5. Desalentar el uso de alfombras, ya que aumentan en gran medida la concentración de antígenos del ácaro del polvo en comparación con los pisos de madera.

6. Usar aire acondicionado, el cual es útil en verano, porque permite mantener cerradas las ventanas para impedir la entrada de alergenos del polen diseminados por el aire y, además, con él se controla la humedad (esto es aplicable no sólo a las casas sino también a los automóviles).

7. Usar limpiadores de aire con filtros de partículas en el aire de alta eficiencia (HEPA, del inglés *high-efficiency particle arresting*), los cuales son capaces de eliminar el 99,97% de la materia en partículas y son útiles en los dormitorios (efectivos para el polen, esporas de hongos y caspa de animales, aunque no para los alergenos de los ácaros del polvo).

son de venta con receta. Los antihistamínicos tópicos, como los aerosoles nasales de olopatadina y azelastina al 0,15%, son medicamentos de venta con receta con buena eficacia, aunque su sabor es amargo y producen somnolencia, lo que reduce la adherencia al tratamiento.

Para los pacientes que tienen síntomas poco frecuentes, los antihistamínicos de primera generación, como la clorfenira-mina y bromfeniramina, solos o en combinación con descongestionantes (p. ej., fenilefrina o seudoefedrina), son opciones de tratamiento para la rinitis alérgica (y la infección de vías respiratorias superiores). Aunque los antihistamínicos más antiguos son sedantes y ocasionen problemas durante el día en los niños en edad escolar, a menudo los padres los prefieren para usarlos en los niños pequeños por la noche.

Los medicamentos adrenérgicos sistémicos (descongestionantes) son un tratamiento efectivo para la congestión nasal, aunque tienen efectos secundarios importantes y deben usarse con cautela. Las preparaciones tópicas como el clorhidrato de oximetazolina o clorhidrato de xilometazolina no deben usarse para el tratamiento de la rinitis alérgica porque, después de su uso prolongado (más de 3-5 días), causan un intenso edema de rebote (**rinitis medicamentosa**).

El cromolin, el cual está disponible como aerosol nasal de venta sin receta, es un agente antiinflamatorio débil. Inhibe la desgranulación de los mastocitos, pero tiene otros efectos antialérgicos y es efectivo para aliviar los síntomas de la rinitis alérgica. Debido a que casi no tiene efectos secundarios, es seguro usarlo en los niños, aunque debe ser administrado de dos a seis veces al día para que sea efectivo.

Los esteroides nasales tópicos (mometasona, fluticasona, budesonida, beclometasona y ciclesonida) son los agentes farmacológicos más efectivos para el tratamiento de la rinitis alérgica. Proporcionan el mayor beneficio para una amplia varie-dad de síntomas y son especialmente útiles en pacientes con síntomas intensos de congestión nasal. En general, los pacientes reciben sólo dosis mínimas. Sin embargo, con dosis altas, algunos sujetos pueden presentar efectos sistémicos, lo que es posible que afecte el crecimiento y la mineralización ósea. Por tanto, los esteroides tópicos nasales deben usarse con cautela. No existe indicación para el uso de corticosteroides sistémicos en el tratamiento de la rinitis alérgica.

Inmunoterapia con alergenos

La inmunoterapia con alergenos, que comprende la administración subcutánea de dosis crecientes de alergeno, es altamente efectiva y segura en pacientes con rinitis alérgica en quienes se han identificado los alergenos específicos (alergenos inhalados y veneno de abeja). La inmunoterapia altera la respuesta inmunitaria subyacente a los alergenos al disminuir la producción de IgE específica para el alergeno y las citocinas T_H2 inducidas por el alergeno como IL-4. Es el único tratamiento disponible en la actualidad que altera el curso natural de la enfermedad alérgica y es posible que incluso la cure. Debido a su coste en términos de tiempo y dolor, por lo general, la inmunoterapia con alergeno se reserva para pacientes mayores de 5-6 años de edad con rinitis alérgica de moderada a grave. Sin embargo, la inmunoterapia evita la polisensibilización y previene también la progresión de sensibilización a alergenos hacia asma alérgica, lo que indica que debe considerarse un uso más liberal, en particular en los niños pequeños. La administración de inmunoterapia con alergeno debe llevarse a cabo en la consulta en la que se disponga fácilmente del tratamiento para las reacciones sistémicas, debido a que existe riesgo, pequeño pero real, de que se produzca anafilaxia, en particular en los pacientes con asma.

DERMATITIS ATÓPICA

La dermatitis atópica, o eccema, es un trastorno de la piel muy frecuente en la infancia que afecta a cerca del 10-15% de los niños. El pronóstico en la mayoría de los pacientes afectados es muy bueno, con tendencia a la remisión a los 3-5 años de edad y cerca del 75% de los pacientes dejan de padecerla cuando llegan a la adolescencia.

Evaluación clínica

No existe una característica patognomónica ni un marcador de laboratorio para la dermatitis atópica y, por tanto, el diagnóstico es clínico. El trastorno se identifica por las siguientes características principales:

- Prurito
- En piel seca, lesiones descamativas y, a menudo, eritematosas
- Lesiones en piel con una distribución típica
- Curso crónico recidivante

La clave más útil para hacer el diagnóstico de dermatitis atópica es la distribución de las lesiones, las cuales son muy típicas, aunque varían con la edad. En la forma del lactante, la cara, la superficie extensora de los brazos y el tórax están afectados; el área del pañal no está comprometida. A cualquier edad, las lesiones aparecen en las fosas antecubital y poplítea, así como en las muñecas y en la superficie dorsal de las manos. En la forma adulta, las superficies dorsales de las manos y de los pies están afectadas. Entre las características más importantes que se observan en la mayoría de los casos se encuentran el inicio en una edad temprana, existencia de antecedentes personales o familiares de atopia, IgE específica y total elevada, y xerosis.

Diagnóstico diferencial

Cualquier lesión «eccematoide» puede tener la apariencia de dermatitis atópica, y estos trastornos deben distinguirse de la dermatitis atópica (v. tabla 17-3). Debido a que el término «eccematoide» con frecuencia se usa para describir la respuesta de la piel a un agente sensibilizador, es importante que se identifique el mismo (cuando sea posible) para realizar el manejo adecuado. Si el agente causal específico se identifica (antígeno o químico de contacto), entonces, es obvio que parte de la estrategia preventiva será evitar al agente o agentes particulares.

Manejo

Al igual que con las otras enfermedades atópicas, los pacientes con dermatitis atópica a menudo presentan un curso crónico recidivante, el cual suele ser frustrante tanto para los padres como para los niños. El foco del tratamiento debe ser la evaluación de la gravedad del problema, la cual variará con el tiempo, así como proporcionar medidas adecuadas para la gravedad de la enfermedad con el fin de controlar los síntomas. Casi siempre es posible lograr un excelente control del trastorno.

Entre las medidas generales en el tratamiento de la dermatitis atópica se encuentra la evitación de irritantes como jabón, detergentes, disolventes, agentes químicos y ropa de lana o tejido acrílico. El paciente debe vestir ropa suelta de algodón y evitar acalorarse. Las uñas deben cortarse con frecuencia.

 Dato relevante: Debido a que el prurito es una característica importante de la enfermedad y la lesión de la piel por el rascado agrava el trastorno, es importante proporcionar medidas que reduzcan el prurito.

La hidratación de la piel es una parte importante del plan terapéutico, ya que reduce en gran medida el prurito. Los baños frecuentes con agua provocan que la piel se reseque debido a la evaporación del agua, lo que ha llevado a algunos médicos a recomendar limitar los baños. Sin embargo, es posible mejorar la hidratación de la piel usando la técnica de «remojar y sellar». En este método, a los baños o duchas cortos con agua tibia les sigue de inmediato la aplicación de lubricantes, de forma que permitan que la humedad quede dentro de la piel. Dependiendo de la gravedad del problema, es posible utilizar cremas sin fragancia, petrolato hidratado o jalea de petrolato (vaselina). Una enfermedad más grave requiere de mayor oclusión, por lo que se usan vendajes húmedos o con óxido de cinc, los cuales se aplican después de utilizar emolientes y esteroides tópicos.

TABLA 17-3

Diagnóstico diferencial de la dermatitis atópica

Trastorno	*Comentarios*
Dermatitis seborreica	Suele empezar en el cuero cabelludo (costra láctea) y en las alas de la nariz, con lesiones escamosas grasas
Dermatitis del pañal	En la dermatitis atópica no se afecta el área del pañal
Dermatitis por contacto	No suele ser crónica ni recurrente, y no se produce con la distribución típica sino más bien en las zonas expuestas
Tiña	Suele encontrarse en los pliegues de la piel (cuello, área del pañal) más que con la distribución típica de la dermatitis atópica
Histiocitosis X	Suele ser hemorrágica (petequias)
Psoriasis	Placas elevadas con bordes bien definidos e irregulares con escamas plateadas; aparece sobre todo en el cuero cabelludo, las rodillas, los codos y los genitales
Piodermia	Suele ser pustular
Escabiasis	Suele aparecer en las áreas intertriginosas; es posible que se tenga un exantema generalizado con reacción intradérmica; a menudo están afectados varios miembros de la familia

Otros trastornos
  Trastornos de inmunodeficiencia
    (Wiskott-Aldrich, SCID, síndrome de
    hiper-IgE, síndrome de IPEX)
	Presentación inusual; mala respuesta a los esteroides

Trastornos metabólicos	
Fenilcetonuria, histidinemia	
Acrodermatitis enteropática	
Displasia del ectodermo	

IPEX, del inglés *immune dysregulation, polyendocrinopathy, enteropathy, X-linked syndrome,* 'síndrome de disregulación inmunitaria, poliendocrinopatía, enteropatía, ligado al cromosoma X'; *SCID,* del inglés *severe combined immunodeficiency disease,* 'enfermedad de inmunodeficiencia combinada grave'.

El tratamiento de la dermatitis atópica comprende el uso de esteroides tópicos en la piel afectada (por lo general, sólo en las áreas eritematosas). Los esteroides tópicos disminuyen el prurito, reducen la inflamación y causan vasoconstricción. Los esteroides tópicos están disponibles en diferentes concentraciones y con diferentes vehículos (v. tabla 17-4). Los ungüentos y las jaleas facilitan una mayor penetración y, por tanto, aumentan su potencia, en comparación con las cremas y lociones. En la cara sólo deben usarse esteroides de baja potencia para evitar la atrofia de la piel. Deben evitarse los esteroides de alta potencia, a menos que se empleen durante períodos cortos y en áreas restringidas, ya que es posible que se produzcan efectos secundarios sistémicos si se aplican en grandes áreas del cuerpo. Los esteroides sistémicos no suelen ser necesarios para el tratamiento de la dermatitis atópica.

Los antihistamínicos orales, los cuales son efectivos para disminuir el prurito, también forman parte del tratamiento de la dermatitis atópica. Con frecuencia se utilizan antihistamínicos como la hidroxizina, la difenhidramina y la cetirizina. Las dosis aplicadas por la noche son particularmente importantes, debido a que el prurito y el rascado suelen empeorar en ese momento del día.

Dado que los corticosteroides tópicos, en especial las formulaciones potentes usadas durante períodos prolongados, pueden provocar efectos secundarios tanto locales como sistémicos, debe promoverse el empleo de tratamientos alternativos. El ungüento de tacrolimús y pimecrolimús tópicos constituye una importante terapia de segunda línea. No causan atrofia de la piel porque no afectan la síntesis de colágeno. Además, en las dosis prescritas no parecen tener ningún efecto secundario sistémico.

La mayoría de los pacientes con dermatitis atópica responden al tratamiento con un buen cuidado de la piel, esteroides tópicos y antihistamínicos, pero en quienes presentan resistencia con estos cuidados deben considerarse las alergias alimen-

TABLA 17-4
Algunas preparaciones de esteroides tópicos
Agentes de baja potencia   Hidrocortisona al 1%

Agentes de potencia moderada
  Valerato de betametasona al 0,1%
  Triamcinolona al 0,1%
  Acetónido de fluocinolona al 0,025%
  Mometasona al 0,1%

Agentes de alta potencia
  Flocinonida al 0,05%
  Halcinonida al 0,1%

tarias. Estudios recientes indican que hasta el 30-50% de los niños pequeños con dermatitis atópica grave las presentan. El diagnóstico y el manejo de los pacientes alérgicos a alimentos se describen en la siguiente sección.

La intensidad de la enfermedad en la dermatitis atópica tiende a aumentar y a disminuir. Las exacerbaciones agudas, causadas por un aumento del rascado, del estrés, del calor o de la infección, se caracterizan por un mayor prurito y desarrollo de nuevas lesiones cutáneas, y deben tratarse con cuidados más intensivos de la piel, como baños más frecuentes seguidos de emolientes. Cuando las lesiones forman costra, o se vuelven exudativas o vesiculares, debe sospecharse infección por *Staphylococcus aureus* o herpes simple (**eccema herpético**). Es necesario retirar los esteroides y los emolientes de las zonas afectadas y son adecuadas las compresas húmedas frías sobre la piel. Las infecciones estafilocócicas justifican la aplicación de antimicrobianos tópicos o sistémicos, mientras que las infecciones por herpes simple necesitan aciclovir tópico o sistémico.

 Dato relevante: Los pacientes con dermatitis atópica también tienden a presentar infecciones de la piel micóticas superficiales. Por tanto, las lesiones eritematosas descamativas sin la distribución usual de la dermatitis atópica que no respondan al tratamiento habitual del eccema habrán de ser raspadas y examinadas en busca de hifas, y se deberá iniciar tratamiento con medicamentos antimicóticos.

ALERGIA ALIMENTARIA

Las reacciones adversas a los alimentos son relativamente frecuentes tanto en niños como en adultos. Debido a la confusión con respecto a las reacciones adversas a los alimentos, hasta un tercio de las personas adultas creen tener «alergias» a los alimentos, aunque se estima que la verdadera incidencia es menor del 3-6% de la población general. En esta sección el término «alergia alimentaria» se refiere a una respuesta anormal al alimento desencadenada por una **reacción inmunitaria mediada por IgE**.

Fisiopatología (alergia alimentaria mediada por IgE)

Cuando inmediatamente después de la ingestión se producen reacciones graves como **anafilaxia**, no suele ser difícil identificar el alimento causal. Sin embargo, si los síntomas son más vagos (p. ej., cefalea, fatiga, aumento de irritabilidad, trastornos de conducta, cólico, diarrea, vómito) y no tienen lugar de forma inmediata después de la ingestión del alimento, la identificación de la causa y del mecanismo suele resultar muy complicada. Gran parte de esta dificultad se debe al hecho de que las reacciones a los alimentos ocurren a través de varios mecanismos (v. tabla 17-5), algunos de los cuales no se comprenden del todo.

Evaluación clínica

Los síntomas de alergia alimentaria varían de manera considerable y van desde exantema (a menudo urticaria o ronchas, o una exacerbación de la dermatitis atópica) a náuseas, vómitos, dolor abdominal y diarrea, hasta sibilancias, congestión nasal y estornudos. La anafilaxia con colapso respiratorio y cardiovascular es la reacción más grave después de la ingestión (v. «Anafilaxia»). En los niños pequeños, es posible que se produzcan otras reacciones, como colitis, en cuyo caso el mecanismo incluye linfocitos T o complejos inmunes en vez de IgE. En los lactantes las alergias alimentarias causan cólico, vómitos, problemas

TABLA 17-5

Mecanismos para el desarrollo de reacciones adversas a los alimentos

Mecanismo	Ejemplo
Alergia mediada por IgE	Anafilaxia, urticaria (p. ej., cacahuates), síndrome de alergia oral
IgE y/o inmunitaria (no mediada por IgE)	Dermatitis atópica, esofagitis eosinofílica
Inmune (no mediada por IgE)	Enfermedad celíaca, gastroenteropatía eosinofílica, FPIES, proctocolitis por la leche de vaca
Intoxicación alimentaria	Botulismo, enterotoxinas de estafilocócicas
Alimentos infectados	Reacción a virus o bacterias (p. ej., Salmonella, Shigella, Escherichia coli)
Efecto farmacológico	Reacción a la cafeína, al alcohol, a la tiramina, a la histamina
Trastornos gastrointestinales	Enfermedad por úlcera péptica, deficiencia de lactosa, colelitiasis, enfermedad inflamatoria intestinal
Reacciones a aditivos	Cefaleas (nitrato de sodio), cefalea/rubicundez (glutamato monosódico), diarrea (sorbitol), obstrucción aguda de vías aéreas (metabisulfito)

FPIES, del inglés *food protein-induced enterocolitis*, 'enterocolitis inducida por la proteína del alimento'; IgE, inmunoglobulina E.

de alimentación o retraso del crecimiento. En los niños pequeños la mayoría de las alergias alimentarias se resuelven con el tiempo, aunque las alergias a los cacahuates, que son particularmente graves, a menudo permanecen durante toda la vida.

La *proctocolitis y enterocolitis inducidas por la proteína del alimento* son reacciones al alimento no mediadas por IgE que afectan principalmente a los lactantes, causadas con frecuencia por sensibilidad a la proteína de la leche de vaca. La procto-colitis se caracteriza por evacuaciones sanguinolentas en lactantes alimentados con fórmula o leche materna. El síndrome de enterocolitis inducida por la proteína del alimento se caracteriza por vómitos intensos, diarrea y, en ocasiones, deshidratación e hipotensión hasta 2 h después de la ingestión de leche, así como retraso del crecimiento. El recuento de neutrófilos está elevado y a veces este trastorno se confunde con septicemia. La causa más frecuente es la leche de vaca, pero otros alimentos (p. ej., soja, huevo) están relacionados también con estos problemas. Los síntomas tanto de la proctocolitis como de la ente-rocolitis se resuelven al retirar la proteína de la leche e introducir fórmulas hidrolizadas o a base de aminoácidos y, en general, se resuelve por completo una vez que el niño ha cumplido 1-2 años de edad.

La *esofagitis eosinofílica* es un trastorno mixto de enfermedad inmunitaria mediada por células y por IgE. Los pacientes presentan disfagia, vómitos y dolor abdominal, a menudo causado por sensibilidad a diversas proteínas alimenticias. El diag-nóstico se establece mediante endoscopia y la biopsia esofágica muestra un gran número de eosinófilos en la mucosa, incluso después del tratamiento con inhibidores de la bomba de protones durante 1-2 meses. Los síntomas mejoran con aerosoles de corticosteroides deglutidos y con la evitación de los alimentos causales, aunque en ocasiones se requiere una dieta de elimi-nación amplia y dietas elementales.

Estudios diagnósticos

Las reacciones a los alimentos son difíciles de diagnosticar debido a que no se dispone de pruebas de confianza, excepto, tal vez, las reacciones mediadas por IgE. El diagnóstico de alergia alimentaria se basa en la obtención de una historia clínica detallada sobre la reproducibilidad de la reacción, el momento de la reacción (es más probable confirmar las reacciones que ocurren poco después de la ingestión) y las respuestas al tratamiento (los antihistamínicos deben aliviar la urticaria) y a la eliminación del alimento de la dieta. Deben descartarse las reacciones adversas provocadas por intoxicación alimentaria, efectos farmacológicos y trastornos gastrointestinales (v. tabla 17-5). Un antecedente familiar positivo de alergia alimentaria o dermatitis atópica es frecuente y es posible que exista una deficiencia de IgA.

Es posible realizar **pruebas cutáneas** para alimentos o mediciones *in vitro* de IgE específica para el alimento implicado (RAST, del inglés *radioallergosorbent test*) con el fin de confirmar las alergias alimentarias mediadas por IgE. La prueba cutá-nea de alimento y el RAST tienen una relativamente **baja especificidad**, ya que es posible que se obtengan pruebas positivas en pacientes que no presentan reacciones alérgicas al alimento en particular que se está estudiando. Sin embargo, las pruebas tienen una relativamente **buena sensibilidad**; una prueba negativa hace que sea poco probable la presencia de alergia mediada por IgE. Las pruebas cutáneas y el RAST tienen un valor limitado para diagnosticar proctocolitis y enterocolitis inducidas por la proteína del alimento. Una prueba más definitiva para alergias alimentarias o intolerancia a alimentos, aunque su realización lleva más tiempo, es la prueba de provocación con el alimento, un estudio doble ciego y controlado por placebo en la que se le dan al paciente dosis orales crecientes del alimento sospechado, con enmascaramiento del mismo. Los alimentos que con más frecuencia causan reacciones mediadas por IgE son la leche, los huevos, los cacahuates, las nueces, los mariscos, la soja y el trigo. Es importante identificar el alimento o alimentos problemáticos específicos, de manera que sea posible dar recomendaciones dietéticas específicas.

Manejo

Una vez identificadas las alergias alimentarias, el tratamiento consiste en la evitación dietética del alimento o alimentos causales. Algunos de ellos, como el apio, se eliminan con facilidad de la dieta, pero la evitación de otros, como la leche o el trigo, que se agregan a diversos productos, como el pan, los pasteles y las galletas, requiere de un cuidadoso plan dietético. Los pacientes o sus padres deben leer las etiquetas del producto con cautela y tener una estrecha comunicación con los responsables de restaurantes y comedores de escuelas para evitar los alimentos causales. La restricción exagerada de la dieta a menudo causa desnutrición y retraso del crecimiento. Por tanto, deben recomendarse alimentos sustitutos. En los lactantes, a menudo se responsabiliza del trastorno a la leche de vaca o a los productos de soja (cuyo uso tiene una frecuencia estimada del 2-5% de todos los lactantes) por vómitos y problemas de alimentación, lo que provoca múltiples cambios de fórmula en un período corto. En tales casos es útil la prueba diagnóstica, así como el cambio a fórmulas hipoalergénicas, como Pregestimil, Nutramigen, Alimentum, Neocate o Elecare. Una vez controlado el problema de alimentación e identificado el alimento o alimentos causales, puede intentarse sustitución por una fórmula menos cara (y de mejor sabor).

Debido a que, a pesar de las precauciones, es posible que se produzca una ingestión accidental de alimentos causales, deben tenerse disponibles, para su paliación, antihistamínicos y broncodilatadores para las reacciones leves y epinefrina para las más graves (v. «Anafilaxia»). Los pacientes con antecedentes de anafilaxia inducida por alimento deben recibir instrucciones sobre cómo autoadministrarse la epinefrina usando la presentación autoinyectable y deben usar un brazalete de alerta médica.

ANAFILAXIA

La anafilaxia es una situación aguda, grave y potencialmente letal causada por una reacción inmunitaria. Entre los factores de riesgo de anafilaxia letal se encuentran el asma y otras enfermedades respiratorias y cardiovasculares, y la mastocitosis. Los cacahuates y las nueces son los alimentos que tienen más probabilidad de provocar una anafilaxia grave. El empleo de β-bloqueadores e inhibidores de la enzima convertidora de la angiotensina dificultan más el tratamiento de la anafilaxia.

Fisiopatología

La mayoría de las reacciones anafilácticas son procesos iniciados por IgE y mastocitos, y pueden presentarlas personas atópicas y no atópicas. Casi cualquier sustancia extraña, incluidos alimentos o proteínas relacionadas con el látex, puede inducir la síntesis de IgE y, por tanto, una reacción anafiláctica (v. tabla 17-6). Al igual que con otras reacciones mediadas por IgE, los mastocitos se activan y liberan el contenido de sus gránulos, como histamina, triptasa, TNF, IL-1, IL-4, IL-6 e IL-33, y mediadores lípidos, como prostaglandina D2, leucotrienos C4 y PAF. La histamina, el TNF y el PAF provocan la producción de óxido nítrico, lo que da lugar a una dilatación vascular y exudación. Dependiendo del alergeno, algunos mastocitos liberan ciertos mediadores, mientras que otros no, lo que da como resultado las variantes clínicas de la anafilaxia.

 Dato relevante: En el tratamiento de las reacciones alérgicas que se producen con la ingestión accidental de alimento en las personas alérgicas, la administración retardada de epinefrina se asocia a un desenlace clínico fatal. Las reacciones alérgicas deben ser tratadas de inmediato con epinefrina, en particular aquellas que afectan a las vías respiratorias (p. ej., síntomas de sibilancias, estridor, tos o cambio en la voz), y el paciente debe ser monitorizado de forma estrecha para determinar si es necesaria una segunda dosis de epinefrina.

Evaluación clínica

Entre los síntomas de anafilaxia se encuentran la urticaria generalizada, el estridor, el edema laríngeo, la dificultad para deglutir, las sibilancias, la congestión nasal, los cólicos abdominales, la diarrea, la hipotensión (disminución de la resistencia vascular periférica, aumento de la permeabilidad vascular) y el colapso vascular. El episodio suele iniciarse con estornudos, prurito (en

TABLA 17-6

Causas de anafilaxia

Mediada por IgE

Drogas y medicamentos
    Penicilina, cefalosporina
    Quimopapaína, L-asparaginasa
    Hemoderivados

Alimentos
    Cacahuates, nueces, mariscos, huevos, leche, trigo, soja

Insectos que pican (Hymenoptera)
    Abeja
    Avispa
    Hormiga roja

Inmunoterapia con alergeno

Látex (en especial en pacientes con mielomeningocele)

Inmunitarias no mediadas por IgE

    Complejos inmunes IgG-antígeno

    Ácido acetilsalicílico

    Conservadores (p. ej., metabisulfito)

    Agentes anestésicos

    Medios de contraste

    Desgranulación directa del mastocito
        Opiáceos
        Vancomicina
        Ciprofloxacina
        Componentes del complemento C5a, C3a

No inmunitarias

    Idiopática inducida por ejercicio

    Inducida por frío (aire o agua)

especial en las manos y en las plantas de los pies), una sensación de muerte inminente o que se cierra la garganta y disfonía. Algunos médicos han clasificado el grado de gravedad de la anafilaxia de la siguiente manera:

- 1-leve: sólo afecta a la piel y a los tejidos subcutáneos (urticaria generalizada, edema periorbital, angioedema)
- 2-moderada: características que indican compromiso respiratorio, cardiovascular o gastrointestinal
- 3-grave: hipoxia, hipertensión o compromiso neurológico

Ahora se reconoce que la anafilaxia, aunque (como todas las otras reacciones alérgicas) es un problema agudo causado por una liberación explosiva de mediadores, en muchos casos es prolongada o bifásica, debido al desarrollo de respuestas de fase tardía. Por tanto, los pacientes con anafilaxia que con el tratamiento mejoran sus síntomas con rapidez deben ser observados de forma estrecha en busca de recurrencia por lo menos en las 4 a 12 h siguientes al episodio inicial. La presencia de una enfermedad concurrente o asma subyacente, o el uso de bloqueadores adrenérgicos α (propranolol) predisponen también a un episodio más grave de anafilaxia.

Diagnóstico diferencial

Las reacciones vasovagales y las hipoglucémicas a la insulina, así como los paros cardíacos imitan una anafilaxia. Estos tipos de episodios no se asocian a manifestaciones cutáneas (excepto diaforesis).

El angioedema sin urticaria es secundario a una **deficiencia del inhibidor de la esterasa C1 o angioedema hereditario (AEH)**, un trastorno autosómico dominante. Los pacientes presentan ataques de tumefacción (angioedema) que afectan cualquier parte del cuerpo, incluyendo las vías aéreas, las extremidades y el tubo digestivo. Un traumatismo menor en ocasiones desencadena un ataque. El trastorno, que no está relacionado con urticaria o prurito, se diagnostica mediante la concentración sérica de C4, incluso cuando el paciente está asintomático, y la concentración del inhibidor de esterasa C1 es también baja o su función es anormal. Los medicamentos habituales para el tratamiento tradicionales de la anafilaxia, como la epinefrina y los antihistamínicos, no son efectivos. La terapia de reemplazo del inhibidor de esterasa C1 para los episodios agudos y para la profilaxis es efectiva, aunque resulta cara para el AEH. El tratamiento con derivados de andrógenos como danazol y estanozolol es efectivo para prevenir los síntomas. Sin embargo, estos medicamentos tienen efectos secundarios indeseables, en especial en niños y mujeres.

Manejo

El tratamiento exitoso requiere el reconocimiento precoz de la anafilaxia y la institución del tratamiento adecuado tan pronto como sea posible. Debe identificarse el agente causal y suspenderse (p. ej., antibióticos intravenosos [i.v.]). El tratamiento de elección es epinefrina 0,01 ml/kg (hasta 0,3-0,5 ml) por vía intramuscular (i.m.). Si la anafilaxia se debe a una picadura de insecto o a una inyección de inmunoterapia, está indicada otra dosis de epinefrina en el sitio de la picadura o la inyección y debe colocarse un torniquete alrededor de la extremidad afectada. Si es necesario, debe administrarse oxígeno complementario, y establecerse y mantenerse una vía aérea permeable. Es posible que se requiera intubación o traqueotomía. Si hay disminución de la presión arterial, deben administrarse líquidos i.v. (10-20 ml/kg de solución salina normal) (v. capítulos 4 y 24). Además, debe darse difenhidramina, 1-2 mg/kg i.m., i.v. o por vía oral (p.o.). Es posible que sean útiles también cimetidina o ranitidina (antagonistas del receptor H2). Los corticosteroides (metilprednisolona 1-2 mg/kg i.v. o prednisona 1-2 mg/kg p.o.), cuando se administran de forma precoz, ayudan a limitar la fase tardía o las respuestas prolongadas. El tratamiento con un broncodilatador inhalado (salbutamol) o aminofilina son benéficos para los pacientes con sibilancias. Para la prevención, los pacientes con antecedentes de anafilaxia grave por picadura de abeja se benefician de inmunoterapia a base de veneno de abeja y de las medidas adecuadas para evitar a los insectos. Aquellos con antecedentes de alergia alimentaria, a picadura de abeja o al látex y anafilaxia deben recibir instrucciones sobre la autoaplicación de epinefrina con EpiPen o Twinject y deben usar un brazalete de alerta médica.

TRASTRONOS INMUNITARIOS: INFECCIÓN RECURRENTE

La mayoría de los niños tienen infecciones menores frecuentes, con un promedio de 8-10 infecciones respiratorias por año y por lo menos uno, si no muchos, episodios de otitis media durante los primeros años de vida. Por ello, una gran proporción de las consultas a los pediatras son para evaluación y tratamiento de infecciones.

Fisiopatología

Varios mecanismos están implicados en la defensa del huésped contra la infección. Estos mecanismos se dividen en tres grupos (v. tabla 17-7). El compartimiento anatómico mucociliar es una parte importante de las defensas del huésped y, a menudo, se pasa por alto en la evaluación de la infección recurrente. La inmunidad innata es la primera línea de defensa contra los patógenos, ocurre con relativa rapidez (minutos u horas) y es inespecífica para el antígeno. Sin embargo, la inmunidad innata influye en el desarrollo posterior de respuestas inmunes de adaptación. En contraste, la inmunidad de adaptación implica la memoria específica para el antígeno y es más versátil, aunque de respuesta más lenta (5-14 días) que la inmunidad innata, en especial con la primera exposición a un antígeno particular. Todos estos compartimientos interactúan unos con otros, y

---

TABLA 17-7
Mecanismos implicados en la defensa del huésped
Mecanismos de barrera anatómica mucociliar

Inmunidad innata
    Componentes celulares: fagocitos, células dendríticas y linfocitos citolíticos naturales
    Factores solubles: complemento, proteínas de fase aguda y citocinas

Inmunidad de adaptación
    Compartimiento de linfocitos B: inmunidad humoral
    Compartimiento de linfocitos T: inmunidad mediada por células

es posible que se produzcan defectos en uno o más de ellos. En los niños pequeños todos los compartimientos están menos desarrollados que en los adultos y su inmadurez hace que sean más susceptibles a presentar una infección. En la inmunodeficiencia primaria, las mutaciones o deleciones génicas dan como resultado infecciones frecuentes y, en raras ocasiones, graves, con microorganismos que pueden ser frecuentes o inusuales. Estos pacientes también presentan trastornos autoinmunes y neoplasias malignas.

Defensas anatómicas mucociliares

El cuerpo está en contacto con su ambiente a través de la piel y las membranas mucosas de las vías respiratorias. Las pérdidas de la solución de continuidad de los tegumentos o la obstrucción del drenaje normal de estas zonas conducen a infecciones de forma recurrente, así como varios defectos del sistema anatómico mucociliar (v. tabla 17-8).

Inmunidad innata

COMPONENTES CELULARES. Las células fagocíticas fagocitan y digieren los antígenos extraños y microorganismos. Los **neutrófilos polimorfonucleares** son las células fagocíticas predominantes en la sangre. Su función principal es ingerir las bacterias piógenas y algunos hongos, en particular las esporas de *Aspergillus*. Los neutrófilos tienen receptores de superficie para la porción Fc de inmunoglobulina (Ig) y el complemento, que aumenta el reconocimiento y fagocitosis del material extraño. La fagocitosis desencadena el sistema de la oxidasa del fosfato dinucleótido de adenina nicotinamida que genera superóxido y peróxido de hidrógeno, los cuales ayudan a matar a los organismos ingeridos.

Los **macrófagos** son células fagocíticas de vida prolongada que se desarrollan a partir de los monocitos en la sangre y son particularmente efectivos para matar a los organismos intracelulares facultativos (p. ej., *Mycobacteria, Toxoplasma gondii, Legionella pneumophila*). Los macrófagos presentan los antígenos a los linfocitos T y secretan citocinas como IL-1, IL-6 e IL-12.

Los **linfocitos citolíticos naturales** median la actividad citotóxica contra las células infectadas por virus y células tumorales. Se identifican por la expresión de CD56 y CD16, pero no CD3, y reconocen las células recubiertas de anticuerpo (a través de CD16, FcγRIII) y las matan mediante citotoxicidad celular dependiente de anticuerpo. Además, los linfocitos citolíticos naturales reconocen sus blancos a través de receptores activadores e inhibidores de la citotoxicidad. Los receptores activadores reconocen varias moléculas de superficie celular universales, y los inhibidores, el complejo principal de histocompatibilidad (CPH) de clase I. Normalmente ambas moléculas están presentes en la superficie de la célula diana y la orden de matar se anula. Sin embargo, cuando se suprime la expresión de CPH de clase I (p. ej., por infección viral), se genera una señalización inhibidora limitada y la célula diana sufre histólisis.

TABLA 17-8
Defectos anatómicos mucociliares que provocan infección recurrente

Defectos anatómicos en las vías aéreas superiores
  Síndromes de aspiración (reflujo gastroesofágico, reflejo nauseoso insuficiente, tos ineficaz)
  Paladar hendido, disfunción de las trompas de Eustaquio
  Hipertrofia de adenoides
  Pólipos nasales
  Obstrucción del drenaje de los senos paranasales (enfermedad del complejo osteomeatal)
  Encefaloceles, trayectos fistulosos

Defectos anatómicos en el árbol traqueobronquial
  Fístula traqueoesofágica
  Secuestro pulmonar, quistes broncogénicos, anillo vascular
  Tumor, cuerpo extraño o ganglios crecidos

Defectos fisiológicos en las vías aéreas superiores e inferiores
  Síndromes de discinesia ciliar primaria, síndrome de Young
  Fibrosis quística
  Rinitis alérgica (que causa congestión, obstrucción y secreciones anormales)
  Exposición crónica a humo (que provoca congestión, obstrucción y secreciones anormales)

Otros defectos
  Dermatitis atópica crónica
  Obstrucción uretral/reflujo
  Mala perfusión vascular
  Líneas venosas centrales, válvulas cardíacas artificiales

Las bacterias, hongos y virus contienen unidades moleculares conservadas denominadas patrones moleculares asociados a patógenos (PAMP, del inglés *pathogen-associated molecular patterns*), que son identificados por los receptores de reconocimiento de patrón en las células del sistema inmunitario innato. Existen tres tipos de receptores de reconocimiento de patrón: endocítico, de señalización y secretados. El primer tipo de receptor (p. ej., receptor de manosa y receptor de macrófago eliminador, el cual reconoce los hidratos de carbono microbianos) mejora la fagocitosis. El segundo tipo de receptor lleva a un aumento en la producción de citocinas y moléculas coestimuladoras. Entre estos receptores se encuentran los receptores tipo Toll, en la superficie celular o en los endosomas, que reconocen endotoxinas, flagelina, ARN o ADN bacteriano/viral y receptores del inflamasoma (NLR, del inglés *NOD-like receptors*), que reconocen los PAMP en el compartimiento intracelular. La fijación de los PAMP a estos receptores conduce a una presentación de antígeno mejorada y a la activación de linfocitos T. Un tercer tipo de receptor de reconocimiento de patrón, un factor soluble (p. ej., lectina fijadora de manano), se fija a la pared celular microbiana y la marca para que la reconozcan el complemento y los fagocitos.

Factores solubles. Los principales factores solubles en el sistema inmunitario son parte del **complemento**, un sistema que está formado por unas 30 proteínas plasmáticas y de la membrana celular que actúan en una cascada secuencial para amplificar los estímulos inmunitarios de una forma no específica para el antígeno. Las vías alternativas y de lectinas son independientes de los anticuerpos, mientras que la vía clásica es dependiente del anticuerpo. Los componentes activados del complemento tienen una potente actividad de opsonización, quimiotáctica, vasoactiva y lítica, y activan la explosión respiratoria de los neutrófilos.

Otros varios factores solubles son importantes en la inmunidad innata. Las proteínas de fase aguda tienen actividad tanto proinflamatoria como antiinflamatoria. Participan en el reconocimiento de las células dañadas y los patógenos, en la activación del complemento y en la inducción de la producción de citocina, y favorecen la cicatrización de heridas. Las quimiocinas son producidas por las células presentadoras de antígeno, por las células endoteliales, y por los linfocitos B y T. Participan en el reclutamiento y activación de las células inflamatorias. Las citocinas sirven como mensajeros del sistema inmunitario y también son producidas por las células inflamatorias, así como por las epiteliales y las endoteliales.

Inmunidad de adaptación

El sistema de inmunidad de adaptación está compuesto por los linfocitos B y T, los cuales generan receptores muy diversos pero específicos contra patógenos y proteínas.

LINFOCITOS B. Los **anticuerpos** o **inmunoglobulinas** son proteínas séricas producidas por los linfocitos B que se fijan de manera específica a los **antígenos** (p. ej., glucoproteínas, hidratos de carbono o toxinas). Esta interacción provoca la desactivación o **aglutinación** del antígeno, la **opsonización** del antígeno para su **fagocitosis** o la fijación y activación del **complemento**, lo que lleva a la **citólisis** del patógeno. Las moléculas de Ig se dividen en cinco isotipos principales con base en las diferencias en los componentes de su cadena pesada: IgG, IgM, IgA, IgD e IgE. Los lactantes producen sólo pequeñas cantidades de Ig antes de los 4-6 meses de vida y reciben casi la totalidad de Ig a través de la placenta de sus madres. Las concentraciones normales de la Ig sérica alcanzan un nadir alrededor de los 4-6 meses de edad y después aumentan con lentitud a lo largo de varios años (v. (fig.-1). Debido a que el sistema inmunitario madura a lo largo de un período de varios años, la capacidad de responder a los antígenos polisácaridos bacterianos no se adquiere hasta después de los 2 años de edad. Las concentraciones de IgG en el adulto no están presentes hasta cerca de los 5-7 años de edad, mientras que las concentraciones de IgA del adulto no se adquieren hasta los 10-14 años.

La IgG, la principal Ig en el suero, es la que se produce en las **respuestas inmunitarias secundarias**. Se difunde bien hacia los tejidos y atraviesa la placenta. La IgG se subdivide en cuatro subclases con base en las diferencias en la cadena pesada: IgG1, IgG2, IgG3 e IgG4. En general, la subclase IgG2 es la que provoca las respuestas de anticuerpo contra los antígenos polisácaridos, mientras que las subclases IgG1 e IgG3 provocan las respuestas a los antígenos proteínicos.

La IgM es el primer anticuerpo producido después de la estimulación antigénica primaria. Participa en la activación del complemento y la opsonización. La IgA secretora es la Ig principal de la mucosa. La IgD sirve como un receptor de antígenos en los linfocitos B. La IgE es el mediador principal de las reacciones de hipersensibilidad inmediata.

LINFOCITOS T. Participan en muchos mecanismos inmunitarios, como la citólisis de las células infectadas por virus; la estimulación de la activación y diferenciación de los linfocitos B, y el reclutamiento de macrófagos, neutrófilos, eosinófilos, basófilos y mastocitos. Los linfocitos T son el principal tipo celular responsable de la inmunidad contra organismos intracelulares (virus, *Micobacteria*, *Toxoplasma gondii*, *Legionella*, *Brucella*), organismos micóticos (p. ej., *Candida*) y protozoarios; de la vigilancia inmunitaria en busca de células cancerosas, y de la **enfermedad de injerto contra huésped** en los pacientes después del trasplante de médula ósea.

Los linfocitos T se dividen en dos subgrupos principales: CD4+ y CD8+. Los **linfocitos T CD4+** producen **citocinas** y desempeñan un papel central como colaboradores y reguladores de las respuestas inmunitarias. Los linfocitos T CD4+ colaboradores (T_H, del inglés *helper T cells*) a su vez se subdividen en linfocitos T_H1, que secretan IL-17 e IL-22, y T_{Reg}, que expresan la transcripción del factor Foxp3. Los linfocitos T_H1 son importantes en la activación de los macrófagos y en la inmunidad mediada por células, y la importancia de los linfocitos T_H2 es crítica en la activación y diferenciación de los linfocitos B (inmunidad humoral) y en la regulación por disminución de las respuestas inmunitarias. Los linfocitos T_H17 están implicados en la protección contra las bacterias y hongos, y el aumento de la actividad de los linfocitos T_H17 está relacionado con autoinmunidad, incluido contra enfermedad inflamatoria intestinal. El desarrollo de linfocitos T_H que expresan perfiles inadecuados de citocinas en ocasiones exacerba la infección y da lugar a alergia (T_H2), a autoinmunidad (T_H1) y a enfermedad

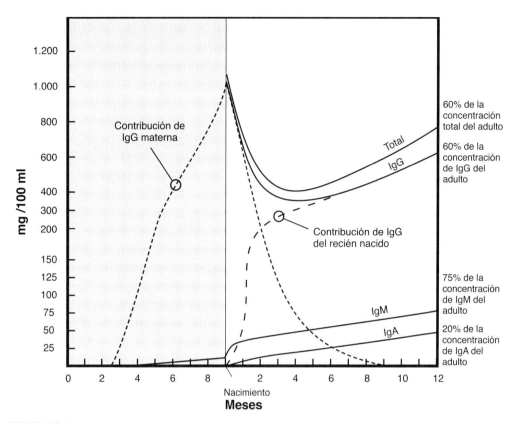

FIGURA 17-1. Concentraciones de inmunoglobulina (IgG, IgM, IgA) en el feto y el lactante en el primer año de vida. La IgG del feto y del recién nacido es sólo de origen materno. La IgG materna desaparece hacia los 9 meses de vida, momento en el que ya está bien establecida la síntesis endógena de IgG. La IgM y la IgA en el recién nacido son sintetizadas por completo de forma endógena, ya que ninguna de las dos atraviesa la placenta.

de injerto contra huésped. La reducción en el número o en la actividad de los linfocitos T_{Reg} también se asocia a alergia y autoinmunidad, y los pacientes con mutaciones en Foxp3 (síndrome de disregulación inmunitaria, poliendocrinopatía, enteropatía ligada al cromosoma X [IPEX]) desarrollan alergia alimentaria grave, eccema y enfermedad autoinmune. Los **linfocitos T CD8+** están implicados en la muerte de células infectadas por virus o células tumorales y es posible que en la supresión o limitación de la respuesta inmunitaria.

Evaluación clínica y estudios de laboratorio

Historia clínica

Se requiere de una historia clínica detallada que recoja información sobre frecuencia, tipo, localización y gravedad de las infecciones para valorar la gravedad del problema y determinar el grado de estudio inmunológico que es necesario. Es esencial un juicio clínico adecuado, de manera que el niño inmunológicamente normal no se someta a pruebas innecesarias, al mismo tiempo que no pasen desapercibidos los infrecuentes casos de niños que presentan una verdadera inmunodeficiencia. La determinación del número de infecciones es una parte importante de la valoración. Los episodios aislados deben diferenciarse de las recurrencias de episodios únicos, lo cual ocurre a menudo cuando los episodios de otitis media o sinusitis se tratan incorrectamente. **En el caso de infección de vías respiratorias superiores u otitis media, las personas que tienen más de 6-10 episodios al año deben ser evaluadas.** Sin embargo, existe una amplia variación en el número de tales infecciones en niños inmunológicamente normales y la frecuencia aumenta con una mayor exposición, como en las guarderías o las escuelas y durante los meses de invierno. **Cuando se trata de infecciones graves como meningitis o septicemia, la investigación está justificada en los pacientes con dos o más de estas infecciones.**

Debe determinarse también el sitio o sitios de infección. Los pacientes con trastornos de deficiencia de anticuerpos o con discinesia ciliar desarrollan infecciones en múltiples localizaciones (p. ej., oídos, senos paranasales, pulmones). Las personas con deficiencias de linfocitos T o trastornos de los neutrófilos como enfermedad granulomatosa crónica (EGC) desarrollan infecciones en múltiples sitios de membranas mucosas (piel, uñas, boca e ingles). En contraste, aquellas con problemas anatómicos (p. ej., lóbulo pulmonar secuestrado o reflujo ureteral) desarrollan infecciones confinadas a una única localización anatómica (p. ej., un solo lóbulo pulmonar o las vías urinarias).

La historia clínica también debe incluir la determinación del tipo o tipos de infección que se han producido. La infección con bacterias encapsuladas es indicativa de un trastorno de anticuerpo, complemento o deficiencia de neutrófilos. Las infecciones múltiples con hongos son sugestivas de deficiencia de linfocitos T. La infección pulmonar invasiva por *Aspergillus fumigatus* indica **EGC**. Las infecciones con *Neisseria* son sugestivas de un trastorno del complemento. La infección grave después de la administración de vacunas con virus vivos indica inmunodeficiencia grave (p. ej., reacción a la vacuna oral contra la polio sugiere el diagnóstico de **agammaglobulinemia ligada al cromosma X**). Por último, el desarrollo de infecciones oportunistas causadas por organismos poco frecuentes como *Pneumocystis jiroveci* o *Pseudomonas aeruginosa* es indicativa de un deterioro del sistema inmunitario.

Otro aspecto importante de la historia clínica es la evaluación de la gravedad y de las consecuencias de las infecciones. Dado que las infecciones potencialmente letales y recurrentes como la meningitis o la septicemia son preocupantes, requieren de un amplio estudio. Sin embargo, la otitis media o las sinusitis recurrentes se observan en niños con sistema inmunitario normal y sólo requieren algunos estudios. En tales casos se logra la recuperación completa después de cada infección sin acumulación de morbilidad. En contraste, la infección recurrente en los niños con deficiencia inmunitaria se relaciona con una recuperación incompleta en el sitio de infección (p. ej., membranas timpánicas, piel, pulmón), lo que provoca formación de cicatriz, audición anormal, secreción persistente, neumopatía crónica, retraso del crecimiento o anemia de enfermedad crónica. En estos casos, la acumulación de morbilidad importante por las infecciones repetidas (incluidas las infecciones menores) indica la presencia de una deficiencia inmunitaria significativa.

Otros aspectos importantes de la historia clínica son: *1)* antecedentes familiares de lactantes que murieron por infección, y *2)* factores de riesgo de VIH como antecedentes de transfusiones sanguíneas, consumo de drogas i.v. o antecedentes familiares de infección por VIH. Los antecedentes de enfermedades particulares son sugestivos de ciertos trastornos de inmunodeficiencia. La infección relacionada con exantemas atípicos persistentes es indicativa de enfermedad de injerto contra huésped en una inmunodeficiencia combinada grave; eccema persistente, antecedentes de trombocitopenia y síndrome de Wiskott-Aldrich; presencia de petequias o telangiectasia y ataxia telangiectasia; tétanos neonatal, cardiopatía, micrognatia, síndrome de DiGeorge; retraso en el desprendimiento del cordón umbilical relacionado con la deficiencia de adhesión leucocitaria; diarrea crónica atípica y signo de malabsorción, enfermedad de injerto contra huésped, e infección gastrointestinal viral crónica, un posible diagnóstico inmunitario específico. Por último, debido a que la **inmunodeficiencia primaria** es rara (v. más adelante), debe buscarse un antecedente de enfermedades que causan **inmunodeficiencia secundaria** (v. tabla 17-9).

Exploración física

La exploración física debe estar orientada a identificar el grado en el que la infección recurrente ha alterado el crecimiento y el desarrollo normales, así como la presencia de características específicas de ciertos síndromes de inmunodeficiencia. El médico debe buscar indicios de infección persistente (p. ej., evidencia de afta bucal, secreción nasal u ótica purulenta o esterto-

---

TABLA 17-9

Causas de inmunodeficiencia secundaria

Infección viral
   Sarampión
   Rubéola
   VEB
   CMV
   VIH

Trastornos metabólicos
   Desnutrición
   Uremia
   Diabetes
   Enfermedad de células falciformes

Trastornos perdedores de proteína
   Síndrome nefrótico
   Enteropatía perdedora de proteínas

Premadurez

Agentes inmunodepresores, incluidos corticosteroides

Neoplasia maligna

CMV, citomegalovirus; *VEB*, virus de Epstein-Barr; *VIH*, virus de la inmunodeficiencia humana.

TABLA 17-10

Estudios de laboratorio de cribado[a]

General

Hemograma, que incluye hemoglobina, recuento de leucocitos con diferencial, y morfología y recuento de plaquetas

Radiografías para comprobar la infección en tórax, senos paranasales, mastoides y huesos largos, si está indicado por la historia clínica; cultivo, si es adecuado

Velocidad de sedimentación globular, proteína C reactiva

Inmunidad mediada por anticuerpos

Mediciones cuantitativas de inmunoglobulinas: IgA, IgG, IgM, IgE

Valores de isohemaglutininas (anti-A, anti-B): mediciones de función de IgM

Concentraciones de anticuerpos preexistentes: **difteria, tétanos,** polio, rubéola, *Haemophilus influenza, Streptococcus pneumoniae* (si es aplicable, revisar los valores anteriores y posteriores)

Inmunidad mediada por células

Recuento y morfología de linfocitos

Pruebas cutáneas de hipersensibilidad retardada (*Candida,* toxoide tetánico, tuberculina, paperas): mediciones de linfocitos T y función de macrófagos

Enumeración del subgrupo de linfocitos T y B mediante análisis FACS

Análisis de función de linfocitos T: medición de proliferación a mitógenos y antígenos

Fagocitosis

Recuento y morfología de neutrófilos

Ensayo de explosión oxidativa de dihidrorrodamina (mediante FACS)

Muerte estafilocócica, ensayo de quimiotaxia

Tinción de mieloperoxidasa

Complemento

Complemento hemolítico total (CH_{50}): mediciones de actividad del complemento

Concentraciones de C3, C4: medición de componentes importantes en las vías

[a]Las pruebas de cribado iniciales en busca de enfermedad grave aparecen en **negrita**.
FACS, del inglés *fluorescence-activated cell sorter, 'clasificador de células activadas por fluorescencia'.*
Tomado de Berhman R, Kliegman RM: *Nelson's Essentials of Pediatrics,* 4th ed. St. Louis, WB Saunders, 2002.

---

res persistentes). Es esencial revisar las membranas timpánicas en busca de cicatrices, así como la piel para identificar posibles cicatrices o exantemas. Es importante, asimismo, examinar el tejido linfoide, como las amígdalas y los ganglios linfáticos. La ausencia de amígdalas indica **enfermedad de inmunodeficiencia combinada grave** (SCID, del inglés *severe combined immunodeficiency disease*) o **agammaglobulinemia ligada al cromosoma X**, mientras que el aumento del tamaño del tejido linfoide es sugestivo de una **inmunodeficiencia variable común** (**IDVC**) o **infección por VIH**. La exploración de las extremidades tal vez revele acropaquia o cianosis.

Estudios de laboratorio

Es adecuado iniciar las pruebas de laboratorio por infección recurrente si la historia clínica y la exploración física sugieren un diagnóstico inmunitario. La historia clínica y la exploración física indican cuál de los cinco compartimentos de defensa del huésped es el defectuoso, y los estudios de laboratorio deben abordarse en concordancia con éstas. El grado de evaluación depende también de la valoración de la gravedad del problema. Si ésta es relativamente baja, sólo serán necesarias las pruebas de cribado; la enfermedad más grave hace necesarias pruebas más sofisticadas para establecer el diagnóstico específico (v. tabla 17-10).

Dato relevante: Los niños con infecciones micobacterianas recurrentes deben ser evaluados en busca de deficiencias en la producción de interferón (IFN) e IL-12, así como de una disminución de la función del receptor IL-12.

Manejo

Varias medidas son adecuadas en el manejo de los niños inmunodeprimidos (v. tabla 17-11). Es necesario realizar inmediatamente un cultivo e iniciar antibioterapia intensiva en caso de fiebre u otras manifestaciones de infección, ya que ésta se disemina con rapidez y se vuelve potencialmente letal. La profilaxis continua con agentes antibacterianos, antivirales o antimicóticos está justificada en ciertas circunstancias en las que la infección resulta difícil de controlar. Los niños con inmunodeficiencia contraen infecciones con organismos poco frecuentes. Por tanto, la mala respuesta a los antibióticos de uso frecuente indica la presencia de un patógeno resistente o atípico, que debe ser identificado específicamente mediante cultivo o biopsia y del cual ha de determinarse su sensibilidad antibiótica.

Cuando la exploración y las pruebas de laboratorio indican que el paciente es inmunológicamente normal y presenta infecciones recurrentes, el objetivo del manejo es erradicar la infección ya presente y reducir la frecuencia de la reinfección. El uso de **antibióticos profilácticos** a menudo es útil en niños con **otitis media recurrente** o **sinusitis**. En los niños que presentan otitis media recurrente o sinusitis resistente a una tanda prolongada (6-8 semanas) de antibióticos, son necesarios otros métodos de tratamiento (p. ej., colocación de tubos ecualizadores de presión, adenoidectomía o cirugía endoscópica de senos paranasales para mejorar el drenaje de los mismos). Por lo general, la **faringitis estreptocócica recurrente** no se asocia a inmunodeficiencia. La recurrencia es tal vez secundaria a un mal cumplimiento de los regímenes antibióticos, a la presencia de cepas resistentes a penicilina o a exposición a familiares portadores.

 Dato relevante: La amigdalectomía está indicada después del fracaso del tratamiento con antibióticos profilácticos efectivos y después de siete o más episodios de faringitis estreptocócica en 1 año.

TRASTORNOS INMUNITARIOS: ENFERMEDADES DE INMUNODEFICIENCIA PRIMARIA

Las inmunodeficiencias primarias se clasifican en cuatro categorías: defectos de los linfocitos B y T, de los fagotitos y del complemento. Los trastornos específicos se describen en las siguientes secciones.

DEFECTOS DE LINFOCITOS B

Las deficiencias en la producción de anticuerpos son los trastornos de inmunodeficiencia primaria más frecuentes (50%) (v. tablas 17-12 y 17-13). Estos defectos provocan infecciones sinopulmonares recurrentes (otitis media, sinusitis, neumonía

TABLA 17-11
Manejo general de los pacientes con inmunodeficiencia
Evitar las transfusiones con hemoderivados, a menos que estén radiados y sean negativos para citomegalovirus.
Evitar las vacunas de virus vivos, especialmente en pacientes con deficiencias de linfocitos T o agammaglobulinemia graves y en las personas que viven bajo el mismo techo.
Hacer seguimiento de la función pulmonar en pacientes con neumonía recurrente.
En pacientes con neumonía recurrente, emplear fisioterapia torácica y drenaje postural.
Usar antibióticos profilácticos, dado que las infecciones menores se diseminan con rapidez.
Examinar las evacuaciones diarreicas en busca de *Giardia* y *Clostridium difficile*.
Evitar la exposición innecesaria a personas con infección.
Usar inmunoglobulina intravenosa para los estados de deficiencia de anticuerpos grave en dosis de 400-500 mg/kg cada 3-4 semanas.

TABLA 17-12

Defectos de anticuerpos predominantes (defectos de linfocitos B): aspectos fisiopatológicos

Trastorno	Genética	Inicio	Patogenia
Agammaglobulinemia de Bruton	Deficiencia de Btk ligada al cromosoma X (Xq22)	Infancia (6-9 meses; el 20% de los casos se presentan después de los 12 meses, hasta los 3-5 años)	Detención en la diferenciación de los linfocitos B (nivel pre-B)
IDVC D	AR, AD (ICOS, CD19, TACI, BAFF)	>2 años de edad, por lo general en la segunda y tercera décadas de la vida	Detención en la diferenciación de los linfocitos B y células plasmáticas
Hipogammaglobulinemia temporal	Desconocida	Infancia (3-7 meses)	Retraso del desarrollo de la maduración de las células plasmáticas
Deficiencia de IgA	Ligada al cromosoma X, AR, ¿? (6p21.3)	Variable	Retraso de la diferenciación del linfocito B para expresar IgA
Deficiencia de subclase IgG	AR (2p11, 14q32.3)	Variable	Defecto en la producción de isotipo IgG
Deficiencia de IgM	AR (mutación μ en la cadena pesada)	Primer año	Diferenciación defectuosa de linfocito B
Inmunodeficiencia con aumento de IgM (síndrome de hiper-IgM)	Ligada al cromosoma X (deficiencia de CD40L)	2-3 años	Defecto en IgG y síntesis de IgA debido a deficiencia del ligando CD40 (CD154)
	AR (deficiencia de CD40, AID, UNG)	2-3 años	Diferenciación defectuosa de linfocito B y activación de macrófago

AD, autosómico dominante; *AR*, autosómico recesivo; *Btk*, del inglés *Bruton tyrosine kinase*, 'tirosina-cinasa de Bruton'; *IDVC*, inmunodeficiencia variable común; *Ig*, inmunoglobulina.

y bacteriemia) con bacterias encapsuladas como *Streptococcus pneumoniae*, *Haemophilus influenzae* y estafilococos. Las infecciones con patógenos micóticos o virales (excepto enterovirus) no suelen causar problemas. Lo normal es que los estados de deficiencia de anticuerpos no se manifiesten hasta después de los 6 meses de edad, cuando los anticuerpos maternos adquiridos a través de la placenta han disminuido. La deficiencia de la síntesis de IgG se observa en el primer año de vida (p. ej., **agammaglobulinemia ligada al cromosoma X**) o, en ocasiones, se desarrollan más tarde en la infancia o en la edad adulta (p. ej., **IDVC**). La **deficiencia aislada de IgA** se asocia a infección recurrente, aunque muchos pacientes con concentraciones bajas de IgA están asintomáticos. De manera similar, la deficiencia aislada de subclase IgG2 suele relacionarse con una propensión a desarrollar infección sinopulmonar recurrente.

Un ejemplo clásico de deficiencia de linfocitos B es la agammaglobulinemia ligada al cromosoma X, la cual es una inmunodeficiencia congénita en los varones. La profunda y característica deficiencia de linfocitos B provoca una hipogammaglobulinemia grave y ausencia de tejido linfoide. El defecto se limita al ligamiento de linfocitos B y es causada por mutaciones del gen de la tirosina-cinasa de Bruton (Btk) en el cromosoma Xq22. En las tablas 17-12 y 17-13 se recogen otras deficiencias de linfocitos B.

Estudios de laboratorio

Los pacientes con enfermedad de los linfocitos B presentan una disminución de las concentraciones séricas de Ig, la cual debe ser interpretada en función de la edad del paciente (v. tabla 17-12). Una asociación de un nivel bajo de albúmina con concentraciones bajas de Ig es indicativa de una tasa baja de síntesis (debida a malnutrición) o de un aumento de la pérdida de proteínas (p. ej., enteropatía perdedora de proteínas o a través de dermatopatía). Las concentraciones altas de Ig sugieren inmunidad de linfocitos B intacta (p. ej., EGC, síndrome de cilios inmóviles o fibrosis quística).

TABLA 17-13

Defectos de anticuerpo predominantes (defectos de linfocitos B): aspectos clínicos

Trastorno	Manifestaciones	Características relacionadas	Estudios de laboratorio	Tratamiento
Agammaglobulinemia de Bruton	Infecciones de alto grado recurrentes (sinusitis, neumonía, meningitis) por *Streptococcus pneumoniae, Haemophilus influenzae, Staphylococcus aureus* y *Pseudomonas aeruginosa;* poliomielitis con la vacuna contra la polio	Hipoplasia linfoide (sin amígdalas)	Disminución de linfocitos B CD19 o CD20$^+$, mutación de Btk o ARNm, o proteína ausente, agammaglobulinemia, isohemaglutininas ausentes	IGIV, antibióticos
IDVC o agammaglobulinemia variable común	Sinusitis, bronquitis, neumonía, diarrea crónica	Enfermedad autoinmune (AR, LES, enfermedad de Graves, PTI), neoplasia maligna	IgG e IgA disminuidas, isohemaglutininas ausentes	IGIV, antibióticos
Hipogammaglobulinemia temporal	Infecciones recurrentes virales y piógenas	Frecuente en las familias con inmunodeficiencias	Disminución de inmunoglobulinas, a menudo tienen valores normales con los toxoides tetánico y difteria e isohemaglutininas normales	Antibióticos (no IGIV)
Deficiencia de IgA	Infecciones sinopulmonares y gastrointestinales; en ocasiones normal	Deficiencia de subclase IgG, inmunodeficiencia variable común, enfermedad autoinmune	IgA sérica <7 mg/dl con IgG e IgM normales, respuesta normal a las vacunas	Antibióticos
Deficiencia de subclase IgG	Variable (infecciones normales a recurrentes) sinopulmonares y gastrointestinales	Deficiencia de IgA, ataxia telangiectasia	Deficiencia de subclase IgG (IgG 1, 2, 3 o 4); es más relevante si el paciente responde a proteína, polisacáridos y antígenos virales	Antibióticos (IGIV, en caso de deficiencia de anticuerpos contra muchos antígenos)
Deficiencia de cadena pesada μ	Septicemia recurrente, neumococos, *H. influenzae*		Todos los isotipos están disminuidos	Antibióticos, IGIV
Inmunodeficiencia con IgM aumentada (síndrome hiper-IgM)	Infecciones piógenas recurrentes (otitis media, sinusitis, amigdalitis, neumonía), neumonía por *Pneumocystis carinii*, diarrea crónica	Enfermedad hematológica autoinmune	Mutación CD40L, disminución de IgG e IgA e IgM normal o aumentada, número normal de linfocitos B pero sin anticuerpos específicos para el antígeno	IGIV

AR, artritis reumatoide; *Btk,* del inglés *Bruton tyrosine kinase,* 'tirosina-cinasa de Bruton'; *IDVC,* inmunodeficiencia variable común; *gastrointestinales, g*astrointestinal; *Ig,* inmunoglobulina; *IGIV,* inmunoglobulina intravenosa; *LES,* lupus eritematoso sistémico; *PTI,* púrpura trombocitopénica idiopática.

Dato relevante: Las concentraciones muy elevadas de inmunoglobulinas indican infección por VIH.

Debido a que la concentración de Ig total en ocasiones se encuentra dentro del rango normal, incluso frente a una función anormal de los linfocitos B, es importante determinar también si están presentes los anticuerpos para antígenos específicos. Es posible examinar los valores de antígenos específicos a los cuales se ha expuesto el paciente a través de vacunas de rutina (p. ej., tétanos). Si los valores son bajos, el paciente debe volver a vacunarse, y las concentraciones deberán ser examinadas de nuevo a las 2-4 semanas. Por lo general, las respuestas inadecuadas a los antígenos polisacáridos como *S. pneumoniae* se producen antes de los 2 años de edad. Es posible que los pacientes mayores con respuestas disminuidas relacionadas con deficiencia de IgA y subclase IgG con el tiempo evolucionen hacia una hipogammaglobulinemia generalizada y a una IDVC. Los pacientes con agammaglobulinemia ligada al cromosoma X no tienen linfocitos B circulantes, lo cual se confirma mediante un recuento de linfocitos B en la citometría de flujo.

Manejo

El tratamiento de los trastornos de linfocitos B como la agammaglobulinemia ligada al cromosoma X y la IDVC consiste en inmunoglobulina intravenosa (IGIV) y tandas profilácticas de antibióticos con un umbral bajo de uso (v. tabla 17-13). En los pacientes con otros trastornos de deficiencia de anticuerpos son útiles los antibióticos profilácticos, pero la IGIV debe usarse sólo si los antibióticos profilácticos fallan o si está deteriorada la función de los linfocitos B (respuesta a la prueba con antígeno provocador). La inmunoglobulina de reemplazo suele administrarse i.v. cada 3-4 semanas, aunque también es posible hacerlo por vía subcutánea una vez por semana.

DEFECTOS DE LINFOCITOS T

Los pacientes con trastornos de inmunidad de linfocitos T (30% de las inmunodeficiencias primarias) desarrollan infecciones con hongos y patógenos intracelulares (p. ej., virus, micobacterias, *T. gondii*, *Leishmania*) que proliferan en células somáticas y macrófagos (v. tabla 17-14 y 17-15). Tales pacientes carecen de linfocitos CD8+ citotóxicos y TCD4+ colaboradores que activen a los macrófagos. En la deficiencia grave de linfocitos T, la función de los linfocitos B también se deteriora, ya que ésta requiere de la colaboración de los primeros.

Un ejemplo clásico de deficiencia de linfocitos T es el **síndrome de DiGeorge**. La gravedad de estos síndromes de inmunodeficiencia es muy variable, de forma que puede producirse desde una deficiencia grave de linfocitos T hasta una función inmunitaria normal. En la ausencia completa de la función de los linfocitos T, la función de los linfocitos B es anormal, lo que produce SCID. En las tablas 17-14 y 17-15 se recogen otras enfermedades con función anómala de linfocitos T.

Estudios de laboratorio

Entre los hallazgos inmunitarios en los trastornos de los linfocitos T se encuentran la linfopenia y la ausencia de las reacciones de hipersensibilidad de tipo retardado (p. ej., a tétanos, difteria o *Candida albicans*) (v. tabla 17-14). Las reacciones de hipersensibilidad de tipo retardado negativas son aparentes en el 10-20% de las personas normales. Por tanto, los pacientes con una prueba negativa deben recibir un refuerzo con toxoide tetánico o diftérico y las pruebas cutáneas deben repetirse 2-4 semanas después. El análisis de los subgrupos de linfocitos T (y B) indica el número total de linfocitos TCD4+ y CD8+, linfocitos citolíticos naturales y monocitos. Además, son adecuados también los estudios de linfocitos T funcionales como en la proliferación *in vitro* de linfocitos T a mitógenos (fitohemaglutinina, concanavalina A o mitógeno de hierba carmín) o a antígenos (toxoide tetánico o *Candida*). En ciertos estados se ha establecido la detección neonatal de SCID mediante la evaluación en busca de los círculos de escisión de la recombinación del receptor de linfocitos T (TREC, del inglés *T cells receptor recombination excision circles*). Los TREC se forman en los linfocitos T en desarrollo y están ausentes cuando el desarrollo del timocito es anormal.

Manejo

El tratamiento de los trastornos graves de los linfocitos T es el trasplante de médula ósea o de células troncales (v. tabla 17-15). También es útil el reemplazo inmunitario i.v. (gammaglobulina). En otras formas de SCID, en la actualidad se estudia la transferencia de un gen normal dentro de las células troncales del paciente (terapia génica) y es posible que pronto sea una modalidad terapéutica frecuente para estos trastornos.

DEFECTOS FAGOCÍTICOS

Los trastornos de las defensas fagocíticas se dividen en los que tienen un número deficiente de células y los que tienen una función insuficiente (v. tablas 17-16 y 17-17). Estos trastornos se caracterizan por infecciones de las membranas mucosas

TABLA 17-14

Defectos predominantes de la inmunidad mediada por células (defectos de linfocitos T): aspectos fisiopatológicos

Trastorno	Genética	Inicio	Patogenia
Anomalía de DiGeorge (síndrome velocardiofacial o síndrome CATCH 22)	AD (22q11.2, 10p13)	Infancia temprana	Hipoplasia de la tercera y cuarta bolsas faríngeas (hipoplasia del timo)
Síndrome de Wiskott-Aldrich	Ligado al cromosoma X (Xp11.22)	Infancia temprana	Defecto de la proteína 53-kD (WASP) (deterioro de la respuesta a los antígenos polisacáridos)
AT	AR (11q22.3)	2-5 años	Mutación génica AT (cinasa PI3) (implicada en la reparación cromosómica)
Síndrome de ruptura Nijmegen	AR (8q21)	Infancia	Defecto en la proteína Nebrina (implicada en la reparación cromosómica)
Hipoplasia del cartílago-cabello (enanismo de extremidades cortas)	AR (9p13–21)	Nacimiento	Desconocida
SCID			
Deficiencia de la cadena α común; deficiencia de Jak-3 cinasa	Ligado al cromosoma X (Xq13.1-q21.1) AR	1-3 meses	Mutación en la cadena α común (αc) o disfunción Jak3 → IL-2R disfunción → depleción grave de linfocitos T; linfocitos B presentes, disminución de linfocitos citolíticos naturales
IL-7 cadena R⟨	AR	1-3 meses	Disminución de diferenciación de linfocitos T, linfocitos B y número de linfocitos citolíticos naturales normales
Deficiencia de ADA	AR (20q13.11)	1-12 meses	La deficiencia de ADA provoca toxicidad linfocítica inducida por dATP, disminución de linfocitos T, B y citolíticos naturales
Deficiencia de PNP	AR (14q13.1)	1-3 meses	La deficiencia de PNP provoca toxicidad de linfocitos T inducida por dGTP
Disgenesia reticular	AR	1-3 meses	Maduración defectuosa de las células troncales comunes que afectan a las células mieloides y linfoides
Deficiencia de ZAP70	AR	1-6 meses	Disminución de linfocitos CD8, cifras normales de CD4
Síndrome de Omenn	AR (11p13)	1-3 meses	Mutaciones de genes que activan la recombinasa (*RAG-1* y *RAG-2*), disminución de linfocitos T y B, número normal de linfocitos citolíticos naturales
Síndrome de NEMO	AR (mutaciones hipomórficas de *IKBKG*)	Primer año de vida	Displasia ectodérmica anhidrótica, infección micobacteriana, disminución de la producción de anticuerpo debida a disfunción de NF-κB
Síndrome de linfocito desnudo			
MHC de clase I	AR (6p21.3)	Primera década de la vida	Mutaciones TAP1 y TAP2 (transportadores relacionados con el procesamiento de antígenos)

(*continúa*)

TABLA 17-14

Defectos predominantes de la inmunidad mediada por células (defectos de linfocitos T): aspectos fisiopatológicos (*continuación*)

Trastorno	Genética	Inicio	Patogenia
MHC de clase II	AR (1q, 13q, 16p13)	Infancia temprana	Mutaciones en RFX-5, RFXAP, CIITA y RFX-B (factores fijadores de ADN)
Candidiasis mucocutánea crónica (APECED [del inglés *autoimmune polyendocrinopathy with candidiasis and ectodermal dystrophy*], 'poliendocrinopatía autoinmune con candidiasis y distrofia ectodérmica')	AR (deficiencia de *AIRE*)	3-5 años	Reducción de la autotolerancia que provoca enfermedad paratiroidea, suprarrenal y otras endocrinopatías autoinmunes, con candidiasis
Candidiasis mucocutánea crónica	AR, deficiencia de dectina-1/*CARD9*	Infancia	Reducción de la inmunidad innata contra hongos; sin enfermedad autoinmune relacionada
Síndrome linfoproliferativo XLP1 (síndrome de Duncan)	Ligado al cromosoma X (Xq24–26);	Variable	Defecto de SAP (SH2D1A). Infección grave por VEB, IDCV, disminución de linfocitos citolíticos naturales
Síndrome linfoproliferativo XLP2	Deficiencia de XIAP	Variable	Infección grave por VEB, IDCV, disminución de linfocitos citolíticos naturales

AD, autosómico dominante; *ADA*, desaminasa de adenosina; *AR*, autosómico recesivo; *CATCH 22*, del inglés *cardiac anomalies, abnormal facies, thymic hypoplasia, cleft palate, hypocalcemia with 22q11.2 deletion*, 'anomalías cardíacas, facies anormal, hipoplasia del timo, paladar hendido, hipocalcemia con deleción de 22q11.2'; *Ig*, inmunoglobulina; *IL*, interleucina; *MHC*, complejo principal de histocompatibilidad; *PNP*, nucleosidasa de purina; *SAP*, proteína relacionada con SLAM; *SCID*, del inglés *severe combined immunodeficiency disease*, 'enfermedad de inmunodeficiencia combinada grave'; *SLAM*, molécula de activación linfocítica de señalización; *WASP*, proteína del síndrome de Wiskott-Aldrich.

(p. ej., gingivitis, abscesos en la piel y vísceras), linfadenitis, mala cicatrización de heridas, retraso en el desprendimiento del cordón umbilical y ausencia de pus (en los trastornos del número de células o de movimiento de leucocitos). Entre los microorganismos causales de estas infecciones se encuentran *S. aureus*, hongos y bacterias gramnegativas.

Estudios de laboratorio

La evaluación en busca de trastornos de los neutrófilos empieza con un hemograma y con el estudio del número y de la morfología de los neutrófilos (v. tabla 17-16). Los estudios más extensos son más complejos y no siempre están disponibles; entre ellos se encuentran el ensayo de la explosión oxidativa respiratoria de hidrorrodamina para EGC y las pruebas *in vitro* para fagocitosis, quimiotaxias y muerte bacteriana de los neutrófilos. Además, es posible hacer pruebas en busca de la expresión de antígenos CD18 y CD11 (deficiencias de adhesión de los leucocitos) y de la actividad de la mieloperoxidasa mediante citometría de flujo.

Manejo

Se requiere de cursos frecuentes de antibióticos para el tratamiento de los trastornos de los neutrófilos (v. tabla 17-17). La frecuencia de la infección en EGC se disminuye también mediante el tratamiento con interferón recombinante subcutáneo. El factor estimulante de colonias de macrófagos y leucocitos recombinante parece también ser efectivo en el tratamiento de algunas formas de neutropenia.

DEFECTOS DEL COMPLEMENTO

La deficiencia de algunos componentes provoca infecciones piógenas recurrentes, mientras que la de otros causa enfermedad similar al lupus o a la vasculitis (v. tabla 17-18).

TABLA 17-15

Defectos predominantes de la inmunidad mediada por células (defectos de linfocitos T): aspectos clínicos

Trastorno	Manifestaciones	Características relacionadas	Estudios de laboratorio	Tratamiento
Anomalía de Di-George (síndrome velocardiofacial o síndrome CATCH 22)	Variable	Hipoparatiroidismo → hipocalcemia, anomalías cardíacas (tronco arterial, arco aórtico interrumpido de tipo B, transposición, comunicación interauricular), características dismórficas micrognatia, hipertelorismo, implantación baja de las orejas, úvula bífida, filtro corto), atresia esofágica	Disminución de linfocitos T CD3 ($<500/mm^3$ en los casos graves), deleción del cromosoma 22q11.2 en algunos pacientes	En la forma parcial no es necesario tratamiento; en la forma grave, TMO o extracción del epitelio del timo
Síndrome de Wiskott-Aldrich	Otitis media recurrente, neumonía, meningitis por organismos encapsulados; infección por *Pneumocystis jivoveci* y herpesvirus	Dermatitis atópica (además de asma y alergias), disfunción plaquetaria, trombocitopenia, citopenias autoinmunes y vasculitis, neoplasia maligna	$<70.000/mm^3$ plaquetas, mutación en WASP o ausencia de ARNm o proteína	TMO, esplenectomía
AT	Infecciones sinopulmonares	Disfunción neurológica y endocrina, neoplasia maligna, telangiectasia, sensible a la radiación, disminución de IgA	Aumento de la desintegración cromosómica inducida por radiación en células cultivadas, mutación en *ATM*	Antibióticos, IGIV
Síndrome de desintegración de Nijmegen	Infecciones sinopulmonares, de vías urinarias y gastrointestinales; bronquiectasia	Sensibilidad a radiación ionizante, microcefalia con deterioro neurológico leve, neoplasia maligna	Aumento de la desintegración cromosómica inducida por radiación en células cultivadas, mutación en el gen Nibrin	Antibióticos
Hipoplasia de cartílago y cabello (enanismo de extremidades cortas)	Variable	Displasia de metáfisis o espondiloepifisaria → extremidades cortas, talla baja, cabello fino y escaso, uñas cortas, pliegues de piel redundante	Disminución en el número de linfocitos T y de la proliferación hacia antígenos, con deficiencia de *RMRP*	TMO para las formas graves

(*continúa*)

TABLA 17-15

Defectos predominantes de la inmunidad mediada por células (defectos de linfocitos T): aspectos clínicos (*continuación*)

Trastorno	Manifestaciones	Características relacionadas	Estudios de laboratorio	Tratamiento
SCID				
Cadena γ común	Candidiasis, todo tipo de infecciones (bacteriana, viral, micótica, por protozoarios)	Enfermedad de injerto contra huésped grave por transfusiones maternofetales, retraso del crecimiento	<20% de linfocitos T CD3+, recuento absoluto de linfocitos <3.000/mm^3, y mutaciones genéticas detectadas o disminución de la actividad enzimática (dependiendo del defecto)	TMO o trasplante de células troncales
ZAP-70, cinasa de Jak-3 o IL-cadena 7R	Candidiasis, todo tipo de infecciones (bacteriana, viral, micótica, por protozoarios)	Enfermedad de injerto contra huésped grave por transfusiones maternofetales, retraso del crecimiento	<20% de linfocitos T CD3+, recuento absoluto de linfocitos <3.000/mm^3 y mutaciones genéticas detectadas o disminución de la actividad enzimática (dependiendo del defecto); ausencia de linfocitos CD8 en los pacientes con ZAP-70	TMO o trasplante de células troncales
Deficiencia de ADA	Candidiasis, todo tipo de infecciones (bacteriana, viral, micótica, por protozoarios)	Anormalidades esqueléticas múltiples, displasia osteocondral	<20% de linfocitos T CD3+, recuento absoluto de linfocitos <3.000/mm^3 y mutaciones genéticas detectadas	TMO o trasplante de células troncales ADA bovina modificada con polietilenglicol (PEG-ADA) si el trasplante no es posible
Deficiencia de PNP	Candidiasis, todo tipo de infecciones (bacteriana, viral, micótica, por protozoarios)	Trastornos neurológicos, enfermedad de injerto contra huésped grave por transfusiones	<20% de linfocitos T CD3+, recuento absoluto de linfocitos <3.000/mm^3 y mutaciones genéticas detectadas	TMO o trasplante de células troncales
SCID (disgenesia reticular)	Candidiasis, todo tipo de infecciones (bacteriana, viral, micótica, por protozoarios)	Agammaglobulinemia, alinfocitosis, agranulocitosis	<20% de linfocitos T CD3+, recuento absoluto de linfocitos <3.000/mm^3 y mutaciones genéticas detectadas	TMO o trasplante de células troncales
Síndrome de Omenn	Candidiasis, todo tipo de infecciones (bacteriana, viral, micótica, por protozoarios)	Eritrodermia exfoliativa, eosinofilia, IgE elevada, linfadenopatía, hepatoesplenomegalia	<20% de linfocitos T CD3+, recuento absoluto de linfocitos <3.000/mm^3 y mutaciones genéticas detectadas	TMO o trasplante de células troncales

TABLA 17-15

Defectos predominantes de la inmunidad mediada por células (defectos de linfocitos T): aspectos clínicos (*continuación*)

Trastorno	Manifestaciones	Características relacionadas	Estudios de laboratorio	Tratamiento
Síndrome de linfocito desnudo				
MHC de clase I	Infecciones sinopulmonares	Inflamación pulmonar crónica	Deficiencia de linfocitos T CD8+, sin antígenos MHC de clase I, mutación TAP	Variable
MHC de clase II	Infecciones de vías respiratorias, diarrea crónica, infecciones virales del SNC (polio, enterovirus, herpes)	Enfermedad autoinmune, retraso del crecimiento, colangitis esclerosante	Deficiencia de linfocitos T CD4+, sin antígenos MHC de clase II en los linfocitos B y monocitos, disminución de inmunoglobulinas, proliferación normal de linfocitos hacia mitógenos pero no hacia antígenos	Variable
Deficiencia de NEMO	Reducción de las respuestas de anticuerpos, infección micobacteriana	Displasia ectodérmica	Cambios variables en los parámetros inmunitarios	BBMT o trasplante de células troncales, IGIV, antibióticos
Candidiasis crónica mucocutánea (APECED)	Infecciones por *Candida* de las membranas mucosas, de la piel y de las uñas	Endocrinopatías autoinmunes	Sin hipersensibilidad retardada ni proliferación de linfocitos hacia autoanticuerpos de *Candida* contra IL=17	Terapia antimicótica sistémica
Síndrome linfoproliferativo (XLP1, XLP2)	Disminución variable en las funciones de linfocitos T, B y citotóxicos naturales e hipogammaglobulinemia después de infección por VEB	Infección por VEB potencialmente letal, linfoma o enfermedad de Hodgkin, anemia aplásica, trastornos linfohistiocíticos	SAP o mutación IL-2R, disminución de los niveles de anticuerpos antiantígeno nuclear del VEB (EBNA)	TMO

ADA, desaminasa de adenosina; *AR*, autosómico recesivo; *AT*, ataxia telangiectasia; *TMO*, trasplante de médula ósea; *CATCH 22*, del inglés *cardiac anomalies, abnormal facies, thymic hypoplasia, cleft palate, hypocalcemia with 22q11.2 deletion*, 'anomalías cardíacas, facies anormal, hipoplasia del timo, paladar hendido, hipocalcemia con deleción de 22q11.2'; *Ig*, inmunoglobulina; *IL*, interleucina; *IGIV*, inmunoglobulina intravenosa; *MHC*, complejo principal de histocompatibilidad; *PNP*, nucleosidasa de la purina; *SCID*, del inglés *severe combined immunodeficiency disease*, 'enfermedad de inmunodeficiencia combinada grave'; *VEB*, virus de Epstein-Barr; *SNC*, sistema nervioso central; *WASP*, proteína del síndrome de Wiskott-Aldrich.

TABLA 17-16

Defectos fagocíticos: aspectos fisiopatológicos

Trastorno	Genética	Inicio	Patogenia
EGC	Ligada al cromosoma X (66%) (Xp21.1), AR (33%) (1q25, 16q24)	Primer año de vida para la ligada al cromosoma X; más tarde para la AR	Deficiencia de gp91^{phox} (ligada al cromosoma X) deficiencias de gp22^{phox}, gp47^{phox} y gp67^{phox} (AR)
Síndrome de Chédiak-Higashi	AR (1q42–43)	Infancia	Defecto en el componente de membrana vesicular → función bactericida y de quimiotaxia defectuosa; también mala función citolítica natural y citotóxica de linfocitos T
Hiper-IgE (síndrome de Job)	AD (deficiencia de *STAT3*)	Infancia	Disminución de la inmunidad mediada por células y de las respuestas inmunitarias humorales contra antígenos específicos con concentraciones casi normales de IgG, IgA e IgM y concentraciones muy elevadas de IgE, deterioro de la quimiotaxia y opsonización, disminución del desarrollo de la célula Th17
Hiper-IgE (síndrome de Job)	AR, deficiencia (*STAT1*, DOCK8, *TYK2*, disminución de la señalización del IFN-γ)	Infancia	Formas raras del síndrome de hiper-IgE
Deficiencia de la mieloperoxidasa	AR	Variable	Deterioro de la actividad bactericida y fungicida
Deficiencia de G6PD	Ligada al cromosoma X (altamente polimórfica)	Variable (depende del nivel de actividad enzimática)	Deterioro de la actividad bactericida
Deficiencia de la adhesión leucocitaria	AR (21q22.3)	Infancia	Mutaciones en CD18 (β$_2$ integrina), una cadena α compartida entre tres cadenas α (LFA-1, Mac-1, y CR3) en el cromosoma 16; no se expresa ninguna de las cuatro moléculas; defectos en la adherencia, quimiotaxia y fagocitosis; reducción de la citotoxicidad del linfocito
Deficiencia del eje IFN-γ	AR o AD; mutaciones en *IFNGR1, IFNGR2*, o IL-12B, *IL-12RB1, STAT1*	Adolescencia	Reducción de la secreción de IFN-γ, lo que provoca susceptibilidad a *Micobacteria* y *Salmonella*
EHS	AR, mutación en *UNC93B1*	Período neonatal	Reducción de la función de TLR3, 7 y 9, y de la producción de IFN, y susceptibilidad a EHS

AD, autosómico dominante; *AR*, autosómico recesivo; *EGC*, enfermedad granulomatosa crónica; *G6PD*, glucosa-6- fosfato deshidrogenasa; *EHS*, encefalitis por herpes simple; *gp*, glucoproteína; *IFN*, interferón; *Ig*, inmunoglobulina.

TABLA 17-17

Defectos fagocíticos: aspectos clínicos

Trastorno	Manifestaciones	Características relacionadas	Estudios de laboratorio	Tratamiento
EGC	Osteomielitis, adenitis, y abscesos causados por *Staphylococcus aureus, Burkholderia cepacia y Aspergillus fumigatus*	Granulomas (vías respiratorias, gastrointestinales y genitourinarias), retraso del crecimiento, hepatoesplenomegalia, linfadenopatía)	Ensayo de explosión oxidativa de dihidrotrodamina, mutación genética o ausencia de ARNm	Terapia antimicrobiana (con transfusión de granulocitos para las infecciones micóticas), IFN-γ, TMO
Síndrome de Chédiak-Higashi	Infecciones de vías respiratorias recurrentes y de otros tipos	Albinismo oculo-cutáneo, neuropatía, inclusiones citoplásmicas neutrofílicas gigantes, neoplasia maligna	Mutación genética, gránulos lisosómicos gigantes en los neutrófilos, neutropenia, ensayo de quimiotaxia anormal con el suero control	TMO
Hiper-IgE (síndrome de Job)	Abscesos estafilocócicos de la piel, pulmones, articulaciones y vísceras; infecciones por *Haemophilus influenzae, Candida* y *Aspergillus*	Eccema, eosinofilia, rasgos faciales toscos, osteopenia, neumatoceles gigantes, cabello rojo, neoplasia maligna	Aumento de IgE e IgD; IgG, IgA, e IgM normales; eosinofilia; disminución de la proliferación de linfocitos T hacia antígenos; valores de anticuerpos bajos	Medicamentos antiestafilocócicos
Deficiencia de mieloperoxidasa	Disfunción inmunitaria leve con aumento en la susceptibilidad a infección por *Candida* (en especial con comorbilidad, como con diabetes)	Candidiasis persistente en los diabéticos	Disminución de la mieloperoxidasa en los leucocitos, disminución del recuento de granulocitos (cuando el contador automatizado identifica los granulocitos mediante el contenido de mieloperoxidasa)	Tratamiento antimicótico
Deficiencia de G6PD	Fenotípicamente similar a EGC	Anemia hemolítica	Producción abreviada de H_2O_2 en el ensayo de superóxido, disminución de G6PD	Terapia antimicrobiana
Deficiencia de la adhesión de leucocitos	Infecciones estafilocócicas, bacterianas gramnegativas entéricas y micóticas (periodontitis, onfalitis, gingivitis, infecciones cutáneas recurrentes, otitis media repetitiva, neumonía, septicemia, ileocolitis, peritonitis, abscesos perianales)	Retraso en la separación del cordón umbilical, mala cicatrización de las heridas, leucocitosis (recuento de leucocitos >25.000/mm³) neutrofilia, ausencia de pus	Citometría de flujo para CD18 o CD11a, CD11b o CD11c (ausente); ensayo de quimiotaxia anormal con el suero control	TMO para la forma grave

EGC, enfermedad granulomatosa crónica; *G6PD*, glucosa -6- fosfato deshidrogenasa; *gp*, glucoproteína; *IFN*, interferón; *Ig*, inmunoglobulina; *TMO*, trasplante de médula ósea.

TABLA 17-18

Deficiencia de complemento y enfermedad relacionada

Proteína deficiente	Enfermedad relacionada
C1q, C1r	LES, glomerulonefritis
C2	LES, artritis, ARJ; algunos pacientes presentan infecciones recurrentes
C3	Infecciones recurrentes, glomerulonefritis
C4	Enfermedad semejante a LES
C5	Infecciones recurrentes por *Neisseria*
C6	Infecciones recurrentes por *Neisseria*
C7	Infecciones recurrentes por *Neisseria*, fenómeno de Raynaud
C8	Infecciones recurrentes por *Neisseria*
C9	Algunos pacientes presentan enfermedad autoinmune
Inhibidor de properdina C1	Infecciones recurrentes, meningococemia
Factor D	Angioedema hereditario
Factor H	Glomerulonefritis
Factor I	Infecciones recurrentes
Proteína fijadora de C4	Enfermedad vascular del colágeno
Inhibidor de C5a	Fiebre mediterránea familiar
Receptor de C3b	LES
Inhibidor de C1	Angioedema hereditario

ARJ, artritis reumatoide juvenil; *LES*, lupus eritematoso sistémico.

Estudios de laboratorio

La actividad hemolítica total del suero (CH_{50}) es una prueba ampliamente disponible que depende de la presencia de concentraciones normales de los principales componentes del complemento. Si la CH_{50} es anormal, deben analizarse los componentes individuales del complemento en laboratorios especializados.

Manejo

No se dispone de un tratamiento específico con reemplazo del componente, y en la actualidad las tandas frecuentes y prolongadas de antibióticos son el abordaje de elección de las deficiencias de complemento. La inmunización de los pacientes y sus contactos cercanos con vacunas antineumocócicas y antimeningocócicas tal vez sean útiles.

LECTURAS RECOMENDADAS

Adkinson NF, Busse WW, Bochner BS, et al: *Middleton's Allergy: Principles & Practice,* 7th ed. St. Louis: Mosby-Year Book, 2008.

Krakowski AC, Eichenfield LF, Dohil MA: Management of atopic dermatitis in the pediatric population. *Pediatrics* 122:812–824, 2008.

Notarangelo LD: Primary immunodeficiencies: PRIMER. *J Allergy Clin Immunol* 2010, In press.

Sicherer SH, Sampson HA: Food allergy. *J Allergy Clin Immunol* 125(2 Suppl 2):S116-S125, 2010.

Simons FER. Anaphylaxis: Recent advances in assessment and treatment. *J Allergy Clin Immunol* 124:625–636, 2009.

18

Neumología

Carol Conrad

La **insuficiencia respiratoria,** la causa más frecuente de enfermedad cardiorrespiratoria potencialmente mortal en los niños, indica que existe un intercambio de gases insuficiente. Entre sus muchas causas se encuentran infección, anomalías estructurales de las vías aéreas, aspiración hacia las vías aéreas y pulmones, embolia pulmonar, exposición a sustancias nocivas (p. ej., inhalación de humo) e insuficiencia cardíaca con edema pulmonar.

El mantenimiento de la homeostasis normal del bióxido de carbono requiere que la mecánica, la circulación y el impulso respiratorio pulmonar sean normales. Las causas principales de insuficiencia respiratoria en los niños son **neumopatía** (neumonía, síndrome de dificultad respiratoria aguda, edema pulmonar), **enfermedad de las vías aéreas** (tapones de moco, cuerpos extraños, anomalías anatómicas, compresiones), **enfermedad restrictiva** (deformidad torácica, tórax inestable, ascitis) y **enfermedad neuromuscular** (miastenia, botulismo, tétanos, intoxicación, lesión craneal).

PRINCIPIOS GENERALES DE LA NEUMOPATÍA EN LOS NIÑOS

Un recién nacido a término tiene pocos alvéolos, y la maduración del área de intercambio de gases y las estructuras cartilaginosas de soporte influyen en el resultado de la enfermedad de manera muy diferente en los niños prematuros que en los nacidos a término. A su vez, la enfermedad respiratoria en los niños que empiezan a caminar es diferente de la de los niños mayores o los adultos.

CONCEPTOS BÁSICOS DE LA FISIOLOGÍA PULMONAR

La función básica del sistema respiratorio es suministrar oxígeno al cuerpo y extraer el exceso de bióxido de carbono del cuerpo. Los pasos básicos de este proceso son los siguientes:

1. **Ventilación**, que es el intercambio de gases entre la atmósfera y los alvéolos
2. **Difusión** de gases a través de las membranas alveolar-capilar
3. **Transporte** de gases en la sangre
4. **Difusión** de oxígeno desde los capilares de la circulación sistémica hasta las células del cuerpo
5. **Respiración interna,** que es el uso de oxígeno y la producción de bióxido de carbono dentro de las células.

Estos procesos no se producen de manera eficiente si existe un desequilibrio del flujo de aire (ventilación) y el flujo de sangre (perfusión) a los alvéolos. Esto se denomina defecto de ventilación-perfusión o desequilibrio V/Q.

Diversos trastornos del sistema pulmonar afectan a los primeros tres pasos. La disminución de la ventilación se debe a una ausencia u oclusión de una vía aérea de conducción. Si las vías aéreas tienen una obstrucción física (p. ej., debido a un defecto congénito, como estenosis o malacia grave [reblandecimiento del cartílago] de las vías aéreas), esto afecta a la ventilación de las unidades alveolares. De manera similar, enfermedades como el asma y la fibrosis quística (FQ), que se caracterizan por aumento de la producción de moco, se acompañan de obstrucción de los bronquios y bronquíolos.

Las anomalías en la perfusión se observan en casos de vasoconstricción hipóxica o hipercápnica de las arteriolas y los capilares de los alvéolos. La presencia de una vía vascular anormal a través de los pulmones (**malformaciones arteriovenosas**) y la hipertensión pulmonar alteran también la V/Q. Con el tiempo, los trastornos que inflaman el epitelio alveolar (alveolitis) o causan fibrosis y engrosamiento provocan una disminución en la difusión de gases más que en la perfusión sanguínea, aunque con el tiempo la fibrosis progresiva afecta también a la perfusión.

El transporte de gases en la sangre se lleva a cabo de dos formas principales: mediante la disolución en el plasma y mediante su combinación con la hemoglobina. Cerca del 98% del transporte de oxígeno en la sangre tiene lugar mediante una interacción oxígeno-hemoglobina. La unión de hemoglobina con el oxígeno no es un proceso lineal; la avidez de oxígeno que tiene la hemoglobina cambia conforme la molécula heme se «carga» más de oxígeno. Esta relación es la base de la forma sigmoidea de la curva de disociación de la oxihemoglobina.

Los cambios en la conformación de la molécula de hemoglobina son esenciales dentro de los músculos y órganos para permitir la liberación del oxígeno y la captura de bióxido de carbono. Los cambios fisiológicos normales en el pH de la sangre, como la acidosis, permiten la liberación de oxígeno desde la molécula de hemoglobina hacia los tejidos, lo cual es esencial para la homeostasis adecuada durante los momentos de estrés, como el ejercicio o estados patológicos como la septicemia. Otro ejemplo es la hemoglobina fetal, la cual fija el oxígeno con más avidez que la hemoglobina de tipo adulto; esto le da al feto en crecimiento la capacidad de extraer oxígeno desde las células sanguíneas de la madre.

Ciertos estados patológicos confieren una afinidad anormalmente alta o baja de la molécula de hemoglobina con el oxígeno. Con la enfermedad de células falciformes, la molécula de hemoglobina tiene una baja afinidad de fijación con el oxígeno, lo que empeora conforme la hemoglobina se satura menos con el oxígeno. A medida que la hemoglobina de las células falciformes empieza a liberar moléculas de oxígeno desde sus sitios de fijación, se colapsa y las células toman una apariencia «en forma de hoz». Los eritrocitos se alojan en los capilares y se producen los episodios vasooclusivos típicos de la enfermedad de células falciformes.

Cuando se interpreta el significado de las mediciones de **saturación de oxígeno** (SaO_2) arterial, es importante comprender la correlación entre la SaO_2 y el **contenido de oxígeno arterial** (PaO_2). La lectura de PaO_2 medida con los gases en sangre arterial determina la cantidad de oxígeno disuelto en el plasma, el cual está en equilibrio con el oxígeno unido a la hemoglobina. La SaO_2 es una medida de qué tantos sitios de fijación de oxígeno disponibles en la molécula de hemoglobina están saturados de oxígeno.

 Dato relevante: Para recordar una correlación aproximada entre la PaO_2 y la lectura de la pulsioximetría, una nemotecnia útil es: las lecturas de PaO_2 de 40 mm Hg, 50 mm Hg y 60 mm Hg se correlacionan con lecturas de pulsioximetría del 70, 80 y 90%, respectivamente. Dos reglas básicas evalúan de manera adecuada las lecturas de SaO_2 y las mediciones de gases en sangre:

1. Un valor de PaO_2 menor de 80 mm Hg indica hipoxia y es anormal.
2. Un valor de SaO_2 del 94% o menos indica hipoxia y es anormal.

Es importante comprender que las extremidades mal perfundidas producen mediciones transcutáneas bajas o inexactas de la SaO_2. El shock, la administración de vasopresores y el edema grave o periférico dan lugar a lecturas erróneas. Por último, las pulsioximetrías no están calibradas para leer con exactitud saturaciones menores del 70%; por tanto, los informes de valores menores del 70% son difíciles de interpretar.

Desequilibrio de oxígeno y bióxido de carbono

La **hipoxemia** consiste en una disminución del transporte de oxígeno desde la atmósfera hasta la sangre, mientras que la **hipoxia** es la reducción del transporte de oxígeno hasta los tejidos. La hipoxia arterial es el resultado de hipoventilación, derivación absoluta, defectos de difusión o derivación relativa (v. tabla 18-1). Varios trastornos conducen a hipoxemia (v. tabla 18-2).

TABLA 18-1	
Tipos de hipoxia	
Causa	*Problema subyacente*
Hipoxia hipoxémica	PaO_2 menor de lo normal (hipoxemia)
Hipoxia anémica	Disminución de la hemoglobina o del recuento de e eritrocitos Carboxihemoglobina Hemoglobinopatía
Hipoxia circulatoria Hipoxia por afinidad	Disminución del gasto cardíaco Disminución de la perfusión local Disminución de la liberación de oxígeno desde la hemoglobina hacia los tejidos
Hipoxia citotóxica	Envenenamiento con cianuro

TABLA 18-2

Causas clínicas de hipoxemia arterial

Problema	*Ejemplo*
PIO_2 baja (presión parcial del oxígeno inspirado)	FiO_2 baja, altitud
Hipoventilación alveolar (PO_2 alveolar baja con aumento de la PCO_2 alveolar)	Depresión del SNC Neumopatía (neumonía, edema pulmonar) Enfermedad pulmonar obstructiva (fibrosis quística, asma) Enfermedad de pared torácica restrictiva (síndrome de Jeune) Enfermedad neuromuscular (distrofia muscular)
Bloqueo de la difusión	Fibrosis pulmonar (lupus eritematoso sistémico, artritis reumatoide juvenil, vasculitis) Alveolitis Hipoplasia pulmonar (síndromes de hipoplasia pulmonar congénita) Resección pulmonar (lobectomía, neumonectomía)
Desequilibrio V/Q mala distribución de la ventilación	Embolia pulmonar Tapón de moco Broncoespasmo
Derivación	Cardiopatía congénita (persistencia del conducto arterial, comunicación interventricular con derivación de derecha a izquierda, malformación arteriovenosa pulmonar) Neumonía Atelectasia Hipertensión pulmonar

SNC, sistema nervioso central.

La **hipoventilación** es un estado fisiológico en el que el paciente no respira un volumen corriente suficiente ni realiza un número adecuado de respiraciones por minuto (volumen minuto). Esto provoca concentraciones elevadas de bióxido de carbono tanto en la sangre como en el gas alveolar. Cuando el contenido de bióxido de carbono alveolar aumenta de manera significativa **(hipercapnia),** el volumen disponible de oxígeno para difundir a través del lecho capilar alveolar se reduce y crea una hipoxemia arterial (v. tabla 18-3).

Una **derivación absoluta** se define como sangre que pasa de derecha a izquierda del corazón sin oxigenarse. Una derivación desvía la sangre lejos de los alvéolos oxigenados, y la sangre no recibe oxígeno. Una derivación absoluta se produce como consecuencia de una **derivación anatómica** con persistencia de la circulación fetal a través de la persistencia del conducto arterial (v. cap. 10), hipertensión pulmonar idiopática o secundaria, malformación arteriovenosa y defectos cardíacos congénitos (v. cap. 13).

Una **derivación relativa** se desarrolla al nivel del alvéolo si este está bloqueado (neumonía), colapsado (atelectasia) o lleno de líquido (edema pulmonar). La disminución de la difusión del oxígeno y del bióxido de carbono a través del epitelio alveolar hacia el lecho capilar pulmonar es característica de los estados patológicos en los que los epitelios alveolar y bronquiolar están engrosados debido a inflamación o fibrosis. Este fenómeno se denomina **defecto de difusión** y ocurre en los estados patológicos como FQ, lupus eritematoso sistémico, artritis reumatoide juvenil y granulomatosis de Wegener.

Muchos trastornos producen hipercapnia (v. tabla 18-3). Estos trastornos se dividen en dos grandes categorías fisiológicas que producen desequilibrio del bióxido de carbono: aumento de la producción de bióxido de carbono y disminución de la eliminación del bióxido de carbono.

Parámetros respiratorios

Análisis de gases en sangre

Una determinación de gases en sangre consta de cuatro mediciones importantes: pH, PO_2, PCO_2 y exceso de base, las cuales ofrecen información sobre el estado respiratorio, circulatorio y metabólico del paciente.

TABLA 18-3

Causas de hipercapnia

Problema	Ejemplo
Aumento de producción	Aumento de temperatura corporal
	Actividad muscular excesiva
	Estrés fisiológico
	Septicemia
	Nutrición parenteral con glucosa
Disminución de la eliminación	Intercambio gaseoso tisular
	Aumento de la producción tisular de CO_2
	Mala perfusión tisular (isquemia)
	Trastorno de la difusión (edema)
	Carga
	Derivación capilar debida a vasodilatación periférica (shock séptico)
	Transporte
	Concentración baja de hemoglobina
	Gasto cardíaco bajo
	Descarga
	Derivaciones venosas arteriales (derivaciones cardíacas de derecha a izquierda)
	Intercambio gaseoso pulmonar
	Disminución de la ventilación (asma, fibrosis quística, enfisema, depresión respiratoria, trastorno neuromuscular)
	Aumento del espacio muerto (asma)
	Trastorno de la difusión alvéolo-capilar (alveolitis, edema pulmonar, neumonía)

Se utiliza una muestra de sangre proveniente de arterias, venas o capilares para la determinación de gases en sangre. La punción arterial es la medida que refleja con más exactitud la concentración de oxígeno que llega a los tejidos. Es posible usar una medición de gas en sangre venosa en vez de la de gas en sangre arterial, aunque tiende a reflejar la oxigenación tisular y la eliminación de bióxido de carbono locales. Sin embargo, el gas en sangre venosa es un cálculo razonable del estado ácido-básico arterial en un paciente que está bien hidratado y con buena perfusión.

 Dato relevante: Cuando la perfusión del sistema circulatorio es adecuada, el pH venoso es 0.04 unidades menor que el pH arterial debido a que el PCO_2 venoso es 5-7 mm Hg más alto que el PCO_2 arterial.

El bióxido de carbono es transportado en la sangre con más facilidad que el oxígeno, ya que es altamente liposoluble. Debido a la mayor solubilidad y difusión del bióxido de carbono, los desequilibrios V/Q conducen con más frecuencia a mediciones anormales de la PaO_2.

La acidosis respiratoria se desarrolla a partir de un desequilibrio entre la producción de bióxido de carbono metabólico y la excreción pulmonar de este. A menudo esto es debido a la disminución de la eficiencia en la eliminación del bióxido de carbono en el pulmón —**hipoventilación alveolar**—. Esta provoca retención de bióxido de carbono e **hipercapnia**. Un nuevo equilibrio entre la producción del bióxido de carbono y su eliminación es corregido mediante la amortiguación química a corto plazo y adaptaciones renales a más largo plazo. La hipoxia suele acompañar a la acidosis respiratoria.

El pH sanguíneo cambia en respuesta a episodios respiratorios agudos de una manera predecible (v. tablas 18-4 y 18-5). Las tablas ofrecen una guía para determinar cómo varían el pH, PCO_2 y el HCO_3^- en diferentes circunstancias clínicas.

 Dato relevante: Un consejo práctico para el análisis de los valores de gases en sangre: por cada 10 mmHg de cambio en el bióxido de carbono, el pH cambia 0.08 unidades en sentido inverso.

TABLA 18-4

Reglas de la compensación respiratoria aguda

Cambio	Regla	Example
↑PCO_2	Por cada aumento de 10 mm Hg, el pH disminuye 0.08	PCO_2: 40 → 60 mm Hg; pH: 7.40 → 7.24
↓PCO_2	Por cada disminución de 10 mm Hg, el pH aumenta 0.0	PCO_2: 40 → 20 mm Hg; pH: 7.40 → 7.54

Cálculo de la oxigenación

La PaO_2, la presión parcial de oxígeno disuelta en el suero, se usa como medida de lo adecuada que es la oxigenación (asumiendo que existe una cantidad adecuada de hemoglobina presente para unirse al oxígeno y que la misma se fija a este de manera normal). La **ecuación de gas alveolar,** que es la cantidad de oxígeno que debe estar presente en los alvéolos (PaO_2) en función de una temperatura conocida y de la FiO_2 (fracción de oxígeno inspirado), refleja la eficiencia del intercambio gaseoso.

$$PaO_2 = PiO_2 - PaCO_2[FiO_2 + \{1 - FiO_2/R\}]$$

donde PaO_2 es igual a la presión parcial de oxígeno a nivel alveolar, PiO_2 es igual a la presión parcial del oxígeno inspirado, $PaCO_2$ es igual a la presión parcial de bióxido de carbono en la sangre arterial medida mediante gases en sangre arterial, FiO_2 es igual a la fracción de oxígeno inspirado y R es igual al cociente respiratorio (0.8). Para la mayoría de las aplicaciones clínicas, la ecuación de gas alveolar se calcula de forma aproximada con la siguiente fórmula modificada y, por ello, más sencilla:

$$PaO_2 = [760 \text{ mm Hg} - 47 \text{ mm Hg}] \times FiO_2 - PaCO_2 (1.25)$$

donde 760 mm Hg es la presión atmosférica a nivel del mar y 47 mm Hg es igual a la presión de vapor dentro de las vías aéreas. La $PaCO_2$ se mide a partir de los gases en sangre arterial, que es posible usarla para hacer un cálculo aproximado del bióxido de carbono alveolar.

TABLA 18-5

Trastornos ácido-base según medición de los gases en sangre arterial

Trastorno	pH	PCO_2	HCO^{3-}
Acidosis respiratoria no compensada	↓↓	↑↑	↑
Alcalosis respiratoria no compensada	↑↑	↓↓	↓
Acidosis metabólica no compensada	↓↓	−	↓↓
Alcalosis metabólica no compensada	↑↑	−	↑↑
Acidosis respiratoria parcialmente compensada	↓	↑↑	↑↑
Alcalosis respiratoria parcialmente compensada	↑	↓↓	↓↓
Acidosis metabólica parcialmente compensada	↓	↓↓	↓↓
Alcalosis metabólica parcialmente compensada	↑	↑↑	↑↑
Acidosis respiratoria y metabólica	↓↓	↑↑	↓
Alcalosis respiratoria y metabólica	↑↑	↓↓	↑

TABLA 18-6	
Efecto previsto de la fracción de oxígeno inspirado (FiO$_2$) sobre el contenido de oxígeno de la sangre	
FiO$_2$	*PO$_2$ arterial prevista (mm Hg)*
0.30	150
0.40	200
0.50	250
0.80	400
1.00	500

Al restar la PaO$_2$ medida en los gases en sangre arterial de la PaO$_2$ calculada obtenemos la medida del **gradiente de oxígeno alveolar-arterial.** El cálculo de este mientras el paciente respira aire ambiente y su comparación con el obtenido mientras el paciente recibe oxígeno complementario ayuda a distinguir hipoventilación de derivación.

Los valores del oxígeno arterial se ven alterados por la fracción de oxígeno inspirado (FiO$_2$), las condiciones de la barrera de aire alveolar-sangre y la cantidad de flujo sanguíneo pulmonar. A nivel del mar, una PO$_2$ de 97 mm Hg (rango 80-105 mm Hg) es normal para un paciente que respira aire ambiente; uno con pulmones normales que recibe oxígeno complementario debe tener una PO$_2$ cercana a de cinco veces la FiO$_2$ (v. tabla 18-6).

ACERCAMIENTO CLÍNICO AL NIÑO CON NEUMOPATÍA

Ante un niño con una enfermedad respiratoria aguda o crónica y cuyos padres están preocupados por ello, es esencial que el pediatra obtenga una historia clínica completa y realice una exploración física completa.

Historia clínica

En general, la historia pulmonar debe incluir preguntas que establezcan la edad de inicio del problema y los factores que parecen iniciar la tos, la disnea o la respiración «ruidosa». Es necesario interrogar acerca de la duración de los síntomas y si el problema persiste a pesar de las intervenciones médicas. La gran mayoría de las remisiones a los neumólogos pediatras se deben a tos recurrente o crónica; la segunda razón más frecuente de remisión es la respiración ruidosa. Una proporción significativa de niños remitidos con tos crónica recibe el diagnóstico de asma. Son posibles otros trastornos; la historia clínica proporciona claves específicas para el diagnóstico de tos (v. tabla 18-7).

 Dato relevante: Es importante recordar que la obtención de la historia clínica implica principalmente la capacidad de escuchar con atención. Sin embargo, debe hacerse una advertencia: en ocasiones, los padres utilizan palabras que tienen un significado totalmente diferente para ellos que para el profesional de la salud. «Bronquitis», «sibilancias» y «crup» son algunas de las palabras que con más frecuencia se utilizan de manera inadecuada en el vocabulario pediátrico.

Es esencial determinar la naturaleza del problema del niño. Por ejemplo, ¿la tos es seca o húmeda? ¿El médico de primer contacto del niño ha escuchado que tiene sibilancias? Es posible que el paciente presente signos o síntomas relacionados con la tos (p. ej., mucosa pálida y edematosa indicativa de una rinitis alérgica con secreción posterior). Otros factores importantes a considerar son la hora a la que el niño tiene los síntomas, lo cual en ocasiones conduce a un diagnóstico rápido (p. ej., tos nocturna en pacientes con enfermedad por reflujo gastroesofágico, la cual empeora cuando los pacientes duermen o están recostados); conocer la respuesta a tratamientos farmacológicos previos ayuda a determinar la naturaleza de la enfermedad, y cualquier aparición de alergias a medicamentos o alimentos, lo cual pudiera estar causando el problema actual o afectando al tratamiento.

La historia clínica debe incluir detalles de los períodos prenatal y perinatal. Una disminución en los movimientos fetales indica un trastorno neuromuscular que conduce a hipoventilación alveolar y enfermedad de pared torácica restrictiva. El **oligohidramnios** sugiere la presencia de hipoplasia pulmonar, debido a que gran parte del líquido amniótico que produce el

TABLA 18-7

Claves para el diagnóstico de niños con tos crónica

Historia clínica	Enfermedad
La tos empieza cuando el niño se recuesta	Reflujo gastroesofágico, secreción posterior
Tos paroxística	Tos ferina, clamidia, cuerpo extraño
Tos recurrente con sibilancia	Asma, cuerpo extraño, tumor del mediastino, fibrosis quística
Tos relacionada con la deglución	Reflujo gastroesofágico, aspiración debida a deglución disfuncional, reflujo traqueoesofágico
Tos con afonía	Cuerpo extraño en la laringe, papilomatosis, crup o psico-neurosis
Tos metálica, bitonal	Traqueítis
Tos perruna	Crup o enfermedad subglótica
Tos en la madrugada	Asma
Tos con el ejercicio	Broncoespasmo inducido por ejercicio

feto se genera en el epitelio pulmonar. El oligohidramnios también es signo de una anomalía renal y de la presencia de otras anomalías congénitas. Es útil saber si se procedió a la reanimación perinatal y la razón de su utilización. Es muy importante conocer la edad gestacional al nacer, así como si fue necesaria intubación y ventilación mecánica o el uso de oxígeno complementario para determinar si se produjo un **síndrome de dificultad respiratoria.** Cualquier antecedente de cianosis en ausencia de anomalías cardíacas debe llevar a la investigación de una posible estenosis o malasia traqueal o bronquial, disminución del volumen alveolar (hipoplasia pulmonar) y malformaciones vasculares pulmonares (v. cap. 10).

Cuando se evalúan los problemas respiratorios, es importante considerar los antecedentes familiares. Un antecedente familiar de asma es significativo. Los antecedentes familiares también son útiles para determinar la probabilidad de otros trastornos, como FQ; sin embargo, la mayoría de los niños diagnosticados con FQ no tienen antecedentes familiares de la enfermedad. Un antecedente de infecciones múltiples inusuales con afectación de las vías sinopulmonares o de la piel, así como de candidiasis recurrente o de desprendimiento retardado del cordón umbilical debe hacer sospechar una enfermedad granulomatosa crónica, una deficiencia de inmunoglobulina G (IgG) u otros trastornos linfocíticos que predisponen a los niños a una infección recurrente (v. cap. 17).

 Dato relevante: Es importante investigar todos los detalles de antecedentes patológicos. Un antecedente de hospitalizaciones múltiples o consultas repetidas en el servicio de urgencias proporciona información acerca de lo adecuado de los tratamientos farmacológicos que reciben los niños.

Exploración física

Antes de iniciar la exploración física, es necesario revisar con cuidado las constantes vitales y la antropometría. Como regla general, los niños con enfermedad crónica como FQ o síndromes de inmunodeficiencia presentan retraso del crecimiento. En contraste, aquellos con asma rara vez tienen problemas para mantener su peso.

La exploración de cabeza y cuello es una parte esencial de la exploración pulmonar y guía el diagnóstico diferencial. Las estructuras de las vías aéreas superiores justifican una cuidadosa inspección en busca de signos de sinusitis (mucosa nasal edematosa y eritematosa; secreción nasal purulenta o transparente); pólipos nasales (presentes en FQ y asma); ojeras alérgicas (oscurecimiento de la piel debajo de los ojos); apariencia de empedrado en la faringe posterior (nódulos linfoides subcutáneos que se forman debido a la secreción posterior); rinitis alérgica (mucosa pálida y edematosa), y una grieta nasal (o antecedentes del «signos del saludo», en el que el paciente se frota la nariz con la palma de la mano). Es importante también buscar signos que sean compatibles con el **síndrome de apnea del sueño obstructivo** cuando se evalúa un antecedente de ronquidos o jadeo durante el sueño. Los niños con amígdalas o adenoides crecidas a menudo respiran por la boca y roncan fuerte cuando están dormidos. Las amígdalas crecidas y los signos de adenoides crecidas (poca elevación del paladar durante la fonación) son regiones de posible obstrucción del flujo de aire.

TABLA 18-8

Sonidos producidos en las vías aéreas inferiores

Sonido (ATS)	Sinónimos usados con frecuencia	Características acústicas
Crepitantes		Suele ser un sonido inspiratorio
Gruesos	Subcrepitantes	Fuertes, de tono bajo
Finos	Estertores	Más suaves y de duración más corta, de tono más alto
Sibilancias		Suele ser un sonido espiratorio
De tono alto		Largo, musical
De tono bajo		Fuerte, largo, sonoro

ATS, American Thoracic Society.

La exploración del tórax comprende, en primer lugar, la observación del patrón de respiración y la valoración del esfuerzo respiratorio. Una proporción inspiración a espiración (I:E) normal es de 1:2. Los niños con enfermedades de tipo **obstructivo** (p. ej., FQ, asma) respiran con una fase espiratoria prolongada y la I:E aumenta a 1:3 o 1:4. Además, es posible que tengan un tórax hiperinflado. Los pacientes con patrones de respiración **restrictiva** respiran rápido y poco profundo. Está justificado proceder a la inspección de la pared torácica en busca de simetría o deformidad y para determinar el tamaño del tórax. Los tiros son más difíciles de apreciar en los lactantes que en los niños mayores; no se observan en los espacios intercostales. Con más frecuencia la parte inferior de la caja torácica tiende hacia adentro al mismo tiempo que el diafragma se contrae cuando el lactante inspira debido a la elevada elasticidad de la pared torácica. El «movimiento rítmico de la cabeza hacia arriba y abajo», provocado por el uso de los músculos accesorios supraesternales de la respiración, es un signo de aumento de la resistencia de las vías aéreas pequeñas en los lactantes. Es importante evaluar cuánto esfuerzo hace el paciente para lograr un flujo de aire suficiente. La percusión del tórax revela hiperresonancia debida a atrapamiento localizado de aire o matidez secundaria a la percusión si está presente la consolidación de un lóbulo o segmento.

Cuando se auscultan los ruidos respiratorios, es necesario buscar estertores, sibilancias y estridor. Los estertores y las sibilancias son secundarios a una enfermedad de las vías aéreas inferiores (v. tabla 18-9). ¿Estos ruidos se producen durante la inspiración o la espiración? La resistencia al flujo de aire causada por lesiones obstructivas depende de la localización de la obstrucción (intratorácica o extratorácica) y de la fase de la respiración. El ruido que tiene lugar tanto en la inspiración como en la espiración es indicativo de una **estenosis fija** de la vía aérea (es decir, una lesión en la que el diámetro interno y, por tanto, la resistencia de la vía aérea no cambian con la fase de la respiración). Es posible que tal lesión tenga un origen intratorácico o extratorácico.

Es importante también determinar la distribución, el tono y la calidad de los ruidos para diferenciar la patología de vía aérea superior (extratorácica) de la afectación de la vía aérea inferior (intratorácica) (v. tabla 18-9). Las vías aéreas están distendidas o comprimidas durante las fases de la respiración. La presencia de una sibilancias espiratorias en ausencia de un estridor inspiratorio (o viceversa) indica una **estenosis variable.** Cuando una obstrucción variable es **intratorácica**, principalmente se aprecia en la **espiración,** porque la lesión está dilatada en la **inspiración** por la presión intratorácica negativa que rodea la vía aérea en ese punto. Cuando una obstrucción variable es **extratorácica,** la obstrucción empeora durante la **inspiración** y mejora durante la espiración, porque las presiones intraluminales positivas distienden esa porción de la vía aérea.

Otros signos que hay que observar en la exploración física son soplos cardíacos; un chasquido del cierre P2 (la porción del segundo ruido cardíaco que indica el cierre de la válvula pulmonar, el cual, cuando es fuerte, es sugestivo de hipertensión pulmonar); la acropaquia (presente en FQ, cardiopatía cianótica, bronquiectasia, enfermedad inflamatoria intestinal); signos de atopia (eccema, líneas de Dennie, mucosa nasal pálida, edema de la mucosa), y el crecimiento de órganos abdominales.

TABLA 18-9

Sonidos producidos por obstrucción de vías aéreas superiores

Tipo de obstrucción	Tipo de patología	
	Intratorácica	*Extratorácica*
Fija	Ruido tanto en la inspiración como en la espiración	
Variable	Espiración: predomina la sibilancia	Inspiración: domina el estridor

Estudios de laboratorio

Pruebas de función pulmonar

Las pruebas de función pulmonar están bien catalogadas en los lactantes menores y los niños que empiezan a caminar, así como en los niños mayores. Tradicionalmente, los médicos llevaba a cabo una espirometría y mediciones de volumen pulmonar en pacientes que podían realizar una maniobra espiratoria forzada coordinada (es decir, los niños mayores de 5 años de edad). Más recientemente, se han desarrollado técnicas en las que estas maniobras se realizan con los lactantes sedados, aunque aún siguen recabándose los valores estándar y la técnica está perfeccionándose. Los resultados son más fáciles de obtener en niños mayores de 5 años de edad. Entre los usos de las pruebas de función pulmonar se encuentran: *1)* diferenciación entre patología pulmonar restrictiva y obstructiva, y *2)* respuesta a las preguntas sobre la función respiratoria. Los médicos con frecuencia realizan estas pruebas pulmonares para evaluar la respuesta al tratamiento broncodilatador y para determinar si una enfermedad mejora o progresa con el mismo. Es útil obtener resultados tanto antes como después del uso de broncodilatador para determinar la reversibilidad de la obstrucción.

Dos métodos básicos son útiles para la determinación del volumen y de la función pulmonar. La **espirometría** mide los volúmenes pulmonares «activos» (es decir, volúmenes de aire que un paciente sopla de manera activa hacia dentro del espirómetro). De manera simultánea, un neumotacómetro determina la velocidad del flujo de aire. El uso de estos valores permite al médico catalogar el tipo de neumopatía que afecta a un niño en particular. La **pletismografía** mide los volúmenes reales de aire contenido dentro del tórax. El paciente se sienta en el pletismógrafo y realiza maniobras de respiración, que provocan cambios de presión medibles dentro del dispositivo. Mediante la aplicación de la ley del gas ideal, es posible calcular el volumen al que se inició la maniobra. Por convención, la maniobra empieza cuando el paciente ha espirado hasta su **capacidad residual funcional (CRF)**. Una vez conocido este volumen, es posible calcular el resto de volúmenes pulmonares.

El espirómetro y el pletismógrafo pueden usarse con seguridad en niños de todas las edades. Sin embargo, la técnica empleada con lactantes y niños que empiezan a caminar es diferente de la usada con niños mayores que cooperan más y que pueden seguir instrucciones de manera más constante, así como realizar maniobras de espiración repetidas y prolongadas.

VOLÚMENES PULMONARES ABSOLUTOS. La **capacidad pulmonar total** (**CPT**, del inglés *total lung capacity*), **CRF** y el **volumen residual (VR)** se determinan usando el pletismógrafo (fig. 18-1). Una capacidad pulmonar es simplemente la suma de dos

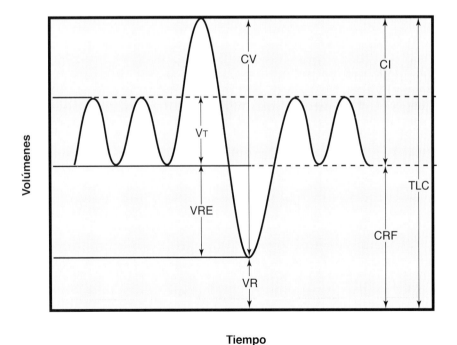

Espirograma volumen-tiempo

Tiempo

FIGURA 18-1. Espirograma volumen-tiempo. *VRE*, volumen de reserva espiratorio; *CRF*, capacidad de reserva funcional; *CI*, capacidad inspiratoria; *CPT*, capacidad pulmonar total; *VR*, volumen residual; *CV*, capacidad vital; *Vt*, volumen corriente.

TABLA 18-10

Definiciones de volúmenes pulmonares y mediciones utilizadas en la espirometría y el pletismógrafo

Término	Siglas	Definición
Velocidad de flujo espiratorio forzado	VFEF	Velocidad a la cual fluye el aire espirado; por convención, la VFEF se mide al 25%, 50% y 75% de la CVF
Volumen espiratorio forzado en 1 s	VEF1	Cantidad de aire liberado después de un segundo durante una espiración máxima
Capacidad residual funcional	CRF	Punto usual en el cual termina la espiración; refleja el equilibrio de fuerzas entre la naturaleza expansiva de la pared torácica y la naturaleza contráctil del parénquima pulmonar
Volumen residual	VR	Volumen mínimo de aire que permanece en el pulmón después de una maniobra espiratoria máxima (después de SVC o CVF)
Volumen corriente	VC	Cantidad de aire inhalado durante la respiración
Capacidad pulmonar total	CPT	Cantidad total de aire que se puede contener en el tórax después de una maniobra inspiratoria máxima
		Suma de VR y CV
Capacidad vital (lenta y forzada)	SVC, CVF	Cantidad de aire liberada cuando se espira desde CPT hasta VR

o más volúmenes pulmonares; un volumen pulmonar se define como la unidad de medida más pequeña de los volúmenes aditivos dentro del tórax (v. tabla 18-10). La CPT, la CRF y el VR son útiles para seguir el curso de una neumopatía crónica, como la FQ o la neumopatía restrictiva.

ESPIROMETRÍA. La maniobra más básica en la espirometría es la maniobra de **capacidad vital** lenta. Para obtener un espirograma volumen-tiempo (v. fig. 18-1), un niño debe primero respirar tranquilamente en el espirómetro. Después registrar dos o tres respiraciones corrientes, el niño inspira lentamente hasta el **CPT**, después sopla lenta y suavemente hasta el **VR**. Cuando se repite la misma maniobra, pero con una espiración forzada (una capacidad vital forzada [CVF, del inglés *forced vital capacity*]), la velocidad de flujo de aire se eleva con rapidez hasta su valor máximo inmediatamente después de iniciada la espiración. Conforme el volumen pulmonar disminuye, las vías aéreas intratorácicas se estrechan, aumenta la resistencia de las vías aéreas y la velocidad del flujo de aire disminuye progresivamente. El tiempo estándar de la espiración es de 6 s. Es posible que los tiempos de espiración menores sean insuficientes para la detección de disfunción pulmonar y conduzcan a la subestimación de anomalías. Durante esta maniobra se obtiene el volumen espirado en 1 s [**volumen espiratorio forzado en 1 s (VEF$_1$)**].

Es esencial obtener los esfuerzos máximos para diferenciar las neumopatías restrictivas de las obstructivas. Los dos tipos de patología pulmonar producen diferentes patrones espirométricos (v. tabla 18-11).

📖 Dato relevante: La relación de la VEF$_1$ con la CVF es la clave para diferenciar la neumopatía obstructiva de la restrictiva.

La **neumopatía obstructiva** (p. ej., asma, FQ) se caracteriza por una reducción en el flujo de aire y el atrapamiento de aire dentro del tórax detrás de vías aéreas estrechas y obstruidas. Esta anomalía fisiológica disminuye el VEF$_1$. Debido a que este se reduce más que la CVF, la obstrucción provoca una proporción VEF$_1$/CVF baja (VEF$_1$ /[%]). En la curva de flujo-volumen, la rama de espiración tiene una forma festoneada.

La **neumopatía restrictiva** se caracteriza por una VEF$_1$ baja y una reducción proporcional en la CVF. De ahí que la proporción VEF$_1$/CVF no cambia (mayor del 80%). Es típico que los niños con fibrosis pulmonar (secundaria a quimioterapia por cáncer, lupus eritematoso sistémico o granulomatosis de Wegener) presenten anomalías espirométricas de este tipo.

CAPACIDAD DE DIFUSIÓN (DLCO). Las relaciones V/Q dentro del pulmón y la función del lecho capilar pulmonar afectan principalmente a la transferencia de gas en los pulmones, la cual se mide como la capacidad de difusión para CO (DLCO). Cualquier factor que afecta al alvéolo o a la molécula de hemoglobina altera la captura de CO. La anemia y el volumen

TABLA 18-11

Patrones pletismográficos y espirométricos de las neumopatías obstructiva y restrictiva

Valor pletismográfico/ espirométrico	Neumopatía obstructiva	Neumopatía restrictiva
CVF	↓ o normal	↓
VEF$_1$	↓	↓
VEF$_1$/CVF	↓	>80%
CPT	Normal o ↑	↓
CRF	↑	↓
VR	Normal o ↑	↓
VR/CPT	↑	Normal

CVF, capacidad vital forzada; *VEF$_1$,* volumen espiratorio forzado en 1 s; VEF$_1$ (%), VEF$_1$/CVF; *CPT,* capacidad pulmonar total; *CRF,* capacidad residual funcional; *VR,* volumen residual.

pulmonar al que es medida influyen en la medición de la D$_L$CO. La disminución de la D$_L$CO se observa con más frecuencia en la neumopatía intersticial, en la enfermedad de células falciformes y en la la enfermedad pulmonar vascular (hipertensión pulmonar). La D$_L$CO es útil para vigilar los efectos de los agentes quimioterapéuticos y la radiación sobre el parénquima pulmonar en los niños.

La medición de la D$_L$CO suele realizarse como una maniobra de respiración única. El paciente inhala una baja concentración de CO mezclada con un gas marcador, como el helio. Cualquier reducción en la concentración de CO conforme es espirado y medido mediante un sensor de detección se relaciona con su difusión a lo largo de la membrana alveolar y hacia los eritrocitos a medida que circulan a través de los capilares pulmonares.

Otras modalidades para evaluar la función pulmonar, que incluyen la **medición de gases en sangre arterial** y la **medición de la SaO$_2$,** se analizan en la sección sobre fisiología respiratoria (v. «Análisis de gases en sangre» y «Cálculo de la oxigenación»).

Procedimientos radiológicos

Son numerosas las razones para obtener una radiografía simple de tórax en los niños. A todos aquellos con tos crónica debe realizarse una (fig. 18-2). El dolor torácico agudo es una indicación para solicitar una radiografía (fig. 18-3). Los niños con sospecha de infecciones pulmonares son candidatos obvios para ello. Es necesario interpretar las radiografías con cuidado y de manera sistemática (v. tabla 18-12).

La tomografía computarizada (TC) es un procedimiento no invasivo que ofrece muchas ventajas. Los estudios de TC de los senos paranasales son más sensibles y específicos que las radiografías simples, pero estas son adecuadas en pacientes con secreciones nasales purulentas crónicas. Además, la TC permite la evaluación detallada y minuciosa del parénquima pulmonar. Varios patrones de anomalías en la TC corresponden a trastornos histológicos específicos (v. tabla 18-13).

Una TC de alta resolución (TACAR), la cual combina la técnica de obtener «cortes» frecuentes de las imágenes de todo el tórax con resolución de alta frecuencia, proporciona el detalle de las estructuras desde 0.5 mm. Con la TACAR es posible estatificar la gravedad de la enfermedad y, con más facilidad, seguir la respuesta al tratamiento. Las situaciones en las cuales la TACAR proporciona información nueva o importante son la enfermedad del espacio aéreo, infecciones complicadas, empiema, evaluación de derrames loculados, inmunodepresión, tuberculosis, hemorragia pulmonar, edema pulmonar, enfermedad intersticial, displasia broncopulmonar, histiocitosis, enfermedad sarcoide, bronquiectasias, FQ (fig. 18-4), bronquiolitis obliterante y obstrucción bronquial. La TACAR se usa también como guía para la biopsia percutánea o para la pulmonar abierta.

Los estudios con bario (esofagogramas con contraste) están justificados en lactantes que tienen tos relacionada con la alimentación o vómitos grandes frecuentes después de las alimentaciones. Estos procedimientos, que detectan **anillos vasculares** o lesiones del mediastino que oprimen la tráquea y **fístulas traqueoesofágicas,** son útiles en la valuación de disfunción de la deglución, anatomía esofágica y defectos obstructivos intestinales.

El uso de radioscopia sin contraste es útil en la evaluación de la excursión diafragmática y la anatomía de las vías aéreas superiores y la faringe. El estudio diagnóstico de los lactantes con estridor debido a **laringomalacia** o de aquellos con sibilancias y **traqueobroncomalacia** comprende una radioscopia.

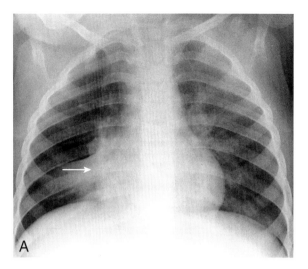
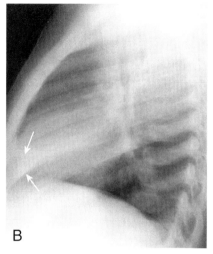

FIGURA 18-2. Radiografía de tórax de un niño con asma que fue evaluado por presentar tos constante y «neumonía» recurrente. **(A)** Vista anteroposterior en la que se aprecia con claridad un área de atelectasia del segmento medial en el lóbulo medio derecho. Esta radiografía demuestra el signo clásico de la «silueta», en el que la consolidación del segmento medial del lóbulo medio derecho oscurece la silueta normal del corazón en el borde derecho. **(B)** Vista lateral en la que se observa la opacidad clásica en forma de cuña de la atelectasia del lóbulo medio derecho.

Pruebas para situaciones específicas

Está justificado considerar la realización de estudios inmunitarios (niveles de IgG total, IgM e IgA, los de subclase de IgG y de anticuerpos de vacunaciones previas) en la evaluación de niños con otitis recurrentes, bronquiectasia o tos productiva que no responde a antibióticos. Las concentraciones séricas de IgE y las pruebas cutáneas y de radioalergosorbencia son necesarias para la evaluación de enfermedad atópica (v. cap. 17).

Los estudios de función ciliar están justificados en pacientes con otitis purulenta que no responde a los antibióticos o en aquellos con una asociación de sinusitis, otitis, neumonía y bronquiectasia con o sin anomalía de transposición visceral. El diagnóstico de síndrome de cilios sin motilidad (SCSM) se basa en una combinación de evaluación clínica y análisis de la estructura ciliar mediante microscopia electrónica. Las pruebas complementarias comprenden estudios de medicina nuclear, los cuales utilizan inhalante marcado con tecnecio 99 y técnicas de diagnóstico por la imagen en tiempo real para evaluar el tiempo de eliminación mucociliar y la medición de las concentraciones nasales de óxido nítrico. No se ha dilucidado del todo

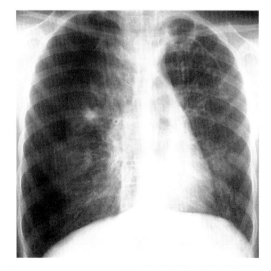

FIGURA 18-3. Radiografía de tórax que muestra un neumotórax derecho. Esta niña de 11 años de edad con neumopatía grave debida a fibrosis quística refirió dolor torácico de inicio súbito. En el lado derecho de la radiografía de tórax se observa un área radiotransparente oscura en forma semilunar en el ápex del tórax, que es indicativa de neumotórax.

TABLA 18-12

Acercamiento a las radiografías de tórax: ABCS

A	Abdomen: sitio visceral, masas, aire libre, calcificaciones, asas intestinales, contornos diafragmáticos
B	Huesos (del inglés *bones*): fracturas, anomalías, masas
C	**Tórax** (del inglés *chest*)
	Vía aérea: permeabilidad, posición, tamaño, forma, manguito o infiltrado peribronquiolar
	Mediastino: posición, tamaño, forma
	Pulmones: volumen, vascularidad, densidad-opacidad (marcas lineales, nódulos, quistes frente a defectos de llenado alveolares)
S	Tejidos blandos (del inglés *soft tissue*) tumefactos, cuerpo extraño

TABLA 18-13

Patrones de anomalías que se encuentran en la tomografía computarizada

Anomalía	*Entidad patológica*
Patrón lineal irregular	Fibrosis pulmonar idiopática Tumor linfático (linfangiomatosis)
Patrón quístico	Fibrosis quística Linfangiomatosis
Patrón nodular	Fibrosis quística Histiocitosis X Neumonitis por hipersensibilidad Sarcoidosis Infección micótica
Patrón de vidrio esmerilado	Proteinosis alveolar Neumonía eosinófila Bronquiolitis obliterante con neumonía organizada

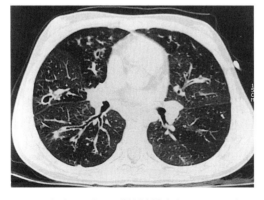

FIGURA 18-4. Tomografía computarizada de alta resolución (TACAR) de la misma niña descrita en la figura 18-3. Obsérvese que la definición de la patología de vía aérea y las árcas dc consolidación son más aparentes y que el proceso de enfermedad es mucho más avanzado de lo que parece en las radiografías de tórax. Las paredes de las vías aéreas están engrosadas, las vías aéreas tanto centrales como periféricas muestran cambios de bronquiectasia y están presentes opacidades en las que existen tapones de moco y consolidación pulmonar.

la genética del SCSM, debido a la amplia heterogeneidad genética y al gran número de genes causantes de la enfermedad. Hasta la fecha se han asociado seis genes con enfermedad poliquística (EPQ), dos genes dineína, que codifican la rama externa de la dineína (ODA, del inglés *outer dynein arm*), la cadena intermedia (ADNI1) y la cadena pesada (ADNH5), que se han encontrado en el 30-38% de las familias evaluadas. Las mutaciones en otros genes ODA (TXNDC3 y ADN12) se han observado en una pequeña fracción (~ 2%) de todos los pacientes con EPQ y aún no se incluyen en el panel genético clínico disponible. Recientemente, se han descrito mutaciones en ktu (que codifica la proteína citoplásmica que se requiere para el ensamblaje de la ODA) en aproximadamente el 12% de los pacientes con EPQ con defectos tanto de la ODA como de la rama interna de la dineína (IDA, del inglés *inner dynein arm*). El diagnóstico de EPQ es muy difícil de establecer en pacientes que se presentan con el fenotipo clínico compatible pero con hallazgos de ultraestructura normales. Más recientemente, se mostró que ADNH11 presentaba una mutación en una familia con EPQ, pero ante esto se necesitan estudios para definir el perfil de mutación a gran escala en una variedad de pacientes con EPQ para determinar la importancia de esta mutación en la EPQ. La iontoforesis del cloruro del sudor se usa para diagnosticar la FQ. Esta prueba está indicada en todos los pacientes con una radiografía de tórax anormal, retraso del crecimiento, esteatorrea o estreñimiento, una tos que no responde al uso de broncodilatadores y las tandas de antibióticos de rutina, y cultivos de esputo previos que fueron positivos para *Haemophilus influenzae*, *Staphylococcus aureus* y *Pseudomonas aeruginosa*.

Broncoscopia pediátrica

La exploración visual directa de las vías aéreas de los niños es una importante herramienta diagnóstica. Es posible visualizar de forma directa la estructura y la anatomía de las vías aéreas mientras el niño respira espontáneamente; la apariencia de la mucosa de las vías aéreas proporciona información acerca de ciertos procesos patológicos. La muestra de tejidos con biopsia, cepillado o lavado de secreciones de las vías aéreas ayuda a establecer diagnósticos específicos. La determinación de los cambios dinámicos que se producen en las vías aéreas lleva al diagnóstico de laringomalacia, traqueomalacia o broncomalacia. Existen varias indicaciones para la evaluación broncoscópica, las cuales tienen una variedad de causas (v. tabla 18-14). Un neumólogo a menudo realiza la broncoscopia para extraer obstrucciones de las vías aéreas como cuerpos extraños, secreciones espesas o masas de tejido. Un broncoscopio es útil también en la aplicación de agentes terapéuticos en las vías aéreas inferiores.

Existen dos tipos de broncoscopia. Los broncoscopios originales consistían en tubos rígidos que pasaban por la boca. En los últimos 15 años, se han desarrollado instrumentos flexibles de fibra óptica que son adecuados para su uso en lactantes muy pequeños y niños. En general, la broncoscopia rígida es el procedimiento de elección para la extracción de cuerpos extraños, para algunos estudios dinámicos de las vías aéreas y para otros propósitos terapéuticos. La broncoscopia flexible es la modalidad de elección para los casos en que se requiere establecer un diagnóstico y tomar una muestra de vías aéreas inferiores (alveolar), y es posible obtener muestras de biopsia transbronquial de mucosa, que proporciona información que permite un diagnóstico adecuado, además de evitar la necesidad de realizar un procedimiento más invasivo, como una biopsia pulmonar abierta. La mayor ventaja de usar el broncoscopio rígido radica en el hecho de que el diámetro interno del endoscopio suele ser suficientemente grande para pasar instrumentos. Además, funciona también como una sonda endotraqueal durante el procedimiento, con lo que se establece y mantiene el control de la vía aérea, al mismo tiempo que se facilita la administración de oxígeno y gases anestésicos. El inconveniente principal es que el broncoscopio debe pasar a través de la boca del paciente para llegar a la tráquea; el broncoscopista debe poder abrir la boca y extender el cuello del paciente para proporcionar una vía de paso recta. Ciertos defectos congénitos de la cabeza y del cuello impiden este método. Siempre se requiere de anestesia general para realizar una broncoscopia rígida.

TRASTORNOS PULMONARES ESPECÍFICOS

ESTRIDOR

El estridor, una forma de sibilancia, tiene con frecuencia una calidad fuerte y chirriante. Principalmente, se describe como un ruido inspiratorio. Los niños que presentan dificultad para respirar en forma de estridor son descritos como **estridulosos**.

Fisiopatología

El sonido estriduloso se genera por el aumento del flujo de aire turbulento proveniente de la obstrucción a la altura de la laringe, la región subglótica de la laringe y/o la tráquea extratorácica. El tono está relacionado con el grado de obstrucción, así como con la velocidad del flujo de aire a través del área obstruida. Como regla general, cuanto más alto sea el tono, más grave será la obstrucción.

Evaluación clínica y estudios de laboratorio

El análisis previo de los componentes de la historia clínica y la exploración física permite al médico diferenciar entre lesiones obstructivas de vías aéreas intratorácicas y extratorácicas (v. «Acercamiento clínico al niño con neumopatía»).

TABLA 18-14	
Indicaciones para la broncoscopia	
Síntomas	*Causa*
Estridor (recurrente o crónico)	Laringomalacia congénita Anillo cricoideo Anillos traqueales completos Masa que comprime la tráquea
Sibilancias persistentes	Traqueomalacia Compresión bronquial o traqueal Aspiración de cuerpo extraño
Neumonía (aguda) Neumonía (crónica o recurrente)	Patógeno bactriano, micótico o viral Fístula traqueoesofágica Aspiración recurrente Anomalía congénita en las vías aéreas Cuerpo extraño Hemorragia pulmonar Proteinosis alveolar
Tos persistente	Anomalías anatómicas (fístula traqueoesofágica, bronquio traqueal) Aspiración de cuerpo extraño Traqueomalacia Broncomalacia Infección crónica (inmunodeficiencia, fibrosis quística)
Atelectasia	Tapón mucoso que no responde al tratamiento farmacológico Cuerpo extraño Anomalía anatómica
Anomalías radiográficas Hemoptisis Traqueostomía	Hiperinflación localizada (enfisema lobular congénito, estenosis bronquial, cuerpo extraño) Hemorragia pulmonar aguda Evaluación endoscópica rutinaria de las vías aéreas Evaluación del desarrollo de tejido de granulación Sangrado agudo Evaluación de la resolución de la traqueomalacia o broncomalacia
Disfunción de cuerdas vocales	Parálisis de cuerda vocal Fijación de cuerda vocal Movimiento paradójico de la cuerda vocal
Auxilio en la intubación endotraqueal	Deformidades congénitas de las vías aéreas

Estudios de laboratorio

Se dispone de muchas herramientas diagnósticas para evaluar las vías aéreas superiores e inferiores en busca de las causas del estridor (v. tabla 18-15). La prueba con mayor rendimiento en resultados es la **broncoscopia de fibra óptica flexible**. Sin embargo, este procedimiento es invasivo y no está exento de riesgos (v. «Broncoscopia pediátrica»). La **radioscopia** de las vías aéreas, que es más rápida y menos invasiva, proporciona una buena visualización dinámica de las vías aéreas. No obstante, con este método en ocasiones pasan desapercibidas ciertas patologías, como estenosis subglótica o un hemangioma intraluminal, de manera que, si sigue existiendo alguna duda, debe realizarse la broncoscopia.

Diagnóstico diferencial

El diagnóstico diferencial del estridor varía según la edad de presentación, el tipo de ruido y la agudeza de la presentación (v. tabla 18-15).

TABLA 18-15

Evaluación diagnóstica del estridor

Trastorno	Lactantes	Niños mayores/ adolescentes	Estudios diagnósticos
Inicio agudo			
Crup viral (laringotraqueo-bronquitis)	X	X	Radiografía anteroposterior del cuello
Crup espasmódico		X	Historia clínica
Aspiración de cuerpo extraño	X	X	Radiografías inspiratorias y espiratorias, radiografías en decúbito lateral derecho e izquierdo, radioscopia, esofagograma con bario, broncoscopia rígida
Supraglotitis		X	Visualización lateral o directa del cuello en quirófano con un cirujano cualificado
Absceso: retrofaríngeo, periamigdalino		X	Radiografía lateral del cuello
Reacción alérgica		X	Historia clínica
Traumatismo		X	Historia clínica
Edema angioneurótico (deficiencia de la esterasa C1)		X	Historia clínica, concentración de la esterasa C1
Inicio crónico			
Laringomalacia	X		Historia clínica, radioscopia, broncoscopia flexible
Disfunción de cuerda vocal	X	X	Broncoscopia flexible, historia clínica
Estenosis subglótica	X	X	Historia clínica, pruebas de función pulmonar, broncoscopia flexible
Quiste laríngeo, hemangioma, membrana, papiloma	X	X	Broncoscopia flexible
Quiste epiglótico	X		Broncoscopia flexible
Hendidura laringo-traqueoesofágica	X		Laringoscopia de suspensión
Cuerpo extraño retenido		X	Broncoscopia flexible, broncoscopia rígida

Manejo

La mayoría de las causas de estridor requiere cierta forma de intervención médica o quirúrgica. El único tipo de estridor en el que tal vez no se precise tratamiento es la **laringomalacia congénita.** La mayoría de los lactantes nacen con cierto grado de reblandecimiento del cartílago de la laringe; a medida que maduran, este cartílago se vuelve más rígido. Si la laringomalacia es grave, el lactante presentará retraso del crecimiento, desarrollará una deformidad de tórax infundibuliforme o sufrirá aspiración crónica si la presión generada durante un jadeo vigoroso causa reflujo gastroesofágico. Estos casos extremos e infrecuentes hacen necesario el tratamiento con uvulopalatoplastia o traqueostomía hasta que el niño es mayor.

ASMA

El asma se define como una enfermedad de las vías aéreas bronquiales caracterizada por una respuesta excesiva al alérgeno inhalado. La aplicación de relajantes del músculo liso revierte la respuesta broncoconstrictora resultante. El asma es una enfermedad heterogénea con diferentes cuadros clínicos y diferentes mecanismos patogénicos.

El asma se observa en cerca del 4-9% de la población, aunque en áreas urbanas se informa de tasas mucho más altas, que en algunas se estiman en el 20%. La incidencia es mayor durante los primeros 3-4 años de vida, con más del 80% de los casos iniciados antes de los 4 años de edad. Durante estos primeros años, tanto el sistema inmunitario como el respiratorio se encuentran en crecimiento y maduración, lo cual determinará el patrón de la respuesta futura de estos sistemas a la exposición ambiental. El asma es una enfermedad del desarrollo con un fuerte componente genético. La anomalía básica consiste de un desarrollo alterado de los patrones de respuesta inmunitaria y de las vías aéreas a los estímulos externos; es probable que esta anomalía persista durante toda la vida.

Los varones tienen más probabilidad de tener asma que las mujeres, y la enfermedad se agrupa en ciertas regiones de Estados Unidos, como el sur y el oeste. Sin embargo, las agregaciones más notables se observan en áreas urbanas, en las que influyen los contaminantes del aire. La incidencia es también más alta entre los afroamericanos.

Fisiopatología

Diversos trastornos clínicos se asocian a obstrucción de vías aéreas inferiores durante la infancia, en función de la edad, del género, de los antecedentes genéticos y de la exposición ambiental. No se comprende del todo cuál de estos trastornos conduce al asma crónica. Los factores ambientales más importantes en el desarrollo del asma son la intensidad, el momento de aparición y el modo de exposición a aeroalérgenos que estimulan la producción de IgE. La mayoría de los pacientes con asma presentan atopia y un aumento en la predisposición para formar anticuerpos IgE con la exposición a antígenos ambientales comunes (v. cap. 17). La exposición a niveles altos de alérgenos inhalados en una edad temprana, en especial a los ácaros del polvo, es un determinante importante en el desarrollo del asma. Otros determinantes ambientales son la exposición concomitante a cofactores como el humo del cigarrillo. Existe controversia en cuanto al papel de los alérgenos alimentarios en la patogenia del asma. En general, las reacciones pulmonares a alimentos ingeridos son infrecuentes y se correlacionan poco con hiperreactividad a los alérgenos alimentarios en la prueba de radioalergosorbencia y con concentraciones de IgE anormales.

En el asma, la fisiopatología representa dos fases de la respuesta inflamatoria: las reacciones asmáticas temprana y tardía (fig. 18-5). En la **reacción asmática temprana,** suele producirse una broncoconstricción rápida después de la provocación bronquial con un alérgeno al cual está sensibilizado el paciente; esta tiene una duración aproximada de 1 h, y la causa de la inflamación aguda de las vías aéreas es la liberación de mediadores provenientes de una variedad de células efectoras, como mastocitos y eosinófilos. La desgranulación del mastocito conduce a la liberación de mediadores, como prostaglandinas y leucotrienos, entre otros, lo que provoca signos de reacción asmática tardía con un aumento en la permeabilidad vascular, hipersecreción de moco y contracción de músculo liso.

La **reacción asmática tardía,** una fase más prolongada de estrechamiento de las vías aéreas que sigue a la reacción asmática temprana, se inicia 2-3 h después de la exposición, alcanza una respuesta máxima de las vías aéreas a las 4- 8 h y se resuelve en 12-24 h. Un aumento general en la hiperreactividad marca esta reacción asmática tardía; en ocasiones, este incremento persiste durante días después de que la reacción asmática tardía parezca haberse resuelto. La exploración patológica de las vías aéreas asmáticas ha mostrado una infiltración celular abundante dentro del epitelio bronquial con neutrófilos, eosinófilos y linfocitos. Estas infiltraciones celulares están relacionadas con la destrucción del epitelio bronquial, la expansión y activación de fibroblastos, y la hipertrofia e hiperplasia del músculo liso. En realidad, una vez que se ha establecido la inflamación de las vías aéreas, la hiperreactividad y los síntomas persisten a pesar de la eliminación de los alérgenos responsables, ya que las alteraciones estructurales y funcionales permanecen.

Evaluación clínica y estudios de laboratorio

El establecimiento del diagnóstico de asma en los niños llega a ser un reto, debido a la enorme dificultad para hacer pruebas de reactividad de las vías aéreas a alérgenos inhalados. Este procedimiento no suele realizarse como consecuencia de problemas de seguridad, en especial en lactantes y niños pequeños. La naturaleza del asma es episódica. Una historia clínica completa y una exploración física minuciosa, así como el conocimiento de la respuesta del niño a los medicamentos broncodilatadores y antiinflamatorios, son suficientes hasta que el paciente es lo suficientemente grande como para cooperar con los procedimientos de las pruebas espirométricas.

Historia clínica

El conocimiento de los factores precipitantes resulta valioso. ¿Los síntomas son de naturaleza recurrente, lo que indica factores ambientales o estacionales? En los niños mayores, los desencadenantes más frecuentes del asma son el polvo y otros aeroalérgenos, mientras que en los más pequeños, son las infecciones respiratorias virales las que suelen desencadenarla. Muchas familias viven en casas viejas con sistemas de desagüe que resultan insuficientes durante el invierno y las estaciones lluviosas. Esta situación conduce al crecimiento de mohos en el hogar, que lleva al desarrollo de aspergilosis broncopulmonar alérgica o hipersensibilidad al moho. En muchos niños con tos crónica, el descubrimiento de un antecedente de aparición súbita de tos, sibilancias o estridor orienta el diagnóstico hacia la aspiración de cuerpo extraño, en especial en aquellos que empiezan a caminar. Antecedentes de viaje o de cualquier migración reciente también resultan importantes. La tuberculosis es endémica

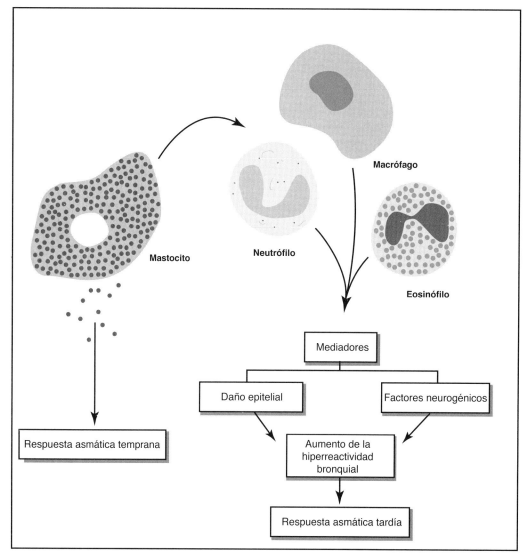

FIGURA 18-5. Cascada del asma inflamatoria.

en varios países. Por tanto, es necesario determinar el país de origen de la familia y si se administró la prueba cutánea para la tuberculosis al entrar en el nuestro.

Otras preguntas clave que deben hacer los pediatras durante la recogida de la historia clínica ya se mencionaron antes (v. «Historia clínica» de la sección «Acercamiento clínico al niño con neumopatía»). Si un hermano tiene un diagnóstico previo de asma, el niño en cuestión tiene una probabilidad siete veces mayor de que sea diagnosticado de asma. Después de dilucidar las características de la enfermedad, el médico debe intentar clasificarla en de uno de cuatro tipos (v. tabla 18-16). ¿Es leve, leve persistente, moderada persistente o grave? Dado que el asma se presenta en muchos subtipos diferentes, esta clasificación resulta un tanto arbitraria.

Exploración física

La mayoría de los niños con asma presentan episodios recurrentes de sibilancias y disnea. Es posible que sean aparentes diversos síndromes clínicos (v. tabla 18-17).

Estudios de laboratorio

Las pruebas de función pulmonar antes y después del tratamiento con broncodilatadores son los medios más específicos de evaluación. Su realización es segura en la mayoría de los centros en los que se trata a niños de 5 años o más (v. «Pruebas de función pulmonar»).

TABLA 18-16

Clasificación de los subtipos de asma

	Subtipo de asma		
Características	Leve persistente	Moderada persistente	Grave
Frecuencia de las exacerbacionesa	1–2 veces/semana	2 veces/semana <3 Consultas en el SU/año	Sibilancias diarias; exacerbaciones graves súbitas >3 consultas en el SU/año >2 hospitalizaciones/año
Frecuencia de los síntomas	Pocos entre exacerbaciones	Tos/sibilancias frecuentes de bajo grado	Tos continua de bajo grado; sibilancias siempre presentes
Tolerancia al ejercicio	Buena	Disminuida	Muy mala; actividad limitada
Asma nocturna	1–2 veces/mes	2–3 veces/semana	>3 veces/semana
Asistencia a la escuela	Buena	Ausencias ocasionales	Ausencias frecuentes
Función pulmonar			
• Velocidad de flujo espiratorio máximo	80% de lo previsto; variabilidad <20% a. m. a p. m.	60-80% de lo previsto; variabilidad ≤30%	<60% de lo previsto; variabilidad >30% en prueba de provocación con aire frío
• Espirometría	Obstrucción mínima; >15% de respuesta al broncodilatador	Obstrucción en volúmenes pulmonares bajos; >15% de respuesta al broncodilatador	Asa flujo-volumen festoneada ≤35% del flujo previsto en vías aéreas pequeñas
• Sensibilidad a la metacolinaa	PC_{20} >20 mg/ml	PC_{20} = 2-20 mg/ml	PC_{20} <2 mg/mL

[a]La sensibilidad a la metacolina se mide mediante la PC_{20} de la dosis de metacolina en la prueba de provocación con inhalación de la misma, que causa una disminución del 20% desde el nivel basal en el VEF_1.
SU, servicio de urgencias.

Manejo

Pruebas convincentes indican que el asma no tratada provoca inflamación crónica, que induce cambios estructurales en las vías aéreas asmáticas, lo que conduce a anomalías irreversibles en la función pulmonar. Este conocimiento ha llevado a cambios importantes en el tratamiento de la enfermedad tanto a corto como a largo plazo.

Como se describió antes, los brotes recurrentes de asma provocan infiltración celular en las vías aéreas y remodelación fibrótica en el asma grave. Aunque en la actualidad no se sabe si estos cambios fisiopatológicos se producen con el tiempo en pacientes en todos los niveles de gravedad del asma, los medicamentos disponibles actualmente han sido perfeccionados y se ha comprobado su seguridad para el uso prolongado en niños.

Un plan de tratamiento por escrito ayuda a los pacientes con asma. El *Asthma Action Plan*, usado con frecuencia por los médicos, es un método para el manejo y vigilancia del asma que los pacientes se llevan al domicilio y que utilizan como guía para modificar su tratamiento en función de los cambios en su estado clínico (p. ej., disnea, tos, sensación de opresión torácica).

Tratamiento médico

En general, cualquier niño con asma persistente debe recibir tratamiento diario preventivo con antiinflamatorios (v. tabla 18-18). El propósito del mismo es disminuir el número de exacerbaciones que presenta un determinado paciente. Se espera que esto conduzca a un estilo de vida más normal, así como a una mayor participación en las actividades habituales de la infancia. Es posible que se necesite un tratamiento adicional en función del tipo de asma que tenga el niño (v. tabla 18-19).

TABLA 18-17

Apariencia clínica del asma

Síndrome clínico	*Signos y síntomas*
Asma episódica clásica	Episodios de tos y/o sibilancias que ocurren intermitentemente
Entre episodios, sin sintomatología franca	
Asma persistente	Síntomas diarios
	Exacerbaciones agudas, graves
Asma, variante de tos	Sólo tos
Asma hipersecretora (frecuente en lactantes y niños, en especial después de infecciones virales	Tos recurrente con bronquitis
«Neumonía» recurrente	Similar a la neumonía en apariencia radiológica, con excesivas secreciones mucosas pegajosas que bloquean las vías aéreas mayores, lo que causa atelectasias de segmentos y subsegmentos
Asma inducida por ejercicio	Ataques intensos de broncoespasmo desencadenados sólo por el ejercicio y/o el aire frío. Aparentemente bien entre episodios
Asma episódica grave	Ataques potencialmente mortales. Sin síntomas y bastante bien entre episodios
Sibilancias persistentes (lactantes conocidos como los «gordos silbadores felices»)	No suelen presentar una gran dificultad respiratoria A menudo se debe a aspiración crónica por reflujo gastroesofágico

Los niños que tienen sólo sintomatología estacional requieren usar medicamentos antiinflamatorios a diario, empezando varias semanas antes de la exposición al antígeno esperada. Para los pacientes con asma inducida por ejercicio, el salbutamol o el formoterol (un agonista β de larga acción [LABA, del inglés *long-acting* β-*agonist*] que tiene un inicio de acción rápida), tomado 5-10 min antes del ejercicio, ofrece profilaxis efectiva contra el broncoespasmo.

Los niños con asma que presentan síntomas más frecuentes deben recibir profilaxis diaria con antiinflamatorios. Es posible utilizar LABA en combinación, en función del nivel determinado de gravedad del asma y si se obtiene control con el uso de un corticosteroide inhalado (CSI) solo. El medicamento que se receta con más frecuencia para lograr el tratamiento antiinflamatorio efectivo suele ser un CSI, como beclometasona, fluticasona o budesonida. El CSI antiasmático fluticasona tiene el cociente tópico a sistémico más alto de absorción del fármaco, se metaboliza con rapidez en el hígado y es muy potente en comparación con otros CSI. Por tanto, a menudo es el CSI de primera elección. Si no es útil, y siguen presentándose con frecuencia episodios intercurrentes, entonces está indicada la adición de un agonista β de acción corta o un LABA de recuadro negro. Existen algunos medicamentos combinados premezclados de venta con receta, aunque no en todas las formas (líquido para nebulización, inhalador con dosis medida o inhalador de polvo seco) y, por ello, no están disponibles para todos los grupos de edad. Los CSI requieren de varias semanas de uso diario antes de que se observen sus efectos beneficiosos. Son varias las ventajas de usar los LABA. En diversos estudios se ha confirmado que, cuando se usan en combinación con un corticosteroide, existe un efecto sinérgico que mejora el control del asma. Los LABA se fijan más fuertemente al receptor adrenérgico β y tienen una duración de acción de hasta 12 h.

 Dato relevante: Los glucocorticoides combinados con LABA son el tratamiento más eficaz del que se dispone en la actualidad para el manejo a largo plazo del asma moderada persistente.

TABLA 18-18

Medicamentos utilizados para el tratamiento del asma

Medicamento	Intermitente leve	Leve persistente	Moderada persistente	Grave
Agonista β				
De corta acción	Según necesidad	Según necesidad	Según necesidad	Según necesidad
De larga acción	No	No	Diario	Diario
Corticosteroide inhalado (CSI y LABA)	No	Sí	Sí	Sí
Receptor de leucotrieno	No	Sí, pero no como monoterapia	Sí	Sí
Antagonista o inhibidor de la síntesis Inhibidor				
Anticolinérgico	No	Considerar	Sí	Sí
Teofilina	No	No	Considerar	Sí

Es probable que los efectos antiinflamatorios de los corticosteroides se deban a la inhibición directa de la fijación de ciertos factores de transcripción al ADN celular que se activan por señales provenientes de las células inflamatorias. Los corticosteroides también aumentan el número de receptores adrenérgicos β en el músculo liso bronquial. Dentro del epitelio respiratorio, los corticosteroides disminuyen el número de las células inflamatorias, como eosinófilos, basófilos y células polimorfonucleares. Sin embargo, deben pasar hasta 6 meses hasta que revierta la inflamación aguda observada en los cambios fisiopatológicos presentes en las vías aéreas afectadas por el asma. En estudios prolongados no se ha demostrado que la remodelación en las vías aéreas fibróticas sea prevenible ni reversible en los niños asmáticos.

Los niños con asma grave e incontrolable, que se diagnostica en menos del 10% de los casos, requieren de un tratamiento farmacológico rápido y efectivo con el mejor arsenal terapéutico disponible. Es posible que sea necesario usar dos o tres tipos de broncodilatadores, junto a dosis altas de esteroides inhalados.

Los antagonistas del receptor de leucotrieno y los inhibidores de la síntesis de leucotrienos proporcionan un tratamiento antiasmático específico para el mediador. Estos agentes bloquean la respuesta inflamatoria de las vías aéreas a la provocación con aeroalérgeno inhalado. En el asma crónica, conducen a una mejor función pulmonar, producen una disminución de los síntomas y, con frecuencia, permiten reducir las dosis de los CSI. Debido a que varios estudios han informado que estos medicamentos son menos efectivos que los esteroides, no se recomienda que se usen en monoterapia.

Además, a menudo está indicado el uso de LABA. Estos medicamentos se unen de manera más firme al receptor adrenérgico β y tienen una duración de acción de hasta 12 h. Es necesario llamar la atención sobre el hecho de que los estudios indican un aumento en la incidencia de hospitalización y muerte súbita en relación con la monoterapia con LABA. Sin embargo, las preparaciones disponibles que combinan LABA con un corticosteroide (p. ej., fluticasona/salmeterol y budesonida/formoterol) parecen ser seguras y están aprobadas para su uso en niños. La Food and Drug Administration (FDA) publicó una advertencia en recuadro negro acerca de la seguridad a largo plazo para el uso de los medicamentos con formulaciones combinadas de LABA/corticosteroide. Por ello, las directrices más recientes para el uso de estos medicamentos recomiendan que las formulaciones LABA/CSI se utilicen sólo hasta que se obtenga el control y la estabilidad de la enfermedad. Se sugiere después que, de ser posible, el tratamiento farmacológico se disminuya a CSI solo. Los agonistas β orales son efectivos, junto con preparaciones de teofilina de liberación sostenida. No obstante, los efectos secundarios sistémicos, como nerviosismo, hiperactividad, cefalea y vómito, son frecuentes cuando las concentraciones séricas superan el rango terapéutico (para teofilina y otros derivados de la xantina). Asimismo, a menudo se observan interacciones de la teofilina y agentes similares con otros medicamentos, lo que provoca un aumento o una disminución de las concentraciones séricas y es posible que produzcan toxicidad si no se modifican las dosis de los otros medicamentos.

Por desgracia, los niños con asma a menudo reciben tratamiento insuficiente, porque tanto los padres como los mésdicos consideran que el uso prolongado de CSI es nocivo. Se han realizado un gran número de investigaciones en cuanto a la posible relación del uso a largo plazo de CSI y el retraso en el crecimiento óseo, así como otros efectos secundarios, como supresión suprarrenal, cambios en la conducta, elevación de la glucosa sanguínea y cataratas. Los efectos secundarios son infrecuentes con los

TABLA 18-19

Medicamentos usados en el asma

Medicamento	Acción	Dosis	Efectos secundarios
Salbutamol	Broncodilatadores agonistas β	IDM (90 µg/inhalación): 2 inhalaciones por dosis cada 4-6 h; puede usarse cada 1 h en ámbito vigilado Solución para neb (0.5%): 0.25-0.5 ml en 2 ml diluyente Solución para neb premezclada (0,083%): 1 frasco cada 4-6 h	Taquicardia, nerviosismo, hiperactividad
Fluticasona/salmeterol	Agonista β, broncodilatador, de larga acción	CFC (45/21 µg/inhalación): 1 inhalación dos veces al día CFC (115/21 µg/inhalación): 1 inhalación dos veces al día CFC (230/21 µg/inhalación): 1 inhalación dos veces al día Diskus (100/50 µg/inhalación): 1 clic dos veces al día Diskus (250/50 µg/inhalación): 1 clic dos veces al día Diskus (500/50 µg/inhalación): 1 clic dos veces al día	Taquicardia, nerviosismo, hiperactividad
Bromuro de ipratropio	Anticolinérgico, inhibe el broncoespasmo	IDM (18 µg/inhalación): 2 inhalaciones cada 4 h sn	Boca seca o secreciones respiratorias
Dipropionato de beclometasona	CSI, preventivo, antinflamatorio	IDM (42 µg/inhalación): 2 inhalaciones dos veces al día IPS (100 µg/inhalación): 1 inhalación dos veces al día	Algodoncillo, supresión corticosuprarrenal (en dosis muy altas)
Fluticasona	CSI	IDM (44, 110, 220 MIg/inhalación): 1–2 inhalaciones dos veces al día IPS (50, 100, 250 µg/inhalación): 1 clic dos veces al día	Algodoncillo, supresión corticosuprarrenal (en dosis muy altas)
Flunisolida	CSI	IDM (250 µg/inhalación): 1–2 inhalaciones dos veces al día	Algodoncillo, supresión corticosuprarrenal (en dosis muy altas)
Budesónida	CSI	IPS (100, 200 µg/inhalación): 2 ml nebulizados cada día dos veces al día Solución premezclada (250, 500 µg/ml): 0,5–1 ml cada día dos veces al día Flexhaler (90, 180 µg/clic): dos veces al día	Algodoncillo, supresión corticosuprarrenal (en dosis muy altas)
Montelukast	Antagonista del receptor de leucotrienos	Tableta masticable de 4 mg al acostarse para niños de 2-4 años Tableta masticable de 5 mg al acostarse para niños de 5-11 años Tableta masticable de 10 mg al acostarse para niños de ≥ 12 años	Cefalea, gastritis

CFC, clorofluorocarbono; CSI, corticosteroide inhalado; IDM, inhalador de dosis medida; IPS, inhalador de polvo seco; neb, nebulizador; p.o, por vía oral; sn, según necesidad.

CSI, aunque es posible que ocurran, sobre todo si se usan en dosis altas. Es necesaria la vigilancia regular de los niños que reciben tratamiento prolongado con CSI en busca de elevación de la presión arterial y de los niveles de glucosa sérica, retraso del crecimiento y desarrollo de cataratas (es decir, exámenes oftalmológicos anuales). Sin embargo, recientes estudios de crecimiento e CSI han mostrado una diferencia de sólo 1 cm en la estatura entre los asmáticos moderados tratados con 400 µg/día de budesonida y sus cohortes sanas, sin la presencia de efectos secundarios que sean compatibles con supresión suprarrenal o exceso de corticosteroides. Además, los CSI se han asociado a disfonía y algodoncillo, aunque es posible evitar estos trastornos usando los dispositivos espaciadores y «haciendo buches y escupiendo» o bebiendo agua inmediatamente después de administrar el medicamento.

Métodos de administración del fármaco

En el tratamiento antiasmático, la inhalación tiende a ser el modo de elección de administración del medicamento. No sólo permite un inicio de acción más rápido y se necesitan dosis menores, sino que además elimina los efectos secundarios sistémicos de los medicamentos que existen también para administración oral. En la actualidad se dispone de tres sistemas de inhalación para la administración de medicamentos en aerosol: inhaladores de dosis medida (IDM), inhaladores de polvo seco y nebulizadores, que se usan con las preparaciones líquidas.

Los **inhaladores de dosis medida (IDM)** tienen la ventaja de ser portátiles, ligeros y menos caros que las presentaciones líquidas para nebulizadores. La desventaja de usar el IDM es la alta velocidad de administración; cuando se dispara el inhalador, el medicamento sale del frasco a una velocidad aproximada de 675 km/h. Esto provoca que el 99% del medicamento impacte en la orofaringe; sólo el 1% llega a los pulmones. Este problema ha disminuido con el desarrollo de los clorofluorocarbonos (CFC) como vehículo de transporte de los medicamentos aplicados con un IDM. Debido a ciertos riesgos ambientales, los IDM que utilizan CFC como propelente para impulsar el medicamento desde el inhalador se eliminaron del mercado por completo a finales del año 2010. Los CFC, cuando se liberan al ambiente, dañan la capa de ozono de la atmósfera. En Estados Unidos y en muchos otros países, en la actualidad los IDM aplican pequeñas partículas impulsadas por CFC. Los IDM con CFC aplican la dosis con un rocío fino de movimiento más lento, que se puede inhalar con facilidad sin el uso de un dispositivo espaciador, aunque es posible emplear el IDM con CFC con un dispositivo espaciador. Los espaciadores se usan en los lactantes; están disponibles con mascarillas que se ajustan alrededor de la nariz y de la boca para conseguir un adecuado sellado. Los niños mayores pueden usar espaciadores ajustados con una boquilla. Es necesario inhalar una inhalación a la vez. El medicamento se inhala a través de la boca como una respiración única o con maniobras de jadeo corriente y se obtiene el mismo efecto.

Los **inhaladores de polvo seco** son dispositivos que se activan con la respiración, están diseñados para eliminar el uso de fluorocarbono (es decir, el propelente usado en los IDM) y para evitar la necesidad de dispositivos espaciadores. Los inhaladores de polvo seco, igual que los IDM, son también portátiles, ligeros y menos caros que las preparaciones líquidas para nebulizador. Sin embargo, ya no están disponibles todos los medicamentos en una presentación en polvo seco o inhalante CFC.

Los **nebulizadores** se usan por dos razones: *1)* son efectivos, y *2)* es posible que incluso el niño más colaborador no reciba cantidades adecuadas del medicamento mediante la administración con IDM o inhaladores de polvo seco. Además, los patrones de respiración de los lactantes y los niños tienen un efecto importante en el depósito intrapulmonar del medicamento. Por ello, los nebulizadores son más efectivos en los niños con taquipnea y tos en el caso de un ataque agudo de asma.

FIBROSIS QUÍSTICA

La FQ es un trastorno recesivo crónico letal multisistémico que es el resultado del transporte defectuoso del cloruro epitelial, lo que tiene manifestaciones importantes que afectan a los sistemas respiratorio, gastrointestinal y reproductor. La principal morbilidad es provocada por una neumopatía obstructiva progresiva. Asimismo, un gran porcentaje de pacientes con FQ presenta insuficiencia pancreática, que se manifiesta por malabsorción y deficiencia de insulina. Casi el 100% de los pacientes afectados tiene también sinusitis crónica y poliposis nasal. La infertilidad masculina se debe a la ausencia congénita bilateral o la obstrucción posterior y formación de cicatrices de los vasos deferentes. Otros problemas menos frecuentes que presentan los pacientes con FQ son cirrosis hepática, colelitiasis, pancreatitis recurrente, reflujo gastroesofágico e hipomotilidad gastrointestinal.

En el pasado, el pronóstico de los pacientes con FQ era muy grave, y la mayoría de los lactantes y niños no sobrevivían más allá de los 5 años de edad. Debido al advenimiento de enzimas complementarias para facilitar la digestión y la absorción de los alimentos, métodos perfeccionados de fisioterapia torácica y mejores antibióticos, la supervivencia media de las personas con FQ en Estados Unidos es de unos 38 años. Los síntomas relacionados y la velocidad de deterioro de la función pulmonar varía ampliamente y en la actualidad muchos pacientes viven hasta los 40-50 años. Es difícil predecir la esperanza de vida de un niño que nace con FQ en 2010, debido al retraso temporal del impacto sobre la esperanza de vida que tienen los cambios en el tratamiento

Fisiopatología

La FQ se hereda con un patrón autosómico recesivo; ambos padres suelen ser portadores asintomáticos de la mutación genética. La FQ, la enfermedad genética letal más frecuente entre los caucásicos, tiene una incidencia de aproximadamente 1 de cada 3 000 nacimientos vivos, con una frecuencia de portador correspondiente de 1 de cada 40. En los estadounidenses de origen mexicano, la incidencia es de aproximadamente 1 de cada 9.000 nacimientos vivos. Entre los afroamericanos, la incidencia es de cerca de 1 de cada 1 5000. La FQ es más rara (1 de cada 45.000 nacimientos vivos) en personas nativas americanas o de ascendencia asiática.

Las mutaciones en el regulador de la conductancia transmembrana de la FQ (CFTR, del inglés *cystic fibrosis transmembrane conductance regulator*), localizado en el cromosoma 7, son las responsables de la FQ. El gen, que se clonó en 1989, es bastante largo, ya que contiene más de 250 000 pares de bases: codifica una proteína del canal del cloruro de 1 480 aminoácidos. Hasta la fecha los científicos han identificado 1 500 mutaciones y más de 200 polimorfismos. La mutación ΔF508 es una deleción de tres pares de bases que causa la deleción de fenilalanina en la posición 508 de la proteína. Esta mutación, que ocurre con más frecuencia en personas de ascendencia anglosajona, se encuentra en cerca del 75% de los pacientes con FQ. El gran número de mutaciones descritas hasta ahora limita la utilidad de la prueba de ADN como método de detección sistemática para la FQ.

Algunas de las mutaciones CFTR están relacionadas con una expresión más grave de la enfermedad que otras, y ΔF508 es una de las mutaciones asociadas con más frecuencia al fenotipo «grave». Por el contrario, los pacientes con mutaciones correlacionadas con función pancreática normal tienden a tener un fenotipo «más leve» de FQ. Aunque existe una correlación entre el genotipo y el estado pancreático, no existe entre mutaciones específicas y el fenotipo pulmonar, lo que implica la presencia de genes modificadores que influyen en la expresión de la enfermedad.

En la FQ, el defecto característico consiste en una capacidad reducida de las células epiteliales en las vías aéreas y en el páncreas para secretar cloruro en respuesta a los agonistas mediados por adenosina 3',5'-monofosfato cíclico (AMPc). Se cree que la disminución en la secreción del cloruro hacia las vías aéreas provoca secreciones respiratorias (e intestinales) relativamente deshidratadas, eliminación mucociliar anormal y, con el tiempo, neumopatía. No se conoce completamente el mecanismo fisiopatológico exacto del transporte alterado de iones y agua en el epitelio de estos órganos y la comprensión de la forma en que la disfunción CFTR lleva a una disfunción orgánica está dando lugar a un gran debate. Cualquiera que sea el mecanismo, está claro que el defecto CFTR con el tiempo conduce a inflamación y obstrucción crónica de los pulmones (fig. 18-6).

Con el tiempo, en la FQ se observa colonización con ciertas cepas de bacterias, normalmente *Staphylococcus aureus*, *Haemophilus influenzae* y *Pseudomonas aeruginosa*. Los científicos creen que la colonización bacteriana se debe a un aumento en la adherencia de estos organismos al epitelio de las vías aéreas. La colonización con *S. aureus* y *H. influenzae* es frecuente en los lactantes y niños pequeños con FQ. *P. aeruginosa* coloniza en cerca del 75% de los niños hacia los 10 años de edad. Después de la colonización con este último organismo, la función pulmonar se deteriora con más rapidez.

Otra característica patológica clásica de la vía aérea con FQ es la infiltración de células inflamatorias en las vías aéreas, incluso en la neumopatía temprana y en pacientes que aún no presentan colonización bacteriana. La elastasa de los neutrófilos parece ser el principal actor en la patogenia de los cambios quísticos y bronquiectásicos.

Evaluación clínica y estudios de laboratorio

Historia clínica

La FQ tiene muchas manifestaciones clínicas (v. tabla 18-20). El íleo meconial del recién nacido es la manifestación más frecuente en los lactantes. La sintomatología respiratoria es el signo de presentación más habitual en los lactantes mayores, los niños que empiezan a caminar y los niños mayores con FQ.

La obstrucción intestinal es frecuente en los pacientes con FQ. El íleo meconial es un signo de presentación en el 20% de los lactantes con FQ inmediatamente después del nacimiento y en ocasiones conduce a perforación intestinal. En los pacientes más grandes, un síndrome «equivalente» al íleo meconial provoca obstrucción intestinal distal debido al gran volumen de las heces. Se producen episodios de prolapso rectal debido a este trastorno y deben ser una «señal de alerta» para el médico. La incidencia de intususcepción es alta por la misma razón. Los niños con antecedentes de crecimiento lento y retraso del crecimiento, incluso en ausencia de problemas respiratorios, deben ser evaluados en busca de FQ.

Exploración física

Algunos de los muchos hallazgos que se derivan de la exploración física en la FQ son «clásicos» y su presencia suele ser una fuerte indicación para realizar pruebas de FQ. Los niños con esta enfermedad con frecuencia se encuentran en el percentil 25 en las gráficas de crecimiento. Sin embargo, es importante observar que en el 20% de los niños con FQ la función pancreática es normal durante los primeros 5 años de vida y, por tanto, tal vez en un principio no presenten retraso del crecimiento.

La exploración física en niños con FQ debe empezar por la cabeza, en concreto por la nariz. Casi todos los pacientes con la enfermedad tienen una mucosa nasal eritematosa e inflamada. Uno de los hallazgos clásicos es la presencia de pólipos nasales, los cuales a menudo crecen a partir del epitelio de los cornetes. Estas estructuras blancas opacas están compuestas de epitelio secretor de moco y brillan en la luz del otoscopio. Tienen una apariencia similar a un racimo de uvas.

Aunque la sinusitis y la rinitis son universales, signos como el dolor a la palpación o cefaleas frecuentes con frecuencia están ausentes. Además, los senos maxilares de los pacientes afectados son pequeños y los senos frontales a menudo son hipoplásicos o están ausentes por completo. Si esto es evidente en una TC de senos paranasales, es casi siempre un indicador de FQ.

Patogenia de la neumopatía en la FQ

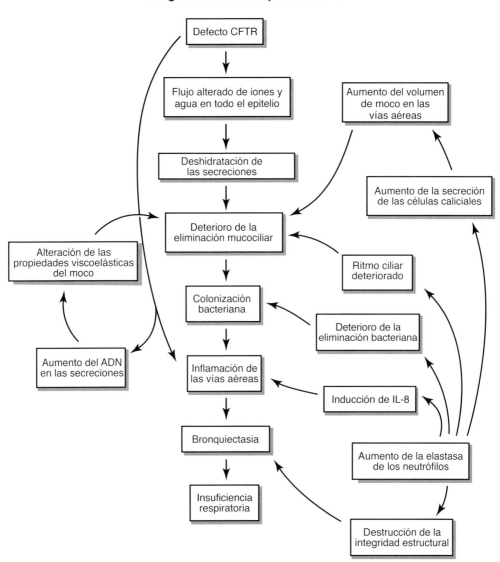

FIGURA 18-6. Patogenia de la neumopatía en la fibrosis quística. Las secreciones de las vías aéreas, al estar deshidratadas y viscosas, obstruyen las vías aéreas. Entre los cambios patológicos se observan infiltración de las vías aéreas con células inflamatorias, hiperplasia de las células caliciales e hipertrofia de las glándulas submucosas. Es posible que ocurra colonización bacteriana. La infección crónica e inflamación llevan a bronquiectasia y fibrosis peribronquial. La eliminación mucociliar también está bastante deteriorada. *CFTR*, regulador de la conductancia transmembrana de la fibrosis quística; *IL-8*, interleucina 8.
Tomado de Taussig L, Laundau L, LeSouef P, et al (eds): *Pediatric Respiratory Medicine*, St. Louis, Mosby, 1999.

La exploración del tórax en los pacientes con enfermedad moderada a grave revela signos de atrapamiento de aire, que incluye el uso de los músculos supraesternales accesorios de la respiración, cierto abombamiento del esternón o sifosis de la columna torácica superior, todo lo cual causa un aumento evidente de las dimensiones anteroposteriores normales del tórax. Es frecuente escuchar estertores y sibilancias, pero en los lactantes el hallazgo más frecuente es sólo sibilancias o una fase espiratoria ligeramente prolongada.

La exploración del abdomen revela en el colon la presencia de masas de materia fecal firmes pero mal definidas. La hepatomegalia es infrecuente, aunque en los pacientes con cirrosis biliar importante es posible que esté presente esplenomegalia. La palpación del cordón espermático en los varones revela la ausencia de vasos deferentes.

Los dedos de las manos y de los pies muestran cambios de acropaquia en una fase temprana de la enfermedad. Existen cuatro grados de acropaquia (v. tabla 18-21). Son raros los signos de anomalías cardíacas que son compatibles con cardiopatía pulmonar.

TABLA 18-20

Manifestaciones clínicas y tratamiento de la fibrosis quística

Síntoma	*Tratamiento*
De vías aéreas superiores	
Poliposis nasal	Enjuagues nasales con solución salina, corticosteroides tópicos, polipectomía
Sinusitis	Antrostomía maxilar y etmoidectomía, lavados con antibióticos
Pulmonares	
Bronquiolitis, bronquiectasias	CSI, ibuprofeno en dosis altas, fisioterapia torácica, corticosteroides orales, antibióticos
Atelectasias	Fisioterapia torácica, CSI, antibióticos, corticosteroides orales
Bronquitis	Fisioterapia torácica, antibióticos, CSI, corticosteroides orales, mucolíticos
Hemoptisis	Embolización arterial, transfusión
Neumotórax	Sonda torácica, pegamento con fibrina, engrapado quirúrgico, pleurodesis
Neumonía	Antibióticos intravenosos, inhalados u orales, fisioterapia torácica
Enfermedad de vías aéreas reactivas	CSI, corticosteroides orales, agonistas β, agentes anticolinérgicos
Insuficiencia respiratoria	Oxígeno, ventilación mecánica no invasiva, intubación endotraqueal con ventilación mecánica, trasplante pulmonar
Gastrointestinales	
Reflujo gastroesofágico	Antiácidos, agente procinético intestinal, fundoplicatura
Intususcepción	Enema con N-acetilcisteína, gastrografina o enema hyupaque, cirugía
Íleo meconial	N-acetilcisteína a través de sonda nasogástrica, lactulosa, cirugía
Equivalente de íleo meconial (síndrome de obstrucción intestinal distal)	N-acetilcisteína a través de sonda nasogástrica, lactulosa, laxantes, enema con hypaque
Deficiencia exocrina del páncreas	Reemplazo de enzimas pancreáticas, antiácidos, agentes promotilidad gastrointestinal
Pancreatitis	Dieta absoluta, líquidos, dieta baja en grasa, cirugía
Enfermedad por úlcera péptica	Antiácidos
Prolapso rectal	Mejora de la nutrición y optimización del reemplazo de enzimas pancreáticas; rara vez es necesario el tratamiento quirúrgico
Hepatobiliares	
Colecistitis	Antibioticoterapia
Colelitiasis	Ácido ursodesoxicólico, colecistectomía
Colestasis	Ácido ursodesoxicólico, enzimas pancreáticas, agente procinético gastrointestinal
Cirrosis/hipertensión porta	Trasplante de hígado, lactulosa, ácido ursodesoxicólico, esplenectomía
Nutricionales/metabólicos	
Diabetes mellitus	Insulina, hipoglucemiantes orales
Hipoprotrombinemia	Vitamina K
Anemia por deficiencia de hierro	Hierro

(continúa)

TABLA 18-20

Manifestaciones clínicas y tratamiento de la fibrosis quística (*continuación*)

Síntoma	*Tratamiento*
Síndrome de depleción de sal	Dieta con alto contenido de sal, ingesta de líquidos
Desnutrición proteínica-calórica	Dieta con alto contenido calórico y proteínico con terapia de reemplazo de enzimas pancreáticas
Deficiencia de vitamina A	Complemento de 5 000-10 000 UI/semana
Deficiencia de vitamina E	Complemento de 400-800 UI/día
Retraso del crecimiento	Soporte nutricional, enzimas pancreáticas, lípidos intravenosos
Desnutrición	Soporte nutricional, enzimas pancreáticas
Retraso de crecimiento	Soporte nutricional, enzimas pancreáticas
Osteoporosis	Reemplazo de calcio, pamidronato, reemplazo con dosis altas de vitamina D
Diversos	
Artritis/artropatía	Reemplazo de calcio, pamidronato, reemplazo con dosis altas de vitamina D
Acropaquia	
Ausencia de vasos deferentes	
Disminución de la fertilidad femenina	
Pubertad retardada	
Eritema nudoso	Terapia con corticosteroides orales

CSI, corticosteroides inhalados.

Estudios de laboratorio

Cribado del recién nacido. La detección sistemática de FQ en el momento del nacimiento ha conducido a la identificación temprana de la enfermedad con un impacto positivo en el estado nutricional de los niños pequeños con FQ. A partir de agosto de 2007, las leyes del estado de California obligan a añadir la prueba en busca de FQ con la medición del tripsinógeno inmunorreactivo (TIR) sérico en el panel de cribado del recién nacido. Para 2010, los 50 estados de la Estados Unidos habrán implementado los programas de cribado en el recién nacido para la detección temprana de FQ. La mayoría de los estados utilizan el siguiente algoritmo de cuatro pasos para identificar la FQ en los recién nacidos. Todas las muestras de sangre de recién nacidos (manchas de sangre en papel filtro) se prueban en busca de TIR en el laboratorio regional Neonatal and Prenatal Screening (paso uno). En los recién nacidos con valores en el 2,2% superior de la distribución de TIR (*n* cerca de 11 844 por año) se hacen nuevas pruebas en sangre en la instalación central designada para pruebas genéticas. En California, se prueban 38 mutaciones diferentes de CFTR. Entre estas se encuentran las cuatro mutaciones más frecuentes detectadas en

TABLA 18-21

Etapas de la acropaquia

Etapa	*Descripción*
0	Normal
1+	Obliteración de la muesca en la cutícula de las uñas
2+	Ligero redondeo de la base de la uña
3+	Afectación de los tejidos blandos de la yema del dedo
4+	La acropaquia más extrema, se describe como «pico de loro»

la población hispánica (paso dos). Se considera que en los recién nacidos con valores TIR bajos o sin mutaciones la detección es negativa para FQ ($n \sim 539\,882$). Aquellos en quienes se encuentra una mutación (n cerca de 876 por año) se envía una de sus muestras de sangre en papel filtro a Ambry Genetics para realizar pruebas más sofisticadas con métodos de secuenciación de ADN, capaces de detectar más del 98% de todas las mutaciones CFTR (paso tres). Los recién nacidos con dos o más mutaciones identificadas se someten a estudios de detección positiva de FQ (n cerca de 104 por año) y, en colaboración con el médico de primer contacto del recién nacido, serán remitidos a un Cystic Fibrosis Special Care Center para realizar un estudio diagnóstico y una prueba de cloruro en sudor (paso cuatro).

Mediante este algoritmo y el límite establecido para TIR elevada, se calcula que, de los 78 casos nuevos de FQ que se espera que se produzcan cada año, en función de la demografía de la población, 75 serán identificados correctamente, lo que da una sensibilidad del 96% a la detección.

ADN sérico para FQ. Como se afirmó antes, en general, esta es una prueba menos sensible que la realizada en sudor en muchas poblaciones, debido a que el panel de mutaciones que se revisan de forma rutinaria en el laboratorio clínico de Stanford incluye 24 de las mutaciones conocidas más frecuentes para la población caucásica y añade cinco más, que se cree son más habituales entre los hispánicos. El resultado tarda 7 días en obtenerse.

Existen muchas más mutaciones y es frecuente recibir un resultado que identifica sólo una mutación de FQ. Esto NO descarta FQ del diagnóstico diferencial. Es posible obtener análisis genéticos más amplios en Ambry Genetics, un laboratorio que hace las secuencias casi completas del genoma de FQ de las muestras. Esto se solicita del mismo modo que la prueba de ADN inicial para pacientes con antecedentes étnicos diferentes a los caucásicos del norte de Europa. El resultado tarda 14-21 días en obtenerse.

Cuantificación de elastasa en heces. Se obtiene una pequeña cantidad de heces y se envía para la cuantificación de la elastasa. El límite normal inferior que se ha seleccionado como el más sensible y específico para la verdadera insuficiencia pancreática exocrina es de 200 µg/g de heces.

Prueba del sudor. El estándar de oro para el diagnóstico de FQ es la prueba del sudor o la de iontoforesis de pilocarpina. Debido a que la FQ afecta a las glándulas sudoríparas, los pacientes tienen menos capacidad de reabsorber el cloruro del sudor que las personas no afectadas. Esto lleva a concentraciones muy altas de cloruro en el sudor y un método seguro de diagnóstico. Los lactantes prematuros carecen de glándulas sudoríparas maduras bien desarrolladas, aunque para el momento en que un lactante de término tiene 9 semanas de edad la prueba se puede realizar con éxito.

 Dato relevante: En ocasiones, llegan a obtenerse falsos resultados positivos con las pruebas de sudor. Entre las causas se encuentran la insuficiencia suprarrenal, la displasia ectodérmica, la diabetes insípida neurógena, la glucogenosis de tipo 1, la anorexia nerviosa, el hipoparatiroidismo, los síndromes colestásicos familiares, la desnutrición, el hipotiroidismo, los mucopolisacaridosis y la fucosidasis.

Manejo

El manejo de los pacientes con FQ llega a ser muy complicado debido al compromiso multisistémico y a la elevada frecuencia de complicaciones. Por estas razones, es esencial la implementación de un programa terapéutico completo e intensivo. Un médico con experiencia en FQ y sus manifestaciones debe dar seguimiento a todos los pacientes afectados en intervalos de 2-3 meses. Una estrategia de atención en equipo, que incluya personal de enfermería, nutrición, terapia física y respiratoria, y apoyo personal, es la más beneficiosa. Son útiles una variedad de medidas terapéuticas (v. tabla 18-20).

Tratamiento de problemas pulmonares

El tratamiento de las complicaciones pulmonares de la FQ, que se producen a diario, se orienta a la eliminación del exceso de moco del árbol traqueobronquial. Existen varios modos de eliminación: dispositivo de aleteo, dispositivo de presión positiva espiratoria, fisioterapia manual en el tórax, ventilación con percusión intrapulmonar, chaleco de percusión, respiración de ciclo activo y drenaje autógeno. A excepción del drenaje autógeno, estas son formas de liberación de las vías aéreas que logran la eliminación mediante maniobras con el uso de dispositivos. Ningún estudio ha encontrado que un método en particular proporcione una eliminación más óptima que los otros, y los pacientes tienen experiencias diferentes con cada uno de los diferentes métodos. Los médicos deben educar a los pacientes acerca de la importancia de la eliminación diaria del moco e informarles de que se espera que realicen sesiones de liberación de las vías aéreas dos veces al día una vez que se haya seleccionado una forma de tratamiento.

Es necesario utilizar antibioticoterapia intensiva cuando los pacientes empiezan a presentar signos y síntomas de una exacerbación pulmonar, un deterioro lento característico de la función pulmonar, que suele presentarse como un aumento en la tos basal, producción de esputo, sibilancias, estertores y pérdida de peso. Cuando se dispone del esputo más reciente del paciente o un cultivo de exudado faríngeo, estos sirven como guía del tratamiento con antibióticos. Una adición reciente al régimen de rutina para los pacientes colonizados por *P. aeruginosa* ha sido la dosificación dos veces al día de tobramicina inhalada, administrada durante ciclos de 28 días cada 3 meses.

Si es preciso proceder a la hospitalización por neumonía asociada a FQ, se emplea tratamiento con doble antibiótico en el manejo de un bacilo gramnegativo como *P. aeruginosa* para lograr un efecto bactericida sinérgico. Los regímenes antibióticos usados con más frecuencia son un aminoglucósido como la tobramicina, combinado con una penicilina semisintética de tercera generación o una cefalosporina con adecuada actividad antiseudomonas (ceftazidima o cefepima).

Ningún estudio clínico ha encontrado que los corticosteroides sean efectivos para reducir la velocidad de deterioro pulmonar en la FQ. Estos agentes no disminuyen la inflamación crónica de las vías aéreas. Sin embargo, los antiinflamatorios no esteroideos (AINE) parecen retrasar de manera significativa la progresión de la neumopatía. Algunos pacientes con FQ mayores de 5 años de edad han recibido dosis altas de ibuprofeno añadido a su tratamiento farmacológico diario. Las dosis son de 20-30 mg/kg y dosis dos veces al día.

Se recomienda la azitromicina como tratamiento para los pacientes con FQ e infección crónica por *Pseudomonas aeruginosa*. En un estudio comparativo, con asignación aleatoria en pacientes con FQ durante más de 6 meses, los resultados demostraron que el grupo de azitromicina tuvo un aumento significativo en el VEF_1. Asimismo, los pacientes en el grupo de azitromicina tuvieron un riesgo menor de presentar una exacerbación que los que participaron en el grupo de placebo y pesaron un promedio de 0.7 kg más al final del estudio que los participantes que recibieron placebo. Estos hallazgos han llevado al tratamiento de rutina con azitromicina para los pacientes con FQ de 6 años de edad o más y con infección crónica por *P. aeruginosa*. En un estudio multicéntrico, con asignación aleatoria, doble ciego y controlado por placebo que se realizó en Estados Unidos y Canadá con 260 pacientes entre 6 y 18 años de edad y cultivos de vías aéreas negativos para *P. aeruginosa* por lo menos durante 1 año, el criterio de valoración primario fue el cambio en el VEF_1. Entre los criterios de valoración exploratorios se encontraban puntos finales adicionales de función pulmonar, exacerbaciones pulmonares, cambios en el peso y en la estatura, nuevo uso de antibióticos e ingresos hospitalarios. Se vigilaron los cambios en la función pulmonar y la microbiología, así como los episodios adversos. Ninguno de los criterios de valoración exploratorios de función pulmonar mejoró de manera estadísticamente significativa. Sin embargo, la incidencia de exacerbaciones pulmonares fue significativamente menor en el grupo de azitromicina en comparación con el grupo placebo. Asimismo, los participantes en el grupo de azitromicina tuvieron un aumento en el peso corporal de 0.58 kg en comparación con los participantes en el grupo placebo. Los del grupo de azitromicina tuvieron menos tos y esta fue menos productiva que los participantes del grupo placebo.

Debido a las altas concentraciones de ADN liberadas desde los leucocitos muertos, el esputo de pacientes con FQ es más abundante y tiene una mayor viscosidad. La DNsa humana recombinante (rhDNsa) es efectiva para disminuir la viscosidad del esputo, lo que aumenta la cantidad de expectoración y minimiza el número de exacerbaciones pulmonares.

En la mayoría de los pacientes con FQ que tienen neumopatía grave terminal, el trasplante de pulmón es una opción terapéutica. Desde 1985, más de 750 pacientes con FQ en Estados Unidos se han sometido a un trasplante pulmonar. La tasa de supervivencia a 2 años es cercana al 65%. La de los pacientes con FQ después del trasplante no es diferente de la de aquellos sin FQ que se someten a trasplante de cardíaco-pulmonar o trasplante pulmonar doble.

Tratamiento de los problemas gastrointestinales

La sintomatología gastrointestinal es típica en los pacientes con FQ. Sin embargo, el tratamiento con terapia de reemplazo de enzimas pancreáticas a menudo es todo lo que se necesita para mejorar y mantener un estado nutricional adecuado y minimizar la malabsorción, la esteatorrea, el estreñimiento y la diarrea. Las enzimas pancreáticas están disponibles en muchas formas (p. ej., polvo, cápsula gel). La mayoría de los pacientes se mantienen con 500-5 000 U de lipasa/kg y comida. A menudo los lactantes requieren la forma en polvo que se añade a su fórmula. Las cápsulas contienen enzimas microencapsuladas, que están protegidas de la digestión ácida en el estómago y son más activas en el duodeno y el íleon, donde el pH es alcalino. Debido a que los pacientes con FQ tienden a tener insuficiencia pancreática, requieren dosis concomitantes de antiácido para maximizar la actividad de la enzima pancreática en el intestino delgado.

Tratamiento de las complicaciones

HEMOPTISIS. Con frecuencia los pacientes presentan rasgos de sangre en el esputo, lo cual es probable que se deba a la rotura de los capilares superficiales secundaria a tos intensa. Existe un mayor peligro si el sangrado se produce debido a la erosión de un bronquio hacia una arteria bronquial; esto ocurre más a menudo en relación con una exacerbación pulmonar. La hemoptisis masiva, una complicación grave en los pacientes con enfermedad avanzada, tiene una mortalidad importante. Aunque el problema se observa en menos del 10% de los adultos y rara vez en los niños, se calcula que el 1% de todos los pacientes con FQ fallecen a consecuencia de una hemoptisis masiva. La mayoría de los pacientes que presentan esta complicación y sobreviven sufrirán una recurrencia.

En el caso de sangrado significativo, se utiliza un procedimiento conocido como embolización arterial para controlar la rotura. Comprende un procedimiento similar al del cateterismo cardíaco, en el que se entra en la arteria femoral y se pasa un catéter hasta la aorta y, a través de ella, hasta el punto de ramificación de las arterias bronquiales. La arterialización anormal del pulmón desde la aorta, la arteria torácica interna y la arteria tiroidea a menudo es la causa; es posible embolizarlas con cuentas de fibrina o resortes colocados en el vaso sanguíneo.

NEUMOTÓRAX. El neumotórax, que se produce en el 8-23% de los pacientes mayores con FQ, afecta a los niños con enfermedad grave. La tasa de mortalidad es de cerca del 4%, y la tasa de recurrencia, del 50-70%. En la mayoría de los pacientes, la rotura de ampollas subpleurales precede al neumotórax.

El tratamiento del neumotórax varía. Si el área es pequeña y el paciente está estable, es preferible el tratamiento con mascarilla de oxígeno al 100%. Sin embargo, es posible que persista una fístula broncopleural y tal vez sea necesario el tratamiento con pegamento a base de fibrina para obliterar el espacio pleural. La pleurectomía parcial tiene la tasa de éxito más alta, aunque, si el paciente es candidato para trasplante pulmonar, es preferible realizar un drenaje intercostal, una pleurodesis química, una ligadura de bula o una pleurodesis quirúrgica limitada en vez de una pleurectomía.

INSUFICIENCIA RESPIRATORIA Y CARDIOPATÍA PULMONAR. La hipertrofia del ventrículo derecho es frecuente en los adultos con FQ grave. Sin embargo, la progresión a insuficiencia cardíaca franca no lo es y, una vez que se desarrolla, el tiempo de supervivencia es corto. Antes de que se desarrolle la cardiopatía pulmonar, se inicia la oxigenoterapia, en un principio para uso nocturno.

La intubación y la ventilación mecánica son consideradas inútiles en la mayoría de los pacientes con disfunción pulmonar grave, a menos que se trate de un problema agudo reversible (p. ej., hemoptisis, neumotórax); después de su resolución, es posible retirar la ventilación mecánica. Sin embargo, la ventilación mecánica nasal con presión positiva de dos niveles en las vías aéreas resulta beneficiosa para muchos pacientes durante la noche o como terapia puente hasta un posterior trasplante pulmonar.

DISPLASIA BRONCOPULMONAR/NEUMOPATÍA CRÓNICA

Observaciones e investigaciones clínicas previas indican que la **displasia broncopulmonar (DBP)** es la fase crónica del daño pulmonar neonatal causado por lesión oxidante y barotraumatismo en lactantes prematuros susceptibles. Hace más de 30 años, la DBP se describió como una progresión de hallazgos radiográficos característicos que se correlacionan con cambios patológicos de inflamación aguda y crónica, fibrosis e hipertrofia de músculo liso bronquial en lactantes prematuros dependientes de respirador. A pesar de la mejoría en la supervivencia de los lactantes con peso extremadamente bajo al nacer (menos de 1 000 g) desde la introducción del agente tensioactivo exógeno, la DBP sigue siendo la principal causa de morbilidad en las unidades de cuidados intensivos neonatales (UCIN).

La DBP «clásica» descrita por Northway en 1967 ahora se ha reemplazado por formas menos graves de DBP «nuevas», las cuales se encuentran con poca frecuencia en los pacientes mayores de 30 semanas de gestación y con peso al nacer mayor de 1200 g. En un estudio reciente, donde la DBP se definió como la necesidad de oxígeno a las 36 semanas de edad posmenstrual, la incidencia fue del 52% en los lactantes con peso al nacer de 501-750 g, del 34% en aquellos con peso al nacer de 751-1000 g, del 15% en los que tuvieron peso al nacer de 1001-1200 g y del 7% en lactantes con peso al nacer de 1201-1500 g.

La patología del pulmón con DBP de la era previa al agente tensioactivo se caracterizaba por la presencia de lesión grave en las vías aéreas, inflamación y fibrosis parenquimatosas, así como una marcada heterogeneidad en la patología pulmonar con fibrosis intensa de los tabiques alveolares en algunas áreas y la presencia de pulmón inflado normalmente y/o hiperinflado en los lóbulos adyacentes. Los hallazgos patológicos del «nuevo» pulmón con DBP revelan más inflación uniforme y menos fibrosis marcada, así como ausencia de metaplasia epitelial, hipertrofia del músculo liso y fibrosis de las vías aéreas, en comparación con los pulmones de los lactantes con DBP «clásica». La nueva DBP se caracteriza por la detención del desarrollo acinar, lo que provoca disminución en el número de alvéolos y en el recuento arterial con una proporción normal alveolar/arterial sin importar si los pacientes reciben o no tratamiento con agente tensioactivo (v. tabla 18-22).

TABLA 18-22

Criterios diagnósticos para DBP

	LEVE con O2 complementario (durante 28 días)	*MODERADA con O2 complementario (durante 28 días)*	*GRAVE con O2 complementario (durante 28 días)*
<32 semanas de EG al nacer	AA a las 36 semanas de EG corregida o al alta	<0,3 FiO_2 a las 36 semanas de EG corregida o al alta	≥0.3 FiO_2 +/− soporte con presión positiva a las 36 semanas de EG corregida o al alta
≥32 semanas de EG al nacer	AA para el día 56 posnatal o al alta	<0,3 FiO_2 para el día 56 posnatal o al alta	≥0.3 FiO_2 +/− presión positiva al día 56 posnatal o al alta

Diagnóstico

El término **neumopatía crónica** se refiere a una interacción compleja de factores prenatales y posnatales que conducen a sintomatología constante y a la necesidad de tratamiento para problemas respiratorios en los lactantes. Describe una variedad de trastornos que afectan a las vías aéreas superiores e inferiores, entre los que se encuentra la DBP.

La neumopatía crónica se acompaña con frecuencia de otros trastornos, como problemas cardiovasculares, reflujo gastroesofágico, anomalías congénitas, deterioro del crecimiento y dificultad nutricional, así como problemas del neurodesarrollo y sensoriales. El pediatra debe dar seguimiento estrecho a estos trastornos. Es importante que se de cuenta de que muchos de los lactantes afectados requerirán tratamiento respiratorio constante durante los primeros 2 años de vida o durante más tiempo.

Una gran proporción de niños con neumopatía crónica tiene enfermedad de vías aéreas reactivas concomitante. Los broncodilatadores mejoran el intercambio gaseoso y disminuyen la resistencia de las vías aéreas, de manera que el esfuerzo respiratorio se reduce después de la administración del broncodilatador. Los agentes antiinflamatorios como los CSI (v. «Asma») se usan también con frecuencia como medio para disminuir la reactividad de las vías aéreas, además de para acelerar la resolución del estado inflamatorio del epitelio de las vías aéreas y evitar la remodelación fibrótica de las mismas. Ningún estudio comparativo ha demostrado que el uso prolongado de corticosteroides consiga mejorar la función pulmonar en niños mayores o adultos.

En la neumopatía crónica, existe evidencia de un trastorno del equilibrio de líquidos y edema peribronquial crónico. Los diuréticos se usan con frecuencia para disminuir el líquido intersticial, aumentar la elasticidad pulmonar y minimizar la obstrucción de las vías aéreas pequeñas. Sin embargo, no existe evidencia convincente de que este medicamento sea efectivo para períodos prolongados, y con frecuencia en los lactantes se permite que la enfermedad «mejore con la edad» después del alta de la UCIN.

Manejo

La oxigenación adecuada es la piedra angular del manejo de la neumopatía crónica. Sin embargo, existe controversia acerca de cómo de bajas han de ser las concentraciones de oxígeno antes de que se considere que el lactante está hipóxico y, por ello, qué PaO_2 debe obtenerse una vez que se prescribe el oxígeno complementario. Los niños con hipoxemia crónica muestran retraso del crecimiento y del desarrollo, y es posible que tengan hipertensión pulmonar. Demasiado oxígeno promueve la formación de radicales oxígeno en las vías aéreas en las que tiene lugar un proceso inflamatorio, lo que, con el paso del tiempo, conduce a un mal funcionamiento pulmonar.

APNEA Y CONTROL DE LA RESPIRACIÓN

El problema de la apnea infantil es difícil para los pediatras; en muchos casos es imposible establecer una causa subyacente. Los padres quieren asegurarse de que su hijo no está en riesgo de presentar **síndrome de muerte súbita del lactante (SMSL; muerte en la cuna)**. Por desgracia, no existen herramientas predictivas para evaluar el riesgo de SMSL en un lactante particular. En esta sección, se analizará el SMSL y también se abordará el acercamiento a los trastornos de **apnea de la infancia** y al **episodio aparentemente mortal (EAM)**. Cada uno de estos términos tiene un significado particular para los pediatras (v. tabla 18-23).

SÍNDROME DE MUERTE SÚBITA DEL LACTANTE

El SMSL es la muerte súbita de un lactante menor de 1 año de edad que no tiene explicación incluso después de la investigación *post mortem*, que incluye una autopsia, examen de la escena de la muerte y una revisión de la historia clínica. En 1998, el SMSL era la tercera causa de mortalidad infantil (8.9%) en Estados Unidos después de las anomalías congénitas (22%) y la gestación corta/bajo peso al nacer (14%).

Las muertes por SMSL siguen un patrón epidemiológico reconocible. Tienen más probabilidad de producirse en los meses más fríos y en el segundo a cuarto mes de vida. El riesgo de SMSL en los hermanos de las víctimas de SMSL es casi cuatro veces mayor que en la población general. Las tasas de SMSL en Estados Unidos son mayores entre los lactantes afroamericanos que entre los caucásicos, hispánicos y asiáticos.

En California, las medidas de salud públicas relacionadas con el SMSL se iniciaron a principios de la década de 1990. Para ayudar a estandarizar el diagnóstico de SMSL, por mandato legislativo, un comité de expertos desarrolló e implementó protocolos de autopsia y escena de la muerte, que incluyeron el historial médico.

Fisiopatología

No se ha establecido un mecanismo único para el SMSL. Es probable que contribuyan diversos mecanismos fisiopatológicos a la presencia del SMSL. Un hipótesis atractiva es que se produzca una anomalía del tallo cerebral, relacionada con la neurorregulación cardiorrespiratoria u otras funciones autónomas, y sobre ella se está investigando en la actualidad. Los estudios de autopsia indican una hipoxemia preexistente, crónica y de bajo grado atribuida a hipoventilación relacionada con el sueño, lo que apoya esta hipótesis. Entre los factores ambientales asociados a un aumento de riesgo de SMSL se encuentran una posición decúbito prono para dormir, exposición a humo de tabaco durante la gestación o después del nacimiento, sobrecalentamiento y no alimentarlos con leche materna.

TABLA 18-23

Trastornos del control de la respiración

Trastorno	Definición
Apnea	Cese del flujo de aire
	Central (sin esfuerzo respiratorio) u obstructiva
	Es posible que sea normal en todas las edades (corta [<15 s])
Respiración periódica	Tres o más pausas respiratorias de >3 s con <20 s de respiración entre pausas
	Es posible que sea normal
EAM	Episodio que asusta al observador; se caracteriza por cierta combinación de apnea, cambio de color, cambio importante en el tono muscular, sofocamiento o arqueo
	En algunos casos, temor de que el lactante haya fallecido
Apnea de la infancia	Episodio inexplicable de apnea (>20 s) o pausa respiratoria más corta relacionada con bradicardia, cianosis, palidez y/o hipotonía marcada
	Lactantes en quienes no se identifica una causa específica para un EAM
SMSL	Muerte súbita que no se explica por la historia clínica; a través de la evaluación *post mortem* no se demuestra una adecuada causa de muerte

EAM, episodio aparentemente mortal; *SMSL*, síndrome de muerte súbita del lactante.
Tomado de Consensus Statement: National Institute of Health Consensus Development Conference on Infantile Apnea and Home Monitoring, Sept. 29–Oct. 1, 1986. *Pediatrics*, 79:292, 1987.

Evaluación clínica

Ningún hallazgo de la autopsia es patognomónico de SMSL, y es necesario que no exista ningún hallazgo para establecer el diagnóstico. Sin embargo, algunas de las características se observan en muchas de las víctimas. Se encuentran hemorragias petequiales en más del 70-90% de los casos. A menudo se encuentra edema pulmonar y, en ocasiones, resulta significativo. Algunas muertes inesperadas se «diagnostican erróneamente» como neumonía u otro trastorno natural en función de hallazgos mínimos de la autopsia que son insuficientes para explicar la muerte súbita; esto se relaciona con una ausencia de criterios uniformes entre los patólogos.

Manejo

El Task Force on Infant Positioning and SIDS de la American Academy of Pediatrics (AAP) publicó su primera recomendación sobre la colocación de los lactantes en posición en decúbito prono en junio de 1992, el programa «Back to Sleep». Las campañas educativas públicas se centraron en la reducción de los factores de riesgo ambientales para el SMSL, como colocación en posición en decúbito prono y exposición al humo de tabaco. Los cambios en la tasa y en los patrones epidemiológicos del SMSL en California desde 1990 a 1995 demostraron cambios en los patrones del SMSL. La tasa de mortalidad posneonatal por SMSL disminuyó un 38.9% desde 118 muertes/100 000 nacimientos vivos en 1991 hasta 72/100 000 en 1996 (p <0.001), lo que indicó el impacto de las estrategias continuas en la reducción de la mortalidad por SMSL.

EPISODIOS APARENTEMENTE MORTALES

El EAM, término que se utiliza para describir la presentación clínica de lactantes que presentan un episodio aparentemente mortal, no es un diagnóstico. En el 49-62% de los casos se conoce la etiología (v. tabla 18-24). Tener un EAM es un factor de riesgo para presentar SMSL. Sin embargo, menos del 7% de las víctimas de SMSL tienen un antecedente de EAM previo. Los lactantes que han presentado un EAM están en riesgo particular de sufrir SMSL, y entre ellos se encuentran aquellos que han tenido episodios repetidos que requieren reanimación boca a boca, en especial si son hermanos de víctimas de SMSL o tienen un trastorno convulsivo. Aunque la tasa de recurrencia informada para EAM basada en la observación de los padres es del 41-63%, datos recientes basados en episodios reales indican que estos valores están sobreestimados. Esta falta de concordancia entre la observación de los padres y los episodios registrados subraya la dificultad de definir los grupos en riesgo de SMSL.

Fisiopatología

Durante el sueño activo, el tono de las vías aéreas superiores y los músculos intercostales disminuye, lo que puede llevar a un estrechamiento o cierre de las vías aéreas superiores. Se produce un aumento en la resistencia al flujo de aire e hipoventilación. La reducción en el tono de las vías aéreas superiores y los músculos intercostales conduce a una importante reducción en

TABLA 18-24

Diagnóstico diferencial del episodio aparentemente mortal (EAM)

Episodios normales

Respiración periódica

Infección

TB

Septicemia

Meningitis

VSR

Tos ferina

Trastornos crónicos

Reflujo
gastroesofágico/aspiración

Convulsiones (causa frente a efecto)

Cardiopatía
    Miocardiopatía
    Arritmia
    Síndrome de QT prolongado

Obstrucción de vías aéreas

Metabólica (causa rara)

SNC
    Tumor
    Lesión estructural (es decir, Arnold-Chiari II), hipoventilación central

Anemia (lactantes prematuros)

Vasovagal
    Ataque de suspensión de la respiración

Diversos
    Sofocación
    Efecto medicamentoso
    Accidentes
    Münchhausen por poderes

Apnea de la infancia

Idiopática (diagnóstico de exclusión)

SNC, sistema nervioso central; *TB,* tuberculosis; *VSR,* virus sincitial respiratorio.

la capacidad de reserva funcional (CRF), lo que proporciona una reserva de oxígeno menor y pone al lactante en riesgo del desarrollo rápido de hipoxemia durante la apnea.

Evaluación clínica y estudios de laboratorio

Historia clínica

El médico debe determinar si ocurrió verdaderamente un EAM y si un trastorno subyacente causó el episodio. La historia clínica obtenida de los padres o cuidadores es la parte más importante de la evaluación de un lactante que presenta un EAM.

Debe comprobarse el estado de consciencia del lactante (es decir, dormido o despierto) en el momento en que se produce el episodio. Los ocurridos durante la vigilia son típicos de la apnea de la infancia e indican otras causas. Es importante conocer la hora de alimentación en relación con el episodio. Vale la pena observar cualquier evidencia de un trastorno del sueño previo, respiración ruidosa o dificultad para alimentarse. Los vómito o el sofoco son indicativos de **reflujo gastroesofágico** o **aspiración.** Las respiraciones ruidosas indican una **obstrucción de vías aéreas superiores.** Los movimientos anormales o rigidez son sugestivos de presencia de una **convulsión.** Es posible que una convulsión sea la causa de un EAM o tal vez sea secundaria a hipoxemia prolongada. La duración del episodio y cualquier cambio en el color de la piel (p. ej., palidez o cianosis) o del tono muscular son importantes.

Un antecedente de enfermedad reciente indica infección como la causa del episodio. El tipo de intervención (estimulación frente a resucitación) y el momento de recuperación proporcionan claves acerca de la gravedad del episodio. Los episodios repetidos siempre en presencia del mismo testigo indican un diagnóstico de **síndrome de Münchhausen por poderes.** En el EAM de origen neurológico con frecuencia se observa un antecedente perinatal de asfixia o septicemia. Debe anotarse cualquier medicamento que se administró al lactante. Un antecedente familiar de muertes inexplicables o episodios de síncope justifican la consideración de trastornos metabólicos raros (en especial si se producen fuera del rango normal de edad para SMSL), trastornos convulsivos, trastornos del ritmo cardíaco o malos tratos infantiles.

Exploración física

Es importante observar la temperatura, y la frecuencia y el ritmo cardíacos y respiratorios. El pediatra debe buscar características que pudieran indicar un aumento de riesgo de obstrucción de vías aéreas superiores, como micrognatia, síndrome de Pierre Robin, hipoplasia de la porción media de la cara y de las amígdalas, y adenoides crecidas. Es importante observar la frecuencia y la profundidad de las respiraciones, retracciones o pausas inusuales. Deben anotarse los signos de infección de vías aéreas superiores o inferiores. Con frecuencia, el virus sincitial respiratorio (VSR) es una causa de apnea en los lactantes. Es obligatorio realizar una evaluación cardíaca, neurológica y del desarrollo de forma detallada.

Estudios de laboratorio

En los pacientes cuyo cuadro no es indicativo de un episodio significativo, está justificado llevar a cabo una evaluación diagnóstica limitada (v. tabla 18-25). Debe obtenerse una concentración de bicarbonato tan pronto como sea posible después del episodio; un valor bajo indica un daño significativo. El médico puede obtener estudios adicionales según el índice de sospecha (v. tabla 18-26).

TABLA 18-25

Estudios de laboratorio de un episodio aparentemente mortal (EAM)

Prueba	Comentarios
Hemograma, hematócrito	Hematócrito bajo (anemia), recuento de leucocitos alto (infección)
Bicarbonato	Bajo: episodio significativo Alto: hipoventilación crónica
Electrólitos	Arroja pocos resultados
Calcio	Arroja pocos resultados
Glucosa	Arroja pocos resultados
Cultivos (sangre, orina, LCR)	Cultivos positivos (infección)
Radiografía de tórax	Infección, aspiración, cardiomegalia
ECG	Arritmia, prolongación del intervalo QT
EEG (para convulsión)	Patrón de ondas en espiga
Sonda de pH (para reflujo gastroesofágico)	Valores anormales, que difieren en función de la edad del lactante
Exudado nasofaríngeo para EVD	Detección rápida de VSR, virus de la gripe A y B y parainfluenza

EVD, examen viral directo; *ECG,* electrocardiograma; *EEG,* electroencefalograma; *LCR,* líquido cefalorraquídeo; *VSR,* virus sincitial respiratorio.

TABLA 18-26

Otras pruebas a considerar en la evaluación de un episodio aparentemente mortal (EAM)

Prueba	*Comentarios*
Radiografías de vías aéreas	Hipertrofia de amígdalas y adenoides, estenosis subglótica
TC (cabeza)	Concusión, áreas de sangrado, compresión de tallo cerebral
Polisomnografía	Hipoventilación, períodos de apnea anormales, bradicardia
Estudio metabólico	Ácidos orgánicos urinarios, ácidos grasos de cadena larga en suero
Papilla baritada	Valoración de aspiración o fístula traqueoesofágica
ECG	Hipertrofia ventricular derecha, arritmias
Ecografía craneal	Sangrado, leucomalacia periventricular
Broncoscopia	Hemorragia, cultivo del líquido de lavado, aspiración de cuerpo extraño

TC, tomografía computarizada; *ECG,* ecocardiografía.

Manejo

Después de presentar un EAM significativo, los lactantes deben ser hospitalizados por lo menos durante 48 h para evaluación diagnóstica y monitorización cardiorrespiratoria. Después de completadas las pruebas (v. «Estudios de laboratorio»), es necesario decidir si es adecuada la vigilancia domiciliaria o el tratamiento farmacológico. Las causas específicas del EAM requieren tratamiento. Sin embargo, no debe asumirse que la identificación de una causa elimina un riesgo futuro. Los neumogramas no deben ser utilizados como una herramienta de cribado para determinar un riesgo futuro, ya que su normalidad no implica la ausencia de riesgo de SMSL. Los National Institutes of Health recomiendan vigilancia en los siguientes grupos de pacientes: *1)* lactantes que han tenido uno o más EAM graves que requirieron reanimación boca a boca o estimulación vigorosa; *2)* hermanos de dos o más víctimas de SMSL, y *3)* lactantes con hipoventilación central. La vigilancia debe considerarse de manera individual para los hermanos de víctimas de SMSL y lactantes con episodios menos graves de EAM.

Dada la baja incidencia de SMSL y de EAM en los lactantes que posteriormente murieron por SMSL, es difícil demostrar la efectividad de la vigilancia en la prevención del SMSL. La decisión de vigilar al lactante en su domicilio requiere la implementación de múltiples sistemas de soporte, como apoyo de personal de enfermería y médicos, soporte psicosocial y consultas periódicas del proveedor para inspeccionar el equipo. Los pacientes no reciben alta hospitalaria hasta que los cuidadores pueden realizar con efectividad la reanimación cardiopulmonar. Los padres deben comprender que la vigilancia en el domicilio no es una garantía contra el SMSL. Los criterios para suspender la vigilancia son: *1)* ningún episodio que requiriera de estimulación vigorosa o reanimación en 2-3 meses; *2)* no se observó apnea prolongada o bradicardia durante 2 meses; *3)* no hubo alarmas con estrés (es decir, infección de vías aéreas superiores, inmunización), y *4)* registro normal de episodios.

LECTURAS RECOMENDADAS

Referencias generales

Albert R, Spiro S, Jett J (eds): *Comprehensive Respiratory Medicine.* St. Louis: Mosby, 1999.

Taussig L, Landau L, Le Souef P, et al (eds): *Pediatric Respiratory Medicine.* St. Louis: Mosby, 1999.

Asma

Corren J, Tashkin D: Evaluation of efficacy and safety of flunisolide hydrofluoroalkane for the treatment of asthma. *Clin Ther* 25:776–798, 2003.

Doull IJ, Freezer NJ, Holgate ST: Growth of prepubertal children with mild asthma treated with inhaled beclomethasone dipropionate. A*m J Respir Crit Care Med* 151:1715–1719, 1995.

Drake KA, Galanter JM, Burchard EG: Race, ethnicity and social class and the complex etiologies of asthma. *Pharmacogenomics* 9(4):453–462, 2008.

Expert Panel Report 3 (EPR-3): Guidelines for the diagnosis and management of asthma: Summary report 2007. *J Allerg Clin Immunol* 120(suppl 1):S94–S138, 2007.

Gelb AF, Zamel N: Lung elastic recoil in acute and chronic asthma. *Curr Opin Pulm Med* 8:50–53, 2002.

Leigh M, Zariwalab M, and Knowles M: Primary ciliary dyskinesia: improving the diagnostic approach. *Current Opinion in Pediatrics* 21:320–325, 2009.

Message SA, Johnston SL: Viruses in asthma. *Br Med Bull* 61:29–43, 2002.

Morgan W, Stern D, Sherrill D, et al: Outcome of asthma and wheezing in the first 6 years of life follow-up through adolescence. *Am J Respir Crit Care Med* 172:1253–1258, 2005.

Quizon A, Colin AA: Special considerations in pediatric asthma. *Curr Opin Pharmacol* 2010.

Strachan DP, Wong HJ, Spector TD: Concordance and inter-relationship of atopic disease and markers of allergic sensitization among adult female twins. *J Allerg Clin Immunol* 108: 901–907, 2001.

Wu P, Dupont WD, Griffin MR, et al: Evidence of a causal role of winter virus infection during infancy in early childhood asthma. *Am J Respir Crit Care Med* 178(11):1123–1129, 2008.

Fibrosis quística

Beraldi E and Filippone M: Chronic lung disease after premature birth. *N Engl J Med* 357:1946–1955, 2007.

Centers for Disease Control and Prevention: Newborn screening for cystic fibrosis: Evaluation of benefits and risks and recommendations for state newborn screening programs. Proceedings of a 2003 workshop. *MMWR* 2004.

Chuchalin A, Amelina E, Bianco F: Tobramycin for inhalation in cystic fibrosis: Beyond respiratory improvements. *Pulm Pharmacol Ther* 22(6):526–532, 2009.

Donaldson S, Boucher R: Update on pathogenesis of cystic fibrosis lung disease. *Curr Opin Pulm Med* 9:486–491, 2003.

Ehrenkranz RA, Walsh MC, Vohr BR et al: Validation of the National Institutes of Health consensus definition of bronchopulmonary dysplasia. *Pediatrics* 116:1353–1360, 2005.

Lai HJ, Cheng Y, Farrell PM: The survival advantage of cystic fibrosis patients diagnosed through neonatal screening: evidence from the US Cystic Fibrosis Foundation Registry data. *J Pediatr* 147(3 suppl):S64–S68, 2005.

Ramsey BW, Pepe MS, Quan JM, et al: Intermittent administration of inhaled tobramycin in patients with cystic fibrosis. *N Engl J Med* 340:23–30, 1999.

Saiman L, Anstead M, Mayer-Hamblett N, et al: Effect of azithromycin on pulmonary function in patients with cystic fibrosis uninfected with *Pseudomonas aeruginosa*: A randomized controlled trial. *JAMA* 303:1707–1715, 2010.

Zemel BS, Jawad AF, FitzSimmons S, et al: Longitudinal relationship among growth, nutritional status, and pulmonary function in children with cystic fibrosis: analysis of the Cystic Fibrosis Foundation National CF Patient Registry. *J Pediatr* 137:374–380, 2000.

Apnea y control de la respiración

Brooks JG: Sudden infant death syndrome. In: *Respiratory Disease in Children: Diagnosis and Management.* Edited by Loughlin G, Eigen H. Baltimore: Williams & Wilkins, 1994.

Consensus Statement: National Institute of Health Consensus Development Conference on Infantile Apnea and Home Monitoring. *Pediatrics* 79:292, 1987.

Hunt CE: Sudden infant death syndrome and other causes of infant mortality: Diagnosis, mechanisms, and risk for recurrence in siblings. *Am J Respir Crit Care Med* 164:346–347, 2001.

Mathews TJ, MacDorman MF: Infant mortality statistics from the 2005 period linked birth/infant death data set. *National Vital Statistics Reports* 57(2), 2008.

Spitzer AR, Gibson E: Home monitoring. *Clin Perinatol* 19:907, 1992.

Steinschneider A: Prolonged apnea and sudden infant death syndrome: Clinical and laboratory observations. *Pediatrics* 50:646, 1972.

19

Neurología

Henry Hasson, Akila Venkataraman, Alfred J. Spiro, Barbara L. Trommer y Steven G. Pavlakis

Lactantes, niños y adolescentes a menudo acuden al pediatra con molestias neurológicas. Aquí se consideran algunos de los trastornos neurológicos más comunes que los pediatras podrían encontrar.

HIPOTONÍA («LACTANTE FLÁCIDO»)

La hipotonía es la resistencia débil al movimiento pasivo de una articulación. La laxitud y el grado de hipotonía son determinaciones subjetivas. La hipotonía es una indicación de tono muscular bajo, no de fuerza o resistencia bajas. Si hay debilidad asociada, es útil para el diagnóstico diferencial.

Fisiopatología

El trastorno puede resultar de diversas lesiones del SNC o del sistema nervioso periférico (SNP). El SNC consta de encéfalo y columna vertebral, y el SNP, principalmente de la unidad motora, que incluye célula del asta anterior, nervio periférico, unión neuromuscular y músculo.

La hipotonía puede ser benigna y familiar y en última instancia, el lactante se desarrolla de manera normal. La hipotonía benigna familiar ocurre en lactantes por lo demás normales con un antecedente familiar del trastorno y suele asociarse con comienzo tardío de la ambulación.

Los lactantes con hipotonía secundaria a lesiones de la unidad motora tienen baja fortaleza aparte de la hipotonía. Un ejemplo es el caso de los lactantes con miopatía. En contraste, los niños con hipotonía relacionada con el SNC sólo suelen tener bajo tono muscular, por lo común sin debilidad. Esto se observa, por ejemplo, en el síndrome de Down. También puede haber hipotonía en niños con enfermedad sistémica, como septicemia e hiperbilirrubinemia.

Antecedentes

La hipotonía puede estar presente desde el nacimiento o ser adquirida, ser estática o progresiva y afectar sólo las piernas o los brazos, o bien todas las extremidades. La presencia de asimetrías y debilidad suele ser importante. Por ejemplo, la hipotonía que afecta las piernas más que los brazos puede ser resultado de una lesión de la médula espinal, como el neuroblastoma. Por último, es necesario excluir los síntomas de afección sistémica o de un síndrome genético. En el lactante hipotónico son importantes los detalles del desarrollo intrauterino, incluida la percepción materna de movimientos fetales, y la información sobre el parto, el peso al nacer y la presencia de hiperbilirrubinemia o convulsiones neonatales.

Asimismo, revisten importancia los antecedentes familiares, con especial atención a los trastornos neuromusculares. Por ejemplo, la mayoría de los trastornos de unidades motoras en que son notables la laxitud o la debilidad son de origen genético. A menudo la hipotonía familiar benigna tiene un antecedente familiar que concuerda con el trastorno.

Exploración física

La exploración física es útil para localizar la causa de la laxitud. El primer paso, antes de tocar al niño, consiste, simplemente, en mirarlo desde alguna distancia. El primer punto que debe observarse es la presencia de características dismórficas. Esto puede ayudar a determinar si hay un síndrome subyacente. En este punto es posible evaluar en busca de movimientos espontáneos y asimetrías, que podrían apuntar a debilidad generalizada o focal.

La circunferencia cefálica del lactante debe registrarse en una gráfica apropiada. Si excede del percentil 95 se medirá la circunferencia cefálica de ambos padres. Si la cabeza es muy grande o si su crecimiento se ha acelerado, debe considerarse la realización de estudios de diagnóstico por la imagen encefálica. Si, en cambio, el niño tiene microcefalia, esto también será indicativo de hipotonía originada en el SNC. Por ejemplo, el autismo y la neurofibromatosis son dos trastornos estáticos relacionados con macrocefalia relativa. El tamaño excesivo de la cabeza también puede estar asociado a determinados trastornos progresivos, como la enfermedad de Canavan y Alexander.

El grado de hipotonía es subjetivo. Si los lactantes son débiles, además de hipotónicos, es posible observar disminución de los movimientos espontáneos o incapacidad de mover una extremidad contra la fuerza de la gravedad. Es posible evaluar la fuerza determinando si un lactante puede mantener la cabeza erguida o tirar del cuello en respuesta a la tracción, girarse, sentarse, caminar o levantarse con apoyo o de manera independiente en la etapa apropiada. Si hay debilidad, además de hipotonía, es sugestivo de un problema neurológico que afecta la unidad motora. Puede existir debilidad asociada al SNC, pero a menudo se relaciona con reflejos anormales o asimetrías.

La valoración del desarrollo puede ser una fuente de información acerca de la normalidad de la motricidad gruesa y fina, el lenguaje y los logros socioadaptativos. En la hipotonía por lesiones encefálicas es frecuente un retraso en el desarrollo cognitivo, aunque los trastornos del sistema motor pueden ser los más evidentes. El examen de los pares craneales debe concentrarse en los músculos extraoculares, porque determinados trastornos de la unión neuromuscular y algunas miopatías raras pueden causar defectos de los movimientos oculares, además de debilidad. En la atrofia muscular espinal (AME) progresiva, la lengua (mientras el lactante no llora) presentará fasciculaciones (disparo anormal de grupos musculares en reposo).

Por lo general los reflejos tendinosos profundos se conservan o son hiperactivos en la hipotonía de origen encefálico y reducidos o ausentes en la mayoría de los trastornos de unidades motoras.

Valoración diagnóstica

En lactantes con características dismórficas e hipotonía, como se observa en el **síndrome de Down**, los estudios cromosómicos podrían ser diagnósticos. Si se sospecha **hipotiroidismo**, es apropiado llevar a cabo estudios del funcionamiento tiroideo. Además, es posible considerar la realización de estudios sobre lactato, piruvato, amoniaco, ácidos orgánicos y aminoácidos si se sospecha un trastorno metabólico o una enfermedad progresiva. Algunos laboratorios especializados disponen de pruebas genéticas (pruebas de ADN para documentar una deleción específica en el cromosoma 5) a fin de confirmar un diagnóstico de enfermedad del asta anterior en lactantes y niños (AME de diversos tipos).

Si la anamnesis y la exploración física sugieren una lesión encefálica, podría estar indicado realizar un diagnóstico por la imagen, como una RM del encéfalo.

Los estudios electrodiagnósticos (p. ej., electromiografía [EMG] y conducción nerviosa) y la biopsia muscular son procedimientos útiles en determinados casos en los que las pruebas no invasivas no son definitivas. Las determinaciones de la velocidad de conducción nerviosa suelen documentar trastornos de nervios periféricos.

Las pruebas de edrofonio y electrodiagnósticas especializadas pueden ser de utilidad cuando se sospecha un trastorno de la unión neuromuscular, como miastenia grave. La biopsia muscular, usando técnicas analíticas especializadas, suele ser diagnóstica cuando se sospecha miopatía; las enzimas musculares séricas a menudo están elevadas en las miopatías, en especial en las distrofias. Es frecuente observar hipotonía generalizada en otros trastornos para los que se dispone de pruebas genéticas, como el síndrome de Prader-Willi (cromosoma 15). De hecho, en la mayoría de las enfermedades genéticas con hipotonía asociada existe una predisposición a que se acompañen de defectos cognitivos.

Diagnóstico diferencial

Primero es necesario considerar una lesión primaria fuera del sistema nervioso.

Los lactantes con **síndrome de Down** suelen tener laxitud leve a moderada. Además, presentarán otros estigmas (v. cap. 11) característicos de esta población. Los lactantes con **síndrome de Prader-Willi** presentan laxitud y embotamiento graves en la lactancia temprana. En ambos trastornos se observa retraso del desarrollo. La hipotonía por **hipotiroidismo** se relaciona con otros signos de disfunción tiroidea. El tratamiento previo de la madre con sulfato de magnesio a causa de toxemia puede relacionarse con hipermagnesemia en neonatos, en los que bloquea la transmisión neuromuscular. En esta situación la hipotonía, la debilidad muscular y la hiporreflexia son temporales.

Con frecuencia, la **encefalopatía isquémica hipóxica** y la **hemorragia intraventricular** se asocian a hipotonía y, muchas veces, a debilidad. Estos lactantes podrían desarrollar características de parálisis cerebral con espasticidad u otras manifestaciones neurológicas más tarde en la lactancia o a principios de la infancia.

En la **AME infantil de tipo 1 (enfermedad de Werdnig-Hoffmann)**, los lactantes se muestran brillantes y alerta al mismo tiempo que débiles y laxos. El comienzo ocurre en los primeros 6 meses de vida, con arreflexia, reconocimiento central normal del dolor, funcionamiento diafragmático relativamente preservado en oposición a la debilidad de la pared torácica (respiraciones paradójicas) y fasciculaciones de la lengua. La herencia es autosómica recesiva. Existen fenotipos más benignos de la AME, con inicio de los síntomas en la infancia o incluso más tarde. En todos los tipos del trastorno la cognición es normal. Ahora se define mejor mediante una mutación en el cromosoma 5 y mutaciones asociadas, que modifican la gravedad. Están en marcha ensayos clínicos, pero aún no se cuenta con un tratamiento probado.

Dato relevante: En un lactante flácido con cognición normal, ausencia de reflejos tendinosos profundos y fasciculaciones de la lengua, el diagnóstico más probable es AME.

La mayoría de las neuropatías periféricas son neuropatías sensitivomotoras hereditarias. Las manifestaciones clínicas son muy poco comunes en lactantes, pero aparecen en la infancia o más tarde. Algunas enfermedades raras del SNC, como las **leucodistrofias** (p. ej., leucodistrofia metacromática), se caracterizan por afección de nervios periféricos, pero se relacionan con demencia y, por lo general, se presentan en la infancia tardía. La **miastenia grave infantil transitoria** es un trastorno autoinmunitario que suele ocurrir en neonatos de madres con miastenia grave. La recuperación de esta enfermedad se produce en las primeras semanas de vida, pero algunos lactantes requieren recibir tratamiento durante algunos días. A menudo todo lo que se necesita es tratamiento de mantenimiento. La **miastenia grave autoinmunitaria** adquirida de manera activa es muy rara en lactantes, pero puede observarse en niños mayores. Los síndromes miasténicos no autoinmunitarios (**síndromes de miastenia grave congénita**), en contraste con la miastenia grave transitoria y el botulismo, son también raros.

La afección de músculo (rara en la lactancia) o del SNC es variable en las **encefalopatías mitocondriales**. La lactacidemia es frecuente, y la prueba en busca de un nivel de ácido láctico elevado en suero es útil para su detección. La RM puede revelar patrones específicos de defectos de los ganglios basales en trastornos infantiles como la enfermedad de Leigh. Para el diagnóstico pueden ser útiles los estudios de ADN mitocondrial o nuclear realizados en muestras de sangre. Los estudios especializados con mitocondrias musculares obtenidas en una biopsia de músculo esquelético también pueden proporcionar un diagnóstico específico en casos seleccionados, aunque se usan con menos frecuencia debido a los avances en las pruebas genéticas.

Tratamiento

El tratamiento específico depende del diagnóstico, pero, en general, es esencial satisfacer las necesidades respiratorias y nutricionales y dar tratamiento de mantenimiento. Algunos neonatos o lactantes requieren apoyo ventilatorio temporal y alimentación con sonda nasogástrica o gastrostomía. Muchos trastornos con hipotonía como característica prominente son de origen genético, lo cual hace imperativo el diagnóstico, incluso si no se dispone de tratamiento. En muchos casos la observación cuidadosa es el único tratamiento necesario porque muchos niños no tienen causa subyacente y otros presentan una evolución benigna.

En los trastornos cerebrales suele ser apropiado realizar terapia física, ocupacional y del lenguaje. En la AME infantil, el tratamiento es de mantenimiento. No se dispone de un abordaje médico específico, aunque hay algunos en estudio. Está justificada la orientación genética, porque es fácil el diagnóstico prenatal si así lo desean los progenitores. Los neonatos con miastenia grave transitoria sintomática pueden ser tratados con piridostigmina. Después de varios días la dosis puede reducirse o retirarse y, de ser necesario, reiniciarse. El pronóstico es favorable, y la mayoría de los pacientes no requieren continuar con la medicación.

La mayoría de los lactantes con distrofia miotónica presentan retraso en todas las esferas del desarrollo. Suele ser necesario proporcionarles tratamiento de mantenimiento, como alimentación por sonda y apoyo ventilatorio. La orientación genética está justificada, en virtud de que es posible realizar el diagnóstico prenatal si los padres lo desean. El pie zambo debe ser corregido por cirujanos ortopédicos. No existen tratamientos conocidos.

En el caso de las miopatías congénitas es apropiada la orientación genética porque muchas miopatías son hereditarias, aunque para la mayoría de ellas aún no se dispone del diagnóstico prenatal. Suele requerirse tratamiento de mantenimiento, dependiendo de la gravedad de los problemas respiratorios y de deglución. Debe tratarse la insuficiencia cardíaca congestiva en lactantes con enfermedad por almacenamiento de glucógeno por deficiencia de maltasa ácida. Recientemente se aprobó un tratamiento de reposición enzimática para dicha deficiencia, pero sus resultados no son prometedores en el lactante una vez que la enfermedad ha avanzado.

MIOPATÍAS

La siguiente categoría que debe considerarse es la de las miopatías. En la **distrofia miotónica** la hipotonía puede ser grave al nacimiento, con embotamiento, dificultad para mamar y respirar en el período neonatal, arreflexia, pie zambo y debilidad de los músculos faciales. Estos lactantes tienen miopatía distal grave. Debe examinarse a la madre en busca de miotonía (un trastorno autosómico dominante); los estudios de ADN pueden confirmar el diagnóstico. La miotonía es una contractura sostenida anormal de los músculos después de la percusión. Resulta interesante el hecho de que los lactantes no tienen miotonía hasta una etapa más avanzada. La distrofia miotónica es un trastorno de repeticiones de trinucleótidos, por lo cual presenta anticipación fenotípica. Estos lactantes presentan un deterioro grave, mientras que es posible que la madre ni siquiera sepa que padece la enfermedad.

La **distrofia muscular congénita** y las miopatías con morfología característica (p. ej., miopatía nemalina, miopatía de cuerpos centrales, desproporción de tipos de fibras, enfermedad por almacenamiento de glucógeno por deficiencia de maltasa ácida) son trastornos hereditarios con grados variables de laxitud, debilidad, y problemas respiratorios y de succión que salen a la luz en una etapa temprana de la vida. Los lactantes con enfermedad por almacenamiento de glucógeno por deficiencia

TABLA 19-1
Miopatías en niños
Distróficas (distrofia muscular)
Miotónicas
Inflamatorias (polimiositis y dermatomiositis)
Menos comunes
Endocrinas
Metabólicas
Parálisis periódica
Congénitas
Tóxicas

de maltasa ácida (**enfermedad de Pompe**) presentan hipertrofia cardíaca en la radiografía. El diagnóstico se establece por biopsia muscular en muchos de estos trastornos. Además, algunos lactantes se presentan con distrofias musculares congénitas y creatina fosfocinasa (CPK) sérica elevada. Estos trastornos son de origen genético, y los efectos en el SNC son variables; algunos pacientes pueden tener una afección grave del mismo. Tales enfermedades suelen relacionarse con deficiencias de grandes proteínas musculares.

Las miopatías constituyen un grupo diverso de trastornos en los cuales el músculo esquelético es el principal sistema afectado. Se consideran tres tipos de miopatías —distróficas, miotónicas e inflamatorias—, y todas suelen relacionarse con CPK sanguínea elevada. Las miopatías distróficas (los diversos tipos de distrofias musculares) y las miotónicas son trastornos genéticos, mientras que las inflamatorias (polimiositis y dermatomiositis) son entidades autoinmunitarias (v. tablas 19-1 y 19-2).

Fisiopatología

Las muestras para biopsia de músculo esquelético de pacientes con miopatías revelan patologías características. Entre éstas se encuentran variabilidad anormal en el tamaño de las fibras, mayor cantidad de tejido conectivo endomisial y grasa, cambios estructurales en fibras dispersas y núcleos con posición interna. En las miopatías inflamatorias son evidentes células inflamatorias y defectos vasculares. Las enzimas musculares en suero, de las cuales la más importante es la creatina cinasa (CK), suelen estar elevadas en las miopatías.

TABLA 19-2
Distrofias musculares

Trastorno	Herencia	Inicio	Evolución	Músculos implicados	Otras observaciones
Distrofia muscular de Duchenne	Recesiva ligada al sexo	<5 años	Progresiva	Cinturas pélvica y escapular; pantorrillas prominentes	Retraso mental; afección cardíaca; distrofina ausente
Distrofia fascioescapulohumeral	Autosómica dominante	Temprano a tardío	Lenta	Músculos faciales; cintura escapular	Cognición normal
Distrofia muscular de cintura escapular	Recesiva y dominante	Variable	Lenta	Cinturas escapular y pélvica	Cognición normal

Antecedentes

En función de la gravedad, las miopatías causan debilidad, que se manifiesta como dificultad para subir o bajar escaleras; dificultad o torpeza para correr (marcha de ánade) y otros trastornos de la marcha, como caminar con la punta de los dedos o dificultad para levantarse de una silla o del piso, levantar los brazos sobre la cabeza o llevar cargas. El examinador debe preguntar sobre estos problemas funcionales y, de estar presentes, por la duración de los síntomas, si han empeorado o mejorado, así como por la presencia o ausencia de dolor y sensibilidad muscular. Otras preguntas que deben hacerse son: «¿Se acompaña la debilidad de signos o síntomas de afección sistémica, como exantema o fiebre, como se observa en la dermatomiositis?», «¿Ha habido rigidez o debilidad de las manos o dificultad para soltar objetos que se sostienen en la mano (miotonía)?», ¿Ha habido problemas con la deglución o la masticación, que estarían presentes en caso de debilidad de los músculos faríngeos o de la masticación?» o «¿Existen problemas con los músculos faciales, que afectarían la capacidad del niño de inflar un globo, silbar con los labios fruncidos o cerrar los párpados por completo durante el sueño?»

Dado que las miopatías distróficas y miotónicas son de origen genético, es obligatorio realizar una anamnesis cuidadosa sobre antecedentes familiares, haciendo especial hincapié en los problemas musculares y afines.

Exploración física

Es necesario llevar a cabo una exploración general y un examen neurológico completos. Las pruebas funcionales suelen ser útiles, porque lo más probable es que la principal molestia sea **debilidad**. El clínico debe observar cómo camina el niño, no en los confines de un pequeña consulta sino en un pasillo, así como subiendo y bajando escaleras, para comprobar si anadea (si camina con desplazamiento de las caderas al modo de un pato), indicativo de debilidad. Es necesario observar si está presente cualquier emaciación (atrofia) o hipertrofia musculares, en especial si las pantorrillas son prominentes. El clínico debe verificar si los niños pueden caminar con las puntas de los dedos, para documentar normalidad del grupo muscular gastrocnemio-sóleo, y sobre los talones, a fin de probar el funcionamiento de los músculos tibiales anteriores. Es necesario evaluar los músculos inervados por los pares craneales, con especial interés en los músculos extraocular, facial, palatal, lingual, esternocleidomastoideo y trapecio.

La prueba manual de los músculos (es decir, exploración de la fuerza de músculos individuales) requiere mucha práctica, pero algunos músculos grandes, como el deltoides, el bíceps y el cuadríceps, son relativamente fáciles de examinar, al igual que la fuerza de sujeción con la mano. En vez de probar la fuerza de los músculos flexores del cuello, lo que también requiere mucha práctica, el examinador puede pedir al niño que levante la cabeza mientras se encuentra en decúbito. Los reflejos tendinosos son normales o están disminuidos.

Además, es necesario observar la piel del niño en busca de exantema sutil, en particular sobre los párpados, las articulaciones interfalángicas y los nudillos, así como las superficies extensoras de las zonas de los codos y las rodillas. La afección cutánea es evidente en la **dermatomiositis**.

La **miotonía** es la incapacidad de relajar uno o más músculos después de una contracción voluntaria. El clínico puede pedir al niño que cierre las manos con fuerza. En caso de miotonía de acción (o refleja), el niño sólo podrá abrir las manos con mucha lentitud y tendrá que flexionar las muñecas para realizarlo. Un toque rápido con el martillo de reflejos en la masa tenar puede inducir miotonía, pero ello requiere práctica o demostración por un examinador experimentado.

Valoración diagnóstica

En la actualidad, muchos laboratorios comerciales disponen de pruebas genéticas (análisis de ADN) para determinados trastornos musculares, como la distrofia muscular de Duchenne o de Becker, y la miotónica. Las determinaciones de enzimas musculares (CK) en suero suelen revelar valores anormales en las miopatías. **En las distrofias musculares de Duchenne y de Becker, los valores de CK casi siempre están muy elevados**. Sin embargo, en algunos otros de estos trastornos las anomalías pueden ser muy leves o nulas.

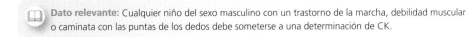

Dato relevante: Cualquier niño del sexo masculino con un trastorno de la marcha, debilidad muscular o caminata con las puntas de los dedos debe someterse a una determinación de CK.

La **EMG** y la biopsia muscular suelen ser útiles, pero para las miopatías genéticas su importancia ha ido decreciendo.

Diagnóstico diferencial

Miopatías distróficas

Los diferentes tipos de miopatías (distrofias musculares) tienen patrones característicos de herencia, inicio, evolución clínica, afección muscular y datos de laboratorio.

La **distrofia muscular de Duchenne** sólo afecta a varones, con muy raras excepciones, porque es una enfermedad ligada al cromosoma X (ligada al sexo). Es frecuente ver que, una vez que el niño aprende a caminar, lo hace con los dedos de los pies («de puntas»); los intentos de correr suelen ser torpes, y el anadeo puede ser evidente hacia los 5 años de edad. Es entonces cuando los músculos de las pantorrillas comienzan a ser prominentes. Debido a la debilidad que aumenta con lentitud, los niños experimentan dificultad para subir escaleras a medida que pasa el tiempo. La debilidad avanza de manera inexorable, y todos los niños con distrofia muscular de Duchenne están postrados en silla de ruedas hacia los 12 años de edad. La insuficiencia cardiorrespiratoria les causa la muerte en la tercera década de la vida. Todos los niños con distrofia muscular de Duchenne tienen valores séricos muy elevados de CK incluso antes de desarrollar debilidad muscular manifiesta. Alrededor de dos tercios presentan una deleción en las pruebas de ADN; en el tercio sin deleción demostrable, una muestra de biopsia de músculo revela datos patológicos característicos sin la proteína muscular distrofina. En una forma más leve de distrofia muscular ligada al sexo (**tipo de Becker**), el inicio suele ser posterior, y el curso es mucho más lentamente progresivo. Hay distrofina en las biopsias musculares, aunque en bajas cantidades.

Las **distrofias musculares de cintura pélvica (CP)** y **facioescapulohumeral (FEH)** son mucho más variables en el momento de presentación de la debilidad y en su evolución. Se dispone de una prueba genética (ADN) cuando se sospecha distrofia muscular FEH. La elevación de CK sérica puede ser leve o nula. De modo similar, las biopsias musculares son mucho menos específicas que en la distrofia muscular de Duchenne; el contenido de distrofina es normal. Se requieren pruebas especializadas de muestras de biopsia muscular para distinguir las varias formas de distrofia de CP.

Distrofia miotónica

En este trastorno autosómico dominante existe una notable variabilidad en la edad de inicio y en la progresión. Además de presentar miotonía, muy fácil de demostrar por la incapacidad de relajar la mano después de apretarla con fuerza, es posible que el niño se queje de debilidad de los músculos de la mano, sufra retraso mental o tenga dificultades de aprendizaje en la escuela y que su habla sea hipernasal. Los varones adolescentes a menudo tienen inicio temprano de calvicie frontal, y las cataratas (que se aprecian en el examen con lámpara de hendidura) son muy comunes entre ellos. Una forma infantil puede manifestarse con laxitud grave y pie zambo al nacer; en esta forma, la madre, y no el padre, siempre presenta distrofia miotónica, aunque sus signos y síntomas son tan leves que ni ella ni su médico suelen advertir la presencia de la enfermedad.

La distrofia miotónica suele ser un diagnóstico clínico, pero en niños mayores los resultados de la EMG son característicos. Por lo común, las enzimas musculares sólo presentan una elevación mínima, y la biopsia muscular es innecesaria. La distrofia muscular también puede afectar el músculo cardíaco, y algunos niños desarrollan endocrinopatías. En la actualidad se dispone de una prueba de ADN. La distrofia miotónica infantil se aborda en la sección «Hipotonía».

 Dato relevante: Si un lactante presenta laxitud, pie zambo o ambos, debe sospecharse distrofia miotónica. Es fácil realizar la prueba de miotonía en la madre incluso en ausencia de cualquier antecedente clínico.

MIOPATÍAS INFLAMATORIAS

La debilidad (más en las piernas que en los brazos), que puede documentarse en pruebas funcionales, suele ser el síntoma de presentación en niños. Por lo general el inicio de la debilidad no es tan insidioso como en el caso de la distrofia, aunque aun así con más frecuencia es subagudo. El niño o los padres casi siempre pueden dar la fecha del inicio de la debilidad, a menudo en semanas o unos pocos meses. La debilidad a veces se acompaña de dolor muscular, articular o ambos. En la **dermatomiositis**, una miopatía inflamatoria de los niños más común que la polimiositis, a veces hay un exantema violáceo en los párpados, así como eritema en la zona de los nudillos y en las superficies extensoras de las rodillas y los codos. Las miopatías inflamatorias no son de origen genético. Los niveles de enzimas musculares en suero suelen estar elevados, y los estudios EMG, si bien no son específicos, son de utilidad. Una muestra de biopsia muscular permite un diagnóstico tisular en un gran porcentaje de los niños.

Tratamiento

No se dispone de un fármaco específico para curar las miopatías distróficas ni la distrofia muscular. La prednisona (.75 mg/kg/día) pueden frenar la progresión inexorable de la distrofia muscular de Duchenne. La terapia de reemplazo génico, que constituye una posibilidad, aún no está disponible. Está indicada la fisioterapia en la mayoría de los niños con distrofia muscular, y pueden proporcionarse dispositivos ortopédicos cuando sea necesario. Es esencial observar a los niños en busca de contracturas articulares, y debe tratarse la escoliosis. El enfoque multidisciplinario de las clínicas patrocinadas por la *Muscular Dystrophy Association* es la mejor terapia para casi todos los niños con la enfermedad. En la mayoría de los casos está indicada la orientación genética de las familias.

La prednisona o los fármacos inmunodepresores, como la azatioprina o el metotrexato en dosis apropiadas, con las precauciones habituales acerca de sus efectos secundarios, también son útiles en las miopatías inflamatorias porque se trata de trastornos inmunitarios con un componente inflamatorio. Asimismo, se recomienda la fisioterapia.

ACCIDENTE CEREBROVASCULAR O APOPLEJÍA

El accidente cerebrovascular infantil afecta a alrededor de 3:100.000 niños cada año. En este grupo de edad es tan común como los tumores cerebrales. Los niños sufren más infartos cerebrales que hemorragias. Los accidentes cerebrovasculares pueden originarse en arterias (infarto con arteriopatía, hemorragia de un aneurisma o defecto arteriovenoso [DAV], o trombosis de vena encefálica [TVE]).

Fisiopatología

Los accidentes isquémicos arteriales (AIA) son las apoplejías más comunes y más a menudo afectan la distribución de la arteria cerebral media (arteria de Silvio). En el 10 al 40% de los pacientes se observa una arteriopatía en la angiografía por RM (ARM). Puede haber un vínculo con infecciones como la varicela. Existe una mayor relación con coagulopatías y cardiopatía congénita, pero a menudo no hay un factor de riesgo subyacente. El traumatismo también puede causar disección. Es posible que la hemorragia se produzca después de la rotura de un aneurisma arterial o de un DAV. En términos generales, la causa más común de hemorragia encefálica en niños y lactantes es un traumatismo. Ocurre TVE en caso de oclusión de una vena profunda, y provoca infarto venoso y hemorragia.

Antecedentes

En caso de AIA la anamnesis y la exploración suelen revelar un inicio agudo de déficit neurológico focal o convulsión. Es importante buscar un antecedente familiar de coagulopatía, y mediante la anamnesis debe excluirse la presencia de traumatismo e infección. Para la hemorragia encefálica, el inicio suele ser una cefalea aguda, a menudo sin datos neurológicos focales, pero éstos pueden estar presentes al inicio junto con convulsiones. También puede haber rigidez cervical por coagulación sanguínea. Como en la TVE, la presentación suele ser un inicio agudo de cefalea, pero son comunes los signos neurológicos focales y las convulsiones. Una convulsión es un signo de presentación más común en caso de accidente cerebrovascular en niños que en adultos.

Exploración física

La exploración física debe evaluar en forma exhaustiva el SNC. Al determinar los déficit presentes, es posible localizar la lesión y dilucidar mejor la causa.

Valoración diagnóstica

Deben realizarse pruebas de laboratorio sistemáticas, incluida una batería para coagulopatías. En el AIA, la RM revela un infarto agudo en la distribución de una arteria. La TC del encéfalo mostrará una hemorragia, y la RM es la mejor prueba para todos los demás accidentes cerebrovasculares. Es posible visualizar los vasos sanguíneos mediante ARM, venografía por RM o angiografía por tomografía computarizada (TC). En caso de una hemorragia que pudiera ser un aneurisma, se realizará angiografía de urgencia, pero a menudo podrá obtenerse primero una angiografía por TC para excluir un aneurisma.

Diagnóstico diferencial

La causa más probable de un déficit neurológico focal agudo en un niño es migraña, seguida de una convulsión focal y, por último, un **accidente cerebrovascular**.

Tratamiento

En caso de AIA, están indicadas una RM con ARM y una evaluación cardíaca con pruebas para enfermedad sistémica y diátesis de la coagulación. Dado que hay un riesgo aproximado del 30% de que se produzca un segundo accidente cerebrovascular (en especial si hay indicios de arteriopatía), la mayoría de los neurólogos indican pautar ácido acetilsalicílico. Algunos clínicos tratan primero con heparina durante un tiempo, en particular si existe la posibilidad de que se produzca una disección.

Para una hemorragia está indicada una craneotomía de urgencia con evacuación del coágulo si el paciente tiene herniación inminente. En caso de DAV, en los cuales el paciente está estable, el método diagnóstico de elección es la serie vascular con angiografía, con el objetivo de realizar una intervención quirúrgica o intervascular. Como los aneurismas, los AIA deben ser tratados de urgencia con cirugía o de manera intravascular por un radiólogo intervencionista, pero los DAV tienen menor probabilidad de volver a sangrar de inmediato tras la primera hemorragia. En el caso de aneurismas, hay una probabilidad del 50% de que se presente un nuevo sangrado, lo que a menudo ocurre pocos días después. Por ello, la hemorragia de un aneurisma es una urgencia neurológica.

Para la TVE, a menudo todo lo que se requiere es una espera cautelosa, aunque están surgiendo más datos que sugieren que el tratamiento con heparina podría enlentecer el avance de la enfermedad. Está indicada la investigación de laboratorio de problemas de la coagulación. En la actualidad existen dos recomendaciones clínicas y ambas favorecen el uso agudo de heparina para la TVE, pero esto aún resulta controvertido debido al riesgo de hemorragia.

CONVULSIONES FEBRILES

Las convulsiones febriles son la forma más común de convulsión y ocurren en el 2-5% de los niños en Estados Unidos. Una convulsión febril se define como la que ocurre en niños de más de 1 año de edad durante una enfermedad febril no causada por infección del SNC, sin convulsiones neonatales previas ni una convulsión previa sin causa evidente y que no satisface los criterios para otras convulsiones sintomáticas agudas. Las convulsiones febriles ocurren en lactantes y niños desde los 6 meses hasta los 5 años de edad, pero tienen su máximo hacia los 20 meses.

Existen dos tipos de convulsiones:

- Convulsiones febriles simples, que son generalizadas, duran menos de 15 min y no recurren en las 24 h siguientes
- Convulsiones febriles complejas, que son prolongadas, recurren más de una vez en 24 h o son focales

Fisiopatología

Las convulsiones febriles pueden ser esporádicas o familiares. Mutaciones específicas en los canales iónicos (p. ej., SCN1A) causan canalopatías, que se presentan en familias como una predisposición a sufrir convulsiones febriles y afebriles. En estudios con animales se ha demostrado que un incremento de la temperatura corporal podría elevar la frecuencia, la magnitud y la sincronía del disparo neuronal y, por tanto, la actividad epileptiforme, lo que ocasionaría convulsiones.

La hipertermia también induce hiperventilación y alcalosis, y este ambiente podría provocar hiperexcitabilidad neuronal, lo que predispondría a sufrir convulsiones. Además del aumento de la temperatura corporal, la fiebre implica la liberación de citocinas, como interleucina 1 (IL-1), y otros mediadores inflamatorios en el cuerpo y el encéfalo mismo, lo que favorece la excitabilidad neuronal y la generación de convulsiones febriles. Aunque éstas no deben tener una causa infecciosa directa, existe una asociación con el virus del herpes humano 6.

Antecedentes

Deben determinarse el tipo de convulsión (generalizada o focal) y su duración. Se han de recoger los antecedentes y verificar la duración de la fiebre, así como obtener datos sobre posibles exposiciones a enfermedad. Es importante tratar de determinar la causa de la fiebre. Debe excluirse un antecedente de convulsiones, problemas neurológicos, retraso del desarrollo u otras causas potenciales de convulsiones (p. ej., traumatismo, intoxicación). Asimismo, la presencia de un antecedente familiar de convulsiones, febriles o afebriles, resulta esencial.

Exploración física

Después de que la convulsión termina es importante realizar evaluaciones seriadas del estado neurológico del paciente, incluida una exploración neurológica. Deben considerarse enfermedades neurológicas agudas, las cuales podrían precipitar convulsiones; para descartar meningitis se inspecciona la fontanela anterior (en un lactante) y se busca meningismo (rigidez cervical).

Es preciso realizar una oftalmoscopia para excluir la presencia de papiledema, el cual sugeriría un aumento de la presión intracraneal (PIC). Por ejemplo, es posible que, de manera temporal, existan indicios de parálisis o de debilidad de un lado del cuerpo (parálisis de Todd), que pueden descubrirse al observar diferencias de tono o fuerza entre el brazo y la pierna derechos e izquierdos. De modo similar, las diferencias en los reflejos y en las respuestas de los dedos de los pies (signo de Babinski) también podrían sugerir focalidad. Cualquiera de tales anomalías no es compatible con una convulsión febril.

Un examen físico cuidadoso a menudo revela una fuente de la fiebre, como otitis media, faringitis o exantema. Una vez que el niño está estable, el clínico debe notar cualquier característica dismórfica y graficar la circunferencia cefálica, como en cada exploración. Es esencial revisar la piel en busca de indicios de un trastorno neurocutáneo.

Valoración diagnóstica

Cuando se intenta determinar la causa de la fiebre es apropiado realizar un hemograma completo, cultivos pertinentes y análisis de orina. **En niños pequeños con una primera convulsión febril, sólo es necesario realizar una punción lumbar si existe la sospecha clínica de meningitis o encefalitis.** En 1996 la *American Academy of Pediatrics* (AAP) recomendó que se **considerara enfáticamente** llevar a cabo una punción lumbar en pacientes menores de 12 meses que presentaban fiebre y convulsiones. La AAP también recomendó **considerar** una punción lumbar en pacientes de 12 a 18 meses. Tal procedimiento no se requiere de manera sistemática en pacientes mayores de 18 meses. Sin embargo, dado que estudios recientes muestran que el riesgo de meningitis bacteriana que se presenta como una primera convulsión febril a edades de 6 a 18 meses es muy bajo, tal vez deban revisarse esas recomendaciones. No suele ser necesario un electroencefalograma (EEG) en la evaluación sistemática de un niño con una primera convulsión febril simple. Los diagnósticos por imagen son innecesarios después de una convulsión febril simple, pero si hay indicios de focalidad o convulsión prolongada, puede considerarse realizar una RM.

Diagnóstico diferencial

La consideración práctica individual más importante en el diagnóstico diferencial de las convulsiones febriles es la meningitis bacteriana o cualquier otra forma de meningitis. También pueden considerarse otras infecciones neurológicas, como encefalitis e infecciones epidurales y subdurales.

Tratamiento

El primer paso en el tratamiento de cualquier convulsión es asegurar, de manera adecuada, la **permeabilidad de las vías respiratorias**, la **respiración** y la **circulación**. Una vez que el paciente está estable, el siguiente paso es conseguir, de manera segura, que la convulsión finalice, si ésta no se limita por sí misma. La mayoría de las convulsiones cesan en el lapso de 1-2 min, pero algunas pueden prolongarse y requerir intervención. El tratamiento agudo, por ejemplo, con diazepam, es eficaz y puede administrarse en el domicilio en caso de convulsiones de más de 5 min de duración. Si al llegar al servicio de urgencias el niño tiene una convulsión prolongada que no cesa de manera espontánea, tal vez se requiera lorazepam por vía intravenosa (i.v.). Es esencial la observación cuidadosa en busca de problemas respiratorios y la posible necesidad de ventilación asistida. La posibilidad de que se requiera esta última aumenta drásticamente de manera proporcional al tiempo que dure la convulsión. Si ésta no cesa, debe iniciarse el tratamiento de urgencia del estado epiléptico.

Además, de ser posible, debe reducirse la temperatura corporal y tratarse la infección aguda que causó la hipertermia. La temperatura corporal suele reducirse mediante enfriamiento por evaporación y administración de antipiréticos en dosis apropiadas. Puede considerarse administrar antibióticos para tratar la causa de la fiebre.

Cualquier convulsión puede ser una experiencia en extremo atemorizante para los padres y demás familiares de un niño. Cuando éste se recupera con rapidez hasta el estado previo tras una convulsión, suele ser fácil tranquilizar a los progenitores; en estas circunstancias, la naturaleza benigna del episodio resulta evidente. No se ha demostrado que el uso profiláctico de antipiréticos, sedantes o anticonvulsivos sea eficaz para las convulsiones febriles. Las directrices de 2008 de la AAP no recomiendan el uso profiláctico de diazepam, ya que el riesgo excede los beneficios.

Pronóstico

En general las convulsiones febriles simples son benignas, con escasos efectos adversos a largo plazo en la cognición, en el desempeño académico, en la conducta y en el desarrollo global. Los niños con convulsiones febriles y otros factores de riesgo tienen incidencia ligeramente mayor de epilepsia en comparación con la población general (2% frente al 1%), pero debe insistirse a los padres en el hecho de que esto sigue siendo una probabilidad muy baja de desarrollar epilepsia. Entre los factores de riesgo para presentar epilepsia en una etapa ulterior de la vida se encuentran convulsión febril compleja, antecedente familiar de epilepsia o trastorno neurológico y retraso o trastorno del desarrollo.

 Dato relevante: Las convulsiones febriles son relativamente benignas. No suele requerirse tratamiento a largo plazo.

EPILEPSIA

La epilepsia es un trastorno caracterizado por el hecho de que se hayan producido al menos dos convulsiones espontáneas (sin causa conocida).

Fisiopatología

Las convulsiones son manifestaciones paroxísticas de las propiedades eléctricas de la corteza cerebral. Se produce una convulsión cuando ocurre un desequilibrio repentino entre las fuerzas excitatorias e inhibitorias dentro de la red de neuronas corticales en favor de una excitación neta de inicio súbito. Las convulsiones o la epilepsia pueden se de origen idiopático, criptógeno o genético, cuando no se identifica una lesión externa del encéfalo. La identificación de genes y cromosomas (p. ej., cromosomas 20 y 6) y de mutaciones que causan canalopatías (p. ej., SCN1A, KCN) ha mejorado la comprensión de la base genética de la epilepsia. De manera alternativa, las convulsiones pueden deberse a alguna lesión aguda o remota del encéfalo, en cuyo caso se denominan epilepsia sintomática.

Clasificación

Los signos o síntomas clínicos de las convulsiones dependen del sitio de las descargas epilépticas en la corteza, así como de la magnitud y del patrón de la propagación de las mismas en el encéfalo. En 1981 la *International League Against Epilepsy* (ILAE) desarrolló una clasificación internacional de las convulsiones epilépticas que divide las convulsiones en dos clases: de inicio parcial y de inicio generalizado. El inicio de estas últimas se registra de manera simultánea en ambos hemisferios cerebrales, mientras que las convulsiones de inicio parcial comienzan en un área focal de la corteza cerebral. Algunas convulsiones son difíciles de asignar a una sola clase, y son consideradas convulsiones no clasificadas.

Tipos de convulsiones de inicio generalizado

Las convulsiones de inicio generalizado se dividen en seis categorías: *1)* **crisis de ausencia**; *2)* **convulsiones mioclónicas**; *3)* **convulsiones clónicas**; *4)* **convulsiones tónicas**; *5)* **convulsiones tonicoclónicas**, y *6)* **convulsiones atónicas** (v. tabla 19-3).

Las **crisis de ausencia** o **ausencia típica** son episodios breves de alteración de la conciencia sin aura ni estupor poscrítico. Suelen durar menos de 20 s y se acompañan de pocos automatismos o de ninguno. De presentarse éstos, suelen ser faciales; el más común es el parpadeo repetitivo. La hiperventilación o los estímulos fóticos a menudo precipitan estas convulsiones, que casi siempre comienzan en la infancia o adolescencia. La correlación EEG clásica de crisis de ausencia consiste en complejos de espigas y ondas lentas generalizados de 3,5 Hz. Las crisis de ausencia son comunes en varios síndromes epilépticos distintos, como la epilepsia de ausencia de la infancia.

Las **convulsiones mioclónicas** son espasmos arrítmicos que duran menos de 1 s, pero a menudo ocurren en grupos durante unos pocos minutos. La mioclonía no siempre es de origen epiléptico.

Las **convulsiones clónicas** son espasmos rítmicos con o sin alteración de la conciencia. Las convulsiones clónicas generalizadas primarias afectan de manera simultánea las extremidades superiores e inferiores. La correlación EEG consiste en descargas epileptiformes rítmicas generalizadas. Las convulsiones clónicas que al comienzo son focales y se generalizan de manera secundaria no son consideradas convulsiones generalizadas primarias y se abordarán en la siguiente sección.

Las **convulsiones tónicas** son movimientos súbitos de extensión o flexión de la cabeza, del tronco, de las extremidades o alguna combinación de ellos por varios segundos. La correlación de las convulsiones tónicas en el EEG incluye una respuesta eléctrica decreciente, que es una caída generalizada repentina en la amplitud del EEG. Este patrón puede evolucionar a complejos de espigas y ondas lentas o poliespigas difusas. Las convulsiones tonicoclónicas consisten en varias conductas motoras, incluida la extensión tónica generalizada de las extremidades que dura unos pocos segundos, y es seguida por movimientos rítmicos clónicos y estupor poscrítico prolongado. La correlación EEG de las convulsiones tonicoclónicas generalizadas es de complejos generalizados de espigas o poliespigas y ondas lentas.

Las **convulsiones atónicas** consisten en pérdida breve del tono postural, que a menudo provoca caídas y lesiones. La correlación EEG es similar a las anormalidades observadas en las convulsiones tónicas.

Convulsiones de inicio parcial

Las convulsiones de inicio parcial se clasifican como convulsiones parciales simples y convulsiones parciales complejas. Una convulsión parcial simple es una convulsión focal con preservación de la conciencia. Incluye los tipos sensitivo, motor, neurovegetativo y psíquico. Las convulsiones parciales complejas alteran la conciencia y se originan en una sola región encefálica. La alteración de la conciencia consiste en una disminución de la reactividad, así como de la percepción de sí mismo y de los alrededores. Durante una convulsión parcial compleja el paciente no suele comunicarse, responder a indicaciones o recordar sucesos. La conciencia puede estar disminuida sin perderse del todo.

Síndromes epilépticos

Es útil clasificar a los pacientes por síndromes epilépticos específicos, dado que algunos de éstos tienen mejor pronóstico que otros. Suelen depender de la edad, como las convulsiones neonatales benignas, el síndrome de West, la epilepsia rolándica benigna y la epilepsia mioclónica juvenil. Además, la etiología de las convulsiones también puede ayudar a clasificarlas, como las causadas por malformaciones encefálicas, infecciones, trastornos metabólicos, alteraciones enzimáticas o un accidente cerebrovascular. Muchas son de origen genético, y la investigación actual está identificando genes nuevos de manera constante. El pediatra clínico debe estar familiarizado con varios de los síndromes epilépticos pediátricos comunes.

TABLA 19-3	
Epilepsias de la infancia	
Trastorno epiléptico	*Características*
Convulsiones tonicoclónicas generalizadas	Afectan todas las extremidades Componentes tónicos y clónicos Pérdida de la conciencia Es común la fase poscrítica
Crisis de ausencia o ausencia típica	Dura unos pocos segundos Sin aura Es raro que haya movimientos corporales El niño no la advierte
Epilepsia mioclónica juvenil	De origen genético Convulsiones generalizadas con espasmos mioclónicos por la mañana
Convulsiones parciales complejas	Conciencia embotada Aura Conductas y habla extrañas (movimientos masticatorios y chasquido de labios)
Convulsiones parciales simples	Síntomas motores o sensitivos localizados Sin afectación de la conciencia Pueden hacerse generalizadas
Espasmos infantiles	Contracciones musculares súbitas breves Comienzan a la edad de 3 a 9 meses Asociadas con retraso mental

La **epilepsia rolándica benigna** suele tener un buen pronóstico, es autolimitada y no conlleva trastornos neurológicos. Por lo general se presenta entre los 4 y los 15 años de edad, con predominio en el sexo masculino. Las convulsiones ocurren más a menudo en personas despiertas y pueden afectar la boca o el habla. Es típico el patrón EEG de ondas agudas centro-temporales. La **epilepsia mioclónica juvenil** es un síndrome de epilepsia generalizada autosómica dominante con múltiples tipos de convulsiones, incluidas tonicoclónicas generalizadas y mioclónicas y crisis de ausencia, que suelen producirse al despertar. Este síndrome reacciona a los anticonvulsivos, pero puede requerir tratamiento de por vida.

Los **espasmos mioclónicos infantiles** se presentan en crisis (accesos o episodios), que a menudo comienzan entre los 3 y los 9 meses de edad; consisten en una o más contracciones musculares súbitas breves en las cuales la cabeza se flexiona (asentimiento). Los brazos se extienden y las piernas se enderezan. Los episodios son muy breves y pueden confundirse con cólico o respuesta de Moro exagerada. Muy a menudo los padres no reconocen los accesos como anormales o como convulsiones hasta que se producen en grandes cantidades y se acompañan de retraso del desarrollo, una característica extremadamente común de los espasmos infantiles. En la mayoría de los niños el EEG es normal y consta de un fondo desorganizado con ondas lentas de alto voltaje y múltiples descargas de espigas y ondas, un patrón llamado hipsarritmia.

El **síndrome de Lennox-Gastaut** es un síndrome de epilepsia refractaria con múltiples tipos de convulsiones que suele ser resistente a la mayoría de los tratamientos anticonvulsivos y se asocia a deterioro del desarrollo global. Los espasmos infantiles con hipsarritmia pueden avanzar a síndrome de Lennox-Gastaut cuando el niño madura.

Antecedentes

Una característica clave de las crisis epilépticas es su naturaleza a menudo estereotípica. Es crucial identificar el modo en que comenzaron las convulsiones, ya que esto puede ayudar a entender si son generalizadas primarias o de inicio focal. Si hay focalidad, es importante documentar dónde se localiza la actividad convulsiva. A veces un aura o signo de alerta es indicativo de un inicio focal. Y quizá también haya signos o síntomas asociados que deban ser identificados. Uno de los factores más importantes por determinar es la duración aproximada de la convulsión. La mayoría cesan en 1-2 min. Si duran más de eso, hay un mayor riesgo de que en el futuro las convulsiones también sean prolongadas, lo que podría hacer necesaria la atención médica. Es importante obtener mediciones objetivas de la duración. Puede ser útil comparar el registro de la llamada telefónica de los padres con la hoja de respuesta de la ambulancia. Debe determinarse la frecuencia con que ocurren las convulsiones y si la misma va en aumento. El antecedente familiar de convulsiones siempre es importante, ya que puede indicar un síndrome específico y es muy útil para el pronóstico. Deben documentarse los antecedentes médicos del niño, incluidos los de traumatismos o lesiones y, quizá, los fármacos usados.

Exploración física

El diagnóstico clínico de convulsiones se basa en el relato del paciente o de sus padres y, más importante aún, de los testigos. Una vez que la convulsión cesa y el niño está estable, es posible realizar una exploración general, con atención especial en cualesquiera características de focalidad. La parálisis poscrítica (parálisis de Todd), si bien es rara, puede durar varias horas o más. La asimetría de reflejos tendinosos profundos y la hemiparesia franca podrían constituir un indicio de focalidad. El clínico debe asegurarse de valorar el estado mental y el funcionamiento de los pares craneales, con particular hincapié en la oftalmoscopia y en las posibles asimetrías del funcionamiento de los músculos extraoculares y faciales.

Además, es importante examinar la piel de manea minuciosa en busca de indicios de un trastorno neurocutáneo (p. ej., neurofibromatosis, esclerosis tuberosa), que podrían relacionarse con convulsiones. También deben valorarse con cuidado los indicios de traumatismo, y si la anamnesis es sospechosa, el clínico debe considerar la posibilidad de que se haya producido maltrato infantil.

Valoración diagnóstica

En general las pruebas sanguíneas sistemáticas no son de utilidad para establecer una causa metabólica específica de las convulsiones en la mayoría de los niños, a menos que la anamnesis sugiera una. La excepción son los neonatos con convulsiones, en quienes se sugieren las mediciones sistemáticas de glucosa, calcio y electrólitos.

El EEG a menudo es útil para confirmar el diagnóstico, aunque no siempre es necesario. La actividad eléctrica de las células nerviosas del encéfalo produce corrientes que se propagan por la cabeza. Estas corrientes también llegan a la superficie del cuero cabelludo, y las diferencias de voltaje resultantes pueden registrarse en el EEG. Un EEG normal en el período entre crisis no excluye el diagnóstico de un trastorno convulsivo, ya que el EEG ordinario es breve y puede pasar por alto anomalías epileptiformes. Pueden obtenerse mejores resultados con EEG repetidos. Un EEG ordinario es un registro de menos de 1 h de actividad encefálica. Pueden usarse procedimientos de activación para documentar una anormalidad no detectada en un estudio sistemático; entre ellos se encuentran sueño o privación de sueño, estimulación fótica a distintas frecuencias e hiperventilación. En situaciones especializadas, es posible registrar el EEG por un tiempo prolongado (p. ej., durante varios días en caso necesario), a menudo con vigilancia por circuito cerrado de televisión (video-EEG) del paciente. La vigilancia por video-EEG también se usa para caracterizar el tipo de convulsión y el síndrome epiléptico a fin de optimizar el tratamiento farmacológico y para el trabajo prequirúrgico.

Los clínicos siempre deben valorar los registros EEG teniendo presentes los antecedentes y la exploración física; por tanto, una solicitud de EEG debe incluir un sumario clínico y una lista de anticonvulsivos u otros fármacos que el niño toma, porque pueden afectar el trazado. El EEG puede ser muy útil para distinguir las convulsiones parciales de las generalizadas y para diagnosticar convulsiones que se inician focalmente y se hacen generalizadas de manera secundaria. En algunos casos el patrón del trastorno EEG puede plantear la posibilidad de una lesión estructural subyacente. La interpretación del EEG debe tener en cuenta el nivel y el tipo de sueño, así como la madurez del encéfalo.

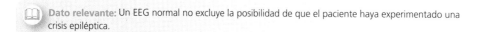

Dato relevante: Un EEG normal no excluye la posibilidad de que el paciente haya experimentado una crisis epiléptica.

Los estudios de neuroimagen, a saber RM o TC, están indicados cuando las convulsiones son focales, la interpretación del EEG sugiere una focalidad subyacente en presencia de datos neurológicos anormales a la exploración o las convulsiones acompañan a un trastorno neurocutáneo. Es improbable que los estudios de neuroimagen sean positivos en niños con convulsiones generalizadas primarias.

Diagnóstico diferencial

Las convulsiones psicógenas o crisis no epilépticas a veces se confunden con crisis epilépticas. Una de las características más representativas de las convulsiones psicógenas es la conservación de la conciencia durante una crisis tónica o tonicoclónica generalizada, así como la habitual ausencia de una fase poscrítica. De modo similar, en las convulsiones psicógenas el EEG no muestra descargas epilépticas durante el acceso. Otras condiciones episódicas que pueden simular convulsiones son espasmos del sollozo, síncope, terrores nocturnos, nerviosismo, el hábito de golpear repetidamente la cabeza contra las paredes u otras superficies duras, síndrome de Sandifer, tics, crisis de angustia y accidente isquémico transitorio (AIT) (v. tabla 19-4).

TABLA 19-4	
Episodios paroxísticos no epilépticos (en oposición a la epilepsia)	
Convulsiones psicógenas	Sin pérdida de conciencia
	EEG normal durante el episodio
	Sin conducta poscrítica
	A menudo, combatividad durante el episodio
	Puede ocurrir en pacientes con convulsiones verdaderas
Espasmos de sollozo	Más a menudo a la edad de 1-2 años
	Suceso precipitante antes del episodio
	Suspensión de la respiración después del llanto
	Palidez o cianosis y luego claudicación
Síncope	Por lo común, después de un episodio emocional
	Puede haber hipotensión ortostática
	EEG normal
Terrores nocturnos	Trastorno paroxístico del sueño
	EEG normal durante los episodios

EEG, electroencefalograma.

Tratamiento

El objetivo del tratamiento es lograr un estado libre de convulsiones sin efectos secundarios. Sin embargo, muchos niños presentan éstos, y algunos padecen convulsiones resistentes al tratamiento médico. Es importante destacar que administrar monoterapia puede tener éxito, porque reduce la probabilidad de efectos secundarios y evita las interacciones medicamentosas. A veces debe considerarse un enfoque de polifarmacia racional. Aunque está difundida la creencia de que debe continuarse con un solo fármaco hasta que resulte tóxico antes de agregar un segundo medicamento, estudios recientes ponen en duda ese principio. La base del tratamiento para personas con convulsiones espontáneas recurrentes es un anticonvulsivo. Si un paciente ha tenido más de una convulsión, suele recomendarse un anticonvulsivo. Si ha tenido una sola convulsión y no presenta factores de riesgo, el riesgo de recurrencia a menudo no justifica iniciar el tratamiento de forma inmediata. El riesgo de recurrencia en los 2 años que siguen a la primera convulsión espontánea es del 15 al 70%, dependiendo de varios factores, principalmente una RM encefálica anormal, un EEG en privación de sueño anormal, una convulsión de inicio parcial y un antecedente familiar. El tipo de convulsión y el síndrome epiléptico específico influyen en la selección de anticonvulsivos, quizá por los diferentes mecanismos fisiopatológicos.

Los anticonvulsivos pueden clasificarse según sus mecanismos de acción: bloqueadores de la activación repetitiva de canales de sodio (p. ej., fenitoína, carbamazepina, oxcarbazepina, lamotrigina, topiramato); potenciadores de receptores de ácido γ-aminobutírico (GABA)-A (p. ej., fenobarbital, benzodiacepinas); moduladores de glutamato (p. ej., topiramato, lamotrigina, felbamato); bloqueadores de canales de calcio T (p. ej., etosuximida, valproato); bloqueadores de los canales de calcio N y L (p. ej., lamotrigina, topiramato, zonisamida, valproato); moduladores de la corriente de H (p. ej., gabapentina, lamotrigina, pregabalina); bloqueadores de sitios de unión únicos (p. ej., gabapentina, levetiracetam); e inhibidores de la anhidrasa carbónica (p. ej., topiramato, zonisamida). Como se observa, muchos anticonvulsivos tienen más de un mecanismo de acción, y en algunos casos se desconoce.

 Dato relevante: En el tratamiento de la epilepsia, el objetivo debe ser usar la dosis eficaz más baja del anticonvulsivo menos tóxico por el período más breve.

Tratamientos no farmacológicos

Existen varios tratamientos no farmacológicos de eficacia probada para tratar la epilepsia. La dieta cetógena, baja en hidratos de carbono y rica en grasas, es útil para ayudar a los niños con epilepsia grave. La dieta cetógena clásica (4:1), la dieta de triglicéridos de cadena intermedia (TCI) y la dieta de TCI modificada son algunas variantes. La mayor cantidad de sustratos energéticos cerebrales aportada por la dieta cetógena da mayor resistencia a las convulsiones; además, esta dieta también eleva las concentraciones locales de GABA. Algunas complicaciones de esta dieta son estreñimiento, cálculos renales, anorexia, hipercolesterolemia y deficiencias vitamínicas. Algunos síndromes como los de Leigh, Landau-Kleffner, Rett y defecto de transportador de glucosa de tipo 1 suelen tratarse con la dieta cetógena.

El estimulador del nervio neumogástrico (ENN) es un dispositivo paliativo similar a un marcapasos con eficacia similar a la de un fármaco antiepiléptico. La terminal se coloca sobre el nervio neumogástrico cervical izquierdo, y el generador se implanta en la parte superior izquierda del tórax; el paciente tiene un marcapasos programable y un imán. La interrupción aguda de la convulsión se basa en la activación de las vías inhibidoras; el efecto antiepiléptico crónico del ENN puede deberse a cambios persistentes en los neurotransmisores o a los producidos en la actividad sináptica cortical y subcortical. Entre los efectos secundarios se encuentran ronquera, hormigueo, disnea y dolor de garganta.

En el caso de niños con epilepsia focal resistente al tratamiento, debe considerarse la cirugía sin demora. Las intervenciones quirúrgicas pueden ser paliativas o curativas. Una cirugía paliativa común es la callosotomía anterior. Ésta se ha indicado para pacientes con convulsiones atónicas resistentes al tratamiento médico. Son posibles varias cirugías curativas, incluidas la lobectomía y la lesionectomía (de tumores y gliosis). La resección cortical focal, la hemisferectomía y la transección subpial múltiple son otros procedimientos quirúrgicos que se consideran en pacientes epilépticos específicos.

Limitación de la actividad

El principal problema para el paciente con convulsiones es el carácter impredecible de la siguiente convulsión. Las precauciones acerca de las convulsiones deben ser discutidas con los pacientes y con quienes los atienden. La seguridad debe equilibrarse con el riesgo de convulsiones. Las recomendaciones acerca de la conducción de vehículos automotores varían en función de las leyes locales. Los pacientes con convulsiones no deben nadar solos y han de asegurarse de contar con la presencia de un socorrista adulto que esté al tanto de su enfermedad y cuente con la capacitación suficiente para sacarlos del agua en caso necesario. Se recomienda la ducha en lugar del baño, ya que la bañera plantea un riesgo adicional al de ahogamiento si no se recibe supervisión directa. Por ejemplo, si el paciente sufre una convulsión mientras espera a que el agua se caliente, podría sufrir quemaduras.

Los pacientes podrían experimentar una convulsión durante actividades en el gimnasio o a alturas considerables, por lo que se recomienda precaución. Se permiten los deportes de contacto, pero se desaconsejan los que implican golpes en la cabeza, como el futbol americano. Algunos videojuegos y programas de televisión pueden provocar convulsiones, en particular en la epilepsia fotosensible. Debe mencionarse que los videojuegos sólo están contraindicados en niños con epilepsia fotosensible, que es rara. Las siguientes sugerencias, adaptadas de métodos para reducir el riesgo de convulsiones en niños fotosensibles mientras ven televisión, pueden ser útiles con respecto a los videojuegos: jugar en una habitación bien iluminada para reducir el contraste entre la pantalla iluminada y el área circundante (disminuir el brillo de la pantalla también puede ser útil); mantenerse tan alejado de la pantalla como sea posible; usar pantallas pequeñas, en las cuales es más difícil ver las líneas de barrido horizontales; evitar jugar durante largos períodos y realizar descansos con regularidad, y retirar la vista de la pantalla durante unos minutos de forma periódica.

CEFALEA

La cefalea es común en los niños. Además, cuando éstos tienen manifestaciones psicosomáticas, las regiones en que suelen ubicar sus molestias son la cabeza y el abdomen. La gran mayoría de las cefaleas son benignas, y muchas se relacionan con una infección sistémica con fiebre, como «resfriado» o dolor de garganta, en especial por faringitis estreptocócica. Sin embargo, es importante poder diferenciar entre la cefalea benigna común y la que es menos frecuente pero potencialmente grave.

Fisiopatología

Las cefaleas resultan de diversas causas, de las cuales la más común en niños es la migraña. Ésta se define como una cefalea, a menudo familiar, que dura de 30 min a 5 días. Las cefaleas de la migraña a menudo se relacionan con fonofobia, fotofobia, náuseas, vómito, mareo y vértigo. Las cefaleas diarias crónicas se definen como cefaleas que persisten por un mínimo de 15 días al mes. Con frecuencia estas cefaleas eran migrañas que evolucionaron a cefaleas diarias crónicas.

Algunas cefaleas se relacionan con un traumatismo cefálico, ya sea agudo o subagudo. Otras pueden deberse a trastornos de otras estructuras de la cabeza, como los senos paranasales y la articulación temporomandibular. Algunas cefaleas son de origen puramente psicógeno, como las asociadas a depresión, ansiedad o estrés. La hipertensión intracraneal puede deberse o ser secundaria a un tumor cerebral, a hemorragia intracraneal o a una infección, pero también puede ser idiopática. Se presenta con cefaleas que suelen empeorar al acostarse, y puede asociarse a cefaleas nocturnas y vómito. Infecciones como la meningitis, con o sin hipertensión, también pueden causar cefaleas.

Dato relevante: La causa más común de cefaleas crónicas en niños pequeños es la migraña.

El parénquima encefálico es insensible al dolor. Sin embargo, otras estructuras intracraneales como arterias grandes, senos venosos y la duramadre en la base del cráneo son sensibles a él. El dolor puede ser resultado de diversos cambios vasculares y varias anormalidades relacionadas con el metabolismo de la serotonina y sus subproductos. En las migrañas, el metabolismo de la serotonina es anormal de manera sistémica durante los ataques y entre ellos. La serotonina puede inducir vasodilatación o vasoconstricción de la vasculatura intracraneal; esto constituye la base de algunos de los fármacos antiguos y varios de los nuevos que se usan en pacientes con migraña, dado que muchos de ellos afectan el metabolismo de la serotonina.

Antecedentes

En la mayoría de los niños con cefalea, una buena anamnesis establece el diagnóstico sin necesidad de realizar pruebas. La cefalea migrañosa, por ejemplo, es un diagnóstico basado en la descripción de las cefaleas por un niño con examen neurológico normal. Es necesario determinar la frecuencia de las cefaleas, duración, las fechas de origen, el carácter, la frecuencia y la intensidad. El carácter y la intensidad son subjetivos; en ocasiones el examinador puede obtener una idea de la intensidad pidiendo al niño que la califique en una escala del 1 al 10 o preguntándole si la cefalea interfiere en actividades o lo hace ausentarse de la escuela o dejar de jugar. El examinador debe preguntar sobre síntomas asociados como aura; ¿hay alguna advertencia antes de que la cefalea comience o los padres perciben algo diferente en el aspecto o el comportamiento del niño? Otras manifestaciones asociadas son fotofobia; molestia o desagrado por ruidos intensos; trastornos visuales como cambios en la percepción visual; náuseas, vómito o dolor abdominal relacionado, o vértigo.

El interrogatorio debe incluir factores precipitantes como estrés, hábitos de sueño deficientes y deshidratación, así como alimentos desencadenantes. Entre los factores que mejoran los síntomas en niños están acostarse y dormir. Si la cefalea empeora al acostarse, debe descartarse hipertensión intracraneal. Si se agrava al inclinarse al frente, debe sospecharse sinusitis. Es menos probable que una cefalea migrañosa despierte al niño. Debe interrogarse sobre una enfermedad concurrente, fiebre, algún antecedente familiar de cefaleas y la asociación con un tipo específico de alimento. Es importante obtener información sobre cualquier intento previo de automedicación, así como sobre la dosis y el tiempo de uso de medicamentos prescritos. Algunos niños abusan de analgésicos, como ácido acetilsalicílico, paracetamol o antiinflamatorios no esteroideos (AINE), lo que provoca cefaleas de rebote.

Exploración física

Es necesario realizar pruebas en busca de meningismo, hipertensión intracraneal y enfermedades concurrentes, como sinusitis, que podrían explicar la cefalea. Es importante efectuar un examen oftalmoscópico exhaustivo en busca de papiledema, que podría ser un signo de hipertensión intracraneal. Los movimientos extraoculares, la diplopía y las pruebas de campos visuales son importantes, porque las anormalidades también podrían deberse a hipertensión intracraneal. La dismetría y la ataxia pueden ser signos de un tumor cerebeloso. Tranquilizar al paciente comunicándole que no padece nada grave es una modalidad terapéutica importante en las cefaleas.

Valoración diagnóstica

En niños con cefaleas crónicas o recurrentes, cuando una buena anamnesis de datos actuales y pasados se combina con resultados normales de la exploración física y neurológica, suele ser posible establecer un diagnóstico sin recurrir al laboratorio. En este caso no se requiere solicitar una RM.

 Dato relevante: Si hay datos neurológicos focales, papiledema o antecedentes compatibles con hipertensión intracraneal, se debe realizar una RM. La mayoría de los niños con cefalea no requieren de estudios de diagnóstico por imagen.

El clínico debe ejercer su criterio al solicitar otras pruebas de laboratorio. Por ejemplo, se realizan estudios en busca de enfermedad de Lyme en caso de exposición o si hay exantema. En presencia de datos sistémicos sugerentes de enfermedad reumática, está indicada una investigación adecuada.

Diagnóstico diferencial

Cuando un paciente se presenta con cefaleas es importante determinar si éstas son primarias, por ejemplo, migraña, o si son secundarias a otra causa. Las causas más comunes de cefalea secundaria son una enfermedad concurrente o un traumatismo encefálico menor. Deben excluirse otras causas de cefalea secundaria. Los tumores cerebrales suelen provocar otros síntomas, además de cefalea.

Las cefaleas inducidas por **defectos vasculares** son de inicio agudo y suelen ser intensas. En el **seudotumor cerebral**, se observa papiledema y la RM es normal. Si la RM es normal, los resultados de la punción lumbar serán normales y revelarán un aumento de la PIC. Aunque la hipertensión de leve a moderada no suele causar cefaleas, la hipertensión extrema en el contexto de una enfermedad renal puede provocar encefalopatía hipertensiva y cefaleas como una manifestación de síndrome de encefalopatía reversible posterior (SERP). Raras veces, trastornos metabólicos como la **deficiencia de ornitina transcarbamilasa** heterocigótica se presentan con cefaleas y malestar abdominal, y lo mismo ocurre con trastornos mitocondriales como la miopatía mitocondrial, encefalopatía, acidosis láctica y episodios similares al ictus (**MELAS**, del inglés *mitochondrial encephalopathy with lactic acidosis and stroke-like episodes*).

Dado que las cefaleas son episodios paroxísticos, las convulsiones también pueden presentarse como cefaleas episódicas. Por último, otros trastornos reumáticos e inflamatorios pueden presentarse con cefaleas, y puede ser de utilidad un uso adecuado de las pruebas de laboratorio y la remisión al especialista indicado.

Tratamiento

En la mayoría de las migrañas determinar los factores desencadenantes y tranquilizar al paciente mejora las cefaleas. A menudo es importante mejorar el sueño y la hidratación. También puede ser necesario evitar factores estresantes. Si el paciente está abusando de analgésicos, retirarlos con frecuencia mejora los síntomas. También puede ser útil modificar la alimentación, pero los alimentos no suelen ser el principal factor desencadenante.

En niños que sufren ataques frecuentes de migraña común, los AINE tomados cuando se inicia el episodio son una opción razonable si el paracetamol no es eficaz. Los AINE deben tomarse con alimento, lo cual puede ser difícil cuando la cefalea se acompaña de náusea o vómito. Los fármacos conocidos como triptanos son una adición importante para niños mayores que experimentan episodios infrecuentes de migraña. Se formulan para administración oral, intranasal y subcutánea a individuos sin cardiopatía.

Para niños con episodios frecuentes y debilitantes de migraña, la profilaxis debe ser tema de discusión entre el médico, el niño y los familiares. Se dispone de varias clases de fármacos para la profilaxis de la migraña, como bloqueadores β (p. ej., propranolol [contraindicado en asmáticos]), antidepresores (p. ej., amitriptilina), bloqueadores de los canales de calcio, topiramato, levetiracetam y valproato semisódico. No existen datos de clase I o II que demuestren que estos fármacos (p. ej., amitriptilina y propranolol) funcionen en niños, pero hay indicios de que podrían ser de utilidad. Otros tratamientos son riboflavina, que es eficaz en un subgrupo de pacientes. Si uno de estos fármacos es eficaz por un período sustancial, debe considerarse un intento de reducir la dosis o retirar el medicamento, porque en niños con cefaleas crónicas es posible la remisión espontánea. El pronóstico a largo plazo suele ser favorable en las migrañas infantiles.

TRASTORNOS DEL ESPECTRO DEL AUTISMO

Los trastornos del espectro del autismo (TEA) representan tres de los trastornos generalizados del desarrollo definidos en la cuarta edición del *Diagnostic and Statistical Manual of Mental Disorders* (DSM-IV): trastorno autista (autismo propiamente dicho), síndrome de Asperger y trastorno generalizado del desarrollo sin especificar (TGD-SE). Las tres características centrales de los TEA son discapacidades cualitativas para la interacción social, las deficiencias cualitativas para la comunicación verbal, no verbal o ambas, y presencia de patrones restringidos, repetitivos y estereotípicos de conducta, intereses o actividades. Aunque está en estudio la unificación de los tres TEA como un solo diagnóstico para la siguiente edición del DSM, se considera práctico utilizar los términos «trastorno autista» cuando todas las características están presentes en forma completa, «síndrome de Asperger» cuando están presentes discapacidades sociales y conductas restringidas y estereotípicas, pero el desarrollo cognitivo y del lenguaje temprano son normales, y «TGD-SE» cuando los síntomas son relativamente leves o atípicos. Los autores de la presente sección dan las gracias a Chris Plauché Johnson, Scott M. Myers y al Council on Children with Disabilities por sus lineamientos publicados en *Pediatrics* (v. «Lecturas recomendadas»).

Manifestaciones clínicas

Déficit sociales

Dado que no hay una característica patognomónica, sino una amplia heterogeneidad de características en niños individuales, el diagnóstico de los TEA puede ser desafiante. Un marcador más o menos confiable parece ser el retraso o la ausencia de la «atención conjunta». Este término se refiere al disfrute de compartir un objeto o suceso con otra persona. Se manifiesta en la lactancia como la sonrisa al reconocer las vocalizaciones de los padres o seguir la mirada o el señalamiento paternos, y más tarde, por el inicio de búsquedas de atención e interacciones sociales mediante múltiples expresiones emocionales, sonidos, palabras y gestos. Los niños con TEA suelen carecer de orientación hacia los estímulos sociales, tener menor probabilidad de desarrollar las relaciones con los pares que se predecirían para su edad y capacidades de lenguaje, tener pocos amigos y presentar dificultades para comprender el punto de vista de otros, lo que se conoce como falta de habilidades de la teoría de la mente.

Déficit de comunicación

El retraso del habla es un signo de presentación extremadamente común en niños que, en última instancia, reciben el diagnóstico de trastorno autista o TGD-SE. Debe distinguirse de sordera, déficit mental global y déficit del lenguaje aislado. Cuando existe el lenguaje, éste es ecolálico o prestado (p. ej., de programas de televisión o videos).

En el 25-30% de los niños con TEA, por lo común entre los 15 y 24 meses de edad, se produce una regresión del lenguaje, a menudo acompañada de regresión de la comunicación gestual y de las habilidades sociales.

Comportamiento, intereses y actividades restringidos y repetitivos

El juego de los niños con TEA a menudo carece de creatividad y puede consistir en hacer girar las ruedas de los coches de juguete o alinear éstos en vez de «conducirlos», ordenar lápices de colores en vez de pintar con ellos o elegir objetos comunes (p. ej., cuerda, madera, rocas, bolígrafos) en vez de juguetes comerciales. Los niños con TEA pueden presentar compulsiones, conductas autolesivas (p. ej., golpear objetos con la cabeza, pellizcarse la piel, picarse los ojos, morderse la mano) y estereotipias (conductas atípicas no funcionales repetitivas como sacudir las manos, mover los dedos, mecerse, dar vueltas). A veces un tema de interés (p. ej., los dinosaurios) es el típico de cualquier niño, pero el grado de interés, el conocimiento detallado y la preocupación hasta el punto de excluir todo lo demás son excepcionales (Johnson y cols., 2007).

Otras observaciones

Hay retraso mental en alrededor del 70% de los niños con TEA, y ocurren convulsiones en el 30%. Puede haber «habilidades astilla» (aisladas o inconexas) y, más raramente, talentos muy desarrollados o prodigiosos. Es posible que coexistan hiposensibilidades e hipersensibilidades dentro de la misma modalidad sensorial, como intolerancia a determinados ruidos ambientales pero falta de respuesta a una voz humana (Johnson y cols., 2007). Muchos niños son hiperactivos y, en realidad, cumplen los criterios de trastorno de déficit de atención e hiperactividad (TDAH) comórbido. Es notable la ausencia casi total de ceguera, sordera y signos de vías largas en estos pacientes.

Fisiopatología

Los TEA son considerados altamente hereditarios pero sin una causa genética única. De hecho, puede haber cientos de causas distintas, cada una con probabilidad de ser significativa en un pequeño subgrupo de pacientes: se trata de un modelo multigénico, en vez del antiguo modelo poligénico, que postula grupos de genes que actúan de manera sinérgica para producir el fenotipo. El riesgo de recurrencia en familias en las que un hermano mayor tiene un TEA idiopático varía entre el 2 y el 8%, y es mayor cuando dos niños ya están afectados. Los síndromes identificables representan menos del 10% de los casos de TEA. Entre éstos el más común, el síndrome de cromosoma X frágil, representa alrededor del 3-4% de los casos, aunque la incidencia de TEA en dicho síndrome es de hasta el 30-50%. Otros ejemplos de síndromes neurogenéticos asociados a TEA son los neurocutáneos (esclerosis tuberosa, neurofibromatosis), el alcohólico fetal, el de Angelman y el de Down (Johnson y cols., 2007). La prevalencia de TEA ha aumentado en grado notable en los últimos 20 años, y en la actualidad se estima que es cercano al 1%. El modo en que este incremento se relaciona con una mejor detección, la reclasificación y la interacción compleja de factores ambientales y genéticos es un área de intensa investigación.

La coincidencia de regresión autista con el programa de vacunación infantil ha contribuido a la especulación de que ciertas vacunas provocan autismo. Una hipótesis más atractiva es que la regresión es una característica del «autismo mitocondrial», caracterizado bioquímicamente por un aumento de las concentraciones sanguíneas de lactato y piruvato, un incremento de la alanina plasmática y mayores valores de intermediarios del ciclo de Krebs o 3-metilglutaconato en orina. En clínica el autismo mitocondrial tiene mayores probabilidades que el idiopático de acompañarse de hipotonía, de un retraso significativo de la motricidad gruesa y de regresiones que pueden repetirse o ser de inicio tardío (después de los 3 años), incluida una pérdida de habilidades motoras. En este contexto, en efecto, las vacunaciones pueden precipitar síntomas autistas evidentes en niños susceptibles, aunque la contribución no sería específica de la vacuna sino, según parece, del estrés inflamatorio o catabólico de las enfermedades infantiles comunes que son factores precipitantes conocidos de regresión mitocondrial.

Cada vez más se considera al autismo un trastorno de la conectividad, con base en pruebas que van de estudios clínicos y de patología en seres humanos afectados hasta modelos experimentales a nivel sináptico. Las hipótesis de conectividad clínica se basan en estudios de pacientes de alto desempeño con TEA en los cuales la adquisición de información básica está intacta, pero se encuentran afectados el procesamiento y la integración de información compleja. Por tanto, se propuso que se preservan o sobredesarrollan circuitos locales, mientras que las conexiones dentro de sistemas corticales (corteza de asociación) y entre ellos están subdesarrolladas. Algunas pruebas a favor de esta hipótesis son la demostración estructural por RM de un mayor volumen de la materia blanca en la corona radiada externa (lo cual concuerda con el crecimiento notable de conexiones corticocorticales intrahemisféricas cortas); un mayor número de minicolumnas (unidades corticales radiales) observadas en la materia gris durante estudios de histopatología; y la demostración por RM funcional (RMf) de menor actividad de neuronas espejo (pat de la tercera circunvolución frontal o de Broca) en respuesta a la observación o imitación de expresiones faciales de emoción —como si los sistemas neurales existentes no permitieran conectar los sentimientos a la información—. Se observó que los niños con TEA tienen una codificación sensorial deficiente del tono, según se probó mediante respuestas evocadas pasivamente del tronco del encéfalo a sílabas de voz, lo cual sugiere que también está deteriorada la conectividad subcortical, lo que aporta un mecanismo candidato para la prosodia deficiente.

A menudo se usan modelos animales en el estudio de los TEA. Por ejemplo, el síndrome de cromosoma X frágil tiene una correspondencia en ratones con desactivación del gen para la misma proteína crítica que en los pacientes afectados (proteína de retraso mental en el síndrome de cromosoma X frágil [PRMF]), y tales ratones presentan características conductuales de autismo. En ellos el regulador de glutamato metabotrópico está regulado al alza, lo que ocasiona depresión a largo plazo y debilitamiento de conexiones sinápticas (Bear y cols., 2004). La potenciación a largo plazo (fortalecimiento sináptico) está afectada en el giro dentado, una región crucial para la formación rápida de distintas representaciones de relaciones temporales y espaciales (Yun y cols., 2009). Tal información, reunida a partir de una causa genética conocida de TEA, podría ayudar a dilucidar la base celular de los TEA en general.

Antecedentes

En octubre de 2007 la AAP recomendó que todos los niños se sometieran a pruebas en busca de autismo a los 18 meses de edad y de nuevo al cumplir los 2 años, incluso en ausencia de signos de retraso del desarrollo. Para este fin se dispone de un extenso cuerpo de herramientas de detección. Las indicaciones absolutas de evaluación intermedia establecidas por el *Quality Standards Subcommittee* de la *American Academy of Neurology y la Child Neurology Society* son como sigue: ausencia de balbuceo, señalamiento u otros gestos de comunicación hacia los 12 meses de edad; ausencia de palabras sueltas a los 16 meses de edad; ausencia de frases espontáneas de dos palabras hacia los 24 meses, y pérdida del lenguaje y de las habilidades sociales a cualquier edad.

Exploración física

La evaluación de un niño con sospecha de TEA debe incluir una anamnesis médica y familiar exhaustiva, así como una exploración física que incluya la búsqueda de características dismórficas y defectos neurológicos. Es crucial realizar una valoración del desarrollo o neuropsicosocial para determinar el nivel de funcionamiento del niño. Es altamente deseable emplear un instrumento diagnóstico estandarizado (p. ej., el *Autism Diagnostic Observation Schedule* [ADOS], de Lord y cols.), en particular cuando el diagnóstico es sutil o dudoso. Las pruebas de laboratorio resultan controvertidas y tienen mayor probabilidad de indicar una etiología específica si están presentes un retraso del desarrollo global o una discapacidad intelectual. La remisión a neurólogos, pediatras del desarrollo y genetistas puede ser útil para guiar la magnitud de la evaluación en pacientes individuales; el diagnóstico puede ser importante de cara al consejo asistido, si no necesario para el tratamiento.

Valoración diagnóstica

Dada la amplitud clínica del espectro del autismo, es difícil prescribir una evaluación diagnóstica universal. Dicho esto, resulta claro que todos los niños con retraso o trastorno del lenguaje deben someterse a pruebas de audición. La mayoría de los neurólogos solicitarán un análisis en busca de ADN de cromosoma X frágil, en particular si el niño presenta cualquiera de los estigmas físicos de este síndrome, porque esta es la anomalía génica individual más comúnmente asociada a TEA. Los signos de localización en el examen neurológico son raros y siempre deben motivar la realización de estudios de diagnóstico por la imagen encefálica. El EEG suele ser útil si hay sospecha de convulsiones o en caso de regresión del lenguaje. Regresiones más complicadas (p. ej., inicio tardío, implicación motora) deben motivar una evaluación en busca de trastornos metabólicos o autismo mitocondrial. El umbral para remitir a un genetista debe ser bajo, en particular si está afectado más de un niño en la familia. Existen varias bases de datos internacionales (como el proyecto IAN) que aceptan como miembros a médicos y pacientes y que están inmersos en el desarrollo de programas de diagnóstico e investigación en clínica y genética. En general, cuanto más global es el trastorno, mayor es la utilidad de los estudios diagnósticos.

Diagnóstico diferencial

Según la experiencia de los autores, la mayor dificultad en el diagnóstico diferencial se presenta cuando se intenta distinguir entre un niño con un retraso del lenguaje aislado y otro con un TEA. A menudo esto hace necesario emplear una herramienta estandarizada, como el ADOS. La distinción es importante tanto para el pronóstico como para el tratamiento. Durante el desarrollo normal es posible observar muchas manifestaciones características de TEA temporales. Entre ellas se encuentran la ecolalia y, a veces, estereotipias como el palmeo en caso de excitación. Es importante tener presente que los TEA y los síntomas de tipo TEA pueden formar parte de síndromes genéticos conocidos (p. ej., síndromes de Down, neurocutáneos, de Angelman) que deben ser tenidos en cuenta cuando se observan estigmas característicos.

Tratamiento

Las intervenciones educacionales y basadas en juegos siguen siendo la piedra angular del tratamiento de niños con TEA. Deben iniciarse incluso en ausencia de un diagnóstico firme siempre que exista la seria sospecha de un TEA. El análisis conductual aplicado es un método bien estudiado que, en gran medida, se basa en el aprendizaje en ensayos discretos para mejorar la atención, el cumplimiento, la imitación y la discriminación. El análisis conductual funcional es una manera sistemática de identificar y eliminar aquellos ambientes y conductas que impiden el aprendizaje, al mismo tiempo que se estimulan conductas deseables y adaptativas. En varios informes se ha documentado el progreso de niños que han recibido servicios de *Treatment and Education of Autistic and Related Communications Handicapped Children* (TEACCH) («enseñanza estructurada»), que hacen hincapié en la organización del entorno físico, en secuencias predecibles de actividades, en horarios de actividades visuales y en otros métodos diseñados para mejorar las habilidades de los pacientes con TEA y modificar el entorno para tener en cuenta sus déficit. Es crítica la terapia del habla y del lenguaje, incluidas modalidades de comunicación aumentativas y alternativas, según se requiera. Tal vez sean deseables la instrucción en habilidades sociales y la terapia ocupacional, dependiendo de las necesidades del niño y del enfoque terapéutico.

No existe un abordaje farmacológico específico para los TEA. Sin embargo, a menudo está indicado el tratamiento sintomático. Es importante recordar que los trastornos médicos, como la otitis, la faringitis, la sinusitis, los abscesos dentales, el estreñimiento, la infección de vías urinarias, las fracturas, la cefalea, la gastritis y la rinitis, pueden exacerbar las llamadas conductas desafiantes, y si son diagnosticadas y tratadas adecuadamente, podrían hacer innecesario el tratamiento sintomático. Dada la elevada prevalencia de epilepsia en esta población, deben realizarse EEG con bajos umbrales clínicos, así como iniciarse el tratamiento antiepiléptico según sea apropiado. Los trastornos del sueño son comunes y a veces responden muy bien a la melatonina. Otros fármacos que se usan para mejorar el sueño en niños con TEA son antihistamínicos, agonistas β_2, benzodiacepinas, hidrato de cloral, trazodona y los nuevos hipnóticos no benzodiacepínicos como el zolpidem y el zaleplón. También está indicado el tratamiento sintomático de conductas maladaptativas como agresión, autolesiones, obsesiones y compulsiones, irritabilidad, falta de atención, hiperactividad e irritabilidad. A menudo la polifarmacia racional es el régimen de elección, en el cual se usan estimulantes o atomoxetina para las conductas de falta de atención e hiperactividad; los inhibidores selectivos de la recaptación de serotonina, los neurolépticos atípicos y los antihipertensivos adrenérgicos β_2 se emplean más a menudo para conductas repetitivas o agresivas o irritabilidad. El uso de medicinas complementarias y alternativas va más allá del alcance de este capítulo, pero debe interrogarse a los padres acerca de su uso, porque éste es muy común. Debe informarse a los progenitores de que los *National Institutes of Health* manejan un *National Center for Complementary and Alternative Medicine*, al cual puede accederse en http://nccam.nih.gov/.

TUMORES CEREBRALES

Alrededor del 20% de todos los cánceres de la infancia son cerebrales. Aproximadamente dos tercios de éstos son infratentoriales (situados debajo de la división dural que separa el cerebro del cerebelo); el resto son supratentoriales. Los tumores más comunes derivan de elementos astrocíticos.

Fisiopatología

Cualquier masa intracraneal, incluido un tumor cerebral, causa compresión del parénquima y puede obstruir las vías normales del líquido cefalorraquídeo y provocar dilatación ventricular. Debido a la escasa compresibilidad, la PIC aumenta, con mayor compresión de senos venosos de drenaje. Además, el tumor mismo puede causar trastornos focales relacionados con su localización. Por ejemplo, los tumores infiltrantes en el tronco del encéfalo producirán trastornos de pares craneales por intrusión local en sus núcleos.

Antecedentes

Dado que los tumores cerebrales pueden elevar la PIC, debe interrogarse principalmente sobre síntomas relacionados con hipertensión intracraneal, como vómito, cefalea postural y disfunción visual. El vómito es un síntoma muy común en presencia de PIC elevada y también puede haber náuseas. Tanto las náuseas como el vómito son más prominentes por la mañana o durante la noche. La cefalea, más pronunciada por la mañana, es virtualmente una constante en niños con hipertensión intracraneal. Debe tenerse en cuenta que algunos pacientes con migraña tienen cefaleas matutinas. Se distingue a unos pacientes de otros porque los migrañosos mejoran con el sueño, mientras que aquellos con tumores cerebrales lo hacen al levantarse y deambular. Es importante interrogar sobre la duración de la cefalea. Cuando hay un aumento de la PIC desde el principio, las cefaleas pueden durar sólo un poco por las mañanas, y los niños estarán mejor el resto del día. A medida que la presión aumenta con el tiempo, las cefaleas pueden hacerse más intensas y prolongadas. El examinador debe indagar sobre un antecedente de diplopía (visión doble), que podría ser resultado de afección de pares craneales, más a menudo del VI (motor ocular externo o abductor). En ocasiones los niños compensan y asumen una postura con la cabeza inclinada. Sin embargo, debe señalarse que el papiledema que resulta de un aumento de la PIC no produce síntomas visuales en una fase temprana.

Son posibles cambios de personalidad, somnolencia, irritabilidad o cambios en el nivel de conciencia, y cualquiera de ellos o todos pueden asociarse a un aumento de la PIC o lesiones que impactan en el tronco del encéfalo y otras regiones del encéfalo, como el hipotálamo. Debe indagarse también sobre problemas de disfunción motora como trastornos de la marcha, pérdida de equilibrio o pérdida del funcionamiento normal de las manos.

Exploración física

Es importante revisar la piel en busca de indicios de un trastorno neurocutáneo. Por ejemplo, si existen numerosas manchas café con leche o pecas axilares, el observador debe considerar la posibilidad de que existan **tumores relacionados con neurofibromatosis de tipo 1**. La presencia de zonas despigmentadas irregulares en la piel debe hacer pensar en **lesiones intracraneales relacionadas con esclerosis tuberosa**.

Es necesaria una valoración detallada del estado mental, porque somnolencia e irritabilidad son posibles síntomas de hipertensión intracraneal. Verificar en busca de papiledema es parte integral de la valoración. En el papiledema los márgenes de la papila óptica están difuminados u obliterados, y hay pérdida de las pulsaciones venosas espontáneas. Es posible que las venas sean tortuosas, y puede verse hemorragia franca en la retina.

También es importante examinar el aparato locomotor. Por ejemplo, las anormalidades de la marcha pueden dar indicios sobre la localización de un tumor. La ataxia, que se evalúa pidiendo al niño que camine hacia adelante y atrás colocando los pies uno inmediatamente adelante (o atrás) del otro, se observa en los tumores infratentoriales. La debilidad unilateral, que se evalúa en busca de caída de los brazos extendidos a los lados, cojera o asimetrías en la fuerza y se corrobora ya sea funcionalmente por observación o con pruebas de los músculos de las manos, puede ser indicativa de afección hemisférica o de haces largos. De modo similar, las asimetrías de tono o reflejos tendinosos profundos, la presencia de dismetría (apreciación incorrecta de las distancias en los movimientos), la presencia o ausencia de respuestas plantares extensoras y las anomalías sensitivas pueden dar indicios sobre la localización de un tumor.

Valoración diagnóstica

En niños con sospecha de tumores cerebrales puede usarse la RM para visualizar la lesión. Es importante la intensificación por contraste para evaluar el tamaño del tumor, así como el potencial maligno. Otras técnicas de RM también pueden ser útiles, como la espectroscopia por RM, que a veces muestra picos de colina elevados en una neoplasia de crecimiento rápido.

Diagnóstico diferencial

No todos los niños con aumento de la PIC tienen tumores cerebrales. Por ejemplo, puede haber tumores cerebrales en niños pequeños, en especial los que tienen cardiopatía cianótica congénita; es posible recurrir a la RM para corroborar el diagnóstico. En el seudotumor cerebral (también llamado aumento benigno de la PIC), los estudios de neuroimagen son normales y demuestran la ausencia de una lesión estructural. La hidrocefalia también puede elevar la PIC, aunque la hidrocefalia sin tumor no suele asociarse a papiledema.

Si los antecedentes, la exploración física y los estudios de laboratorio indican un probable tumor cerebral, son posibles varios tipos. Tres de los que son comunes en niños —**meduloblastomas, astrocitomas y ependimomas**— a menudo se originan en el cerebelo o cerca de él. Aunque estos tumores surgen de diferentes estructuras, sus manifestaciones clínicas suelen ser

Fórmula de Schwartz

Es más fácil determinar la VFG utilizando una fórmula matemática (Schwartz) sin la necesidad de recolectar la orina durante 24 h. Sólo se requiere la talla y la CrS del paciente como se indica:

$$VFG = \frac{k \times talla\ (cm)}{CrS\ (mg/100\ ml)}$$

donde k (constante) es igual a 0.33 para los lactantes de bajo peso al nacer, 0.45 para los lactantes de término en promedio para su edad gestacional (PEG), 0.55 para los niños y las adolescentes y 0.7 para los adolescentes varones. El resultado se expresa directamente para 1.73 m^2 de ASC.

CASO 20-2

Un niño de 5 años de edad tiene una talla de 110 cm y CrS de 0.5 mg/100 ml. Según la fórmula de Schwartz su VFG calculado es:

$$\frac{0.55 \times 110}{0.5} = 121\ ml/min/1.73\ m^2$$

Fórmula de Schwartz modificada

La fórmula de Schwartz sobrestima la VFG cuando se compara con la depuración plasmática de iohexol, que se utiliza en la actualidad como el método estándar en estudios. Es por ello que se han ideado modificaciones de la fórmula de Schwartz con base en la talla, CrS, cistatina C, NUS y género por medio de la cohorte del Chronic Kidney Disease in Children. Las otras pruebas utilizadas para determinar la función renal son la de Cockcroft-Gault y modificación dietética en las fórmulas de función renal, que son ecuaciones fundamentadas en la CrS, y la fórmula de Cistatina C, basada en la cistatina C, una proteína pequeña que se expresa en todo el cuerpo, que se filtra libremente, y que es reabsorbida y catabolizada por completo por las células tubulares. Esto sirve para detectar cambios en la VFG entre 60 ml/min y 1.73 m^2 y 90 ml/min y 1.73 m^2.

Gammagrafía con radionúclidos

En situaciones específicas, es necesario valorar la VFG de cada riñón por separado por medio de estudios con radionúclidos. El cálculo cuantitativo de la VFG durante los estudios de diagnóstico por la imagen renal es útil para valorar la función renal. La depuración de ácido dietilenotriamina pentaacético marcado con tecnecio 99m (^{99m}Tc-DTPA) o 51-cromo-ácido etilendiaminotetracético (Cr-EDTA) se usa para medir la VFG (v. «Valoración de la estructura renal»).

RM funcional

Durante los últimos años se han desarrollado técnicas de diagnóstico por la imagen por RM funcional (RMf) para la valoración de la perfusión, de la función excretora renal y de la oxigenación intrarrenal utilizando RM. La perfusión renal, la redistribución del flujo sanguíneo intrarrenal y el cálculo del VFG se han hecho con agentes de contraste como el gadolinio. Las RM dependientes del nivel de oxigenación sanguínea se han usado para estudiar la lesión isquémica renal y la hipertensión. Estas técnicas todavía están en evolución y se requieren investigaciones sobre ellas.

Valoración de la concentración y de la capacidad de dilución renal

La **capacidad de concentración renal** se valora muchas veces midiendo la **densidad específica** de la orina y la **osmolalidad urinaria**. La primera refleja la relación que hay entre el peso de una cantidad de orina y el peso de la misma cantidad de agua destilada. Dado que el peso de la orina se determina por el número de solutos que están disueltos en ella, la densidad específica refleja indirectamente la concentración urinaria de los solutos. Sin embargo, la densidad específica tiene limitaciones; cualquier soluto en la orina (p. ej., proteína, glucosa) puede aumentar el peso de la orina y, por tanto, se refleja en la valoración de la densidad específica. Este parámetro varía entre 1.000 y 1.030. dependiendo del estado de hidratación. **La osmolalidad urinaria es un método más exacto de valorar la capacidad de concentración renal,** porque mide el número de solutos osmóticamente activos presentes en una solución. Si se sospecha la presencia de un defecto en la concentración renal, es necesario realizar una prueba de privación de agua para confirmar y diagnosticar una causa renal o extrarrenal.

Valoración de la acidificación renal

Para valorar un defecto de la acidificación renal, debe determinarse la excreción de NH_4^+ por medio del **cambio neto en la orina (o brecha aniónica urinaria)** (v. «Acidosis tubular renal»). La respuesta renal adecuada en caso de acidosis metabólica debe ser la excreción de orina ácida. El **pH urinario** es otra herramienta para valorar el proceso de acidificación renal. Si el pH urinario está elevado en un niño con acidosis, esto sugiere un defecto en la acidificación renal. Una valoración completa incluye otros estudios, como la excreción fraccional de bicarbonato (HCO_3^-) y presión parcial de dióxido de carbono (pCO_2) urinario.

Valoración del manejo renal de los electrólitos

Los riñones son importantes reguladores del equilibrio de líquidos y electrólitos, pero otros factores, como las hormonas (p. ej., hormona antidiurética, aldosterona, hormona paratiroidea, vitamina D3, insulina), también participan en la compleja regulación de sodio, potasio, cloruro, bicarbonato, calcio, fósforo y magnesio. Los electrólitos séricos reflejan la consecuencia de la interacción entre los factores renales y extrarrenales. Es importante destacar que **la concentración de un electrólito en particular no necesariamente refleja el contenido de tal electrólito en el cuerpo.**

Los **electrólitos urinarios** pueden medirse en una muestra de recolección de orina durante 24 h o en una muestra urinaria aleatoria. La excreción fraccional de un electrólito expresa la cantidad excretada en relación con la cantidad filtrada como un porcentaje. La **excreción fraccional de sodio** (FE_{Na}) es un parámetro útil en la valoración de oliguria y puede ayudar a diferenciar entre las causas renales y prerrenales de insuficiencia renal aguda (IRA). La FE_{Na} se calcula de la siguiente manera:

$$FE_{Na} = \frac{\text{Na urinario (mEq/l)/Na sérico (mEq/l)} \times 100}{\text{Cr urinaria (mg/100 ml)/Cr sérica (mg/100 ml)}}$$

En la oliguria prerrenal, la FE_{Na} es menor del 1%. En la necrosis tubular, la FE_{Na} es mayor del 2%.

CASO 20-3

Una niña de 1 año de edad se presenta con disminución del gasto urinario. Tiene antecedente de vómito y diarrea. El sodio sérico es 136 mEq/l; CrS, 1 mg/100 ml, Na urinario, 6 mEq/l, Cr urinaria, 20 mg/100 ml. Su FE_{Na} es 6/136 ÷ 20/1 × 100 = 0.22%, que concuerda con una causa prerrenal de oliguria (deshidratación secundaria al vómito y la diarrea).

Valoración de la producción hormonal

Los riñones también tienen importantes funciones endocrinas. En el riñón se producen o metabolizan muchas sustancias distintas. La producción de **eritropoyetina** se altera en niños con insuficiencia renal, lo que provoca anemia crónica. La **vitamina D3** (1.25-dihidroxicolecalciferol) también disminuye en la insuficiencia renal por una reducción en la 1-hidroxilación de la 25-hidroxivitamina D3, lo cual suele suceder en los riñones. La **renina** es producida por los riñones y está elevada en algunos tipos de hipertensión. Durante la valoración de la enfermedad hipertensiva es posible medir el nivel de actividad de la renina plasmática. Los riñones también son los órganos efectores de algunas sustancias producidas en otras partes del cuerpo (p. ej., **aldosterona** y **hormona antidiurética**), las cuales pueden medirse en el plasma.

Valoración de la estructura renal

Por lo general, el primer estudio de diagnóstico por la imagen en la valoración de un niño con posible nefropatía es la **ecografía del tracto urinario (riñones y vejiga)**. Este estudio aporta información excelente acerca del tamaño renal, de la textura del parénquima, del tamaño del sistema colector y de la anatomía de la vejiga. Permite detectar hidronefrosis, quistes, cálculos, riñones duplicados y ureterocele, pero no puede detectar reflujo vesicoureteral (RVU) y no aporta información acerca de la función renal. La ecografía Doppler se usa para valorar la velocidad sanguínea en los vasos renales para aportar información acerca de la permeabilidad y el flujo, para calcular los índices de resistencia (IR) y para determinar estenosis arterial importante. Sus limitaciones son la sensibilidad y la posición de los vasos, por lo que se usa como un recurso de cribado.

La **cistouretrografía miccional** (CUGM) es un estudio fluoroscópico en el cual se inyecta medio de contraste en la vejiga por medio de una sonda. La aparición de dicho medio de contraste por encima de la altura de la vejiga indica la presencia de RVU. La CUGM no sólo confirma la presencia de RVU, sino que también aporta información acerca de la anatomía vesical y uretral, incluida la presencia de las válvulas uretrales posteriores en los varones.

La **imagen renal con radionúclidos** es útil para detectar la filtración glomerular y la contribución relativa de cada riñón a la función renal total, así como para valorar la obstrucción urinaria. Los estudios de diagnóstico por la imagen renal con radionúclidos también se usan para valorar el parénquima renal y el RVU. El ^{99m}Tc-DTPA es uno de los agentes más utilizados porque se excreta sólo por filtración glomerular. La mercaptoacetiltriglicina marcada con tecnecio 99m (^{99m}Tc-MAG-3) es otro agente que se usa habitualmente. Las mediciones diferenciales de la función renal son útiles cuando la función renal es asimétrica, como en la hipoplasia renal unilateral, en las cicatrices o en las lesiones vasculares renales. El ácido dimercaptosuccínico (DMSA) marcado con tecnecio 99m se une a las células tubulares corticales y es el agente de elección para la valoración de la cicatrización y de la inflamación aguda renal. La cistografía miccional con radionúclidos (CMR) implica introducir un radiofármaco marcado con tecnecio 99m en la vejiga por medio de una sonda uretral y llenar la vejiga hasta su capacidad con solución salina isotónica estéril. Una cámara γ detrás del paciente toma registros computarizados continuos del llenado y del vaciamiento vesical para detectar RVU. Las ventajas de la CMR son una menor dosis de radiación que con la CUGM y vigilancia continua del reflujo durante el estudio. La principal desventaja de la CMR es que aporta menos información anatómica que la CUGM. La CMR no aporta ninguna valoración anatómica de la uretra, lo cual es necesario para excluir la presencia de válvulas uretrales posteriores en los varones. Se usa en estudios de seguimiento para RVU.

La **pielografía intravenosa** se usaba antes para valorar la anatomía del riñón y el sistema colector, pero en la actualidad se ha sustituido por estudios más seguros que implican menos penetración corporal. La TC, la RM o la angiografía pueden utilizarse en tales casos.

Valoración de la histología renal

En ocasiones, es necesario realizar una biopsia renal para establecer un diagnóstico específico en niños con nefropatía. Es un procedimiento seguro que puede realizarse por vía percutánea o por cirugía abierta. La técnica percutánea es la que se usa con mayor frecuencia y es posible guiarla por ecografía o por TC. La muestra se valora por métodos de tinción histológicos e inmunológicos y por microscopia electrónica.

PROTEINURIA Y SÍNDROME NEFRÓTICO

La presencia de **proteinuria** en una sola muestra de orina en niños y adolescentes es relativamente común. Cerca del 5-15% de los niños tienen una muestra aleatoria de orina con proteinuria determinada por tira reactiva. Sin embargo, su presencia podría indicar que existe lesión renal y progresión de la nefropatía, y es un factor de riesgo independiente de enfermedad cardiovascular.

El **síndrome nefrótico** se caracteriza por proteinuria masiva, hipoalbuminemia, edema e hiperlipidemia; el síntoma de presentación más frecuente es el edema. La principal anormalidad renal es un aumento de la permeabilidad glomerular por alteraciones en la barrera de filtración glomerular; esto es, el endotelio fenestrado, la membrana basal glomerular, los podocitos y el diafragma de la hendidura. Se han descubierto mutaciones del diafragma de la hendidura o los podocitos en múltiples variantes del síndrome nefrótico congénito (tabla 20-2). Una disminución de la carga aniónica mediada inmunológicamente en la barrera de filtración glomerular también provoca proteinuria. La pérdida urinaria de proteína suele ser mayor de 40 mg/h y m^2 y está compuesta en su mayoría por albúmina (albuminuria).

TABLA 20-2			
Variantes genéticas del síndrome nefrótico			
Gen/proteína	*Ubicación*	*Fenotipo*	*Herencia*
NPHS/nefrina	Diafragma de la hendidura	SNC	AR
NPHS2/podocina	Diafragma de la hendidura	FSCG	AR
CD2AP/CD2AP	Cerca del diafragma de la hendidura	FSCG	
TRPC6/TRPC6	Podocito	FSCG	AD
WT1	Podocito	FSGS	AR
ACTIN4	Pedicelo	FSGS	AD
tRNA^{Leu}	Podocito	FSGS	
COQ2	Podocito	FSGS	

AD, autosómico dominante; *AR*, autosómico recesivo; *SNC*, síndrome nefrótico congénito.

Fisiopatología

El índice de excreción de proteína normal en la orina es menor de 4 mg/m^2 y h en toda la infancia. Cerca del 50% de esta pequeña cantidad de proteína está constituida por proteína de Tamm-Horsfall, una glucoproteína secretada por los túbulos renales. El otro 50% son proteínas plasmáticas filtradas por los glomérulos, incluidas la albúmina, la microglobulina β$_2$ y la transferrina. La albúmina comprende menos del 30% de la excreción total de proteína por la orina en individuos normales. La modesta proteinuria que normalmente se presenta no suele detectarse en una prueba sistemática con tira reactiva. El bajo índice de excreción de proteína sucede porque las proteínas séricas grandes (p. ej., albúmina, inmunoglobulinas [Ig]) no se filtran por los glomérulos y porque los túbulos proximales reabsorben la mayor parte de las proteínas de bajo peso molecular filtradas (p. ej., insulina, microglobulina β$_2$). Las excesivas pérdidas proteínicas por la orina podrían originarse por aumento de la permeabilidad de los glomérulos para el paso de proteínas (proteinuria glomerular) o por una menor reabsorción de proteínas de bajo peso molecular por los túbulos renales (proteinuria tubular).

Se sabe que cifras elevadas de proteinuria son un indicio de daño renal progresivo en niños con nefropatía proteínica. Al parecer, la proteinuria persistente es un marcador de nefropatía y una causa de lesión renal progresiva. La proteinuria persistente grave es un factor de riesgo a largo plazo para ateroesclerosis en niños. Se relaciona con varias alteraciones metabólicas que contribuyen a la enfermedad cardiovascular, incluidas la hipercolesterolemia, la hipertrigliceridemia y la hipercoagulabilidad.

Por lo general, aparece edema clínico cuando la concentración de albúmina sérica es menor de 2.5 g/100 ml. Actualmente, se conocen algunos mecanismos para el desarrollo de edema, como una anormalidad renal intrínseca que provoca un aumento de la reabsorción tubular renal de sodio y agua. La trasudación de líquido proveniente del espacio intravascular hacia el intersticio por hipoalbuminemia, disminución de la presión osmótica y activación del sistema de renina-angiotensina-aldosterona que provoca retención de agua y sal no ha podido ser demostrada por completo por medio de estudios. La hiperlipidemia es secundaria a un aumento en la síntesis de lipoproteínas por el hígado debido a una reducción de albúmina y de la presión oncótica, así como a un aumento en el catabolismo de lípidos por una menor actividad de las enzimas lipoproteína lipasa y lecitina colesterol acetiltransferasa. La captación hepática de lipoproteína de baja densidad también disminuye.

Evaluación clínica y estudios de laboratorio

Los niños con síndrome nefrótico se presentan con antecedente de leve edema alrededor de los ojos, en especial en la mañana. Este signo muchas veces se confunde con manifestaciones de alergia. En ocasiones, el edema progresa más y provoca ascitis, derrame pleural y edema escrotal o de los labios vaginales. Cuando hay fiebre, es posible que sea secundaria a septicemia, neumonía o peritonitis.

Historia clínica

La investigación en busca de nefropatía subyacente importante comienza con la recogida de una detallada historia clínica. La alteración del crecimiento y del desarrollo, la polidipsia inexplicable o la poliuria, la hipoacusia o ciertos trastornos visuales aumentan la sospecha de una nefropatía subyacente significativa. Entre los antecedentes patológicos se encuentran episodios perinatales, como oligohidramnios; antecedentes de infecciones previas, como infección de la vía respiratoria superior; síntomas de disfunción vesical, como polaquiuria urinaria o disuria, y síntomas generales, como cefalea, edema y artralgias. Es necesario hacer un interrogatorio minucioso de los medicamentos que ha tomado el paciente. Los antecedentes de nefropatías o insuficiencia renal hereditarias son importantes. La evaluación de cualquier cambio en el gasto urinario justifica proceder su valoración.

Exploración física

En pacientes con proteinuria, la exploración física suele ser irrelevante. El peso y la talla del paciente deben plasmarse en una gráfica de crecimiento para valorar el estado de nutrición y crecimiento. En sujetos con síndrome nefrótico establecido, es esencial realizar una cuidadosa exploración física para valorar la gravedad de la enfermedad y determinar si el niño requiere ser hospitalizado. Los hallazgos de la exploración ayudan a distinguir las causas no renales de edema, como factores cardíacos, hepáticos o nutricionales, así como a excluir la posible participación de enfermedades sistémicas. El primer paso debe ser una valoración de las constantes vitales y de la estabilidad hemodinámica. Los cambios ortostáticos en la presión sanguínea, junto con la disminución de la perfusión periférica, podrían indicar una disminución en el volumen intravascular. Es posible encontrar edema en las extremidades, en el abdomen, en el espacio pleural, en el escroto o los labios mayores o alrededor de los ojos. La auscultación de los pulmones es importante para valorar un derrame pleural o signos de consolidación. La palpación del abdomen es necesaria para buscar ascitis y descartar peritonitis en pacientes con fiebre y dolor abdominal.

Estudios de laboratorio

PRUEBAS PARA PROTEINURIA. La prueba urinaria con tira reactiva es el estudio de cribado que se usa con mayor frecuencia para detectar proteinuria; principalmente identifica albúmina urinaria. En los casos de orina muy diluida, es posible encontrar

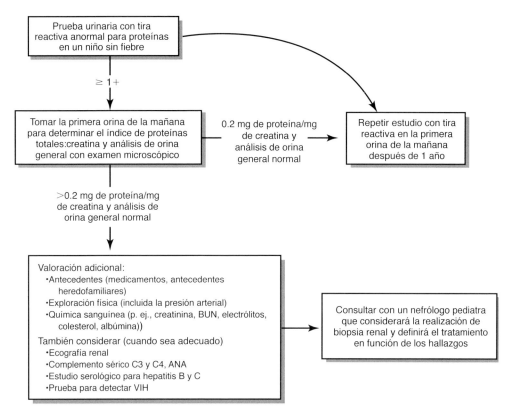

FIGURA 20-1. Valoración de la proteinuria persistente asintomática en niños y adolescentes. Si el análisis de orina general es normal y el índice de proteína:creatinina es menor de 0.2, no es necesario realizar más estudios. Sin embargo, si este estudio presenta otras anomalías o el índice de proteína:creatinina de la primera orina de la mañana es mayor de 0.2, debe realizarse una determinación de la concentración de albúmina, colesterol, creatinina y electrólitos. Un valor de albúmina sérica bajo con aumento en las concentraciones de lípidos séricos confirma el diagnóstico de síndrome nefrótico. Está indicado realizar estudios de laboratorio adicionales para descartar causas secundarias. Los valores de antiestreptolisina O y estreptozima sirven para descartar una infección estreptocócica previa. Las concentraciones séricas de complemento C3 y C4 y de anticuerpos antinucleares (ANA) ayudan a establecer el diagnóstico de lupus eritematoso sistémico (LES). También debe considerarse realizar estudios serológicos para hepatitis B y C y para VIH. *NUS*, nitrógeno ureico sanguíneo. Tomado de From Hogg RJ et al: Evaluation and management of proteinuria. *Pediatrics* 105:1244, 2000.

falsos resultados negativos; los falsos resultados positivos se dan con orina concentrada o muy alcalina (pH >8), bacterias gramnegativas, detergentes o limpiadores de la piel que contienen sales de amonio.

La valoración de un niño con proteinuria persistente es compleja (fig. 20-1). Existen muchos métodos para detectar la proteinuria (tabla 20-3). El más exacto es la recolección de orina de 24 h. Sin embargo, en niños no es inconveniente y, además, resulta complicada. Por tanto, la prueba de gota de orina para detección de proteína y creatinina se ha convertido en el método más frecuente para cuantificar proteínas en los niños. Preferentemente, debe obtenerse de una muestra de la primera orina de la mañana, dado que la concentración de proteínas en la orina varía en gran medida durante el día. Algunos estudios han indicado que el índice de proteína:creatinina en orina refleja con exactitud la excreción proteínica en la orina de 24 h. Además, debe tomarse una ecografía renal en niños con proteinuria persistente.

En la mayoría de los niños con síndrome nefrótico no es preciso realizar una biopsia renal para el diagnóstico inicial, porque casi todos tienen enfermedad de cambios mínimos. Si el síndrome nefrótico se desarrolla durante el primer año de vida o durante la adolescencia, o si un niño presenta características que indican que la enfermedad de cambios mínimos es poco probable (p. ej., disminución en la función renal, hipertensión, hematuria macroscópica o hipocomplementemia), debe considerarse realizar una biopsia antes de iniciar tratamiento. Los niños con síndrome nefrótico tienen un índice de proteína:creatinina en orina mayor de 2 o una excreción de proteína urinaria durante 24 h mayor de 40 mg/m^2 y hora (o más de 50 mg/kg y día, 10 veces superior al parámetro de normalidad).

PRUEBA PARA ALBUMINURIA. La medición específica de albúmina en orina (microalbuminuria) es más exacta que la prueba sistemática con tira reactiva para determinar el grado de albuminuria. El aumento de la excreción de albúmina por la orina aparece antes que otros cambios cuantificables en la función renal. **Los valores de excreción urinaria de albúmina que se encuentran**

TABLA 20-3

Pruebas de laboratorio para detectar proteinuria

Método	*Parámetro normal*
Tira reactiva	Negativo
Índice de proteína:creatinina	< 0.5 (mg de proteína/mg de creatinina) en niños de 6–24 meses de edad <0.2 (mg de proteína/mg de creatinina) en niños > 2 años de edad
Orina de 24 h para proteína	<4 (mg de proteína/m^2 y h) o <5 (mg de proteína/kg y día)
Microalbuminuria	<30 (mg de albúmina/g de Cr

por debajo del nivel de sensibilidad de la tira reactiva se han denominado microalbuminuria, que se define como la excreción de albúmina urinaria entre 30 mg y 300 mg en 24 h. Para simplificar la prueba, se examina la primera orina de la mañana para determinar el índice de albúmina (miligramos) con creatinina (gramos). Un valor (albúmina:creatinina) mayor de 30 se considera anormal.

> **Dato relevante:** Es importante destacar que los niños con microalbuminuria pueden tener un resultado normal en el análisis de orina general.

Algunos estudios han demostrado que la presencia de microalbuminuria es un indicador sensible de nefropatía en la diabetes mellitus. Está indicada la prueba para detectar microalbuminuria en niños con diabetes para detectar la alteración inicial de los riñones.

Diagnóstico diferencial

Cuando se detecta proteinuria, es importante determinar si es temporal, ortostática o persistente. La **proteinuria transitoria** (p. ej., la que se asocia a fiebre, deshidratación, estrés o ejercicio) no se considera una señal de nefropatía subyacente. La **proteinuria ortostática,** que pocas veces es mayor de 1 g/m^2 y día, se define como una elevación de la excreción de proteínas mientras el paciente se encuentra en una posición erguida, pero se normaliza cuando se recuesta. Se presenta en niños en edad escolar. Los estudios de seguimiento a largo plazo han demostrado la naturaleza benigna de este tipo de proteinuria. No obstante, existen pocos informes de nefropatía identificada en sujetos que tuvieron proteinuria ortostática de niños. La **proteinuria persistente** se define como proteinuria mayor de 1+ determinada por tira reactiva en múltiples ocasiones; es anormal y debe ser investigada.

El síndrome nefrótico se divide en dos categorías principales (tabla 20-4). Del **síndrome nefrótico primario o idiopático** se desconoce la causa. Los tres tipos histológicos de síndrome nefrótico idiopático determinados por biopsia renal son el de cambios mínimos, la glomeruloesclerosis focal segmentaria (GEFS) y la nefropatía membranosa (NM). La incidencia de síndrome nefrótico ha permanecido estable durante décadas, pero la distribución de las variantes histológicas ha cambiado debido a un aumento en la incidencia de GEFS.

El **síndrome nefrótico secundario** es un trastorno renal que aparece durante el curso de otra enfermedad sistémica o durante algún tratamiento farmacológico. La variante más frecuente de síndrome nefrótico en la infancia es la **enfermedad de cambios mínimos,** que representa el 85% de los casos.

Manejo

Se recomienda que los niños con proteinuria reciban el requerimiento dietético diario recomendado de proteína para su edad. Una ingesta alta podría empeorar la proteinuria y no aporta ningún beneficio para la hipoalbuminemia.

Los corticoesteroides son los medicamentos de elección en el síndrome nefrótico infantil (fig. 20-2). La prednisona y la prednisolona oral (60 mg/m^2 y día o 2 mg/kg y día: máximo: 80 mg/día) se administran durante 4-6 semanas. Después, se reduce la dosis a 40 mg/m^2 y día cada tercer día durante otras 4-6 semanas para reducir al mínimo los efectos secundarios, como el retraso del crecimiento. Esta forma de tratamiento provoca una completa remisión en más del 90% de los pacientes. Se ha encontrado que el tratamiento inicial prolongado con prednisona (6 semanas de dosis diarias seguidas de 6 semanas de administración cada tercer día) disminuye la frecuencia de recaídas. Si el paciente no responde a los esteroides en 4-6 semanas,

TABLA 20-4

Clasificación histológica del síndrome nefrótico en los niños

Síndrome nefrótico primario

Síndrome nefrótico de cambios mínimos

Glomeruloesclerosis focal y segmentaria

Nefropatía membranosa

Glomerulonefritis membranoproliferativa

Síndrome nefrótico congénito

Síndrome nefrótico secundario

Infecciones: hepatitis B y C, sífilis, VIH, paludismo

Neoplasias: linfoma, leucemia

Otras causas: diabetes, lupus eritematoso sistémico, amiloidosis, síndrome de Alport, púrpura de Schoenlein-Henoch, drepanocitosis

Reacción farmacológica (síndrome nefrótico medicamentoso): AINE, oro, litio, interferón, heroína

AINE, antiinflamatorios no esteroideos.

está indicado realizar una biopsia renal para establecer el diagnóstico histológico. La mayoría de los niños (60-80%) presentan varias recaídas del síndrome nefrótico. El tratamiento de las recaídas incluye un curso corto de esteroides administrados todos los días con la dosis más alta inicial hasta que desparezca la proteína de la orina durante 3 días; después se maneja el esquema de cada tercer día durante 4-6 semanas con la dosis más baja. El edema mejora en pacientes que reaccionan con los esteroides desde el momento en el que disminuye la proteinuria, aumenta la albúmina sérica y desaparecen las fuerzas de conducción para la formación de edema.

Los citotóxicos están indicados en el síndrome nefrótico dependiente de esteroides y en pacientes que tienen recaídas frecuentes, cuando los efectos secundarios de los esteroides se convierten en un problema. La ciclofosfamida o el clorambucilo, administrados cada 8-12 semanas, pueden lograr períodos prolongados de remisión y reducir la necesidad de esteroides. Ambos medicamentos tienen importantes efectos secundarios, entre los que se encuentran infecciones, leucemia, disfunción gonadal, cistitis hemorrágica y supresión de la médula ósea. El levamisol, la ciclosporina y el ácido micofenólico también reducen la frecuencia de recaídas. Los inhibidores de la calcineurina como la ciclosporina A y el tacrolimús se están utilizando cada vez más en pacientes con síndrome nefrótico resistente a esteroides. La ciclosporina tiene efectos adversos importantes (hipertensión, hiperpotasemia, hipertricosis, hiperplasia gingival). La insuficiencia renal, que al principio es temporal, puede volverse permanente por la fibrosis intersticial. Se sabe que el tacrolimús tiene un perfil similar pero con menos efectos secundarios estéticos que la ciclosporina. Con frecuencia, la proteinuria recurre cuando se retira el tratamiento. Un estudio multicéntrico, prospectivo, comparativo y aleatorizado, patrocinado por los National Institutes of Health, está en marcha para pacientes menores de 40 años de edad que tienen GEFS demostrada por biopsia y que han sido asignados a recibir tratamiento con pulsos de esteroides más ácido micofenólico o a ciclosporina. Ahora se está utilizando con más frecuencia el tratamiento complementario con inhibidores de la enzima conversora de la angiotensina (ECA) y bloqueantes del receptor de angiotensina en pacientes con síndrome nefrótico resistente a esteroides; con ello disminuye el índice de excreción de proteína y hay un efecto protector de la función renal.

En pacientes con edema grave, es útil la administración intravenosa de albúmina (1 g/kg de albúmina al 25%) junto con diuréticos. Se debe recordar que este sólo es un tratamiento temporal que tiene el riesgo de inducir hipertensión, sobrecarga de líquidos y edema pulmonar. Durante el manejo crónico de pacientes con síndrome nefrótico, no suele ser necesario restringir los líquidos, pero está indicada una dieta con bajo contenido en sodio para contrarrestar las alteraciones en el metabolismo del mismo.

Las complicaciones en el síndrome nefrótico se derivan de la enfermedad en sí misma o de su tratamiento. Dado que estos niños pierden IgG por la orina tienen mayor riesgo de infecciones (p. ej., celulitis, peritonitis, neumonía). Es adecuado utilizar antibióticos de amplio espectro y cobertura para microorganismos grampositivos y gramnegativos hasta que se tengan los resultados de los cultivos. Una complicación importante es el riesgo de que se produzca un episodio tromboembólico secundario a un estado de hipercoagulabilidad. Para prevenir la trombosis, deben evitarse las punciones arteriales y los diuréticos durante los períodos de hipovolemia. El retraso del crecimiento es uno de los múltiples efectos secundarios del tratamiento crónico con esteroides; no obstante, la administración cada tercer día puede reducir este efecto. En ocasiones, lo niños requieren tratamiento

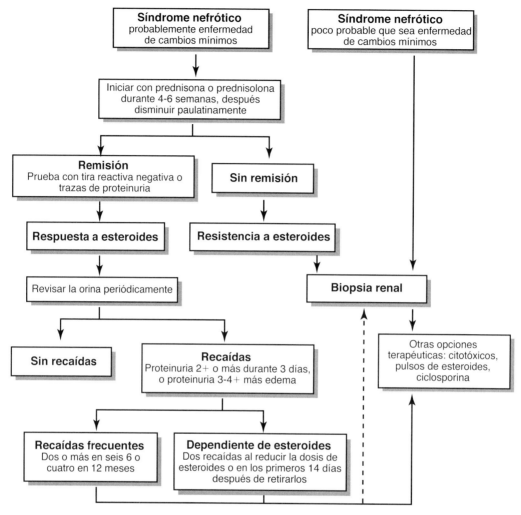

FIGURA 20-2. Manejo y respuesta al tratamiento en niños con síndrome nefrótico.

con calcio y vitamina D para mantener la densidad mineral ósea. Se utilizan estatinas para controlar la hiperlipidemia y para prevenir la ateroesclerosis prematura; además, tienen un efecto nefroprotector por sus efectos antiinflamatorios.

HEMATURIA Y GLOMERULONEFRITIS

La hematuria puede ser evidente (macroscópica) o microscópica. Por definición, la hematuria macroscópica es la presencia de suficiente sangre en la orina como para cambiar su apariencia a simple vista y, por tanto, se reconoce con facilidad. En contraste, en la hematuria microscópica hay un número anormal de eritrocitos en la orina y debe definirse con mayor precisión para incluir a todos los pacientes enfermos y excluir a todos aquellos que no tienen una enfermedad. Por definición, la hematuria microscópica consiste en más de cinco eritrocitos por campo de alto poder. En el caso de la hematuria macroscópica, la orina que tiene la apariencia del té o del refresco de cola tiene un origen glomerular, y la que es color roja o rosa por lo general proviene del tracto urinario inferior.

Fisiopatología

La glomerulonefritis es una causa importante de hematuria en niños. La enfermedad glomerular es resultado de alteraciones inmunológicas y de la coagulación, trastornos bioquímicos o lesiones tóxicas directas. Las anormalidades inmunológicas parecen ser el mecanismo predominante en la enfermedad glomerular de los seres humanos. La lesión renal puede ser secundaria a uno o varios procesos inmunológicos: anticuerpos circulantes para antígenos glomerulares, depósitos de complejos de antígeno-anticuerpo circulantes en los glomérulos y procesos mediados por células que dañan a los glomérulos. El antígeno glomerular puede ser un componente normal del glomérulo o un antígeno que se ha depositado en el mismo.

TABLA 20-5

Antecedentes personales y familiares en niños con hematuria

Antecedente	*Posible causa de la hematuria*
Personal	
Faringitis estreptocócica o impétigo	Glomerulonefritis postestreptocócica
Disuria, polaquiuria	ITU baja
Episodios recurrentes de hematuria macroscópica con las enfermedades virales	Nefropatía por IgA
Ejercicio	Hematuria relacionada con el ejercicio
Traumatismo	Hematuria relacionada con traumatismo
Familiar	
Sordera e insuficiencia renal	Síndrome de Alport
Urolitiasis	Hipercalciuria, urolitiasis
Hematuria aislada	Enfermedad de membrana basal delgada

ITU, infección del tracto urinario.

Evaluación clínica y estudios de laboratorio

Historia clínica

Los niños con hematuria presentan una de tres variantes: *1)* inicio de hematuria macroscópica; *2)* inicio de síntomas urinarios o de otra índole con el hallazgo incidental de hematuria microscópica, o *3)* hallazgo incidental de hematuria microscópica durante una valoración de salud. Es importante preguntar acerca de la práctica de actividades y síntomas previos o concomitantes a la hematuria, así como por antecedentes familiares de hematuria u otra nefropatía (tabla 20-5).

Los niños con glomerulonefritis aguda suelen presentar hematuria, edema e hipertensión, con o sin oliguria. La hematuria macroscópica es el síntoma inicial en muchos pacientes; no obstante, algunos niños afectados pueden estar completamente asintomáticos y, en esos casos, la enfermedad se descubre cuando un análisis de orina general revela hematuria microscópica. Otros datos de inicio importantes son el edema clínico, que se presenta casi siempre en el área periorbitaria, o una disminución en el gasto urinario. También se presentan síntomas inespecíficos, como fiebre, anorexia, debilidad o cefalea. Si están presentes manifestaciones respiratorias y neurológicas, será indicativo de que existe un proceso grave. La presencia de alteraciones extrarrenales, como exantema purpúreo, trastornos articulares, hemorragia del tubo digestivo o pleuritis, es una indicación de enfermedad sistémica con afectación renal.

Exploración física

Es importante realizar una exploración física completa para valorar la gravedad de la enfermedad y para establecer el diagnóstico de una causa secundaria. (En niños con hematuria microscópica asintomática, la exploración física suele ser irrelevante.) Los primeros pasos son la medición de la presión arterial y la determinación del patrón de crecimiento. En muchos niños con nefropatía crónica se encuentran hipertensión, y retraso del crecimiento y del desarrollo. Es esencial orientar la exploración a la búsqueda de presencia de edema y a su localización. Es posible que un aumento de peso súbito se relacione con la presencia de edema. Las características físicas anormales podrían indicar un síndrome congénito con enfermedad renal. Debe examinarse el fondo de ojo para detectar cambios asociados a hipertensión crónica o a enfermedades sistémicas. En niños que han presentado un cuadro reciente de faringitis estreptocócica es posible encontrar hipertrofia amigdalina o exudados. La auscultación del tórax es importante para descartar insuficiencia cardíaca o edema pulmonar. La hepatoesplenomegalia no es un hallazgo esperado en la glomerulonefritis primaria y su presencia podría indicar otras enfermedades sistémicas. Encontrar una masa abdominal o en uno de los flancos es un dato de tumor renal, uropatía obstructiva, o nefropatía multiquística o poliquística. El dolor y el observado a la palpación sobre el ángulo costovertebral o en el área suprapúbica sugieren una infección del tracto urinario (ITU). Deben examinarse los genitales externos en busca de traumatismos, infecciones o hemorragias. La piel debe ser explorada en busca de infecciones o exantemas.

Estudios de laboratorio

La prueba más frecuente para detectar eritrocitos en orina es la prueba con tira reactiva para sangre. El cromógeno presente en la tira reactiva reacciona específicamente con la hemoglobina (o la mioglobina) para producir un producto oxidado que

---

TABLA 20-6

Pruebas de laboratorio para detectar hematuria

Tira reactiva de orina para sangre/ análisis de orina	*Interpretación*
Negativa (orina oscura o roja)	Alimentos, pigmentos, medicamentos, metabolitos, o cristales en la orina (p. ej., nitrofurantoína, rifampicina, betabel, zarzamoras)
Positiva	
• No/pocos eritrocitoss	Hemoglobinuria o mioglobinuria
• <5 eritrocitos	Muy probable que sea normal; repetir periódicamente
• >5 eritrocitos	*Confirma la hematuria*

tiene un color verde azuloso. Estas tiras sensibles pueden detectar la presencia de 2-5 eritrocitos/campo de alto poder. Es necesario realizar un análisis de orina general con orina fresca centrifugada para confirmar la presencia de eritrocitos. En la glomerulonefritis, lo característico es encontrar cilindros de eritrocitos y eritrocitos dismórficos (tabla 20-6).

El análisis de orina de los miembros de la familia aporta información importante acerca del diagnóstico y del pronóstico de la enfermedad subyacente del paciente. Un familiar cercano con hematuria podría indicar un pronóstico favorable.

Debe obtenerse una muestra de orina para establecer el índice calcio con creatinina (Ca:Cr) para identificar hipercalciuria (mayor de 0.8 en niños menores de 6 meses, mayor de 0.6 para niños de 7-18 meses, y mayor de 0.2 en niños de 6 años y mayores). Un resultado de excreción urinaria de calcio durante 24 h mayor de 4 mg/kg confirma el diagnóstico. Debe tomarse un urocultivo para excluir cistitis o pielonefritis. Ha de realizarse una determinación de electrólitos séricos, NUS y CrS para valorar la función renal; además, deben solicitarse un hemograma en busca de anemia e infección; electroforesis de hemoglobina si se desconoce si existe drepanocitosis, y tiempo de protrombina y tiempo de tromboplastina parcial en busca de coagulopatía.

El diagnóstico de glomerulonefritis postinfecciosa requiere la detección de glomerulonefritis y la causa de infección. En la glomerulonefritis postestreptocócica, el índice de éxito para obtener un cultivo positivo durante una epidemia varía entre el 10 y el 70%. El diagnóstico suele depender de criterios serológicos. Un aumento en los títulos de anticuerpos antiestreptocócicos es indicativo de una infección reciente, pero no todas estas pruebas tienen la misma utilidad. Los títulos de antiestreptolisina O (ASO) están elevados con menos frecuencia que los de anti-ADNsa B (estreptozima). Debe sospecharse un proceso mediado inmunológicamente si se observa alguna alteración en la concentración de complemento sérico o si hay autoanticuerpos (fig. 20-3). En la primera semana de glomerulonefritis postestreptocócica, el C3 sérico y el complemento hemolítico sérico total están disminuidos en más del 90% de los casos. Los valores de complemento sérico deben normalizarse después de 6-8 semanas del inicio en niños con glomerulonefritis postestreptocócica.

Si la hipocomplementenemia persiste más de 8 semanas, debe considerarse la posibilidad de otro diagnóstico (glomerulonefritis membranoproliferativa, nefritis por lupus). También se determinan los anticuerpos antinucleares (ANA) para detectar lupus eritematoso sistémico (LES), títulos de hepatitis B para detectar NM, y hepatitis B y C en busca de glomerulonefritis membranoproliferativa. En cualquier niño con hematuria persistente es necesario realizar una prueba neurosensorial formal para detectar hipoacusia.

En niños con hematuria, también está indicado realizar estudios de diagnóstico por la imagen; es útil realizar una ecografía del tracto urinario, un estudio que no implica penetración corporal. También son necesarios otros estudios de diágnostico por la imagen (CUGM, TC, con radionúclidos) en pacientes seleccionados. Podría estar indicada una biopsia en niños con glomerulonefritis de progresión rápida para establecer el diagnóstico histológico y la gravedad de la enfermedad.

Diagnóstico diferencial

Las causas de hematuria macroscópica y microscópica en niños son múltiples (tabla 20-7).

La **hematuria macroscópica** se subdivide como sigue:

1. Enfermedad glomerular: glomerulonefritis postinfecciosa, nefropatía por **IgA**, síndrome de Alport, enfermedad de membrana basal delgada, vasculitis sistémica (púrpura de Schönlein-Henoch [PSH], LES) y otras (glomerulonefritis membranoproliferativa, glomerulonefritis membranosa)

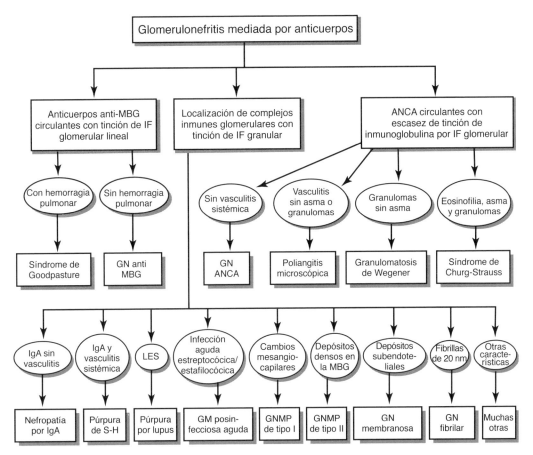

FIGURA 20-3. Características que distinguen las distintas categorías inmunopatológicas de la glomerulonefritis mediada por anticuerpos. *ANCA*, anticuerpo anticitoplasma de neutrófilo; anti-MBG, anti-membrana basal glomerular; Cr, creatinina; *CrS*, creatinina sérica; *GN*, glomerulonefritis; GNMP, glomerulonefritis membranoproliferativa; *IF*, microscopia por inmunofluorescencia; *Ig, inmunoglobulina; LES*, lupus eritematoso sistémico; *MBG*, membrana basal glomerular; *S-H*, Schönlein-Henoch. Tomado de From Hellerstein S: Urinary tract infections in children. *Am Fam Phys* 57:2445, 1998.

2. Enfermedad intersticial o tubular: pielonefritis, nefritis intersticial, necrosis papilar (drepanocitosis)
3. Enfermedad de la vía urinaria o vascular: infección, nefrolitiasis, traumatismo, nefropatía poliquística, coagulopatía, cistitis hemorrágica y trombosis de la vena renal

La **hematuria macroscópica** puede ser aislada y asintomática o puede estar asociada a proteinuria. Las causas más frecuentes de proteinuria asintomática aislada son la enfermedad de membrana basal delgada, nefropatía por IgA, hipercalciuria idiopática y rasgos de drepanocitosis.

La glomerulonefritis se considera primaria cuando el riñón es el único órgano afectado y es secundaria cuando la nefropatía es parte de una enfermedad sistémica. Puede ser aguda, crónica o de progresión rápida, según su presentación clínica y pronóstico. La resolución de la glomerulonefritis aguda tiende a ser espontánea. La glomerulonefritis de progresión rápida consiste en un deterioro significativo y de rápida progresión de la función renal. La glomerulonefritis crónica incluye un sedimento urinario anormal con pérdida lenta y progresiva de la función renal.

Los tipos específicos de glomerulonefritis son:

- La **glomerulonefritis estreptocócica,** el tipo más frecuente de glomerulonefritis en niños, es el resultado indirecto de un proceso inmunológico, por estreptococo β–hemolítico del grupo A. Se ha informado de casos de glomerulonefritis aguda después de una infección por muchas otras bacterias y virus. La hematuria macroscópica casi siempre se presenta 2 semanas después de la infección aguda. Asimismo, se asocia a hipertensión, edema y alteración de la función renal.

TABLA 20-7
Causas de hematuria en los niños
Anomalías anatómicas (hidronefrosis, enfermedad quística)
Infección vesical y renal (ITU)
Coagulación/hematología (rasgos de drepanocitosis o enfermedad establecida, leucemia)
Medicamentos
Ejercicio
Hematuria familiar (síndrome de Alport, enfermedad de membrana basal delgada)
Glomerulonefritis
Hipercalciuria-hiperuricosuria-urolitiasis
Nefritis intersticial
Traumatismo y tumores (tumor de Wilms)

ITU, infección del tracto urinario.

- La **nefropatía por IgA,** la variante más frecuente de la glomerulonefritis primaria, se caracteriza por episodios recurrentes de hematuria macroscópica, generalmente 1-2 días después de una infección viral respiratoria o digestiva. El depósito mesangial de IgA es el hallazgo más llamativo en las muestras de biopsia renal.
- El **síndrome de Alport** es una forma de nefritis familiar con hipoacusia neurosensorial y progresión lenta a insuficiencia renal.
- La **hematuria familiar benigna** se define por la presentación familiar de hematuria persistente sin proteinuria, progresión a insuficiencia renal o defectos auditivos. En muchos de estos pacientes se encuentra una membrana basal glomerular delgada.

Manejo

Desde el punto de vista práctico, los niños con hematuria confirmada pueden dividirse clínicamente en cuatro grupos: *1)* hematuria macroscópica; *2)* hematuria microscópica con síntomas clínicos; *3)* hematuria microscópica asintomática (aislada), y *4)* hematuria microscópica asintomática con proteinuria. La valoración y el manejo de los niños con hematuria son complejos (fig. 20-4).

El manejo general de la glomerulonefritis incluye restricción de agua y sal. El tratamiento depende de la gravedad de la enfermedad, del grado de afectación y de la presencia de insuficiencia renal, hipertensión u otras complicaciones. Una disminución del gasto urinario, la presencia de presión arterial alta o cualquier signo de sobrecarga de líquidos podría ser una indicación para proceder a la hospitalización. La restricción de líquidos y la monitorización estrecha de los electrólitos podrían estar indicados en pacientes con IRA. La diálisis es necesaria en pacientes con sobrecarga de líquidos o hiperpotasemia que no responde al tratamiento conservador. Cuando hay hipertensión, suele relacionarse con sobrecarga de líquidos. Los diuréticos de asa como la furosemida pueden ser útiles en el manejo de la sobrecarga de líquidos y de la hipertensión.

El tratamiento específico para la glomerulonefritis depende de la causa o de la gravedad del trastorno. Están indicados los esteroides y la ciclofosfamida para la nefritis por lupus grave en un intento de disminuir el proceso inmunológico. El uso de intercambio plasmático podría resultar útil en casos graves para disminuir la cantidad de factores circulantes (p. ej., Ig) involucradas en el daño renal (p. ej., síndrome de Goodpasture).

PÚRPURA DE SCHÖNLEIN-HENOCH

La **PSH** es la variante más frecuente de **vasculitis** en los niños. La vasculitis es un proceso clínico-patológico que se caracteriza por inflamación y daño de los vasos sanguíneos, lo que provoca alteraciones de la luz vascular y cambios isquémicos en los tejidos irrigados por los vasos afectados.

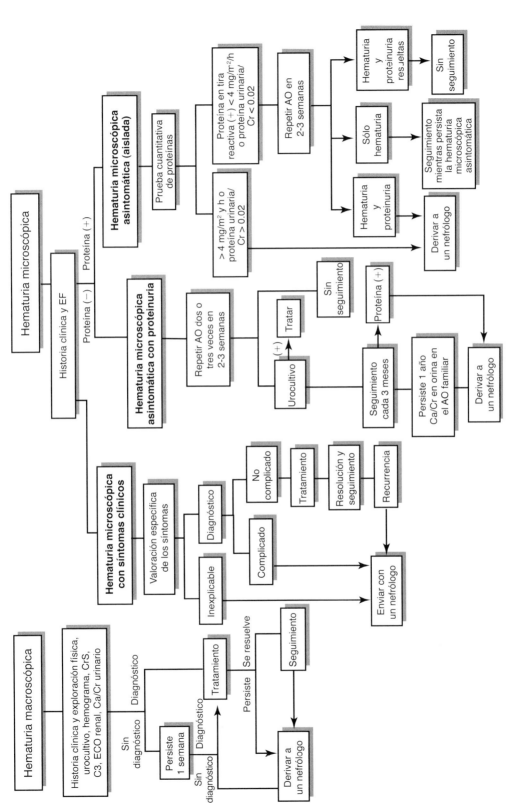

FIGURA 20-4. Algoritmo para la valoración práctica y el manejo de los niños con hematuria. *AO*, análisis de orina general; *ECO*, ecografía; *EF*, exploración física. Tomada de Diven SC et al: A partical primary care approach to hematuria. In *Pediatric Nephrology*, vol 14. Springer-Verlag, 2000. p 69.

La incidencia de PSH es de aproximadamente 10 casos por cada 100 000 niños al año. El 75% de todos los casos se presentan en niños de 2 a 11 meses de edad; la enfermedad es poco frecuente en adultos y niños más pequeños. Los varones resultan dos veces más afectados que las mujeres.

Fisiopatología

La PSH es una vasculitis mediada por IgA en los vasos sanguíneos pequeños de los órganos afectados. Se desconoce la causa. Se ha informado que infecciones bacterianas *(Streptococcus, Yersinia, Mycoplasma)* y virales (virus de Epstein-Barr, varicela, parvovirus y adenovirus) preceden a la PSH. Otros estímulos que se han implicado son vacunas, medicamentos, alimentos y picaduras de insectos.

Evaluación clínica y estudios de laboratorio

En muchos niños se encuentra un episodio precedente (p. ej., infección, medicamentos, vacunación). El inicio de la PSH puede ser agudo con la aparición de síntomas característicos en cualquier orden o de manera simultánea.

Historia clínica

Los hallazgos más comunes son el exantema purpúreo, la artritis, el dolor abdominal y la nefritis. La **púrpura** es el hallazgo más frecuente, pero es posible que no sea la característica inicial. Por lo general, aparece en las extremidades inferiores y en las nalgas, pero también puede presentarse en las extremidades superiores, en el tronco y en la cara. Es posible que el exantema persista durante semanas, que sea temporal o que recurra. La **artritis** o las **artralgias** también se pueden manifestar en los tobillos, en las rodillas o en las manos. En algunos casos, las manifestaciones articulares son la característica inicial. En algunos casos, la artritis puede llegar a ser incapacitante, pero se autolimita y no causa deformidades. Los **síntomas gastrointestinales** son resultado del edema de la pared intestinal y de la hemorragia por vasculitis, y suelen aparecer después que la púrpura; pocas veces se presentan antes. El dolor abdominal es la queja más frecuente. El vómito, la hematemesis, la diarrea sanguinolenta o la melena son comunes y pueden ser graves. La complicación quirúrgica más frecuente es la invaginación intestinal.

Las **manifestaciones renales** suelen aparecer en las primeras 3 semanas del inicio del exantema; en pocos casos, la hematuria macroscópica es la primera señal de la enfermedad. La frecuencia de alteración renal (hematuria macroscópica o microscópica) varía entre el 20 y el 90%. La hematuria es la señal clínica de la nefritis por PSH. Cerca del 80% de los pacientes manifiestan nefritis en las primeras 4 semanas, y el 95%, en los 3 meses posteriores al inicio de otros síntomas. No hay relación entre la gravedad de la afectación de órganos extrarrenales y la gravedad de la nefritis.

Otras complicaciones son alteraciones del SNC (convulsiones, paresia o coma), alteraciones oculares y cardíacas, y hemorragia pulmonar o intramuscular. También se han referido pancreatitis y orquitis.

Exploración física

La inspección de la piel puede mostrar la distribución típica y la aparición del exantema. Las manifestaciones habituales son urticaria y lesiones maculopapulares o purpúreas palpables. En algunos casos, las apariencias o las localizaciones son distintas, lo que complica el diagnóstico. Se han descrito erupciones vesiculares y eritema multiforme. Se deben vigilar las constantes vitales, la presión arterial y el gasto urinario en pacientes que presentan hemorragia del tubo digestivo. Es posible encontrar edema en el cuero cabelludo, en las extremidades, en la espalda y en los párpados. La afectación articular tiende a ser periarticular, y la zona se encuentra hinchada, y dolorosa a la palpación y con el movimiento. Es importante realizar una exploración física completa para descartar afectación del páncreas, de los pulmones, del corazón, de los testículos y del SNC.

Estudios del laboratorio

Es necesario realizar un análisis de orina general inicial para identificar si existe alteración renal. El pronóstico a largo plazo está determinado por la extensión de la afectación renal, lo cual varía de glomerulonefritis leve a una forma grave de progresión rápida. El hallazgo más frecuente es **hematuria con o sin proteinuria.** Si la orina es anormal, es necesario determinar la concentración de CrS y NUS para valorar la función renal. Debe considerarse realizar una biopsia renal en pacientes con manifestaciones clínicas graves de nefropatía, síndrome nefrótico o glomerulonefritis de progresión rápida. Histológicamente, el hallazgo típico en la PSH es la presencia de depósitos mesangiales de IgA por inmunofluorescencia.

Los estudios de laboratorio están indicados en función de la presentación clínica. El hemograma pone de manifiesto **anemia** en pacientes con hemorragia de tubo digestivo. Por lo general, se obtienen resultados negativos de ANA, anticuerpo anticitoplasma de neutrófilo (ANCA) y factor reumatoide. Es necesario realizar un examen de **sangre oculta en heces** para detectar hemorragia de tubo digestivo oculta. Las concentraciones de IgA sérica pueden estar elevadas o normales. Está indicada la realización de estudios radiológicos en pacientes con dolor abdominal agudo. Es de utilidad la TC de cabeza en niños con alteraciones neurológicas para descartar otras causas.

Diagnóstico diferencial

En presencia de un exantema atípico, se deben considerar otras vasculítides. Los pacientes con poliarteritis microscópica, granulomatosis de Wegener y LES pueden tener nefritis. Las características clínicas relacionadas con la presencia de ANCA o ANA ayudan a diferenciar estas condiciones. Los ANCA citoplásmicos (c-ANCA) se asocian con mayor frecuencia a granulomatosis de Wegener, mientras que los ANCA perinucleares (p-ANCA) lo hacen más con poliarteritis microscópica. Es posible que el exantema purpúreo sea secundario a septicemia o trombocitopenia. El cuadro clínico, la distribución del exantema y los estudios hematológicos deben identificar a estos pacientes.

Manejo

No hay un tratamiento específico disponible para la PSH, y el manejo es de soporte. La mayoría de los pacientes con afectación renal muestran trastornos urinarios leves, pero se debe realizar un seguimiento prolongado hasta que el análisis de orina general se normalice. Los niños con presentaciones más graves, como IRA, hipertensión o síndrome nefrótico, deben ser hospitalizados y seguidos con mucho cuidado **ante la posibilidad de que se produzca una rápida progresión a una nefropatía terminal**.

Se han utilizado muchos medicamentos, como los corticoesteroides orales, los pulsos intravenosos de metilprednisolona, los citotóxicos, los anticoagulantes y la plasmaféresis, para tratar las alteraciones renales graves. Los datos disponibles sugieren que los pacientes con nefritis grave (disminución de la función renal y un 50% o más de células semilunares en la biopsia renal) deben recibir una combinación de metilprednisolona intravenosa en dosis altas más un inmunodepresor, ya sea azatioprina o ciclofosfamida. La plasmaféresis puede ser beneficiosa en algunos pacientes con nefritis por PSH de rápida progresión. Algunos estudios han demostrado que la prednisona oral puede ser eficaz para prevenir el desarrollo de nefropatía, mientras que otros agentes no han mostrado ningún efecto. Sin embargo, la prednisona es eficaz para aliviar las manifestaciones gastrointestinales.

En ausencia de nefropatía, las manifestaciones clínicas pueden recurrir, pero el pronóstico de pacientes con PSH es excelente. Es necesario dar seguimiento a largo plazo en niños con alteración renal en busca de indicios de progresión de la enfermedad. Al parecer, la presencia de insuficiencia renal o síndrome nefrótico al inicio y el hallazgo de glomerulonefritis semilunar en la biopsia aumentan el riesgo de nefropatía progresiva.

INFECCIÓN DEL TRACTO URINARIO

Las ITU son frecuentes en los niños. Estas infecciones son importantes porque provocan morbilidad aguda y conllevan problemas médicos a largo plazo, como hipertensión y reducción de la función renal.

Fisiopatología

Las ITU se presentan casi siempre como consecuencia de la colonización del área periuretral por un microorganismo virulento que después llega a la vejiga. Sólo en las primeras 8-12 semanas de vida extrauterina, las ITU pueden ser secundarias a una fuente hematógena. Durante los primeros 6 meses de vida, los varones están en mayor riesgo de presentar ITU, pero después predominan en las mujeres. Un factor de riesgo importante en las niñas es el tratamiento previo con antibióticos, los cuales alteran la flora periuretral normal y favorecen el crecimiento de bacterias uropatógenas. Varios factores predisponen a una ITU (tabla 20-8).

Los microorganismos que se aíslan con más frecuencia del área periuretral son miembros de la familia *Enterobacteriaceae*. *Escherichia coli* es la causa más frecuente de infección. Las especies de *Enterococcus*, *Staphylococcus aureus* y estreptococos del grupo B son las bacterias grampositivas que se aíslan en más casos. En la adolescencia, *Staphylococcus saprophyticus* se convierte en un patógeno frecuente. *Neisseria gonorrhoeae* y *Chlamydia trachomatis* deben considerarse en las ITU que se presentan en adolescentes sexualmente activos. Los adenovirus se han relacionado con cistitis hemorrágica aguda en niños de edad escolar. Otros organismos que provocan ITU en pacientes que han sido sometidos a procedimientos en el tracto urinario o que tienen anormalidades en el mismo son especies de *Pseudomonas*, de *Candida* y de *Corynebacterium*, estafilococos coagulasa negativos y *Candida*.

El RVU puede condicionar la aparición de ITU y se considera una anomalía congénita de la unión ureterovesical, en la cual hay un túnel submucoso acortado y el orificio ureteral en la vejiga está lateralizado. El músculo longitudinal no puede comprimir adecuadamente la submucosa del uréter, de manera que el mecanismo de válvula es defectuoso y la orina se regresa al uréter. El RVU se clasifica según el grado de reflujo desde leve (limitado al uréter) hasta grave (asociado a dilatación masiva de los cálices, de la pelvis y del uréter). El RVU se identifica en el 30-50% de los niños que son evaluados después de su primer episodio de ITU. Conforme crecen, el túnel submucoso se alarga y el mecanismo de válvula mejora. Por tanto, el curso natural del reflujo leve es resolverse o mejorar con el tiempo. Los pacientes con reflujo más intenso tienen menos probabilidad de presentar una resolución espontánea.

TABLA 20-8
Factores que predisponen a una infección del tracto urinario (ITU)
Obstrucción del tracto urinario
Reflujo vesicoureteral
Vejiga neurógena
Urolitiasis
Presencia de prepucio
Disfunción miccional
Estreñimiento
Abuso sexual
Cópula sexual
Deficiencia uroepitelial con aumento de adherencia bacteriana
Antibioterapia
Higiene perineal deficiente

Una posible consecuencia de las ITU es la cicatrización renal, la cual puede ser congénita o adquirida. Hace poco se demostró que los lactantes podrían tener cicatrización renal al nacer, incluso sin presentar infección. En niños más grandes con ITU, la infección por sí sola (no el RVU) es un requisito previo para la cicatrización renal adquirida. Sin embargo, existe una correlación entre el grado de reflujo y la gravedad de la cicatrización renal. Además, el riesgo de daño renal aumenta con el número de recurrencias.

Evaluación clínica y del laboratorio

Historia clínica

El espectro de manifestaciones clínicas de ITU en niños es amplio. Los signos y síntomas clínicos específicos para las ITU que se encuentran con frecuencia en los adultos, como disuria, urgencia urinaria y dolor lumbar, no suelen identificarse en los lactantes, pero sí en niños mayores (tabla 20-9). Los lactantes menores con ITU, por lo general, presentan fiebre.

 Dato relevante: La posibilidad de ITU debe considerarse en cualquier niño menor de 2 años de edad con fiebre inexplicable.

TABLA 20-9	
Signos y síntomas de infección del tracto urinario	
Niños menores	*Niños mayores*
Fiebre	Fiebre, escalofríos, malestar general
Llanto al orinar	Disuria, urgencia urinaria, dolor al orinar
Polaquiuria	Polaquiuria
Hematuria	Hematuria
Síntomas gastrointestinales	Dolor en el flanco
Crecimiento deficiente	Enuresis de reciente inicio

El antecedente de llanto al orinar o de orina fétida aumenta la probabilidad de que una ITU sea la causa de la fiebre. Es posible reconocer un patrón miccional alterado como síntoma de ITU desde el segundo año de vida en algunos niños. Los signos y síntomas inespecíficos, como irritabilidad, vómito, diarrea y retraso del crecimiento y desarrollo, podrían reflejar la presencia de ITU. Cuando la hematuria se asocia a disuria o dolor al orinar es más probable que sea por una ITU baja. Debe obtenerse un registro detallado de la micción y defecación en cualquier niño con ITU recurrente.

Exploración física

Es esencial realizar una exploración física completa para valorar el grado de enfermedad o toxicidad, así como para descartar otras infecciones graves, como septicemia o meningitis. La presencia de fiebre es importante en niños pequeños con ITU porque se ha aceptado como un marcador clínico de alteración del parénquima renal (pielonefritis). Es importante registrar las constantes vitales, incluida la presión arterial. Es necesaria la exploración del abdomen y de la espalda en busca de dolor a la palpación, masas en el flanco o dolor a la palpación en la zona lumbar o una vejiga palpable; además, hay que explorar los genitales en busca de signos de traumatismo o infección. Es también importante verificar que el niño haya sido circuncidado porque los niños que no se sometieron al procedimiento tienen mayor probabilidad de desarrollar ITU en el primer año de vida. La exploración física también debe incluir una inspección cuidadosa del área lumbosacra en busca de signos de disrafia.

Estudios de laboratorio

En lactantes o niños que no tienen control miccional, debe colocarse una sonda o realizar aspiración suprapúbica para obtener una muestra para análisis de orina general o un urocultivo. Puede tomarse una muestra limpia de la mitad del chorro en niños que controlan su micción. Una muestra de orina que no presenta crecimiento o en la que este es menor de 10 000 unidades formadoras de colonias (UFC)/ml es indicativa de que no hay ITU. Si un niño que todavía no tiene control miccional presenta síntomas que requieren un tratamiento inmediato y el análisis de orina general obtenida por bolsa recolectora muestra piuria, nitritos positivos o bacteriuria, debe obtenerse un urocultivo por aspiración suprapúbica o por cateterización vesical antes de iniciar el tratamiento con antibióticos debido a la alta incidencia de urocultivos con falsos resultados positivos obtenidos por bolsa recolectora de orina.

Los tres componentes más útiles del análisis de orina general en la valoración de una ITU son la prueba de esterasa leucocítica, la prueba de nitritos y la microscopia de orina. Un resultado positivo de la prueba de esterasa leucocítica es tan sensible como la microscopia en la que se identifican leucocitos. La prueba de nitritos tiene una especificidad muy elevada y un valor predictivo positivo. En análisis de orina general no puede sustituir al urocultivo para documentar la presencia de una ITU, pero es útil para seleccionar a pacientes en los que debe iniciarse un tratamiento de forma precoz hasta que se obtengan los resultados del urocultivo. La ITU se confirma o se excluye en función del número de UFC que crecen en el medio de cultivo. Que una colonia sea significativa depende del método de recolección y del estado clínico del paciente: las definiciones de cultivos positivos y negativos son prácticos y no absolutos (tabla 20-10).

El propósito de realizar estudios de diágnostico por la imagen en niños con ITU es detectar anormalidades urológicas (p. ej., RVU, disfunción vesical, uropatía obstructiva) e identificar si el parénquima renal está dañado. El estudio de diagnóstico por la imagen actual consiste en una ecografía renal y en una CUGM o CMR (tabla 20-11). Se recomienda solicitar una CUGM como estudio inicial y una cistografía miccional con isótopo para los estudios de seguimiento. Si se detecta hidronefrosis significativa en la ecografía renal, es necesario realizar un a gammagrafía renal nuclear (con ^{99m}Tc-MAG-3

TABLA 20-10	
Interpretación del urocultivo para el diagnóstico de infección del tracto urinario	
Método de recolección	*Cultivo cuantitativo: infección del tracto urinario presente*
Aspiración suprapúbica	Crecimiento de patógenos urinarios en cualquier número (la excepción es más de 2-3 $\times 10^3$ UFC/ml de estafilococos coagulasa negativos)
Sondeo vesical	Los lactantes o niños con fiebre suelen tener $\geq 50 \times 10^3$ UFC/ml de un solo patógeno urinario, pero podría haber infección con recuentos de $10 \times 10^3 - 50 \times 10^3$ UFC/ml
Chorro intermedio	Los pacientes sintomáticos suelen tener $\geq 10^5$ UFC/ml de un solo patógeno urinario
	Los pacientes asintomáticos deben tener al menos dos muestras de días distintos con $\geq 10^5$ UFC/ml del mismo microorganismo

UFC/ml, unidades formadoras de colonias por mililitro.
Tomado de Hellerstein S: Urinary tract infections. Old and new concepts. *Pediatr Clin North Am* 42(6):1433–1457, 1995.

TABLA 20-11

Indicaciones de estudios de diágnostico por la imagen en niños con infecciones del tracto urinario (ITU)

- ER y CUGM o CMR en niños de cualquier edad con una ITU febril
- ER y CUGM o CMR en un niño pequeño con ITU bien documentada
- ER sólo en un niño mayor con síntomas de ITU baja
  - CUGM o CMR si la ER es anormal o si hay ITU recurrente
  - CUGM con antecedente de micción disfuncional
- Gammagrafía con DMSA si la ER o el estudio miccional son evidentemente anormales, para detectar cicatrices renales, si esto cambia el manejo clínico
- Gammagrafía renal con radionúclidos si se considera obstrucción del tracto urinario

CMR, cistografía miccional con radionúclidos; *CUGM*, cistouretrograma miccional; *DMSA*, ácido dimercaptosuccínico; *ER*, ecografía renal.

o DTPA) para valorar la existencia de obstrucción del tracto urinario. La gammagrafía cortical renal con DMSA marcado con ^{99m}Tc es sensible y específica para el diagnóstico de pielonefritis en niños. Esta prueba renal muestra una menor captación del marcador radiactivo en áreas de inflamación, lo cual se presenta por reducción en la liberación del agente hacia el tejido infectado (isquemia cortical) y disminución de la función tubular en áreas de infección. La TC y la RM también se han utilizado para el diagnóstico de pielonefritis. La TC puede ser útil en pacientes con ITU que podría ser secundaria a alguna otra enfermedad (p. ej., absceso intraabdominal, apendicitis). El coste y la necesidad de sedación son las principales desventajas de una RM.

Diagnóstico diferencial

En los casos de lactantes con fiebre que tienen resultados positivos en los urocultivos, con frecuencia se plantea una pregunta diagnóstica: ¿ tienen una ITU real o bacteriuria asintomática con fiebre por otra causa? La bacteriuria asintomática no parece representar un peligro para el huésped. Se considera un fenómeno por el que los receptores de la mucosa permiten la fijación de *E. coli*, lo que crea un estado de portador (colonización) y no una infección. La piuria podría ser un marcador para diferenciar entre una ITU y una bacteriuria asintomática. Sin embargo, aunque la presencia de piuria aumenta la probabilidad de una ITU real, la ausencia de la misma no excluye la posibilidad de que la misma exista. La piuria es particularmente insensible en neonatos y lactantes menores. Por tanto, es prudente considerar que todos los lactantes menores con bacteriuria significativa y fiebre tienen una ITU real.

Manejo

Los objetivos del tratamiento de una ITU aguda son eliminar la infección aguda, prevenir la urosepticemia y reducir la probabilidad de daño renal. Los pacientes que tienen apariencia tóxica, están deshidratados o no pueden retener la ingesta oral (incluidos los medicamentos) deben recibir un antimicrobiano por vía parenteral. El trastorno clínico de la mayoría de los pacientes mejora en las primeras 24-48 h. Después de esto el tratamiento puede terminarse por vía oral. Para los pacientes que no tienen apariencia tóxica, puede administrarse un antimicrobiano por vía parenteral con el paciente hospitalizado o de manera ambulatoria, o bien un antibiótico por vía oral durante 7-14 días.

El tratamiento de la pielonefritis o cistitis aguda se inicia en función de los hallazgos clínicos y del análisis de orina general (fig. 20-5). No obstante, el diagnóstico de una ITU no se documenta por esta última prueba, y no deben solicitarse estudios de diágnostico por la imagen del tracto urinario hasta confirmar el diagnóstico de ITU por medio de un urocultivo. Las opciones frecuentes para el tratamiento oral de una ITU son una cefalosporina, trimetoprima-sulfametoxazol o amoxicilina. Sin embargo, al parecer la amoxicilina es menos efectiva por la resistencia bacteriana que ha surgido. Las cefalosporinas son antibióticos parenterales muy efectivos. Otros antibióticos son también útiles para el tratamiento de las ITU (tabla 20-12). Los agentes que se excretan por la orina pero que no logran concentraciones terapéuticas en el torrente sanguíneo (p. ej., nitrofurantoína) no deben ser empleados para tratar las ITU en pacientes que podrían presentar una alteración renal.

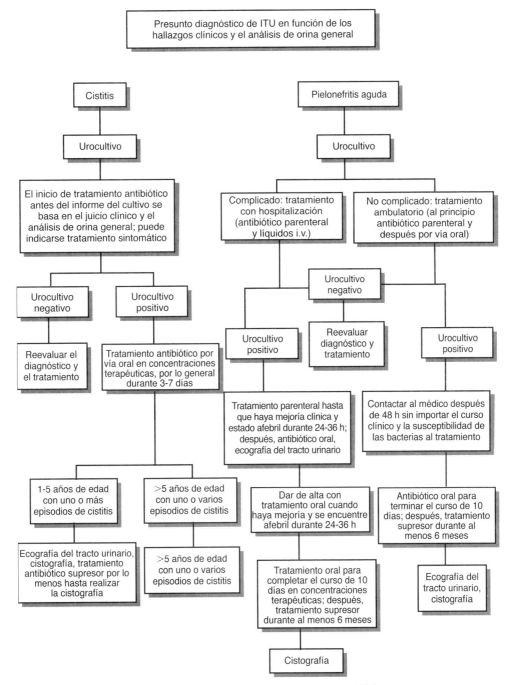

FIGURA 20-5. Algoritmo para la valoración y el manejo de la infección del tracto urinario (ITU) en niños. *i.v.*, intravenoso. Tomado de Hellerstein S: Urinary tract infections in children. *Am Fam Phys* 57:2445, 1998.

Por lo general, no es necesario volver a cultivar la orina de manera sistemática después de 2 días de tratamiento antimicrobiano si el paciente ha tenido la respuesta clínica esperada y si se determina que la la bacteria aislada es sensible al agente que se está administrando. Si un paciente no mejora o si la bacteria es resistente, está justificado repetir el urocultivo después de 48 h de tratamiento. Cerca del 30% de los niños menores de 12 meses de edad tienen ITU recurrentes. La mayor parte de las recurrencias se presentan en los 6 meses siguientes al primer episodio.

La profilaxis antibiótica está indicada en niños con RVU. Los antibióticos de elección son la cefalexina o la amoxicilina en niños menores de 2 meses de edad y trimetoprima-sulfametoxazol o nitrofurantoína en niños mayores de 2 meses de edad. Todos los medicamentos se dan como una dosis diaria (tabla 20-13). El tratamiento con copolímero de dextranómero en

TABLA 20-12
Antimicrobianos para el tratamiento de la infección del tracto urinario

Parenteral

Cefalosporinas
    Ceftriaxona
    Cefotaxima
    Ceftazidima
    Cefuroxima
    Cefazolina
Aminoglucósidos
    Gentamicina
    Tobramicina
Penicilinas
    Ampicilina

Oral

Cefalosporinas
    Cefixima
    Cefalexina
    Cefuroxima
    Cefadroxilo
Penicilinas
    Amoxicilina
    Trimetoprima-sulfametoxazol

ácido hialurónico incluye la inyección submucosa por vía endoscópica transuretral de un gel biodegradable para disminuir el RVU y ha demostrado cierto éxito. La implantación quirúrgica podría ser necesaria en niños con RVU grave e infecciones más leves.

HIPERTENSIÓN

La **presión arterial normal** en niños y adolescentes se define como las lecturas de presión sistólica y diastólica que se encuentran por debajo del percentil 90 para la edad, el sexo y la talla. La **presión arterial prehipertensiva** se define como el promedio de las lecturas de presión sistólica y diastólica que se encuentran entre los percentiles 90 y 95 para la edad, el sexo y la talla. La **hipertensión** es el promedio de las lecturas de presión sistólica y diastólica tomadas por lo menos en tres ocasiones, mayor

TABLA 20-13
Antimicrobianos para la profilaxis de la infección del tracto urinario

Niños <2 meses

•   Cefalexina
     10 mg/kg y día (dosis única)
• Amoxicilina
     15-20 mg/kg y día (dosis única)

Niños >2 meses

• Trimetoprima-sulfametoxazol
     2-4 mg/kg y día de trimetoprima, 10-20 mg/kg y día de sulfametoxazol (dosis única)
• Nitrofurantoína
     1-2 mg/kg y día (dosis única)

o igual al percentil 95 para la edad, el sexo y la talla (tablas 20-14 y 20-15). La **urgencia hipertensiva** es una elevación aguda y grave de la presión arterial que determina la presentación de síntomas y signos que se atribuyen directamente a la presión arterial alta (tabla 20-16).

Es importante recordar que la presión arterial normal en niños aumenta con la edad. Por ejemplo, una cifra de presión arterial de 120/80 mmHg es normal para un adolescente de 18 años de edad, pero definitivamente está por encima del percentil 95 para un niño de 5 años.

Fisiopatología

La hipertensión puede ser primaria, o esencial, o secundaria a otro proceso patológico. La hipertensión primaria no es una entidad patológica independiente, pero probablemente sea secundaria a varios mecanismos. Es posible que exista un componente genético; los hijos normotensos de padres hipertensos tienen mayores elevaciones de la presión arterial en respuesta al estrés o a la carga de sodio que los de padres normotensos. Existen diferencias raciales en estas respuestas de la presión arterial; así, es más probable que haya más respuestas exageradas en niños de raza negra que en los caucásicos.

Conforme avanza la edad, la presión arterial de los niños tiende a seguir un percentil dado. De esta forma, los niños y los adolescentes con lecturas por encima del percentil 90 para su edad tienen más probabilidades de convertirse en adultos hipertensos. Hay otras diferencias de maduración en la fisiopatología de la hipertensión. Por ejemplo, los adolescentes con hipertensión primaria tienen más probabilidad de tener un aumento del gasto cardíaco y una resistencia vascular sistémica normal, mientras que los adultos con hipertensión primaria tienen más probabilidades de tener un gasto cardíaco normal y una elevación de la resistencia vascular sistémica.

Evaluación clínica y estudios de laboratorio

Historia clínica

La mayoría de los niños hipertensos son asintomáticos. Su trastorno se detecta a través de un examen sistemático (p. ej., exploración física escolar o antes de una actividad). Muchos niños y adolescentes con lecturas de presión arterial en el percentil 95 o por encima tienen sobrepeso o antecedentes familiares de hipertensión.

Es importante preguntar acerca de nefropatías hereditarias (p. ej., nefropatía poliquística), enfermedad cardiovascular temprana, accidente cerebrovascular o hipercolesterolemia en otros miembros de la familia. La presencia de hematuria, proteinuria, poliuria o ITU frecuentes podría sugerir nefropatía parenquimatosa subyacente. Si hay pérdida de peso, transpiración, sofoco, fiebre, palpitaciones o debilidad, esto podría sugerir un problema endocrino subyacente. Una historia clínica minuciosa debe incluir el período neonatal, con énfasis en el uso de catéteres umbilicales, antecedentes o presencia de trastornos renales o urológicos y el uso de medicamentos.

Al principio, los síntomas podrían incluir cefalea y visión borrosa. Con la hipertensión más grave o crónica, esto podría progresar a convulsiones, accidente cerebrovascular, coma, insuficiencia cardíaca congestiva e insuficiencia renal. Los neonatos hipertensos a menudo tienen dificultad para alimentarse y respiratoria, irritabilidad, letargo o insuficiencia cardíaca congestiva.

Exploración física

La medición exacta de la presión arterial es muy importante. Es primordial reducir el nivel de ansiedad y seleccionar un manguito del tamaño adecuado. La longitud del mismo debe cubrir por lo menos dos tercios de la longitud de la parte superior del brazo, y el brazalete debe rodear casi toda la parte superior del brazo sin que los extremos se superpongan.

Un manguito demasiado pequeño provoca que se eleve de manera artificial la lectura de la presión arterial. Si el brazo del niño parece estar entre distintos tamaños de manguitos disponibles, el error en la lectura tomada con un manguito demasiado grande es menor que el derivado de usar uno demasiado pequeño. Las técnicas Doppler y las oscilométricas podrían ser útiles en lactantes y niños pequeños.

La presión arterial aumenta gradualmente con la edad, y deben emplearse los estándares de referencia (tablas 20-14 y 20-15). La presión arterial que de forma persistente se sitúa por encima del percentil 95 para la edad en varias mediciones repetidas durante varias semanas justifica realizar una valoración adicional.

La exploración física debe incluir la búsqueda de indicios de hipertensión secundaria y daño de órganos finales (p. ej., ojos, corazón, vasos, riñones, cerebro). Debe medirse la presión arterial en las cuatro extremidades por lo menos una vez para valorar la presencia de coartación de la aorta. Siempre deben palparse los pulsos femoral y radial al mismo tiempo cuando se valore a un paciente con hipertensión. Un pulso femoral débil o un retraso radial-femoral es una indicación de coartación de la aorta como causa de la hipertensión.

Otros hallazgos físicos que podrían ser indicios de enfermedades secundarias son soplos abdominales (**estenosis de la arteria renal**), manchas café con leche (**neurofibromatosis**), masas abdominales o en el flanco (**condiciones renales, tumores**), y estrías y características de Cushing (**síndrome de Cushing**).

TABLA 20-14

Valores de PA para niños por percentil de edad y talla

Edad (años)	Percentil de PA	PAS (mmHg) Percentil de talla							PAD (mmHg) Percentil de talla						
		5	10	25	50	75	90	95	5	10	25	50	75	90	95
1	50	80	81	83	85	87	88	89	34	35	36	37	38	39	39
	90	94	95	97	99	100	102	103	49	50	51	52	53	53	54
	95	98	99	101	103	104	106	106	54	54	55	56	57	58	58
	99	105	106	108	110	112	113	114	61	62	63	64	65	66	66
2	50	84	85	87	88	90	92	92	39	40	41	42	43	44	44
	90	97	99	100	102	104	105	106	54	55	56	57	58	58	59
	95	101	102	104	106	108	109	110	59	59	60	61	62	63	63
	99	109	110	111	113	115	117	117	66	67	68	69	70	71	71
3	50	86	87	89	91	93	94	95	44	44	45	46	47	48	48
	90	100	101	103	105	107	108	109	59	59	60	61	62	63	63
	95	104	105	107	109	110	112	113	63	63	64	65	66	67	67
	99	111	112	114	116	118	119	120	71	71	72	73	74	75	75
4	50	88	89	91	93	95	96	97	47	48	49	50	51	51	52
	90	102	103	105	107	109	110	111	62	63	64	65	66	66	67
	95	106	107	109	111	112	114	115	66	67	68	69	70	71	71
	99	113	114	116	118	120	121	122	74	75	76	77	78	78	79
5	50	90	91	93	95	96	98	98	50	51	52	53	54	55	55
	90	104	105	106	108	110	111	112	65	66	67	68	69	69	70
	95	108	109	110	112	114	115	116	69	70	71	72	73	74	74
	99	115	116	118	120	121	123	123	77	78	79	80	81	81	82

Edad (años)	Percentil PA	PA sistólica (percentil de talla)							PA diastólica (percentil de talla)						
6	50	91	92	94	96	98	99	100	53	53	54	55	56	57	57
	90	105	106	108	110	111	113	113	68	68	69	70	71	72	72
	95	109	110	112	114	115	117	117	72	72	73	74	75	76	76
	99	116	117	119	121	123	124	125	80	80	81	82	83	84	84
7	50	92	94	95	97	99	100	101	55	55	56	57	58	59	59
	90	106	107	109	111	113	114	115	70	70	71	72	73	74	74
	95	110	111	113	115	117	118	119	74	74	75	76	77	78	78
	99	117	118	120	122	124	125	126	82	82	83	84	85	86	86
8	50	94	95	97	99	100	102	102	56	57	58	59	60	60	61
	90	107	109	110	112	114	115	116	71	72	72	73	74	75	76
	95	111	112	114	116	118	119	120	75	76	77	78	79	79	80
	99	119	120	122	123	125	127	127	83	84	85	86	87	87	88
9	50	95	96	98	100	102	103	104	57	58	58	59	60	61	62
	90	109	110	112	114	115	117	118	72	73	73	74	75	76	77
	95	113	114	116	118	119	121	121	76	77	77	78	79	80	81
	99	120	121	123	125	127	128	129	84	85	85	86	87	88	89
10	50	97	98	100	102	103	105	106	58	59	59	60	61	61	62
	90	111	112	114	115	117	119	119	73	73	73	74	75	76	77
	95	115	116	117	119	121	122	123	77	78	78	79	80	81	81
	99	122	123	125	127	128	130	130	85	86	86	87	88	88	89
11	50	99	100	102	104	105	107	107	59	59	59	60	61	62	63
	90	113	114	115	117	119	120	121	74	74	74	75	76	77	78
	95	117	118	119	121	123	124	125	78	78	78	79	80	81	82
	99	124	125	127	129	130	132	132	86	86	86	87	88	89	90

(continúa)

TABLA 20-14

Valores de PA para niños por percentil de edad y talla (*continuación*)

Edad	Percentil de PA	PAS por percentil de talla							PAD por percentil de talla						
12	50	101	102	104	106	108	109	110	59	60	61	62	63	63	64
	90	115	116	118	120	121	123	123	74	75	75	76	77	78	79
	95	119	120	122	123	125	127	127	78	79	80	81	82	82	83
	99	126	127	129	131	133	134	135	86	87	88	89	90	90	91
13	50	104	105	106	108	110	111	112	60	60	61	62	63	64	64
	90	117	118	120	122	124	125	126	75	75	76	77	78	79	79
	95	121	122	124	126	128	129	130	79	79	80	81	82	83	83
	99	128	130	131	133	135	136	137	87	87	88	89	90	91	91
14	50	106	107	109	111	113	114	115	60	61	62	63	64	65	65
	90	120	121	123	125	126	128	128	75	76	77	78	79	79	80
	95	124	125	127	128	130	132	132	80	80	81	82	83	84	84
	99	131	132	134	136	138	139	140	87	88	89	90	91	92	92
15	50	109	110	112	113	115	117	117	61	62	63	64	65	66	66
	90	122	124	125	127	129	130	131	76	77	78	79	80	80	81
	95	126	127	129	131	133	134	135	81	81	82	83	84	85	85
	99	134	135	136	138	140	142	142	88	89	90	91	92	93	93
16	50	111	112	114	116	118	119	120	63	63	64	65	66	66	67
	90	125	126	128	130	131	133	134	78	78	79	80	81	82	82
	95	129	130	132	134	135	137	137	82	83	83	84	85	86	87
	99	136	137	139	141	143	144	145	90	90	91	92	93	94	94
17	50	114	115	116	118	120	121	122	65	66	66	67	68	69	70
	90	127	128	130	132	134	135	136	80	80	81	82	83	84	84
	95	131	132	134	136	138	139	140	84	85	86	87	88	88	89
	99	139	140	141	143	145	146	147	92	93	93	94	95	96	97

PA, presión arterial; *PAD*, presión arterial diastólica; *PAS*, presión arterial sistólica.
Adaptado del National High Blood Pressure Education Program Working Group on Hypertension Control in Children and Adolescents

TABLA 20-15

Valores de PA para niñas por percentil de edad y talla

Edad (años)	Percentil de PA	PAS (mmHg) Percentil de talla							PAD (mmHg) Percentil de talla						
		5	10	25	50	75	90	95	5	10	25	50	75	90	95
1	50	83	84	85	86	88	89	90	38	39	39	40	41	41	42
	90	97	97	98	100	101	102	103	52	53	53	54	55	55	56
	95	100	101	102	104	105	106	107	56	57	57	58	59	59	60
	99	108	108	109	111	112	113	114	64	64	65	65	66	67	67
2	50	85	85	87	88	89	91	91	43	44	44	45	46	46	47
	90	98	99	100	101	103	104	105	57	58	58	59	60	61	61
	95	102	103	104	105	107	108	109	61	62	62	63	64	65	65
	99	109	110	111	112	114	115	116	69	69	70	70	71	72	72
3	50	86	87	88	89	91	92	93	47	48	48	49	50	50	51
	90	100	100	102	103	104	106	106	61	62	62	63	64	64	65
	95	104	104	105	107	108	109	110	65	66	66	67	68	68	69
	99	111	111	113	114	115	116	117	73	73	74	74	75	76	76
4	50	88	88	90	91	92	94	94	50	50	51	52	52	53	54
	90	101	102	103	104	106	107	108	64	64	65	66	67	67	68
	95	105	106	107	108	110	111	112	68	68	69	70	71	71	72
	99	112	113	114	115	117	118	119	76	76	76	77	78	79	79
5	50	89	90	91	93	94	95	96	52	53	53	54	55	55	56
	90	103	103	105	106	107	109	109	66	67	67	68	69	69	70
	95	107	107	108	110	111	112	113	70	71	71	72	73	73	74
	99	114	114	116	117	118	120	120	78	78	79	79	80	81	81

(continúa)

TABLA 20-15

Valores de PA para niñas por percentil de edad y talla *(continuación)*

Edad	Percentil de PA	Presión arterial sistólica							Presión arterial diastólica						
6	50	91	92	93	94	96	97	98	54	54	55	56	56	57	58
	90	104	105	106	108	109	110	111	68	68	69	70	70	71	72
	95	108	109	110	111	113	114	115	72	72	73	74	74	75	76
	99	115	116	117	119	120	121	122	80	80	80	81	82	83	83
7	50	93	93	95	96	97	99	99	55	56	56	57	58	58	59
	90	106	107	108	109	111	112	113	69	70	70	71	72	72	73
	95	110	111	112	113	115	116	116	73	74	74	75	76	76	77
	99	117	118	119	120	122	123	124	81	81	82	82	83	84	84
8	50	95	95	96	98	99	100	101	57	57	57	58	59	60	60
	90	108	109	110	111	113	114	114	71	71	71	72	73	74	74
	95	112	112	114	115	116	118	118	75	75	75	76	77	78	78
	99	119	120	121	122	123	125	125	82	82	83	83	84	86	86
9	50	96	97	98	100	101	102	103	58	58	58	59	60	61	61
	90	110	110	112	113	114	116	116	72	72	72	73	74	75	75
	95	114	114	115	117	118	119	120	76	76	76	77	78	79	79
	99	121	121	123	124	125	127	127	83	83	84	84	85	87	87
10	50	98	99	100	102	103	104	105	59	59	59	60	61	62	62
	90	112	112	114	115	116	118	118	73	73	73	74	75	76	76
	95	116	116	117	119	120	121	122	77	77	77	78	79	80	80
	99	123	123	125	126	127	129	129	84	84	85	86	86	88	88
11	50	100	101	102	103	105	106	107	60	60	60	61	62	63	63
	90	114	114	116	117	118	119	120	74	74	74	75	76	77	77
	95	118	118	119	121	122	123	124	78	78	78	79	80	81	81
	99	125	125	126	128	129	130	131	85	85	86	87	88	88	89

Edad	PA percentil	PAS							PAD						
12	50	102	103	104	105	107	108	109	61	61	61	62	63	64	64
	90	116	116	117	119	120	121	122	75	75	75	76	77	78	78
	95	119	120	121	123	124	125	126	79	79	79	80	81	82	82
	99	127	127	128	130	131	132	133	86	86	87	88	88	89	90
13	50	104	105	106	107	109	110	110	62	62	62	63	64	65	65
	90	117	118	119	121	122	123	124	76	76	76	77	78	79	79
	95	121	122	123	124	126	127	128	80	80	80	81	82	83	83
	99	128	129	130	132	133	134	135	87	87	88	89	90	90	91
14	50	106	106	107	109	110	111	112	63	63	63	64	65	66	66
	90	119	120	121	122	124	125	125	77	77	77	78	79	80	80
	95	123	123	125	126	127	129	129	81	81	81	82	83	84	84
	99	130	131	132	133	135	136	136	88	88	89	90	91	92	92
15	50	107	108	109	110	111	113	113	64	64	64	65	66	67	67
	90	120	121	122	123	125	126	127	78	78	78	79	80	81	81
	95	124	125	126	127	129	130	131	82	82	82	83	84	85	85
	99	131	132	133	134	136	137	138	89	89	90	91	92	93	93
16	50	108	108	110	111	112	114	114	64	64	65	66	66	67	68
	90	121	122	123	124	126	127	128	78	78	79	80	81	81	82
	95	125	126	127	128	130	131	132	82	82	83	84	85	85	86
	99	132	133	134	135	137	138	139	90	90	90	91	92	93	93
17	50	108	109	110	111	113	114	115	64	65	65	66	67	67	68
	90	122	122	123	125	126	127	128	78	79	79	80	81	81	82
	95	125	126	127	129	130	131	132	82	83	84	85	85	85	86
	99	133	133	134	136	137	138	139	90	90	91	91	92	93	93

El percentil 90 es 1.28 DE, el percentil 95, 1.645 DE, y el percentil 99, 2.326 *DE* sobre la media.

PA, presión arterial; *PAD*, presión arterial diastólica; *PAS*, presión arterial sistólica.

Adaptado del National High Blood Pressure Education Program Working Group on Hypertension Control in Children and Adolescents.

TABLA 20-16

Clasificación de la hipertensión en niños y adolescentes, con frecuencia de las mediciones y recomendaciones terapéuticas

	Percentil de PAS o PAD[a]	Frecuencia de las mediciones de la PA	Cambios terapéuticos del estilo de vida	Tratamiento farmacológico
Normal	<90	Volver a revisar en la siguiente exploración física programada	Fomentar una dieta saludable, sueño y ejercicio físico	—
Prehipertensión	90 a <95 o si la PA es mayor de 120/80 mmHg, incluso si el percentil es <90 hasta <95[b]	Volver a revisar en 6 meses	Aconsejar el control de peso si hay sobrepeso, introducir ejercicio físico y manejo dietético[c]	Ninguno, a menos que esté indicado por la presencia de enfermedad renal crónica, diabetes mellitus, insuficiencia cardiaca o HVI
Hipertensión en estadio 1	95 a 99 más 55 mmHg	Volver a revisar en 1–2 semanas o antes si el paciente presenta síntomas; si se eleva persistentemente en dos ocasiones más, evaluar o enviar para consulta en el siguiente mes	Aconsejar para manejo del peso si hay sobrepeso; introducir ejercicio físico y manejo dietético[c]	Iniciar tratamiento según las indicaciones de la tabla 20-6 o si hay indicaciones imperiosas (como se muestra antes)
Hipertensión en estadio 2	>99 más 5 mmHg	Valorar o enviar a consulta en 1 semana o de inmediato si el paciente presenta síntomas	Aconsejar para manejo del peso si hay sobrepeso; introducir ejercicio físico y manejo dietético[c]	Iniciar tratamiento[a]

[a] Para edad, sexo y talla medidos en las tres últimas ocasiones; si las categorías sistólica y diastólica son diferentes, clasificar por el valor más alto.

[b] Esto suele presentarse a los 12 años de edad para la PAS y a los 16 años de edad para la PAD.

[c] Los padres y niños que están tratando de adaptarse al plan alimenticio propuesto por el Dietary Approaches to Stop Hypertension Study pueden beneficiarse si consultan a un nutriólogo registrado o autorizado para empezar.

Es posible que se requiera más de un medicamento.

HVI, hipertrofia del ventrículo izquierdo; PA, presión arterial; PAD, presión arterial diastólica; PAS, presión arterial sistólica.

Debe llamarse la atención sobre el hecho de que la presión arterial no es estática sino que varía, y una representación más exacta de la misma puede determinarse por un promedio de múltiples mediciones. Para documentar los cambios en la presión arterial en el domicilio y en la escuela, se utiliza la monitorización ambulatoria de la presión arterial durante 24 h. Esto ayuda a determinar las variaciones nocturnas y diurnas, incluida la preservación de las reducciones nocturnas, y a valorar la respuesta al tratamiento antihipertensivo.

Estudios de laboratorio

Una grave elevación de la presión arterial justifica realizar una valoración intensiva, sin importar la edad. En contraste, los adolescentes asintomáticos que presentan un leve aumento de la presión arterial podrían requerir sólo pocos estudios.

La valoración inicial por estudios de laboratorio incluye hemograma, bioquímica sanguínea, NUS, CrS y análisis de orina general, y podría sugerir la presencia de una causa identificable. Los niños con nefropatía parenquimatosa podrían tener resultados anormales del análisis de orina general o elevación de NUS y CrS. Aquellos con enfermedad renovascular a menudo presentan elevación de la actividad de la renina plasmática. Si la actividad de esta es menor de lo normal, podría deberse a un exceso de mineralocorticoides. Debe tomarse un perfil de lípidos, en especial en niños y adolescentes con sobrepeso.

Entre los estudios de diagnóstico por la imagen se encuentran la radiografía de tórax y la ecografía renal. La ecocardiografía es más sensible que el ECG para detectar hipertrofia ventricular izquierda.

En algunos pacientes son necesarios estudios de laboratorio y de diagnóstico por la imagen más sofisticados. La gamagrafía renal con captopril, la arteriografía por RM o una muestra de renina de la vena renal podrían ser útiles para la valoración de hipertensión renovascular. Las mediciones de catecolaminas en orina o plasma están indicadas cuando el feocromocitoma es una fuerte posibilidad clínica.

Diagnóstico diferencial

La hipertensión puede ser primaria (esencial) o secundaria a otro proceso patológico. Cuanto más joven sea el paciente, mayor será la posibilidad de que la hipertensión sea secundaria. Entre las posibles causas de hipertensión secundaria se encuentran anormalidades en los sistemas renal, endocrino, cardiovascular y neurológico, así como reacciones a medicamentos o toxinas (tabla 20-17). La nefropatía parenquimatosa representa el 60-80% de los casos de hipertensión secundaria en niños.

Manejo

Para pacientes con hipertensión primaria (esencial), el tratamiento inicial no suele ser farmacológico, a menos que la presión arterial sea peligrosamente alta o que haya síntomas. Las medidas terapéuticas consisten en la reducción de peso, en la disminución de la ingesta de sodio y en el inicio de un programa de ejercicio regular.

Para pacientes con hipertensión secundaria, el manejo se dirige tanto al control de la presión arterial como a la corrección del proceso patológico primario, si esto es posible. El tratamiento de la estenosis de la arteria renal incluye la angioplastia con catéter, la resección quirúrgica (p. ej., para la coartación de la aorta) y un adecuado tratamiento farmacológico (p. ej., para otras enfermedades primarias).

Para los niños con hipertensión más grave o persistente y para aquellos con alteración de órgano final (p. ej., hipertrofia ventricular izquierda, retinopatía hipertensiva), está justificado emplear farmacoterapia antihipertensiva. En la actualidad existen muchos medicamentos (tabla 20-18). En general, la hipertensión relacionada con trastornos del parénquima renal, con elevación de las concentraciones de renina plasmática, responde bien a los inhibidores de la ECA, los cuales disminuyen la formación de angiotensina II y aldosterona. Los calcioantagonistas son antihipertensivos eficaces. Otros agentes útiles son los diuréticos, los antagonistas adrenérgicos β y los vasodilatadores. Los antagonistas del receptor de angiotensina son un nuevo grupo de antihipertensivos que podrían utilizarse más en niños en un futuro próximo. El cuarto informe del Diagnosis, Evaluation, and Treatment of High Blood Pressure in Children and Adolescents brinda recomendaciones para el manejo en función de la clasificación de la hipertensión (tabla 20-16).

En las urgencias hipertensivas, el objetivo del tratamiento es prevenir los efectos adversos relacionados con la hipertensión a través de una reducción controlada de la presión arterial, lo que permite conservar la función del órgano afectado y reducir al mínimo las complicaciones del tratamiento. Es esencial la monitorización cardíaca y es adecuado establecer un acceso intravenoso. En ocasiones, es necesario colocar una línea arterial para confirmar las lecturas del manguito de la presión arterial y guiar el tratamiento. La atención debe darse en una unidad de cuidados intensivos en la que ha de iniciarse el manejo tan pronto como sea posible.

Un objetivo razonable en la mayoría de las urgencias hipertensivas es reducir los valores de la presión arterial cerca del 25-30% durante un período de minutos a horas, en función de la situación clínica. Es importante evitar una reducción precipitosa, así como las reducciones hasta niveles normotensos o hipotensos porque ello puede provocar isquemia o infarto

TABLA 20-17

Diagnóstico diferencial de la hipertensión secundaria

Causas vasculares periféricas

Coartación de la aorta

Trombosis de la arteria o de la vena renal (lactantes prematuros con catéter umbilical)

Estenosis de la arteria renal

Displasia fibromuscular

Neurofibromatosis

Arteritis

Sarcoidosis

Causas renales

Lesiones congénitas

Uropatías obstructivas

Riñones displásicos o poliquísticos

Lesiones adquiridas

Glomerulonefritis

Púrpura de Schönlein-Henoch

Síndrome hemolítico-urémico

Síndrome nefrótico

Vasculopatía colagenosa (lupus eritematosos sistémico)

Síndrome de Alport

Reflujo vesicoureteral

Medicamentos (ciclosporina, esteroides)

Toxinas (plomo)

Causas endocrinas

Feocromocitoma

Neuroblastoma

Síndrome adrenogenital

Síndrome de Cushing

Nefropatía diabética

Hiperparatiroidismo

Hiperaldosteronismo

Hipertiroidismo

TABLA 20-17

Diagnóstico diferencial de la hipertensión secundaria *(continuación)*

Causas neurológicas

Neurofibromatosis

Aumento de la presión intracraneal

Hemorragia intracraneal

Encefalitis

Síndrome de Guillain-Barré

Síndrome de Riley-Day

Cuadriplejía

de órgano final. Lo adecuado es mantener una presión arterial objetivo inicial durante varios días y después reducir a niveles normales a lo largo de varias semanas. Se recomienda realizar un tratamiento parenteral de acción corta para conseguir que el manejo sea exitoso y seguro. Entre los medicamentos eficaces para el tratamiento de las urgencias hipertensivas en niños están el nitroprusiato de sodio, el labetalol y el nicardipino. Una vez que se estabiliza la presión arterial con medicamentos intravenosos, debe introducirse los agentes orales de forma gradual.

ACIDOSIS TUBULAR RENAL

La **acidosis tubular renal (ATR)** es un síndrome clínico-bioquímico que se caracteriza por la alteración de la acidificación renal. Incluye la reabsorción de HCO_3^- o la excreción de H^+ y se expresa por acidosis metabólica hiperclorémica e insuficiencia renal mínima o ausente. Se distinguen tres tipos de ATR en función de los estudios clínicos y funcionales: *1)* ATR proximal o de tipo 2; *2)* ATR distal o de tipo 1, y *3)* ATR hiperpotasémica o de tipo 4.

Fisiopatología

La acidificación de la orina puede entenderse como un proceso coordinado de dos pasos. El primero es la reabsorción de HCO_3^- filtrado en el túbulo proximal, y el segundo, la excreción de ácidos fijos por medio de las concentraciones de amortiguadores urinarios y la excreción de NH_4^+ en el túbulo distal.

En la **reabsorción proximal de HCO_3^-**, el 80-90% de la carga filtrada de HCO_3^- se reabsorbe en el túbulo proximal. Los procesos principales que se presentan en este segmento son la secreción de H^+ en la membrana luminal por medio de un intercambiador Na^+-H^+ y transporte de HCO_3^- en la membrana basolateral a través de un cotransportador de Na-HCO_3^- (fig. 20-6).

En la **acidificación urinaria distal,** los procesos principales son la demanda del 10-20% del HCO_3^- remanente que escapó a la reabsorción proximal, las concentraciones del HCO_3^{2-} básico divalente, que se convierte a la forma de ácido monovalente o ácido titulable, y la acumulación de NH_3 intramural, el cual amortigua H^+ para formar amonio no difusible (NH_4^+) (fig. 20-7).

La **ATR proximal (tipo 2)** es causada por una alteración de la reabsorción de HCO_3^- en el túbulo proximal y se caracteriza por una disminución del umbral al HCO_3^- renal. La acidificación distal permanece intacta y, cuando la concentración de HCO_3^- disminuye a un nivel por debajo del umbral renal, el pH de los pacientes es inferior a 5.5 y excretan cantidades adecuadas de NH_4^+.

La **ATR distal (tipo 1)** es causada por una alteración de la acidificación distal y se caracteriza por la incapacidad para reducir al máximo el pH de la orina (menos de 5.5) bajo el estímulo de la acidemia sistémica. La alteración en la excreción de NH_4^+ es secundaria a este defecto.

La **ATR hiperpotasémica (tipo 4)** incluye un defecto en la acidificación que es causado principalmente por alteración de la generación renal de amonio y se caracteriza por una capacidad normal para acidificar la orina después de una carga de ácido. Sin embargo, la excreción neta de ácido permanece por debajo de lo normal por un índice muy bajo de excreción de NH_4^+.

TABLA 20-18
Antihipertensivos orales para tratar la hipertensión crónica en niños

Inhibidores de la ECA

    Captopril

    Enalapril

    Lisinopril

Calcioantagonistas

    Nifedipino

    Isradipino

    Amlodipino

Diuréticos

    Hidroclorotiazida

    Furosemida

    Espironolactona

    Triamtereno

Agonistas adrenérgicos β

    Propranolol

    Atenolol

Agonistas adrenérgicos α_2 (centrales)

    Clonidina

Vasodilatadores

    Hidralazina

    Minoxidil

Antagonistas del receptor de angiotensina

    Losartán

ECA, enzima conversora de la angiotensina.

La disminución en la producción de NH_3 es causada en gran medida por la hiperpotasemia. La deficiencia o resistencia a la aldosterona podría también participar en el proceso.

Evaluación clínica y estudios de laboratorio

Historia clínica

El pediatra debe sospechar la presencia de ATR durante el estudio de un niño con retraso del crecimiento y del desarrollo. Es posible que estos pacientes tengan antecedentes de episodios repetitivos de deshidratación, con vómitos, anorexia o estreñimiento. Otros presentan manifestaciones clínicas de agotamiento electrolítico como una parálisis periódica secundaria a hipopotasemia. En algunos casos, hay signos y síntomas de litiasis renal que preceden al diagnóstico de ATR. Es posible encontrar depósito renal de sales de calcio (nefrocalcinosis), aunque puede ser resultado de hipercalciuria e hipocitraturia.

Túbulo proximal

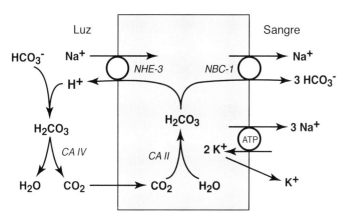

FIGURA 20-6. Modelo esquemático de la reabsorción de HCO_3^- en el túbulo proximal. Los procesos que se muestran son la secreción de H^+ en la membrana luminal por medio de un intercambiador específico de Na^+-$H+$ (NHE-3) y transportador de HCO_3^- en la membrana basolateral a través de un cotransportador Na^+- HCO_3^- (NBC-1). La anhidrasa carbónica citoplásmica II (CA II) y la anhidrasa carbónica IV unida a la membrana (CA IV) son necesarias para la reabsorción de HCO_3^-.

Exploración física

La exploración física revela sólo retraso del crecimiento. Otros hallazgos clínicos podrían incluir signos de deshidratación por diarrea o poliuria. En algunos casos, la exploración sugiere una causa secundaria de ATR (p. ej., cristales de cistina en la córnea en pacientes con cistinosis, alteración neurológica en el síndrome de Lowe, ictericia en hepatopatías).

Estudios de laboratorio

El primer paso en la valoración de niños con acidosis metabólica es calcular la **brecha aniónica plasmática** (fig. 20-8). Esta se calcula por la diferencia entre la suma de los principales cationes plasmáticos (Na^+ + K^+) y aniones (Cl^- + HCO_3^-). Sin embargo, dada la concentración sérica relativamente baja y estable de K^+, esto tiene sólo una influencia menor en la brecha aniónica plasmática.

Túbulo colector cortical

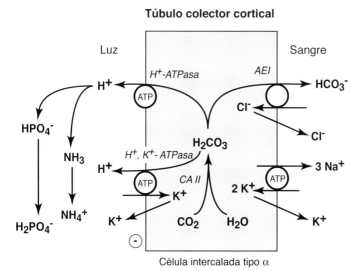

Célula intercalada tipo α

FIGURA 20-7. Modelo esquemático de la secreción de H^+ en el túbulo colector cortical. El proceso que se muestra es la secreción luminal de H^+ en la célula intercalada tipo α por la H^+-ATPasa (principal bomba) y por la H^+, K^+-ATPasa. El HCO_3^- formado intracelularmente sale de la célula por medio del intercambio de Cl^--HCO_3^- facilitado por un intercambiador de aniones (AE1). La anhidrasa carbónica citoplásmica II (CA II) es necesaria para la secreción de H^+.

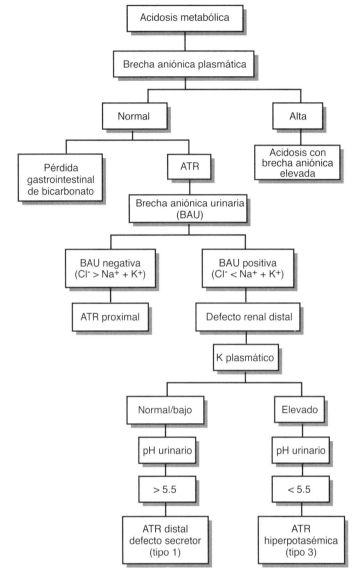

FIGURA 20-8. Algoritmo que representa la valoración de niños con acidosis tubular renal (ATR).

Brecha aniónica plasmática = Na^+ - (Cl^- + HCO_3^-)

Si la brecha aniónica plasmática es normal (12 ± 4 mEq/l), debe considerarse la posibilidad de que se estén produciendo pérdidas gastrointestinales de HCO_3^- o ATR.

BRECHA ANIÓNICA URINARIA. Este valor es un índice indirecto de excreción de NH_4^+. Se estima usando la concentración medida de electrólitos en la orina: Na^+, K^+ y Cl^-; el NH_4^+ no se mide directamente. Una respuesta renal normal a la acidosis metabólica es un aumento en la excreción de NH_4^+ en la orina, y el NH_4^+, por lo general, se excreta en la orina junto con el Cl^-. Cualquier aumento en la excreción de NH_4^+ durante la acidosis metabólica se acompaña de una elevación en la excreción de Cl^-. Por tanto, una brecha aniónica urinaria negativa ($[Cl^-] > [Na^+] + [K^+]$) refleja un aumento en la excreción de NH_4^+. Si el NH_4^+ urinario no aumenta, la brecha aniónica se vuelve positiva ($[Cl^-] < [Na^+] + [K^+]$), lo que sugiere un defecto en la acidificación distal.

pH urinario

Esta medición se ha usado para el diagnóstico de la ATR distal (tipo 1), el único tipo de ATR en el cual el pH urinario no puede disminuir por debajo de 5.5-6.0. sin importar la gravedad de la acidosis. Un pH urinario mayor de 6.0 en el caso de acidosis metabólica sugiere un defecto de la acidificación distal. Sin embargo, el pH urinario podría ser engañoso. Aunque el pH urinario menor de 5.5 descarta la ATR distal (tipo 1), no asegura que haya una acidificación distal normal porque no refleja el índice de excreción de NH_4^+.

Es importante valorar el **potasio plasmático** para clasificar la ATR. La variante distal se caracteriza por hipopotasemia debido a una elevada excreción de este ión en el conducto colector. En la ATR hiperpotasémica (tipo 4), se relaciona un índice bajo de excreción de NH_4^+ con hiperpotasemia.

Otros estudios

En casos específicos, es posible que se requieran otros estudios. Algunos ejemplos son la excreción fraccional de HCO_3^- para confirmar el diagnóstico de ATR proximal, pCO_2 urinario para confirmar ATR distal, y concentraciones de renina y aldosterona para confirmar la presencia de ATR hiperpotasémica. Además, la ecografía renal es útil en el diagnóstico de nefrocalcinosis y urolitiasis, las cuales podrían presentarse en niños con ATR.

CASO 20-4

Una niña de 5 años de edad presenta retraso del crecimiento y del desarrollo. No tiene antecedentes de pérdidas gastrointestinales. Los valores de electrólitos séricos son Na^+, 136 mEq/l; Cl^-, 111 mEq/l, y HCO_3^-, 13 mEq/l. Los valores de electrólitos urinarios son Na^+, 30 mEq/l; Cl^-, 40 mEq/l, y K^+, 20 mEq/l. El pH urinario es 6.5.

Paso 1: cálculo de la brecha aniónica plasmática
Brecha aniónica plasmática = $Na^+ - (Cl^- + HCO_3^-)$ 136 − 124 = 12 mEq/l
Este valor es compatible con acidosis con brecha aniónica normal.

Paso 2: cálculo de la brecha aniónica urinaria
El valor de electrólito sérico Cl^- (40 mEq/l) es menor que la suma de los valores de $Na^+ + K^+$ (50 mEq/l), lo cual implica que la brecha aniónica urinaria es positiva. Esto es compatible con una baja excreción de NH_4^+ y un defecto en la acidificación distal (tipo 1 frente a tipo 4).

Paso 3: valoración del K plasmático
El K^+ es normal. Por tanto, se descarta ATR hiperpotasémica (tipo 4).

Paso 4: valoración del pH urinario
El pH urinario es 6.5, lo que confirma la incapacidad para acidificar la orina durante la acidemia y la ATR distal (tipo 1).

Diagnóstico diferencial

La ATR proximal (tipo 2) se observa con mayor frecuencia en los niños con síndrome de Fanconi, que es un trastorno de disfunción total del túbulo proximal, pero que también puede presentarse como una enfermedad primaria o hereditaria. En los niños, la ATR distal (tipo 1) casi siempre se observa como una enfermedad primaria hereditaria. La ATR hiperpotasémica (tipo 4) se asocia a estados bajos de aldosterona, como en la hiperplasia suprarrenal congénita, a estados de resistencia a la aldosterona, como en el seudohipoaldosteronismo, y a medicamentos, como la espironolactona e inhibidores de la ECA.

Manejo

El objetivo principal del tratamiento de la ATR proximal y distal es la corrección de la acidosis metabólica con el uso de complementos diarios de base (álcali). Por lo general, los pacientes con ATR proximal necesitan una dosis más alta de base que los que tienen ATR distal. La corrección de la acidosis mejora el índice de crecimiento notablemente y podría reducir el riesgo de nefrocalcinosis. Las anormalidades del potasio deben ser corregidas. La hipopotasemia se trata con complementos de potasio, mientras que la hiperpotasemia podría requerir una dieta con restricción de potasio, diuréticos o resinas de intercambio de unión con el potasio.

INSUFICIENCIA RENAL AGUDA Y CRÓNICA

La **IRA** es un deterioro rápido de la función renal que se asocia a la acumulación de productos de desecho nitrogenados en el cuerpo, así como a una importante morbilidad y mortalidad. La terminología ha cambiado de IRA a lesión renal aguda (LRA) para enfocar la atención a un reconocimiento y tratamiento tempranos del daño renal. Los sistemas de clasificación de la LRA por grados, como el criterio RIFLE (del inglés *risk, injury, failure, loss, and ESRD,* 'riesgo, lesión, insuficiencia, pérdida y nefropatía terminal'), identifican a pacientes que tienen riesgo de desarrollar un daño renal significativo por cambios en la CrS y por la duración de la disminución del gasto urinario. Sin embargo, el volumen urinario en la LRA podría variar en un amplio rango, desde oliguria (menos de 300 ml/m^2 y día) y oligoanuria a no oliguria.

La **insuficiencia renal crónica (IRC)** se caracteriza por una disminución lenta y progresiva de la función renal con el paso del tiempo. La IRC incluye un amplio espectro de alteración funcional, de VFG de 80 ml/min y 1.73 m^2 hasta 10 ml/min y 1.73 m^2. La **nefropatía terminal** está presente cuando la VFG es igual o menor de 10 ml/min/1.73 m^2 y cuando se requiere tratamiento de sustitución renal para mantener la vida.

Etiología

Las causas de LRA en niños han cambiado desde las nefropatías primarias hasta los efectos secundarios de otras enfermedades sistémicas por su tratamiento. Las causas más frecuentes son cardiopatía congénita, septicemia y medicamentos nefrotóxicos.

Fisiopatología

Se han postulado varias hipótesis acerca de la fisiopatología de la LRA. La **teoría vascular/hemodinámica** establece que los episodios hemodinámicos son factores importantes en la patogenia. Se pueden presentar tres episodios para la disminución de la filtración glomerular: *1)* constricción en la arteriola aferente; *2)* dilatación de la arteriola eferente, y *3)* disminución en la permeabilidad de los capilares glomerulares. Diferentes hormonas podrían ser responsables de estas anormalidades hemodinámicas (p. ej., angiotensina II, tromboxano A$_2$, endotelina). La **teoría de obstrucción tubular** establece que la filtración glomerular podría estar disminuida por una obstrucción tubular debida a restos celulares, lo que provoca un aumento de la presión hidrostática dentro de la cápsula de Bowman. La **teoría de fuga retrógrada** establece que la filtración glomerular (incluidas las sustancias no reabsorbibles) podrían reabsorberse por una alteración en la integridad del epitelio tubular. En resumen, la patogenia de LRA parece ser multifactorial y no puede explicarse por completo por ninguna de estas teorías por separado.

El cambio inicial en la IRC podría deberse a un amplio espectro de enfermedades que podrían presentarse de forma abrupta (como LRA) o de manera insidiosa. Existen diferentes factores que podrían participar en el deterioro progresivo de la función renal. La **teoría de hiperfiltración** establece que los glomérulos supervivientes podrían resultar dañados como resultado del aumento de la carga filtrada a la cual están expuestos.

Evaluación clínica y estudios de laboratorio

Historia clínica

La historia clínica debe orientarse a la determinación de la causa probable de LRA. Los pacientes hospitalizados presentan LRA después de un procedimiento quirúrgico, de una cirugía cardiovascular particularmente compleja o de la administración de medicamentos nefrotóxicos, como aminoglucósidos y material de radiocontraste. Los pacientes en riesgo de desarrollar LRA en el hospital son los niños con quemaduras graves, traumatismos, septicemia o tumores. El antecedente de una infección dermatológica o en la garganta, hematuria y edema es sugestivo de una **glomerulonefritis postestreptocócica.** En los recién nacidos, el uso de catéteres en la arteria umbilical podría predisponerlos a presentar una **trombosis de la arteria renal** y LRA. Si existe una ecografía anormal prenatal o posnatal, esto sugiere una **anormalidad congénita del tracto urinario** como factor predisponente.

Los antecedentes familiares de enfermedades genitourinarias son un dato importante que debe tenerse en cuenta en cualquier nefropatía. El antecedente de deficiente crecimiento y desarrollo, poliuria, polidipsia, enuresis, hematuria, edema e hipertensión sugiere una anormalidad crónica subyacente. El antecedente de **ITU recurrente** o episodios recurrentes de fiebre originada por faringitis/otitis y tratada con antibióticos podría haber sido una ITU no diagnosticada y tratada deficientemente. También es posible que exista anorexia, náusea, vómitos, cefaleas y anormalidades neurológicas, pero son inespecíficas. El antecedente familiar de sordera, anormalidades oculares, hipertensión o nefropatía quística podría ser un indicio de un trastorno renal congénito.

El **síndrome hemolítico-urémico (SHU)** es una causa frecuente de LRA en lactantes y niños. Se caracteriza por la tríada de anemia hemolítica microangiopática, trombocitopenia y LRA. Se han identificado dos tipos principales de SHU. La forma clásica, D + SHU, precedida por un pródromo de diarrea sanguinolenta, representa el 95% de los casos, y lo más frecuente es que sea causada por una infección provocada por *E. coli* productora de toxina Shiga, en especial del serotipo O157:H7. La variante atípica, o *D*-SHU, se presenta sin diarrea; puede ser familiar, causada por mutaciones en la activación del sistema de complemento, o es esporádica, desencadenada por infección, cáncer, medicamentos o trasplante. El SHU atípico se relaciona con un mal pronóstico y tiene un alto índice de progresión a nefropatía terminal.

Exploración física

La valoración del estado de hidratación y del estado volumétrico ayuda a distinguir la LRA de la hiperazoemia prerrenal y establece la gravedad del proceso. Muchos niños con LRA presentarán una disminución del gasto urinario, lo que provocará retención de líquidos y edema. Esto podría ser yatrógeno por el intento de aumentar el gasto urinario aumentando el aporte de líquidos. El primer indicador de un problema renal puede ser un peso por debajo del percentil 3 y, por sí mismo, sugiere un trastorno crónico subyacente. Debe monitorizarse la presión arterial periódicamente y, si está elevada, debe realizarse una exploración del fondo de ojo y un ecocardiograma para valorar la alteración de órganos susceptibles. Asimismo, ha de evaluarse la presencia de edema, púrpura o palidez. La auscultación torácica ayuda a detectar arritmias cardíacas, taquicardia o pulmones congestionados. En la exploración abdominal es posible encontrar hepatomegalia, masas renales palpables o soplos abdominales. Es importante descartar crecimiento de la vejiga secundario a retención de orina. En ocasiones, se encuentran signos de raquitismo y deformidades óseas por osteodistrofia renal.

Estudios de laboratorio

La presencia de cilindros tubulares renales, células tubulares y restos celulares en el análisis de orina general es sugestiva de una LRA. La ausencia de elementos celulares y proteínas es más compatible con hiperazoemia prerrenal o posrenal. La **hiperazoemia prerrenal** es causada por disminución del flujo sanguíneo a un riñón con buen funcionamiento. La **hiperazoemia posrenal** es resultado de episodios que se presentan después de la formación de orina, generalmente secundarios a una obstrucción del flujo de orina. Conforme la capacidad de concentración permanezca intacta, la osmolalidad urinaria se elevará. La reabsorción tubular normal lleva a una concentración normal de los productos de desecho nitrogenados por la orina, con lo que aumenta el índice de creatinina urinaria y plasmática. Por otro lado, cuando los túbulos resultan dañados, como sucede en la necrosis tubular aguda, la concentración de sodio urinario es alta y el índice de creatinina urinaria:plasmática es bajo debido a que la capacidad de concentración está alterada.

Deben monitorizarse los electrólitos séricos, incluidos el calcio, el fósforo y el magnesio. En el SHU es posible identificar una disminución en la hemoglobina, en el hematócrito y en el recuento plaquetario, mientras que el recuento de reticulocitos y leucocitos podría estar elevado. El ácido úrico se eleva como resultado de **lisis tumoral**, mientras que el lactato deshidrogenasa y la creatina-cinasa está elevada en la **rabdomiólisis** (destrucción muscular traumática o no traumática; provoca mioglobinuria y LRA). Las concentraciones séricas de complemento podrían estar disminuidas en el **LES** y en la **glomerulonefritis postestreptocócica**. La elevación de anticuerpos antinucleares sugiere la presencia de LES. Si se sospecha glomerulonefritis postestreptocócica está indicado realizar un exudado faríngeo y ASO. También están indicados el hemocultivo y el urocultivo si se sospecha la presencia de una infección. Asimismo, puede ser útil un cribado toxicológico en el diagnóstico de LRA secundaria a **nefrotoxinas**. Los biomarcadores urinarios como n-GAL (lipocalina asociada a gelatinasa de neutrófilos) se están desarrollando para el diagnóstico temprano y la estratificación del riesgo de LRA.

La radiografía de tórax revela congestión pulmonar y cardiomegalia por sobrecarga de líquidos. El ECG muestra alteraciones relacionadas con hiperpotasemia y otras anormalidades electrolíticas. La valoración radiológica incluye una ecografía renal para valorar el tamaño, la presencia de hidronefrosis o enfermedad quística. También se solicita una gammagrafía renal marcada con DMSA para el diagnóstico de cicatrización renal secundaria a **RVU** o **pielonefritis**. Las radiografías óseas muestran signos de osteodistrofia como la descalcificación subperióstica. La biopsia renal es necesaria para el diagnóstico de enfermedad primaria en la IRC leve a moderada, pero se encontrará cicatrización crónica inespecífica, fibrosis y atrofia en la enfermedad avanzada, lo que dificultará precisar la causa subyacente de la IRC.

Es necesario realizar un seguimiento periódico para la valoración del daño de la función renal en niños con IRC. La determinación de electrólitos séricos y del estado acidobásico es sistemática, seguida del tratamiento de las complicaciones metabólicas como **acidosis, hiperpotasemia, hiperfosfatemia, hipocalcemia** e **hiponatremia**. Es importante vigilar el calcio, el fósforo, la hormona paratiroidea y la fosfatasa alcalina para evitar o aminorar las complicaciones de la osteodistrofia. Para la valoración de anemia, es necesario disponer de las concentraciones de hematócrito y hemoglobina, recuento de reticulocitos, hierro sérico, ferritina y transferrina.

Diagnóstico diferencial

El proceso que contribuye con la LRA se identifica frecuentemente en la historia clínica del paciente. Los factores prerrenales y posrenales causan alteraciones en la función renal con retención de productos de desecho nitrogenados. Es importante distinguir estos trastornos para establecer una intervención terapéutica adecuada. Varios trastorno pueden causar LRA (tabla 20-19).

TABLA 20-19

Causas de lesión renal aguda en los niños

Hiperazoemia prerrenal

- Hipovolemia: deshidratación, hemorragia
- Hipotensión: septicemia, insuficiencia cardíaca
- Hipoxia: síndrome de dificultad respiratoria
- Vasoconstricción renal: efecto farmacológico

Insuficiencia renal intrínseca

- Trastornos isquémicos: hipovolemia, hipotensión
- Nefrotoxinas: aminoglucósidos, agentes de radiocontraste, mioglobina, hemoglobina
- Enfermedades del glomérulo o de los vasos sanguíneos de pequeño calibre: glomerulonefritis, síndrome hemolítico-urémico
- Enfermedad de los grandes vasos: trombosis o embolia de la arteria renal, estenosis de la arteria renal
- Nefritis intersticial: medicamentos, infección, cristales

Insuficiencia renal obstructiva (posrenal)

- Congénita: obstrucción de la unión ureteropélvica, válvulas uretrales posteriores
- Adquirida: cálculos, tumores abdominales/retroperitoneales

Es importante hacer un diagnóstico específico en los niños con IRC, incluso si se anticipa el grado de insuficiencia renal y no hay tratamiento específico disponible. Al identificar la causa de IRC, se ven facilitados un adecuado consejo genético a las familias con enfermedades hereditarias o metabólicas y la identificación de posibles donantes vivos dentro de la familia para trasplante renal. Varias enfermedades pueden provocar IRC (tabla 20-20).

Manejo

El manejo de la LRA consta de atención de soporte hasta que el riñón se recupere de la LRA. Los pacientes con LRA deben ser hospitalizados, a menudo en una unidad de cuidados intensivos. Es extremadamente importante conseguir un adecuado equilibrio de las entradas y salidas de líquidos y electrólitos. Esta estrategia puede evitar o aminorar el desarrollo de sobrecarga de líquidos (o LRA oligúrica) y de trastornos electrolíticos, como acidosis metabólica, hiponatremia, hiperpotasemia, hipocalcemia, hiperfosfatemia e hipermagnesemia. Se ha demostrado que el empeoramiento de la sobrecarga de líquidos es un factor de riesgo independiente para mortalidad. Un método razonable de manejo de líquidos es restringir estos hasta que se consigue cubrir las pérdidas insensibles (35-45 ml/kg y día) y reponer cualquier gasto que tenga el paciente (orina, vómito, diarrea, drenaje por sonda nasogástrica). El uso de diuréticos, como la furosemida o la dopamina en dosis renal, no ha demostrado eficacia. Se ha utilizado el fenoldopam para evitar LRA en algunas poblaciones de adultos. Deben determinarse las concentraciones de electrólitos séricos por lo menos una vez al día. Es importante mantener una ingesta calórica y proteínica adecuada. La restricción de proteínas (1 g/kg y día) podría estar indicada para reducir el desarrollo de hiperazoemia.

El inicio temprano e intensivo del tratamiento de sustitución renal está recomendado en niños muy graves con LRA (tabla 20-21).

Los niños con IRC no suelen necesitar ser hospitalizados, excepto para las complicaciones agudas o para iniciar la diálisis. Se da seguimiento periódico a los pacientes en busca de efectos secundarios de la uremia. La dieta debe ser suficiente para proveer las necesidades nutricionales del niño; por ello pocas veces se indica una dieta restringida en proteínas para disminuir el índice de progresión de la IRC. La restricción de sodio es adecuada en sujetos con edema e hipertensión, pero es necesario dar complementos a aquellos que presentan nefropatías perdedoras de sal. La restricción de potasio debe ser el principal enfoque para prevenir la hiperpotasemia. Es posible que se requieran gluconato de calcio, glucosa e insulina, bicarbonato de

TABLA 20-20
Causas de insuficiencia renal crónica en los niños

Congénitas

Displasia o hipoplasia renal, enfermedad quística, uropatía obstructiva

Hereditaria

Síndrome de Alport, nefronoptisis juvenil, síndrome nefrótico congénito

Adquiridas

Glomeruloesclerosis focal segmentaria, síndrome hemolítico-urémico, pielonefritis o nefritis intersticial, trombosis venosa renal, poliarteritis nodosa, glomeruloesclerosis hipertensiva

Tumor renal

Metabólicas

Diabetes, cistinosis, oxalosis

sodio o resinas de intercambio de unión a potasio para tratar la hiperpotasemia. El manejo inicial de la hipertensión incluye la restricción de sodio, la pérdida de peso y el ejercicio. El tratamiento farmacológico de la hipertensión está indicado si los pacientes tienen síntomas o si es evidente el daño de un órgano final. La osteodistrofia renal se previene con el uso de calcitriol y fijadores de fosfato.

La **eritropoyetina humana recombinante** se emplea en el tratamiento de la anemia. Es posible lograr una mejoría importante en la velocidad de crecimiento de niños con retraso del mismo que tienen IRC con la administración de **hormona de crecimiento humana recombinante.** El tratamiento óptimo para el paciente pediátrico con nefropatía terminal es el **trasplante renal,** porque ofrece la mayor posibilidad de conseguir una rehabilitación completa. La diálisis es una herramienta importante para mantener la vida hasta que se pueda lograr un trasplante exitoso (tabla 20-21).

TABLA 20-21
Indicaciones de diálisis en niños

LRA

- Sobrecarga sintomática de líquidos que no responde al manejo conservador

- Alteraciones metabólicas importantes que ponen en riesgo la vida o que son médicamente incontrolables (hiperpotasemia, acidosis intratable)

- Necrosis tubular aguda relacionada con intoxicación por un compuesto dializable o hemofiltrable

IRC

- Lo suficientemente pronto para evitar el desarrollo de desnutrición grave y síntomas urémicos

- Disminución en la depuración de creatinina a 5-10 ml/min y 1.73 m^2

- Sobrecarga de líquidos que provoca hipertensión sistémica o inestabilidad cardiovascular

- Restricción intensa de la ingesta de líquidos de manera que no se puede dar una nutrición adecuada

- Hiperpotasemia, hiperfosfatemia o acidosis incontroladas

- Signos o síntomas urémicos (p. ej., alteración del estado mental, derrame pericárdico)

IRC, insuficiencia renal crónica; *LRA,* lesión renal aguda.

LECTURAS RECOMENDADAS

Valoración de la función renal

Hojs R, Bevc S, Ekart R, et al: Serum cystatin C-based equation compared to serum creatinine-based equations for estimation of glomerular filtration rate in patients with chronic kidney disease. *Clin Nephrol* 70(1):10–17, 2008.

Schwartz GJ, Furth S, Cole SR, et al: Glomerular filtration rate via plasma iohexol disappearance: Pilot study for chronic kidney disease in children. *Kidney Int* 69(11):2070–2077, 2006.

Schwartz GJ, Muñoz A, Schneider MF, et al: New equations to estimate GFR in children with CKD. *J Am Soc Nephrol* 20(3): 629–637, 2009.

Cálculo de la velocidad de filtración glomerular en niños utilizando tecnecio 99m-DTPA

Avner ED, Harmon WE, Niaudet P, et al (eds): *Pediatric Nephrology*, 6th ed. New York: Springer, 2009.

Greenberg A: *Primer on Kidney Diseases*, 2nd ed. San Diego: National Kidney Foundation, 1998.

Pennington DJ, Zerin JM: Imaging of the urinary tract in children. *Pediatr Ann* 28:678–686, 1999.

Pottumarthi VP: Functional MRI of the kidney: Tools for translational studies of pathophysiology of renal disease. *Am J Physiol Renal Physiol* 290:F958–F974, 2006. doi:10.1152/ajprenal.00114.2005 0363-6127/06

Yap HL, Sundram FX, Yip WCL, et al: Estimation of glomerular filtration rate in children using 99m-technetium DTPA: A comparison with 51-chromium EDTA clearance. *Acta Paediatr Scand* 74(4):579–583, 1985.

Proteinuria y síndrome nefrótico

Bargman JM: Management of minimal lesion glomerulonephritis: Evidence-based recommendations. *Kidney Int* 55:S3–S16, 1999.

Eddy AA, Schnaper HW: The nephrotic syndrome: From simple to the complex. *Semin Nephrol* 18:304–316, 1998.

Gordillo R, Spitzer A: The nephrotic syndrome. *Pediatr Rev* 30:94–105, 2009.

Hogg RJ, Portman RJ, Milliner D, et al: Evaluation and management of proteinuria and nephrotic syndrome in children: Recommendations from a pediatric nephrology panel established at the National Kidney Foundation conference on proteinuria, albuminuria, risk, assessment, detection, and elimination. *Pediatrics* 105:1242–1249, 2000.

Keane WF, Eknoyan G: Proteinuria, albuminuria, risk. Assessment, detection, elimination (PARADE): A position paper of the National Kidney Foundation. *Am J Kidney Dis* 33:1004–1010. 1999.

Remuzzi G, Chiurchiu C, Ruggenenti P: Albuminuria predicting outcome in renal disease. *Kidney Int* 66:S90–S96, 2004. doi:10.1111/j.1523-1755.2004.09221.x

Hematuria y glomerulonefritis

Cilento BG Jr, Stock JA, Kaplan GW: Hematuria in children. A practical approach. *Urol Clin North Am* 22(1):43–55, 1995.

Diven SC, Travis LB: A practical primary care approach to hematuria in children. *Pediatr Nephrol* 14:65–72, 2000.

Feld LG, Waz WR, Perez LM, et al: Hematuria. An integrated medical and surgical approach. *Pediatr Clin North Am* 44(5): 1191–1210. 1997.

McInerney TM, Adam HM, Campbell DE, et al (eds): *AAP Textbook of Pediatric Care*. Washington, DC: AAP, 2009.

Meyers K: Evaluation of hematuria in children. *Urol Clin North Am* 31:559–573, 2004.

Pan CG: Glomerulonephritis in children. *Curr Opin Pediatr* 9(2):154–159, 1997.

Patel H, Bissler JJ: Hematuria in children. *Pediatr Clin North Am* 48(6);1519–1536, 2001.

Rodriguez-Iturbe B: Postinfectious glomerulonephritis. *Am J Kidney Dis* 35(1):xlvi–xlviii, 2000.

Púrpura de Schönlein-Henoch

Rai A, Nast C, Adler S: Henoch-Schönlein purpura nephritis. *J Am Soc Nephrol* 10:2637–2644, 1999.

Saulsbury FT: Henoch-Schönlein purpura in children. *Medicine* 78:395–409, 1999.

Scharer K, Krmar R, Querfeld U, et al: Clinical outcome of Schönlein-Henoch purpura nephritis in children. *Pediatr Nephrol* 13:816–823, 1999.

Tizard EJ: Henoch–Schönlein purpura. *Arch Dis Child* 80: 380–383, 1999.

Infección del tracto urinario

American Academy of Pediatrics. Committee on Quality Improvement. Subcommittee on Urinary Tract Infection: Practice Parameter: The diagnosis, treatment, and evaluation of the initial urinary tract infection in febrile infants and young children. *Pediatrics* 103:843–852, 1999.

Downs SM: Diagnostic testing strategies in childhood urinary tract infections. *Pediatr Ann* 28:670–676, 1999.

Hellerstein S: Urinary tract infections in children: Why they occur and how to prevent them. *Am Fam Physician* 57:2440–2446, 1998.

Hoberman A, Wald ER: Treatment of urinary tract infections. *Pediatr Ann* 18:688–692, 1999.

Lee RS, Retik AB: Does the Deflux procedure reduce the incidence of urinary tract infections in children with vesicoureteral reflux? *Nat Clin Pract Urol* 5(4):182–183, 2008.

McInerney TM, Adam HM, Campell DE, et al (eds): *AAP Textbook of Pediatric Care*. Washington, DC: AAP, 2009.

Norton PGW: Vesicoureteral reflux highly responsive to deflux: 76% resolution with one injection. *Pediatric News* 2003.

Pennington DJ, Zerrin JM: Imaging of the urinary tract in children. *Pediatr Ann* 29(11):678–686, 1999.

Hipertensión

Adelman RD, Coppo R, Dillon MJ: The emergency management of severe hypertension. *Pediatr Nephrol* 14:422–427, 2000.

Bartosh SM, Aronson AJ: Childhood hypertension. An update on etiology, diagnosis, and treatment. *Pediatr Clin North Am* 46(2):235–252, 1999.

Drugs for hypertension. *Med Lett Drugs Ther* 41:23, 1999.

Feld LG, Springate JE, Waz WR: Special topics in pediatric hypertension. *Semin Nephrol* 18(3):295–303, 1998.

Flynn JT: What's new in pediatric hypertension? *Curr Hypertens Rep* 3(6):503–510. 2001.

McInerney TM, Adam HM, Campbell DE, et al (eds): *AAP Textbook of Pediatric Care*. Washington, DC: AAP, 2009.

National High Blood Pressure Education Program Working Group on Hypertension Control in Children and Adolescents: Update on the 1987 Task Force Report on High Blood Pressure in Children and Adolescents: A Working Group Report from the National High Blood Pressure Education Program. *Pediatrics* 98(4 Pt 1):649–658, 1996.

National High Blood Pressure Education Program Working Group on High Blood Pressure in Children and Adolescents: The fourth report on the diagnosis, evaluation, and treatment of high blood pressure in children and adolescents. *Pediatrics* 114:555–576, 2004.

Neonatal hypertension: Diagnosis and management. *Pediatr Nephrol* 14:332–341, 2000.

Sorof JM, Portman RJ: Ambulatory blood pressure monitoring in the pediatric patient. *J Pediatr* 136: 578–586, 2000.

William B. White, MD: Ambulatory blood-pressure monitoring in clinical practice. *NEJM* 348(24):2377–2378, 2003.

Acidosis tubular renal

Halperin ML, Goldstein MB: Renal tubular acidosis. In *Fluid, Electrolyte and Acid–Base Physiology,* 3rd ed. Philadelphia: WB Saunders, 1999.

Johnson V, Perelstein E: Tubular diseases. In *Pediatric Nephrology.* Edited by Trachtman H, Gauthier B. Amsterdam, the Netherlands: Harwood Academic, 1998.

McInerney TM, Adam HM, Campbell DE, et al (eds): *AAP Textbook of Pediatric Care.* Washington, DC: AAP, 2009.

Rodriguez-Soriano J: New insight into the pathogenesis of renal tubular acidosis from functional to molecular studies. *Pediatr Nephrol* 14:1121–1136, 2000.

Insuficiencia renal aguda y crónica

Bolignano D, et al: Neutrophil gelatinase–associated lipocalin (NGAL): A new marker of kidney damage. *Scand J Clin Lab Invest Suppl* 52(3):595–605, 2008.

McInerney TM, Adam HM, Campbell DE, et al (eds): *AAP Textbook of Pediatric Care.* Washington, DC: AAP, 2009.

Mehta RL, Kellum JA, Shah SV, et al: Acute Kidney Injury Network: report of an initiative to improve outcomes in acute kidney injury. *Crit Care* 11:R31, 2007. doi:10.1186/cc5713.

Noris M, Remuzzi G: Atypical hemolytic–uremic syndrome. *N Engl J Med* 361(17):1676–1687, 2009.

Síndrome hemolítico-urémico

Fiorino EK, Raffaelli RM, Henry M: Adam. *Pediatr Rev* 27:398–399, 2006.

Stewart CL, Barnett R: Acute renal failure in infants, children and adults. *Crit Care Clin* 133:575–590. 1997.

Warady BA, Alexander SR, Watkins S, et al: Optimal care of the pediatric end-stage renal disease patient on dialysis. *Am J Kidney Dis* 33:567–583, 1999.

21

Reumatología

Christy Sandborg

Las enfermedades reumáticas juveniles son una familia de trastornos inflamatorios en las que el sistema musculoesquelético, el tejido conectivo y el sistema vascular están implicados de forma variable. La **artritis idiopática juvenil (AIJ)** es el tipo más frecuente de enfermedad reumática que afecta a los niños, seguida del **lupus eritematoso sistémico (LES)**, la **dermatomiositis juvenil**, la **vasculitis** y la **esclerodermia**. En la actualidad, los expertos afirman que la autoinmunidad es una característica fisiopatológica clave. Los episodios precipitantes de estas enfermedades se desconocen, pero muchos de ellos parecen ser rasgos genéticos complejos y de 12 a 20 genes representan el 30% del riesgo de la enfermedad. Algunos de estos genes se encuentran en la región del cromosoma 6 del antígeno leucocítico humano (HLA); no obstante, al parecer muchos genes no HLA también participan, incluidos aquellos que regulan las respuestas inmunitaria e inflamatoria, como las citocinas, los receptores reguladores inmunitarios, los componentes del complemento y los receptores de inmunoglobulina, así como los que regulan la biología celular, como las proteínas reguladoras de la apoptosis y las vías de señalización. Muchas de estas relaciones genéticas han llevado al desarrollo del tratamiento dirigido, que ha generado algunos de los enfoques terapéuticos más efectivos disponibles actualmente para estas enfermedades. Otros factores importantes para la expresión de la enfermedad tienen una participación igual de significativa, como la genética, incluida la edad, la etapa de la pubertad y los desencadenantes ambientales (p. ej., exposición solar, agentes infecciosos). Un dato interesante es que algunos genes confieren susceptibilidad a múltiples enfermedades autoinmunitarias, lo que es evidente en las familias afectadas por varias de estas entidades.

ARTRITIS IDIOPÁTICA JUVENIL

La **AIJ** es la enfermedad reumática más frecuente entre los niños de Estados Unidos, al afectar a entre 140/100 000 y 180/100 000 niños. La artritis (hinchazón o derrame, limitación del movimiento, dolor a la palpación o con el movimiento, o aumento de la temperatura local) durante más de 6 semanas en una o más articulaciones es una característica distintiva. El inicio de la AIJ puede producirse en cualquier momento antes de los 16 años de edad.

Fisiopatología

El criterio actualmente aceptado para la AIJ reconoce cinco categorías principales de la enfermedad, con base en las características clínicas en los primeros 6 meses desde su aparición, y son las siguientes: **AIJ oligoarticular, AIJ poliarticular, AIJ sistémica, artritis relacionada con enteropatía (espondiloartropatía juvenil) y artritis psoriásica** (v. tabla 21-1). Es importante clasificar a los pacientes en un tipo por motivos diagnósticos; algunas variantes de la enfermedad pueden ser relativamente benignas, mientras que otras provocan discapacidad funcional importante o incluso la muerte (v. tabla 21-2). Además, algunos tratamientos son más efectivos en ciertas categorías.

Evaluación clínica y estudios de laboratorio

Historia clínica

La edad y el nivel de desarrollo son factores importantes a considerar entre los antecedentes, ya que la artritis en niños puede iniciarse a cualquier edad desde los 8 meses de vida hasta la adolescencia. Los niños pequeños con importante hinchazón e inflamación articular quizá no se quejen directamente de dolor, por lo que es importante interrogar con cuidado a los padres acerca de la presencia de rigidez matutina, cojeo o reducción en el uso de una extremidad. Conforme los niños crecen, su percepción del dolor o de pérdida de la función mejora, pero el temor, la ansiedad y la negación siguen afectando a su expresión del dolor. La observación de los padres sigue siendo un elemento crucial en la historia clínica, además de las

TABLA 21-1

Categorías de la artritis idiopática juvenil

Característica	Oligoarticular	Poliarticular (FR − o FR +)	Sistémica	Espondiloartropatía o artritis asociada a entesopatía	Artritis psoriásica
Porcentaje de pacientes (%)	30–45	30–35	10–15	10–20	5–10
Número de articulaciones inflamadas	<5	≥5	Variable	Variable	Variable
Edad máxima al inicio (años)	1–3	Variable	Variable	7–16	Variable
Relación mujer:varón	4–5:1	3:1	1:1	1:3–4	3:1

FR, factor reumatoide.

características clínicas que distinguen cada tipo de AIJ (v. tabla 21-3). La reciente identificación del anticuerpo antipéptidos cíclicos citrulinados como factor de riesgo para un cuadro más grave en la artritis reumatoide se ha evaluado en cierta extensión en la AIJ y también podría ser importante en esta, en especial cuando se asocia a AIJ poliarticular con factor reumatoide positivo (FR+).

Exploración física

Es necesario realizar una cuidadosa exploración del sistema musculoesquelético para documentar la presencia de **sinovitis** real, la cual se define como hinchazón articular o artralgia o dolor a la palpación con limitación del movimiento. En la bibliografía médica se encuentran descripciones de amplitud de movimiento normal para todas las articulaciones y del método de exploración musculoesquelética en niños. El número de articulaciones afectadas y la intensidad del trastorno son importantes para fines diagnósticos y terapéuticos (v. tabla 21-3).

TABLA 21-2

Pronóstico en la artritis idiopática juvenil sin tratamiento adecuado

Inicio oligoarticular

En cerca del 70% de los casos es generalmente bueno; el 30% de los pacientes tienen enfermedad progresiva con adición de más articulaciones (oligoarticular, extendida) que progresa a artritis destructiva

El 30% de los ojos afectados pueden desarrollar pérdida visual si la enfermedad no se reconoce y no se trata

Inicio poliarticular

El 40-50% de los pacientes progresan a artritis destructiva; después de 15 años, el 50% tienen una discapacidad significativa

Inicio sistémico

Después de 15 años, el 50% de los pacientes tienen una discapacidad significativa

Artritis relacionada con espondiloartropatía o entesopatía

Variable; puede desarrollarse en el contexto de una espondilitis anquilosante clásica

Artritis psoriásica

El 40-50% de los pacientes progresan a artritis destructiva; después de 15 años, el 50% tienen una discapacidad significativa

TABLA 21-3

Características clínicas de la artritis idiopática juvenil (AIJ)

	Tipo de AIJ				
	Oligoarticular	*Poliarticular*	*Sistémica*	*Espondiloartropatía o artritis asociada a entesopatía*	*Artritis psoriásica*
Patrón de afectación articular	Articulaciones grandes; asimétrica; respeta las caderas. Puede extenderse a afectación poliarticular en una minoría de casos	Articulaciones grandes y pequeñas; simétrica	Patrón poliarticular u oligoarticular	Grandes articulaciones; extremidad inferior (sacroilíaca, caderas, rodillas, tobillos); entesitis frecuente	Dactilitis Patrón poliarticular u oligoarticular
Otras características extraarticulares	Por lo demás, sano	Posibles síntomas generales de bajo grado; nódulos si FR positivo	Fiebres elevadas, picos febriles; exantema macular evanescente, rosa salmón, hepatoesplenomegalia; adenopatía; pericarditis; síndrome de activación de macrófagos	Uveítis anterior aguda; uretritis, queratodermia blenorrágica; enfermedad inflamatoria intestinal	Psoriasis; manchas ungueales; onicólisis
Uveítis anterior subaguda	20-50% (ANA+) 15% (ANA−)	15% (ANA+) 10% (ANA−)	Infrecuente	Uveítis anterior sintomática	Uveítis anterior sintomática
ANA	60%	35%-40%	<10%	<10%	20%-50%
RF	Negativo	20%, por lo general en niños mayores	Negativo	Infrecuente	50% Infrecuente
Ferritina (mg/100 ml)	Normal	Normal	Muy elevada en el síndrome de activación de macrófagos que complica la AIJ sistémica (los valores suelen ser mayores de 2500 mg/100 ml)	Negativa	Negativa
Recuento de leucocitos (células/µl)	Normal	8 000-15 000	15 000-30 000	8 000-15 000	
Hb (g/100 ml)	Normal	10-12	6-10	Normal	
VSG (mm/h)	5-40	20-80	50-150	5-60	
PCR (mg/100 ml)	Elevación leve o normal	Elevación leve a moderada	Elevación moderada a marcada	Elevación leve o normal	Elevación leve o normal

ANA, antinuclear antibody; *CRP*, C-reactive protein; *ESR*, erythrocyte sedimentation rate; *Hgb*, hemoglobin; *RF*, rheumatoid factor; *WBC*, white blood cell.

Se requiere una exploración general cuidadosa para detectar una enfermedad extraarticular en la AIJ. La fiebre y el exantema caracterizan la variante sistémica de la AIJ, y la presencia de estos hallazgos en la historia clínica o en la exploración física deben conducir a una cuidadosa valoración de otros hallazgos relacionados, como neumonitis, pericarditis, hepatoesplenomegalia, linfoadenopatía y coagulopatías. La taquicardia, la taquipnea y la irritabilidad podrían ser indicativas de una enfermedad sistémica importante.

La condición conocida como **síndrome de activación de macrófagos** y que representa una amenaza para la vida se presenta en una minoría de los niños con AIJ sistémica. Este síndrome también se conoce como linfohistiocitosis hemofagocítica adquirida y, en ocasiones, se asocia a enfermedad sistémica grave o es desencadenado por medicamentos o enfermedades virales concomitantes. Se manifiesta por coagulación intravascular diseminada, leucopenia, anemia, trombocitopenia e hiper ferritinemia importante, así como alteraciones hepáticas, pulmonares y del sistema nervioso central. El rápido reconocimiento de esta complicación facilita un tratamiento oportuno e intensivo para evitar una grave morbilidad y mortalidad.

Es posible encontrar cambios oftalmológicos inflamatorios, como **uveítis anterior subaguda,** pero los hallazgos físicos son sutiles. No hay irritación conjuntival ni manifestaciones de dolor de ojo significativas. En casos avanzados, se encuentran **sinequias** (márgenes pupilares irregulares), cámaras anteriores turbias y cataratas, pero en los leves o incipientes la única forma de detectar los cambios inflamatorios en la cámara anterior es la exploración oftalmológica en la lámpara de hendidura. La iritis aguda se manifiesta por un inicio agudo de dolor y eritema conjuntival, y se relaciona con artropatías relacionadas con entesopatía.

 Dato relevante: La uveítis relacionada con AIJ es la más frecuente en la variante oligoarticular de la enfermedad y es asintomática. Las exploraciones seriadas con lámpara de hendidura que se llevan a cabo cuatro veces al año en pacientes de alto riesgo han reducido de forma exitosa la incidencia de daño ocular permanente por uveítis.

Estudios de laboratorio

No hay una prueba diagnóstica específica para la confirmación de AIJ. La presencia de autoanticuerpos, en especial de anticuerpo antinuclear (ANA) y FR, es inespecífica para cualquier tipo particular de AIJ; no obstante, hay algunas tendencias evidentes (v. tabla 21-3). En los niños con AIJ sistémica que tienen fiebre muy elevada o apariencia tóxica debe valorarse rápidamente la presencia de una coagulopatía asociada a síndrome de activación de macrófagos.

El análisis del líquido sinovial es esencial cuando se está considerando una infección articular como posible diagnóstico. Es más importante cuando el niño sólo tiene una articulación afectada. La artritis séptica y la osteomielitis se presentan en el mismo grupo de edad (1-4 años) como AIJ oligoarticular. Por lo general, el líquido sinovial en la AIJ es un exudado inflamatorio con un recuento de leucocitos de 10 000 a 50 000 células/μl, principalmente neutrófilos, y pocos eritrocitos. En contraste, la artritis séptica casi siempre se relaciona con un recuento leucocitario mayor (de 50 000 a más de 100 000 células/μl). Dado que las artropatías por cristales como la gota son muy infrecuentes en los niños y adolescentes, pocas veces se requiere realizar el análisis del líquido sinovial en busca de cristales. En pocas ocasiones la biopsia sinovial se realiza con fines diagnósticos, y es frecuente que presente una marcada infiltración linfocítica.

Los estudios de imagen ayudan a determinar la gravedad de la sinovitis en la AIJ. Por lo general, las radiografías simples son normales en la enfermedad inicial o leve, pero en los casos crónicos o graves se encuentra pérdida de cartílago, osteoporosis periarticular, erosiones, esclerosis, radiotransparencia subcondral y deformidad. Los datos radiográficos de sacroilitis con necrosis y erosiones de las articulaciones sacroilíacas son diagnósticos de la espondilitis anquilosante juvenil. La RM se está convirtiendo en una modalidad de diagnóstico por la imagen muy útil para determinar la extensión de la sinovitis y la afectación del cartílago, así como para excluir otros diagnósticos, como traumatismo.

Diagnóstico diferencial

Deben considerarse tres condiciones principales en el diagnóstico diferencial de la AIJ: traumatismo, infección y neoplasia. El primero se excluye en función de la historia clínica, la exploración y los hallazgos de laboratorio.

Es esencial descartar la presencia de una infección ósea o articular en la variante oligoarticular, la cual, a menudo, inicialmente se manifiesta en una articulación, con más frecuencia en la rodilla o el tobillo. La fiebre elevada, la leucocitosis y la elevación de los reactantes de fase aguda que se observan en la AIJ sistémica obligan a realizar una minuciosa valoración para excluir la existencia de una infección. Debe considerarse la **fiebre reumática aguda** ante un caso de inicio reciente de artritis y fiebre (v. capítulo 13). La **artritis de Lyme** se presenta 1-2 años después de la exposición a la picadura de *Borrelia burgdoferi* y, por lo general, es oligoarticular (v. capítulo 9). El diagnóstico depende de la exposición al agente infeccioso. Entre los estudios de laboratorio para la enfermedad de Lyme están incluidos la confirmación de un análisis de inmunoadsorción ligada a enzimas por medio de una prueba de inmunotransferencia u otra similar para detectar múltiples proteínas de *B. burgdoferi.*

La enfermedad neoplásica es otro aspecto importante a considerar en el diagnóstico diferencial. El 20% de los niños con leucemia aguda presentan dolor óseo y en muchos casos debuta en un momento tan incipiente de la enfermedad que no se observan células anormales en el frotis de sangre periférica. En escasas ocasiones existe tumefacción sinovial importante en la leucemia, pero la tumefacción y el dolor periarticular o el dolor a la palpación son evidentes. El linfoma, el neuroblastoma y los cánceres óseos también se presentan con características sugestivas de artropatía.

Existen otras enfermedades reumáticas que al principio se presentan con artritis, entre ellas el LES, la sarcoidosis y la vasculitis. Las características clínicas y de laboratorio ayudan a distinguir estas enfermedades de la AIJ (v. siguientes secciones).

 Dato relevante: El dolor óseo es una presentación frecuente de la leucemia infantil. Por tanto, cuando se valora un caso de artritis en niños con una presentación clínica inusual (p. ej., fiebre de bajo grado, pérdida de peso, dolor óseo desproporcional a los hallazgos físicos) y un recuento leucocitario bajo o normal con predominio linfocítico o linfocitos atípicos, o trombocitopenia, es necesario realizar un examen de la médula ósea.

Manejo

Los antiinflamatorios no esteroideos (AINE) son la piedra angular del tratamiento sistémico de la AIJ (v. tabla 21-4), seguidos de dosis bajas de metotrexato. Las principales complicaciones de este tratamiento son hepatotoxicidad, alergias, supresión leve de la médula ósea y, rara vez, neumonitis. Es poco frecuente que se presenten complicaciones permanentes o significativas en los niños que utilizan este medicamento. La familia de terapia biológica ha sido muy eficaz en los casos en los que no se logra controlar la enfermedad con metotrexato y AINE. Los agentes que más se utilizan son los inhibidores

---

TABLA 21-4

Manejo de la artritis idiopática juvenil

Tratamiento estándar de primera y segunda línea para las categorías de riesgo bajo a moderado[a]

Empezar con AINE

Considerar iniciar con una dosis baja de metotrexato (0,3-0,6 mg/kg/semana) si hay sinovitis significativa que afecte a múltiples articulaciones y persiste después de 3-6 meses o si hay datos radiológicos de enfermedad destructiva

Considerar inyección intraarticular de corticoesteroides si la sinovitis significativa persiste en ≤ 2 articulaciones durante 3-6 meses

Usar sulfasalazina en la espondiloartropatía

Falta de respuesta a la terapia estándar de primera y segunda línea o enfermedad de alto riesgo[b]

Considerar la administración parenteral de metotrexato semanal (hasta 1 mg/kg/semana)

Utilizar inhibidores de TNF (etanercept, adalimumab) aprobados para la AIJ, infliximab aprobado para AR del adulto

Considerar tratamiento sistémico con corticoesteroides en casos adecuados (v. tabla 22-5)

Considerar inhibidores de IL-1 o IL-6, en especial en la AIJ sistémica (en estudios, aprobados para la AR del adulto)

Considerar Ig anti-CTLA (abatacept, aprobada para la AIJ)

Considerar tratamiento contra células B (rituximab, aprobado para la AR del adulto)

Considerar IVIG para manifestaciones sistémicas (eficacia no comprobada)

Considerar agentes inmunodepresores (azatioprima, ciclosporina A, ciclofosfamida)

Considerar la cirugía en casos en los que el tratamiento farmacológico no haya podido controlar el daño. En casos graves de AIJ, se realiza la sustitución articular durante la adolescencia cuando el crecimiento ha terminado

[a] Riesgo bajo a moderado: oligoarticular, FR, anti-CCP-poliarticular, sistémica leve, espondiloartropatía o artritis psoriásica.
[b] Enfermedad erosiva, grave o manifestaciones sistémicas graves (categoría sistémica) o enfermedad ocular grave.
AINE, antiinflamatorios no esteroideos; *AR,* artritis reumatoide; *IVIG,* inmunoglobulina por vía intravenosa.

del factor de necrosis tumoral (TNF) (v. tabla 21-4). Estos son eficaces en el 70% de los niños resistente o intolerantes al metotrexato. Otros inhibidores de citocinas como los inhibidores de la interleucina (IL)-1 e IL-6 han demostrado eficacia específica contra la AIJ sistémica en la que el metotrexato y los inhibidores de TNF no son de ayuda. En la tabla 21-4 se presentan diversos agentes biológicos adicionales, los cuales están cada vez más disponibles y han demostrado eficacia en la AIJ y en la artritis reumatoide del adulto.

Los corticoesteroides sistémicos o locales únicamente se usan en la AIJ en casos seleccionados (v. tabla 21-5). Si se requieren corticoesteroides sistémicos, debe intentarse disminuir la dosis para evitar los graves efectos secundarios de esta familia de medicamentos.

Las intervenciones no farmacológicas, como la fisioterapia y la terapia ocupacional, siguen siendo la base de cualquier régimen terapéutico en la AIJ. Las intervenciones quirúrgicas, como la sustitución articular total, han disminuido de manera importante desde el advenimiento de los inhibidores del TNF.

LUPUS ERITEMATOSO SISTÉMICO

La enfermedad reumática que ocupa el segundo lugar de frecuencia en los niños es el **LES.** La variedad infantil es similar a la del adulto en muchos aspectos; la diferencia es que la afectación orgánica es más frecuente y más grave en los niños. Esta enfermedad compleja y multisistémica se presenta en raras ocasiones antes de los 4 años de edad, y las niñas resultan más afectadas que los varones. Antes de la pubertad, la relación mujer:varón es de 3-4:1, y después de la pubertad, de 7-8:1. La incidencia aumenta hasta que llega a un máximo a los 20-30 años.

Fisiopatología

Muchas de las manifestaciones de la LES son causadas por el depósito de complejos inmunes a lo largo de la membrana basal de múltiples tejidos. La tabla 21-6 muestra los criterios del American College of Rheumatology de 1997 para el diagnóstico del LES, los cuales se utilizan en adultos y niños; para el diagnóstico es necesario que estén presentes 4 de los 11 criterios. La tabla 21-7 presenta los autoanticuerpos que con frecuencia se observan en el LES, así como los presenten en otras enfermedades reumáticas infantiles. Sin un tratamiento adecuado, el 30% de los niños con LES progresan a una nefropatía terminal; no obstante, con el tratamiento farmacológico actual, la supervivencia total a los 15 años es del 90%.

Evaluación clínica y estudios de laboratorio

Historia clínica

El inicio del LES puede ser insidioso o agudo. El inicio agudo de fiebre en pacientes que están recibiendo tratamiento para el LES podría ser indicativo de infección, un efecto secundario que se presenta con el tratamiento común con corticoesteroides

TABLA 21-5
Uso de corticoesteroides en la artritis idiopática juvenil (AIJ)
Indicaciones para la terapia sistémica con corticoesteroides en dosis altas (prednisona, 2 mg/kg/día, o pulsos de metilprednisolona, 30 mg/kg/día durante 3 días)
Pericarditis sintomática, neumonitis, cerebritis, coagulopatía, síndrome de activación de macrófagos en la AIJ
Uveítis grave que no responde al tratamiento local
Indicaciones para la terapia sistémica con corticoesteroides en dosis bajas (prednisona, < 0,5 mg/kg/día)
Anorexia significativa
Retraso del crecimiento y desarrollo
Dolor, limitaciones articulares que limitan en gran medida la calidad de vida
Indicaciones para el tratamiento con corticoesteroides locales
Uveítis (corticoesteroides oftalmológicos; inyecciones subtenonianas para la enfermedad grave)
Sinovitis persistente en ≤3 articulaciones (inyecciones intraarticulares de corticoesteroides [hexacetónido de triamcinolona])

TABLA 21-6

Criterios ACR de 1997 para el lupus eritematoso sistémico (LES)[a]

1. Exantema malar (exantema en las mejillas)

2. Exantema discoide (placas rojas, escamosas en la piel que provocan cicatrices)

3. Fotosensibilidad (la exposición a la luz ultravioleta provoca exantema u otros síntomas de exacerbación del LES)

4. Úlceras orales (incluidas úlceras orales o nasofaríngeas)

5. Artritis: artritis no erosiva de dos o más articulaciones periféricas, con dolor a la palpación, hinchazón o derrame

6. Serositis: pleuritis (inflamación de la membrana que rodea los pulmones) o pericarditis (inflamación de la membrana que rodea el corazón)

7. Trastorno renal: más de 0,5 g/día de proteína en orina o cilindros celulares que se observan en la orina bajo el microscopio

8. Trastorno neurológico: convulsiones o psicosis

9. Sangre: trastorno hematológico, anemia hemolítica (recuento de eritrocitos bajo) o leucopenia (recuento total de leucocitos <4 000/mm³), linfopenia (<1 500 mm³) o trombocitopenia (< 100 000/mm³) en ausencia del medicamento nocivo

10. Trastorno inmunológico: anticuerpos positivos anti-Smith, anti-ADN bicatenario, antifosfolipídicos o anticardiolipinas y/o falsos resultados positivos del estudio serológico para sífilis

11. Prueba de anticuerpos antinucleares positiva

[a] Se requieren 4 de los 11 criterios.

TABLA 21-7

Autoanticuerpos y enfermedades asociadas

Autoanticuerpo	*Enfermedad*
ANA	LES (98% de los pacientes), AIJ, esclerodermia, dermatomiositis, EMTC, enfermedad de Sjögren, positivo en el 10% de los niños sanos
Anti-ADN bicatenario	LES (muy específico)
Anti-Smith	LES (muy específico)
Antiribonucleoproteína	LES, EMTC
Anti-Ro (SSA)	LES, síndrome de lupus neonatal, síndrome de Sjögren
Anti-La (SSB)	LES, síndrome de lupus neonatal, síndrome de Sjögren
Antihistona	LES, lupus inducido por medicamentos
Antiescleroderma 70	Esclerosis sistémica
Anticentrómero	Esclerodermia difusa limitada
Antifosfolipídicos	LES síndrome antifosfolipídico, EMTC, infecciones virales
Anticardiolipina	LES síndrome antifosfolipídico, EMTC, infecciones virales
Anticuerpo citoplásmico antineutrófilo	Vasculitis, enfermedad inflamatoria intestinal
Antiplaquetario, antieritrocítico, antileucocítico	LES, síndrome antifosfolipídico, EMTC
Antimúsculo liso	Hepatitis autoinmunitaria
RF	AIJ, EMTC

ANA, anticuerpo antinuclear; *AIJ*, artritis idiopática juvenil; *EMTC*, enfermedad mixta del tejido conectivo; *FR*, factor reumatoide; *LES*, lupus eritematoso sistémico.

e inmunodepresores. Ante una adolescente con un cuadro prolongado similar al de la gripe con o sin exantema y artralgias debe hacer sospechar la presencia de LES.

Exploración física

La presentación de LES en niños es diversa, por lo que es esencial realizar una minuciosa exploración física. Los signos y síntomas más frecuentes son exantema, artritis, fatiga, pérdida de peso y fiebre (v. tabla 21-8).

Estudios de laboratorio

Muchos datos de laboratorio son anormales en niños con LES activo (v. tabla 21-9). La disminución de las concentraciones del complemento son un reflejo de la formación de complejos inmunitarios y depósito; de hecho, la revisión regular de los componentes del complemento C3 y C4 constituye una excelente forma de controlar la actividad de la enfermedad. La detección de **anticuerpos antifosfolipídicos**, los que con mayor frecuencia se relacionan con hipercoagulabilidad en el LES, debe incluir anticardiolipina, antiglucoproteína 1 β2 y anticoagulante de lupus o prueba de veneno de serpiente diluido de Russell.

La RM, la TC y las angiografías por RM y convencional podrían ser útiles en la valoración de accidente cerebrovascular y trombosis arteriales. Sin embargo, la RM y la TC podrían ser normales en pacientes con **cerebritis** generalizada y los estudios de líquido cefalorraquídeo son totalmente normales en estos sujetos. Los estudios metabólicos como la espectroscopia con emisión de positrones o el gammagrama con espectamina podrían ser de utilidad, pero a menudo no distinguen una enfermedad reciente de una presentada en el pasado o una forma leve de una grave.

Con frecuencia, la valoración de la extensión de la afectación renal es la consideración diagnóstica más importante en el LES, ya que la alteración renal es el factor pronóstico más importante de morbilidad. En la actualidad es posible clasificar a los pacientes según el riesgo de insuficiencia renal, lo cual ayuda a guiar el tratamiento (v. tabla 21-10).

Diagnóstico diferencial

Las infecciones que con mayor frecuencia remedan un cuadro de LES son la **mononucleosis infecciosa** y las infecciones estreptocócicas (v. capítulo 9). Las neoplasias linfoides también se parecen al LES, en especial el linfoma de células B, el cual puede tener ANA positivos relacionados. El lupus inducido por medicamentos se produce en pocas ocasiones en niños que toman anticonvulsivos, minociclina y metilfenidato. Además, deben distinguirse otras enfermedades reumáticas en los niños para diferenciarlas del LES, en especial la AIJ sistémica, la dermatomiositis, la esclerodermia, la enfermedad mixta del tejido conectivo y la vasculitis.

TABLA 21-8
Signos y síntomas del lupus eritematoso sistémico (LES) en niños[a]
Artritis
Exantema (malar, purpúrico, vasculítico)
Alopecia
Síntomas generales (fiebre, pérdida de peso, fatiga)
Úlceras orales y nasales
Cardiopatía (pericarditis, miocarditis)
Neumopatías (neumonitis, derrames pleurales, hemorragia pulmonar, hipertensión pulmonar)
Nefropatía (glomerulonefritis, nefrosis, hipertensión, insuficiencia renal)
Anormalidades hematológicas (anemia, hemorragia, hipercoagulabilidad)
Fenómeno de Raynaud
Enfermedad del sistema nervioso central (cerebritis, convulsiones, accidente cerebrovascular, neuropatía periférica, trastornos del movimiento)
Gastrointestinal (pancreatitis, vasculitis, microperforación, ascitis exudativa)

[a] Las manifestaciones clínicas se presentan en orden de frecuencia (de la más común a la menos frecuente).

TABLA 21-9

Hallazgos de laboratorio de anormalidades en el lupus eritematoso sistémico (LES)

Estudio de laboratorio	Hallazgo en el LES
Hemograma	
Recuento de leucocitos	2 000-4 000/μl (leucopenia)
Recuento plaquetario	100 000-150 000/μl (frecuente)
	<10 000/μl (poco frecuente)
Hb	9-10 g/100 ml (frecuente)
	<8 g/100 ml (anemia hemolítica grave; poco frecuente)
VSG	Elevada
Concentraciones de complemento	Bajas
Detección de autoanticuerpos	Antifosfolipídicos (50% de los pacientes), ANA, entre otros
ANA	Títulos altos en ≥ 98% de los pacientes
Anti-ANA	Presentes en ≥ 60% de los pacientes
Anticuerpos antifosfolipídicos[a]	Presentes en el 50% de los pacientes
VDRL para sífilis	Falso positivo
Complejos inmunitarios circulantes	Complejos inmunitarios
Albúmina sérica	Hipoalbuminemia
Análisis de orina	Proteinuria
	Presencia de eritrocitos
Creatinina sérica y BUN	Elevados en la insuficiencia renal

[a] Anticuerpos antifosfolipídicos detectados por pruebas para anticardiolipina, anticuerpos antiglucoproteína β2, anticoagulante de lupus o prueba de veneno diluido de serpiente de Russell (DRVVT, del inglés *dilute Russell viper venom test*).
ANA, anticuerpo antinuclear; *BUN,* nitrógeno ureico en sangre; Hb, hemoglobina; *VDRL,* Veneral Disease Research Laboratory; *VSG,* velocidad de sedimentación globular.

Manejo

Una vez que se establece el diagnóstico de LES, el primer paso del manejo es igualar la intensidad del tratamiento con la gravedad de la enfermedad, si las manifestaciones son leves, moderadas o graves (v. tabla 21-11). En general, se requieren corticoesteroides para controlar la enfermedad en la mayoría de los pacientes, pero, una vez controlada, debe reducirse la dosis hasta la mínima eficaz. Se ha demostrado que la hidroxicloroquina y los corticoesteroides en dosis muy bajas son eficaces en la prevención de recaídas de la enfermedad. Cuando el LES está bien controlado, muchos de los valores de laboratorio vuelven a ser normales, al igual que en los períodos de remisión, en los que casi todos son normales excepto, quizá, porque las concentraciones de ANA son positivas.

El uso de ciclofosfamida intravenosa ha mejorado drásticamente el resultado del lupus grave y de la nefritis por lupus en niños y adultos. Las principales complicaciones de la ciclofosfamida son la supresión de la médula ósea, la infección, la cistitis hemorrágica, la infertilidad y el aumento del futuro riesgo de enfermedad neoplásica. El micofenolato de mofetilo se usa cada vez más como tratamiento de mantenimiento, así como terapia de inducción y sustituye a la ciclofosfamida en algunos tipos de la enfermedad. Con frecuencia se usa azatioprina en casos de intolerancia al micofenolato. Las terapias con anticélulas B, como el rituximab, han demostrado ser útiles en casos que fracasan con ciclofosfamida o micofenolato, o que responden parcialmente a estos agentes. En la actualidad, las complicaciones infecciosas son las principal causa de morbilidad y mortalidad significativas en niños con LES. Los médicos deben poner especial atención a cualquier signo de infección, porque incluso las fiebres de bajo grado podrían ser importantes en pacientes que toman dosis altas de esteroides e inmunodepresores. Además, también se encuentran infecciones oportunistas en el LES. Algunos expertos recomiendan que los pacientes que toman ciclofosfamida deben recibir profilaxis para *Pneumocystis carinii*.

TABLA 21-10

Nefritis por lupus (NL) en el lupus eritematoso sistémico (LES)

Clasificación de ISN/RPS[a]	Descripción patológica	Hallazgos de laboratorio asociados	Pronóstico
Clase I	NL mesangial mínima	Normal	Sin disfunción renal
Clase II	NL mesangial proliferativa	Hematuria, proteinuria leve	Sin disfunción renal
Clase III	NL focal (<50% de glomérulos) • III(A): lesiones activas • III(A/C): lesiones activas y crónicas • III(C): lesiones crónicas	Hematuria, proteinuria, hipoalbuminemia	Disfunción renal leve
Clase IV	NLdifusa (>50% de los glomérulos) NL segmentaria difusa (IV-S) o global (IV-G) • IV(A): lesiones activas • IV(A/C): lesiones activas y crónicas • IV(C): lesiones crónicas	Hematuria, proteinuria, hipoalbuminemia, creatinina sérica elevada	Riesgo significativo de insuficiencia renal
Clase V	NL membranosa	Proteinuria, hipoalbuminemia	Riesgo de progresión lenta a insuficiencia renal
Clase VI	NL avanzada esclerosante (>90% glomérulos globalmente esclerosados sin residuales)	Hiperazoemia grave y hallazgos asociados	Insuficiencia renal que requiere tratamiento de sustitución renal

[a] *ISN/RPS* (International Society of Nephrology/Renal Pathology Society) has replaced previous World Health Classification in 2003.

 Dato relevante: La infección es frecuente en niños con enfermedad reumática que están tomando corticoesteroides e inmunodepresores. La fiebre debe obligar a realizar un hemocultivo y otros cultivos. Cuando se presente una posible infección grave en pacientes inmunodeprimidos, es adecuado y seguro iniciar tratamiento con antibióticos de amplio espectro antes de obtener los resultados de los cultivos.

DERMATOMIOSITIS JUVENIL

La **dermatomiosítis juvenil** se caracteriza por la inflamación de los músculos esqueléticos y de la piel. La enfermedad se presenta en cualquier momento durante la infancia, pero es algo más frecuente en las niñas.

Fisiopatología

A pesar de que la dermatomiosítis juvenil es similar desde el punto de vista clínico a la dermatomiosítis del adulto, se distingue de esta por varios aspectos importantes. La enfermedad juvenil es principalmente una **vasculitis** con afectación de vasos pequeños y de los capilares, sin neoplasias relacionadas, como sucede en la variante del adulto. Si el proceso inflamatorio se controla adecuadamente, la mayoría de los niños entran en una remisión permanente después de 2-5 años de tratamiento.

Evaluación clínica y estudios de laboratorio

Historia clínica

El inicio de la dermatomiosítis juvenil puede ser agudo, con debilidad de rápida progresión y exantema en pocas semanas, o puede ser insidiosa, con progresión lenta y signos y síntomas que se presentan durante años. En algunos casos, la debi-

TABLA 21-11

Tratamiento del lupus eritematoso sistémico (LES) infantil en función de la gravedad de la enfermedad

Gravedad del LES	*Tratamiento*
Leve	
Exantema, artralgias, leucopenia, anemia, artritis, fiebre, fatiga	AINE Prednisona en dosis bajas (<0,5 mg/kg/día) Hidroxicloroquina Prednisona (1-2 mg/kg/día)
Moderada	
Enfermedad leve + afectación leve de órganos sistémicos (pericarditis leve, neumonitis, anemia hemolítica, trombocitopenia, nefropatía leve, enfermedad leve del SNC)	AINE Hidroxicloroquina Metotrexato en dosis bajas (0,5-1 mg/kg/semana) Micofenolato de mofetilo, azatioprina
Grave	
Grave, afectación de órganos sistémicos que pone en riesgo la vida (enfermedad del SNC, nefritis por lupus difusa, hemorragia pulmonar)	Corticoesteroides en dosis altas (2-3 mg/kg/día) o pulso de metilprednisolona (30 mg/kg/día × 3 días) Terapia de inducción con ciclofosfamida mensual por vía intravenosa o dosis altas de micofenolato de mofetilo Terapias contra células B (belimumab, rituximab) Ciclofosfamida intravenosa (1000 mg/m^2 cada 1-3 meses), micofenolato de mofetilo Plasmaféresis

AINE, antiinflamatorios no esteroideos; *SNC,* sistema nervioso central.

lidad es profunda; el dolor muscular suele ser leve. Se presentan síntomas constitucionales como fiebre, pérdida de peso o anorexia.

Exploración física

Las principales características de la dermatomiositis juvenil son evidentes en la exploración física (v. tabla 21-12). Es importante realizar una prueba muscular minuciosa para revisar la actividad de la enfermedad y la respuesta al tratamiento (v. tabla 21-13).

Estudios de laboratorio

En la gran mayoría de los pacientes se detectan enzimas musculares anómalas, lo que incluye la elevación de la creatina-cinasa, de la lactato-deshidrogenasa, de la aspartato-aminotransferasa y de la aldolasa. Los procedimientos diagnósticos como la electromiografía, la RM y la biopsia muscular pueden ser útiles en casos dudosos.

Diagnóstico diferencial

Los principales diagnósticos a considerar en niños con debilidad muscular son la **distrofia muscular** y la enfermedad neurológica. Otras entidades reumáticas en los niños pueden tener elementos de miopatía inflamatoria, incluidos el **LES** y la **esclerodermia.**

Manejo

La piedra angular del tratamiento de la dermatomiositis juvenil son los corticoesteroides en dosis adecuadas para controlar la inflamación, normalmente 1-2 mg/kg y día de prednisona y/o pulsos de metilprednisolona intermitente durante un tiempo. A menudo se utilizan dosis bajas de metotrexato e hidroxicloroquina en casos moderados, y también se usan

TABLA 21-12
Características clínicas de la dermatomiositis juvenil

Órgano/sistema	Signos y síntomas
Piel	Exantema en heliotropo (violáceo) sobre los párpados
	Lesiones eritematosas engrosadas sobre las articulaciones MCF e IFP (pápulas de Gottron)
	Lesiones eritematosas engrosadas sobre codos, rodillas y maléolos, con exantema malar
	Lesiones vasculíticas
	Calcinosis, depósitos de calcio en tejidos blandos
Músculo	Debilidad proximal y simétrica
	Control deficiente de la cabeza y el tronco
	Signo de Gower
	Balanceo de Trendelenburg
Gastrointestinal	Vasculitis
	Perforación
Pulmonar	Neumotórax recurrente
Cardíaco	Infrecuente alteración miocárdica

IFP, interfalángica proximal; *MCF,* metacarpofalángica.

otros tratamientos (p. ej., inmunoglobulinas por vía intravenosa, ciclosporina). Dada la amplia variabilidad en el régimen terapéutico, en la actualidad se realiza un esfuerzo para identificar el mejor tratamiento para esta enfermedad. La normalización de las enzimas musculares con el tratamiento es una buena medida de supresión adecuada de la inflamación. Una de las complicaciones a largo plazo es la calcificación subcutánea o la **calcinosis.** Cuando la inflamación inicial está bien controlada, esta complicación es mucho menos frecuente. Si la enfermedad continúa siendo activa, es adecuado agregar dosis bajas de metotrexato al régimen de corticoesteroides. En casos de vasculitis grave con alteración del tubo digestivo, la ciclofosfamida o la ciclosporina son útiles. La fisioterapia y la terapia ocupacional son esenciales para mejorar la fuerza y evitar la tensión muscular.

ESCLERODERMIA

La **esclerodermia** presenta dos variantes principales en los niños: **esclerodermia localizada,** que se limita a las áreas focales de la piel y a los tejidos subcutáneos, y es la variante más frecuente, y la **esclerodermia difusa** (también conocida como esclerosis sistémica), que es muy similar a la enfermedad del adulto. La esclerodermia difusa es muy poco frecuente en los niños.

TABLA 21-13
Prueba de fuerza muscular

Grados	% de función	Nivel de actividad
5 Normal	100	Amplitud de movimiento completa contra la gravedad con resistencia completa
4 Buena	75	Amplitud de movimiento completa contra la gravedad con cierta resistencia
3 Aceptable	50	Amplitud de movimiento completa contra gravedad
2 Deficiente	25	Amplitud de movimiento completa sin gravedad
1 Indicios	15	Evidencia de ligera contractilidad; sin movimiento articular efectivo
0 Sin contracción	0	Sin evidencia de contractilidad muscular

TABLA 21-14

Características de la esclerodermia difusa y localizada

Tipo	Subtipo	Afectación cutánea	Hallazgos asociados
Esclerodermia difusa	Esclerosis sistémica	Para el diagnóstico se requiere esclerosis proximal hacia a las articulaciones metacarpofalángicas, puede progresar hasta afectar a todas las áreas	Síndrome de Raynaud, dismotilidad esofágica, atrofia y dilatación del intestino grueso y delgado, fibrosis pulmonar, hipertensión pulmonar, *cor pulmonale*, nefroesclerosis, fibrosis miocárdica
	Esclerodermia subaguda difusa	Esclerodactilia, telangiectasia	Dismotilidad esofágica, síndrome de Raynaud, calcinosis, enfermedad pulmonar y renal más leve en comparación con la esclerosis sistémica
Esclerodermia localizada	Esclerodermia difusa	Una o más lesiones hipopigmentadas atróficas en forma de placas con bordes lilas	Sin afectación de órganos sistémicos relacionada Sin progresión a esclerodermia difusa
	Esclerodermia lineal	Una o más lesiones escleróticas en banda que se extienden a lo largo de los dermatomas, hipo e hiperpigmentación	Anormalidades de crecimiento local subyacentes a lesiones en cara, cráneo y extremidades Rigidez articular y artralgias Sin afectación de órganos sistémicos Sin progresión a esclerodermia difusa
	Fascitis eosinófila	Engrosamiento de piel y tejido subcutáneo, apariencia en piel de naranja	En ocasiones se observa eosinofilia Sin afectación de órganos sistémicos

Fisiopatología

Ambas formas de esclerodermia se caracterizan por una fibrosis progresiva de los tejidos afectados debido a la estimulación inmunitaria de la actividad fibroblástica. Cada forma de esclerodermia presenta diferentes características (v. tabla 21-14).

Evaluación clínica y estudios de laboratorio

Historia clínica

Ambos tipos de esclerodermia tienen un inicio lento y un curso gradual (a lo largo de varios años). Sin embargo, la progresión adicional de la esclerodermia localizada tiende a detenerse después de 5-7 años. La enfermedad localizada se evidencia primero como una lesión cutánea indolora y no pruriginosa en cualquier parte del cuerpo. Por lo general, la esclerodermia difusa comienza como **esclerodactilia** y **síndrome de Raynaud**.

Exploración física

En la esclerodermia son evidentes los cambios cutáneos y otros hallazgos relacionados (v. tabla 21-14). En la enfermedad difusa, la afectación orgánica es la principal morbilidad. En la variante lineal de la esclerodermia localizada, la esclerosis de la piel y de los tejidos blandos se asocia a afectación ósea subyacente, lo que altera el crecimiento de los huesos de la cara o de la extremidad afectada y da lugar a una importante desfiguración. Las lesiones escleróticas que atraviesan una articulación pueden provocar una disminución de la amplitud de movimiento. La esclerodermia localizada activa (lesiones semejantes a placas) o las lesiones lineales a menudo se asocian a bordes eritematosos.

Estudios de laboratorio

Con frecuencia los ANA son positivos en la esclerodermia localizada y difusa, en especial los anticuerpos antiesclerodermia 70 y anticentrómero. Los hallazgos de laboratorio de anomalías son poco frecuentes en la esclerodermia localizada, pero pueden ser indicativas de afectación orgánica en la variante difusa, incluida la miositis y las alteraciones renales y gastrointestinales. Dado que hay poca estimulación de la respuesta de fase aguda, la velocidad de sedimentación globular o la proteína C reactiva son irrelevantes.

Los estudios de diagnóstico por la imagen son muy útiles para valorar la presencia y la gravedad de enfermedad pulmonar. La TC de alta resolución del tórax revela alveolitis y fibrosis, que con el tiempo provocan fibrosis pulmonar grave, hipertensión pulmonar y *cor pulmonale*. La radiografía de tórax puede ser normal. Las pruebas de función pulmonar, la ecocardiografía (para calcular la presión arterial pulmonar) y los estudios del tubo digestivo con bario se usan para delimitar la extensión de la enfermedad.

Diagnóstico diferencial

El inicio y la progresión lenta de la esclerodermia en la infancia dificultan su diagnóstico; los síntomas aparecen de forma progresiva. Una de las primeras características en la esclerodermia difusa es el **síndrome de Raynaud**. Sin embargo, el **fenómeno de Raynaud** puede presentarse en sujetos que, por lo demás, están sanos y no suele provocar una enfermedad de gravedad. Los ANA positivos y otros autoanticuerpos, así como los cambios en los capilares del lecho ungueal (vasos dilatados, áreas avasculares con pérdida de capilares, asas tortuosas o dilatadas) son indicaciones sutiles de que se puede desarrollar esclerosis sistémica. Los síndromes similares a la esclerodermia se asocian a diabetes mellitus insulinodependiente de larga evolución, y se observan cambios en la piel y autoinmunitarios con el alotrasplante de médula ósea. Las lesiones de la esclerodermia localizada son muy similares a una cicatriz y pueden confundirse con el liquen escleroatrófico de las infecciones virales.

Manejo

En la esclerodermia localizada, cuando los síntomas son leves, se usan emolientes y cremas. En los casos de esclerodermia lineal, en los cuales los pacientes están en riesgo de desarrollar discapacidad o defectos estéticos significativos, deben considerarse los corticoesteroides sistémicos y el metotrexato en dosis bajas.

En la esclerodermia difusa, la gravedad de la afectación determina la intensidad del tratamiento. La ciclofosfamida puede ser eficaz en la alveolitis pulmonar y al inicio de la fibrosis, y con dosis bajas de metotrexato, la D-penicilamina o los corticoesteroides en dosis bajas es posible controlar las variantes más leves de estas entidades. El tratamiento sintomático con inhibidores de la bomba de protones y los procinéticos son útiles para los problemas gastrointestinales, los calcioantagonistas pueden serlo para el síndrome de Raynaud y los inhibidores o análogos de la enzima conversora de la angiotensina lo son útiles para la hipertensión y la nefropatía.

La esclerosis sistémica progresa lentamente y las manifestaciones cardiopulmonares en la actualidad representan la principal morbilidad potencialmente mortal que se relaciona con el trastorno. Se requiere una detección temprana, dado que las etapas tardías de la enfermedad cardiopulmonar a menudo son resistentes al tratamiento. Se recomienda realizar un control regular mediante pruebas de función pulmonar y ecocardiogramas.

VASCULITIS

Muchas de las principales formas de la vasculitis crónica que afectan a los adultos también se observan en los niños, aunque en pocas ocasiones. Las variantes crónicas de la vasculitis infantil se exponen en esta sección. En este apartado no se describirán dos formas comunes de vasculitis «temporal», la **enfermedad de Kawasaki** y la **púrpura de Henoch-Schönlein** (v. capítulos 13 y 22).

Fisiopatología

Las variantes más frecuentes de vasculitis en niños se diferencian según sus principales manifestaciones clínicas y patológicas (v. tabla 21-15).

Evaluación clínica y estudios de laboratorio

Historia clínica

La historia clínica obtenida en los casos de vasculitis refleja el tipo y la extensión de la afectación orgánica. La granulomatosis con poliangitis (anteriormente conocida como granulomatosis de Wegener) se caracteriza por sinusitis recurrente y neumopatía. En contraste, la poliarteritis se caracteriza por síntomas generales, como fiebre y fatiga, así como características de vasculitis mesentérica, como dolor abdominal.

Exploración física

Las principales características de la exploración física reflejan el tipo de afectación orgánica en los distintos tipos de vasculitis (v. tabla 21-15). Las alteraciones de las vías respiratorias superiores e inferiores y la afectación ocular son sugestivas de granulomatosis con poliangitis. La hipertensión es indicativa de una alteración renal, como se observa en la poliarteritis o en las vasculitis con anticuerpos citoplásmicos antineutrófilos (ANCA) positivos. Los síntomas de síncope, claudicación y alteraciones de los pulsos periféricos sugieren afectación de grandes arterias, como sucede en la arteritis de Takayasu.

TABLA 21-15

Clasificación de la vasculitis en los niños

Vasculitis	Afectación vascular	Autoanticuerpos asociados	Manifestaciones clínicas
Vasculitis leucocitoclástica	Infiltración perivascular de polimorfonucleares en vasos pequeños		Vasculitis urticariana, púrpura palpable
Granulomatosis con poliangitis (anteriormente conocida como granulomatosis de Wegener)	Vasculitis granulomatosa de vasos pequeños y medianos	80%+ c-ANCA, antiproteinasa 3	Afectación de las vías respiratorias superiores e inferiores, glomerulonefritis
Glomerulonefritis de medias lunas (pauciinmunitaria)	Glomerulonefritis focal o difusa con medias lunas, depósito de inmunoglobulinas poco frecuente	Frecuente p- y c-ANCA	Glomerulonefritis
Granulomatosis alérgica de Churg–Strauss	Vasculitis granulomatosa con eosinófilos en vasos pequeños y medianos	30% p-ANCA	Infiltrados pulmonares con síndrome asmático, glomerulonefritis
Poliarteritis nodosa	Arteritis necrosante de vasos pequeños y medianos	30% p-ANCA, en especial antimieloperoxidasa	Arteritis GI y renal con microaneurismas; vasculitis en piel, SNC, hígado, y músculo
Poliangitis microscópica	Vasculitis necrosante de vasos pequeños	80% + p-ANCA, en especial antimieloperoxidasa	Vasculitis pulmonar, glomerulonefritis
Enfermedad de Kawasaki	Arteritis necrosante de vasos medianos y pequeños		Fiebre, exantema, lesiones mucocutáneas, aneurismas coronarios
Síndrome de Behçet	Vasculitis de vasos pequeños y medianos		Uveitis anterior y posterior, úlceras aftosas, úlceras genitales, colitis del intestino delgado y grueso, fenómeno trombótico
Arteritis de células gigantes (temporal) (no se observa en niños)	Vasculitis granulomatosa de grandes vasos		Vasculitis temporal y craneal, afectación ocular
Arteritis de Takayasu	Vasculitis granulomatosa de la aorta y sus principales ramificaciones		Hipertensión, insuficiencia vascular, aneurismas, estenosis
Vasculitis primaria del SNC	Vasculitis que afecta a los vasos medianos y pequeños		Convulsiones, demencia, hallazgos neurológicos focales

ANCA, anticuerpos citoplasmáticos antineutrófilos; GI, gastrointestinal; SNC, sistema nervioso central.

Estudios de laboratorio

Una de las pruebas más útiles para el diagnóstico y el control de la actividad en la vasculitis es la determinación de ANCA, que se relaciona con las principales variantes de vasculitis (v. tabla 21-15). En la enfermedad activa se observan cambios inflamatorios, incluidos leucocitosis, trombocitosis y elevación de las concentraciones de reactantes de fase aguda. La glomerulonefritis con sedimento urinario y disminución de la depuración de creatinina, que provoca insuficiencia renal, es una complicación principal de la granulomatosis con poliangitis y **angitis microscópica.**

Los estudios de diagnóstico por la imagen son útiles para determinar la extensión de la vasculitis. La RM y la TC de senos paranasales y tórax están indicadas en la granulomatosis con poliangitis, y las angiografía por TC/RM y convencional son necesarias para la valoración de la **arteritis de Takayasu.** Los microaneurismas renales o mesentéricos en la **poliarteritis nudosa** se observan sólo en la arteriografía convencional.

Diagnóstico diferencial

Es esencial distinguir entre los principales tipos de vasculitis en niños, ya que la extensión y el tipo de afectación orgánica diferenciarán los diversos síndrome clínicos. Sin embargo, cuando los síntomas son inespecíficos, las principales enfermedades no reumáticas a considerar son las infecciones (p. ej., mononucleosis infecciosa) y las neoplasias (p. ej., linfoma).

Manejo

El tratamiento depende del tipo de vasculitis y de la gravedad de la afectación. Los corticoesteroides son la piedra angular del tratamiento, pero en ciertos tipos de vasculitis no es adecuado administrarlos en monoterapia. Por ejemplo, casi siempre está indicada la ciclofosfamida en la granulomatosis con poliangitis y en varios casos de poliarteritis con afectación orgánica. Otros medicamentos que son útiles en las formas más leves de vasculitis, como en la poliangitis microscópica, son inmunodepresores como el micofenolato de mofetilo y el metotrexato.

SÍNDROMES DOLOROSOS EN NIÑOS

A pesar de que pocas veces provoca disfunción permanente o daño orgánico, el dolor crónico intenso puede ser extremadamente incapacitante, a menos que se identifique y se trate. Los síndromes dolorosos en los niños muchas veces se confunden con enfermedades reumáticas. No obstante, las diferentes características ayudan a distinguir los principales síndromes dolorosos en los niños de las enfermedades reumáticas (v. tabla 21-16).

Fisiopatología

La causa de los síndromes dolorosos puede ser, en parte, el desarrollo o la mecánica. Las relaciones familiares se observan en el dolor benigno de extremidades y en la fibromialgia. No se encuentra relación con causas psicológicas, excepto en las reacciones conversivas; sin embargo, es frecuente la depresión secundaria por dolor crónico y discapacidad.

Evaluación clínica y estudios de laboratorio

Historia clínica

Las características típicas de los síndromes dolorosos son un período de inicio prolongado, así como intensidad y frecuencia variables (v. tabla 21-16). Las mujeres resultan afectadas con mayor frecuencia que los varones y el inicio se produce en la pubertad. Los pacientes describen el dolor como intolerable e implacable; como se indicó antes, la intensidad del dolor es mayor que en otras enfermedades como la AIJ. El dolor provoca que los niños afectados sean incapaces de participar en las actividades de la vida diaria con normalidad.

Exploración física

Generalmente, la exploración física es la base para el diagnóstico. Los principales signos y síntomas se presentan en la tabla 21-16. No suelen existir indicios de tumefacción articular, exantema u otros signos de enfermedades inflamatorias. El dolor muscular o difuso de la extremidad y el dolor a la palpación son más frecuentes que el articular.

Estudios de laboratorio

En los estudios de laboratorio, no es obtienen hallazgos anómalos evidentes con los síndromes dolorosos. La inactividad grave en la distrofia simpática refleja se relaciona con osteopenia y cambios detectados por gammagrama óseo con tecnecio.

TABLA 21-16

Características de los síndromes dolorosos frecuentes en niños

Síndrome	Edad de inicio (años)	Relación M:V	Hallazgos físicos	Descripción del dolor	Características asociadas
Benign limb pains of Dolor benigno en las extremidades durante la infancia	4–13	F >M	Ninguno	Dolor intermitente nocturno en pantorrillas, muslos y espinillas	Sin patrón de recurrencia
Dolor rotuliano femoral	11–13	F >M	Crepitación, prueba de aprehensión y compresión rotuliana positiva, tumefacción leve	Dolor chirriante en los bordes de la rótula; inestabilidad	Aumenta al bajar escaleras, ponerse en cuclillas, arrodillarse y correr, inestabilidad para estar sentado durante períodos prolongados sin extender la rodilla (signo del cine o del teatro)
Síndrome de hipermovilidad benigna	3+ (10% de la población)	F >M	Hiperextensibilidad de los codos > 5°, hiperextensión de la rodilla >5°, hiperextensión de las articulaciones MCF y pulgares	El dolor en las articulaciones es frecuente	Presentación familiar, luxación de las articulaciones, prolapso mitral; Ehlers–Danlos de tipo III
Fibromialgia juvenil	De 10 años a adolescencia	F >M	>13 áreas dolorosas en localizaciones anatómicas discretas	Dolor sordo, ardoroso en áreas sensibles, algunas veces con la palpación se provoca irradiación del mismo; dolor musculoesquelético difuso, generalizado, crónico	Fatiga, cefalea, alteraciones del sueño, parestesias, depresión, ansiedad
Distrofia simpática refleja (también conocida como síndrome doloroso regional complejo)	De 8 años a adolescencia	F >M	Extremidad dolorosa con tumefacción, cambios de temperatura, color, patrón de transpiración; ocasionalmente >1 extremidad afectada	Dolor exquisito provocado por el contacto leve; dolor crónico sin contacto	A menudo efecto desconectado por el dolor, la «belle indifférence»
Dolor psicógeno	De 7 años a adolescencia	F = M	Ninguno, a menos que haya lesión inducida	Patrones inusuales de dolor, uso funcional inusual de la extremidad o marcha anormal, dolor intenso intermitente, dolor intenso continuo	Posible alteración psicológica

F, female; *M*, male; *MCP*, metacarpophalangeal.

Diagnóstico diferencial

Las principales condiciones que deben distinguirse de los síndromes dolorosos son los traumatismos y otras enfermedades reumáticas, neoplásicas y neurológicas. En algunos casos, la **fibromialgia** puede ser secundaria a una afectación musculoes-quelética por LES, AIJ y un traumatismo. A pesar de que las enfermedades psicológicas (p. ej., reacciones conversivas) en algunas ocasiones se confunden con síndromes dolorosos, los síntomas de inicio y las manifestaciones dolorosas muchas veces son distintas en estas entidades.

Manejo

El diagnóstico exacto es la clave para el tratamiento de los síndromes dolorosos. Las familias de muchos niños están extre-madamente preocupadas por la posible gravedad de los síntomas y seguirán buscando médicos hasta que encuentren a uno que les dé un diagnóstico confiable. A menudo el primer paso es tranquilizar a los padres. Esta estrategia es muy eficaz en la mayoría de los síndromes dolorosos leves. La fisioterapia intensiva habitualmente requiere tratamiento hospitalario y es útil en los casos graves de **fibromialgia** y en la **distrofia simpática refleja**. Además, con frecuencia es necesaria el apoyo psi-cológico para el manejo del estrés, de la depresión y de la disfunción escolar en casos de discapacidad importante y falta de funcionamiento normal.

LECTURAS RECOMENDADAS

Cassidy J, Petty R: *Textbook of Pediatric Rheumatology.* Philadelphia: Elsevier, 2005.

Kelly A, Ramanan AV: Recognition and management of macro-phage activation syndrome in juvenile arthritis. *Curr Opin Rheu-matol* 19:477–481, 2007.

Marwaha RK, Kulkarni KP, Bansal D, et al: Acute lymphoblas-tic leukemia masquerading as juvenile rheumatoid arthritis: Diagnostic pitfall and association with survival. *Ann Hematol* 89:249–254, 2010.

Sandborg CI, Nepom B, Mellins E: Juvenile arthritis. In: *Clinical Immunology,* 2nd ed. London: Mosby, 2001.

Sherry DD: Pain syndromes. In: *Adolescent Rheumatology.* Edited by Isenkey DA, Miller JJI. London: Martin Dunitz, 1999.

22

Dermatología

Latanya T. Benjamin y Alfred T. Lane

DEFINICIONES

Para entender mejor la respuesta de la piel a los procesos patológicos, primero debe conocerse su estructura. Este órgano puede dividirse en dos capas, la epidermis y la dermis. La **primera (ver fig. 22-1)** es la externa y la que protege al cuerpo del ambiente externo y mantiene la homeostasis interna. La epidermis contiene **queratinocitos,** los cuales se dividen y se someten a un proceso de maduración llamado queratinización. Este proceso da como resultado la formación del **estrato córneo,** una capa dérmica que mide menos de 0.1 mm de grosor, pero incluso así aporta la mayor parte de la función de barrera de la piel. La **dermis,** la capa profunda de la piel, aporta una flexibilidad mayor y soporte. En esta capa se encuentra la mayoría del aporte sanguíneo e inervación sensorial de la piel.

Es esencial conocer la terminología básica en el campo de la dermatología para describir los hallazgos dermatológicos. La exploración de la piel es necesaria para identificar **lesiones primarias,** las primeras que aparecen, y los cambios secundarios. El médico también debe percibir el color, la disposición y la distribución de las lesiones. En ocasiones, sólo son aparentes las **lesiones secundarias,** y un diagnóstico correcto depende de encontrar lesiones primarias que son menos obvias. La dermatitis atópica es un ejemplo de un trastorno dermatológico que no tiene lesiones primarias. Existen varios tipos de lesiones primarias y secundarias (tabla 22-1).

DERMATOFARMACOLOGÍA

Hay múltiples principios de cuidado dermatológico en la atención de lactantes y niños. La epidermis, con su combinación de células rodeadas por una capa de lípidos, brinda una capa hidrófoba que se puede lesionar por el ambiente externo, así como por alteraciones genéticas en la producción de la barrera. Las anomalías conocidas en esta barrera son la **piel seca** y la **dermatitis** (piel inflamada o irritada). La piel seca puede asociarse a escamas, textura áspera y posible eritema (enrojecimiento), y el

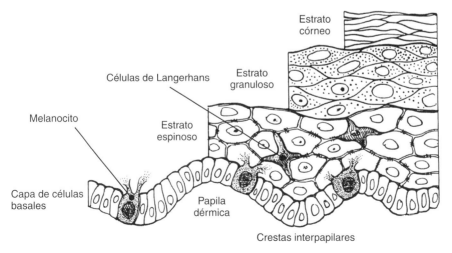

FIGURA 22-1. Corte transversal que representa la piel. Tomado de Lookingbill DP, Mark JG: *Principles of Dermatology.* Philadelphia, WB Saunders, 1993, p 6.

596

TABLA 22-1

Definiciones de las lesiones primarias y secundarias en lactantes y niños

Lesiones cutáneas primarias

- **Ampolla**—Lesión de más de 1 cm de diámetro, llena de líquido transparente.

- **Quiste**—Lesión elevada que contiene un saco palpable lleno de líquido o material semisólido.

- **Mácula**—Cambio de color en la piel; la lesión es plana y no es palpable.

- **Nódulo**—Lesión elevada, sólida con bordes poco definidos y una porción palpable profunda. Si la piel se mueve sobre el nódulo, su localización es subcutánea: si la piel se mueve junto con el nódulo, la lesión es intradérmica.

- **Pápula**—Lesión sólida y elevada, de 1 cm o menos de diámetro.

- **Placa**—Lesión sólida y elevada, de superficie superior plana y de más de 1 cm de diámetro.

- **Pústula**—Lesión elevada llena de exudado purulento, lo que le da una apariencia amarilla.

- **Vesícula**—Lesión elevada de menos de 1 cm de diámetro y llena de líquido transparente.

- **Roncha**—Área de edema a tensión en la dermis superior, que produce una lesión ligeramente elevada y aplanada en su parte superior.

Cambios secundarios de la piel

- **Atrofia**—La superficie cutánea está deprimida por adelgazamiento o ausencia de la epidermis o de la grasa subcutánea.

- **Costra**—Exudado seco de plasma combinado con la parte superior de la vesícula, el cual se encuentra en la superficie de la piel después de una dermatitis aguda.

- **Erosiones**—Área húmeda, circunscrita y ligeramente deprimida que representa la base de una vesícula que carece de su parte superior.

- **Excoriaciones**—Depresiones ovaladas o lineales en la piel al retirar la epidermis, donde queda expuesta una amplia sección de dermis roja—Las excoriaciones son el resultado de la eliminación traumática de la epidermis y de la dermis superior.

- **Fisuras**—Se caracterizan por grietas cuneiformes lineales en la epidermis, se extienden hacia la dermis y se estrechan en la base.

- **Liquenificación**—Placas engrosadas con marcas cutáneas acentuadas secundarias al frote crónico de la piel.

- **Descamación**—Escamas pequeñas en la superficie cutánea, secundarias a la eliminación o acumulación anormal de las células del estrato córneo.

tratamiento, por lo general, incluye **cremas tópicas, lociones humectantes o ungüentos** (tabla 22-2). Estos **lubricantes** suavizan la piel y reponen los lípidos del estrato córneo. Los ungüentos son más grasos y recubren más que las cremas o lociones. Cuanto mayor sea la humedad ambiental, menos grasa ha de ser la crema o la loción; en un ambiente más seco, un ungüento o crema más graso podría ser mejor.

Cuando se aplique cualquier producto en la piel de los niños, debe hacerse con más cuidado, así como han de conocerse el potencial de absorción del producto y su toxicidad sistémica. Los **esteroides tópicos** se usan con frecuencia para tratar las condiciones en las que hay inflamación de la piel, sin importar la causa. La potencia de los esteroides tópicos varía desde baja hasta alta (tabla 22-3).

Dato relevante: En lactantes y niños sólo deben administrarse esteroides tópicos de potencia baja a moderada.

Es posible que se presenten efectos secundarios peligrosos e indeseables por el uso de esteroides tópicos de alta potencia en sujetos jóvenes.

TABLA 22-2
Ejemplos de emolientes/humectantes comunes de venta sin receta
Gel de petrolato
Ungüento de emolientes
Crema
Crema humectante
Loción humectante con SPF15
Crema o loción humectante
Loción humectante diaria
Moisturel® para piel sensible, crema o loción terapéutica

SPF, factor de protección cutánea.

LESIONES CUTÁNEAS FRECUENTES EN EL PERÍODO NEONATAL

PÚSTULAS NEONATALES

Los lactantes a término pueden presentar varios trastornos dermatológicos benignos comunes, como **eritema tóxico y melanosis pustulosa neonatal temporal**. Las lesiones del eritema tóxico, que se desarrollan de 1 a 14 días después del nacimiento, aparecen como pápulas eritematosas o asociadas a múltiples máculas eritematosas (ver fig. 22-2). En ocasiones, las máculas se

TABLA 22-3
Esteroides tópicos presentados por su nivel de potencia[a]
Potencia baja
Hidrocortisona, crema al 1% en ungüento al 2.5%
Desonida al 0.05% en crema o ungüento
Dipropionato de aclometasona al 0.05% en crema o ungüento
Potencia moderada
Acetónido de fluocinolona al 0.025% en crema o ungüento
Valerato de hidrocortisona al 0.2% en crema o ungüento
Furoato de mometasona al 0.1% en crema
Acetónido de triamcinolona al 0.1% en crema o ungüento
Potencia alta
Fluocinónida al 0,05% en crema o ungüento
Desoximetasona al 0,25% en crema o ungüento
Furoato de mometasona al 0.1% en ungüento
Propionato de clobetasol al 0.05% en crema o ungüento

[a] En dermatología pediátrica, sólo deben usarse esteroides tópicos de potencia baja o moderada.

localizan en el sitio de las pústulas o en cualquier otra zona del cuerpo. Las áreas comunes de afectación son la cara, el tronco y la parte proximal de las extremidades. Las palmas de las manos y las plantas de los pies no resultan afectadas. El examen de un raspado tomado de una pústula teñida con técnica de Wright indicará que la pústula contiene principalmente eosinófilos. Las lesiones individuales desaparecen en una horas, pero, por lo general, aparecen nuevas y se resuelven en varios días o semanas sin dejar rastro.

Los lactantes, que nacen con pústulas y/o collaretes de escamas tienen un trastorno conocido como **melanosis pustulosa neonatal temporal.** Las pústulas aparecen en cualquier parte del cuerpo, pero son más frecuentes en la cara y el tronco, así como, en ocasiones, en las palmas de las manos y en las plantas de los pies. Una vez que desaparecen estas pústulas, persisten máculas marrones hiperpigmentadas. En ocasiones, transcurren varios meses antes de que las máculas oscuras residuales desaparezcan por completo. La tinción de Wright del contenido de la pústula suele mostrar un predominio de leucocitos polimorfonucleares.

Los cultivos del eritema tóxico y de la melanosis pustulosa neonatal son estériles, y las tinciones de Gram no presentan bacterias. Estos dos trastornos comunes pueden diferenciarse de infecciones importantes, como el herpes simple, la candidosis cutánea y la infección por *Staphylococcus aureus*. Aunque al parecer ambas lesiones no dejan secuelas, como se presentan en el momento del nacimiento, provocan una gran preocupación en los padres.

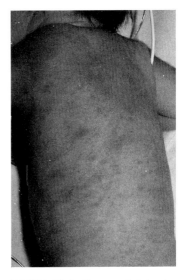

FIGURA 22-2. Este niño de 3 días de vida ha desarrollado múltiples máculas eritematosas y pápulas en el tronco, un signo clásico del eritema tóxico.

HEMANGIOMAS

Los **hemangiomas** son muy frecuentes en los niños. Las lesiones vasculares planas se presentan en la zona nucal del cuello, donde se conocen como "picaduras de cigüeña", o sobre la línea media de la frente, en la nariz o en la región del párpado superior, donde se conocen como "parches salmón". Cerca del 0.3% de los lactantes tienen **manchas de vino de Oporto,** lesiones vasculares planas más oscuras, rojo-violáceas. Un subgrupo de manchas de vino de Oporto con una distribución facial particular puede relacionarse con una alteración cerebral u ocular subyacente (**síndrome de Sturge-Weber**) o con sobrecrecimiento de una extremidad cuando se localizan en esa zona (**síndrome de Klippel-Trénaunay**).

Por lo general, las lesiones vasculares elevadas representan **hemangiomas** (ver fig. 22-3), los cuales son resultado de una proliferación de células endoteliales. Los hemangiomas suelen desarrollarse en los primeros 3-6 meses de vida y después empiezan a aplanarse. La mayoría de estas lesiones se han aplanado hasta el nivel de la piel cuando el niño cumple 10 años de edad. Los hemangiomas pueden causar problemas cuando son grandes, deformantes y múltiples, cuando obstruyen la visión o la vía respiratoria o cuando se rompen y ulceran. Los hemangiomas ulcerados pueden requerir la administración de antibióticos, porque muchas veces se infectan; el microorganismo más frecuente es *Staphylococcus aureus*. En el momento de publicar este texto, se está avanzando en el tratamiento de los hemangiomas infantiles graves. En la actualidad se está investigando sobre el uso del β-bloqueante propranolol por vía oral como un tratamiento potencial para los hemangiomas complicados y desfigurantes. Los resultados preliminares son alentadores y prometedores. La cirugía con láser también ha hecho posible un tratamiento temprano sin cicatrices para los hemangiomas planos y elevados.

El **síndrome de Kasabach-Merritt** fue considerado un trastorno relacionado con los hemangiomas infantiles. Ahora se sabe que estas lesiones vasculares, en realidad, representan otros tumores vasculares raros diferentes (**hemangioendotelioma kaposiforme** o **angioma en penacho**). Este tumor puede atrapar plaquetas, y los lactantes afectados presentan una profunda trombocitopenia y múltiples áreas de hematomas. Aunque es menos común que los hemangiomas infantiles, es importante reconocer este trastorno de forma precoz, ya que podría representar una urgencia médica real.

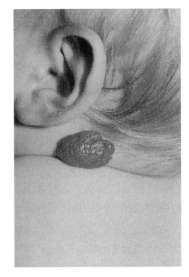

FIGURA 22-3. Este hemangioma infantil es una proliferación de vasos sanguíneos que involucionan con el tiempo.

LESIONES CUTÁNEAS FRECUENTES EN LACTANTES Y NIÑOS MAYORES

DERMATITIS DEL PAÑAL

Fisiopatología

La dermatitis del pañal irritante es un trastorno frecuente que se observa en lactantes que usan pañales; es causada por una combinación de humedad de la piel, cambio en el pH y fricción en la piel cubierta con el pañal. La orina atrapada y la humedad cutánea prolongada **(fig. 22-** hacen que aumente la susceptibilidad del niño a presentar piel macerada. Además, la orina eleva el pH del ambiente que se encuentra debajo del pañal. El pH alcalino permite la activación de las enzimas fecales (lipasa, proteasa) que podrían estar presentes en el pañal. Estas enzimas proteolíticas lesionan más la piel. Por tanto, es frecuente que la diarrea prolongada agrave este trastorno. Además, la infección secundaria con *Candida albicans* aumenta la gravedad y el dolor relacionados con la dermatitis del pañal (ver fig. 22-4). Cuando la dermatitis se asocia a pápulas eritematosas en la periferia, será sugestivo de sobreinfección por *C. albicans*.

Manejo

Es mejor reducir al mínimo cualquier contacto prolongado con orina y heces en la piel de lactantes menores que usan pañales. La dermatitis del pañal irritante leve casi siempre se trata con la aplicación de una crema o un ungüento de barrera como el óxido de cinc o el gel de petrolato.

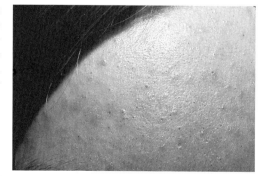

FIGURA 22-4. Este lactante presenta dermatitis del pañal grave infectada por *Candida albicans*. La periferia del exantema tiene múltiples pápulas rojas y pústulas que se extienden fuera de la zona que usualmente está cubierta por el pañal.

 Dato relevante: Se ha demostrado que los pañales desechables con gel superabsorbente son eficaces para prevenir la dermatitis del pañal, porque absorben la humedad y la mantienen lejos de la piel, así como porque estabilizan el pH y hacen que vuelva a su valor normal.

La adición de hidrocortisona al 1% puede ser eficaz para disminuir la inflamación y el dolor. El tratamiento con hidrocortisona sólo suele ser necesario durante unos días.

Los lactantes con dermatitis del pañal por *C. albicans* deben recibir un agente antimicótico tópico, como nistatina, miconazol o clotrimazol. Muchos niños con *C. albicans* pueden presentar recurrencias de la dermatitis del pañal y es posible que necesiten la aplicación intermitente del antimicótico. Asimismo, estos lactantes también requieren la aplicación continua de una crema de barrera o humectantes en el área del pañal en cada cambio del mismo.

ACNÉ

El **acné vulgar** es un trastorno dermatológico frecuente que se presenta en la población pediátrica. A pesar de que es posible encontrarlo en lactantes de 2 semanas a 6 meses de vida, es más común que se desarrolle varios años antes del inicio de la adolescencia. A menudo las lesiones del acné son aparentes en áreas de la cara, en la parte superior del tórax y en la región superior de la espalda. Estas localizaciones corresponden a áreas en las que hay una mayor concentración de las glándulas sebáceas.

Fisiopatología

Las primeras lesiones del acné se llaman microcomedones. Estos taponamientos subclínicos de los poros después se convierten en **comedones abiertos (de cabeza negra), comedones cerrados (de cabeza blanca)** o en ambos (ver fig. 22-5). Ambas lesiones implican una obstrucción del folículo sebáceo debajo de la abertura foli-

FIGURA 22-5. Comedones abiertos y cerrados, así como pápulas inflamatorias que se encuentran en la frente de un adolescente con acné vulgar.

cular en el cuello del mismo. El estrato córneo se acumula en esta área, de modo que el orificio resulta obstruido. Con el tiempo, la acumulación de sebo (grasa) y *Propionibacterium acnes* (sobrecrecimiento bacteriano) provoca que los comedones cerrados se conviertan en pápulas inflamatorias y quizá en pústulas. Las lesiones más grandes se convierten en nódulos o quistes. Una vez resueltos, aparecen cicatrices con agujeros por destrucción del tejido elástico y fibrosis en la dermis, lo que hace que la epidermis superpuesta sea empujada hacia abajo.

> 📖 **Dato relevante:** El acné no es causado por la dieta (como pizza o chocolate) o por la piel sucia. Estos son mitos comunes.

Muchos pacientes creen que el acné es provocado por piel sucia y frotan de forma agresiva su piel en un esfuerzo por eliminar el acné. No hay datos que respalden que el frotamiento facial mejoré el acné; no obstante, aumenta los efectos secundarios irritativos y provoca pigmentación café, en particular en la piel oscura. Por lo general, lo adecuado es mantener la cara limpia sólo con agua o con un limpiador suave no comedógeno. Es posible que los pacientes cuya ocupación implique tener la piel expuesta a grandes cantidades de grasa necesiten evitar tal grasa o disponer de un método efectivo para limpiar la piel.

Manejo

El tratamiento del acné varía en función de la gravedad (tabla 22-4). En los pacientes en los que se presenta principalmente con comedones abiertos y cerrados o con pocas pápulas inflamatorias y pústulas es adecuado utilizar una loción de venta sin receta de peróxido de benzoílo, ya sea al 5 o al 10% o como un gel de prescripción al 2.5-10%. Los médicos deben advertir a los pacientes que el peróxido de benzoílo podría pigmentar la ropa y decolorar las toallas de baño. El ácido retinoico (tretinoína) es otra preparación excelente que ayuda a prevenir la formación de comedones, las lesiones primarias del acné. Este agente provoca sequedad de la piel e irritación; también es un fotosensibilizador que podría aumentar el riesgo de desarrollar quemaduras solares. El ácido retinoico está disponible como crema (al 0.025%, 0.05% y 0.1%), como gel (al 0.01% y al 0.025%) y como gel micronizado (al 0.04% y al 0.1%). Las cremas tienden a ser menos irritantes y resecan menos que los geles, en la medida en que estos son más efectivos para pacientes que consideran que su piel es grasa a pesar de realizar el tratamiento. El gel de adapaleno (0.1%), un nuevo producto sintético con actividad retinoide, no es fotosensibilizador y provoca una irritación cutánea menor.

El peróxido de benzoílo y el ácido retinoico también pueden emplearse en combinación. Por lo general, el primero se aplica por la mañana, y el segundo, por las noches. Es importante que el ácido retinoico se aplique en la piel sin ningún otro

---

TABLA 22-4

Directrices del tratamiento básico para el acné vulgar

Para pocos comedones, pápulas inflamatorias y pústulas

    Gel o loción de peróxido de benzoílo

    Crema o gel de ácido retinoico

Para muchos comedones, pápulas inflamatorias y pústulas

    Gel o loción de peróxido de benzoílo

    Crema o gel de ácido retinoico

    Antibióticos tópicos

    Antibióticos orales

Para muchos comedones, pápulas inflamatorias, pústulas, nódulos y quistes

    Crema o gel de ácido retinoico

    Antibióticos por vía oral

    Derivación del paciente a un dermatólogo; podría requerir retinoides por vía sistémica

producto y que la misma no haya sido lavada en los 30 min previos. Si se moja la piel antes de la aplicación, se estará hidratando y la incidencia de absorción e irritación por el ácido retinoico aumentará.

Los pacientes que siguen teniendo pápulas inflamatorias y pústulas a pesar de realizar el tratamiento con peróxido de benzoílo tópico y ácido retinoico requieren recibir, además, antibióticos. Entre los de uso tópico que resultan eficaces se encuentran el fosfato de clindamicina al 1%, la eritromicina al 1-2% o la sulfacetamida sódica al 5-10%. Los antibióticos por vía oral se usan en pacientes que no responden al tratamiento tópico con antibióticos o a los productos combinados (peróxido de benzoílo más un antibiótico o ácido retinoico). Los antibióticos orales más prescritos para el acné son la tetraciclina, la doxiciclina o la eritromicina y, por lo general, se toman en dos dosis divididas al día. Para pacientes que no han respondido a los antibióticos orales o que presentan acné cicatricial, se usa isotretinoína en una indicación individualizada. Un efecto secundario común de este medicamento es sequedad de las mucosas. La isotretinoína sistémica está contraindicada en las mujeres embarazadas, o bien que intentan quedarse embarazadas o tienen riesgo de quedar embarazadas, debido a los conocidos efectos dañinos en el feto en desarrollo, que podrían provocar mayores defectos congénitos. Además, el uso de este agente oral requiere monitorización sanguínea mensual por otras toxicidades, como hipercolesterolemia, hipertrigliceridemia y elevación de las pruebas de función hepática. Otros posibles efectos colaterales significativos son seudotumor cerebral (hipertensión intracraneal), mialgias, artralgias, disminución de la visión nocturna, pancreatitis, alteración en la cicatrización de heridas, cierre epifisario prematuro, fotosensibilidad y depresión o cambios significativos en el estado de ánimo.

Todos los tratamientos para el acné tardan desde varias semanas a meses antes de que tengan efecto. La motivación del paciente es un componente principal del éxito terapéutico. Al principio, es necesario realizar el seguimiento de los sujetos con acné en intervalos de 4 a 8 semanas para valorar el uso, evaluar la respuesta al tratamiento, modificarlo si es necesario y motivar al paciente para continuar con el tratamiento. Asimismo, es necesario confirmar el régimen de dosificación para aquellos en los que la aplicación de múltiples productos distintos en la cara resulta confusa.

DERMATITIS ATÓPICA

La dermatitis atópica, también conocida como eccema, es un trastorno cutáneo frecuente que afecta al 10-20% de los niños. Se ha descrito como la "comezón que provoca erupción", lo cual destaca que la lesión primaria se asocia a **prurito** (comezón) y los resultados que se observan en la piel son secundarios, como la **liquenificación** (engrosamiento de la piel) y **excoriaciones** (marcas lineales), como consecuencia del rascado repetido. Los pacientes casi siempre presentan antecedente de prurito y áreas de excoriación en la cara u otras zonas del cuerpo. En general, las superficies extensoras (rodillas y codos), el cuero cabelludo y las mejillas de los lactantes son las áreas afectadas. Las zonas de afectación más comunes en niños más grandes son las fosas antecubitales y poplíteas (ver fig. 22-6). La dermatitis atópica puede provocar una grave discapacidad en niños y en sus familias por la cronicidad del prurito diurno y la falta de sueño, en especial por la intensidad del prurito nocturno. Para una exposición de la patogenia, de las manifestaciones clínicas y del manejo de esta enfermedad, véase el epígrafe "Dermatitis atópica", en el capítulo 17.

Diagnóstico diferencial

Dos trastornos que deben diferenciarse de la dermatitis atópica son la **dermatitis por contacto alérgica** y la **escabiosis**. Por lo general, los pacientes con la primera tienen antecedente de exposición a hiedra o roble venenosos. A menudo, las lesiones de este trastorno aparecen al principio como vesículas, que después se excorian. En ocasiones, se observan vesículas lineales en las zonas en las que la piel ha estado en contacto con hojas o con la raíz. La escabiosis es causada por un ácaro y suele asociarse a prurito en otros miembros de la familia. Este trastorno es peor en las manos y en los pies de lactantes y niños (v. "Escabiosis").

DERMATITIS SEBORREICA

La dermatitis seborreica es común antes de los 6 meses de edad y después de la pubertad. Se presenta como una acumulación de escamas grasas sobre una base eritematosa. Cuando la enfermedad afecta el cuero cabelludo de los lactantes, se conoce como **"costra láctea"**.

Fisiopatología

La dermatitis seborreica se presenta por sobreproducción fisiológica de sebo y colonización con *Malassezia (Pityrosporum*

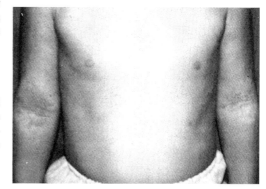

FIGURA 22-6. La dermatitis atópica se observa en este niño como excoriaciones bilaterales de la fosa antecubital e hipopigmentación asociada.

ovale). En los lactantes menores de 6 meses de edad, a menudo es difícil diferenciar este trastorno de la dermatitis atópica que afecta al cuero cabelludo.

Manejo

Para los lactantes que tienen una gruesa acumulación de escamas, la aplicación de aceite mineral 30 min antes de lavar el cabello puede ayudar a eliminar las escamas. El tratamiento incluye esteroides tópicos de potencia baja, como crema de hidrocortisona en lactantes o solución de fluocinolona aplicada una o dos veces al día en el área de dermatitis. Es posible que los adolescentes requieran la aplicación de hidrocortisona tópica en áreas de dermatitis en la cara y de fluocinolona en áreas de dermatitis en el cuero cabelludo.

PSORIASIS

Aunque la psoriasis es un trastorno frecuente en los adultos, también se observa en niños. Los pacientes afectados a menudo presentan **lesiones en gotas** que son pápulas pequeñas y discretas de 2-4 mm que aparecen súbitamente en el tronco con extensión a la parte proximal de las extremidades y después se distribuyen a la parte distal. En ocasiones, se producen de 10 a 100 lesiones en el transcurso de varios días. La psoriasis clásica (que se observa en los adultos) también se observa en niños, quienes tienen placas eritematosas de 1 a 20 cm con escamas finas sobre ellas o con escamas más gruesas de color blanco plateado. A menudo, los niños tienen afectación genital con dermatitis del área perineal, en los pliegues inguinales y en los genitales.

Fisiopatología

La psoriasis en gotas en ocasiones se presenta después de una faringitis, en particular de tras una variante estreptocócica, o después de una infección perineal por estreptococos. La psoriasis es un trastorno relacionado con la rápida proliferación de queratinocitos.

Manejo

La psoriasis es muy difícil de tratar y requiere variar el tratamiento de vez en cuando. El manejo a menudo incluye esteroides tópicos, una preparación tópica de alquitrán, un análogo de vitamina D tópico (calcipotriol) o quizá luz ultravioleta. En pacientes que presentan lesiones en gota, la valoración en busca de enfermedad estreptocócica puede documentar una infección previa. Muchas veces el tratamiento con antibióticos antiestreptocócicos es favorable como complemento del abordaje de la psoriasis en estos niños.

PITIRIASIS ROSÁCEA

La pitiriasis rosácea es un trastorno frecuente de causa poco clara que se observa en niños y adolescentes. Los primeros presentan pápulas eritematosas o placas con escamas. Al principio, la lesión se parece a la **psoriasis** o a la **tiña del cuerpo**. Durante 1 a 30 días, aparecen múltiples lesiones nuevas, y el eje longitudinal de las ovaladas es paralelo a las líneas de tensión de la piel. La configuración de estas lesiones en la espalda puede provocar un apariencia de "árbol de Navidad" (ver fig. 22-7). Las lesiones de la pitiriasis rosácea a menudo se resuelven en 6 a 10 semanas. Si las lesiones son asintomáticas, es favorable aplicar un esteroide tópico de potencia baja o humectantes para aliviar el prurito.

URTICARIA

Con frecuencia, las lesiones urticariales son individuales, con una **roncha (inflamación)** central y un **halo** de eritema. Se observan con las picaduras de insecto (**urticaria papular**) o se asocian a infección, usod de medicamentos, consumo de determinados alimentos, frío, traumatismos, calor o ejercicio. Habitualmente, la causa de la urticaria no se identifica y las lesiones se resuelven con el tiempo. Las lesiones individuales, por lo general, duran de minutos a horas, pero los episodios de lesiones recurrentes pueden durar días o semanas. Mientras se investiga la causa de la urticaria, es útil iniciar el tratamiento sintomático con antihistamínicos orales como hidroxizina o difenhidramina.

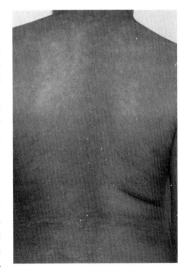

FIGURA 22-7. Las lesiones en la pitiriasis rosácea se distribuyen siguiendo las líneas de tensión de la piel y tienen la apariencia de un árbol de Navidad o de un pino.

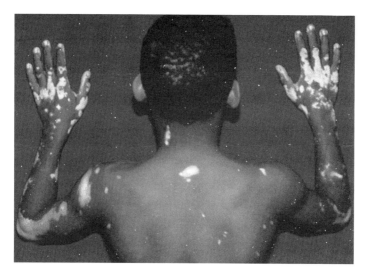

FIGURA 22-8. El vitíligo de este niño es, de alguna manera, simétrico. Es muy desfigurante y difícil de ocultar.

PÚRPURA PALPABLE

Los niños que presentan pápulas eritematosas que no pierden por completo su color cuando se presionan pueden tener púrpura palpable. Estas lesiones suelen asociarse a hemorragia de los vasos pequeños dentro de la piel, casi siempre por un infiltrado inflamatorio que lesiona los vasos. Un tipo específico de púrpura palpable que se encuentra en niños se llama **púrpura de Schöenlein-Henoch** (cap. 20). La púrpura también puede estar asociada a infecciones virales o bacterianas. La presencia de púrpura palpable debe alertar al médico ante la posibilidad de una enfermedad grave subyacente y la necesidad de una valoración más completa.

VITÍLIGO

En ocasiones, los niños presentan áreas localizadas con ausencia total del pigmento de la piel (ver fig. 22-8). En este trastorno los melanocitos resultan lesionados y están ausentes en el área con disminución del pigmento. El vitíligo suele ser simétrico, de forma que afecta a los brazos, a las piernas o a ambos lados del cuerpo. Con frecuencia las "islas" de piel afectada se describen con un patrón geográfico. Las áreas afectadas no se broncean, por lo que pueden quemarse con facilidad, incluso en los pacientes de piel oscura. El diagnóstico se confirma con el examen con lámpara de Wood, la cual destaca la aguda demarcación entre las áreas en las que el pigmento es normal. Esta es una herramienta especialmente útil cuando se valora a pacientes de piel clara. El vitíligo puede ser extremadamente difícil de tratar y, por lo general, la respuesta al tratamiento es mala. Entre las opciones terapéuticas comunes se encuentran el uso intensivo de pantallas solares, esteroides tópicos potentes, inhibidores de calcineurina y terapia ultravioleta. El trastorno puede provocar una mayor deformidad estética en pacientes que tienen la piel oscura.

ALOPECIA AREATA

La *alopecia areata*, o pérdida aguda de cabello, a menudo es un trastorno que provoca angustia. Por lo general, hay una renovación completa del cabello, pero puede observarse la total ausencia crónica de cabello o del vello corporal.

La *alopecia areata* se caracteriza por parches circunscritos o parches desprovistos de cabello, normalmente en áreas localizadas del cuero cabelludo (ver fig. 22-9). Sin embargo, puede progresar y afectar a todas las zonas con vello del cuerpo. A menudo, la lesión se presenta de manera súbita. Los cabellos en "**signos de admiración**" son cabellos terminales afectados que se estrechan progresivamente conforme se acercan al cuero cabelludo. Estos cabellos casi siempre se encuentran en la periferia de los parches y, con el tiempo, se rompen y se caen. La *alopecia areata* debe dife-

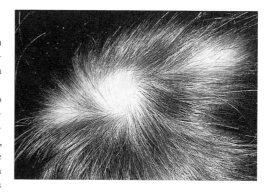

FIGURA 22-9. Estos tres parches de alopecia sin escama o eritema son un ejemplo de *alopecia areata.*

renciarse de la **tiña de la cabeza,** la cual suele manifestarse con cabellos quebradizos y dermatitis escamosa de la piel afectada. La tiña de la cabeza puede ser identificada y confirmada con un cultivo micótico positivo.

Con el tiempo, es posible que vuelva a crecer el cabello de forma espontánea. Sin embargo, algunas opciones terapéuticas son esteroides tópicos, intralesionales u orales, promotores de crecimiento inespecíficos o sensibilizadores al contacto alérgico.

NEVOS

Los lactantes y los niños nacen con un nevo (**nevo melanocítico congénito**) o lo desarrollan con el tiempo. Un nevo congénito se identifica en el momento del nacimiento como una mácula de color marrón claro u oscuro, una pápula o un parche circunscrito (ver fig. 22-10). El **nevo congénito** crece en proporción con el niño y es posible que presente un cambio en su superficie e **hipertricosis** (vello excesivo), a menudo cerca de la pubertad.

Los nevos ordinarios se desarrollan en cualquier área del cuerpo, pero son más frecuentes en áreas expuestas a la luz solar. El número de nevos puede ser mayor en niños que presentan más exposición al sol durante los primeros 10 años de vida. Datos recientes indican la posibilidad de que los nevos sean inducidos por el sol. Aunque un cambio maligno es muy poco frecuente en los lactantes y niños, el tiempo durante el cual los niños están expuestos al sol y el número de quemaduras solares podría incrementar el riesgo de desarrollar **melanoma** cuando sean adultos. Antes y durante la pubertad, pueden desarrollarse nuevas lesiones y las antiguas evolucionan para crecer en elevación y amplitud. Las lesiones asimétricas que tienen bordes irregulares, que muestran un cambio de color o que crecen muy rápido requieren una mayor atención. A pesar de que el melanoma es poco frecuente en los niños, los nevos están cambiando y deben ser evaluados durante un tiempo para identificar la posibilidad de que sean anormales. De los nevos de apariencia anormal debe realizarse una biopsia para obtener un diagnóstico histológico. Si se desarrolla melanoma, la escisión temprana puede ser curativa. Cuanto mayores sean el tiempo de evolución y la profundidad del melanoma, mayor será el riesgo de metástasis. La protección solar para lactantes, niños y adolescentes puede ayudar a prevenir el desarrollo de cáncer cutáneo (tabla 22-5). Es esencial educar a los pacientes y a sus familias acerca de la protección solar diaria y de las pantallas solares.

 Dato relevante: El ABCDE del cáncer cutáneo se refiere a los indicios más importantes que deben tenerse en cuenta en busca de un nevo que cambie: **A**simetría (cambios en su forma), **B**ordes (cambios en los límites), **C**olor (variación en el color), **D**iámetro (mayor de 6 mm) y **E**volución/**E**levación (cambio en la morfología con el tiempo/superficie irregular).

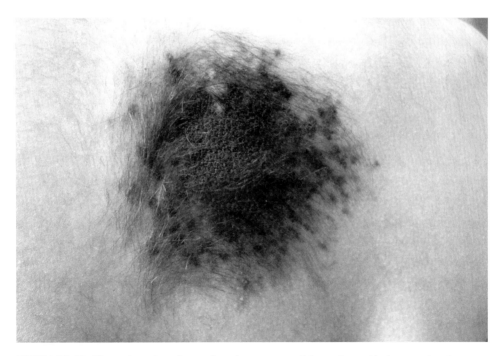

FIGURA 22-10. Este paciente tiene el antecedente de un nevo congénito que ha crecido desproporcionadamente conforme el niño ha ido creciendo y ha desarrollado el cambio característico de hipertricosis superpuesta.

TABLA 22-5
Directrices para protección solar básica
Mantener a los lactantes < 6 meses de edad fuera de la luz solar directa (la pantalla solar puede usarse en zonas de la superficie corporal limitadas que no están cubiertas por la ropa)
Uso de pantalla solar con un bloqueante físico (dióxido de titanio u óxido de cinc) con un SPF mínimo de 15 para lactantes y niños > 6 meses de edad con aplicación frecuente cada 2-4 h
Usar ropas protectoras
Evitar la exposición solar entre las horas pico de 10:00 a. m. y 4:00 p. m.

INFECCIONES DE LA PIEL

INFECCIONES BACTERIANAS

Los lactantes y niños están expuestos de forma crónica a cortes y lesiones menores. Por lo general, estas lesiones cicatrizan sin consecuencias y no se infectan. Cuando los lactantes presentan infecciones cutáneas, suelen ser producidas por *Staphylococcus aureus* o *Streptococcus pyogenes*. Las infecciones superficiales se llaman **impétigo**, y las más profundas de la piel, **ectima**. Estas lesiones pueden manifestarse como pústulas o vesículas llenas de líquido que se rompen con facilidad, más probablemente como erosiones que desarrollan una costra gruesa de color miel. Las erosiones se presentan en múltiples zonas de la piel distantes unas de otras (ver fig. 22-11). Los niños afectados a veces tienen antecedentes de lesiones o picaduras de insectos. Suele ser necesario iniciar tratamiento con mupirocina tópica o con un antibiótico antiestafilocócico oral, como dicloxacilina, una cefalosporina de primera generación o eritromicina.

INFECCIONES MICÓTICAS

Las infecciones micóticas del cuerpo (**tiña del cuerpo**) aparecen como placas localizadas, redondas o anulares, y con escamas (ver fig. 22-12). A menudo hay muchas escamas en la periferia de la lesión. Las infecciones micóticas del cuero cabelludo (**tiña de la cabeza**) se desarrollan como áreas localizadas de dermatitis, por lo general con pérdida del cabello y linfadenopatía cervical. Para confirmar el diagnóstico diferencial de infección micótica de la piel se necesita una muestra de la periferia de la lesión para identificar hifas en el tejido parcialmente disuelto en hidróxido de potasio (KOH) al 10-20%. Las infecciones del cuero cabelludo suelen requerir un cultivo para confirmar el diagnóstico. Una técnica de cultivo involucra un hisopo como medio de cultivo líquido para frotar la piel afectada en múltiples ocasiones antes de transferir al medio.

El tratamiento tópico con cremas antimicóticas como miconazol, clotrimazol o terbinafina suele ser efectivo en la tiña del cuerpo localizada en niños. Las infecciones que afectan el cuero cabelludo requieren administrar griseofulvina por vía oral en dosis de 10-20 mg/kg y día durante un mínimo de 6 meses. Para aumentar al máximo la absorción de griseofulvina, los niños deben tomarla con un alimento "graso" que incluya de 120 a 250 ml de leche entera fresca o de helado. Debe indicarse a los miembros

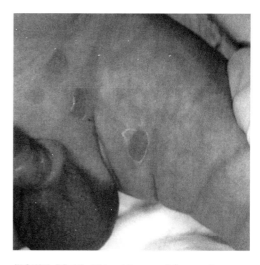

FIGURA 22-11. El impétigo ampuliforme en la zona del pañal en este lactante es resultado de la infección por *Staphylococcus aureus*. El estrato córneo presenta una erosión central, pero persiste en el borde, lo que le da una apariencia de un collar blanco alrededor de la lesión.

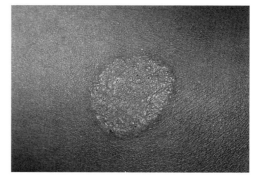

FIGURA 22-12. Los pacientes con tiña del cuerpo suelen presentar placas anulares eritematosas y escamosas en el cuerpo.

de la familia que no compartan los **fómites** comunes (objetos que pueden diseminar la infección), como peines, cepillos y gorras, durante el tiempo en el que el niño esté en tratamiento. También es importante identificar a otros hermanos infectados en la casa para tratarlos y minimizar el riesgo de infección. Debe realizarse un seguimiento estrecho de los niños con infecciones del cuero cabelludo, en intervalos de 4-6 semanas, y deben ser tratados hasta que estén clínicamente curados y los cultivos sean negativos.

ESCABIOSIS

En lactantes y niños, la infestación conocida como escabiosis a menudo se presenta con aumento de la irritabilidad secundaria a la gravedad del prurito. A diferencia de los adultos, la cara y el cuero cabelludo resultan afectados en los lactantes. Los niños mayores y los adultos también refieren prurito, aunque las excoriaciones se observan muchas veces en otras zonas del cuerpo. Con frecuencia, varios miembros de la familia presentan prurito y excoriaciones al mismo tiempo. La infestación es causada por el ácaro arácnido *Sarcoptes scabiei*, el cual vive en la epidermis, donde deposita sus huevecillos.

Diagnóstico

La confirmación del diagnóstico implica tomar una muestra de la piel y encontrar al ácaro, lo cual puede ser difícil, porque los pacientes infectados pueden tener sólo de 10 a 20 ácaros en todo el cuerpo. En algunas ocasiones sólo se encuentran huevecillos o escíbalos (heces) en el estudio de la piel. Es importante revisar a aquellos pacientes en cuyas familias hay múltiples miembros con prurito o a los que en la exploración tienen excavaciones lineales por la escabiosis (ver fig. 22-13). El raspado cutáneo implica cubrir la zona de la excavación, así como las pequeñas pápulas que la rodean con aceite mineral y después usar un bisturí del número 15 para el raspado. Dado que el ácaro vive en la capa más externa de la piel, no es necesario tomar la muestra profundamente debajo de la epidermis. Sin embargo, es posible que se produzca una ligera cortadura por la toma efectiva de la muestra, y los médicos deben advertir esto a sus pacientes. Debe tenerse precaución con un niño que no coopere. El material obtenido se coloca en un portaobjetos y se examina bajo el microscopio a un aumento

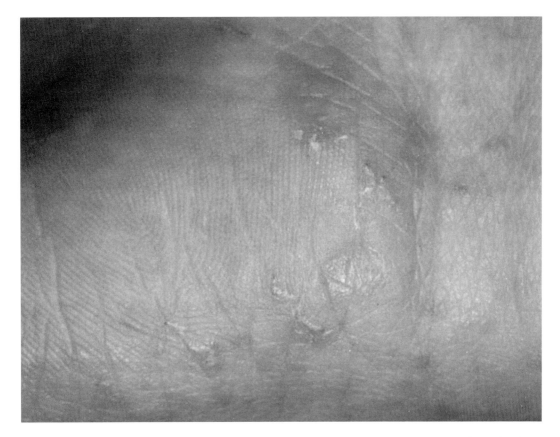

FIGURA 22-13. Se aprecia una excavación de la escabiosis en un túnel lineal de 2 a 10 mm que se ha creado bajo la piel conforme el ácaro ha ido avanzando. Obsérvense las pápulas eritematosas adyacentes en el centro de la muñeca.

de 40 a 100×. La identificación del ácaro vivo, que puede estar moviéndose en el portaobjetos, de huevecillos o de heces confirma el diagnóstico.

Manejo

A menudo, es difícil identificar el ácaro, las heces o los huevecillos, y está indicado iniciar tratamiento cuando se sospeche el diagnóstico y múltiples miembros de la familia puedan estar infestados. El tratamiento recomendado en la actualidad es crema de permetrina al 5%. Es necesario aplicar la crema en todo el cuerpo, desde el cuello hacia abajo. Los médicos deben aconsejar a las familias que el tratamiento incluya aplicación en los pliegues genitales, el área interdigital de manos y pies, y el área umbilical. Los lactantes con afectación del cuero cabelludo y de la cara requieren tratamiento de esas áreas también. Es esencial evitar los ojos e impedir que el tratamiento tópico entre y cause irritación. A menudo el tratamiento se aplica por la noche y se retira 8 h después, por la mañana.

Es posible que el prurito persista durante varias semanas a pesar de haber realizado un tratamiento adecuado, dado que el ácaro muerto y sus partes todavía permanecen en la piel. El médico debe volver a evaluar a los pacientes en 2-3 semanas para asegurarse de que el tratamiento ha eliminado con éxito la infestación y que no aparecen nuevas lesiones. Dado que el ácaro puede vivir hasta 3 días fuera del huésped, es importante desinfestar y lavar toda la ropa de cama, así como la que el paciente haya utilizado en los últimos días en agua caliente y no usarla durante por lo menos 3 días. Todos los miembros de la familia y personas que hayan tenido contacto con ella deben recibir tratamiento al mismo tiempo, porque los familiares pueden estar infestados y ser contagiosos, aunque no tengan síntomas. Si es así, pueden infestar nuevamente a toda la familia, incluso después de que los miembros sintomáticos hayan recibido un tratamiento efectivo.

PEDICULOSIS DE LA CABEZA

La causa de la pediculosis en la cabeza es el insecto de seis patas *Pediculosis capitis*, el cual vive en los cabellos del cuero cabelludo y suele pasar de un niño a otro. A menudo, las **liendres** (huevecillos del piojo) se observan fijos a la vaina del cabello. Mediante examen microscópico, es posible confirmar la apariencia característica de la liendre. En ocasiones, se observan piojos vivos moviéndose cerca del cuero cabelludo. Esto suele asociarse a prurito, pero la mayoría de los niños se encuentra asintomáticos. Todos los miembros de la familia deben ser tratados al mismo tiempo. De los múltiples abordajes terapéuticos disponibles, el de primera línea es el champú de permetrina al 1% y la eliminación de liendres con un peine. Recientemente, se ha informado de muchos casos de pediculosis de la cabeza resistente a los pediculicidas comunes. En casos resistentes, el tratamiento de elección puede ser loción de malatión al 0.5%.

INFECCIONES VIRALES (V. CAPÍTULO 9)

Los **exantemas virales** se presentan frecuentemente en los niños, que, en ocasiones, tienen fiebre y linfadenopatía, y después desarrollan múltiples máculas eritematosas y pápulas **(erupción morbiliforme)** que afectan al tronco, a la cara y a las extremidades. Sin embargo, a menudo las erupciones no son diagnósticas de una causa viral específica, aunque, en algunos casos, datos importantes obtenidos en la historia clínica y en la exploración física pueden ser útiles para identificar a un patógeno viral específico. Cuando se valora a niños por un trastorno que parece ser una erupción viral, siempre es necesario obtener una adecuada historia de las vacunas que ha recibido. El **sarampión** puede identificarse por su asociación con fiebre, tos, rinitis y conjuntivitis. A Con frecuencia, la **rubéola (sarampión alemán)** es menos eritematosa y se acompaña de máculas rosas tenues que aparecen primero en la cara y después se diseminan a la parte proximal de las extremidades. Sin embargo, muchos otros virus pueden producir una erupción similar.

La **varicela** tiene una morfología más característica. Las lesiones aparecen como pequeñas pápulas urticariales y edematosas que rápidamente se convierten en vesículas muy transparentes, como si fueran gotas de agua en la piel. Las lesiones individuales se rompen y para volverse costras, mientras que las de nueva aparición siguen evolucionando durante 5-7 días. Las lesiones también pueden afectar a las mucosas. La enfermedad a menudo causa prurito y debe realizarse tratarmiento sintomático. El advenimiento de la vacuna contra la varicela ha provocado que con el tiempo haya una menor incidencia de la enfermedad.

> 📖 **Dato relevante:** Las lesiones de la varicela suelen encontrarse en varias etapas.

El **herpes simple** se manifiesta como vesículas agrupadas en una base eritematosa, por lo general en el labio o en la cara en los niños. La infección inicial se observa como múltiples ulceraciones orales en forma de sacabocados. En ocasiones, las lesiones del herpes simple se presentan en las manos o en otras partes del cuerpo, donde son extremadamente dolorosas. Es posible que se confundan con una celulitis profunda grave. Los niños con dermatitis atópica corren el riesgo de presentar una **erupción variceliforme de Kaposi (eccema herpético)**. La presencia de vesículas agrupadas en una base eritematosa debe hacer sospechar herpes simple o, posiblemente, una dermatitis por contacto alérgica. Las lesiones son infecciosas hasta que se desprenden. A menudo, se administra aciclovir por vía oral para conseguir la supresión activa de la enfermedad recurrente.

Las **verrugas** son infecciones comunes provocadas por el **virus del papiloma humano** (VPH) (ver fig. 22-14). Hay diferentes tipos de VPH relacionados con diferentes infecciones en distintas partes del cuerpo. El tratamiento para las verrugas individuales depende de su localización en el cuerpo. La mayoría de ellas se resuelven en un período de 2-3 años. El tratamiento suele estar orientado a la destrucción del tejido infectado en la medida en que el el daño se limita al tejido circundante de apariencia normal. El tratamiento resulta complicado y, en ocasiones, requiere múltiples intentos. Entre los métodos terapéuticos se encuentran la crioterapia con nitrógeno líquido, las preparaciones tópicas de ácido acetilsalicílico y la inmunoterapia.

El **molusco contagioso** se presenta como pápulas de color piel en forma de cúpula y con un área central deprimida, lo que les da una apariencia **umbilicada** (ver fig. 22-15). Este trastorno benigno es causado por un poxvirus. El tamaño de las lesiones individuales varía de 0.5 a 8 mm. Estas lesiones pueden transmitirse por vía sexual en adolescentes y adultos, pero en lactantes y niños por lo general se transmiten por una vía no sexual. En ocasiones, la piel alrededor de las lesiones muestra eritema marcado y escamas (**dermatitis por molusco**). El tratamiento de estas lesiones consta de destrucción química o física de la piel superpuesta o eliminación del núcleo de las lesiones. Lo último se logra con una legra filosa, procedimiento que, en niños pequeños, puede ser doloroso y provocar gran temor y resistencia. Por tanto, un abordaje común en consulta es el uso de cantaridina. Casi siempre se logra la curación, pero con algunas lesiones es preciso repetir el tratamiento. Sin este, las lesiones se resuelven de forma espontánea, pero esto llevará meses a años.

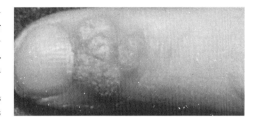

FIGURA 22-14. La verruga común en el extremo del dedo de este niño tiene una superficie rugosa sobre una base de piel ligeramente inflamada. Obsérvese el agrupamiento de varias pápulas.

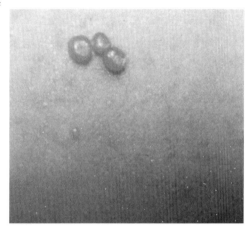

FIGURA 22-15. Los pacientes con molusco contagioso a menudo presentan grupos de pápulas de diferentes tamaños. En este niño se encuentran agrupadas tres pápulas umbilicadas de tamaños similares cerca de una pápula aislada mucho más pequeña.

ERUPCIONES POR MEDICAMENTOS

Las erupciones por medicamentos suelen presentarse como pápulas urticariales, una erupción morbiliforme o áreas de máculas eritematosas, o parches grandes. Las lesiones son pruriginosas. El inicio de estas erupciones suele producirse entre 3 y 14 días después de la exposición inicial al medicamento. Los antibióticos y los anticonvulsivos son causas frecuentes de estas erupciones en lactantes y niños.

En ocasiones, las erupciones medicamentosas pueden ser graves y se asocian a **exfoliación** (descamación) de grandes áreas de la piel (**síndrome de Stevens-Johnson**). Esta exfoliación también afecta a las mucosas, a la conjuntiva y a la tráquea. Muchas veces es difícil diferenciar una erupción por medicamentos de una asociada a una infección viral o bacteriana.

LECTURAS RECOMENDADAS

American Academy of Pediatrics Committee on Environmental Health: Ultraviolet light: A hazard to children. *Pediatrics* 104:328–333, 1999.

Bakos L, Brito AC, Castro LC, et al: Open clinical study of the efficacy and safety of terbinafine cream 1% in children with tinea corporis and tinea cruris. *Pediatr Infect Dis J* 16:545–548, 1997.

Boiko S: Making rash decisions in the diaper area. *Pediatr Ann* 29(1):50–56, 2000.

Drolet BA, Esterly NG, Frieden IJ: Hemangiomas in children. *N Engl J Med* 341:173–181, 1999.

Eichenfield LF, Colon-Fontanez F: Treatment of head lice. *Pediatr Infect Dis J* 17(5):419–420, 1998.

Eichenfield LF, Frieden IJ, Esterly NB: *Neonatal Dermatology*, 2nd ed. Philadelphia: Elsevier Saunders, 2008.

Frieden IJ, Eichenfield LF, Esterly NB, et al: Guidelines of care for hemangiomas of infancy. American Academy of Dermatology Guidelines/Outcomes Committee. *J Am Acad Dermatol* 37:631–637, 1997.

Hartley AH: Pityriasis rosea. *Pediatr Rev* 20(8):266–269, 1999.

Herbst RA, Hoch O, Kapp A, et al: Guttate psoriasis triggered by perianal streptococcal dermatitis in a 4-year-old boy. *J Am Acad Dermatol* 42:885–887, 2000.

Kazaks EL, Lane AT: Diaper dermatitis. *Pediatr Clin North Am* 47(4):909–919, 2000.

Knoell KA, Greer KE: Atopic dermatitis. *Pediatr Rev* 20(2):46–51, 1999.

Leaute-Labreze C, Dumas de la Roque E, Hubiche T, et al: Propranolol for severe hemangiomas of infancy. *N Engl J Med* 358(24):2649–2651, 2008.

Lookingbill DP, Marks JG: *Principles of Dermatology*, 2nd ed. Philadelphia: WB Saunders, 2000.

Nghiem P, Pearson G, Langley RG: Tacrolimus and pimecrolimus: From clever prokaryotes to inhibiting calcineurin and treating atopic dermatitis. *J Am Acad Dermatol* 46:228–241, 2002.

Paller AS, Mancini: *Hurwitz Clinical Pediatric Dermatology*, 3rd ed. Philadelphia: Elsevier Saunders, 2006.

Pickering LK (ed): *2000 Red Book: Report of the Committee on Infectious Diseases*, 25th ed. Elk Grove Village, IL: American Academy of Pediatrics, 2000.

Raimer SS: New and emerging therapies in pediatric dermatology. *Dermatol Clin* 18(1):73–78, 2000.

Resnick SD: Principles of topical therapy. *Pediatr Ann* 27(3):171–176, 1998.

Sans V, Dumas de la Roque E, Berge J, et al: Propranolol for severe infantile hemangiomas: Follow-up report. *Pediatrics* 124(3):e423–e431, 2009.

Sidbury R, Paller AS: The diagnosis and management of acne. *Pediatr Ann* 29(1):17–24, 2000.

Silverberg NB, Lim JK, Paller AS, et al: Squaric acid immunotherapy for warts in children. *J Am Acad Dermatol* 42:803–808, 2000.

Silverberg NB, Sidbury R, Mancini AJ: Childhood molluscum contagiosum: Experience with cantharidin therapy in 300 patients. *J Am Acad Dermatol* 43:503–507, 2000.

Suarez S, Friedlander SF: Antifungal therapy in children: An update. *Pediatr Ann* 27(3):177–184, 1998.

Weston WL, Lane AT, Morelli JG: *Color Textbook of Pediatric Dermatology*, 4th ed. Philadelphia: Elsevier, Mosby, Saunders, 2007.

23

Traumatismos, intoxicaciones y quemaduras

Jeffrey R. Avner y Young-Jin Sue

TRAUMATISMOS Y SHOCK

Los traumatismos son la principal causa de muerte en niños mayores de 1 año de edad en Estados Unidos. Cada año, casi nueve millones de niños se lesionan, lo cual provoca cerca de 1 5000 muertes. Casi el 45% de estas lesiones son resultado de accidentes en vehículos motorizados; otras causas principales son las caídas, las armas de fuego, los accidentes en bicicleta, los ahogamientos y las quemaduras. A diferencia de los traumatismos penetrantes, los contusos son el principal mecanismo de la mayoría de las lesiones en los niños. Esta sección abarca el manejo del traumatismo mayor. Es importante destacar que la mejor estrategia para el traumatismo incluye la prevención. El principal objetivo de los médicos debe ser la prevención de lesiones no intencionales. Para ello, los pediatras han promovido tres avances por medio de regulaciones de soporte, entre las que se encuentra el uso obligatorio de cinturones de seguridad y sillas infantiles en el automóvil, de cascos para bicicletas y de cercas alrededor de las albercas.

Fisiopatología

Los principios de la atención a traumatismos son los mismos para todos los pacientes, pero hay importantes diferencias anatómicas y fisiológicas entre niños y adultos. Los primeros tienen una superficie corporal total por peso mucho mayor y relativamente menos grasa subcutánea que los adultos, y el estrés al que se somete el cuerpo en el momento del traumatismo o al quitar la ropa durante la reanimación puede provocar mayores pérdidas por evaporación e hipotermia. La cascada fisiopatológica resultante aumenta entonces la vasoconstricción periférica, con lo que se origina acidosis metabólica y shock. Se debe recordar que los niños tienen un alto índice metabólico y que en ellos el consumo de oxígeno es casi el doble que en los adultos. Por tanto, incluso pequeños cambios pueden provocar efectos significativos.

En los niños lesionados, el shock es principalmente hipovolémico. (v. «Diagnóstico diferencial» para una exposición de los tipos de shock). Tanto el traumatismo contuso como el penetrante provocan laceraciones de los órganos internos o de las extremidades, lo cual puede representar una importante pérdida aguda de sangre. Las lesiones en el hígado, el bazo, la pelvis o el fémur provocan una pérdida del 20-40% del volumen de sangre circulante en 1 h. Los cambios fisiológicos tempranos en respuesta a la hipovolemia son sutiles. Al principio, la pérdida sanguínea provoca taquicardia en un intento del cuerpo por mantener el gasto cardíaco y, de esta manera, conservar la perfusión de los órganos. Conforme aumenta la pérdida sanguínea, los niños presentan indicios de una mayor taquicardia, llenado capilar lento, letargo o confusión y disminución del gasto urinario. El signo clínico de shock, que incluye taquicardia relacionada con presión arterial normal, se conoce como *shock compensado*. *El shock descompensado* se asocia a una disminución de la presión arterial.

 Dato relevante: La capacidad del niño para mantener el gasto cardíaco es totalmente impresionante. Sólo cuando la pérdida aguda de sangre alcanza el 30-40% es cuando disminuye la presión arterial. Por tanto, el médico no debe confiar sólo en la presión arterial del niño cuando se esté evaluando el grado de pérdida sanguínea.

Las características anatómicas peculiares de la constitución de los niños y de su esqueleto determinan el tipo y la gravedad de las lesiones. Los niños tienen una cavidad oral pequeña, una lengua relativamente larga, y una laringe que es más cefálica y anterior que la de los adultos. Estos factores, combinados con una reserva respiratoria menor, a menudo provocan afectación respiratoria temprana que lleva a hipoxia e hipercapnia. La cabeza de los niños también es relativamente grande, en especial durante la lactancia, momento en el que representa el 15% de la superficie corporal total. Por tanto, la cabeza es particularmente vulnerable y es la zona más afectada en el traumatismo contuso. De hecho, se presenta traumatismo craneoencefálico grave en el 80-90% de los traumatismo pediátricos mortales por choque de vehículos motorizados.

Además, el esqueleto de los niños es especialmente adaptable y resistente. Dado que la pared torácica es elástica, los traumatismos contusos en el tórax pueden provocar lesiones pulmonares importantes aunque no haya fracturas costales. El hígado y el bazo también están desprotegidos y hay poca grasa perirrenal alrededor de los riñones. Por tanto, es posible que haya lesión abdominal interna sin hematomas o una aparente lesión externa. Además, la columna cervical del niño es totalmente móvil por la laxitud ligamentosa, lo que permite que la médula se lesione con frecuencia sin anomalías radiográficas presentes.

 Dato relevante: Los niños están predispuestos a sufrir una lesión interna significativa, sin importar la cantidad de signos externos de traumatismo.

Evaluación clínica y estudios de laboratorio

Historia clínica

La historia clínica debe ser concisa y estar orientada a identificar el mecanismo de la lesión y de los episodios relacionados. Los paramédicos o técnicos de urgencias médicas que llegan al lugar de los hechos informan de las constantes vitales, del estado de consciencia y de cualquier procedimiento que realicen (p. ej., instalación de una vía intravenosa), así como de los medicamentos administrados. Los momentos de la lesión, en el que el personal auxiliar llegó al lugar de los hechos y en el que el paciente llegó al servicio de urgencias son también importantes para calcular la cantidad de pérdida sanguínea y la extensión de la lesión. Los antecedentes patológicos también deben incluir enfermedades actuales, medicamentos utilizados, alergias y estado de inmunización.

Exploración física

La exploración física está estrechamente relacionada con el manejo. La evaluación del traumatismo y su abordaje comprenden una «inspección primaria», llamada el ABC de la estabilización y de la valoración aguda (tabla 23-1), para los trastornos inmediatos que ponen en riesgo la vida, seguida de una «inspección secundaria» en busca de otros tipos de lesiones.

La inspección primaria comienza con la estabilización de la columna cervical con un collarín rígido y con la valoración de la **vía aérea (A)** en busca de signos de obstrucción de la vía respiratoria superior (p. ej., estridor, jadeo, respiraciones ineficaces o inexistentes). La inspección del cuello para identificar distensión de la vena yugular (taponamiento pericárdico), desviación de la tráquea (neumotórax a tensión) o enfisema subcutáneo (neumotórax, neumomediastino) forma parte del manejo de la vía respiratoria. El siguiente paso es la auscultación de los **ruidos respiratorios (B,** del inglés *breath sounds***)** para revisar si están presentes y, si es así, para una valoración de su cualidad y simetría. La valoración de la **circulación (C)** incluye palpar la presencia y cualidad de los pulsos periféricos y del femoral, así como calcular la perfusión periférica con el tiempo de llenado capilar (normal: menos de 2 s). Una examen neurológico rápido para revisar la **discapacidad (D)** se basa en que el niño esté despierto, que responda a los estímulos verbales o dolorosos, o que no responda. La **exposición (E)** incluye desnudar por completo al niño para revisar y buscar otras lesiones. La inspección primaria debe realizarse en menos de 1 min.

La inspección secundaria comprende una minuciosa exploración física desde la cabeza a los pies para identificar otras lesiones. Es importante que esta exploración sea ordenada y que incluya una exploración rectal para determinar el tono del esfínter anal y la presencia de sangre oculta. Para valorar la espalda y los glúteos, es necesario «girar» al niño de lado. Para llevar a cabo este procedimiento, muchas veces son necesarias dos o tres personas para mantener el cuello del paciente en una posición neutral; una persona deberá mantener la cabeza y el cuello alineados con el cuerpo al mismo tiempo que los otros giren e inspeccionen en busca de lesiones. A menudo los niños son llevados al servicio de urgencias en una tablilla espinal larga para facilitar el transporte e inmovilizar la columna vertebral. Sin embargo, una vez que llegan al hospital, el uso prolongado de la tablilla espinal puede provocar úlceras de presión, malestar, problemas respiratorios y dificultad para valorar adecuadamente al niño.

 Dato relevante: Un niño que llega al servicio de urgencias inmovilizado en una tablilla espinal larga debe ser retirado de ella después de la inspección primaria y de las fases de reanimación.

Estudios de laboratorio

El tipo de estudios de laboratorio a realizar depende de varios factores, como el mecanismo del traumatismo, la capacidad para valorar al niño y la naturaleza de las lesiones. Está justificado realizar estudios radiográficos (radiografías de columna cervical, tórax y pelvis) y pruebas sanguíneas (hemograma, hematócrito, tipificación de sangre y pruebas cruzadas, gasometría arterial) en niños con múltiples lesiones. El análisis de orina general en busca de hematuria identifica una lesión del tracto urinario. Después de la reanimación y de la reevaluación es posible realizar estudios adicionales, como una TC de cabeza y abdomen.

TABLA 23-1
Manejo inmediato del niño lesionado (ABC)

Vía aérea y columna cervical (columna «C»)
  Proteger el cuello con un collarín rígido
  Valorar en busca de obstrucción de la vía respiratoria
    Maniobra de levantamiento del mentón/tirar de la mandíbula, si es necesario
    Preparar para intubación endotraqueal, si es necesario

Respiración
  Administrar oxígeno al 100%
  Colocar un monitor de oximetría de pulso continua
  Valorar la cualidad y la asimetría de los ruidos respiratorios
  Valorar el trabajo respiratorio

Circulación
  Colocar dispositivos de monitor cardíaco
  Instalar un acceso intravenoso con dos catéteres de gran calibre
  Valorar los signos de perfusión periférica (pulsos, llenado capilar)
  Control de la hemorragia

Discapacidad
  Exploración neurológica breve
  Nivel de consciencia (AVDN: Alerta, responde a órdenes Verbales, responde al Dolor, No responde)
  Tamaño de las pupilas y respuesta a la luz

Exposición
  Desnudar por completo al niño

El uso de la ecografía abdominal dirigida para traumatismos (FAST, del inglés *focused abdominal sonography for trauma*) cada vez es más aceptada como herramienta de detección sistemática en la valoración del traumatismo abdominal contuso. En los niños, la exploración física del abdomen puede ser difícil y poco confiable. Además, los signos clínicos de lesión intraabdominal a menudo son sutiles. La FAST es un estudio diagnóstico no invasivo y rápido que se realiza en el servicio de urgencias para detectar líquido libre intraperitoneal o la presencia de taponamiento cardíaco. En el niño con inestabilidad hemodinámica, un examen con FAST positiva es una indicación para realizar una laparotomía exploradora de emergencia. En el niño con estabilidad hemodinámica, un examen con FAST positiva debe ser seguido de una TC de abdomen para delimitar más la presencia y la extensión de la lesión parenquimatosa, mientras que a los niños con examen con FAST negativa se les puede seguir con observación clínica y exámenes abdominales seriados.

 Dato relevante: El examen con FAST es una herramienta de detección sistemática rápida y efectiva para la valoración de niños con traumatismo abdominal contuso. Esta práctica ha reducido la necesidad de TC (y la concomitante amplia exposición a radiación) en muchos niños hemodinámicamente estables.

Diagnóstico diferencial

Los niños con traumatismos mayores a menudo se encuentran en shock. Por tanto, el médico debe ser capaz de reconocer el mismo e identificar su causa.

Shock hipovolémico

La mayoría de los niños con traumatismo mayor presentan cierto grado de hipovolemia. Las laceraciones profundas o múltiples, las amputaciones y las fracturas obvias son causas claras de pérdida de sangre. Sin embargo, es esencial estar muy atento a las lesiones ocultas, en especial en niños que no responden al tratamiento inicial con líquidos. Es posible que una gran cantidad de hemorragia oculta acompañe a fracturas de pelvis o fémur. A pesar de encontrar un abdomen aparentemente blando, sin dolor a la palpación, quizá existan graves lesiones intraabdominales como laceraciones o rotura de hígado o bazo.

Además, los lactantes menores con traumatismo craneoencefálico pueden presentar hipotensión por pérdida sanguínea hacia un hematoma epidural o subdural.

A menudo se utilizan varios parámetros clínicos para estimar el grado de hipovolemia por pérdida aguda de sangre. Cuanto la pérdida aguda de sangre es del 15% del volumen sanguíneo total, hay pocos (si es que existen) cambios en el pulso, en la presión arterial, en la frecuencia respiratoria, en el estado mental o en el gasto urinario. Sin embargo, conforme la pérdida sanguínea es mayor del 15%, las frecuencias cardíaca y respiratoria comienzan a aumentar, y el niño muestra mayor ansiedad. La disminución de la presión arterial y una notable reducción del gasto urinario no son aparentes hasta que se ha perdido cerca del 30-40% del volumen sanguíneo. Este es un punto crucial en el manejo; los cambios en la presión arterial son un hallazgo tardío del shock hipovolémico, mientras que la taquicardia y la taquipnea se presentan antes.

Shock obstructivo

El shock obstructivo se presenta cuando hay restricción del flujo sanguíneo hacia el corazón o de él hacia fuera. Los niños con lesiones graves de la pared torácica o con heridas penetrantes de tórax pueden presentar **taponamiento cardíaco,** el cual provoca shock obstructivo. La caída de las constantes vitales se asocia a taquipnea, ruidos respiratorios claros y regulares, distensión de las venas del cuello y ruidos cardíacos distantes. Otras causas de shock obstructivo son **neumotórax a tensión, tórax inestable y hemotórax o neumotórax.**

Shock cardiógeno

El shock cardiógeno resultado de una **contusión miocárdica o arritmia** puede presentarse después de un traumatismo contuso potente y directo al esternón. El *commotio cordis* (golpe torácico) se observa después de un traumatismo contuso directo y súbito en la zona precordial (p. ej., cuando un jugador de béisbol es golpeado en el pecho con la pelota) y provoca taquicardia o fibrilación ventricular, que produce muerte súbita. El impacto se produce durante un período vulnerable específico del ciclo cardíaco (10-30 ms antes del pico de la onda T). En los accidentes en vehículos motorizados es posible que se produzca una lesión por desaceleración rápida. Afortunadamente, el corazón del niño tiene un alto grado de adaptación y resistencia, de manera que los infartos del miocardio y los desgarros de grandes vasos son raros.

Shock neurógeno

Una lesión medular puede provocar pérdida del tono de los vasos sanguíneos con acumulación de líquido en la circulación periférica. Por tanto, el clásico cuadro del shock neurógeno es la hipovolemia sin taquicardia. La ausencia de taquicardia distingue al shock neurógeno del hipovolémico, que es más frecuente. En el shock neurógeno suele acompañarse de traumatismo torácico o abdominal.

Shock séptico

El shock séptico es poco frecuente en niños con lesiones agudas. No obstante, los que son evaluados mucho tiempo después de haber sufrido la lesión o aquellos con lesión abdominal penetrante están en riesgo de desarrollar septicemia. En el shock séptico aislado, se produce taquicardia, y la presión arterial está normal o ligeramente disminuida. La perfusión periférica podría estar aumentada, lo que provoca que la piel esté caliente y rosada (shock caliente) o disminuida, lo que hace que la piel esté fría y húmeda.

Manejo

En la mayoría de los casos, el personal de emergencias notifica al servicio de urgencias que están transportando a un niño lesionado desde el lugar de los hechos hacia el hospital. En ese momento, se reúne el equipo de urgencias (pediatra, médicos de urgencias, cirujanos, personal de enfermería y radiólogos). El líder del equipo de reanimación de traumatología suele ser el cirujano traumatólogo o el médico de urgencias. Debe destacarse que en el manejo óptimo del traumatismo pediátrico participa un pediatra, de preferencia uno de urgencias. El médico debe asegurarse de que se tengan en cuenta las características peculiares de la anatomía y la fisiología del niño.

El manejo inicial del niño politraumatizado comienza con la inspección primaria (v. tabla 23-1). El manejo procede en la secuencia estándar de ABC (vía aérea [Airway] e inmovilización de la columna cervical, respiración *[Breathing],* Circulación, Discapacidad [neurológica] y Exposición). Es necesario corregir de inmediato cualquier anomalía encontrada durante la inspección primaria.

Es importante inmovilizar la columna cervical con un collarín rígido, si es que los técnicos de urgencias no lo han hecho ya. El médico debe hablar al niño y comprobar si puede hablar, oír y comprender. Esta interacción médico-paciente ayuda a valorar la permeabilidad de la vía respiratoria y la función del sistema nervioso central (SNC). Si hay dificultad para mantener permeable la vía respiratoria, es necesario realizar la maniobra de elevar el mentón y tirar de la mandíbula; esta medidas deben ayudar a mover el bloque del tejido mandibular hacia delante y lejos de la vía respiratoria obstruida. Si estas maniobras sencillas no funcionan, está justificado aplicar ventilación manual con mascarilla o intubación endotraqueal.

Si hay signos de respiración inadecuada, es esencial buscar indicios de un neumotórax a tensión (ruidos respiratorios asimétricos, percusión hiperresonante y desviación de la tráquea). Para aliviar un neumotórax a tensión, el médico debe insertar una aguja de calibre 16 por encima de la tercera costilla en el segundo espacio intercostal en la línea media clavicular.

Para asegurar el acceso vascular, deben colocarse dos líneas intravenosas de gran calibre periféricas (generalmente, en el área antecubital) o centrales (vena femoral). Estas líneas intravenosas son esenciales, porque con frecuencia la hipovolemia es profunda. Si no se asegura el acceso intravenoso inmediato en un niño pequeño, puede usarse una vía intraósea. La colocación de una línea intraósea incluye la inserción de una aguja intraósea de calibre 14 o 16 (p. ej., una aguja para médula ósea o cualquiera otra que tenga calibre grueso) en la superficie plana de la parte anterior y proximal de la tibia, distal al cartílago de crecimiento. Una reanimación rápida requiere la administración de solución de Ringer lactato o solución salina isotónica en incrementos repetidos de 20 ml/kg hasta que se restablezca la perfusión adecuada. Si continúa la pérdida sanguínea o si no hay respuesta a los bolos de líquido, es necesaria una infusión rápida de un paquete globular del tipo sanguíneo específico. El control de cualquier fuente obvia de hemorragia justifica el uso de presión directa o férulas neumáticas.

La valoración neurológica rápida debe incluir el tamaño de las pupilas y la respuesta pupilar a la luz, así como la calificación de la *Glasgow Coma Scale* (tabla 23-2). Una calificación de 8 o menor podría ser un signo de hipertensión intracraneal. En tal caso, es importante elevar la cabeza 30° e implementar hiperventilación leve para reducir la presión intracraneal hasta que un neurocirujano procede a la valoración.

Es necesario desnudar al niño y realizar una completa y detallada exploración física, que incluya la zona glútea y la espalda. En este momento se coloca una sonda de Foley, a menos que exista evidencia de alteración uretral (sangre en el meato uretral o hematoma escrotal). Están justificadas ciertas opciones terapéuticas en trastornos potencialmente mortales (tabla 23-3). El tratamiento adicional se basa en las lesiones específicas identificadas en la inspección secundaria.

Durante esta primera etapa del manejo del traumatismo, el médico debe consultar de inmediato a especialistas adecuados en función de las lesiones más importantes del niño. Los especialistas en la atención de niños lesionados son neurocirujanos, cirujanos ortopedistas, anestesiólogos y radiólogos. Dado que los especialistas suelen centrarse en su área, el pediatra debe coordinar estos servicios. Además, el pediatra debe asesorar a los padres, atender sus preocupaciones y mantenerlos informados de futuros planes para la atención del niño.

TABLA 23-2	
Glasgow Coma Scale[a]	
Característica física	*Calificación*
Ojos	
Se abren espontáneamente	4
Se abren cuando le hablan	3
Se abren con estímulo doloroso	2
Sin respuesta	1
Mejor respuesta verbal	
Orientada (susurros y balbuceos)	5
Confusa (llanto irritable)	4
Palabras inadecuadas (llora ante el dolor)	3
Sonidos incomprensibles (gime ante el dolor)	2
Sin respuesta	1
Mejor respuesta motora	
Obedece (movimientos espontáneos normales)	6
Localiza (se retira ante el tacto)	5
Retiro (se retira ante el dolor)	4
Flexión anormal	3
Extensión anormal	2
No response	1
CALIFICACIÓN TOTAL[b]	3–15

[a] Los paréntesis indican hallazgos en el niño que todavía no habla.
[b] La calificación total es la suma de las tres partes.

TABLA 23-3

Opciones de manejo para condiciones potencialmente mortales

Hallazgo	*Problema*	*Manejo*
Respiración ruidosa	Obstrucción de la vía respiratoria	Elevar del mentón/tirar de la mandíbula
Estridor		Intubación
Dolor en el cuello o a la palpación	Posible fractura de la columna cervical	Inmovilizar el cuello (collarín rígido)
Traumatismo craneoencefálico		Radiografía lateral de columna cervical
Politraumatismo		
Ruidos respiratorios asimétricos y percusión hiperresonante	Posible neumotórax a tensión	Insertar una aguja de calibre 16 en el segundo espacio intercostal en la línea media clavicular
Herida penetrante en el tórax	Probable herida aspirante en el tórax	Aplicar un vendaje oclusivo que no esté apretado
		Insertar un drenaje torácico
Herida penetrante en el tórax con ruidos cardíacos apagados o venas del cuello distendidas	Posible taponamiento cardíaco	Pericardiocentesis
Movimiento paradójico de la pared torácica	Tórax inestable	Ventilación con presión positiva para dificultad respiratoria
Ortostatismo; piel pálida y fría	Hipotensión o shock	Establecer dos líneas i.v. de gran calibre
		Dar bolos de soluciones cristaloides de 20 ml/kg
		Transfusión
		Emergente: tipo O, Rh negativo Urgente: tipo sanguíneo específico Urgent: type-specific

i.v., intravenoso.

Adaptado de: Avner JR, Hain L: Pediatric trauma. In *Clinical Manual of Emergency Pediatrics*. Edited by Crain EF, Gershel JC, Gallagher EJ. New York, McGraw-Hill, 1992.

TRAUMATISMO CRANEOENCEFÁLICO

El traumatismo craneoencefálico es una causa principal de morbilidad y mortalidad en niños; es responsable del 70-80% de las muertes infantiles por traumatismos. Este tipo de traumatismo es muy frecuente, pero afortunadamente, la mayoría de los casos son menores y no requieren proceder a la hospitalización. Al igual que otros tipos de traumatismos, la prevención sigue siendo el mejor método para reducir los efectos de estas lesiones. En este punto, la promulgación de políticas legislativas (límites nacionales de velocidad, uso de cinturones de seguridad obligatorios para niños, cascos para bicicletas, protecciones para ventanas) en las últimas décadas ha provocado una disminución en la incidencia de accidentes que podrían causar un traumatismo craneoencefálico.

Fisiopatología

En el momento exacto del traumatismo craneoencefálico, hay un impacto directo del cerebro contra el cráneo, lo que provoca daño neuronal. Dependiendo del mecanismo involucrado, esta «lesión primaria» origina contusión cerebral, laceración, hematoma, lesión axonal difusa o edema cerebral difuso. La disfunción cerebral temporal que acompaña a tal lesión puede relacionarse con alteración de la respiración y de la circulación normales. Nada puede cambiar los efectos inmediatos de la lesión primaria, porque el daño se produce en el momento del impacto.

El manejo del traumatismo craneoencefálico se centra en la prevención de la «lesión secundaria» provocada por la hipoxia, isquemia y distorsión mecánica que desencadena la lesión primaria. El daño neuronal afecta a la autorregulación del flujo sanguíneo cerebral y puede provocar una lesión cerebral isquémica. Al principio, el edema cerebral difuso desplaza los mecanismos de amortiguación cerebral (líquido cefalorraquídeo y espacios vasculares) en un intento por conservar la presión intracraneal. Sin embargo, conforme aumenta el edema, la presión intracraneal necesariamente aumenta y origina mayor isquemia e hipoxia. Si no se corrige, la lesión cerebral secundaria provoca daño cerebral irreversible y muerte.

Evaluación clínica y estudios de laboratorio

Historia clínica

Es importante establecer el tiempo y el mecanismo de la lesión, así como las manifestaciones iniciales en el lugar de los hechos. El médico debe preguntar si hubo pérdida del conocimiento, convulsiones, vómitos, cefalea y mareo.

Exploración física

Para buscar otras lesiones, el médico ha de realizar una exploración neurológica detallada, así como una exploración física completa. Los signos de hipertensión intracraneal son hipertensión, respiraciones anormales, irritabilidad, cambios visuales, papiledema, parálisis de los pares craneales y postura anormal. Es importante palpar la cabeza y el cuello en busca de hematomas, depresiones y dolor a la palpación. El hemotímpano y la rinorrea transparente son signos de fractura basilar del cráneo. Deben revisarse las pupilas en busca de asimetría, y para determinar el tamaño y la reacción a la luz, así como para registrar una calificación inicial de la *Glasgow Coma Scale* (v. tabla 23-2). Los hematomas cutáneos inexplicables y las hemorragias retinianas en la exploración del fondo de ojo son sugestivos de maltrato infantil.

Estudios de laboratorio

La necesidad de pruebas sanguíneas se basa en la gravedad de la lesión. Si la lesión parece ser menor y el niño está despierto y responde, y sus constantes vitales son normales, no es necesario realizar pruebas sanguíneas.

Las radiografías de cráneo pocas veces son de utilidad, porque no predicen la lesión intracraneal, y la mayoría de las fracturas de cráneo no requieren tratamiento. Entre las indicaciones para las radiografías de cráneo se encuentran una lesión penetrante o la sospecha de una fractura de cráneo deprimida.

La TC es el mejor método para buscar lesiones intracraneales. La TC está indicada en el caso de que se produzca una pérdida prolongada del conocimiento (más de 15 min), existan convulsiones, el examen neurológico o el estado mental sea anormal, o se observe una lesión relacionada significativa que requiera ser intervenida quirúrgicamente.

Diagnóstico diferencial

Por lo general, por la historia clínica y la exploración física resulta evidente que el niño presenta un traumatismo craneoencefálico. Sin embargo, el médico siempre debe considerar esta posibilidad en el diagnóstico diferencial si hay un cambio en el estado mental o una alteración en el nivel de consciencia. Los niños con traumatismo craneoencefálico significativo por maltrato infantil sólo presentan antecedentes de apnea, cianosis, alimentación deficiente o letargo.

- La **concusión** es el tipo más frecuente de lesión craneoencefálica; es una interrupción inmediata y temporal de la función neurológica normal. Los niños afectados a menudo presentan un período de confusión o pérdida del conocimiento y amnesia postraumática. Otros síntomas clínicos sugestivos de concusión son cefalea, mareo, zumbido de oídos, «ver estrellas», lenguaje incomprensible y mala coordinación.
- La **contusión cerebral** es un área de hemorragia focal en el cerebro. Esta lesión se presenta en el punto de impacto entre el cerebro y el cráneo o en la zona directamente opuesta al impacto (lesión de golpe y contragolpe). A menudo se asocia a concusión.
- El **hematoma epidural** es una colección de sangre justo fuera de la duramadre. Hay hemorragia arterial, por lo general por un desgarro de la arteria meníngea media. La presentación clásica es la concusión seguida de un «intervalo de lucidez» en el el niño aparenta estar bien y después se produce deterioro neurológico. Sin embargo, en muchos casos no hay intervalo de lucidez o período de pérdida del conocimiento.
- El **hematoma subdural** es una colección de sangre justo por debajo de la duramadre. Esto se presenta como resultado del desgarro de los senos de la duramadre o de las venas de unión. Los síntomas de presentación varían de hallazgos neurológicos inespecíficos hasta coma.

 Dato relevante: A diferencia del hematoma epidural, el mecanismo que provoca el subdural también suele originar una lesión cerebral subyacente. Esto explica la razón por la que los hematomas subdurales tienen un peor pronóstico que los epidurales.

Manejo

Al igual que con cualquier traumatismo, el manejo empieza con la estabilización de la columna cervical, de la vía respiratoria, de la respiración y de la circulación. Si hay respiraciones anormales, pérdida de los reflejos de protección de la vía respiratoria o signos de aumento de la presión intracraneal (calificación de la *Glasgow Coma Scale* de 8 o menor), entonces está justificada la intubación endotraqueal seguida de hiperventilación manual. Dado que la intubación endotraqueal es difícil y necesita una sedación y relajación muscular adecuadas, sólo puede ser realizada por personal calificado. Si hay hipovolemia, debe administrarse solución de Ringer lactato o solución salina isotónica en bolos de 20 ml/kg. Dado que la perfusión cerebral depende de la presión arterial media, es esencial restablecer el espacio intravascular. Una vez que se ha logrado euvolemia, puede empezar la restricción de líquidos para limitar el edema cerebral. Es necesario consultar de inmediato a un neurocirujano. La cabeza debe elevarse a 30° y colocarse sobre la línea media, de manera que no haya obstrucción del flujo venoso que proviene de la cabeza. Si hay aumento de la presión intracraneal, es necesario iniciar tratamiento intensivo (caps. 19 y 24).

En general, es útil clasificar a los niños en tres categorías en función de sus manifestaciones iniciales, de la calificación de la *Glasgow Coma Scale* y del mecanismo de lesión. Los niños con **lesiones de bajo riesgo** están asintomáticos y su exploración neurológica es normal. En estos casos, es suficiente el manejo en el domicilio con observación por parte de los padres. Los niños con **lesiones de riesgo moderado** tienen antecedentes de alteración de la consciencia, cefalea progresiva, vómitos persistentes, convulsiones, amnesia o lesiones relacionadas. Es necesario consultar a un neurocirujano y realizar una TC. La duración de la observación en el servicio de urgencias y la necesidad de hospitalización dependen de la resolución o de la progresión de los síntomas. Los niños con **lesiones de alto riesgo** presentan un nivel de consciencia deprimido, examen neurológico focal, signos de aumento de presión intracraneal o lesión penetrante. Es necesario iniciar el tratamiento de forma urgente y proceder a la valoración neuroquirúrgica. Los niños con hematomas epidurales y lesiones penetrantes suelen requerir una intervención quirúrgica inmediata. En los pacientes jóvenes con otras lesiones graves es preciso llevar a cabo la monitorización de la presión intracraneal.

Debe sospecharse que se ha producido maltrato ante lactantes que presentan hematomas subdurales o un lesión cerebral que no son compatibles con el grado de traumatismo sufrido (cap. 24). En el «síndrome del niño maltratado» las lesiones por desaceleración rápida provocan una rotura difusa de las materias gris y blanca, lo que da lugar a un edema cerebral difuso. Muchas veces se encuentran hemorragias retinianas en el fondo de ojo de estos niños. Desafortunadamente, el pronóstico para este tipo de lesiones es muy desfavorable.

TRAUMATISMO MENOR

Esta sección se concentra en la gestión de las laceraciones, abrasiones y heridas por punción, que representan aproximadamente el 35% de todas las lesiones observadas en un departamento de emergencias pediátricas. Estas lesiones son comunes en los meses de verano, cuando los niños pasan más tiempo dedicados a actividades al aire libre como ciclismo, béisbol y baloncesto. Como con otros tipos de lesiones, los niños están en alto riesgo debido a que a menudo carecen de la experiencia y la coordinación motora de los niños mayores. La mayoría de las laceraciones ocurren en la cara, la boca y el cuero cabelludo; la cabeza de los niños representa una gran parte de la superficie total del cuerpo y es, por lo tanto, fácilmente sujeta a una lesión.

Fisiopatología

Hay dos tipos de laceraciones —las que son provocadas por vidrio y las mordeduras de animales— que requieren una consideración especial, porque son más frecuentes en los niños que en los adultos. Las lesiones en las que está implicado el vidrio son responsables del 20% de las laceraciones. Dado que estas laceraciones son causadas por bordes muy afilados, las heridas tienden a ser profundas y muchas veces se asocian a heridas de nervios y tendones. Además, muchas de estas heridas contienen fragmentos de vidrio, que, si no se detectan, pueden provocar retraso de la cicatrización, cicatrización exagerada, neurapraxia y mayor riesgo de infección.

Las mordeduras de mamíferos son otra fuente común de lesiones en niños. Según algunos cálculos, las mordeduras de perro representan casi el 90% de las lesiones por mordeduras, las de gato, el 5%, y las de seres humanos, el 3%. Hay diferencias particulares en el tipo de lesiones provocadas por perros y gatos. Las **mordeduras de perro** son muy potentes, al generar 68-204 kg por pulgada al cuadrado de presión. Provocan laceraciones, avulsiones y lesiones por aplastamiento en el tejido blando. Aunque las mordeduras de gato son menos potentes, casi siempre originan una punción profunda, ya que los gatos tienen dientes muy afilados. Las heridas punzantes profundas se relacionan con un alto inóculo de bacterias en un espacio pequeño, lo que dificulta su irrigación y desbridamiento. Por tanto, el índice de infección es del 20-50% para las mordeduras de gato frente al 5% para las de perro. Los microorganismos responsables de la infección también varían según el tipo de mordedura. *Staphylococcus aureus* y los estreptococos son comunes en todas las mordeduras, pero las de perros y gatos a menudo portan *Pasteurella multocida,* y las de seres humanos, *Eikenella corrodens.*

Evaluación clínica y estudios de laboratorio

Historia clínica

La historia clínica debe incluir el lugar y el momento en el que se produjo la lesión y el mecanismo implicado. (En las heridas que tienen menos de 12 h de evolución, el cierre primario es adecuado y no aumenta el riesgo de infección.) El médico debe preguntar si hay fragmentos de vidrio (p. ej., en las caídas sobre una botella de vidrio roto). Para las mordeduras, es importante identificar al animal, de manera que se establezca el riesgo de **rabia.** Los antecedentes no patológicos deben incluir el estado de inmunización del niño y si es alérgico a antibióticos o a anestésicos locales.

Con una «lesión de puño cerrado» casi siempre es difícil recoger la historia clínica de forma correcta. Esta lesión muchas veces se produce cuando un adolescente golpea a alguien en la boca y sufre una pequeña laceración sobre la articulación metacarpofalángica. El adolescente quizá no quiera revelar que tuvo una pelea y en numerosas ocasiones no busca una atención inmediata. Esta lesión puede provocar que un inóculo elevado de bacterias orales virulentas entren en los planos aponeuróticos de la mano y se asocia a un alto riesgo de infección. Pasados 2-3 días, el paciente presenta una importante infección en la mano. De esta manera, la presencia de una laceración sobre la articulación metacarpofalángica en un adolescente debe hacer sospechar una lesión por puño cerrado.

Exploración física

Es importante documentar el tamaño de la herida, su profundidad y su localización mediante el uso de dibujos o diagramas, si es necesario; registrar si la base de la lesión es visible y si el vidrio u otro material extraño está presente en la herida. El médico debe revisar la sensibilidad, el suministro vascular y la función motora distal a la lesión, así como inspeccionar cuidadosamente e identificar cualquier lesión en nervios, músculos, tendones o vasos sanguíneos. Asimismo, es necesario realizar una exploración física completa en busca de otras laceraciones o traumatismos lejos de la zona de la lesión.

Estudios de laboratorio

A menos que haya una cantidad inusual de pérdida sanguínea o el antecedente de un trastorno hemorrágico, no son necesarias las pruebas sanguíneas. Está justificado solicitar una radiografía del área afectada para comprobar si existe una fractura relacionada o si la herida fue ocasionada por vidrio. En la actualidad, la mayoría de las piezas de vidrio son radiopacas, de manera que una radiografía podría mostrar un fragmento de vidrio retenido no identificable en la inspección visual de la herida.

Diagnóstico diferencial

Por lo general, el diagnóstico de una laceración es evidente, y el mecanismo y el agente causal pueden obtenerse con facilidad. Sin embargo, si la lesión no es compatible con la historia clínica o con la edad de desarrollo del niño, el médico debe sospechar la posibilidad de que se haya producido maltrato infantil.

Manejo

Es necesario limpiar todas las heridas de restos obvios y sangre coagulada por medio de lavado suave o sumergir la herida en solución salina. En las heridas con menos de 12 h de evolución y en las faciales producidas hace menos de 18 h, se permite el cierre primario. Es adecuado afeitar una pequeña cantidad de vello del área circundante, pero es importante dejar intactas las cejas. Se usa una solución diluida de povidona para limpiar el área alrededor (no dentro) de la herida. La infiltración de lidocaína al 1% suele facilitar anestesia local. El médico debe ser consciente de que la dosis máxima de lidocaína es 4 mg/kg. Para una mejor hemostasia, puede usarse una combinación de lidocaína con epinefrina, excepto cuando se suturen zonas terminales como los dedos, las orejas o la nariz.

 Dato relevante: En un esfuerzo por reducir el dolor, la ansiedad y el temor a las heridas, lo cual se relaciona con la reparación de las mismas, la anestesia tópica algunas veces sustituye a la inyección de lidocaína. Es eficaz una solución de lidocaína-epinefrina-tetracaína aplicada directamente en la herida con una gasa empapada de la solución durante 15-20 min.

La herida debe ser limpiada y lavada antes de proceder a su cierre. En general, la solución salina isotónica es el líquido de elección para realizar una irrigación segura y efectiva. Sin embargo, estudios recientes sugieren que el agua potable de grifo puede ser tan eficaz como la solución salina para irrigar la mayoría de las heridas. El médico debe extraer cualquier cuerpo extraño visible, retirar la piel necrótica y desbridar el tejido subcutáneo libre. Si es necesario, se explorarán y repararán las estructuras profundas. Las laceraciones profundas requieren suturas subcutáneas (absorbibles) para unir mejor la piel. El médico everte los bordes de la piel y los aproxima usando las suturas no absorbibles más pequeñas que harán el trabajo. Las grapas

TABLA 23-4
Heridas de alto riesgo de infección
Mordeduras de gato
Mordeduras de seres humanos
Heridas en las manos
Heridas punzantes
Heridas de más de 18 h de evolución
Heridas en un paciente inmunodeprimido

pueden aplicarse rápidamente y tienen un menor índice de reactividad en el tejido en comparación con las suturas, pero no permiten un cierre meticuloso. Son particularmente útiles para el cierre de heridas en áreas no estéticas (p. ej., cuero cabelludo, extremidades) o en los niños politraumatizados, cuando la velocidad de la reparación es esencial. El proceso terapéutico finaliza con la aplicación de una gasa estéril. Se debe realizar seguimiento para retirar las suturas no absorbibles.

Los **adhesivos para tejidos,** como los cianoacrilatos, que son similares al pegamento, se han convertido en un método popular para conseguir un cierre más rápido de las heridas y conllevan menor necesidad de sedación y anestesia local. El cierre de la herida implica la aproximación de sus bordes con los dedos o con fórceps y la aplicación del adhesivo encima del tejido; es indispensable mantenerlos juntos durante 30 s para permitir una completa polimerización del pegamento. No es necesario cubrir; el adhesivo se desprende en 7-10 días. Las laceraciones que se presentan en la frente o en el mentón de los niños son particularmente susceptibles a este tipo de reparación.

Es necesario lavar y enjuagar bien las abrasiones porque con frecuencia existen restos incrustados. Es preciso aplicar una capa delgada de ungüento de antibiótico y una cubierta estéril.

Las heridas de alto riesgo (tabla 23-4) requieren que se consulte a un cirujano plástico. Dado el alto riesgo de infección, debe evitarse el cierre primario, a menos que esté involucrada un área de importancia estética. Son necesarios los **antibióticos profilácticos** para las heridas que tienen más de 18 h de evolución, así como en la mayoría de las **mordeduras de animales y de seres humanos.** Sin embargo, es importante destacar que los **antibióticos no sustituyen la limpieza minuciosa de la herida y el desbridamiento adecuado.**

Se requiere elevar el área lesionada y, en ocasiones, es bueno aplicar una férula. La profilaxis contra el tétanos se basa en el estado de inmunización del niño. Para las mordeduras de animales, el departamento de salud local puede aconsejar acerca de la necesidad de profilaxis contra la rabia. En todos los niños, la regla es realizar un seguimiento estrecho.

ATENCIÓN DE LAS INTOXICACIONES Y CUERPOS EXTRAÑOS

Es frecuente encontrar exposición a tóxicos en los niños, tanto en los lactantes mayores que están explorando como en los adolescentes que experimentan. El manejo exitoso de las intoxicaciones requiere el conocimiento básico de los principios toxicológicos. La toxicología médica es el estudio de los efectos patológicos de sustancias exógenas en la fisiología humana y es fundamental para la práctica de la medicina terapéutica; tener un conocimiento sólido de sus principios es una ventaja para el médico especialista. Además, la búsqueda persistente de la historia del suceso, la exploración física meticulosa, unas cuantas claves diagnósticas y la curiosidad para investigar son herramientas indispensables para la valoración de un niño intoxicado.

Fisiopatología

Las intoxicaciones pediátricas se dividen en dos grandes grupos, los cuales requieren distintos métodos de tratamiento. La **intoxicación accidental** se presenta, la mayoría de las veces, en **niños pequeños** que se han descuidado por un momento. Por lo general, se ingieren sólo **agentes únicos** y en **cantidades insignificantes.** La habilidad del niño para comunicarse o la capacidad de deducción de los testigos adultos podría restringir los detalles del suceso; no obstante, en tales situaciones los pacientes no suelen intentar confundir a los examinadores.

En contraste, la **intoxicación intencional** se presenta en gran medida en **adolescentes y adultos.** Las sustancias tóxicas pueden usarse con fines recreativos o es posible que se consuman en sobredosis en un intenso de autoagresión. A menudo, están involucradas múltiples sustancias en **cantidades significativas.** En consecuencia, estos pacientes presentan un alto riesgo de desarrollar enfermedades graves. Por alguna de varias razones (p. ej., evitación de las consecuencias legales, temor a la reacción de los padres, importancia del intento de suicidio), es posible que los pacientes se muestren reacios a ofrecer información real acerca de la intoxicación. Por tanto, en el caso de una intoxicación intencional, el examinador debe tener cautela con las posibles inexactitudes de la historia del paciente.

La tarea de evaluar a pacientes intoxicados se simplifica si la toxina puede ser determinada con certeza. Sin embargo, quizá los pacientes no puedan o no quieran identificar el agente o agentes tóxicos, en especial en el caso de sobredosis intencional. En el último caso, se ponen a prueba las habilidades clínicas del médico. Son más confiables la exploración física y las medidas diagnósticas para obtener indicios importantes que ayuden a identificar la toxina o toxinas. En ausencia de información esencial, casi siempre es necesario prepararse para lo peor y dejar un período de observación.

 Dato relevante: Si las intoxicaciones son intencionales y se presentan en los adolescentes, pensar en el «peor escenario» debe ser la base del manejo inicial, y están justificadas las medidas diagnósticas estándar seleccionadas.

Evaluación clínica y estudios de laboratorio

Historia clínica

El objetivo principal cuando se recoge la historia clínica es confirmar que se ha presentado una intoxicación y determinar la posible gravedad de la misma. Entre las preguntas clave en la valoración de una intoxicación se encuentran las siguientes:

- ¿Cuál es el tóxico?
- ¿Cuándo o durante qué período se presentó la intoxicación?
- ¿Qué cantidad del tóxico se consumió?
- ¿Por qué vía se presentó la intoxicación?
- ¿La intoxicación fue accidental o intencional?

Una o más vías pueden provocar la intoxicación. Lo más frecuente es la absorción intestinal después de la ingestión. Otras vías para la absorción de toxinas son la inhalación, la inyección y la exposición local. En particular en los niños, es necesario conocer la dosis de la toxina por peso corporal para determinar la importancia de la ingestión.

En ocasiones, el paciente llega a solicitar atención médica cuando presenta signos y síntomas de una enfermedad sin una causa clara. Entre los factores compatibles con una causa toxicológica están el inicio agudo de la enfermedad, un antecedente de pica o de ingestión previa, o de estrés o depresión, intentos de sobredosificación previos, grupo de edad de alto riesgo (lactantes mayores, adolescentes) y una historia en la que el paciente aluda a que algo «no tiene sentido». Para los lactantes mayores que desarrollan síntomas que remedan una exposición toxicológica, es útil saber dónde pudo haber sucedido el hecho. Por ejemplo, las toxinas que se encuentran en un garaje son distintas a las que presentes en un baño. El conocimiento de los patrones de consumo de drogas ayuda en la valoración de un adolescente intoxicado. En el caso de una sobredosis desconocida, es necesario realizar un interrogatorio tenaz para identificar todos los medicamentos disponibles en el domicilio, incluidos los que pertenecen a otros miembros de la familia. Si se encuentran frascos semivacíos o sin etiqueta, es esencial identificar correctamente el producto. Son de ayuda las referencias, los farmacéuticos, los médicos y los centros de intoxicación regionales.

Por último, el manejo toxicológico de un paciente dado debe considerar los trastornos médicos previos y los activos del paciente, los medicamentos actuales y las alergias. Estos datos no sólo dan una visión del cuadro clínico actual, sino que también alertan al médico de posibles tratamientos contraindicados o interacciones farmacológicas.

Exploración física

La exploración física aporta datos cruciales para determinar la gravedad y la naturaleza de la intoxicación. Comienza con la valoración inicial de la estabilidad cardiorrespiratoria y de las constantes vitales, prosigue con una valoración rápida de la función neurológica y una exploración de la cabeza a los pies. De igual importancia es la observación continua y la evaluación repetida del paciente conforme se desarrolla el caso. La ausencia de hallazgos clínicos puede ser compatible con una ingestión no tóxica. Sin embargo, al principio de algunas ingestiones importantes, los niños también están asintomáticos. Innumerables toxinas pueden provocar síntomas inespecíficos, como somnolencia, vómito o malestar abdominal. Algunos grupos de síntomas podrían sugerir clases específicas de toxinas. La presencia de estos **«toxíndromes»** es particularmente útil en la evaluación de la intoxicación desconocida (tabla 23-5).

La depresión del nivel de consciencia es una clave de los principales depresores del SNC, como los alcoholes, los opiáceos, los barbitúricos y las benzodiacepinas. La depresión del SNC puede ser secundaria a hipoglucemia mediada por insulina o asfixia celular por monóxido de carbono. La depresión respiratoria es una complicación frecuente de la depresión grave del SNC. Las convulsiones pueden ser resultado de varios agentes simpaticomiméticos, como la teofilina, la cocaína y

TABLA 23-5
"Toxíndromes" comunes

Intoxicación anticolinérgica

    Caliente como Hades

    Ciego como un murciélago

    Rojo como un tomate

    Seco como un hueso

    Loco como un sombrerero

Intoxicación colinérgica (DUMBBELS)

    Diarrea

    Micción (*Urination*)

    Miosis

    Broncorrea

    Bradicardia

    Vómito (*Emesis*)

    Lagrimeo

    Salivación

Intoxicación por narcóticos

    Pupilas mióticas

    Coma

    Depresión respiratoria

Intoxicación simpaticomimética

    Taquicardia

    Hipertensión

    Midriasis

    Excitación

    Diaforesis

    Delirio, psicosis

    Convulsiones

las anfetaminas. Los antidepresivos, los antihistamínicos y la isoniazida son medicamentos terapéuticos que también pueden provocar convulsiones con sobredosis. El alcanfor y los pesticidas, que se encuentran con frecuencia en los hogares, son dos tóxicos epileptógenos.

La sobredosis de ciertas sustancias provoca signos y síntomas específicos (tabla 23-6). La **hipotensión** y la bradicardia se presentan con los agentes parasimpaticomiméticos, como pesticidas organofosforados, o con los agentes antihipertensivos simpaticolíticos, como los β-bloqueantes. La hipotensión con taquicardia se compaña de hipovolemia, la cual es resultado de vómitos graves, de la diarrea y de la redistribución al tercer espacio que se observa con muchos metales pesados y toxinas vegetales. Las **arritmias** se presentan después de la sobredosis de antidepresivos tricíclicos y medicamentos cardíacos, como digitálicos y la quinidina. En los niños que presentan hipertermia inexplicable, deben considerarse los medicamentos simpaticomiméticos, salicilatos y anticolinérgicos.

TABLA 23-6	
Principales signos y síntomas de algunos tóxicos comunes	
Agente	*Signos y síntomas*
Paracetamol	Insuficiencia hepática (tardío)
	Insuficiencia hepática (tardío)
Hierro	Vómitos, dolor abdominal
	Hipotensión
Salicilatos	Hiperpnea, vómito
	Acidosis metabólica
Salbutamol	Taquicardia, excitación
Difenhidramina	Letargo, taquicardia, convulsiones
«Superwarfarinas»	Sin síntomas (al principio)
	Hemorragia (tardío)
Etanol	Letargo, ataxia
	Hipoglucemia
Isoniazida	Convulsiones

Por último, los **olores** característicos pueden aportar datos del agente responsable de la intoxicación. La mayoría de las personas están familiarizadas con los olores del etanol y del alcanfor. El metilsalicilato huele a té de Canadá, y los pesticidas organofosforados, a ajo. Las **quemaduras** de la mucosa oral o de la piel son un hallazgo físico importante después de la ingestión de un compuesto cáustico.

Estudios de laboratorio

Las medidas diagnósticas seleccionadas dependen de la historia clínica, del cuadro clínico y de la intencionalidad. Para la mayoría de las intoxicaciones infantiles accidentales de un solo agente, como cloro, un medicamento para el resfriado o detergentes, la simple observación es suficiente si el niño está asintomático. Después de pequeñas ingestiones de paracetamol, salicilatos o etanol, no se requieren las concentraciones farmacológicas si la cantidad ingerida no alcanza las dosis tóxicas y la historia es dudosa. Por razones desconocidas, el etanol se asocia a hipoglucemia en los niños pequeños. Por tanto, es bueno ofrecer algo dulce mientras se comprueba si el niño ha ingerido etanol. Si la cantidad ingerida no puede calcularse con una certidumbre razonable, hay síntomas, la cantidad consumida es alta o hay dudas acerca de la veracidad de la historia, están indicadas las medidas diagnósticas y terapéuticas.

La sobredosis intencional requiere un método totalmente distinto. Es esencial un umbral muy bajo para el diagnóstico y la descontaminación a pesar de una aparente trivialidad de la intoxicación. En todos los adolescentes o en las ingestiones intencionales en las que la historia es dudosa, éstan indican de manera sistemática las pruebas para las drogas disponibles frecuentemente, como el paracetamol, y un ECG.

Las concentraciones sanguíneas pueden o no correlacionarse con la toxicidad clínica. Para varios agentes que se ingieren con frecuencia (p. ej., salicilatos, paracetamol, etanol, teofilina), las concentraciones sanguíneas se determinan rápido en la mayoría de los laboratorios clínicos, aportan información útil acerca del pronóstico y guían las intervenciones terapéuticas. Para otras drogas, la mera presencia cuantitativa en la sangre o en la orina tiene importantes implicaciones para la disposición del paciente. Por ejemplo, el hallazgo de cocaína u opiáceos en un niño pequeño debe propiciar la investigación por parte de protección infantil.

> **Dato relevante:** Es imposible detectar todos los agentes, y los perfiles de drogas específicas varían de un laboratorio a otro. El cribado toxicológico sólo debe usarse como un complemento para la sospecha clínica acerca de una droga o drogas específicas, y el médico debe estar familiarizado con las incluidas en un cribado determinado.

Las valoraciones sistemáticas podrían ayudar a evaluar una intoxicación desconocida. Tanto la hipoglucemia como las alteraciones electrolíticas podrían ser el resultado y contribuir a los síndromes tóxicos. La inmediata determinación de

TABLA 23-7

Compuestos radiopacos

Compuestos clorados (hidrato de cloral, tetracloruro de carbono, *p*-diclorobenceno)

Metales pesados (hierro, mercurio, plomo)

Yodo

Fenotiazinas

Preparaciones de liberación lenta (analgésicos de capa entérica)

Rellenos (paquetes llenos de cocaína o de heroína)

la glucemia está justificada en niños muy letárgicos o comatosos. De igual forma, el estudio terapéutico de naloxona en un niño obnubilado puede diagnosticar intoxicación por opiáceos al producir una excitación abrupta. Es importante tener precaución con la naloxona en pacientes que son consumidores habituales conocidos de opiáceos porque la administración súbita del antagonista podría precipitar manifestaciones de abstinencia. En el caso de las toxinas de las que se sabe que provocan hemorragia, coagulopatía, hepatotoxicidad, daño renal, rabdomiólisis o insuficiencia respiratoria, el uso selectivo de la biometría hepática, el tiempo de protrombina (TP), el tiempo de tromboplastina parcial (TTP), la química sanguínea y la gasometría arterial están indicados tanto para determinar los valores basales como para vigilar la evolución de la enfermedad.

Las radiografías tienen una utilidad selectiva en las intoxicaciones. Además de demostrar neumonitis o edema pulmonar, las radiografías pueden ser útiles para establecer el diagnóstico de ingestión de ciertas drogas que son radiopacas en cantidades suficientemente altas. La regla mnemotécnica «COMPRYF» puede usarse para recordar los compuestos radiopacos (tabla 23-7). La ausencia de radiopacidades inexplicables en la radiografía de abdomen no descarta la ingestión de estas sustancias.

La presencia de una acidosis metabólica con brecha aniónica elevada (sodio – [cloruro + bicarbonato]) mayor de 12-16 mEq/l sugiere varias toxinas. La regla mnemotécnica «MATCHESAPU» puede emplearse para recordar las sustancias que provocan acidosis metabólica (tabla 23-8). De manera similar, una brecha osmolar elevada (intervalo: -5 a +15 mOsm) calculada con la ecuación

$$2(\text{sodio}) + \frac{\text{glucosa}}{18} + \frac{\text{nitrógeno ureico sanguíneo}}{2,8}$$

puede estar relacionada con los alcoholes tóxicos o los diuréticos. Sin embargo, una elevación inespecífica de la brecha osmolar se observa en muchos otros casos (p. ej., hepatopatía, septicemia).

TABLA 23-8

Sustancias que provocan acidosis con brecha aniónica

Alcoholes

Tolueno

Metanol

Uremia

Cetoacidosis diabética u otras cetoacidosis (alcoholismo, inanición)

Hierro o isoniazida

Etilenglicol

Salicilatos o estricnina

Acidosis láctica

Paraldehído o fenformina

Valoración y diagnóstico diferencial

Después de la valoración inicial, el médico debe valorar la naturaleza y la gravedad de la intoxicación.

- Dadas la identidad y la cantidad de la toxina involucrada, ¿se ha presentado una intoxicación con consecuencias clínicas?
- ¿El paciente está enfermo ahora o es probable que lo esté?
- ¿Hay procesos patológicos no toxicológicos que podrían estar sucediendo en lugar de la intoxicación o de forma concomitante (p. ej., causas traumáticas e infecciosas, las cuales siempre deben ser consideradas en la valoración de un niño alterado o febril?
- Para reducir al mínimo la morbilidad que podría resultar de la intoxicación, ¿cómo y cuándo debe intervenir el médico?

Manejo

La prioridad es prestar atención a los procesos que ponen en riesgo la vida. La secuencia básica de soporte vital de la vía aérea (A), de la respiración (B) y de la circulación (C) es central en el manejo exitoso de las urgencias toxicológicas (v. tabla 23-1).

Después de la estabilización, la piedra angular en el manejo toxicológico es la descontaminación. El objetivo de la misma es reducir al mínimo la absorción sistémica de la toxina. Para la exposición por piel y mucosas, esto consiste en el lavado de las superficies contaminadas. En el caso de intoxicación por inhalación, lo indicado es eliminar la fuente de vapores tóxicos al aire fresco y administrar oxígeno humidificado. Para las toxinas ingeridas, la descontaminación intestinal consiste en uno o más de los siguientes pasos: el vaciamiento gástrico por vómito o lavado, la administración de un agente adsorbente, como carbón activado, y la adición de un catártico.

En el caso del vaciamiento gástrico, el médico debe considerar la seguridad del procedimiento y la probabilidad de eliminar las cantidades clínicamente relevantes de toxina. En general, tanto el vómito como el lavado gástrico pueden predisponer a una aspiración si se realizan en pacientes letárgicos, comatosos o convulsivos. La ingestión de agentes corrosivos e hidrocarburos son contraindicaciones, ya que ambos procedimientos pueden exacerbar el daño de la mucosa intestinal, aumentar el riesgo de perforación y provocar aspiración. El vómito con jarabe de ipecacuana en el domicilio ya no se recomienda, dado que pocas veces se considera un sustituto adecuado de la atención médica. A pesar de que el lavado gástrico es el método de elección de vaciamiento gástrico en el hospital, sus riesgos significativos limitan su uso en casos muy selectos.

 Dato relevante: La mayoría de los toxicólogos aceptan que el lavado gástrico todavía tiene un lugar en el tratamiento de las ingestiones masivas potencialmente mortales para las cuales los tratamientos alternativos son insuficientes (p. ej., calcioantagonistas de liberación sostenida). Si se procede al lavado gástrico en una persona obnubilada, deben anticiparse las medidas para garantizar una vía aérea más segura (p. ej., intubación endotraqueal).

El **carbón activado** absorbe con avidez una gran variedad de toxinas y puede administrarse con seguridad en la mayoría de los pacientes. Sin embargo, no adsorbe los metales pesados, hidrocarburos y alcoholes. Entre los posibles efectos adversos del carbón se encuentran: *1)* aspiración, en particular cuando se administran por la fuerza a sujetos obnubilados, y *2)* condensación de carbón en el intestino con el potencial de provocar perforación en el paciente que presenta íleo.

Con los **catárticos** se intenta disminuir la absorción al acelerar el tránsito intestinal. En dosis repetidas, pueden provocar deshidratación y desequilibrio electrolítico. Es preferible irrigar todo el intestino con una solución isoosmótica como el polietilenglicol para aumentar la eliminación de las tabletas o partículas que podrían haber pasado más allá del estómago, en especial las que no fueron adsorbidas por el carbón. La descontaminación intestinal es más eficaz cuando se realiza al principio, antes de que se produzca una absorción importante.

Varias medidas pueden acelerar la eliminación posterior a la absorción de una sustancia. Algunos ejemplos son la hemodiálisis, la hemoperfusión con carbón, la diuresis ionizada y múltiples dosis de carbón activado. Para que la diálisis sea útil, la toxina debe ser lo suficiente pequeña como para que pueda atravesar la membrana de diálisis, tener un volumen de distribución bajo (p. ej., limitado en gran medida al espacio intravascular) y tener un bajo grado de unión a proteínas. El litio y el metanol son ejemplos de tales compuestos. La diuresis ionizada funciona para ácidos débiles como los salicilatos al atrapar la forma cargada del medicamento en la orina alcalina y así aumentar su eliminación renal. Es adecuado dar múltiples dosis de carbón para aumentar la eliminación de medicamentos como la teofilina por medio de su absorción, la cual se vuelve a difundir en el intestino o al interrumpir el ciclo enterohepático de otros medicamentos (p. ej., carbamazepina).

TABLA 23-9

Algunas toxinas y sus antídotos

Toxina	Antídoto y mecanismo de acción
Paracetamol	N-acetilcisteína, evita la formación del metabolito activo
Warfarina	Vitamina K, actúa como cofactor para la síntesis de factores de la coagulación
Organofosfatos	Atropina, actúa como antagonista muscarínico Pralidoxima, reactiva a la colinesterasa
Digoxina	Anticuerpos específicos para digoxina, afectan la inmunoneutralización
Plomo	Dimercaprol, afecta la quelación
Metanol	Etanol, inhibe competitivamente a la alcohol deshidrogenasa
Nitritos	Azul de metileno, ayuda a reducir la metahemoglobina

---

Existe una red nacional de centros de información toxicológica disponible las 24 h del día para los médicos que atienden intoxicaciones específicas. Hay varias fuentes disponibles: **POSINDEX,** una base de datos computarizada de toxinas medicinales, industriales y ambientales que se actualiza con regularidad; una biblioteca de textos de referencia toxicológica y un equipo de toxicólogos. Además, los centros también pueden dar números telefónicos para expertos en otras áreas como la botánica o la herpetología locales. Ellos pueden ayudar a predecir los síntomas que se podrían presentar con una toxina dada y son fundamentales para dirigir al médico hacia el curso más seguro del tratamiento.

La ingestión de cuerpos extraños a menudo se incluye en las exposiciones sobre intoxicaciones infantiles, aunque no necesariamente constituye un problema toxicológico. La mayoría de los cuerpos extraños ingeridos pasan a través del intestino sin que sean absorbidos y, en consecuencia, no provocan una enfermedad sistémica. En ocasiones, el tamaño o la forma del objeto ingerido provoca que se atore en el intestino. Si se atrapa en la parte inferior del esófago, debe retirarse por vía endoscópica para evitar la posibilidad de regurgitación y aspiración en la vía respiratoria. Una vez que ha pasado el esfínter esofágico inferior, los objetos redondos, como las monedas, en pocas ocasiones provocan problemas. Los objetos más grandes pueden dan lugar a obstrucción y es preciso retirarlos por vía quirúrgica. Las pilas planas pocas veces se fragmentan en el intestino, por lo que no suele ser necesario retirarlas. No obstante, en los pacientes que ingieren este tipo de pilas está justificada una observación cuidadosa en busca de signos que indiquen que el contenido cáustico se ha fugado, lo que provoca ulceración de la mucosa intestinal y dolor abdominal. Aunque es posible que haya una elevación de las concentraciones de mercurio en sangre y orina después de la fragmentación de las pilas planas de mercurio, no ha habido informes de toxicidad sistémica por mercurio. En contraste, la absorción súbita del contenido de una bolsa de cocaína rota tiene consecuencias casi uniformemente letales.

Varios antídotos protegen o revierten la toxicidad de agentes específicos por varios mecanismos (tabla 23-9). El antagonismo de los opiáceos ejercido por la naloxona es bien conocido.

Después de la estabilización y del tratamiento de los pacientes intoxicados, una meticulosa atención de soporte es de vital importancia para la recuperación. La monitorización de las constantes vitales y los exámenes seriados, el soporte respiratorio vigoroso, el mantenimiento de la homeostasis hidroelectrolítica, y el manejo de las complicaciones infecciosas son cruciales al principio del curso de una intoxicación grave. En todo el período de tratamiento es importante tener presentes las posibles interacciones farmacológicas, tanto de las toxinas ingeridas como de los medicamentos administrados con fines terapéuticos.

ATENCIÓN DE LAS QUEMADURAS EN CONSULTA O EN EL SERVICIO DE URGENCIAS

Las quemaduras son una causa frecuente de lesiones en niños. Cada año, más de 200 000 niños reciben tratamiento por lesiones por quemaduras. Además, con frecuencia hay una importante morbilidad y mortalidad. La mayor incidencia de quemaduras se da en los lactantes mayores y preescolares (1-5 años de edad), y las lesiones suelen presentarse como resultado de quemaduras por líquidos calientes. Aunque las quemaduras por incendios domésticos son menos frecuentes, representan casi la mitad de todas las muertes relacionadas con estas lesiones. Esta elevada mortalidad quizá esté relacionada con la inhalación de humo.

Fisiopatología

La lesión térmica directa provoca la muerte celular al momento de la quemadura. Después se produce la liberación inmediata de mediadores locales, en especial histamina, la cual provoca un aumento temporal en la permeabilidad vascular. Después de un intervalo corto, la liberación de sustancias vasoactivas adicionales como la serotonina y las prostaglandinas aumenta todavía más la permeabilidad. En conjunto, estos factores provocan un importante edema tisular, lo que acentúa el daño isquémico de las células lesionadas.

La gravedad de la lesión tisular directa está relacionado con la temperatura de la sustancia causante y con la duración del contacto.

 Dato relevante: Dado que la lesión isquémica puede extenderse de tres a siete veces más profundamente que el nivel de la lesión directa, la profundidad final de la quemadura puede retrasarse durante 4-5 días.

Por lo general, la gravedad se calcula por la profundidad de la herida. Las quemaduras de primer grado, como las provocadas por el sol, afectan sólo a la epidermis. En estas quemaduras rojas y dolorosas no se forman ampollas y se resuelven sin cicatrización en 3-5 días. El grosos de las quemaduras de segundo grado es parcial y afectan a toda la epidermis y a grados variables de la dermis. Las quemaduras superficiales de segundo grado (que afectan a la mitad superior de la dermis) suelen ser rojas o moteadas con ampollas, hinchazón y dolor intenso. Se resuelven en 1-2 semanas sin cicatriz. Las quemaduras profundas de segundo grado tienen una apariencia moteada con interrupción de la epidermis y su superficie es húmeda o exuda. Dependiendo de la cantidad de destrucción neuronal, estas quemaduras son dolorosas o no. Se resuelven lentamente y a menudo dejan cicatriz. El grosor de las quemaduras de tercer grado es total y afectan a todas las capas de la piel y al tejido subcutáneo. Hay interrupción de la piel, que tiene una apariencia blanca o correosa. La superficie de la quemadura suele estar seca e indolora porque las terminaciones nerviosas están destruidas. A este nivel no hay una barrera funcional ante la infección bacteriana. La curación es prolongada y podría ser necesario un injerto cutáneo. Las quemaduras de cuarto grado se extienden desde la piel a través del tejido subcutáneo y la aponeurosis hasta el hueso. La necrosis tisular, el edema y la coagulopatía son extensos y provocan toxicidad sistémica. Estas quemaduras casi siempre requieren injertos cutáneos.

Evaluación clínica y estudios de laboratorio

Historia clínica

El proceso de recogida de la historia clínica debe incluir aprender más acerca de las circunstancias que provocaron la quemadura. Es esencial determinar si el mecanismo de la lesión (p. ej., explosión, lanzamiento de un vehículo, incendio doméstico) podría haber provocado lesiones internas o fracturas. Es importante determinar las circunstancias de la lesión, la naturaleza del agente involucrado y la duración de la exposición. Las quemaduras rápidas por llamas o las provocadas por agua hirviendo suelen dar lugar a quemaduras de segundo grado, mientras que las causadas por incendios, explosiones, grasa o aceite caliente a menudo son de tercer grado. Está justificado preguntar acerca de la naturaleza y la duración de la inhalación de humo y del fuego. La exposición a combustión de productos que contienen carbono, como la madera (con los incendios domésticos), metano (con los calentadores tapados) o gasolina (con el escape del automóvil tapado), deben hacer pensar en la intoxicación por monóxido de carbono. Cualquier conflicto entre las circunstancias de la lesión y la gravedad o apariencia de la quemadura, así como el grado de supervisión deben llevar al médico a sospechar maltrato infantil o una negligencia. Es importante determinar el estado de inmunización del niño contra el tétanos; podría ser necesario administrar un refuerzo.

Exploración física

Es adecuado considerar la exploración física en términos del ABC de las quemaduras.

- **Vía aérea:** signos de obstrucción de la vía respiratoria superior (estridor), que pueden presentarse como resultado de una lesión térmica en la faringe y, en ocasiones, son evidentes los signos clínicos que podrían indicar la presencia de lesión por inhalación (tabla 23-10).
- **Respiración:** los signos de dificultad respiratoria (retracciones, sibilancias, taquipnea, cianosis) podrían ser resultado de una lesión pulmonar por inhalación directa o de efectos de la inhalación de humo y la producción de monóxido de carbono. Además, las quemaduras significativas en la pared torácica, en especial si son circunferenciales, podrían impedir el movimiento del tórax y provocar hipoxia.
- **Circulación:** el aumento de la permeabilidad vascular y la formación de edema alrededor del tejido lesionado pueden provocar una importante pérdida de líquidos. Esto podría agravarse por lesiones internas relacionadas. La valoración de la circulación incluye la exploración de la frecuencia del pulso, del llenado capilar, del color de la piel, de la temperatura, de la cualidad de los pulsos periféricos y del estado mental.

TABLA 23-10
Signos clínicos asociados a lesión por inhalación
Quemadura del vello nasal
Depósitos de carbón en la orofaringe
Edema orofaríngeo
Quemaduras de la cara
Esputo carbonoso
Alteración del estado mental

- **Profundidad:** el cálculo de la profundidad (grado) de la quemadura se basa en la apariencia clínica, como se describió anteriormente (v. «Fisiopatología»).
- **Extensión:** para estimar la extensión total de las quemaduras se utiliza la «regla de los 9» (v. tabla 23-11) o el sistema que indica que una superficie de la mano del niño representa el 1% de la superficie corporal. Es importante destacar cualquier quemadura circunferencial del tórax y las extremidades.
- **Fracturas:** esto incluye la identificación de fracturas y de lesiones internas.
- **Globos oculares:** en presencia de quemaduras faciales, es necesario inspeccionar los ojos en busca de quemaduras, abrasiones y materiales extraños.

Estudios de laboratorio

En el caso de quemaduras menores, no está indicado realizar estudios de laboratorio. Si ha habido exposición a humo o a otros gases combustibles, es adecuado solicitar una gasometría y una oximetría para determinar las concentraciones de carboxihemoglobina. Si hay quemaduras mayores (más del 10-15% de quemaduras de segundo grado) o lesiones relacionadas, deben realizarse pruebas sanguíneas basales (hemograma, electrólitos, TP, TTP, tipo sanguíneo y pruebas cruzadas) y un análisis de orina general (en busca de hemoglobina y mioglobina). En niños con dificultad respiratoria, lesiones por inhalación o quemaduras significativas de la pared torácica, está justificado llevar a cabo una gasometría arterial.

Diagnóstico diferencial

Las quemaduras suelen ser aparentes a partir de la historia clínica y de la exploración física. Merecen atención especial dos tipos de quemaduras: las químicas y las eléctricas. Por lo general, las primeras tienen una exposición prolongada y penetran profundamente en las capas dérmicas. Las eléctricas suelen ser muy graves, a pesar de su apariencia menor inicial, porque la corriente eléctrica puede destruir músculos y vasos sanguíneos en la profundidad del sitio de contacto. Los pacientes afectados pueden desarrollar isquemia cardíaca o arritmia (si la corriente pasa a través del corazón), así como complicaciones por la rotura muscular (mioglobinemia).

El médico debe ser consciente de las quemaduras que son características del maltrato infantil: quemaduras en estampado o circulares pequeñas (por la plancha, un encendedor o cigarrillos), quemaduras bien demarcadas en las extremidades o nalgas (por inmersión intencional en agua hirviendo) u otras quemaduras que no sean compatibles con la historia.

TABLA 23-11		
Regla de los 9 para calcular la extensión de las quemaduras		
	Niño (%)	*Adolescente (%)*
Cabeza	18	9
Cada brazo	9	9
Tronco	18	18
Espalda	18	18
Cada pierna	14	18

Manejo

Debe procederse al manejo en función de la valoración del «ABC» (v. tabla 23-1). Si hay signos de daño de la vía respiratoria (p. ej., estridor) o relacionados con el desarrollo de obstrucción de la vía respiratoria superior después de una lesión por inhalación (tabla 23-10), debe llevarse a cabo la intubación endotraqueal para asegurar la vía respiratoria. La laringoscopia directa con un endoscopio flexible, realizada por un médico de urgencias experto o un otorrinolaringólogo, puede ayudar a valorar el grado de edema faríngeo. Es importante suministrar oxígeno al 100% a todos los pacientes con sospecha de inhalación de humo o signos de dificultad respiratoria. Los agonistas β2 nebulizados (salbutamol) están indicados si hay signos de broncoespasmo (p. ej., sibilancias). Para los niños con alteraciones cardiovasculares o con más del 10% de quemaduras de segundo grado, es adecuado dar reanimación con líquidos intravenosos con solución salina isotónica o de Ringer lactato. Se produce una importante pérdida de líquidos en la zona de la quemadura. En la cantidad de líquidos intravenosos que se necesitan están incluidos los requeridos para el mantenimiento más los adicionales para compensar la pérdida a través del tejido quemado (2-3 ml/kg de peso corporal y porcentaje de superficie corporal quemada). Se debe administrar la mitad del déficit de líquido calculado en las primeras 8 h. Es adecuado colocar una sonda de Foley para vigilar el gasto urinario, así como instalar una sonda nasogástrica para descomprimir el estómago. Las quemaduras circunferenciales de las extremidades pueden provocar alteraciones vasculares y síndrome compartimental. Las quemaduras significativas del tórax provocan alteración respiratoria. En ocasiones, estos tipos de quemaduras hacen necesario intervenir quirúrgicamente de inmediato mediante una escarotomía. En este procedimiento, se realiza una incisión en toda la longitud de la escara para permitir que los bordes cutáneos se separen y alivien la tensión.

Una vez que el niño se ha estabilizado, el médico debe centrarse en el cuidado de la herida. Las quemaduras pueden ser extremadamente dolorosas; por tanto, es esencial dar sedación y analgesia inmediatas. A diferencia de los adultos, que pueden expresar su dolor con quejas, el llanto del niño a menudo no se aprecia como un signo de dolor y, en consecuencia, esto puede llevar a un retraso en la administración de analgésicos. Por ello, una vez que se ha asegurado el ABC, los niños deben recibir sedación. El método de sedación depende de la experiencia del médico y de los protocolos del servicio de urgencias. Generalmente, es eficaz una dosis de morfina (0,1 mg/kg intravenosa, intramuscular o subcutánea) y tiene la ventaja de que su efecto se revierte rápidamente con naloxona, si así se requiere.

Al principio pueden usarse gasas empapadas de solución salina a temperatura ambiente para cubrir las áreas quemadas. No debe aplicarse hielo o cubiertas frías, debido al riesgo de desarrollar hipotermia. En el caso de que existan quemaduras significativas, habrá de notificarse al servicio de quemados del hospital (cirujano plástico o general). Para cubrir las quemaduras, se retiran las gasas de solución salina y se limpia suavemente con solución salina usando una técnica aséptica. Es adecuado retirar el tejido desvitalizado, pero deben dejarse intactas las ampollas (las cuales aportan por sí mismas una cobertura estéril). Está justificado aplicar agentes antimicrobianos tópicos a todas las quemaduras de segundo y tercer grado. Se puede aplicar una capa delgada de sulfadiazina de plata en las quemaduras, pero en áreas de importancia estética como la cara, dado que la plata puede dejar una cicatriz hiperpigmentada, es de elección la bacitracina. Recientemente, los estudios sugieren que los productos con hidrofibra de carboximetilcelulosa proveen una curación más rápida, por lo que constituyen una alternativa rentable para la sulfadiazina de plata. Se usa una capa simple de gasa de malla fina seguida de dos o tres capas de gasa absorbente para dar una cobertura cerrada. Si es necesario, se puede aplicar un refuerzo para el tétanos. Ciertos tipos de quemaduras requieren hospitalización (tabla 23-12). El uso de oxígeno hiperbárico para el manejo de las quemaduras y de la intoxicación por monóxido de carbono es controvertido.

TABLA 23-12
Quemaduras que requieren hospitalización
Quemaduras de segundo grado sobre >10% de ASC
Quemaduras de tercer grado sobre >2% de ASC
Importante inhalación de humo
Lesiones relacionadas (p. ej., fracturas, traumatismo craneoencefálico)
Quemaduras perineales
Quemaduras de segundo grado que afectan a la cara, a los oídos, a las manos o a los pies
Quemaduras de segundo grado que son circunferenciales o que atraviesan una articulación
Quemaduras eléctricas
Quemaduras químicas profundas
Sospecha de maltrato infantil

ASC, área de superficie corporal.

LECTURAS RECOMENDADAS

Avner JR, Baker MD: Dog bites in urban children. *Pediatrics* 88:55–57, 1991.

Avner JR, Baker MD: Lacerations involving glass: The role of routine x-rays. *Am J Dis Child* 146:600–602, 1992.

Borse N, Sleet DA: CDC Childhood Injury Report: Patterns of unintentional injuries among 0- to 19-year olds in the United States, 2000-2006. *Fam Community Health* 32:189, 2009.

Caruso DM, Foster KN, Blome-Eberwein SA, et al: Randomized clinical study of Hydrofiber dressing with silver or silver sulfadiazine in the management of partial-thickness burns. *J Burn Care Res* 27:298–309, 2006.

Fernandez R, Griffiths R, Ussia C: Water for wound cleansing. *Cochrane Database Syst Rev* CD003861, 2002.

Flomenbaum NE, Goldfrank LR, Hoffman RS, et al (eds): *Toxicologic Emergencies*, 8th ed. New York: McGraw Hill, 2006.

Gausche-Hill M: Pediatric disaster preparedness: Are we really prepared? *J Trauma* 67:S73–S76, 2009.

Greene S, Harris C, Singer J: Gastrointestinal decontamination of the poisoned patient. *Pediatr Emerg Care* 24:176–186, 2008.

Hansbrough JF: Pediatric burns. *Pediatr Rev* 20(4):117–123, 1999.

Haydel MJ, Preston CA, Mills TJ, et al: Indications for computed tomography in patients with minor head injury. *N Engl J Med* 343:100–105, 2000.

Iverson GL, Gaetz M, Lovell MR, et al: Relation between subjective fogginess and neuropsychological testing following concussion. *J Int Neuropsychol Soc* 10:904–906, 2004.

Maron BJ, Gohman TE, Kyle SB, et al: Clinical profile and spectrum of commotio cordis. *JAMA* 287:1142–1146, 2002.

Marx JA (ed): *Rosen's Emergency Medicine: Concepts and Clinical Practice*, 7th ed. Philadelphia, PA: Mosby/Elsevier, 2006.

McCrory P, Johnston K, Meeuwisse W, et al: Summary and agreement statement of the 2nd International Conference on Concussion in Sport, Prague 2004. *Br J Sports Med* 39:196–204, 2005.

Muangman P, Chuntrasakul C, Silthram S, et al: Comparison of efficacy of 1% silver sulfadiazine and Acticoat for treatment of partial-thickness burn wounds. *J Med Assoc Thai* 89:953–958, 2006.

Pond SM, Lewis-Driver DJ, Williams GM, et al: Gastric emptying in acute overdose: A prospective randomized controlled trial. *Med J Aust* 163:345–349, 1995.

Quinn J, Wells G, Sutcliffe T, et al: Tissue adhesive versus suture wound repair at 1 year: Randomized clinical trial correlating early, 3-month, and 1-year cosmetic outcome. *Ann Emerg Med* 32:645–649, 1998.

Resh K, Schilling C, Borchert BD, et al: Topical anesthesia for pediatric lacerations: A randomized trial of lidocaine-epinephrine-tetracaine solution vs. gel. *Ann Emerg Med* 32:693–697, 1998.

Schutzman SA, Barnes P, Duhaime A, et al: Evaluation and management of children younger than two years old with apparently minor head trauma: Proposed guidelines. *Pediatrics* 107:983–993, 2001.

Sheridan R. Outpatient burn care in the emergency department. *Pediatr Emerg Care* 21:449–456; quiz 57–59, 2005.

Soudack M, Epelman M, Maor R, et al: Experience with focused abdominal sonography for trauma (FAST) in 313 pediatric patients. *J Clin Ultrasound* 32:53–61, 2004.

Tas F, Ceran C, Atalar MH, et al: The efficacy of ultrasonography in hemodynamically stable children with blunt abdominal trauma: A prospective comparison with computed tomography. *Eur J Radiol* 51:91–96, 2004.

Vickery D: The use of the spinal board after the pre-hospital phase of trauma management. *Emerg Med J* 18:51–54, 2001.

24

Cuidados intensivos pediátricos

Lorry R. Frankel y Saraswati Kache

El paso por la unidad de cuidados intensivos pediátricos (UCIP) es demasiado breve para permitir una compresión completa de los esquemas terapéuticos utilizados en la unidad. Sin embargo, los estudiantes deben aprender a reconocer a un niño con enfermedad crítica y las entidades que hacen preciso el ingreso en la unidad de cuidados intensivos (UCI). Entre las causas frecuentes que requieren ingreso en la UCIP se encuentran fallo orgánico, traumatismo, infecciones graves y manejo postoperatorio después de procedimientos quirúrgicos importantes. El final común en todos estos procesos patológicos muchas veces se conoce como el síndrome de respuesta inflamatoria sistémica (SRIS). Un daño inicial —traumatismo, infección, cirugía, etc.— desencadena la cascada de mediadores inflamatorios del paciente. El papel del intensivista es doble al atender a estos niños críticamente enfermos. En primer lugar, los múltiples parámetros fisiológicos anormales en el paciente críticamente enfermo deben ser descartados en el contexto del paciente como un todo; esto es, un sistema orgánico no debe ser tratado con el posible daño de otro órgano. Una expresión que se utiliza con frecuencia en el manejo de estos pacientes es «no perder el bosque a través de los árboles». En segundo lugar, el intensivista a menudo puede sólo dar atención de soporte al paciente conforme los procesos patológicos subyacentes siguen su curso natural. Por tanto, los estudiantes de Medicina deben centrarse en tratar al paciente en su totalidad y no sólo en normalizar valores anormales individuales, así como entender que la atención de soporte se puede dar para varias formas de fallo orgánica.

La UCIP funciona en dos formas: *1)* principalmente, para dar soporte a niños críticamente enfermos y darles tiempo para su curación, y *2)* proporcionar un entorno seguro y eficiente para que el equipo multidisciplinario trabaje con los niños y sus familias. El promedio del índice de mortalidad en la UCIP es cercano al 2% y la mayoría de los niños que requieren ser ingresados en la UCIP sobreviven. En ocasiones, la estancia en la UCIP es prolongada y, en pocos casos, los niños sucumben a su enfermedad. Los pediatras deben ser conscientes de la dinámica psicosocial que se presenta entre niños, padres, familia y equipos de profesionales de atención a la salud. Una parte importante de la atención de estos niños es una adecuada y frecuente comunicación, así como ofrecer la información de una forma honesta y abierta con los padres y cuidadores de un niño críticamente enfermo.

En la mayoría de las UCIP académicas activas, la «mezcla» de pacientes se divide normalmente entre enfermos quirúrgicos y no quirúrgicos. La mayoría ingresa de forma urgente y el 20-30% de ellos lo hacen por medio del servicio de ambulancias de cuidados intensivos. El resto de los ingresos corresponden a pacientes programados de cirugía que requieren manejo intensivo después de la cirugía por inestabilidad o la necesidad de vigilancia y cuidados de enfermería de alto nivel que no están disponibles en las unidades de atención general. En ocasiones, estos niños requieren ventilación mecánica, monitorización intravascular invasiva y atención frecuente por parte de enfermería y del equipo médico.

ORGANIZACIÓN DE LAS UNIDADES DE CUIDADOS INTENSIVOS PEDIÁTRICOS

Por lo general, las UCIP están dirigidas por un médico certificado en medicina de cuidados intensivos pediátricos, y el equipo de médicos está capacitado de manera adecuada en esta área médica. Otros especialistas (anestesiólogos, cardiólogos, neumólogos, cirujanos cardiovasculares, y cirujanos) también pueden brindar atención en esta unidad. El comité de atención intensiva del hospital ayuda a formular las políticas para la UCIP (p. ej., criterios de ingreso y alta para la UCIP) y un **programa de garantía de calidad.** Los criterios de ingreso y alta deben especificar y definir con claridad qué pacientes ingresarán en la UCIP o, si está disponible, en una unidad de cuidados intermedios (tabla 24-1).

El programa de garantía de calidad ofrece la oportunidad de examinar los patrones de práctica clínica y su influencia en los resultados del paciente. Un ejemplo del proyecto de garantía de calidad podría incluir encuestas de criterios de extubación, índices de infecciones del torrente sanguíneo relacionadas con el catéter (CABSI, del inglés *catheter-associated blood stream infections*), índices de reintubación para extubaciones fallidas y evidencia de lesión de la vía respiratoria después de las

---

TABLA 24-1

Criterios de ingreso y alta en las unidades de cuidados intensivos pediátricos

UCIP

Criterios de admisión

Pacientes con monitorización invasiva (p. ej., líneas arteriales, líneas de presión venosa central, líneas arteriales pulmonares, dispositivos de monitorización de la presión intracraneal)

- Evidencia de alteración o insuficiencia respiratoria

- Afectación cardiovascular, incluidos shock e hipotensión (una crisis hipertensiva puede manejarse en la UCI)

- Deterioro neurológico agudo, incluidos estado epiléptico, coma o evidencia de aumento de presión intracraneal

- Insuficiencia renal que requiere diálisis

- Trastornos hemorrágicos que requieren transfusiones masivas

Criterios de alta

Cuando se cumplen los siguientes criterios de alta, el médico de atención en la UCIP acordará la transferencia del paciente a un lugar adecuado dentro del hospital o a un hospital de referencia. Se notificará el alta de la UCIP al médico de atención primaria. El alta de la UCIP puede ser cuando el proceso patológico del paciente se revierta por sí mismo hasta el punto en el que:

- Ya no requiera monitorización invasiva

- Ya no requiera protección de la vía respiratoria (reflejos de tos y náusea intactos)
  - Ya no requiera soporte respiratorio mecánico

- Esté hemodinámicamente estable
  - Tenga un estado neurológico estable

UCIIP

Criterios de admisión

- Los pacientes que no requieren apoyo respiratorio por insuficiencia respiratoria aguda pero sí monitorización continua de las constantes vitales, gasometría no invasiva (p. ej., saturaciones de O_2, PO_2 transcutáneo y PCO_2), incluidos los pacientes que requieren apoyo ventilatorio crónico con traqueostomías o soporte mecánico no invasivo (p. ej., PPBiVR)

- Pacientes que **empiezan** a presentar insuficiencia cardiovascular y requieren monitorización continua de las constantes vitales y monitorización no invasiva

- Pacientes con una vía respiratoria permeable que requieren observación en busca de deterioro neurológico agudo (p. ej., algunos sujetos con traumatismo craneoencefálico)

- Pacientes que tienen fallo mutiorgánico que requieren cuidados de enfermería no disponibles en otras partes del hospital (p. ej., insuficiencia renal aguda, cetoacidosis diabética, víctimas de traumatismos)

Criterios de alta

- Pacientes que ya no requieren un nivel de atención de enfermería especializado como el que existe en la UCIIP

- Pacientes cuyo proceso patológico ha revertido por sí mismo hasta el punto en el que se pueden manejar en otras partes del hospital

---

PPBiVR, presión positiva bifásica de la vía respiratoria; *UCI*, unidad de cuidados intensivos; *UCIP*, unidad de cuidados intensivos pediátricos; *UCIIP*, unidad de cuidados intensivos intermedios pediátricos.

intubaciones realizadas con diferentes técnicas. Otro aspecto de garantía de calidad, en especial en la era de la atención médica dirigida, es la sobreutilización de camas en la UCIP.

TÉCNICAS DE MONITORIZACIÓN DE LACTANTES Y NIÑOS CRÍTICAMENTE ENFERMOS

La mayoría de los pacientes de la UCIP requieren cierto tipo de soporte respiratorio y muchos también soporte cardiovascular. En todos los sujetos ingresados en la UCIP se realiza una monitorización continua no invasiva y en muchos también se procederá de forma invasiva (tabla 24-2). Los valores normales de la frecuencia cardíaca, presión arterial y frecuencia respiratoria varían según la edad del paciente. Por tanto, deben usarse los criterios específicos para la edad para programar las alarmas del monitor.

La pulsioximetría ha mejorado en gran medida la atención del paciente y a menudo se considera la quinta constante vital (temperatura, frecuencia respiratoria, frecuencia cardíaca, presión arterial y saturación de oxígeno [SaO_2]) en la UCI. Una pulsioximetría consta de una fuente de luz y un fotodetector que debe aplicarse a una porción que esté lo suficientemente cerca del cuerpo como para que la luz atraviese un lecho capilar. La luz es emitida desde la fuente de luz y se absorbe por las múltiples sustancias que se encuentran en el camino antes de que sea detectada por el fotodetector en el otro lado. El cambio en la absorbencia de luz entre la sangre oxigenada y la desoxigenada, y durante la sístole y la diástole ayuda a determinar la SaO_2 del paciente. Su exactitud depende, en cierta medida, de la perfusión tisular; por tanto, su utilidad puede estar limitada en pacientes con una significativa vasoconstricción y baja perfusión. La monitorización transcutánea de la presión de oxígeno (PO_2) o del dióxido de carbono (PCO_2) tiene un uso limitado en la UCIP.

La espectroscopia cercana al infrarrojo (NIRS, del inglés *near-infrared spectroscopy*) es un monitor no invasivo nuevo que permite la medición de la saturación venosa mixta de los tejidos locales. Esta tecnología se está evaluando en cirugía cardíaca y algunos pacientes de la UCIP. Los datos recogidos hasta la fecha sugieren que la monitorización de la NIRS del sistema nervioso central (SNC) en relación con la NIRS esplácnica puede probar más efectividad.

La **capnografía** mide la concentración del CO_2 espiratorio en el gas exhalado y se usa con mayor frecuencia en los pacientes intubados. La mayor concentración de CO_2 muestreada en el circuito del respirador representa la concentración del CO_2 alveolar, la cual debe ser muy cercana a la concentración arterial ($PaCO_2$). En pacientes con neumopatía aguda en los que hay derivación intrapulmonar, la lectura del CO_2 espiratorio quizá no sea exacta. Además, ni la pulsioximetría ni los dispositivos de CO_2 espiratorio pueden aportar datos acerca del pH arterial, lo cual es una parte muy importante de la valoración del paciente. Por tanto, estas modalidades no invasivas suelen complementarse con la **gasometría arterial** en pacientes críticamente enfermos. Otras técnicas de monitorización no invasivas utilizadas en la UCIP se presentan en el tabla 24-2.

La monitorización invasiva se usa con frecuencia en pacientes que están en shock o que necesitan infusiones de agentes vasoactivos. Se usa un acceso venoso central para la administración de medicamentos vasoactivos, así como para la determinación de la **presión venosa central** (PVC), la cual refleja la presión de la aurícula derecha, esto es, la precarga al hemicardio derecho (es decir, llenado de la aurícula derecha). Los **catéteres de termodilución de la arteria pulmonar** (Swan-Ganz) se usan en niños con mucho menos frecuencia que en los adultos y pueden medir la PVC, la presión capilar pulmonar en cuña (la cual refleja las presiones de llenado de la aurícula izquierda y del ventrículo izquierdo), el gasto cardíaco y la SaO_2 venoso mixta. Estos datos permiten calcular la resistencia vascular sistémica y pulmonar, el consumo de oxígeno y las fracciones de derivación intrapulmonar.

Los **dispositivos de monitorización de la presión intracraneal (PIC)** ayudan en el manejo de los trastornos intracraneales que se encuentran con frecuencia en las lesiones graves de la cabeza, en las infecciones graves del SNC, o en el síndrome de Reye (v. «Cuidados intensivos neurológicos»). El dispositivo de monitorización específico que se utilizará depende de las indicaciones clínicas, de la familiaridad del neurocirujano con los distintos tipos de dispositivos y de la localización en el cráneo, donde se puede insertar con más seguridad. El monitor se puede colocar en la parte superior de la duramadre (dispositivo epidural), bajo la misma (dispositivo subdural) o directamente en el sistema ventricular (monitor intraventricular). Los dispositivos intraventriculares tienen la ventaja adicional de ser útiles para la eliminación terapéutica de líquido cefalorraquídeo (LCR). Cada uno de estos dispositivos puede asociarse a varias complicaciones, como infección, hemorragia, lesión del tejido cerebral y fallo del monitor. Cuantos más invasivos sean los dispositivos (p. ej., monitores subdurales e intraventriculares), mayor será el riesgo de infección, por lo que casi siempre se retiran después de 5-7 días.

ASPECTOS BÁSICOS DE LA VENTILACIÓN ASISTIDA

La ventilación mecánica se usa en niños con causas pulmonares y no pulmonares de **insuficiencia respiratoria**. Entre las enfermedades pulmonares que provocan la necesidad de ventilación mecánica se encuentran obstrucción de la vía respiratoria, neumonías graves que provocan insuficiencia respiratoria (aumento de $PaCO_2$ y acidosis respiratoria), acumulación de cantidades significativas de líquido en el espacio pleural, lesiones en la pared torácica que producen una caja torácica inestable y procesos patológicos obstructivos, como bronquiolitis o asma. Las indicaciones no pulmonares para apoyo ventilatorio son enfermedades del SNC que producen esfuerzo respiratorio ineficaz (p. ej., respiración de Cheyne-Stokes) o ausencia del

TABLA 24-2

Dispositivos de monitorización en la unidad de cuidados intensivos pediátricos (UCIP)

Dispositivo de monitorización	Zona	Parámetros que se miden	Limitaciones/ preocupaciones de la monitorización
Monitorización no invasiva			
Cardiorrespiratorio	Derivaciones torácicas	Frecuencia cardíaca, ritmo, frecuencia respiratoria	Sólo aporta registros en las derivaciones I, II, III y no un ECG completo de 12 derivaciones; puede ser difícil reconocer las arritmias
Transcutáneo	Tórax	$PaCO_2$	Los electrodos superficiales que calientan la piel a 43 °C pueden causar lesiones térmicas; debe cambiarse cada 3-4 h; útil sólo en recién nacidos
Pulsioximetría	Dedos/puente nasal/ orejas	Valores continuos de la saturación de O_2	Muy útil en pacientes con buena perfusión
Capnografía	Final de la sonda endotraqueal	Análisis de CO_2 de una respiración a otra en el CO_2 espiratorio de pacientes intubados	Se requiere una imagen gráfica para determinar la meseta espiratoria
Presión arterial	Manguito en el brazo	Un «dinamap» puede tomar la presión arterial cada 1-5 min	El tamaño inadecuado del manguito puede medir hipotensión o hipertensión falsas
NIRS	Frente/costado	Saturación venosa mixta de tejidos locales	No refleja la saturación venosa mixta real, puede ser más efectivo como comparación entre la circulación del SNC y la esplácnica
EEG	Superficie del cuero cabelludo	Monitorización continua de la actividad eléctrica craneal	Requiere que un técnico especializado lo coloque
Monitorización invasiva			
Arterial	Pedia dorsal, radial, tibial posterior, axilar, femoral	Monitorización continua de la presión arterial; capaz de tomar muestras frecuentes para gasometría y otros estudios de laboratorio	Experiencia en la colocación y monitorización; podría requerir una técnica con incisión; un coágulo en la punta del catéter podría alterar la perfusión distal en el vaso canulado

(continúa)

TABLA 24-2			
Dispositivos de monitorización en la unidad de cuidados intensivos pediátricos (UCIP) (continuación)			
Acceso venoso central	Femoral, subclavia, yugular externa/interna	Monitorización de la presión venosa central útil en estados de shock y para la administración de agentes vasoactivos	Requiere experiencia en su colocación, en especial en lactantes menores; catéter con varios calibres que permite la administración de múltiples soluciones simultáneamente
Arteria pulmonar (catéter «Swan-Ganz»)	Colocado a través de la vaina en la vena yugular interna, femoral o subclavia	Gasto cardíaco, presión capilar pulmonar en cuña, resistencia vascular sistémica y pulmonar Indicaciones: cualquier forma de shock en el que las mediciones de CO, RVS, RVP pueden ayudar a dirigir la terapia	Se usa con menos frecuencia en niños; útil en la dosificación de la terapia; complicaciones: arritmias, émbolos/infarto pulmonar
Monitorización de la presión intracraneal	Pernos subdurales: dispositivos de fibra óptica epidurales; catéter intraventricular	Presión intracraneal cuando hay patología del SNC asociada a edema cerebral importante; indicado en pacientes traumatizados con Glasgow Coma Scale ≤8	Por lo general, el neurocirujano inserta el dispositivo; requiere experiencia en la monitorización; los catéter intraventriculares también pueden usarse para intervención terapéutica si se requiere drenar LCR

EEG, electroencefalograma; *LCR*, líquido cefalorraquídeo; *NIRS*, espectroscopia cercana al infrarrojo; *SNC*, sistema nervioso central; *PPFE*, presión positiva al final de la espiración; *RVP*, resistencia vascular pulmonar; *RVS*, resistencia vascular sistémica.

mismo (apnea), insuficiencia cardíaca grave, con desarrollo de edema pulmonar y fallo multiorgánico, como el observado en la septicemia, en la hemorragia gastrointestinal masiva, en las masas intraabdominales o en la ascitis, que producen presión sobre el diafragma y provocan disminución del volumen pulmonar y traumatismos graves.

Las indicaciones fisiológicas usuales para la ventilación mecánica son uno o más de las siguientes: **hipoxia** (es decir, PaO_2 menor de 60 mm Hg o SaO_2 menor del 90% en una fracción inspiratoria de oxígeno en el aire inspirado [FiO_2] mayor de 0.5-0.6), **hipercapnia** (es decir, $PaCO_2$ mayor de 55-60 mm Hg) o **acidosis respiratoria** (pH menor de 7.25).

Una vez que se ha decidido comenzar la ventilación mecánica, debe tenerse preparado el equipo y los medicamentos adecuados para la edad y el peso del paciente. Entre los complementos necesarios están el oxígeno (en bombonas o por medio de un sistema central), mascarillas faciales del tamaño adecuado, bolsas de ventilación, laringoscopios (hojas de varios tamaños de 00 para recién nacidos a 3 para niños mayores, y pueden ser rectas o curvas) y sondas endotraqueales (2.5-8 mm de diámetro). El tamaño de la sonda seleccionada depende de la edad y del proceso patológico subyacente (p. ej., los pacientes con laringotraqueobronquitis requieren una sonda más pequeña).

> 📖 **Dato relevante:** Una fórmula útil para determinar el tamaño de las sondas endotraqueales es:
> Tamaño de la sonda = (edad [en años] + 16) ÷ 4

Antes de la intubación deben calcularse las dosis adecuadas del medicamento. Si el niño tiene apnea o está en coma y carece casi por completo de los mecanismos de protección de las vías respiratorias, puede colocarse una sonda endotraqueal de emergencia con poca ayuda. Sin embargo, es más frecuente que los pacientes estén alerta; por tanto, se usan medicamentos para sedar y relajar al niño de manera que la intubación traqueal se realice con seguridad y eficientemente. Entre los agentes que se usan con más frecuencia se encuentran los narcóticos (morfina o fentanilo), las benzodiacepinas (diazepam o midazolam) y relajantes musculares (ya sea un agente despolarizante como la succinilcolina o uno no despolarizante como el vecuronio). Otros medicamentos que pueden emplearse son barbitúricos de acción corta (tiopental) y anestésicos disociativos como la ketamina. La combinación específica de medicamentos utilizados variará dependiendo del proceso patológico subyacente que requiere intubación, por ejemplo traumatismo craneoencefálico frente a un estado asmático.

Durante la intubación, debe monitorizarse la frecuencia cardíaca y SaO_2 de los pacientes, y estos deben recibir la mayor concentración de oxígeno posible. Colocarlos en decúbito dorsal con cierta extensión del cuello y elevación del mentón facilita la inserción de la hoja del laringoscopio y de la sonda endotraqueal (fig. 24-1). Una vez que se ha insertado la sonda, la exactitud de la colocación se determina por la auscultación de ambos campos pulmonares, la evidencia de condensación de gas en la sonda, el cambio de color del Pedi-Cap que detecta CO_2 y una radiografía de tórax. La elección de intubación nasotraqueal frente a oral depende de la preferencia del médico y del proceso patológico subyacente. Aunque implican más dificultades desde el punto de vista técnico, las sondas nasales ofrecen más estabilidad y mejor tolerancia. Entre las complicaciones de las sondas endotraqueales están la lesión de la glotis y del área subglótica, la intubación del bronquio principal derecho, neumonías y las intubaciones esofágicas.

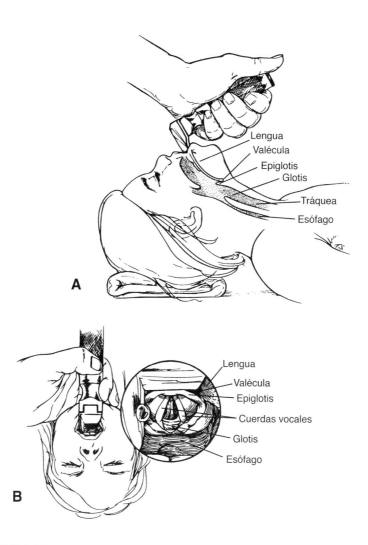

FIGURA 24-1. **(A)** Posición de la cabeza para laringoscopia directa. Obsérvese que el laringoscopio se sostiene con la mano izquierda. La sonda endotraqueal se introduce con la mano derecha. **(B)** Visualización del área glótica en el momento de la intubación.

Una vez intubado, el paciente debe ser conectado a un ventilador. Conviene memorizar la siguiente fórmula sencilla para calcular la distensibilidad, porque brinda las bases para comprender las interacciones pulmonares y del ventilador:

$$\text{Distensibilidad} = \text{Volumen/Presión}$$

Al seguir algunos parámetros sencillos del ventilador, esta ecuación permite al médico controlar la progresión del paciente y su recuperación del proceso patológico primario. Algunos términos importantes acerca de la ventilación convencional se presentan en el tabla 24-3.

Las variantes de la ventilación puede clasificarse de varias formas. Un método es valorar la cantidad de soporte que el ventilador está brindando al paciente.

- Control asistido (CA): esta variante brinda el máximo soporte al paciente. Cada respiración, ya sea mecánica o espontánea, es soportada por completo. Cada respiración tiene la misma presión inspiratoria máxima (PIM) o volumen corriente (Vt) y tiempo inspiratorio (It). En esta variante es innecesaria la presión de soporte.
- Ventilación obligatoria intermitente sincronizada (SIMV, del inglés *synchronized intermittent mandatory ventilation*): Esta variante puede brindar cantidades mínimas a moderadas de soporte ventilatorio. Las respiraciones del aparato, según está determinado por la frecuencia respiratoria establecida, son respiraciones con soporte completo. Estas respiraciones del aparato liberan la PIM o el Vt y el It establecidos. Todas las respiraciones espontáneas por encima de la frecuencia establecida por el respirador sólo reciben el soporte de presión establecido. Conforme se retira la frecuencia establecida por el respirador, el paciente es forzado a realizar la mayor parte del esfuerzo respiratorio. El paciente debe tolerar una frecuencia mínima sin desarrollar dificultad respiratoria; en ese momento está listo para la extubación.
- Presión continua positiva de la vía aérea (CPAP, del inglés *continuous positive airway pressure*): en esta variante no se dan respiraciones por el aparato; sólo se establece la CPAP o la presión positiva al final de la espiración (PPFE, del inglés *positive end-expiratory pressure*) y presión de soporte. Obsérvese que la cantidad de soporte brindado se determina por el nivel al cual está establecida la presión de soporte. Con una presión de soporte mínima, esta variante aporta la mínima cantidad de soporte y el paciente es forzado a realizar todo el esfuerzo respiratorio. Esta es la variante ideal para probar si hay un manejo respiratorio adecuado, en particular en pacientes con alteración del estado neurológico, ya sea por un trastorno subyacente o por sedación exagerada.

TABLA 24-3

Términos comunes en la ventilación mecánica

Abreviatura	Término	Definición
PIM	Presión inspiratoria máxima	Punto de máxima presión sobre la vía respiratoria
PPFE	Presión positiva al final de la espiración	Presión mantenida en la vía respiratoria al final de la exhalación
P	Presión delta	Diferencia entre PIM y PPFE
Vc	Volumen corriente	Volumen de gas que entra al pulmón del paciente durante la inspiración
T_I	Tiempo inspiratorio	Duración de la inspiración
T_E	Tiempo espiratorio	Duración de la espiración
PMA	Presión media de la vía aérea	Promedio de la presión de la vía aérea en todo el ciclo respiratorio
F	Frecuencia	Frecuencia respiratoria como está establecida en el respirador
PS	Presión de soporte	Cantidad de presión inspiratoria sobre la PPFE establecida que es soportada con cada respiración espontánea; brinda una forma de asistencia para el paciente
VAF	Ventilación de alta frecuencia	Forma inusual de ventilación mecánica que usa volúmenes corrientes muy bajos y frecuencias muy rápidas

El segundo método para clasificar las variantes de la ventilación es por el mecanismo por el cual el respirador en realidad brinda soporte al paciente.

- Variante de presión: en esta variante, el operador establece la PIM y la máquina determina el volumen liberado al paciente en función de la distensibilidad pulmonar del paciente. Conforme mejora este parámetro, aumenta el Vt liberado por el respirador en cada respiración; por el contrario, conforme empeora la distensibilidad, el Vt liberado disminuye. Esta variante puede usarse en CA o en SIMV. La mayor ventaja de esta variante de presión es que aporta mayor soporte ventilatorio al usar un patrón de flujo en desaceleración y, para pulmones rígidos no distensibles, esta es la variante de elección de la ventilación. La desventaja es que no se garantiza la ventilación por minuto.
- Variante de volumen: el operador establece el Vt y el ventilador determina la presión requerida en función de la distensibilidad pulmonar. Conforme esta mejora, disminuye la PIM requerida para liberar el Vt establecido; por el contrario, conforme la distensibilidad empeora, la PIM requerida aumenta. La modalidad de volumen puede usarse en CA o en SIMV. La ventaja de la modalidad de volumen es que se garantiza el volumen por minuto. Las desventajas son que no puede emplearse en un paciente con una fuga alta alrededor de la sonda endotraqueal y que no es óptima para pulmones con poca distensibilidad.

Por último, la intubación traqueal y el soporte mecánico pueden relacionarse con muchas complicaciones, al igual que todos los procedimientos. Entre las complicaciones de la vía respiratoria por la ventilación mecánica se encuentran la lesión directa de la vía respiratoria y el desarrollo de estenosis subglótica. La principal complicación pulmonar de la ventilación mecánica consiste en la lesión pulmonar inducida por el respirador, en la que los principales responsables son el volutraumatismo, barotraumatismo y la toxicidad por el oxígeno. El volutraumatismo se presenta por la abertura y cierre repetitivos de los alvéolos, en particular con la exposición a Vt altos o mayores de 10 ml/kg, lo que provoca fuerza de cizallamiento y desencadena más inflamación. La lesión alveolar por la exposición a presiones excesivas, esto es, PIM mayor de 35 cm H_2O, se define como barotraumatismo (fig. 24-2). Al final, la exposición constante a concentraciones altas de oxígeno, FiO_2 mayor del 60%, puede provocar toxicidad por oxígeno debido a la producción de radicales libres.

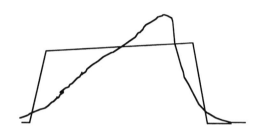

FIGURA 24-2. Comparación gráfica de los trazos de la ventilación controlada por el volumen (onda picuda) frente a la ventilación controlada por el tiempo (onda cuadrada). En este ejemplo, al paciente se le administró el mismo volumen corriente con ambas técnicas. Sin embargo, esto se logra con una menor presión en la vía respiratoria utilizando la técnica de control por el tiempo, limitada por la presión, lo cual permite reducir la lesión de la vía respiratoria por barotraumatismo.

ENFERMEDADES PULMONARES QUE REQUIEREN CUIDADOS INTENSIVOS PEDIÁTRICOS

La insuficiencia respiratoria inminente debe reconocerse y estabilizarse adecuadamente. No hacerlo somete a los niños a períodos prolongados de hipoxemia y acidosis. Tales trastornos pueden provocar daño neurológico o la muerte. Las principales patologías respiratorias que provocan el ingreso en la UCIP pueden clasificarse según varios criterios: las zonas anatómicas específicas que resultan afectadas; los grupos de edad específicos que están en riesgo; los síntomas específicos (p. ej., estridor, sibilancias, taquipnea o disnea) que producen, o las causas específicas. Comprender las relaciones anatómicas en las vías respiratorias de niños y la manera en la que se distinguen de las de los adultos lleva a un reconocimiento de la manera en la que predisponen a los niños a una variedad única de las enfermedades de las vías respiratorias.

OBSTRUCCIÓN DE LA VÍA RESPIRATORIA SUPERIOR

Fisiopatología

La **obstrucción de la vía respiratoria** puede ser un episodio que ponga en riesgo la vida, en especial porque personas que no estén familiarizadas con los niños pueden pasar por alto la gravedad de la situación. Los trastornos de la vía respiratoria superior son mucho más comunes en los niños porque los factores estructurales hacen a estos pacientes más vulnerables a agentes infecciosos, alérgenos, aspiración de cuerpos extraños (pequeños objetos, como cacahuates, palomitas de maíz y uvas), toxinas y lesiones traumáticas (tabla 24-4).

Desde el punto de vista anatómico y fisiológico, el mecanismo respiratorio del paciente pediátrico es distinto al del adulto. Conforme el niño crece, la vía respiratoria aumenta de tamaño y se mueve en un sentido caudal a medida que la columna cervical se alarga. Toda la vía respiratoria tiene una integridad cartilaginosa con desarrollo incompleto, lo que permite más laxitud

TABLA 24-4

Causas frecuentes de obstrucción de la vía respiratoria

Infecciones

Laringotraqueobronquitis viral

Epiglotitis

Supraglotitis

Traqueítis

Absceso faríngeo/periamigdalino

Hipertrofia grave de las amígdalas o adenoides

Congénita

Membranas

Parálisis de cuerdas vocales

Traqueomalacia o laringomalacia

Estenosis subglótica

Anomalías vasculares (hemangiomas, anillos vasculares)

Adquiridas (no infecciones)

Traumatismos, ya sean externos o internos (p. ej., estenosis subglótica)

Aspiración de cuerpos extraños

Trastornos del SNC

Traumatismo craneoencefálico

Infecciones del SNC

Estado epiléptico

Trastornos neuromusculares

Disfunción inducida por medicamentos (p. ej., narcóticos, anestésicos, tranquilizantes)

SNC, sistema nervioso central.

en toda su extensión. Esta laxitud puede provocar un mayor colapso de la vía respiratoria, esto es, malacia, durante períodos de depresión del SNC como sucede después de la anestesia. Otra diferencia importante es que el punto más estrecho de la vía respiratoria en los adultos está en las cuerdas vocales, mientras que en los niños se encuentra debajo del espacio subglótico. Un aspecto importante del estrechamiento de la vía respiratoria en los niños es que la resistencia aumenta significativamente. La fórmula para la resistencia es:

$$R = 8\,(l\,/\,r^4)$$

donde R es resistencia, l, es longitud, y r, radio.

Por tanto, conforme la vía respiratoria se estrecha por la inflamación, la resistencia aumenta de forma importante y el radio efectivo es inversamente proporcional al radio a la cuarta potencia. Por tanto, un grado pequeño de edema subglótico, como sucede en la laringotraqueobronquitis o en la intubación, aumentará en gran medida el esfuerzo respiratorio para un lactante. El síntoma de presentación más frecuente en un niño con obstrucción de la vía respiratoria es el **estridor,** y se puede acompañar de alteraciones en la frecuencia y en el esfuerzo respiratorio.

Diagnóstico diferencial

Las variantes de obstrucción de la vía respiratoria que se encuentran con mayor frecuencia son las causadas por infecciones. Los síndromes de laringismo agudo pueden ser causados por virus o bacterias. Por lo general, la laringotraqueobronquitis (también conocida como *croup*) es causada por agentes virales como parainfluenza, influenza o virus sincitial respiratorio (VSR). Infecciones bacterianas pueden provocar **supraglotitis** (*Haemophilus influenzae,* aunque en la actualidad es poco frecuente por la vacunación sistemática infantil) o **traqueítis bacteriana** *(Staphylococcus aureus).* También se ha descrito un síndrome de **supraglotitis** aguda y se asocia a enfermedades virales. Los síndromes de laringotraqueobronquitis viral suelen autolimitarse y requieren ingresos de muy corta duración en la UCIP. Sin embargo, los niños con supraglotitis o traqueítis pueden requerir instrumentación de la vía respiratoria para sobrellevar la obstrucción. Otras causas importantes de obstrucción de la vía respiratoria son hipertrofia amigdalina o adenoidea grave, amigdalitis aguda o abscesos retrofaríngeos.

La **aspiración de cuerpos extraños** es otra causa principal de obstrucción de la vía respiratoria en niños, en especial en lactantes mayores. Otras causas frecuentes de obstrucción son anomalías congénitas de la vía respiratoria, defectos congénitos del árbol traqueobronquial, anormalidades vasculares que producen compresión extrínseca de la tráquea o los bronquios (anillos vasculares) y problemas adquiridos, como neoplasias. Algunas veces, estos trastornos producen sólo síntomas leves hasta que se presenta una infección de la vía respiratoria superior, momento en el que se origina una obstrucción grave.

Manejo en la unidad de cuidados intensivos pediátricos

En los niños que presentan obstrucción aguda de la vía respiratoria deben monitorizarse de forma continua la frecuencia cardíaca y la SaO_2. Deben mantenerse en una posición cómoda: si están estables y no hay insuficiencia respiratoria, pueden permanecer en el regazo de sus padres. Debe notificarse a un anestesiólogo y a un cirujano pediatra o a un otorrinolaringólogo, y debe haber cerca un equipo para acceso urgente de la vía respiratoria. Puede administrarse oxígeno o epinefrina racémica, y debe revisarse con frecuencia al paciente en busca de signos de mejoría o de descompensación progresiva. En pacientes que progresan a insuficiencia respiratoria, es preferible la estabilización de una forma controlada en lugar de una situación de urgencia descontrolada.

Se recoge una historia clínica cuidadosa y, si los antecedentes son adecuados para la aspiración de un cuerpo extraño (p. ej., lactante o preescolar que come cacahuates y después tose), el diagnóstico y el procedimiento terapéutico de elección será la broncoscopia rígida. Esto se realiza casi siempre bajo anestesia general en el quirófano. Sin embargo, si los antecedentes no son tan claros como para determinar la aspiración de un cuerpo extraño o si los síntomas son inusuales, quizá el médico prefiera examinar la vía aérea fuera del quirófano. La **broncoscopia flexible con fibra óptica** es ideal para este fin y puede ayudar a identificar anomalías congénitas de la vía respiratoria, como **hemangioma, estenosis subglótica** (ya sea adquirida o congénita), **traqueomalacia** o **laringomalacia,** o puede demostrar una masa pulsátil resultado de un **anillo vascular** que produce compresión extrínseca de la vía respiratoria.

Una radiografía lateral del cuello ayuda a identificar una epiglotis inflamada; no obstante, es importante reducir al mínimo los procedimientos diagnósticos (p. ej., toma de sangre para gasometría arterial, inyecciones intravenosas, radiografías) hasta que la vía respiratoria del paciente esté segura. Un médico con experiencia debe hacer una exploración cuidadosa, de manera que la obstrucción no empeore. En un niño con sospecha de **supraglotitis**, un intento por visualizar la obstrucción por laringoscopia directa puede provocar una obstrucción aguda total de la vía aérea. Por lo general, estos pacientes son trasladados al quirófano con un cirujano pediatra o un otorrinolaringólogo y un anestesiólogo, en caso de que no puedan ser intubados y se requiera proceder a una traqueostomía. Una vez que son intubados, los pacientes son trasladados a la UCIP. Otros problemas que deben atenderse son la necesidad de sedación y la posibilidad de enfermedad pulmonar asociada (p. ej., neumonía o edema pulmonar) o una enfermedad sistémica que pudiera acompañar a una infección. El capítulo 10 presenta más detalles de los hallazgos clínicos y de laboratorio en niños con laringotraqueobronquitis y supraglotitis.

En el momento en que muchos nuños con obstrucción de la vía respiratoria llegan a la UCIP, normalmente ya se ha establecido un diagnóstico y se ha asegurado la vía respiratoria. Estos niños suelen beneficiarse de la ventilación con presión positiva por la enfermedad pulmonar asociada. Los sujetos con supraglotitis, por lo general, son intubados durante menos tiempo (1-3 días). Los que presentan laringotraqueobronquitis y traqueítis necesitan 5-8 días de soporte de la vía aérea. Las infecciones bacterianas hacen preciso administrar antibióticos dirigidos contra patógenos específicos. El uso de esteroides para el tratamiento de los síndromes de laringismo sigue siendo controvertido. Una vez que los pacientes son extubados, la epinefrina racémica es eficaz para reducir el edema de la vía aérea, que a menudo está presente en el período de extubación.

En los niños con **absceso periamigdalino** o **retrofaríngeo,** se requiere drenaje quirúrgico, además del manejo farmacológico intensivo con antibióticos. Algunos centros colocan una sonda endotraqueal profiláctica para mantener la vía respiratoria y prevenir la aspiración del contenido infectado.

Además del oxígeno y varios medicamentos utilizados para reducir el edema (epinefrina racémica y esteroides), en pacientes pediátricos se ha empleado con éxito el heliox. Este se administra como una mezcla del 70% de helio/30% de oxígeno. La densidad del helio es menor que la del nitrógeno, de manera que a cualquier velocidad de flujo de gas dada hay menos turbulencia. Esto mejora el intercambio gaseoso al reducir la resistencia de la vía aérea y el esfuerzo respiratorio.

ENFERMEDAD DE LAS VÍAS AÉREAS DE PEQUEÑO CALIBRE Y DEL PARÉNQUIMA PULMONAR

Fisiopatología

En esta amplia categoría de neumopatías, los trastornos más frecuentes son la **bronquiolitis**, el **asma** y la **neumonía**, cada una de las cuales puede producir un importante compromiso respiratorio (tabla 24-5). La mayoría de las enfermedades infecciosas de la vía respiratoria son de naturaleza viral, y la mayor parte de la atención requerida por estos pacientes es de soporte. Cuando un médico puede diagnosticar un agente bacteriano o un virus específico para el cual hay terapia antiviral disponible (p. ej., citomegalovirus), a las medidas de soporte se puede añadir el tratamiento específico.

La bronquiolitis es quizá una de las enfermedades pulmonares agudas más complicadas que se encuentran en los niños pequeños (cap. 9). La bronquiolitis es la inflamación aguda de las vías respiratorias de pequeño calibre, que provoca broncoconstricción por medio de mediadores químicos como los leucotrienos (L4), aumento de la secreción de moco, destrucción de células epiteliales y edema de las vías respiratorias. La bronquiolitis puede dar lugar a enfermedad de las vías respiratorias de pequeño calibre, acompañada de sibilancias intensas similares a las que se encuentran en el asma. Además, es posible encontrar una significativa lesión parenquimatosa asociada a infección; en la radiografía de tórax, esto puede interpretarse como neumonía o atelectasia.

Diagnóstico diferencial

La bronquiolitis es principalmente una enfermedad de la infancia y suele ser causada por virus. Los lactantes menores son particularmente susceptibles por el diámetro pequeño de la vía respiratoria, la inestabilidad de la pared torácica, el potencial para fatiga de los músculos respiratorios y el lecho vascular pulmonar muy reactivo. Los **virus VSR**, **parainfluenza**,

---

TABLA 24-5
Tipos de enfermedad de las vías respiratorias inferiores en los niños

Infecciones
    Bronquiolitis (VSR, parainfluenza, influenza)
    Neumonía (viral o bacteriana)

Alérgica
    Estado asmático

Cuerpo extraño
    Por lo general, comida, pero pueden ser juguetes de plástico

Anomalías vasculares
    Suelen provocar estridor pero también colapso bronquial y atelectasias

Edema pulmonar
    Edema pulmonar cardiógeno secundario a insuficiencia cardíaca congestiva en niños con cardiopatía congénita o adquirida
    Secundario a obstrucción de la vía respiratoria superior
    Edema pulmonar no cardiógeno (SDRA)
    Después de lesión pulmonar grave o enfermedad sistémica
    Edema pulmonar neurógeno después de lesión neurológica grave

Trastornos crónicos
    Displasia broncopulmonar
    Fibrosis quística

Aspiración
    Trastornos de la deglución
    Reflujo gastroesofágico
    Anomalías esofágicas
    Lesión del tronco encefálico que provoca reflejos de tos y vómito deficientes

SDRA, síndrome de dificultad respiratoria del adulto (o aguda); *VSR*, virus sincitial respiratorio.

influenza y **adenovirus** se han relacionado con esta enfermedad. El VSR es quizá el más común y suele producir epidemias de bronquiolitis grave, casi siempre en los meses de invierno. Los lactantes que presentan mayor riesgo son los que tienen enfermedades cardiopulmonares (p. ej., cardiopatía congénita, displasia broncopulmonar que se observa en pacientes que han salido de la UCI neonatal por neumopatía grave) y niños inmunodeprimidos. Los lactantes con bronquiolitis con frecuencia requieren ser hospitalizados y sólo un pequeño porcentaje (3-7%) de los hospitalizados por bronquiolitis requieren atención intensiva.

El asma es otra forma grave de enfermedad reversible de la vía respiratoria que podría requerir ingreso en la UCIP. El deterioro agudo en los pacientes asmáticos a menudo es secundario a un alérgeno ambiental que produce una cascada de reacciones inflamatorias que dan como resultado aumento de la producción de moco, edema bronquiolar y broncoconstricción (cap. 18). Estos pacientes presentan sibilancias y disnea, que son similares a los síntomas de bronquiolitis, pero normalmente los pacientes no son lactantes.

Otras lesiones pulmonares agudas que podrían necesitar atención en la UCIP son las neumonías bacterianas y de otros tipos, las lesiones por inhalación (hidrocarburos, humo), las aspiraciones graves y las lesiones pulmonares posteriores a un traumatismo. Estos episodios pueden producir una respuesta inflamatoria muy compleja y grave que da lugar a una lesión pulmonar llamada **síndrome de dificultad respiratoria del adulto (o aguda) (SDRA)**, el cual es el producto final de una serie de reacciones químicas que originan necrosis grave y enfermedad alveolar e intersticial. Aunque el índice de mortalidad para los pacientes pediátricos con SDRA está mejorando, sigue siendo alto, del 25-50%. A diferencia del síndrome de dificultad respiratoria que se observa en recién nacidos en los que se forman membranas hialinas como resultado de una incapacidad para fabricar surfactante, en el SDRA la membrana hialina se presenta a pesar de una adecuada producción de surfactante. En el capítulo 18 pueden encontrarse más detalles acerca de la evaluación clínica y de los estudios de laboratorio en pacientes con enfermedad de las vías respiratorias de pequeño calibre.

Manejo en la unidad de cuidados intensivos pediátricos

Entre las medidas de soporte en niños con enfermedad de las vías respiratorias de pequeño calibre, como la bronquiolitis, se encuentran la hidratación, la oxigenoterapia para mantener la SaO_2 arterial por encima del 90% y bronquiodilatadores para disminuir la resistencia de la vía respiratoria. Deben vigilarse la $PaCO_2$ y el pH en busca de indicios de insuficiencia respiratoria inminente. Los pacientes que están reteniendo CO_2 de forma desproporcionada con la frecuencia y el esfuerzo ventilatorios podrían requerir intubación endotraqueal (tabla 24-6). Los requerimientos ventilatorios para estos pacientes resultan problemáticos, porque es posible que tengan aumento de la resistencia en vías respiratorias por enfermedad grave de vías respiratorias de pequeño calibre y disminución de la distensibilidad pulmonar por la enfermedad alveolar. La estrategia ventilatoria que se usa con frecuencia en estos casos es la frecuencia lenta y el tiempo espiratorio prolongado para facilitar el vaciamiento pulmonar. Si se encuentra un grado de hipoxemia secundario a una enfermedad alveolar, también se implementan I_t prolongados para encontrar porciones colapsadas del pulmón. Los niños a menudo requieren sedación y, tal vez, relajantes musculares para tolerar estos parámetros del ventilador.

Los complementos de los tratamientos descritos son el uso de broncodilatadores en aerosol y el mantenimiento del equilibrio hidroelectrolítico. El salbutamol, administrado en esquemas terapéuticos intermitentes y continuos, resulta beneficioso al disminuir la enfermedad de las vías respiratorias de pequeño calibre. El estado nutricional de estos niños también requiere una cuidadosa atención. Si los lactantes no toleran la alimentación enteral, está indicada la **nutrición parenteral total**.

TABLA 24-6

Tratamiento de la insuficiencia respiratoria

Intervenciones básicas

- Oxígeno por mascarilla, carpa o puntas nasales: mantener una saturación de oxígeno > 90%

- Hidratación: si el paciente tiene dificultad respiratoria, mantener el estado de ayuno

- Ventilación mecánica: indicada si el paciente tiene apnea o evidencia de dificultad o insuficiencia respiratoria significativa
  $PaCO_2$ >60–65 mm Hg
  pH <7.25
  PaO_2 <60 mm Hg en una FIO_2 >0.5

El tratamiento inicial de los pacientes con estado asmático debe incluir terapia intensiva con broncodilatadores en aerosol con salbutamol, por lo general continua, y bromuro de ipratropio. El tratamiento con esteroides debe iniciarse al principio para prevenir o controlar la fase inflamatoria secundaria. Otros tratamientos complementarios a considerar son sulfato de magnesio, terbutalina, aminofilina y heliox. La intubación sólo debe considerarse en pacientes asmáticos con depresión del estado mental o hipoxia progresiva significativa. Debe realizarse una búsqueda cuidadosa de las causas de la exacerbación aguda en estos pacientes (p. ej., presencia de infecciones intercurrentes, como la provocada por *Mycobacterium pneumoniae*). Dado que es espeso, el moco pegajoso a menudo contribuye a la necesidad de ventilación mecánica en los niños asmáticos. La broncoscopia con fibra óptica puede provocar una mejoría importante. Con menos penetración corporal, la ADNsa favorece la eliminación de moco.

La lesión pulmonar aguda (LPA) y el SDRA son el resultado final de un proceso inflamatorio agresivo. El pensamiento científico actual sugiere que el equilibrio que existe entre los mediadores proinflamatorios y los mediadores antiinflamatorios resulta alterado. La inflamación provoca aumento de la permeabilidad de los capilares pulmonares y alvéolos, edema pulmonar rico en proteínas, agotamiento/inactivación del surfactante y, por último (pasados 5-7 días), desarrollo de fibrosis pulmonar. La pérdida del tono vasomotor pulmonar se presenta por hipoxemia refractaria, que conduce a hipertensión pulmonar leve. El SDRA es un proceso heterogéneo; esto es, diferentes porciones del pulmón manifiestan varios grados de la enfermedad.

El tratamiento para el SDRA es principalmente de soporte y mantenimiento de una adecuada oxigenación, gasto cardíaco, soporte nutricional y prevención de la neumonía secundaria, de otras infecciones y de la lesión pulmonar inducida por el ventilador. Debe tratarse la lesión inicial; por ejemplo, antibióticos para un proceso infeccioso. La lesión pulmonar inducida por el ventilador se previene con estrategias para proteger el pulmón, entre las cuales se encuentran las siguientes:

- FiO_2 menor del 60% para evitar toxicidad por oxígeno y uso de PPFE alto conforme se requiera para mejorar la oxigenación
- Mantener presiones máximas menores de 35-40 cm H_2O o más para evitar barotraumatismo
- Volúmenes corrientes de 6 ml/kg para evitar volutraumatismo
- Permitir hipoxia permisiva con SaO_2 del 90-95% o PaO_2 de 55-80 mm Hg, lo que asegura el mantenimiento de la oxigenación de órganos finales
- Permitir hipercapnia permisiva manteniendo un pH mayor de 7.25.

Estos parámetros a menudo se cumplen al mantener al paciente con una ventilación de modalidad de presión para evitar barotraumatismo. Los Vt generados deben ser vigilados estrechamente para asegurar que sean de 6 ml/kg. Se ha comprobado que la ventilación no convencional, como la generada con los respiradores de alta frecuencia, es particularmente favorable en pacientes pediátricos. Otras estrategias de manejo con cierta eficacia comprobada son la posición en decúbito prono y el uso de esteroides. La terapia con surfactante y óxido nítrico (NO) inhalado no parece tener beneficios prolongados. Sin embargo, los pacientes que tienen una respuesta sostenida al NO pueden tener mejores resultados. La **oxigenación con membrana extracorpórea** (OMEC) se ha utilizado para terapia de rescate en algunos pacientes con enfermedad refractaria, pero los resultados no son alentadores.

Con frecuencia se requieren catéteres arteriales y venosos centrales para la monitorización fisiológica. El tratamiento para el SDRA también incluye el uso de broncoscopia para extraer el moco espeso y el lavado broncoscópico en busca de indicios de infección.

SHOCK

Fisiopatología

En los niños, la afectación cardiovascular puede tener muchas causas (tabla 24-7) que comparten un denominador común de irrigación, gasto cardíaco, demanda no cubierta de oxígeno y liberación de sustrato a los tejidos. La **hipovolemia** quizá sea la causa más común de shock en el grupo de edad pediátrico. La segunda causa más frecuente de shock es el **shock séptico** y, por último, el **shock cardiógeno**.

Los signos y síntomas clínicos del shock varían dependiendo del grado de compensación. El **shock compensado** se presenta cuando los pacientes pueden mantener un adecuado gasto cardíaco por medio de mecanismos compensatorios que mantienen la presión arterial dentro de un intervalo normal. El **shock descompensado** se presenta cuando los sujetos están hipotensos y acidóticos. La hipotensión se considera un hallazgo tardío en pacientes pediátricos y muchas veces es un signo de colapso vascular inminente. Si no se trata, el shock descompensado progresa a fallo multiorgánico. El tratamiento para el shock es más efectivo cuando se inicia en las primeras fases. El índice de mortalidad en pacientes con shock aumenta conforme progresan de shock compensado a descompensado hasta el fallo multiorgánico. El shock irreversible provoca insuficiencia cardiopulmonar, que progresa a paro cardíaco subsecuente y conduce a la muerte.

TABLA 24-7

Causas frecuentes de shock en niños

Shock hipovolémico

Vómito

Diarrea

Pérdida sanguínea

Diuresis osmótica (p. ej., diabetes)

Estados nefróticos

Pérdidas insensibles elevadas (p. ej., quemaduras, shock térmico)

Shock distributivo

Lesión de la médula espinal

Anafilaxia

Toxicidad farmacológica

Shock cardiógeno

Cardiopatía congénita (en especial en lesiones obstructivas del hemicardio izquierdo)

Miocardiopatías

Después de una cirugía cardíaca abierta con derivación

Isquemia del miocardio

Septicemia

Coma inducido por barbitúricos

Efectos de la ventilación mecánica sobre el miocardio

Taponamiento cardíaco

Traumatismo

Shock séptico

Septicemia (bacteriana, viral o micótica)

Manejo en la unidad de cuidados intensivos pediátricos

Las claves para un tratamiento exitoso del shock son el reconocimiento rápido, la valoración de la afectación de múltiples órganos y la institución de medidas intensivas para evitar el shock irreversible. La estabilización inicial de cualquier paciente en shock incluye la valoración del ABC: vía aérea, respiración (*breathing*) y circulación. Debe obtenerse un acceso vascular rápido (figs. 24-3 y 24-4). Esto puede incluir un **catéter intraóseo** para la administración inicial de líquidos (administrar con precaución en pacientes con shock cardiógeno) hasta que sea posible insertar una línea intravenosa de gran calibre. A todos los pacientes se les debe colocar un monitor cardiorrespiratorio, así como realizar una pulsioximetría y se les debe administrar oxígeno. Si los pacientes no responden a estas medidas iniciales, se les debe administrar un bolo de líquido, medicamentos vasoactivos o ambos. Todos estos esfuerzos están orientados a dar soporte a la perfusión de órganos vitales. Los estudios de laboratorio y diagnósticos adecuados se realizan para determinar la causa subyacente, de forma que se pueda iniciar el tratamiento específico tan pronto como se identifique. Los estudios iniciales a menudo constan de química sanguínea completa, hemograma, estudios de coagulación, hemocultivo y urocultivo, gasometría arterial, saturación venosa mixta de oxígeno (SvO_2), si es posible, y lactato. Los estudios diagnósticos deben ajustarse a los antecedentes y a la presentación del paciente; es posible que incluyan radiografía de tórax, ecocardiograma, exámenes completos para traumatismo u otras pruebas de diagnóstico por la imagen, según estén indicados. Junto con el tratamiento de la causa subyacente, también debe darse soporte al fallo de otros órganos, esto es, administrar hemoderivados a un paciente con coagulación intravascular diseminada o terapia de sustitución renal para pacientes con insuficiencia renal.

SHOCK HIPOVOLÉMICO

El **shock hipovolémico** es la causa más frecuente de shock en los niños. A la pérdida de volumen sanguíneo circulante le siguen una serie de ajustes compensatorios cardíacos y periféricos que intentan restablecer la presión arterial y la perfusión a órganos vitales. Las causas más frecuentes de hipovolemia en los niños son el vómito y la diarrea. Los pacientes suelen presentar antecedente de pérdida de líquidos (p. ej., diarrea grave). Sin embargo, el shock hipovolémico también puede ser un componente de la **fuga capilar,** como sucede en el SRIS y es posible encontrarlo en el traumatismo grave o en la septicemia incontenible. La hipotensión es un hallazgo tardío en el shock hipovolémico, dado que la presión arterial puede mantenerse durante una pérdida rápida de volumen por medio de un aumento de la resistencia vascular sistémica; no obstante, esta compensación se produce a expensas de un gasto cardíaco normal. Esto no ocurre hasta que se produce una pérdida del 50% del volumen circulatorio, que la presión arterial disminuye por debajo de los estándares aceptables.

Por lo general, los pacientes con shock hipovolémico compensado responden a un bolo rápido (20 ml/kg) de solución isotónica (solución salina isotónica o de Ringer lactato). Si un paciente presenta mejoría, la sustitución de líquidos adecuada está justificada (cap. 4). En ocasiones, los niños requieren cantidades significativas de líquido dentro de las primeras 4 h de reanimación (se ha informado de cantidades de 40-200 ml/kg) para restablecer las presiones de llenado vascular y mantener el gasto cardíaco.

Si las pérdidas de líquido sobrepasan la capacidad compensatoria del cuerpo, se produce shock descompensado, y los niños presentan hipotensión, taquicardia y signos de hipoperfusión orgánica (disminución del gasto urinario, alteración del estado de consciencia). Esta variante de shock requiere un soporte más intensivo, que incluye el uso de agentes inotrópicos. Con frecuencia se establece un acceso venoso central para administrar líquidos rápidamente, administrar agentes inotrópicos y medir la PVC para ayudar en el manejo de líquidos.

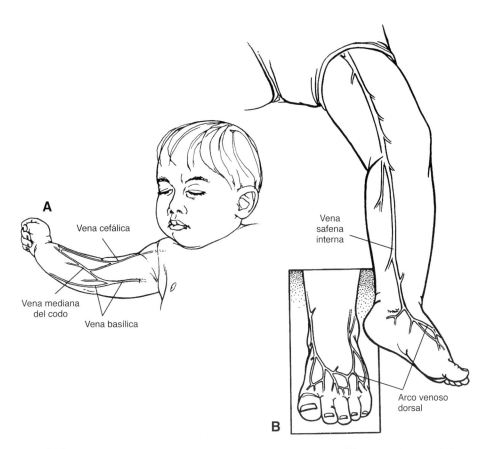

FIGURA 24-3. Zonas usadas con frecuencia para el acceso vascular en el lactante. **(A)** Venas de la extremidad superior: venas cefálica, basílica y mediana del codo. **(B)** Vena safena del pie. *(Continúa).*

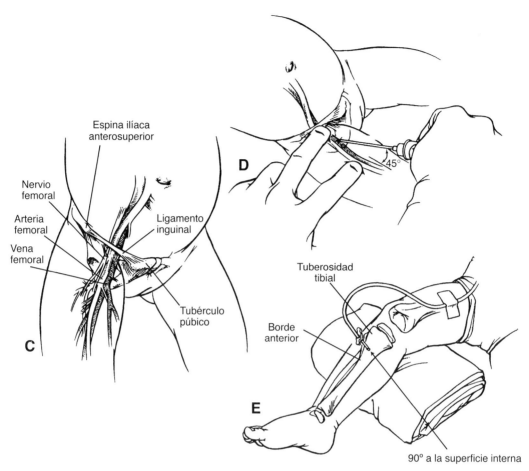

FIGURA 24-3. *(Continuación)* **(C y D)** Vena femoral y sus referencias, así como la técnica que se usa con frecuencia para insertar un catéter. **(E)** Catéter intraóseo insertado en la tibia.

SHOCK DISTRIBUTIVO

El **shock distributivo** es resultado de una inadecuada perfusión tisular secundaria a anomalías en el flujo sanguíneo hacia varios órganos. El shock distributivo se presenta después de una parálisis vasomotora, con aumento de la capacidad venosa y cuando las derivaciones fisiológicas redistribuyen la sangre más allá de los lechos capilares. Los mediadores químicos juegan un papel importante en este complejo fenómeno. Las variantes distributivas del shock se observan en la anafilaxia y en las lesiones del SNC (en particular, en la médula espinal). Las alteraciones de la hemodinámica en el shock distributivo son igual de complejas. Por ejemplo, las infecciones que ponen en riesgo la vida pueden acompañarse de agotamiento del volumen intravascular secundario a un fenómeno de fuga capilar, junto con una marcada disminución de la contractilidad cardíaca resultado de las toxinas circulantes. A diferencia de otras formas de disminución del gasto cardíaco en las que aumenta la SvO_2, en el shock distributivo, este parámetro aumenta, lo que refleja la incapacidad del cuerpo para extraer oxígeno del lecho capilar.

> **Dato relevante:** La SvO_2 no suele ser un buen índice de la proporción del aporte de oxígeno sistémico y su demanda. Sin embargo, en el shock distributivo, la SvO_2 puede aumentar debido a una reducción en la capacidad de los tejidos para extraer el oxígeno.
> Valor normal del MVO_2: 65-75%
> MVO_2 en el shock cardiógeno: menos del 65%
> MVO_2 en el shock distributivo (primero séptico): mayor del 75%

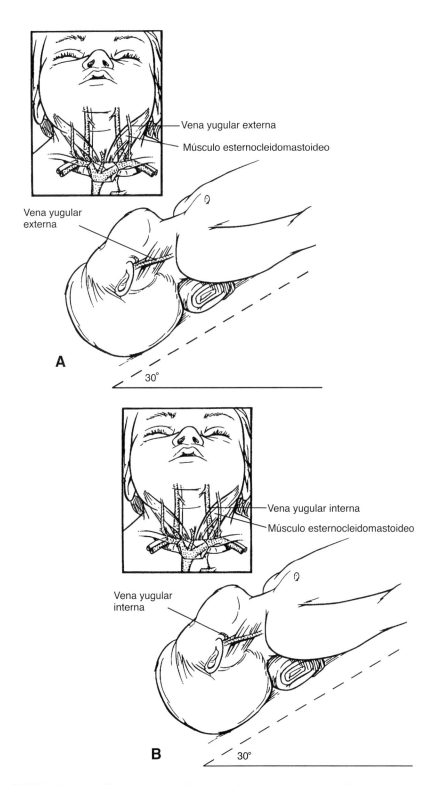

FIGURA 24-4. **(A y B)** Algunas zonas utilizadas para la canulación venosa central en el niño críticamente enfermo. Entre las venas del cuello están la yugular interna, la subclavia y la yugular externa. *(Continúa)*

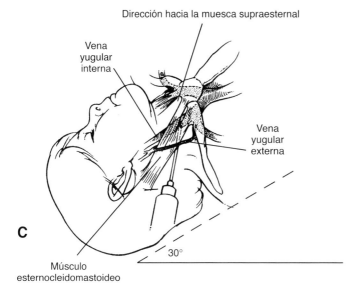

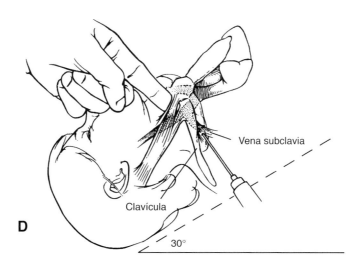

FIGURA 24-4. *(Continuación)* **(C y D)** Técnicas para la canulación de algunos de estos vasos.

Los objetivos básicos del tratamiento del shock distributivo son los mismos que en otras variantes de shock (p. ej., mejorar la hemodinámica y evitar el shock irreversible). Dado que los pacientes pueden tener hipovolemia intravascular y alteraciones del gasto cardíaco, el médico debe centrarse en estas alteraciones al desarrollar un plan terapéutico. La hipovolemia secundaria a fuga capilar y al tercer espacio de líquidos requiere reposición de volumen. La disminución del gasto cardíaco puede revertirse con agentes inotrópicos adrenérgicos, como dopamina, epinefrina o dobutamina. Sin embargo, dado que la resistencia vascular sistémica a menudo es muy baja en pacientes con shock distributivo, debe considerarse la administración de un agente con mayores efectos adrenérgicos α, como norepinefrina o efectos adrenérgicos α puros, como la fenilefrina.

SHOCK CARDIÓGENO

El **shock cardiógeno** suele ser el resultado de un proceso patológico que disminuye la función cardíaca **(contractilidad)**, lo que provoca un gasto cardíaco deficiente. La causa puede ser una arritmia, un derrame pericárdico, un defecto cardíaco congénito, una infección aguda que afecte al miocardio (miocarditis) o una miocardiopatía (cap. 13). Los pacientes que se han sometido a cirugía cardíaca utilizando derivación cardiopulmonar también pueden desarrollar disfunción cardíaca temporal. Este fallo primario del bombeo provoca una incapacidad para liberar oxígeno y sustratos para cubrir las demandas metabólicas del cuerpo. Estos pacientes presentan taquicardia, acidosis metabólica y extremidades frías a medida que se eleva la resistencia vascular sistémica. Por lo general, la SvO$_2$ obtenida de un catéter de la arteria pulmonar se encuentra por debajo de lo normal (menos del 65%).

El tratamiento para el shock cardiógeno está dirigido a aumentar la contractilidad cardíaca. Debe administrarse oxígeno para corregir la hipoxemia. La acidosis debe corregirse y, aunque su naturaleza es predominantemente metabólica, la ventilación mecánica puede ayudar, en particular porque también reduce las demandas de oxígeno por la respiración. Los agentes farmacológicos que aumentan la contractilidad cardíaca y reducen la poscarga se usan para mejorar el gasto cardíaco (tabla 24-8). Por último, se instituye el soporte mecánico temporal de la circulación. Se puede iniciar la OMEC venoarterial de manera urgente o emergente para pacientes que presentan colapso cardíaco agudo por insuficiencia cardíaca. El gasto cardíaco aumenta en gran medida con un **dispositivo de asistencia ventricular izquierda (DAVI),** que es una bomba externa en la cual el influjo es implantado en la aurícula izquierda o en el ventrículo izquierdo y, generalmente, el flujo de salida, en la aorta. La colocación de este dispositivo se anticipa y se lleva a cabo en un ambiente controlado en el quirófano. A los pacientes que requieren soporte rápido de su gasto cardíaco se les aplica primero en OMEC como un «puente» y después se cambian a un DAVI bajo condiciones más controladas. Algunos dispositivos de DAVI son portátiles para permitir la deambulación. Estos dispositivos mecánicos sólo deben usarse si existe una oportunidad razonable de recuperación (p. ej., OMEC para el «aturdimiento cardíaco» después de la cirugía cardíaca) o como un puente entre el trasplante (p. ej., DAVI para la miocardiopatía dilatada).

SHOCK SÉPTICO

El SRIS secundario a una infección que provoca hipotensión que no responde a la reanimación con líquidos se define como séptico. Los pacientes en estado de shock inicial o «caliente» tienen presentan una disminución de la resistencia vascular sistémica que provoca una variante distributiva. Conforme progresa el SRIS, hay fuga capilar y los pacientes desarrollan hipovolemia. Después, los mediadores inflamatorios deprimen la función miocárdica provocando shock cardiógeno. El tratamiento de estos pacientes incluye el reconocimiento temprano, la estabilización del ABC, reanimación intensiva con líquidos cristaloides, tratamiento antimicrobiano adecuado e inicio de soporte inotrópico conforme se requiera. Al igual que con otras variantes de shock, los órganos finales necesitan tener un soporte adecuado mientras la infección subyacente y la respuesta secundaria al SRIS siguen su curso.

CUIDADOS INTENSIVOS NEUROLÓGICOS

Algunos ejemplos de la lesión neurológica que requiere cuidados intensivos son las lesiones por asfixia, como el **casi ahogamiento o estar a punto del síndrome de muerte súbita del lactante, traumatismos del SNC,** trastornos secundarios al **estado epiléptico** y **coma** después de la **ingestión de medicamentos** o de trastornos metabólicos. Los cuidados intensivos neurológicos difieren considerablemente de otras variantes en cuanto a su manejo en la UCIP, no sólo porque los fallos pueden provocar la muerte, sino también porque los supervivientes pueden quedar en estado de coma vegetativo o presentar una disfunción neurológica grave por el episodio causal primario o por lesión cerebral.

El principal enfoque de la atención neurológica intensiva es reducir al mínimo los efectos de la lesión primaria y evitar la secundaria. En la valoración inicial y el manejo de niños con lesión neurológica, el enfoque se centra en el ABC de la reanimación **(vía aérea, respiración, circulación).** Después de que se han realizado las intervenciones adecuadas para evitar la hipoxemia y la hipotensión, se realiza una rápida pero minuciosa exploración neurológica. Para llevarla a cabo de forma rápida, la *Glasgow Coma Scale* es una herramienta simple y reproducible que también tiene cierto valor pronóstico. Una calificación menor de 9 es sugestiva de lesión grave; estos pacientes en ocasiones requieren pruebas de diagnóstico por la imagen adicionales (TC o RM), soporte de la vía respiratoria y monitorización respiratoria, y quizá monitorización de la PIC. La *Glasgow Coma Scale* puede emplearse como una herramienta para valoraciones repetidas del paciente, tanto en la sala de urgencias como en la UCIP. La *Glasgow Coma Scale* se modifica cuando se usa para valorar a lactantes y preescolares. Es importante reconocer que agentes farmacológicos como los anticonvulsivos, los analgésicos y los relajantes musculares que se usan para facilitar la intubación modifican la valoración neurológica.

TRAUMATISMO CRANEOENCEFÁLICO

Una vez que el paciente ha sido estabilizado y se ha realizado una exploración neurológica inicial, se hace una valoración adicional para determinar si hay una situación potencialmente mortal que requiera intervención quirúrgica, como una hemorragia intracraneal. Esta valoración suele ser realizada en colaboración con un cirujano general y un neurocirujano. El primero es el responsable de asegurar que no haya lesiones intraabdominales o intratorácicas que provoquen el estado

TABLA 24-8

Tratamiento del shock

Reposición de líquidos

Cristaloides: solución de Ringer lactato o salina isótonica

- Se usa para reponer pérdidas externas de líquidos (vómito, diarrea) o por tercer espacio por quemaduras, lesiones y septicemia

- En las primeras 1-2 h es posible que se requieran 20-60 ml/kg

- Los expansores de volumen son relativamente ineficaces cuando se comparan con otros que tienen una presión oncótica mayor

- Pueden moverse fuera del espacio vascular en los primeros 30 min

Coloides: albúmina al 5%, plasma fresco congelado, sangre o dextranos

- 10-20 ml/kg

- Ayudan a restablecer el compartimento vascular más rápido, pueden aportar factores de la coagulación y aumentar la capacidad de transportar oxígeno cuando se usa sangre

Terapia inotrópica y reducción de la poscarga

- Oxígeno, calcio y corrección de la acidosis

- Los agentes inotrópicos cambian a una nueva posición en la curva de Frank-Starling

Medicamento	*Dosis (mg/kg/min)*	*Efectos*
Dopamina	2–5	Vasodilatador, en especial en los vasos esplácnicos y renales; promueve la diuresis
	5–10	Aumenta el estado inotrópico del corazón; provoca taquicardia moderada y vasoconstricción periférica
	10–20	Produce efectos inotrópicos y cronotrópicos más una fuerte vasoconstricción
Dobutamina	1–10	Actividad inotrópica principalmente, potente vasodilatador
Epinefrina	0.05–0.2	Efectos cronotrópico e inotrópico profundos
	>0.2	Vasoconstrictor
Norepinefrina	0.01–1.0	Potente vasoconstrictor con algunos efectos inotrópicos
Fenilefrina	0.01–0.05	Potente vasoconstrictor
Nitroprusiato	0.05–4.0	Potente vasodilatador utilizado en crisis hipertensivas o como un reductor de la poscarga en el shock cardiógeno
Milrinona	0.1–1.0	Inotrópico positivo en especial en combinación con un agonista β, como dopamina, vasodilatador
Nitroglicerina	0.05–4.0	Potente vasodilatador, se usa en las crisis hipertensivas pulmonares
PGE_1	0.05–0.1	Potente dilatador arterial utilizado en recién nacidos para mantener la permeabilidad del conducto arterioso en los defectos cardíacos dependientes del conducto; se puede usar como vasodilatador pulmonar

PGE_1, prostaglandina E_1.

mental del paciente. Esta valoración se apoya muchas veces del uso de TC de cabeza y cuerpo. Sin embargo, antes de que se realice este estudio, el intensivista pediatra es el responsable de que los pacientes estén oxigenados y ventilados, así como hemodinámicamente estables. Una vez en la sala de estudio, debe vigilarse a los pacientes para evitar el potencial de una lesión secundaria.

En los niños, las lesiones cefálicas más importantes son las cerradas. Lo más frecuente es que sean resultado de caídas, aunque el «síndrome del niño maltratado», una forma de malos tratos infantil, también puede producir lesión intracraneal importante. Menos del 25% de estas lesiones traumáticas produce hematomas intracraneales significativos que necesitan intervención neuroquirúrgica. Sin embargo, las lesiones también pueden ser tan graves que se presenten pequeñas hemorragias intracerebrales profundas secundarias al cizallamiento de axones, lo que provoca edema cerebral difuso. Esta lesión es más frecuente en niños y provoca aumento de la PIC y lesión cerebral secundaria.

AUMENTO DE LA PRESIÓN INTRACRANEAL

Dependiendo de la causa del deterioro neurológico, pueden estar indicados diferentes métodos para el manejo en la UCIP. Si la **PIC** es un problema potencial, un neurocirujano debe colocar un dispositivo de PIC. En esta situación, puede realizarse monitorización continua con EEG, lo que permite ajustar la dosis del medicamento hasta un punto final terapéutico eléctrico.

Otras técnicas de manejo neurológico específicas para disminuir la PIC son la hiperventilación (sólo en el período agudo), la restricción de líquidos, elevar la cabecera de la cama, la diuresis, los agentes osmóticos, la solución salina hipertónica y el uso adecuado de analgésicos. La hiperventilación durante los episodios agudos de PIC aumentada puede ser muy efectiva para disminuir rápidamente el flujo sanguíneo cerebral, así como la PIC. Esta estrategia sólo debe emplearse por períodos cortos (varios minutos), conforme la hiperventilación prolongada aumenta el riesgo de isquemia cerebral.

El uso de agentes farmacológicos como los barbitúricos, los calcioantagonistas y la lidocaína para reducir la PIC a menudo son complementos necesarios para la atención de estos niños críticamente enfermos. Cuando se usan estos agentes, el médico debe tener una clara comprensión de sus importantes efectos secundarios, en especial en el sistema cardiovascular. Aunque los resultados de varios estudios clínicos y experimentales no demuestran un claro beneficio neurológico por estos agentes, no disminuyen la PIC y son útiles para tal propósito.

El manejo de líquidos y los diuréticos constituyen otro componente importante en el tratamiento del aumento de la PIC. El cerebro lesionado puede desarrollar un síndrome de fuga capilar por la liberación local de mediadores inflamatorios y una propensión a retener líquidos, lo que provoca aumento del edema cerebral y lesión secundaria significativa. Al disminuir el contenido de agua corporal total y aumentar la osmolaridad sérica, se establece un gradiente entre el compartimento intracelular y el extracelular que hace que el líquido fluya hacia el exterior de las células, lo cual reduce el potencial para la formación de edema cerebral. Por tanto, se debe restringir los líquidos al 50-60% de los niveles de mantenimiento si los pacientes están estables desde el punto de vista hemodinámico. Algunos podrían requerir soporte inotrópico para mantener la presión arterial en un valor adecuado. El tratamiento intensivo para pacientes con aumento de la PIC se continúa hasta que la presión retorna al rango normal durante por lo menos 24 h. El médico puede entonces empezar a eliminar los tratamientos sin dejar de monitorizar la PIC. El dispositivo de monitorización de PIC se retira una vez que el paciente ya no lo requiere.

ESTADO EPILÉPTICO

El **estado epiléptico** se refiere a la forma más grave de actividad convulsiva que dura más de 30 min. Antes de un estudio detallado, el intensivista debe asegurarse de dirigir el ABC para la reanimación. Los niños con un estado epiléptico grave están en riesgo de perder la distensibilidad de sus vías respiratorias y desarrollar neumonía por aspiración o apnea. Otras complicaciones sistémicas del estado epiléptico son inestabilidad de la presión arterial (hipertensión temprana, hipotensión tardía), hipoxia, hipercapnia, acidosis, hipertermia, anormalidades electrolíticas y un aumento en el flujo sanguíneo cerebral y consumo de oxígeno cerebral.

Una vez que se han realizado las valoraciones de urgencia del ABC, el intensivista se centra en tratar de detener la actividad convulsiva. Esto se logra con anticonvulsivos intravenosos como diazepam o lorazepam. Si la convulsión continúa, se puede usar un anticonvulsivo de acción prolongada, como fenitoína o fenobarbital. La fenitoína es muy eficaz para controlar las convulsiones tónico-clónicas en los niños. Sin embargo, tiene una liposolubilidad relativamente baja y, por tanto, pueden transcurrir 10-30 min antes de que se observe su efecto. La fosfenitoína es menos cáustica para las venas periféricas y debe administrarse cuando esté disponible. Sin embargo, su rápida administración puede inducir depresión cardíaca grave. El fenobarbital es el menos liposoluble de estos agentes, por lo que tiene el inicio de acción más lento, aunque en el estado epiléptico su actividad está favorecida como resultado de cambios en el pH sanguíneo y en la presión arterial.

Si la actividad epiléptica persiste a pesar del uso de estos agentes, los pacientes ingresan en la UCIP y se induce coma con agentes farmacológicos. En esta situación, el objetivo del tratamiento es controlar las convulsiones y prevenir la lesión cerebral secundaria que puede presentarse con una demanda metabólica cerebral persistentemente elevada, como sucede en el estado epiléptico. La infusión continua de agentes farmacológicos puede ser con pentobarbital o con midazolam, aunque es más frecuente utilizar un «coma con pentobarbital». Si estos agentes fracasan puede considerarse utilizar anestésicos inhalados. Estos pacientes deben mantenerse con monitorización continua con EEG para asegurar que toda la descarga epileptiforme esté siendo controlada por completo. Estos agentes farmacológicos también tienen efectos secundarios en la dinámica cardiovascular y, por tanto, deben vigilarse de cerca las necesidades del gasto cardíaco. El tratamiento a este nivel requiere la experiencia combinada de un neurólogo pediatra, un intensivista y quizá de un neurocirujano. Estos pacientes necesitan un dispositivo de monitorización de la PIC si el aumento de esta se encuentran implicado en la causa de las convulsiones. Otros agentes que pueden ser útiles son la lidocaína intravenosa (1-2 mg/kg/hora) o el paraldehído rectal (0.15 ml/kg de una solución al 4%; sin embargo, el paraldehído ya no está disponible en Estados Unidos).

LECTURAS RECOMENDADAS

Bardella IJ: Pediatric advanced life support: A review of the AHA recommendations. American Heart Association. *Am Fam Physician* 60(6):1743–1750, 1999. (NB: Erratum in *Am Fam Physician* 1:61(9):2614, 2000.)

Derish MT: Unconventional forms of respiratory support. In: *Nelson Textbook of Pediatrics,* 16th ed. Edited by Behrman RE, Kleigman RM, Jenson HB. Philadelphia: WB Saunders, 2000, pp 275–276.

DiCarlo JV, Frankel LR: Neurologic stabilization. In: *Nelson Textbook of Pediatrics,* 16th ed. Edited by Behrman RE, Kleigman RM, Jenson HB. Philadelphia: WB Saunders, 2000, pp 272–273.

Frankel LR, Mathers LH: Shock. In: *Nelson Textbook of Pediatrics,* 16th ed. Edited by Behrman RE, Kleigman RM, Jenson HB. Philadelphia: WB Saunders, 2000, pp 262–266.

McIntyre RC Jr, Pulido EJ, Bensard DD, et al: Thirty years of clinical trials in acute respiratory distress syndrome. *Crit Care Med* 28(9):3314–3331, 2000.

Ostermann ME, Keenan SP, Seiferling RA, et al: Sedation in the intensive care unit: A systematic review. *JAMA* 283(11):1451–1459, 2000.

Rogers M, Nichols DG (eds): *Textbook of Pediatric Intensive Care,* 3rd ed. Baltimore: Lippincott Williams & Wilkins, 1996.

25

Cirugía pediátrica

Gary E. Hartman y Rebecca Evangelista

MANEJO PREOPERATORIO

Los principios de la valoración y del manejo preoperatorios de niños son similares a los de los adultos. Las diferencias más importantes están relacionadas con la edad del niño, con el trastorno que induce la cirugía, con si ésta es electiva o de emergencia y con la presencia de anomalías congénitas coexistentes o de desajustes fisiológicos.

CIRUGÍA ELECTIVA

Los procedimientos quirúrgicos electivos frecuentes en los niños son la reparación de **hernia inguinal**, **orquiopexia** y **miringotomía** (colocación de sondas en el oído) para la otitis media crónica o recurrente. En la actualidad, más del 70% de estos procedimientos se realizan de manera ambulatoria. La anestesia general se utiliza en todas las cirugías mayores y en la mayoría de las menores en los niños, a diferencia de los adultos. Es esencial que la evaluación preoperatoria se oriente a detectar los trastornos que aumentan el riesgo de la anestesia general.

Evaluación clínica y estudios de laboratorio

Historia clínica

El médico debe obtener una historia clínica completa acerca de los problemas previos con la anestesia general para el paciente y para los miembros de su familia. La premadurez, en especial si existen antecedentes de apnea, representa una preocupación especial por el mayor riesgo de **apnea postanestésica**. La incidencia de apnea potencialmente letal es mayor durante las primeras 24 h después de la anestesia general y obliga a la monitorización respiratoria intrahospitalaria de pacientes en riesgo. La mayoría de los expertos consideran que los lactantes se encuentran en una situación de alto riesgo si: *1)* están actualmente con monitores de apnea domésticos, o *2)* tienen menos de 52-60 semanas de vida conceptual total (edad gestacional en el momento del nacimiento más edad posnatal). La infección de vías respiratorias altas reciente o recurrente también aumenta el riesgo de anestesia general y debe retrasar una cirugía electiva hasta que la infección se haya resuelto.

El conocimiento de un **defecto cardíaco congénito** es importante para realizar un adecuado manejo fisiológico, así como para poder administrar antibióticos profilácticos preoperatorios para prevenir la endocarditis bacteriana. Siempre es muy importante recoger una historia clínica completa de **alergia alimentaria** o sensibilidad. Son esenciales las investigaciones específicas en pacientes con mielodisplasia y malformaciones congénitas del tracto urinario con respecto a la sensibilidad al látex. Las reacciones alérgicas graves, potencialmente letales, o la anafilaxia relacionadas con el látex son frecuentes en estos pacientes.

Exploración física

Es necesario realizar una completa y cuidadosa exploración física para detectar anomalías que todavía no sean aparentes desde el punto de vista clínico y que puedan suponer una amenaza para el éxito o la recuperación de la cirugía propuesta. Además de concentrarse en el área de interés quirúrgico, la exploración física debe orientarse a la función cardiorrespiratoria. En la mayoría de los casos, la evidencia clínica de **infección de las vías respiratorias superiores** (rinorrea, tos), en particular la **afectación de las vías respiratorias inferiores** (ruidos respiratorios anormales, sibilancias), debe ocasionar que se posponga la cirugía (v. cap. 13). La profilaxis contra la endocarditis bacteriana (penicilina, ampicilina más gentamicina) debe instituirse en función de los organismos que frecuentemente se encuentran en el campo quirúrgico específico involucrado. En 2007, la *American Heart*

Association revisó las recomendaciones para la profilaxis antibiótica y eliminó el uso de muchos procedimientos que antes se recomendaban (v. cap. 13). Ahora se recomienda para los pacientes en mayor riesgo de endocarditis (sujetos con válvulas o materiales protésicos, endocarditis infecciosa previa, defectos cardíacos congénitos no corregidos o defectos reparados con material protésico o residuales).

Estudios de laboratorio

La necesidad de realizar estudios de laboratorio sistemáticos suele estar muy limitada. En el pasado, en la mayoría de los casos era preciso que a cada paciente que entrara en el quirófano se le hubiera realizado como mínimo una hemograma, una análisis de orina general y una radiografía de tórax. Ya no se recomienda una radiografía de tórax preoperatoria de forma sistemática en ausencia de síntomas pulmonares o cardíacos, por la incidencia extremadamente baja de detección de anomalías. La mayoría de los hospitales ya no llevan a cabo estudios de laboratorio de forma obligatoria para cirugías electivas a menos que exista la sospecha clínica de una anomalía. Sin embargo, es necesario obtener un hematócrito si el paciente parece anémico, y el tipo sanguíneo y las pruebas cruzadas si es posible que se produzca una hemorragia. Si se anticipa una hemorragia significativa, puede ser adecuada la donación sanguínea autóloga o la dirigida antes de la cirugía.

Manejo general

El día de la cirugía todos los centros piden a los pacientes que eviten ingerir sólidos o líquidos durante algún tiempo antes de la intervención. Esto ayuda a reducir la acidez y el volumen del contenido gástrico para disminuir el riesgo de aspiración durante la inducción de la anestesia. En los niños este momento se ha acortado a 6-8 h para los sólidos y a 2 h para los líquidos claros. Si se planifican cirugías gastrointestinales mayores, la mayoría de los cirujanos restringen la ingesta oral durante 8-12 h antes de la intervención. El baño con jabón antibacteriano la noche previa a la cirugía reduce de forma sustancial la colonización bacteriana y el riesgo de infección. Pocas veces es necesario eliminar el vello en los niños; si fuera preciso, deberá realizarse con una rasuradora en el quirófano.

CIRUGÍA DE EMERGENCIA

Si el trastorno por el que se va a intervenir quirúrgicamente no permite proceder a una cirugía electiva, debe corregirse cualquier desequilibrio fisiológico que aumente el riesgo de la anestesia general o del procedimiento en sí mismo, de manera que éste no se retrase demasiado. En pacientes que necesitan cirugía de emergencia, la atención debe dirigirse a la corrección de los trastornos hemodinámicos, respiratorios, gastrointestinales y metabólicos.

Anomalías hemodinámicas

Las anomalías hemodinámicas suelen ser resultado de hipovolemia, principalmente por pérdida de líquidos y, en ocasiones, por pérdida de sangre. La corrección de la hipovolemia con líquidos isotónicos o con sangre es muy importante para prevenir el colapso cardiovascular por vasodilatación que acompaña a la administración de anestesia. Es necesario reponer líquidos, como en la deshidratación (v. cap. 4).

Trastornos respiratorios

Los recién nacidos y los niños pequeños dependen más de la función diafragmática para una adecuada ventilación que los niños mayores y los adultos. El soporte con oxígeno complementario puede estar justificado en pacientes con inestabilidad hemodinámica. La distención abdominal grave resultado de la obstrucción intestinal, del íleo o de líquido intraperitoneal puede comprometer el estado respiratorio. En ocasiones, los niños requieren ser intubados y ventilación asistida antes de la cirugía.

 Dato relevante: Es necesario mantener un umbral bajo para la ventilación asistida, en particular en los lactantes menores.

Disfunción gastrointestinal

La disfunción gastrointestinal es casi universal en todos los niños gravemente enfermos, independientemente de si la enfermedad es intraabdominal. Es necesario colocar una sonda nasogástrica y proceder a la succión al inicio de la reanimación para reducir el riesgo de aspiración y la dificultad respiratoria causada por la distensión intestinal. Si la distensión o el trastorno no es lo suficientemente grave como para que esté justificado utilizar una sonda nasogástrica, los niños deberán, como mínimo, permanecer en ayuno si existe la posibilidad de que sea precisa una cirugía urgente.

Anomalías metabólicas

Las anomalías metabólicas están relacionadas principalmente con pérdidas de líquidos que provocan alcalosis hipopotasémica después del vómito repetido o de la acidosis metabólica secundaria a hipovolemia. La fiebre puede desencadenar actividad convulsiva en niños pequeños y puede elevarse de forma precipitada con la anestesia general. Es necesario intentar controlar las temperaturas mayores de 38°C durante la preparación de la cirugía con paracetamol rectal o con un baño tibio con esponja. Otras anomalías metabólicas pueden deberse a trastornos médicos relacionados y podría ser necesario un esfuerzo sustancial para conseguir su corrección sin causar un retraso excesivo de la cirugía.

MANEJO POSTOPERATORIO: RESPUESTAS A LA CIRUGÍA

Respuesta al estrés

Las consideraciones en el manejo de niños después de una cirugía son similares a las del manejo preoperatorio, con la excepción de que están superpuestas sobre un estado fisiológico distinto (p. ej., el de **respuesta al estrés**) (v. fig. 25-1). El concepto de respuesta al estrés se refiere a las alteraciones fisiológicas que siguen a una lesión importante (accidental o quirúrgica) o a una infección grave. Durante muchas décadas los estudios han documentado la existencia de la respuesta al estrés en los adultos. Hasta hace poco los estudios fisiológicos en recién nacidos y niños pequeños confirmaban la presentación de una respuesta similar en individuos jóvenes, aunque es clínicamente aparente. La magnitud de esta respuesta está relacionada con la de la lesión y con la gravedad de cualquier infección acompañante.

Varios episodios, como **fiebre, desarrollo de hormonas de estrés e hipofisarias** y **aumento de la síntesis de proteínas de fase aguda**, caracterizan la respuesta al estrés (v. fig. 25-1). Los pacientes están «hiperdinámicos» y catabólicos. El aumento de la frecuencia cardíaca y de la presión arterial se debe a una elevación de la temperatura central y de las concentraciones de catecolaminas. La conservación de los niveles de sodio y de agua es una prioridad que conduce a concentraciones elevadas de **hormona antidiurética, renina-angiotensina** y **aldosterona**. Cantidades elevadas del combustible disponible cubren las demandas metabólicas aumentadas, con elevación de **corticoesteroides** y **glucagón**, y disminución de las concentraciones y de la sensibilidad a la **insulina**.

El reconocimiento de la respuesta al estrés es importante, porque la definición de parámetros «normales» de **frecuencia cardíaca, presión arterial**, **glucosa sérica** y **volumen urinario** deben ser interpretados en función de la fase de la respuesta al estrés. Aumentos moderados de la presión arterial quizá se deban a una elevación de las concentraciones de catecolaminas inducida por un aumento en la resistencia vascular periférica y no deben ser considerados anormales o como un requerimiento para iniciar tratamiento antihipertensivo. De igual forma, la glucosa sérica inmediatamente después de una cirugía mayor suele estar en el intervalo de 250-300 mg/100 ml y disminuye de forma natural en 6-8 h.

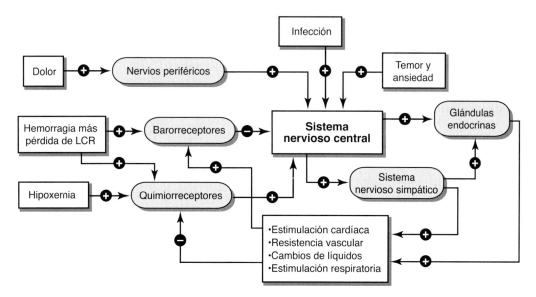

FIGURA 25-1. Respuesta al estrés. Resumen de los reflejos neuroendocrinos inducidos por el choque y el traumatismo. *LCR,* líquido cefalorraquídeo. Tomada de Gann DS, Ameral JF: The pathophysiology of trauma and shock. En *The Management of Trauma*, 4th ed. Philadelphia, WB Saunders, 1984, p 38.

Anomalías hemodinámicas

La **hipovolemia** es la anomalía hemodinámica más común en los niños después de una cirugía y persiste durante algún tiempo después de la misma. La pérdida de líquidos se presenta durante la cirugía por exposición de la superficie peritoneal o de la pleural y casi siempre se trata de líquido extracelular. Es necesaria la reposición con soluciones isotónicas. El volumen urinario, que disminuye como resultado de la elevación de las concentraciones de hormona antidiurética, ya no es el único parámetro adecuado del estado del volumen intravascular. Es necesario monitorizar la frecuencia cardíaca, la perfusión periférica y el estado acidobásico, el hematócrito seriado y el estado mental para realizar una adecuada valoración del volumen. Es crucial realizar exploraciones físicas frecuentes.

 Dato relevante: Los parámetros hemodinámicos, como la presión venosa central o la presión en cuña de la arteria pulmonar, pueden complementar, pero no reemplazar, una exploración física.

En caso de septicemia grave o de disfunción miocárdica, el uso de inotrópicos, como dopamina o dobutamina, puede mejorar la función hemodinámica. Los médicos nunca deben usar estos medicamentos en lugar de una adecuada reposición de volumen o antes de la misma, así como tampoco deben usarlos únicamente para lograr una presión arterial normal. Una adecuada perfusión tisular, no la presión arterial media, es el principal barómetro de la reanimación.

Respuesta respiratoria

Además de cualquier compromiso respiratorio secundario al trastorno que requiere intervenir quirúrgicamente, tanto la anestesia general como una incisión abdominal o torácica pueden exacerbar todavía más la disfunción respiratoria. La anestesia general produce **parálisis ciliar respiratoria** de 24 h o más de duración. Esta disfunción ciliar, combinada con la deshidratación de las vías respiratorias y la disminución de la tos y de la fluctuación respiratoria por el malestar, altera la eliminación de las secreciones respiratorias, lo que provoca atelectasias y taponamiento de moco. La analgesia adecuada, el oxígeno humidificado, el esfuerzo respiratorio y la movilización minimizan estos problemas. Los efectos prolongados de la anestesia, la neumonía por aspiración y la inestabilidad hemodinámica son las principales razones para la ventilación asistida en los niños después de la cirugía.

En los recién nacidos, las principales indicaciones para el soporte ventilatorio son: *1)* excesiva tensión de la pared abdominal como resultado del cierre de los defectos de la misma, y *2)* el riesgo de hipertensión pulmonar relacionado con hernia diafragmática congénita. Después de una reparación de los defectos de la pared abdominal, la disminución de la distensibilidad por la pared abdominal rígida requiere presiones ventilatorias significativamente mayores a las que serían necesarias en condiciones normales. Conforme la pared abdominal se relaja gradualmente, las presiones de inflación pueden volver a niveles estándar para evitar la hiperinflación o el barotraumatismo.

Respuesta gastrointestinal

El **íleo paralítico** acompaña a casi todas las cirugías mayores en los niños. La duración del mismo depende de la magnitud de la disfunción intestinal presente antes de la cirugía, de la magnitud y del tipo de procedimiento quirúrgico, y de la presencia de cualquier complicación en el intervalo. El íleo casi siempre se resuelve en el intestino delgado primero, después en el estómago y luego en el colon. Aunque el retorno de los ruidos intestinales es un signo alentador, el paso de flatos y heces anuncia la real resolución del íleo.

La descompresión nasogástrica sigue siendo una importante herramienta en el manejo posoperatorio en niños, en especial en los más pequeños, que pueden deglutir grandes cantidades de aire cuando lloran o succionan su pulgar o un chupete. Las sondas de una vía ofrecen la ventaja de tener un gran volumen, pero pueden obstruirse con moco o mucosa gástrica cuando se colocan en succión continua. Por este motivo, la succión de elección es la intermitente y la permeabilidad se mantiene con la irrigación frecuente con una pequeña cantidad de solución salina. Las sondas de doble vía o las sondas con Salem están específicamente diseñadas para la succión continua, pero el tamaño de la vía de succión está limitado por la vía adicional de succión y son, en particular, propensas a la obstrucción. Cualquier sonda colocada a través de la unión gastroesofágica aumenta el riesgo de reflujo gastroesofágico y aspiración. Por tanto, las sondas deben permanecer en su lugar sólo el tiempo que sea necesario y deben mantenerse con el máximo de funcionalidad.

Respuesta metabólica o nutricional

El ambiente neuroendocrino posoperatorio produce alteraciones predecibles en el metabolismo de electrólitos y de las fuentes de energía. El **sodio sérico** disminuye como resultado de un aumento de las concentraciones de hormona antidiurética y de pérdidas de sodio por el tubo digestivo. Esta tendencia se agrava si se usan cantidades excesivas de líquidos hipotónicos para la reanimación o mantenimiento con líquidos. La **glucosa sérica** se eleva de forma predecible poco después de una cirugía, pero debe disminuir en 6-8 h. Es posible administrar cantidades normales de glucosa, 4-6 mg/kg/min, al regresar del quirófano en todos los casos, excepto en los extremos. La administración de insulina en niños no diabéticos produce una disminución precipitada de los niveles de glucosa sérica y es peligrosa en el período posoperatorio inmediato.

La respuesta al estrés se caracteriza por una mayor secreción de hormonas metabólicas. Se supone que esto aporta glucosa y aminoácidos al área de la lesión en cantidades adecuadas. La capacidad del cuerpo para inducir un **equilibrio de nitrógeno positivo** durante la fase inicial de recuperación ha llamado mucho la atención. Ahora es bien sabido que los adultos y niños mayores pueden entrar en un equilibrio de nitrógeno positivo dentro de las primeras 24 h después de la cirugía. Lo que no está claro es si esto es deseable. Estudios disponibles en adultos sugieren que en pacientes bien nutridos previamente las complicaciones infecciosas de la nutrición parenteral igualan o superan cualquier beneficio metabólico. Sin embargo, los sujetos con una importante pérdida de peso aguda (20-25%) pueden beneficiarse con la nutrición temprana. En pacientes que antes estaban bien nutridos y de los que se espera que ingieran calorías enterales cercanas a lo normal durante 7 días después de la cirugía, los riesgos de la nutrición parenteral quizá no estén justificados.

TRASTORNOS QUIRÚRGICOS PEDIÁTRICOS FRECUENTES
DOLOR ABDOMINAL AGUDO
Fisiopatología

El dolor abdominal se clasifica como **visceral, somático** o **referido**. Las fibras del dolor visceral están localizadas en la pared muscular de las vísceras huecas y en la cápsula de los órganos sólidos. Responden a cambios en la geometría, principalmente por estiramiento, y su umbral se reduce con la inflamación y la isquemia. El dolor visceral es referido por medio del sistema nervioso autónomo y es percibido como sordo, o de tipo cólico. Dado que el dolor es transmitido por medio de fibras bilaterales del sistema simpático, es percibido en la línea media. La localización del dolor está relacionada con el origen embriológico de las vísceras afectadas. Las estructuras originadas en el intestino anterior producen dolor epigástrico, las que se originan en el intestino medio dan lugar a dolor periumbilical y las originadas en el intestino posterior provocan dolor visceral abdominal inferior.

El **dolor visceral** proveniente de vísceras huecas se debe a distensión o trastornos de la motilidad causados por obstrucción intestinal, gastroenteritis o cálculos ureterales o biliares. Las cápsulas viscerales de los órganos sólidos se estiran por congestión pasiva o hemorragia. A pesar de que el dolor visceral suele ser el primer signo de un proceso intraabdominal, es inespecífico y muchas veces está asociado a vómito reflejo no biliar.

El **dolor somático** es el tipo de dolor que surge de la pared abdominal y del peritoneo parietal. Está mediado por los nervios espinales que inervan la pared abdominal y entran en la médula espinal por medio de los ganglios de la raíz dorsal. El dolor somático es estimulado por los cambios en el pH o en la temperatura que acompañan a la inflamación química o bacteriana, es agudo o punzante y, por lo general, es constante. El dolor somático es más localizado que el dolor visceral y casi siempre se percibe en uno de los cuatro cuadrantes del abdomen: inferior y superior derechos, e inferior y superior izquierdos. Para determinar su causa, el médico debe estar familiarizado con los órganos localizados en cada uno de los cuadrantes y con sus procesos patológicos.

Dolor referido es el término utilizado cuando el dolor es percibido en un área del cuerpo que no sea el sitio de su origen. Se presenta porque las neuronas aferentes que llegan de diferentes sitios han compartido vías centrales. La irritación del hemidiafragma izquierdo (niveles C3, C4 y C5) por sangre proveniente del bazo roto se asocia a dolor en el hombro por la inervación somática de éste por las mismas raíces nerviosas. El conocimiento de los patrones del dolor referido puede ayudar a establecer el diagnóstico en casos de hallazgos abdominales ambiguos o confusos.

En los niños la causa más frecuente de dolor abdominal agudo que requiere intervención quirúrgica es la **apendicitis** (v. cap. 15). La obstrucción de la luz del apéndice por heces espesas es el episodio fisiopatológico inicial. Esto se asocia a dolor visceral percibido en la región periumbilical por el origen en el intestino medio del apéndice. Conforme aumenta la presión intraluminal, se afecta el aporte sanguíneo a la pared del apéndice, lo que produce necrosis y después perforación. La inflamación del apéndice progresa hasta afectar al peritoneo parietal, lo que da lugar a dolor somático en el cuadrante inferior derecho. La perforación con derrame de material fecal y bacterias provoca peritonitis generalizada con dolor abdominal difuso y toxemia.

Evaluación clínica y estudios de laboratorio (v. fig. 25-2)
Historia clínica

La duración, la localización y la intensidad del dolor abdominal son características esenciales de la historia clínica. El dolor tipo cólico suele deberse a hiperperistaltismo (p. ej., en la obstrucción intestinal o en el intento de paso de un cálculo ureteral

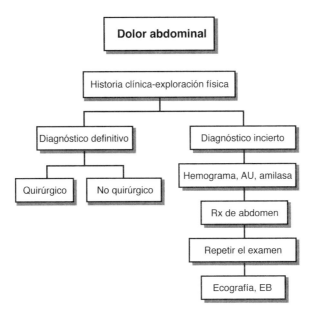

FIGURA 25-2. Diagrama de flujo para la valoración diagnóstica de niños con dolor abdominal agudo. *EB*, enema con bario; *AU*, análisis de orina general.

o biliar). Por lo general, el dolor constante es de origen visceral. Conocer la localización del dolor es útil para reducir las posibilidades diagnósticas, en particular en caso de dolor somático. Si el dolor se localiza en un cuadrante del abdomen, los órganos dentro de dicho cuadrante y sus procesos patológicos determinan el diagnóstico probable. El vómito que precede al dolor, en especial cuando se asocia a diarrea, favorece la gastroenteritis más que la apendicitis. El vómito asociado a las etapas iniciales de la apendicitis es de naturaleza refleja y casi siempre se presenta después del inicio del dolor. La apendicitis procede a la perforación en las 72 h posteriores al inicio de los síntomas; por tanto, el dolor visceral que dura más de 3 días pocas veces se debe a apendicitis. La progresión del dolor desde una localización periumbilical al cuadrante inferior derecho es típica de la apendicitis. Representa la progresión de dolor visceral a dolor somático, la cual es altamente sugestiva de un trastorno quirúrgico.

Cuando se evalúa a niños con dolor abdominal, es importante preguntar a los pacientes o a sus padres específicamente acerca de síntomas relacionados con otros órganos abdominales (genitourinario, hepatobiliar, pancreático). El dolor en el flanco, la disuria, la secreción uretral, el ciclo menstrual o las anomalías menstruales son aspectos importantes de la historia clínica.

La diarrea puede ser un síntoma de **gastroenteritis viral**, **enfermedad inflamatoria intestinal**, o en ocasiones, de **apendicitis**. En la gastroenteritis o la enterocolitis infecciosa, la diarrea es frecuente, de volumen abundante y fétida. Los niños con apendicitis pueden tener evacuaciones acuosas de pequeño volumen como resultado de la irritación del colon sigmoide por el apéndice inflamado.

Conocer los trastornos preexistentes también es importante, porque otras afecciones no quirúrgicas, como la **drepanocitosis** y la **porfiria**, pueden causar dolor abdominal. El **síndrome nefrótico** se relaciona con una importante incidencia de dolor abdominal por **peritonitis bacteriana primaria** que requiere antibióticos pero no cirugía.

Exploración física

La inspección del paciente y del abdomen revela importantes datos diagnósticos. La apendicitis con peritonitis local o generalizada provoca que el niño se acueste quieto, casi siempre con los muslos flexionados y las rodillas elevadas. El movimiento aumenta el dolor, debido a la inflamación del peritoneo y de la pared abdominal. El dolor tipo cólico asociado a hiperperistaltismo intestinal u obstrucción ureteral o biliar provoca que el niño se retuerza agónicamente y con frecuencia asuma una posición con las rodillas en el pecho en un intento de minimizar el malestar. Es esencial interpretar los resultados de la auscultación, una parte importante de la exploración abdominal, en función del contexto clínico. Los ruidos intestinales se clasifican según su frecuencia y su tono. Los hiperactivos se asocian a hiperperistaltismo, como se observa en la gastroenteritis o en las primeras etapas de la apendicitis. Los ruidos intestinales hipoactivos son indicativos de una disminución del peristaltismo, lo que es típico del íleo paralítico asociado a septicemia o a peritonitis como resultado de un apéndice perforado.

Con frecuencia la palpación es la parte más importante de la exploración abdominal. El objetivo de la palpación es detectar dolor directo relacionado con inflamación en la pared abdominal y el peritoneo. Es importante ganarse la confianza del niño progresivamente y con cuidado. Una estrategia útil es distraer al niño dándole conversación mientras la mano que examina palpa suavemente cada cuadrante. La resistencia de los músculos de la pared abdominal a la palpación implica la irritación del peritoneo parietal por una inflamación subyacente. El **dolor de rebote** es aquel que se desencadena por el movimiento inducido de la pared abdominal. El método más sensible para detectar dolor de rebote es la percusión suave de cada cuadrante.

 Dato relevante: La combinación del dolor directo y de rebote es una indicación potente de un proceso inflamatorio subyacente, generalmente de uno que requiere intervención quirúrgica.

Es necesario realizar el examen rectal o pélvico para completar la exploración física del dolor abdominal. La información obtenida del examen rectal incluye la presencia o ausencia de impacción fecal o estreñimiento, dolor a la palpación rectal y una masa palpable en la fosa perirrectal derecha o en las regiones de los anexos. En las adolescentes sexualmente activas, la exploración pélvica está dirigida a detectar masas anexiales o indicios de enfermedades de transmisión sexual que provocan **enfermedad inflamatoria intestinal**. Las niñas preadolescentes pueden tener himen imperforado, lo que produce dolor abdominal cuando las primeras menstruaciones se acumulan en el canal vaginal y endometrial. Este problema se manifiesta como abultamiento del himen con sangre detrás de él.

Estudios de laboratorio

Los estudios de laboratorio a menudo no ayudan a establecer el diagnóstico de apendicitis. Sin embargo, es importante realizarlos para excluir otros trastornos que podrían simular apendicitis u otra afectación quirúrgica aguda. El ABC se practica de forma sistemática. La elevación del recuento leucocítico con una desviación hacia la izquierda tampoco confirma o excluye apendicitis. De hecho, la apendicitis con frecuencia se presenta en casos de recuento de leucocitos normal. La anemia, en especial la microangiopática con trombocitopenia, es muy sugestiva de **síndrome hemolítico-urémico**, el cual a menudo se manifiesta con dolor abdominal (v. «Insuficiencia renal aguda y crónica», en el capítulo 20). De manera similar, la anemia drepanocítica se asocia a dolor abdominal por infartos viscerales o crisis de dolor abdominal. La trombocitosis puede ser un signo de **púrpura de Henoch-Schönlein** (v. cap. 20).

El análisis de orina general es crucial si hay síntomas urinarios o si el dolor es lateral o se encuentra en los flancos. En ocasiones la apendicitis se relaciona con piuria o hematuria leve de 20-30 células/campo de alto poder, pero no se asocia a bacteriuria. La proteinuria y la hematuria microscópica se encuentran muchas veces en el síndrome hemolítico-urémico y en la púrpura de Henoch-Schönlein. La amilasa sérica y las pruebas de función hepática son adecuadas en niños con traumatismo abdominal, o si el dolor es epigástrico o se irradia a la espalda.

Las radiografías no son necesarias si el diagnóstico es seguro en función de la historia clínica y la exploración física. Si el diagnóstico es dudoso, es útil realizar radiografías simples de abdomen, ecografías, TC y, en ocasiones, enema con bario. Es adecuado valorar las radiografías de abdomen en posición supina y de pie en casos de estreñimiento grave, fecalitos, íleo o un patrón de obstrucción del intestino delgado y neumoperitoneo. Los fecalitos calcificados están presentes en el 20% de los niños con apendicitis. El neumoperitoneo es poco frecuente. Se han utilizado ecografías para optimizar la exploración clínica con una adecuada confiabilidad. No obstante, dado que los resultados deben ser interpretados ante la sospecha clínica, los índices de falsos resultados positivos y negativos son cercanos al 10%. La ecografía es particularmente útil en niñas en las que algunos trastornos tubováricos podrían simular un cuadro de apendicitis y en niños pequeños con apendicitis perforada. La TC rápida con «triple contraste» (enteral, intravenoso y rectal) tiene índices de exactitud iguales a la ecografía realizada por expertos y en muchos centros es el método de elección. Con las mejorías en la ecografía y en la TC, pocas veces se requiere llevar a cabo enema con bario para establecer el diagnóstico de apendicitis, pero es útil, en particular en casos de enfermedad inflamatoria intestinal.

 Dato relevante: Es necesario obtener radiografías simples del tórax si el niño tiene antecedentes de tos o infección importante de las vías respiratorias superiores. La **neumonía del lóbulo inferior derecho** es una causa bien determinada de dolor abdominal que algunas veces es muy similar a la apendicitis.

Diagnóstico diferencial

El diagnóstico diferencial de dolor abdominal agudo incluye varios trastornos (v. tabla 25-1). Es muy importante distinguir entre aquellos que requieren una solución quirúrgica y los que se resuelven espontáneamente o con medidas no quirúrgicas.

TABLA 25-1	
Causas más frecuentes de dolor abdominal en niños por grupos de edad	
Preescolares	*Escolares*
Gastroenteritis	Gastroenteritis
Apendicitis	Apendicitis
Invaginación intestinal	Quiste/torsión de ovario
Síndrome hemolítico-urémico	Púrpura de Henoch-Schöenlein
Neumonía	Enfermedad inflamatoria intestinal

La mayoría de los niños con dolor abdominal agudo al final terminan siendo diagnosticados de gastroenteritis o dolor abdominal de origen desconocido. La apendicitis es el trastorno quirúrgico más frecuente que provoca dolor abdominal en los niños.

En ocasiones, después de la exploración inicial y de los estudios de laboratorio y de diágnostico por la imagen, el diagnóstico de dolor abdominal todavía resulta dudoso (v. fig. 25-2). En tal caso el método más confiable para excluir un trastorno quirúrgico incluye la hospitalización para proceder a la hidratación intravenosa y la exploración seriada por parte de los mismos observadores. La progresión del dolor, en especial con el desarrollo de dolor abdominal a la palpación directa y la rigidez muscular, es el indicador más fiable de un proceso que requiere tratamiento quirúrgico. La resolución del dolor y el reinicio de la ingesta oral mientras el paciente se encuentra en observación son los signos más fiables de que el niño no necesita cirugía.

Manejo

Entre los trastornos que requieren tratamiento quirúrgico se encuentran la **apendicitis**, la **diverticulitis de Meckel** y la **torsión del ovario o del epiplón**. La extirpación del apéndice perforado puede incluir la realización de una laparotomía convencional o el uso de técnicas laparoscópicas. En general está justificado administrar antibióticos perioperatorios, pero existe controversia sobre su necesidad. La recuperación del íleo que se presenta suele ser rápida y la mayoría de los niños son dados de alta 1-2 días después de la cirugía. La apendicitis perforada es mucho más complicada; requiere 5-7 días de antibióticos de amplio espectro. Los casos prolongados de íleo requieren succión nasogástrica y muchas veces necesitan hidratación intravenosa. Se usan drenajes para los abscesos formados y, en algunos centros, se colocan en todos los niños con apendicitis perforada.

Desde el punto de vista clínico, la **diverticulitis de Meckel** es indistinguible a la apendicitis. Requiere resección del intestino afectado seguida de anastomosis. En este caso también es necesaria la succión nasogástrica y la hidratación intravenosa durante 2-5 días junto con antibióticos. La recuperación de la resección de un ovario infartado o de un segmento del epiplón es similar a la que se produce después de una cirugía por apendicitis no perforada.

OBSTRUCCIÓN INTESTINAL

Fisiopatología

La propulsión de alimentos y líquidos por todo el tubo digestivo requiere un peristaltismo coordinado y una adecuada luz intestinal. El peristaltismo desordenado y el estrechamiento intrínseco y extrínseco de la luz intestinal provocan síntomas similares, específicamente vómito, distensión abdominal, dolor y ausencia de flatos o de evacuaciones. El peristaltismo desordenado, como sucede en el íleo paralítico o en la dismotilidad intestinal, es considerado una obstrucción funcional, en la medida en que la estenosis intestinal por cualquier causa se considera una obstrucción mecánica. La obstrucción intraluminal puede ser resultado de la presencia de meconio anormalmente espeso en los recién nacidos, de contenido intestinal en pacientes con fibrosis quística o de un bezoar de objetos orgánicos o inorgánicos ingeridos por pacientes con trastornos neurológicos graves.

La obstrucción intestinal se clasifica como completa o incompleta; la distinción se basa en una combinación de criterios clínicos y radiográficos. La **obstrucción completa** es evidente por la falta de flatos o evacuaciones y la ausencia radiográfica de gas intestinal más allá del punto de obstrucción. La **obstrucción incompleta** se caracteriza por el paso continuo de flatos o evacuaciones y por la evidencia radiográfica de gas más allá de la obstrucción. La obstrucción intestinal también se clasifica según su localización (intestino delgado frente a colon) y su causa (p. ej., adherente, invaginación, maligna). Los síntomas se relacionan con el nivel de obstrucción y si ésta es completa o incompleta. Los pacientes con obstrucciones del estómago, duodeno y parte superior del yeyuno presentan vómitos poco después de que se produzca la obstrucción con poca distensión abdominal (si es que existe).

Una vez establecida, la obstrucción intestinal provoca acumulación de secreciones y líquido en la luz y pared intestinales, así como en la cavidad peritoneal. La pérdida de líquidos puede ser notable y entre ellas se cuentan las provenientes del espacio extracelular. En muchos tipos de obstrucción intestinal, en especial si la obstrucción es completa, se altera la irrigación del intestino. Al principio esto se debe a congestión venosa, pero puede avanzar a insuficiencia arterial con necrosis intestinal y perforación si no se resuelve en pocas horas. En ausencia de alteraciones vasculares, la obstrucción intestinal sin tratamiento produce dilatación intestinal progresiva y pérdida de líquidos.

Evaluación clínica y estudios de laboratorio

Historia clínica

En la evaluación de niños con posible obstrucción intestinal, debe ponerse especial atención al sistema gastrointestinal. Los aspectos específicos de vómito son importantes, incluido el inicio, la frecuencia y si el vómito es biliar o no biliar. La obstrucción del estómago o del duodeno proximal a la ampolla de Vater provoca vómito no biliar, en la medida en que todas las obstrucciones distales a la ampolla se acompañan de vómito con bilis. La presencia de bilis muchas veces implica la presencia de una obstrucción mecánica o íleo paralítico grave y, generalmente, se considera un indicio de un trastorno quirúrgico hasta que se demuestra lo contrario. El dolor provocado por obstrucción intestinal es de tipo cólico y se presenta sobre la línea media como resultado de distensión y aumento del peristaltismo. La progresión del dolor en intensidad y frecuencia, en especial si es localizado, sugiere isquemia intestinal.

Es útil obtener la historia del patrón de evacuaciones, en particular en los recién nacidos. El **meconio** es lo primero que se evacua, en las 24 h siguientes al nacimiento en el 95% de los lactantes normales. La falta de salida de meconio en las primeras 24 h sugiere una obstrucción, en particular, **enfermedad de Hirschsprung**.

 Dato relevante: Incluso después de que una obstrucción intestinal se convierte en completa, es posible que sigan pasando heces y flatos como resultado de la presencia de evacuación en el intestino distal a la obstrucción. Por tanto, el paso de heces o flatos no sirve para determinar el inicio de la obstrucción o para excluir la misma.

La fiebre es inusual en ausencia de perforación intestinal y podría sugerir un diagnóstico alternativo, como gastroenteritis o infección del tracto urinario. Otros signos extraintestinales podrían identificar los síntomas abdominales como hallazgos secundarios como resultado de íleo paralítico. El antecedente de cirugía abdominal es extremadamente importante. Es posible que recurra la enfermedad que dio lugar al procedimiento inicial, o que las **adherencias** que se forman después del procedimiento inicial provoquen obstrucción.

Con una posible obstrucción en un recién nacido, es necesario explorar los antecedentes maternos en busca de indicios de **polihidramnios** (aumento del volumen del líquido amniótico), el cual se relaciona con la obstrucción de la porción superior del yeyuno y del tubo digestivo proximal. Los antecedentes de trastornos como la **fibrosis quística** o la **enfermedad de Hirschsprung** en hermanos debe alertar al médico ante la posibilidad de estos trastornos u otros relacionados. El antecedente de cardiopatía congénita, en especial las dextrocardias con transposición visceral, se asocian a rotación anómala (malrotación).

Exploración física

La inspección general arroja información importante acerca del estado de hidratación y de la toxicidad sistémica. En recién nacidos deben buscarse específicamente datos de anomalías genéticas o del desarrollo. Los lactantes con síndrome de Down tienen mayor incidencia de enfermedad de Hirschsprung y atresia duodenal, y los que tienen otros síndromes podrían también tener mayor riesgo de presentar anomalías del tubo digestivo.

La inspección del abdomen debe orientarse a confirmar la presencia o ausencia de distensión, cambios de coloración visibles o datos de cirugías previas. La distensión abdominal en la obstrucción intestinal se debe a múltiples asas dilatadas del intestino delgado o del colon y, por lo general, implica la obstrucción de la porción media del intestino delgado o más allá. En los niños pequeños en quienes la pared abdominal es delgada, el eritema frecuentemente indica la presencia de inflamación peritoneal subyacente; este trastorno se observa al principio en la línea media y lateral al músculo recto anterior, donde la pared abdominal es más delgada.

La auscultación de los ruidos intestinales es una parte esencial de la exploración. Los ruidos de tono alto de frecuencia elevada son los hallazgos típicos de la obstrucción intestinal. La disminución de la frecuencia de los ruidos intestinales o un abdomen silencioso se observan en niños con íleo paralítico u obstrucción complicada con isquemia intestinal.

La palpación del abdomen debe orientarse a la detección de tensión o resistencia en la pared abdominal, o a identificar la presencia de asas palpables del intestino o masas abdominales. Es posible encontrar una masa palpable en forma de salchicha en el cuadrante superior derecho o en el epigastrio en casos incipientes de **invaginación intestinal** antes de que se desarrolle una marcada distensión del intestino delgado. En los lactantes con sospecha de **estenosis pilórica** la palpación cuidadosa de la parte superior del abdomen debe revelar una masa palpable del tamaño de una aceituna en el 80% de los pacientes con este trastorno. El niño debe estar relajado, lo cual se ve facilitado con el uso de un chupete y flexionando las piernas.

 Dato relevante: La técnica de alimentación simulada es especialmente efectiva para permitir la palpación profunda. Después de colocar una sonda nasogástrica, se le da al niño suero oral o agua con glucosa en un biberón, al mismo tiempo que un asistente aspira el estómago con una jeringa. Esta técnica tranquiliza al niño, relaja la pared abdominal y evita que el estómago se distienda.

La «aceituna» característica tiene una orientación transversa, es móvil, de 1-2 cm de longitud y se encuentra en el epigastrio o en el cuadrante superior derecho. Si se palpa la «aceituna», no serán necesarios más estudios diagnósticos.

La exploración de la ingle es esencial; la **hernia inguinal** es la principal causa aislada de obstrucción intestinal en los niños. Es necesario examinarlos en busca de hernias laterales; el médico toma los testículos con la mano dominante, a diferencia de lo que se hace con los adultos. Los dedos de la mano no dominante se usan para palpar el cordón espermático a la altura del pubis. La presencia de intestino o líquido en el saco herniario provoca un cordón espermático engrosado. La distinción entre la presencia de líquido e intestino suele ser sencilla, pero en los casos difíciles se usa la transiluminación del escroto o, en los lactantes menores, se realiza exploración bimanual del anillo interno con un dedo en el recto.

La exploración rectal puede ser diagnóstica en sí misma, como en el caso de **ano imperforado**, en el que la ausencia de una comunicación o la presencia de un hoyuelo son datos suficientes para establecer el diagnóstico. Los hallazgos frecuentes de la exploración rectal en la enfermedad de Hirschsprung son ausencia de una cripta rectal y la sensación de presión en el dedo explorador. Las masas pélvicas grandes provocan obstrucción rectal y se palpan con facilidad por medio de la exploración rectal. En ocasiones la invaginación de una invaginación intestinal se palpa como una masa rectal; pocas veces se prolapsan a través del ano.

Estudios de laboratorio

Los estudios de laboratorio en niños con obstrucción intestinal deben orientarse a la detección de complicaciones como deshidratación o septicemia. Está justificado realizar un hemograma con diferencial y recuento plaquetario para excluir complicaciones de anemia o desviación a la izquierda, que hacen sospechar la presencia de isquemia intestinal o septicemia. La desviación a la derecha con la producción de linfocitosis es sugestiva de gastroenteritis grave, que simula obstrucción. Los electrólitos séricos y las pruebas de función renal son importantes para detectar anomalías electrolíticas, como alcalosis hipopotasémica, por vómito recurrente. La hiperazoemia y la acidosis por agotamiento del volumen intravascular son complicaciones frecuentes de la obstrucción intestinal.

Los estudios radiográficos ayudan a identificar la causa de la obstrucción. El estudio debe comenzar con radiografías simples del abdomen obtenidas en dos o tres proyecciones. Además de una placa en posición supina, es necesaria otra de pie o en decúbito lateral para identificar los niveles hidroaéreos y detectar un pequeño neumoperitoneo por posible perforación. En recién nacidos, una proyección lateral con el paciente en decúbito o mientras se sostiene de pie puede ayudar a demostrar la presencia de aire en el recto en casos de ano imperforado o lleva a sospechar enfermedad de Hirschsprung.

En la mayoría de los casos el diagnóstico no es obvio en las radiografías simples y es necesario un estudio con contraste, generalmente enema con contraste. Si se sospecha un íleo meconial o su equivalente posneonatal, el enema debe realizarse con un agente de contraste hidrosoluble. El material de contraste puede diluir el contenido intestinal espeso por su hiperosmolaridad, lo cual provoca el movimiento de agua hacia la luz intestinal. En casos de salida gástrica u obstrucción duodenal, la inyección de aire por la sonda nasogástrica es tan útil como la inyección de material de contraste radiopaco. La ecografía ha sido muy útil para confirmar el diagnóstico de estenosis pilórica en lactantes con masas palpables. Pocas veces son necesarios estudios de diagnóstico por la imagen más sofisticados en la evaluación de la obstrucción intestinal.

Diagnóstico diferencial

El diagnóstico diferencial de la obstrucción intestinal en niños depende en gran medida de la edad de los pacientes y de los síntomas que presentan (v. tabla 25-2). En recién nacidos la combinación de la historia clínica, la exploración física y las radiografías simples de tórax y abdomen puede dar certeza al diagnóstico. En varias ocasiones se realiza un enema con contraste para confirmar el diagnóstico o para excluir atresias adicionales o anormalidades.

TABLA 25-2

Causas de obstrucción intestinal en niños por grupos de edad

Recién nacidos	*Lactantes*	*Niños*
Hernia inguinal	Hernia inguinal	Hernia inguinal
Enfermedad de Hirschsprung	Invaginación intestinal	Adherencias
Atresia	Rotación anómala (malrotación)	Equivalente al íleo meconial
Rotación anómala (malrotación)	Duplicación	Apendicitis
Íleo meconial	Apendicitis	
Ano imperforado	Estenosis pilórica	

Manejo

El diagnóstico y el tratamiento deben realizarse simultáneamente. Los desajustes sistémicos de hidratación, electrólitos y septicemia son prioridades urgentes. Debe iniciarse de forma precoz la succión nasogástrica y la reanimación intravenosa con una solución isotónica, como solución salina normal o solución de Ringer lactada. La evidencia clínica de deshidratación e hipovolemia después de la evaluación de la turgencia de la piel, de la perfusión periférica, del estado mental y del volumen urinario justifica la administración de bolos de 10 ml/kg. Es necesario iniciar tratamiento con antibióticos de amplio espectro por el riesgo de translocación de bacterias y septicemia, incluso en ausencia de infarto intestinal.

El diagnóstico y el grado de obstrucción determinan el tratamiento definitivo. La mayoría de las obstrucciones por adherencias posoperatorias se resuelven con succión nasogástrica, reposición de líquidos y tratamiento nutricional. Esto es especialmente cierto si la obstrucción es incompleta y se produce al inicio del período posoperatorio. Las obstrucciones completas por adherencias posoperatorias suelen requerir ser intervenidas quirúrgicamente.

El tratamiento inicial de las obstrucciones por **hernias inguinales encarceladas** incluye la reducción manual de las mismas, además de las medidas generales de reanimación. Es poco frecuente que las hernias encarceladas sean realmente irreducibles en los niños. Después de la reducción de la hernia, es necesario evaluar a los pacientes en busca de indicios de lesión intestinal y obstrucción continua. La reparación de la hernia es adecuada cuando los pacientes están estables y se han resuelto las lesiones intestinales y escrotales.

La **estenosis pilórica** frecuentemente se asocia a una significativa alcalosis hipopotasémica. La preparación preoperatoria se debe centrar en una adecuada reposición de potasio, lo cual se determina con las concentraciones de potasio y cloruro séricos. Una concentración baja de cloruro sérico con elevación del bicarbonato es indicativa de un persistente agotamiento de potasio independientemente de la concentración de potasio sérico. La división del músculo hipertrofiado (piloromiotomía) es todo lo que se requiere para aliviar la obstrucción; esto produce excelentes resultados. La entrada en la luz del píloro es poco frecuente, pero puede ser desastrosa si no se reconoce y se repara en el momento de la cirugía.

El tratamiento habitual del **ano imperforado** y de la **enfermedad de Hirschsprung** consiste en una colostomía temporal seguida de una reconstrucción definitiva a los 12-18 meses de edad. Las **atresias intestinales y malformaciones** como la duplicación hacen preciso proceder a la resección intestinal limitada con anastomosis primaria. La rotación anómala y las obstrucciones adherentes requieren lisis de las bandas adherentes y resección sólo si es imposible rescatar los segmentos.

El **íleo meconial** es una circunstancia especial. Si no está complicada con isquemia intestinal y se reconoce en el enema con contraste, puede tratarse de forma conservadora con enemas con agentes de contraste hiperosmolares. El reflujo de estos agentes en el segmento dilatado del intestino permite la mezcla del agente con el meconio anormalmente espeso; esto provoca un cambio en la consistencia del meconio, de manera que pueda pasar a través del colon y resolver la obstrucción. Habitualmente tiene que repetirse la administración del agente. Si esta alternativa no resulta exitosa, con el tratamiento quirúrgico se intentará mover el material hacia el colon inyectando medio de contraste hidrosoluble (amidotrizoato sódico con amidotrizoato de meglumina) o *N*-acetilcisteína en la luz intestinal. La resección es adecuada sólo si no se puede rescatar el intestino. Dado que estos pacientes (muy probablemente tienen fibrosis quística) tendrán dificultad con la absorción en el futuro, es necesaria una resección limitada.

Dato relevante: El íleo meconial en el recién nacido es altamente sugestivo de fibrosis quística.

Íleo meconial equivalente es el término aplicado al mismo tipo de obstrucción que presentan niños mayores con fibrosis quística. Es muy frecuente en estos pacientes. Para conseguir su alivio suele bastar con recurrir a métodos no quirúrgicos. Sin embargo, es posible encontrar otros trastornos que hagan necesaria la cirugía (adherencias, invaginación intestinal) y está justificado incluirlos en el diagnóstico diferencial.

MASAS ABDOMINALES

Fisiopatología

La mayoría de las masas abdominales en niños producen pocos (en ocasiones ninguno) síntomas distintos a la presencia de la masa en sí misma. Las excepciones son, en raras ocasiones, tumores grandes que producen alteraciones respiratorias si están localizados en la parte superior del abdomen u obstrucción rectal o vesical si se encuentran en la pelvis. Los **tumores vasculares** que atrapan plaquetas o que producen insuficiencia cardíaca congestiva suelen estar confinados al hígado. Ciertos tumores producen síntomas como resultado de la secreción de hormonas: los **neuroblastomas** dan lugar a péptido intestinal vasoactivo, lo que provoca diarrea acuosa; los **tumores de Wilms** pueden estar asociados a hipertensión secundaria a la producción de renina, y los **feocromocitomas** causan hipertensión episódica y diaforesis como resultado del exceso de catecolaminas. Las masas del tubo digestivo asociadas a estenosis pilórica, invaginación intestinal o duplicación intestinal, por lo general, pasan inadvertidas debido a los síntomas de obstrucción intestinal (v. «Obstrucción intestinal»).

Evaluación clínica y estudios de laboratorio (v. fig. 25-3)

Historia clínica

Los antecedentes maternos y un cuidadoso interrogatorio acerca de la función digestiva son importantes en la evaluación de recién nacidos con masas abdominales. El **polihidramnios** (aumento del volumen del líquido amniótico) a menudo se asocia a obstrucción intestinal de alto grado, y el **oligohidramnios** (disminución del volumen del líquido amniótico), a alteración de la función renal. En niños mayores el dolor abdominal y el vómito suelen ser indicativos de un origen gastrointestinal de la masa, mientras que la hematuria obviamente dirige la atención hacia una lesión renal. El antecedente de movimientos oculares inusuales (**opsoclonía-mioclonía**) sugiere la presencia de neuroblastoma.

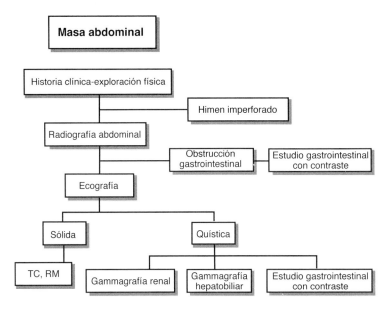

FIGURA 25-3. Diagrama de flujo para la valoración diagnóstica de niños con masas abdominales. *TC*, tomografía computarizada; *RM*, resonancia magnética.

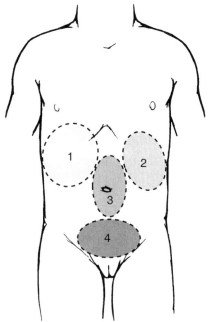

FIGURA 25-4. Probable órgano de origen de una masa abdominal por su localización. *1*. hígado, vesícula biliar, riñón, glándulas suprarrenales; *2*., bazo, estómago, riñón, glándulas suprarrenales; *3*. páncreas, retroperitoneo, mesenterio, intestino; *4*. vejiga, útero, ovarios.

Exploración física

La localización de la masa es la pieza más importante de información obtenida de una cuidadosa exploración abdominal y rectal (v. fig. 25-4). Las masas que se encuentran en la parte superior del abdomen están relacionadas con el hígado, el bazo, las glándulas suprarrenales o los riñones. Las masas en ambos flancos casi siempre son renales (p. ej., las que se observan en la enfermedad poliquística). Es probable que las masas en la parte inferior del abdomen, sobre la línea media, se relacionen con la vejiga, la vagina, los ovarios o el retroperitoneo. En los niños pequeños con masas palpables, la evaluación mediante transiluminación ofrece la tranquilidad de que la lesión sea quística.

La exploración general debe buscar específicamente nódulos subcutáneos, equimosis periorbitaria, hemangiomas superficiales e ictericia. La palidez y la debilidad sugieren enfermedad sistémica y taquipnea, mientras que los estertores y las sibilancias son indicativos de insuficiencia cardíaca congestiva asociada a una malformación vascular. La aniridia congénita, la hemihipertrofia y el síndrome de Beckwith-Wiedemann se relacionan con mayor incidencia de tumor de Wilms.

Estudios de laboratorio

El hemograma revela datos de afectación de la médula ósea por la presencia de anemia o trombocitopenia, leucemia con elevación de los leucocitos o trombocitosis en algunos tumores sólidos. Las determinaciones séricas de α-fetoproteína y gonadotropina coriónica humana β y de ácido vainillilmandélico y ácido homovainíllico en orina están justificados en niños con tumores sólidos.

Las radiografías simples de abdomen son útiles si hay calcificación sugestiva de neuroblastoma o teratoma. Está indicado realizar un estudio con contraste del tubo digestivo si hay indicios de obstrucción intestinal en las radiografías simples. El siguiente estudio sería una ecografía para distinguir las masas quísticas de las sólidas e identificar el probable órgano de origen. Por lo general es necesario llevar a cabo una prueba de diagnóstico por la imagen transversal con TC o RM para valorar los tumores sólidos. En el caso de masas renales sólidas, es necesaria la valoración ecográfica de la vena cava inferior y de la aurícula derecha para detectar trombos tumorales antes de realizar cualquier intento de resección.

Diagnóstico diferencial

El diagnóstico diferencial de una masa abdominal en niños depende de la edad del paciente, de la naturaleza quística o sólida de la masa y de la presencia de síntomas relacionados (v. tabla 25-3). En recién nacidos la mayoría de las lesiones son quísticas, aunque el neuroblastoma y el queratoma se presentan con cierta frecuencia. En niños mayores, casi todas las lesiones son sólidas; el neuroblastoma y el tumor de Wilms son los más frecuentes. Es necesario derivar a los niños con tumores sólidos a un centro de oncología pediátrica al principio de la evaluación para facilitar los estudios diagnósticos y asegurar un método multidisciplinario de tratamiento.

TABLA 25-3

Tipos de masas abdominales en niños

Quísticas	*Sólidas*
Hidronefrosis	Neuroblastoma
Riñón displásico multiquístico	Tumor de Wilms
Hemorragia suprarrenal	Teratoma
Quiste de ovario	Hepatoblastoma
Quiste del colédoco	Nefroma mesoblástico
Hidrometrocolpos	Hemangioendotelioma
Quiste mesentérico	Riñones poliquísticos infantiles
Duplicación intestinal	Rabdomiosarcoma

Manejo

Después de una cuidadosa evaluación los pacientes con tumores sólidos deben someterse a una biopsia diagnóstica o una resección tumoral. El método para confirmar el diagnóstico y la decisión de intentar la resección dependen del tipo de tumor y de la presencia de diseminación a distancia o local. Esta decisión suele tomarse en consulta con un oncólogo pediatra, un cirujano pediatra o un radioterapeuta. Generalmente, los tumores malignos requieren quimioterapia o radioterapia adicional. Si hay diseminación amplia o si no puede realizarse una resección completa, está justificado el uso de quimioterapia antes de intentar la resección.

Las lesiones quísticas requieren tratamiento quirúrgico, conservador u observación. La **hemorragia suprarrenal** es un trastorno neonatal que se resuelve espontáneamente, aunque debe diferenciarse de un **neuroblastoma quístico** al medir las catecolaminas urinarias. Las ecografías seriadas se usan para controlar su resolución. Los **quistes ováricos** son frecuentes en las recién nacidas, como resultado de la estimulación por las hormonas maternas. Estudios recientes con ecografía prenatal han mostrado que muchos de estos quistes se resuelven espontáneamente, en particular si miden 3 cm o menos de diámetro. La **torsión de los quistes ováricos** requiere tratamiento quirúrgico para intentar conservar los ovarios y la trompa de Falopio.

En caso de **uropatía obstructiva** es necesario realizar estudios adicionales, como una cistourografía, una gammagrafía nuclear renal y quizá una cistoscopia. Se usa terapia antibiótica supresora crónica en niños con **reflujo vesicoureteral** y uropatía parcialmente obstructiva.

Los **quistes del mesenterio, de la pared intestina o del árbol biliar extrahepáticos** requieren escisión con reconstrucción. El **hidrometrocolpos** que se presenta en el período neonatal o en la menarquia justifica la escisión del himen imperforado o, en casos de atresia vaginal distal, la reconstrucción vaginal.

LECTURAS RECOMENDADAS

Brandt ML: Pediatric hernias. *Surg Clin North Am* 88:27–43, 2008.

Burd RS, Mellender SJ, Tobias JD: Neonatal and childhood perioperative considerations. *Surg Clin North Am* 86:227–247, 2006.

Burd RS, Whalen TV: Evaluation of the child with suspected appendicitis. *Pediatr Ann* 30:720–725, 2001.

D'Agostino J: Common abdominal emergencies in children. *Emerg Med Clin North Am* 20:139–153, 2002.

Dehner LP: *Pediatric Surgical Pathology*, 2nd ed. Baltimore: Williams & Wilkins, 1987.

Durkin ET, Shaaban AF: Recent advances and controversies in pediatric laparoscopic surgery. *Surg Clin North Am* 88:1101–1119, 2008.

Harrison MR: Surgically correctable fetal disease. *Am J Surg* 180:335–342, 2000.

Hartman GE, Shochat SJ: Abdominal mass lesions in the newborn: Diagnosis and treatment. *Clin Perinatol* 16:123–135, 1989.

Holcomb G, Murphy J: *Ashcraft's Pediatric Surgery*, 5th ed. Philadelphia: Elsevier, 2009.

Holterman AX, Adams KN, Seeler RA: Surgical management of pediatric hematologic disorders. *Surg Clin North Am* 86:427–439, 2006.

Pearl RH, Irish MS, Caty MG, et al: The approach to common abdominal diagnoses in infants and children. *Pediatr Clin North Am* 45:1287–1326, 1998.

Wilson W, Taubert KA, Gewitz M, et al: Prevention of infective endocarditis: Guidelines from the American Heart Association. *Circulation* 116:1736–1754, 2007.

Winfield RD, Beierle EA: Pediatric surgical issues in meconium disease and cystic fibrosis. *Surg Clin North Am* 86:317–327, 2006.

26

Subespecialidades pediátricas

ORTOPEDIA PEDIÁTRICA

James G. Gamble

Los trastornos musculoesqueléticos representan cerca del 20% de la práctica ambulatoria en pediatría, y los estudiantes encontrarán a pacientes con enfermedades ortopédicas en las guardias. Los problemas musculoesqueléticos cubren una amplia variedad de categorías patológicas, y las intervenciones terapéuticas varían de una emergencia quirúrgica por una cadera séptica hasta la simple serenidad del paciente y la observación necesaria ante una queja común de una marcha convergente. El propósito de esta sección es revisar las alteraciones musculoesqueléticas que se encuentran con mayor frecuencia durante un turno en pediatría. Estos trastornos pueden clasificarse dentro de las siguientes categorías: **congénitos, del desarrollo, infecciosos, traumáticos, y fisiológicos.**

Congénitos

Una de las alteraciones ortopédicas congénitas que se encuentran con mayor frecuencia es el **pie equino varo.** Este problema afecta aproximadamente a 1 de cada 1 000 nacidos vivos y es bilateral en casi el 50% de los casos. Es más frecuente en los varones que en las mujeres. Esta deformidad es obvia en el momento del nacimiento, ya que el pie se encuentra en aducción, supinación y en posición equina. Muchos síndromes genéticos tienen también pie equino varo y estos trastornos deben descartarse en el recién nacido.

El pie equino varo puede ser flexible o rígido. En caso de que sea flexible, o posicional, se debe a la distribución o posición intrauterina y es posible corregirlo de forma pasiva. El pronóstico es excelente con ejercicios de estiramiento realizados por los padres o, en ocasiones, con uno o dos escayolas correctivas.

El pie equino varo rígido no se debe a la posición intrauterina y se desconoce su causa exacta. Este tipo de pie no puede corregirse de forma pasiva y requiere un tratamiento temprano y agresivo. El pie se encuentra en supinación, inversión y en posición equina.

El tratamiento de Ponseti para el pie equino varo incluye una serie de escayolas arriba de la rodilla que corrigen gradualmente la posición en varo y la rotación del pie, seguidas de un alargamiento del tendón de Aquiles (ATA) para corregir la posición equina. Una vez que la deformidad se ha corregido. Generalmente, después de 2-3 meses de uso de la escayola y ATA, el lactante debe usar una férula nocturna hasta los 3 años de edad para evitar la recurrencia. Muchos de los resultados exitosos se consiguen con el tratamiento de Ponseti, pero los niños con deformidad unilateral siempre tendrán una reducción del 10% en la longitud del pie y en la circunferencia de la pantorrilla con respecto a la otra extremidad.

Del desarrollo

Los trastornos del desarrollo se presentan en lactantes y niños que antes eran normales. Entre las alteraciones del desarrollo más frecuentes se encuentran la **displasia del desarrollo de la cadera (DDC), la enfermedad de Legg-Calve-Perthes, la epifisiólisis de la cabeza femoral (ECF) y la escoliosis idiopática del adolescente (EIA).**

La **DDC** es un espectro de enfermedades de la cadera que comprende la displasia acetabular, la subluxación de la cadera y la luxación completa de la cabeza femoral fuera del acetábulo. La estabilidad de la cadera del recién nacido y del lactante proviene de los ligamentos capsulares gruesos, y si estos ligamentos están laxos o estresados y estirados por una posición de nalgas, el resultado puede ser la DDC. Su incidencia es cercana a 1.5 casos por cada 1 000 nacidos vivos. La clave de un resultado exitoso es el diagnóstico y el tratamiento tempranos. El estándar de oro para el diagnóstico dentro de los primeros 4 meses de vida son las pruebas de Ortolani y Barlow.

Para realizar la prueba de Ortolani, el niño debe estar en decúbito supino y relajado. Las caderas y las rodillas deben estar flexionadas a 90°, y las caderas se abducen con el dedo pulgar y los dedos índice mientras se aplica una ligera elevación por debajo de la región trocantérea. La prueba es positiva si el examinador percibe un sonido («clunk») cuando la cabeza femoral se desplaza al interior del acetábulo. Una forma sencilla de recordar el significado de esta prueba es que con ella la cadera queda fuera *(out)*.

La prueba de Barlow es un estudio de provocación para detectar una cadera reducible pero inestable. Se coloca otra vez al niño en decúbito supino relajado, con las caderas y las rodillas flexionadas a 90°. Con el pulgar del examinador en la parte interna del muslo y los dedos a lo largo de la región trocantérea exterior, se aduce el muslo con una suave presión hacia abajo a lo largo del eje longitudinal del muslo. La prueba es positiva si el médico percibe que la cabeza femoral se desplaza hacia fuera del acetábulo, pero la sensación se percibe más como un deslizamiento que como el sonido de la prueba de Ortolani. Para estas dos pruebas, el niño debe estar relajado. Es difícil obtener una valoración clínica exacta si el niño está pataleando y llorando.

Después de los 4 meses de edad, la prueba clínica más sensible es la abducción limitada y el signo de Allis o Galeazzi, en el que las rodillas se ven disparejas (fig. 26-1). Los niños deben tener por lo menos 60° de abducción simétrica en flexión. El signo de Trendelenburg, o pelvis descendida, tardío y se observa cuando el niño ha empezado a caminar.

De las 6 semanas de edad hasta los 4-6 meses, el estudio de diagnóstico por la imagen más valioso es la ecografía. No se recomienda su realización antes de las 6 semanas porque el índice de falsos resultados positivos es muy alto, lo que provoca un diagnóstico exagerado. Los datos radiográficos no son confiables antes de los 4-6 meses. Una vez que el núcleo de osificación de la cabeza femoral aparece alrededor de los 6 meses, la ecografía es menos confiable, y el estudio de diagnóstico por la imagen más certero es la radiografía anteroposterior de pelvis.

El tratamiento de la DDC diagnosticada en los primeros 6-8 meses de vida consiste en el uso del arnés de Pavlik. Entre los 6 y los 18 meses, el tratamiento es quirúrgico con tenotomía percutánea del aductor, reducción cerrada y aplicación de escayola en forma de ocho para mantener la reducción. De los 18 meses a los 2.5 años de edad, el niño necesita una reducción abierta de la cadera y aplicación de escayola en forma de ocho. Después de los 2.5 años, el niño necesita una reducción abierta, acortamiento femoral y osteotomía pélvica para lograr un resultado exitoso.

La **enfermedad de Legg-Calve-Perthes,** o simplemente «enfermedad de Perthes» es una necrosis avascular de la cabeza femoral, la cual fue descrita por primera vez por Arthur Legg de Boston, Jacques Calve de Francia y Georg Perthes de Alemania. Ellos observaron que este trastorno tenía mejor pronóstico que la tuberculosis de la cadera, la cual era prevalente a inicios del siglo xx. La causa de la necrosis avascular sigue siendo un misterio.

La enfermedad de Perthes es más frecuente alrededor de los 6-8 años de edad. El niño presenta cojera y a menudo refiere dolor de rodilla. Una de los datos relevantes clásicos de pediatría es que en un niño con cojera y dolor de rodilla debe sospecharse enfermedad de cadera. Generalmente, una radiografía es suficiente para diagnosticar enfermedad de Perthes. La cabeza femoral está aplanada, irregular y esclerótica.

La RM es útil para estadificar el problema y determinar el tratamiento. El objetivo del tratamiento es contener la cabeza femoral blanda y cartilaginosa dentro del acetábulo hasta que vuelva a tener el aporte sanguíneo suficiente. Generalmente, este proceso tiene una duración de 2-3 años.

La **ECF** aparece en el período previo a la adolescencia o cuando inicia, por lo regular, alrededor de los 9 a los 13 años cuando el niño tiene el brote de crecimiento. Al igual que la enfermedad de Perthes, la causa de la ECF es un misterio, pero muchos pacientes son obesos y han sufrido algún traumatismo, ya sea un episodio agudo o un microtraumatismo repetitivo. El paciente presenta cojeo y refiere dolor en la ingle, en la cadera, en el muslo o en la rodilla. En la exploración se encuentra una extremidad corta y rotada hacia el exterior con disminución de la rotación interna de la cadera.

El diagnóstico suele comprobarse mediante radiografía. La cadera tiene una apariencia de «helado derretido», como si la cabeza femoral se hubiera derretido sobre el cuello femoral.

El tratamiento de la ECF es quirúrgico, con fijación percutánea con tornillo *in situ,* seguida de 4 semanas de asistencia con muletas para la deambulación.

La **EIA** consiste en la curvatura de la columna vertebral en el plano coronal. Generalmente, se percibe al principio de la adolescencia. Cerca del 80% de los pacientes son mujeres y el 80% de las curvaturas tienen convexidad en el área torácica derecha, con una curvatura lumbar izquierda compensatoria. Es frecuente encontrar curvaturas pequeñas menores de 20° (1-3%); las curvaturas clínicamente significativas mayores de 30° tienen una prevalencia de 1-3 casos por cada 1 000 habitantes. La exploración física más sensible para la EIA es la prueba de inclinación hacia el frente de Adams, en la que el niño flexiona su cintura como si fuera a tocarse los pies. El médico observa la espalda en busca de asimetría de las costillas o usa un escoliómetro (básicamente es un nivel ficticio) para medir el ángulo de la rotación del tronco. Es importante realizar una cuidadosa exploración neurológica para descartar trastornos como siringomielia, neurofibromatosis o ataxia de Friedreich.

Se debe solicitar una radiografía de columna vertebral en bipedestación a todos los pacientes con asimetría clínicamente significativa de las costillas o del tronco. El ángulo de Cobb, que se calcula de manera automática en la mayoría de los sistemas radiográficos digitales, se usa para cuantificar la escoliosis. Es útil tomar una RM en casos sospechosos de alteración neurológica o de curvaturas inusuales, como en la escoliosis torácica izquierda o en caso de curvas prolongadas en forma de C.

En general, el tratamiento de los pacientes con EIA y ángulo de Cobb menor de 20° consiste en la observación y el riesgo de que la escoliosis progrese después de la menarquia es mínimo. Los pacientes con curvaturas que miden 20-40° son tratados con un dispositivo ortopédico. Aquellos con una curvatura mayor de 40° suelen requerir cirugía.

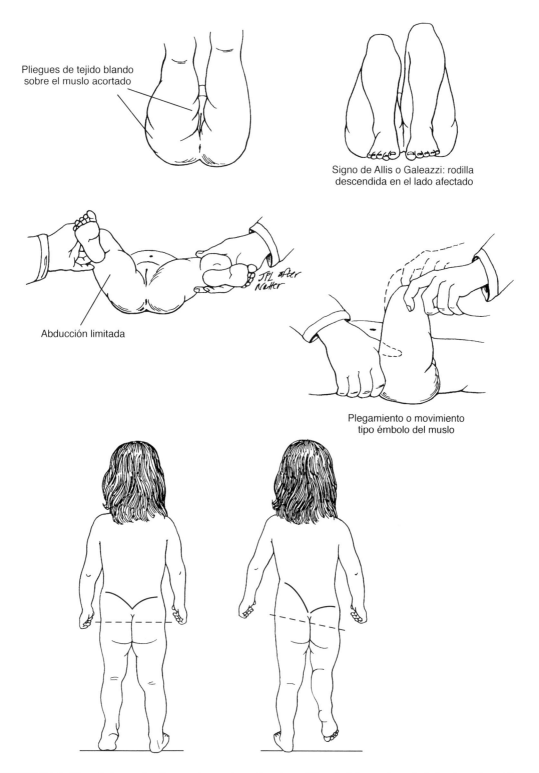

Pliegues de tejido blando sobre el muslo acortado

Signo de Allis o Galeazzi: rodilla descendida en el lado afectado

Abducción limitada

Plegamiento o movimiento tipo émbolo del muslo

FIGURA 26-1. Después de aproximadamente 4 meses, la prueba más sensible es la abducción limitada de la cadera y las rodillas disparejas. El plegamiento o movimiento tipo émbolo del muslo y la marcha de Trendelenburg son hallazgos tardíos después de que el niño comience a caminar. Modificado después de ser ilustrado por Frank K. Netter, MD, tomado de Hensinger RN: *Ciba Clin Symp* 31:1. 1979. Copyright 1979, CIBA Pharmaceutical Company, Division of CIBA-GEIGY Corporation.

Infecciosos

La mayoría de las infecciones óseas y articulares son secundarias a diseminación hematógena de bacterias hacia la membrana sinovial articular o hacia la lenta circulación yuxtaepifisaria del hueso. La **artritis séptica** se produce con más frecuencia en los niños menores de 5 años de edad y su incidencia se duplica en los varones con respecto a las niñas. La **artritis séptica** de la cadera requiere drenaje quirúrgico obligatorio, mientras que la infección del tobillo, de la rodilla, del hombro y del codo algunas veces puede manejarse con artrocentesis y antibióticos intravenosos. En general, la **osteomielitis** requiere drenaje quirúrgico.

Los pacientes presentan fiebre, malestar y cojera si la extremidad inferior está afectada. La exploración descubre resistencia al movimiento y al dolor con el rango de movimiento pasivo. Los pacientes tienen elevación en la velocidad de sedimentación globular, elevación de la proteína C reactiva y elevación del recuento de leucocitos con desviación hacia la izquierda. Las radiografías sólo muestran inflamación de tejidos blandos, y la RM no es rentable pero evidencia derrame y edema periarticular y, en el caso de osteomielitis, intenso edema de la médula ósea. Es importante tomar hemocultivos y realizar una aspiración articular antes de comenzar el tratamiento antibiótico.

Una vez que toman todos los cultivos, puede iniciarse tratamiento con antibiótico intravenoso. Generalmente, una combinación que incluya cobertura para *Staphylococcus aureus,* ya que este microorganismo provoca el 70% de los casos, aunque depende de la edad del paciente. Los lactantes mayores son propensos a infección por *Haemophilus influenzae,* y los mayores de 5 años de edad, a infecciones por *S. aureus.*

En ocasiones, la artritis séptica de la cadera es secundaria a osteomielitis de la porción proximal del fémur porque la metáfisis del fémur proximal está localizada dentro de la cápsula de la cadera.

Traumáticos

Los trastornos traumáticos más frecuentes son esguinces, estiramientos, fracturas y lesiones por sobreesfuerzo. Es importante comprender la diferencia entre estiramiento y esguince, así como estar familiarizado con el sistema de clasificación de Salter para las fracturas que afectan al cartílago de crecimiento.

Un **estiramiento** es una lesión del músculo, del tendón o de su inserción ósea. Los estiramientos más comunes afectan a los ligamentos de la corva, a los aductores de la cadera (ingle), al tendón de Aquiles y al manguito rotador del hombro. El lugar más frecuente de la lesión es la unión en la que las miofibrillas se fusionan con las fibras de colágeno del tendón (unión tendinomuscular). La historia clínica y la exploración física suelen ser suficientes para establecer el diagnóstico. El niño con una lesión de estiramiento tiene dolor de inicio súbito, generalmente relacionado con actividades deportivas. El lugar de la lesión está inflamado y, en ocasiones, hay equimosis. A la palpación, el paciente presenta dolor sobre el músculo o el tendón y es posible que se muestre renuente a mover la extremidad o a sostener peso. Las radiografías suelen ser negativas, pero su valor es para descartar fracturas epifisarias. La RM muestra aumento de la señal en T2 en el lugar de la lesión, aunque esta forma de confirmar el diagnóstico resulta costosa.

El tratamiento puede resumirse con el acrónimo **RICE** y **tiempo**: R se refiere a reposo; I, a hielo *(ice);* C, a compresión, y E, a elevación. En cuanto al tiempo, se refiere al dedicado a actividades deportivas, generalmente durante 4-6 semanas seguidas de 4 semanas de rehabilitación con fisioterapia antes de retomar el deporte. El hielo siempre es preferible al calor. Los paquetes de hielo aplicados en el área lesionada, 30 min seguidos de 30 min sin el hielo, disminuyen el dolor y la inflamación, y aceleran el proceso de curación. (Los chícharos congelados en una bolsa de plástico forman una excelente compresa.) La compresión de forma de un vendaje elástico acelera la eliminación de la hemorragia local y el edema tisular, así como la elevación. Los antiinflamatorios no esteroideos (AINE) no deben administrarse durante 2-3 días, ya que pueden aumentar el sangrado hacia los tejidos de una lesión reciente. El niño debe recibir rehabilitación antes de regresar al deporte. La fisioterapia puede iniciarse 2-3 semanas después de que desaparezcan el dolor agudo y la inflamación.

Un **esguince** es una lesión del ligamento. Los ligamentos son estructuras de colágeno que mantienen los huesos juntos en las articulaciones. Los esguinces se clasifican de la siguiente manera: grado I, con desgarro de algunas fibras, inflamación leve y dolor local a la palpación; grado II, con desgarro de muchas fibras, inflamación y dolor considerables, pero con estabilidad mecánica, y grado III, con rotura total e inestabilidad articular. Los esguinces más frecuentes en los niños afectan al ligamento peroneoastragalino anterior del tobillo y al ligamento colateral interno (LCI) y el ligamento cruzado anterior (LCA) en la rodilla. Los esguinces de tobillo y del LCI se tratan con RICE, rehabilitación y retorno gradual a la actividad deportiva. Desafortunadamente, hay una epidemia de lesiones del LCA en niños que requieren cirugía reconstructiva y rehabilitación extensa antes de que un paciente regrese al deporte.

Las **fracturas** en los niños son diferentes a las de los adultos por tres motivos importantes: *1)* los huesos de los niños son menos quebradizos y puede haber fracturas en tallo verde; *2)* los niños tienen un gran potencial de remodelación de las fracturas que no necesitan estar perfectamente alineadas, y *3)* el daño al cartílago de crecimiento (la placa epifisaria) provoca deformidades tardías.

El **esquema de clasificación de Salter-Harris** sigue utilizándose porque tiene valor pronóstico e implicaciones terapéuticas. Las fracturas de tipo 1 son separaciones no desplazadas a través del cartílago de crecimiento. Tienen el mejor pronóstico y para su manejo basta la simple inmovilización durante 3-4 semanas. Las fracturas de tipo 2 están desplazadas a través del cartílago de crecimiento y salen hacia la metáfisis. Las fracturas de tipo 2 tienen buen pronóstico y, normalmente, requieren reducción por manipulación e inmovilización durante 4-8 semanas. Las fracturas de tipo 3 transcurren a través del cartílago de crecimiento y salen hacia la articulación, y las fracturas de tipo 4 comienzan en la articulación, transcurren a través del cartílago de crecimiento y salen hacia la metáfisis. Las fracturas de tipos 2 y 4 tienen un pronóstico reservado y requieren reducción exacta quirúrgica y fijación interna para evitar crecimiento deforme. Las fracturas de tipo 5 son lesiones por aplastamiento en el cartílago de crecimiento y tienen el peor pronóstico, porque el aplastamiento o la compresión en el momento de la lesión eliminan las células de esta estructura. No hay tratamiento que regenere estas células, y las deformidades inevitables necesitarán tratamiento reconstructivo.

Entre las fracturas más frecuentes tratadas de forma no quirúrgica en régimen ambulatorio se encuentran las de clavícula, muñeca, dos huesos del antebrazo, la tibia y el peroné. Las fracturas más frecuentes tratadas quirúrgicamente se encuentran el codo, el fémur, el tobillo y la cadera. Las fracturas pediátricas de la cadera son emergencias quirúrgicas por el riesgo de necrosis avascular de la cabeza femoral.

Más de 30 millones de niños y adolescentes participan en deportes recreativos, a menudo incluidas la práctica o la competición todos los días. Este nivel de práctica deportiva ha contribuido a un gran incremento de las **lesiones por sobreesfuerzo.** La más frecuente de ellas es la **enfermedad de Osgood-Schlatter,** una lesión que afecta a la tensión del centro de osificación secundario de la rodilla. La enfermedad es más frecuente durante el crecimiento en la adolescencia en pacientes atléticamente activos.

El paciente con enfermedad de Osgood-Schlatter presenta inflamación y dolor focal a la palpación de la espina tibial. El resto de la exploración es normal. Las radiografías son poco útiles porque la espina tibial normal puede tener condensaciones y fragmentación aparente. La clave diagnóstica es el hallazgo clínico de inflamación y dolor directamente sobre la espina tibial.

El tratamiento de la enfermedad de Osgood-Schlatter es reposo absoluto: se debe evitar correr, saltar, practicar excursionismo, montar en bicicleta, realizar deportes, educación física o juegos informales durante 4-6 semanas. Una vez que el niño deja de sentir dolor en la espina tibial, necesita 4-6 semanas de fisioterapia antes de volver a practicar deporte para evitar una recurrencia.

Fisiológicos

Los **trastornos de rotación y angulación** de la extremidad inferior son las alteraciones musculoesqueléticas más frecuentes que los estudiantes encontrarán en la clínica pediátrica ambulatoria. Entre estas lesiones se encuentran las que afectan al **metatarso aducto** (MTA) del pie, la **torsión tibial interna** (TTI) de las piernas, la **rodilla vara y valga** (piernas arqueadas) en la rodilla, la **torsión femoral medial** (anteversión) en la cadera y la desviación de la marcha más frecuente, la **marcha convergente.** La mayoría de los trastornos de rotación y angulación provocan una gran preocupación y ansiedad en los padres de los pacientes, caen dentro de dos desviaciones estándar de lo normal y se consideran variaciones fisiológicas. El MTA aparece entre el nacimiento y los 6-8 meses de vida, la TTI y la rodilla vara y valga, de los 6 meses a los 3 años, y la anteversión femoral y la marcha convergente, después de los 2-3 años. La mejor manera de documentar y dar seguimiento a estos trastornos es utilizar un **perfil torsional.**

El **MTA** es extremadamente frecuente. Los pies tienen forma de judía, con un borde cóncavo interno y uno externo convexo. Un pliegue profundo atraviesa el centro del pie desde el borde interior hasta el exterior. A menudo, el trastorno se confunde con el pie equino varo, pero, en el MTA, el pie es flexible, y el movimiento del tobillo, normal. El MTA se evalúa con el método de bisección del tobillo. El tobillo del niño debe considerarse como un óvalo con una línea imaginaria que lo divide en dos y se extiende más allá de los dedos. La bisección normal del tobillo pasa entre el segundo y el tercer dedos. El MTA leve tiene una división hacia el tercer dedo. El MTA moderado presenta la división hacia el cuarto dedo, y el MTA grave se localiza hacia el quinto dedo. El **pie plano** o el **pie valgo** tienen una línea de bisección hacia el dedo grueso.

El MTA flexible se resuelve espontáneamente, pero el rígido necesita estiramiento y quizá una escayola terapéutica.

En la mayoría de los casos, tanto el MTA como la TTI son resultado de la distribución intrauterina del feto. La TTI y la angulación de las rodillas suelen preocupar a los padres cuando el niño empieza a desplazarse o a caminar.

La TTI se valora usando el eje del muslo-pie. Debe colocarse al niño en decúbito prono en la mesa de exploración y, con un goniómetro o mediante cálculo visual, ha de determinarse el ángulo formado por las líneas que atraviesan el eje longitudinal del muslo y el eje longitudinal del pie. Con poca práctica, el estudiante puede calcular este ángulo como interno/externo a menos de 10°.

El tratamiento de la TTI, así como el del MTA, suele incluir lo que se conoce como «psicoterapia ortopédica» (PO), una técnica que tranquiliza a los padres. La PO incluye cinco respuestas conductuales fáciles de aprender que son útiles cuando deben manejarse varios trastornos que se resuelven solos pero que son preocupantes para los padres. *1)* En primer lugar, escuche con atención sus preocupaciones. Los padres necesitan saber que el médico comprende sus necesidades. *2)* Después, reconozca verbalmente sus preocupaciones diciendo: «Sí, entiendo lo que quieren decir». *3)* A continuación, informe a los padres del curso natural del trastorno. *4)* Deje que los padres se involucren activamente con la intervención, realizando estiramientos o masajes, o, en el caso de niños mayores, recomiende actividades que favorezcan la educación de la postura como gimnasia, *ballet* o patinaje sobre hielo. *5)* Por último, ofrezca una evaluación de seguimiento pasados 6-8 meses. Estas sencillas pero útiles interacciones evitan que los padres se preocupen, y se consigue de un modo que resulta poco costoso, ya que con ellas se evita solicitar radiografías u otras pruebas diagnósticas innecesarias.

Utilizando el ángulo tibiofemoral como una herramienta cuantitativa, Salenius y Vankka documentaron la historia de la angulación pediátrica de las rodillas. Por la posición fetal, la mayoría de los lactantes tienen una angulación aparente al nacimiento. A los 1.5-2 años de edad, el ángulo tibiofemoral es neural. Alrededor de los 3 años, la mayoría de los niños tienen rodilla valga y después el ángulo tibiofemoral disminuye gradualmente hasta presentar una alineación valga ligera al principio de la adolescencia.

La rodilla **vara** o **valga** anormal, como en la enfermedad de Blount o en las displasias esqueléticas, es poco frecuente en comparación con las variantes fisiológicas. Muchos casos de «rodillas anguladas» en realidad son TTI. Para diferenciarlas, debe realizarse la prueba de «encubrimiento». Con el niño en decúbito supino y las rodillas en extensión, se busca una angulación aparente de las rodillas. Sin embargo, cuando la extremidad rota ligeramente hacia la parte interna, la rótula es neutral y la angulación desaparece. El niño tiene TTI y no angulación de las rodillas. La prueba de encubrimiento es una forma valiosa de demostrar la verdadera naturaleza del trastorno a los padres y lleva de una manera fácil a una exposición de la historia natural de la desrotación fisiológica que se produce con el crecimiento.

La **torsión femoral** es la relación del eje del cuello femoral con el eje transcondilar del fémur en la rodilla. La mayoría de los adultos tienen cerca de 7-10° de torsión femoral interna, pero los recién nacidos tienen 30-40°.

El aumento de la torsión femoral interna (retraso de la desrotación fisiológica) es dos veces más frecuente en las niñas. Los pacientes con aumento de la torsión femoral interna prefieren sentarse en posición de «W» y después tienen una marcha convergente. La torsión femoral se evalúa con el niño en decúbito prono, con las caderas extendidas y las rodillas flexionadas (fig. 26-2). La pierna funciona como un extremo de un goniómetro conforme rota hacia fuera (rotación interna de la cadera) y hacia dentro (rotación externa de la cadera). Los valores normales tienen un intervalo amplio, aunque la mayoría de los niños que se sientan en posición de «W» tienen rotación interna mayor de 75°.

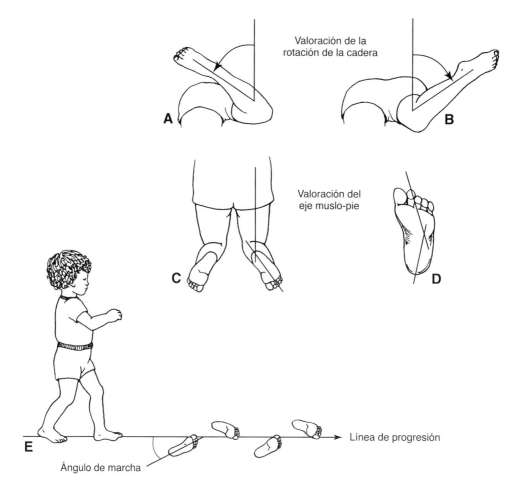

FIGURA 26-2. Valoración de la torsión femoral.

No hay evidencia científica de que alguna forma de tratamiento (zapatos, aparatos ortopédicos, férulas o terapia) influya en la historia natural, que es la resolución gradual hacia los parámetros del adulto durante la etapa previa a la adolescencia y el brote de crecimiento de la adolescencia. La clave para un tratamiento exitoso y para evitar el uso de zapatos ortopédicos, férulas y radiografías innecesarios es la comunicación eficaz en forma de PO, como se mencionó antes. Debe informarse a los padres de que se conseguirá una corrección de 1.5-2° por año, recomendar actividades como *ballet* o gimnasia en las que se trabajan habilidades motoras gruesas y ofrecer seguimiento anual para asegurar una autocorrección gradual.

El perfil torsional es una compilación de estas evaluaciones en una gráfica. Este perfil puede determinar si una desviación de la marcha proviene de las caderas, de las rodillas, de los pies o de una combinación de todos.

Los niños con enfermedades musculoesqueléticas representan un subgrupo de pacientes con problemas ortopédicos. Es importante comprender el espectro de trastornos ortopédicos y apreciar las diferencias entre las variantes normales y las patológicas, tal como se presentaron en esta sección. La sección «Lecturas recomendadas», al final de este capítulo, representa un comienzo para una mejor comprensión.

OTORRINOLARINGOLOGÍA

Gary Green y Alan G. Cheng

La otorrinolaringología pediátrica es un campo amplio que comprende la atención para pacientes pediátricos con trastornos del oído, de la nariz, de la garganta y de las regiones de la cabeza. Esta especialidad quirúrgica ha crecido de forma importante en los últimos años por los avances en el manejo de numerosas áreas, como la reconstrucción de las vías respiratorias, la cirugía endoscópica de senos paranasales y de la base del cráneo, y la rehabilitación, que incluye la implantación coclear para las alteraciones auditivas. En este capítulo se describen aspectos generales de varios problemas otorrinolaringológicos frecuentes que podrían encontrarse en una clínica ambulatoria o en el ambiente hospitalario; entre ellos, se abordan la otitis media, la apnea obstructiva del sueño, el estridor, las tumoraciones de cabeza y cuello, la hipoacusia y la epistaxis. Para el lector interesado en una exposición más extensa de cualquiera de estos temas de otorrinolaringología, se presentan varias referencias excelentes (v. «Lecturas recomendadas»).

OTITIS MEDIA

La **otitis media** es un problema de salud principal en lactantes y niños. Es una de las razones más frecuentes de las «visitas de pacientes» en las consultas pediátricas; del 50 al 90% de los niños presentan por lo menos un episodio en los primeros 2 años de vida. Es necesario estar familiarizado con los diversos tipos de otitis media, con sus tratamientos y con las posibles complicaciones: otitis media aguda (OMA), otitis media recurrente, otitis media secretora (OMS).

Otitis media aguda

La OMA se caracteriza por inicio rápido de síntomas, como otalgia, fiebre o irritabilidad. Las causas más frecuentes son *Streptococcus pneumoniae, Haemophilus influenzae* y *Moraxella catarrhalis*. La historia clínica y la otoscopia neumática son los elementos clave para establecer el diagnóstico. Algunos signos obvios son las burbujas, los niveles hidroaéreos y la otorrea. Otros signos que se encuentran en la otoscopia y que siempre predicen una infección son eritema, disminución de la movilidad y abultamiento de la membrana timpánica.

 Dato relevante: El reflejo luminoso es un hallazgo compatible con la OMA pero no debe ser el único en que se base el diagnóstico.

El tratamiento de la OMA incluye antipiréticos y analgésicos, así como antibióticos adecuados, como amoxicilina y trimetoprim/sulfametoxazol. El cefaclor y la amoxicilina/ácido clavulánico son adecuados en los niños que no responden al tratamiento inicial. En el capítulo 9 se ofrece una visión más amplia sobre la OMA.

Otitis media recurrente

Los múltiples brotes de OMA con resolución entre ellos se denominan otitis media recurrente. La bacteriología de estas infecciones suele ser idéntica a la de la OMA, aunque la recurrencia poco después de un curso de antibióticos podría implicar la presencia de un microorganismo resistente. Los niños en los que se suceden cuadros de OMA en poco tiempo deben someterse a una valoración en busca de trastornos subyacentes que podrían predisponerlos a presentar infecciones óticas (p. ej., inmunodeficiencia, atopia, obstrucción nasal, paladar hendido y síndrome de cilios inmóviles).

Si no hay indicios de lo mencionado antes, el médico debe decidir de qué manera manejar las infecciones recurrentes. Dos métodos frecuentes son: *1)* profilaxis con antibióticos, y *2)* miringotomía y colocación de una sonda de drenaje con o sin adenoidectomía.

La profilaxis se realiza con una dosis diaria de antibióticos en la estación de infecciones respiratorias (generalmente, 3 meses). Es adecuado realizar una valoración cada 6-8 meses en busca de presencia de secreción de reciente inicio u OMA «leve».

Si se presenta cualquiera de estas situaciones, debe considerarse realizar una miringotomía o colocar una sonda de drenaje.

La **miringotomía e inserción de sondas de drenaje** es uno de los procedimientos quirúrgicos que se realizan con mayor frecuencia en los niños. Este evita eficazmente los síntomas de OMA, aunque el 5-15% de los pacientes presentan otorrea persistente, una complicación que se maneja con antibióticos orales o tópicos. Otras complicaciones menos frecuentes son perforación persistente de la membrana timpánica, membrana timpánica atrófica, formación de granuloma, timpanoesclerosis, colesteatoma y destrucción de los huesecillos.

Sigue siendo controvertido realizar una **adenoidectomía** y una miringotomía y colocar una sonda de drenaje en un único tiempo. Algunos estudios demuestran que la adenoidectomía disminuye la frecuencia de la otitis media. Además, el efecto es independiente del tamaño de la vegetaciones adenoideas, lo que sugiere que su localización y su reservorio de bacterias patógenas son tan importantes en la patogenia de la otitis media como la obstrucción física de las trompas de Eustaquio. Por tanto, la decisión de realizar o no una adenoidectomía debe tomarse de forma individualizada. Los niños con obstrucción crónica de las vías respiratorias o con OMS recurrente o crónica (v. más adelante) después de miringotomías previas con inserciones de sondas de drenaje podrían ser buenos candidatos para una adenoidectomía.

Otitis media secretora

El 50% de los niños con OMS están asintomático. Los datos publicados recientemente indican que dos tercios de los derrames contienen bacterias, y la mitad de ellos, *H. influenzae, S. pneumoniae* o *M. catarrhalis.* La exploración física revela una membrana timpánica retraída o abultada, que puede ser opaca o transparente, mientras que el derrame puede ser de color amarillo o azulado. No debe haber antecedentes de otalgia, fiebre u otros síntomas que sugieran OMA.

La OMS suele relacionarse con una infección de vías respiratorias superiores y se resuelve sin tratamiento. Se recomienda sólo observación, porque este trastorno es autolimitado. La OMS puede provocar hipoacusia de leve a moderada. Los estudios que examinan los efectos de la OMS en el desarrollo de la comunicación indican que podría estar relacionada con trastornos del aprendizaje, déficits de atención y del procesamiento auditivo, y déficits en el procesamiento auditivo de mayor nivel (p. ej., detección de señales en un entorno ruidoso). Sin embargo, los retractores de tales estudios creen que, a pesar de que se han documentado déficits tempranos en algunos niños, las consecuencias a largo plazo son insignificantes.

La persistencia de derrame durante más de 2 meses, las recurrencias frecuentes (p. ej., OMS durante 4-6 meses), los cambios en la membrana timpánica o la hipoacusia sensorioneural concurrente y el retraso en el lenguaje se deben tener en cuenta cuando se tomen decisiones terapéuticas. Las directrices más recientes apoyan la observación estrecha y la vigilancia si la OMS no está relacionada con estos problemas, pero muchos médicos comienzan una prueba con antibióticos. Incluso en la hipoacusia unilateral, la recomendación es la observación expectante. Sin embargo, ante un derrame mayor de al menos 3 meses o indicios de hipoacusia bilateral, se recomienda intervenir; los procedimientos más respaldados son la miringotomía y la colocación de una sonda de timpanostomía. En ocasiones, los descongestionantes, los antihistamínicos y los corticosteroides nasales tópicos aportan beneficios.

Complicaciones de la otitis media

Las complicaciones de la otitis media pueden dividirse en dos grupos: extracraneales e intracraneales (tabla 26-1). Las causas de las complicaciones son la diseminación de la infección más allá de las células aéreas del hueso temporal o la destrucción ósea. Entre los factores que influyen en la diseminación de la infección se encuentran el tipo y la virulencia del microorganismo infectante, los antibióticos, la respuesta del huésped, las barreras anatómicas y el drenaje.

Los signos de complicaciones son variables, desde cefalea, convulsiones y picos febriles hasta vértigo, hipoacusia súbita, parálisis facial y abscesos perióstico. Si se sospecha que un niño tiene tales complicaciones, necesitará una valoración inmediata por parte de un otorrinolaringólogo. Las complicaciones de la OMA suelen requerir drenaje (incisión y drenaje y/o miringotomía con colocación de sonda de drenaje), desbridamiento quirúrgico (mastoidectomía) si hay destrucción ósea y antibióticos intravenosos en dosis altas. La consulta con especialistas de neurocirugía y enfermedades infecciosas está indicada si hay complicaciones intracraneales.

TABLA 26-1

Complicaciones de la otitis media

Auditivas

Hipoacusia (conductiva y sensorioneural)

Otorrea

Timpanoesclerosis (cicatrización de la membrana timpánica)

Perforación de la membrana timpánica aguda y crónica

Otomastoiditis crónica

Colesteatoma

Mastoiditis aguda con destrucción ósea

Erosión de los huesecillos

Erosión laberíntica/laberintitis

Parálisis del nervio facial

Intracraneales

Meningitis

Trombosis del seno lateral

Absceso extradural

Absceso subdural

Absceso cerebral

ADENOAMIGDALITIS Y APNEA OBSTRUCTIVA DEL SUEÑO

Las amígdalas palatinas son estructuras pares que se encuentran a lo largo de la pared lateral de la orofaringe, mientras que las vegetaciones adenoideas (amígdalas faríngeas) se encuentran en la pared posterosuperior de la nasofaringe, muy cerca de las trompas de Eustaquio y del orificio de drenaje de los senos paranasales. Ambas están compuestas de tejido linfoide que crece hasta la pubertad y después se degenera. Su función inmunológica es compleja; al parecer influyen en la inmunidad local (p. ej., producción de anticuerpos contra bacterias específicas) y supervisan la respuesta inmunitaria sistémica. No obstante, no hay pruebas de que la adenoamigdalectomía afecte de manera adversa a la función inmunitaria.

La microbiología de las vegetaciones adenoideas y la de las amígdalas son similares. Aunque el estreptococo β hemolítico del grupo A es el microorganismo que más médicos relacionan con la adenoamigdalitis, *S. penumoniae, S. aureus* y *H. influenzae,* así como al virus de Epstein-Barr, el virus del herpes simple y varios anaerobios también tienen una participación importante.

Las amígdalas se visualizan fácilmente en la orofaringe. Para valorar su extensión inferior, el médico debe usar un depresor lingual. El grado de crecimiento amigdalino debe determinarse en función de la obstrucción de la vía respiratoria: 1+ (menos del 25%), 2+ (25-50%), 3+ (51-75%) y 4+ (más del 75%). Es posible encontrar eritema, exudado, cálculos amigdalinos y otras anormalidades.

Es difícil visualizar las vegetaciones adenoideas sin usar un equipo especializado (espejo nasofaríngeo o nasofaringoscopio de fibra óptica). Por tanto, los mejores métodos para diagnosticar hipertrofia adenoidea son la historia clínica (obstrucción nasal, ronquido, respiración bucal) y la exploración física (voz hiponasal, facies adenoidea y respiración oral). Un complemento útil es una radiografía lateral de cuello.

El medicamento de elección para tratar la adenoamigdalitis es la penicilina (clindamicina o eritromicina para los niños alérgicos), aunque los antibióticos efectivos contra los microorganismos productores de β-lactamasas están justificados en casos resistentes.

Las indicaciones y las contraindicaciones para la adenoamigdalectomía están bien documentadas (tabla 26-2). Una indicación frecuente es la infección recurrente. En un estudio, los investigadores demostraron que la amigdalectomía es eficaz para prevenir la faringoamigdalitis recurrente, pero este estudio particular requirió que los niños tuvieran por lo menos

TABLA 26-2
Indicaciones y contraindicaciones para la amigdalectomía y la adenoidectomía

Indicaciones absolutas para la amigdalectomía

Apnea obstructiva del sueño

Amigdalitis aguda o crónica recurrente

Amigdalitis que provoca convulsiones febriles

Absceso periamigdalino

Hipertrofia amigdalina que obstruye la respiración o la deglución

Biopsia para el diagnóstico patológico (p. ej., linfoma, trastorno linfoproliferativo posterior al trasplante)

Indicaciones absolutas para la adenoidectomía

Enfermedad recurrente del oído medio secundaria a obstrucción de la trompa de Eustaquio

Hipertrofia adenoidea que obstruye la respiración

Sinusitis o sus complicaciones secundarias a la obstrucción adenoidea del orificio posterior de los senos paranasales

Indicaciones relativas para la amigdalectomía y la adenoidectomía

Disfagia recurrente

Rinitis crónica recurrente

Infecciones respiratorias superiores recurrentes

Ronquidos o respiración bucal

Retraso del crecimiento y del desarrollo

Amígdalas o restos amigdalinos grandes

Linfoadenopatía cervical

Adenitis tuberculosa

Enfermedades sistémicas por infecciones estreptocócicas (p. ej., fiebre reumática, cardiopatía reumática, nefritis)

Contraindicaciones para la amigdalectomía y la adenoidectomía

Discrasias sanguíneas (p. ej., leucemias, púrpuras, anemias aplásicas, hemofilia)

Enfermedades sistémicas descontroladas (p. ej., diabetes, cardiopatía, trastornos convulsivos)

siete episodios en 1 año, cinco episodios al año durante 2 años o tres episodios al año durante 3 años para participar en el estudio. No deben usarse estos criterios de forma dogmática, pero ha de considerarse la intervención quirúrgica cuando estas infecciones tengan un efecto significativo en la función cotidiana del niño (p. ej., si faltan un número significativo de días a la escuela o al trabajo por la enfermedad). Las directrices compartidas por la American Medical Association (AMA) y la American Academy of Pediatrics (AAP) recomiendan la amigdalectomía en niños con cuatro episodios o más documentados de faringitis al año.

La apnea obstructiva del sueño altera el descanso del paciente y puede haber ronquidos fuertes, períodos de apnea, inquietud, enuresis, fatiga diurna y dificultad para la concentración. Es otra indicación frecuente para la cirugía.

> **Dato relevante:** Inicialmente, los niños con apnea obstructiva del sueño presentan alteraciones como somnolencia diurna, falta de energía y mal desempeño escolar. Mediante un interrogatorio cuidadoso es posible descubrir el antecedente de ronquidos fuertes y sueño inquieto.

Entre las complicaciones poco frecuentes de la apnea obstructiva del sueño grave no tratada se encuentran *cor pulmonale*, y retraso del crecimiento y del desarrollo. El diagnóstico se establece grabando al paciente durante el sueño y escuchando los patrones apneicos, o con mayor exactitud, a través de un estudio del sueño que registre la frecuencia de los episodios apneicos e hipoapneicos.

Las complicaciones más frecuentes de la adenoamigdalectomía son el dolor y la hemorragia. La hemorragia postoperatoria se presenta en las primeras 24 h o ente los días 5 y 10 después de la cirugía. Las complicaciones menos frecuentes son voz hipernasal (se encuentra en niños con paladar hendido submucoso no diagnosticado o después de la laceración del paladar blando) y traumatismo de la lengua o de los dientes.

ESTRIDOR

El estridor es un ruido áspero causado por el flujo turbulento del aire a través de una vía respiratoria parcialmente obstruida; es uno de los muchos signos físicos diagnósticos de las alteraciones de las vías respiratorias. Es un sonido de tono alto que puede ser audible durante la fase inspiratoria, en la espiratoria o en ambas (bifásico). El diagnóstico diferencial de la respiración ruidosa puede ser extenso (tabla 26-3), pero el estridor suele deberse a un estrechamiento a la altura de la laringe o de la tráquea. El estridor inspiratorio casi siempre está causado por una obstrucción por encima de las cuerdas vocales; en el bifásico, la obstrucción se localiza en las cuerdas vocales o inmediatamente por debajo de ellas (subglotis) y, en el espiratorio, está más distal a lo largo del árbol traqueobranquial.

 Dato relevante: La supraglotitis es una emergencia médica que requiere la atención precoz de un médico capaz de asegurar la vía respiratoria por intubación o por traqueotomía. Si el diagnóstico se sospecha, la visualización directa de la laringe suele realizarse en el quirófano.

La historia clínica y la exploración física minuciosas son más importantes para identificar la causa del estridor que las pruebas radiográficas y los estudios de laboratorio. Debe prestarse atención al momento en el que se presenta el estridor

TABLA 26-3

Diagnóstico diferencial de la obstrucción de la vía respiratoria

Vía respiratoria superior

Atresia de coanas

Masa faríngea

Amígdalas y vegetaciones adenoideas grandes

Macroglosia

Anomalías craneofaciales

Laringe

Laringomalacia

Parálisis de cuerdas vocales

Quistes/masas supraglóticas/glóticas (p. ej., hemangioma, papiloma)

Estenosis subglótica

Procesos infecciosos (p. ej., laringotraqueobronquitis, supraglotitis)

Vía respiratoria inferior

Traqueomalacia

Estenosis traqueal

Aspiración de cuerpo extraño

Fístula traqueoesofágica

Compresión externa (p. ej., anillo vascular)

(v. antes), a la posición que lo empeora (decúbito frente a erguido) y si también existe dificultad para alimentarse. Ha de determinarse si el paciente tiene una enfermedad aguda y si necesita protección de la vía respiratoria (p. ej., supraglotitis, cuerpo extraño bronquial) o no. Para la última situación, el otorrinolaringólogo realiza una exploración con fibra óptica fuera del quirófano, con la que obtiene información útil de la anatomía nasal, oral y faríngea y, a menudo, también de la causa del estridor. A continuación se describen muchas causas frecuentes de estridor.

La laringomalacia consiste en un estrechamiento del tejido blando y de las estructuras cartilaginosas que se encuentran por encima de las cuerdas vocales (cartílago aritenoides y supraglotitis), lo que provoca un colapso dinámico durante la inspiración. La presentación clínica comienza en niños de 1 a 6 meses de edad con estridor inspiratorio que empeora en decúbito supino y durante la alimentación. El diagnóstico se establece a partir de la historia clínica y de una laringoscopia con fibra óptica. Dado que a menudo se relaciona con reflujo gastroesofágico, el tratamiento de primera línea se realiza con medicamentos antirreflujo. La intervención quirúrgica se reserva para los pacientes que siguen presentando retraso del crecimiento y del desarrollo a pesar de recibir tratamiento farmacológico.

A menudo, la laringotraqueobronquitis es causada por el virus de la parainfluenza. La inflamación causada por esta infección provoca estrechamiento de la laringe y de la tráquea y, por tanto, estridor (generalmente, inspiratorio). El inicio de los síntomas casi siempre es abrupto y el paciente tiene tos tipo ladrido. Con frecuencia la historia clínica es suficiente para establecer el diagnóstico. El tratamiento con aire humidificado y los esteroides son efectivos; la epinefrina racémica se usa en los casos más graves.

La paresia/parálisis de las cuerdas vocales incluye debilidad o parálisis de una o ambas cuerdas vocales, lo que provoca que la vía respiratoria se estreche y que se presente estridor, generalmente bifásico. Dado que las cuerdas vocales también tienen la función de proteger contra la aspiración de líquidos y alimentos, una cuerda vocal inmóvil también puede provocar síntomas de aspiración, como ahogamiento o neumonía recurrente. Aunque hay muchas causas de paresia/parálisis de cuerdas vocales, su diagnóstico puede establecerse a partir de la historia clínica, de la exploración física, con especial atención al volumen, a la cualidad y a la variedad de la voz/llanto del paciente, y de una laringoscopia con fibra óptica.

La estenosis subglótica consiste en un estrechamiento de la tráquea inmediatamente por debajo de las cuerdas vocales. Dado que esta es la porción más estrecha de la vía respiratoria en los recién nacidos y lactantes, el estrechamiento adicional provoca no sólo estridor bifásico sino también alteraciones sintomáticas de las vías respiratorias. Entre los factores de riesgo conocidos de estenosis subglótica se encuentran intubación traumática o prolongada, síndrome de Down y granulomatosis de Wegener. Aunque la historia clínica del paciente, la exploración física y la laringoscopia con fibra óptica son útiles, en especial para descartar otras causas de estridor, es necesario solicitar una broncoscopia bajo anestesia para confirmar el diagnóstico e identificar el grado de estenosis. Varios factores, incluida la gravedad de la estenosis, determinan el tratamiento, el cual varía desde la observación hasta la reconstrucción laringotraqueal y la traqueostomía.

TUMORACIONES DE CABEZA Y CUELLO PEDIÁTRICAS

Las tumoraciones de cabeza y cuello son frecuentes y pueden dividirse en tres categorías principales: congénitas, infecciosas y neoplásicas. Entre las primeras, el diagnóstico común incluye quiste de la hendidura branquial, malformaciones linfáticas, teratomas/quistes dermoides y quistes del conducto tirogloso. Las masas infecciosas pueden ser causadas por una linfadenitis bacteriana o viral, por infecciones sistémicas bacterianas o virales, como linfadenitis regional y mononucleosis, y por colecciones de micobacterias, como *Mycobacterium tuberculosis* y micobacterias atípicas. Aunque es menos frecuente, la preocupación por un proceso neoplásico a veces lleva a realizar una evaluación. Entre los posibles diagnósticos neoplásicos se encuentran linfoma, cáncer tiroideo, rabdomiosarcoma, hemangioma y, con menos frecuencia, tumores de las glándulas salivales y cáncer metastásico.

Cuando se valora a un niño con una tumoración de cabeza y cuello, se necesita prestar atención a los antecedentes: edad de inicio, duración, cambio con el tiempo, y si la tumoración es dolorosa y se relaciona con signos sistémicos (p. ej., fiebre, pérdida de peso, sudores nocturnos). Las enfermedades recientes o determinados episodios de la vida a veces aportan pistas importantes: infección respiratoria superior (linfadenitis), exposición a animales (linfadenitis regional), traumatismo (hematoma) y viajes recientes (tuberculosis). También es crucial obtener los antecedentes de inmunodeficiencia, así como los personales/familiares de neoplasias malignas.

La exploración física de la tumoración debe revelar la localización, el tamaño y la cualidad (blanda/dura, móvil/fija, dolorosa/indolora, fluctuante/no fluctuante, solitaria/múltiple). Cuando hay linfoadenopatía (generalmente, mayor de 1 cm), debe determinarse la extensión (único, regional, sistémico, unilateral/bilateral) palpando las regiones cervical, auricular, clavicular, axilar e inguinal. La piel circundante debe ser evaluada en busca de eritema, palidez, secreción, comunicación, induración y necrosis. En general, los ganglios linfáticos firmes o fijos, mayores de 1 cm y que persisten por más de 2 semanas, en especial los supraclaviculares, pueden ser malignos. Cuando tal información no es concluyente, a menudo los estudios de diagnóstico por la imagen, como la ecografía, la TC o la RM, son complementarios.

Las descripciones siguientes son características de dos tumoraciones congénitas de cabeza y cuello que se encuentran con frecuencia: quistes de la hendidura branquial y del conducto tirogloso. En la tabla 26-4 se presentan otras posibles causas adicionales.

Las **anormalidades de la hendidura branquial** varían entre quistes, senos paranasales y fístulas. Son congénitas, pero es posible que pasen desapercibidas hasta más adelante o hasta después de que se produzca una infección respiratoria superior, momento en el que se infectan. En la exploración física, casi siempre se localizan en la parte externa del cuello, en la zona anterior del esternocleidomastoideo. El diagnóstico se confirma mediante ecografía o TC con contraste. Aunque esta anomalía a menudo

TABLA 26-4
Causas frecuentes de tumoraciones de cabeza y cuello pediátricas
Congénitas
Quiste de la hendidura branquial
Quiste del conducto tirogloso
Quiste tímico
Malformaciones linfáticas/venosas
Teratoma/quiste dermoide
Infecciosas
Linfadenitis reactiva/viral
Linfadenitis micobacteriana
Linfadenitis micobacterial
Neoplásicas
Linfoma
Tumor vascular
Tumor neurógeno
Tumor de tejidos blandos (lipoma)
Tumor de la glándula tiroides
Tumor de la glándula salival
Enfermedad metastásica
Otras
Hematoma
Hiperplasia tiroidea
Hiperplasia paratiroidea
Enfermedad granulomatosa
Enfermedad de Kawasaki

se origina en el segundo arco branquial, también existen otras relacionadas con el primero, tercer o cuarto arco branquial. La escisión quirúrgica de las anormalidades de la hendidura branquial es el tratamiento de elección debido al alto riesgo de infección.

A diferencia de las anormalidades de la hendidura branquial, los **quistes del conducto tirogloso** son tumoraciones que se encuentran en la línea media. Se desarrollan a partir de la involución incompleta del conducto tirogloso y, por tanto, pueden estar localizados en cualquier zona desde el agujero ciego en la base de la lengua hasta la parte inferior de la línea media del cuello. Dada su conexión con la lengua y con el hueso hioides, estas tumoraciones se elevan con la protrusión de la lengua y con la deglución. Al igual que las anomalías de la hendidura branquial, es posible que se infecten, pero existe la posibilidad (aunque es poco frecuente) de que tengan una transformación maligna. El diagnóstico se basa principalmente en la exploración física y en estudios de diagnóstico por la imagen, como la ecografía y la TC. El tratamiento consiste en la escisión quirúrgica del quiste y de su trayecto relacionado en el hueso hioides.

HIPOACUSIA

La hipoacusia congénita afecta a 1-2 de cada 1 000 niños. La detección sistemática universal en recién nacidos ha traído como consecuencia un diagnóstico y una intervención considerablemente más tempranos. Las recomendaciones actuales indican

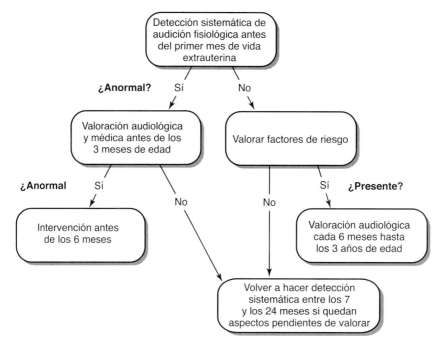

FIGURA 26-3. Detección sistemática y diagnóstico de la hipoacusia pediátrica.

llevar a cabo la detección sistemática universal antes del primer mes de edad (generalmente, al salir del hospital, después del nacimiento) (fig. 26-3). Entre las pruebas iniciales recomendadas se encuentran las respuestas auditivas del tronco cerebral o las emisiones otoacústicas, que son técnicas relativamente baratas, sencillas y válidas. Ante resultados anormales, deben realizarse valoraciones audiológicas adicionales a los 3 meses de edad. La detección sistemática acústica periódica debe llevarse a cabo en niños de 4 a 11 meses de edad, con un seguimiento de audiología formal, si es necesario.

La hipoacusia se clasifica como conductiva (defectos en la transmisión del sonido proveniente del oído externo o medio hacia el oído interno), sensorioneural (defectos en la cóclea y en el oído interno, en los nervios auditivos o en el procesamiento central) o mixta. La gran mayoría de casos de hipoacusia congénita son sensorioneurales. Al obtener la historia clínica completa, deben identificarse los factores de riesgo conocidos, como peso bajo al nacer (menor de 1 500 g), calificaciones de Apgar menores de 4 en el primer minuto o menores de 6 a los 5 min, ingreso en la unidad de cuidados intensivos neonatales, hiperbilirrubinemia grave, infección, uso de medicamentos ototóxicos y antecedentes familiares de hipoacusia. La exploración física debe centrarse en la cara (p. ej., deformidades craneofaciales, malformaciones, presencia de albinismo, o mechones de cabello) y en el oído (p. ej., deformidades de la oreja, fosas), e incluir la realización de una otoscopia, para observar el conducto externo y la membrana timpánica, de una exploración musculoesquelética (p. ej., deformidades, fuerza) y de la piel (p. ej., manchas café con leche, neurofibromas, despigmentación). Entre los exámenes para detectar la enfermedad subyacente, según la historia clínica y la exploración se encuentran estudios de anticuerpos TORCH (toxoplasma; otras infecciones: VDRL/FTA-ABS [del inglés *Venereal Disease Research Laboratory/fluorescence treponemal antibody absorption*] para detectar sífilis, rubéola; citomegalovirus [CMV]; virus del herpes simple), ECG para síndromes que se acompañan de disfunción cardiovascular, TC para aplasia del oído interno y valoración oftalmológica en busca de una posible alteración visual concurrente.

La causa más frecuente de hipoacusia prenatal es la transmisión maternofetal de una infección intrauterina (complejo TORCH). De hecho, el CMV es la principal causa infecciosa de hipoacusia sensorioneural congénita. Otras causas perinatales son encefalopatía isquémica hipóxica, hiperbilirrubinemia, infección y medicamentos ototóxicos. Cuando no existen estos factores de riesgo, debe pensarse en causas genéticas, que se dividen en grupos no sindrómicos y sindrómicos. Las causas no sindrómicas son las más comunes; la mutación en el *locus* de la conexina 26 (una proteína de conexión comunicante) es la principal causa. La herencia es autosómica recesiva y se recomienda realizar pruebas genéticas para este gen. La siguiente mutación genética más frecuente es la de la pendrina, que puede presentarse como una variante sindrómica o no sindrómica. Dado que esta mutación se asocia a problemas con la yodación de la tirosina, puede provocar bocio e hipotiroidismo. La hipoacusia relacionada con prolongación del intervalo QT en el ECG (síndrome de Jervell y Lange-Nielsen) se debe a una mutación en el gen del conducto de potasio *KCNE1* o *KCNQ1*. Se han descrito otras causas menos frecuentes de hipoacusia hereditaria sindrómica, las cuales se presentan en la tabla 26-5.

TABLA 26-5

Síndromes de hipoacusia

Síndrome de Usher

Herencia: autosómica recesiva

Asociaciones: hipoacusia sensorioneural, disfunción vestibular, retinitis pigmentaria, cataratas, retraso mental

Diagnóstico: historia clínica y exploración física, electrorretinografía, pruebas auditivas, pruebas genéticas

Síndrome de Pendred

Herencia: autosómica recesiva

Asociaciones: hipoacusia sensorioneural, bocio multinodular

Diagnóstico: historia clínica y exploración física, perfil tiroideo, prueba de perclorato, pruebas genéticas

Síndrome de Waardenberg

Herencia: autosómica dominante

Asociaciones: hipoacusia sensorioneural, problemas vestibulares, defectos craneofaciales, pigmentación anormal (despigmentación de la piel, mechones de cabello blancos, telecanto (dystopia canthorum)

Diagnóstico: historia clínica y exploración física, pruebas genéticas

Síndrome de Treacher Collins

Herencia: autosómica dominante

Asociaciones: hipoacusia conductiva (deformación auricular, conducto auditivo externo atrésico/estenosado, anomalías de los huesecillos del oído, osificación de la membrana timpánica), hipoacusia sensorioneural, o mixta, deformidades mandibulofaciales

Diagnóstico: historia clínica y exploración física, pruebas genéticas

Síndrome de Apert

Herencia: autosómica dominante

Asociaciones: hipoacusia conductiva (fijación del estribo), deformidades craneofaciales, sindactilia

Diagnóstico: historia clínica y exploración física

Neurofibromatosis

Herencia: autosómica dominante

Asociaciones: hipoacusia conductiva, disfunción vestibular y parálisis facial por neuromas acústicos, gliomas ópticos, hamartomas del iris, neurofibromas periféricos, manchas café con leche

Diagnóstico: historia clínica y exploración física, TC de los huesos temporales

Síndrome de Alport

Herencia: ligado a cromosoma X

Asociaciones: hipoacusia sensorioneural, glomerulonefritis (hematuria, proteinuria, uremia), cataratas

Diagnóstico: historia clínica y exploración física, análisis general de orina, BUN sérico y creatinina

BUN, nitrógeno ureico sanguíneo; *TC*, tomografía computarizada.

📖 **Dato relevante:** La hipoacusia predispone al retraso del habla y del lenguaje. Por tanto, son indispensables el diagnóstico y una intervención tempranos con auxiliares auditivos y/o implantación coclear.

Para la hipoacusia que se presenta más adelante en la vida, la historia clínica debe orientarse a la enfermedad comórbida (neurológica, cardiovascular, renal, hematológica), a infecciones predisponentes (OMA recurrente, otitis externa, meningitis), a antecedentes quirúrgicos, a traumatismos de cabeza y cuello (perforación de la **membrana timpánica** [MT], barotraumatismo, traumatismo volumétrico), medicamentos ototóxicos (aminoglucósidos, diuréticos de asa, antineoplásicos) y aspectos del desarrollo (motores, sociales y lingüísticos), así como a síntomas relacionados, como mareo, vértigo, anomalías de la marcha, cambios visuales y convulsiones. La exploración física debe basarse en las pruebas auditivas (pruebas de Weber y Rinne) y en la otoscopia (OMA, otitis externa, inmovilidad/hipermovilidad de la membrana timpánica). Hay numerosas causas de hipoacusia temporal, adquirida en los niños (cerumen, OMA, otitis externa). Es necesario recordar que las causas de hipoacusia congénita también se aplican en este caso porque los signos y síntomas de hipoacusia en ocasiones no son evidentes hasta más adelante. Para los niños mayores de 3 años de edad, puede aplicarse la prueba auditiva convencional.

El tratamiento debe orientarse a restablecer una audición óptima tan pronto como sea posible para conservar y promover el habla y el lenguaje. Se ha demostrado que la intervención temprana mejora el desarrollo del lenguaje. Las recomendaciones actuales sugieren que en todos los lactantes con hipoacusia demostrada en la valoración de seguimiento a los 3 meses deben haber iniciado una intervención personalizada a los 6 meses de edad. Ciertos déficits auditivos conductivos pueden resolverse con cirugía (otitis media recurrente tratada con sondas de timpanostomía, fijación del estribo para la otoesclerosis o extirpación del colesteatoma, entre otros). La hipoacusia por infección debe ser manejada con antibióticos o antivirales dirigidos al agente causal, con posible uso de esteroides (dexametasona) para reducir la inflamación alrededor del nervio vestibulococlear. Para la mayoría de los otros trastornos, el tratamiento se basa en el uso temprano de amplificación del sonido (auxiliares auditivos, dispositivos para asistencia auditiva), idealmente a los 6 meses, junto con consejo asistido sobre el habla y el lenguaje. La hipoacusia sensorioneural bilateral, grave o profunda refractaria a los auxiliares auditivos durante 6 meses puede ser tratada con **implantes cocleares.** Como en todos los casos esto debe hacerse después de mantener una conversación para conocer las preferencias familiares y en la que se haga saber a la familia que la implantación coclear antes de los 4 años de edad mejora significativamente el habla y el lenguaje. La incorporación de las agencias escolares y educativas en un equipo multidisciplinario con audiólogos, otorrinolaringólogos y patólogos del lenguaje aporta un tratamiento integral.

EPISTAXIS

La epistaxis es una queja frecuente en la población pediátrica. Este trastorno casi siempre es un proceso autolimitado provocado por una leve abrasión de la mucosa y puede ser el primer signo de una enfermedad subyacente importante.

La cavidad nasal recibe sangre de los sistemas arteriales de las carótidas interna y externa. El lugar de sangrado más frecuente (90%), llamado plexo de Kiesselbach o área de Little, se localiza a lo largo del tabique anterior y corresponde con la convergencia y anastomosis de las arterias provenientes de ambos sistemas. Sin embargo, las zonas de hemorragia pueden estar localizadas en cualquier parte de la cavidad nasal.

La **intervención inicial** para la epistaxis debe ser la **presión digital** aplicada en las narinas durante 10 min. En la mayoría de los casos esta maniobra es suficiente. La hemorragia que no se controla con la presión requiere la aplicación de vasoconstrictores tópicos (fenilefrina al 0.25%), la evacuación del coágulo de la cavidad nasal, cauterización (nitrato de plata) o su taponamiento con un tapón nasal autoexpandible. Algunos médicos experimentados eligen colocar una compresa nasal con vaselina o taponar la nasofaringe para mejorar la hemostasia.

Después de que se ha controlado el sangrado, el médico debe recoger una historia clínica minuciosa y considerar el diagnóstico diferencial de la epistaxis (tabla 26-6). Es pertinente tener en cuenta la duración de la epistaxis, los episodios previos y su frecuencia de presentación, así como los hematomas espontáneos y los antecedentes de traumatismos nasales (incluidos los provocados por rascado), abuso de drogas nasales o infecciones de las vías respiratorias superiores recientes, así como los antecedentes familiares de trastornos hemorrágicos.

Antes del alta, el médico debe dirigirse a la causa subyacente de la epistaxis. La humidificación del ambiente doméstico es importante. Los aerosoles de solución salina isotónica y los ungüentos de petrolato ayudan a prevenir las costras y humedecen la mucosa. Es importante aconsejar a los pacientes que no se rasquen la nariz.

En pocas ocasiones, el sangrado grave hace necesario proceder a la ligadura quirúrgica de la arteria maxilar interna, de la etmoidal anterior o de la etmoidal posterior, o bien a la embolización por medio de cateterismo arterial selectivo. Los niños con epistaxis grave deben ser hospitalizados para observación. Los pacientes con epistaxis grave o recurrente requieren un estudio médico más minucioso para asegurarse de que la epistaxis no es un signo de enfermedad subyacente.

TABLA 26-6
Causas de epistaxis en niños
Causas frecuentes
Inflamación
Infecciones de las vías respiratorias superiores
Enfermedad autoinmunitaria (p. ej., granulomatosis de Wegener)
Fiebre reumática
Traumatismo
Aire seco
Lesiones, externas, con o sin fractura
Inducidos por el paciente (rascarse la nariz)
Cuerpo extraño
Rinitis alérgica con o sin inflamación acompañante
Causas poco frecuentes
Alteraciones de los factores intravasculares de hemostasia
Anormalidades plaquetarias (p. ej., púrpura trombocitopénica idiopática)
Defectos de la coagulación (p. ej., hemofilia)
Hipertensión
Neoplasias

UROLOGÍA

Lane S. Palmer y Lisa Menasse-Palmer

TORSIÓN TESTICULAR

La torsión testicular es la causa más frecuente de dolor e inflamación escrotal agudo en niños y afecta a 1 de cada 4 000 varones. La mejor oportunidad de salvar el testículo en las primeras 8 h del episodio es establecer el diagnóstico a tiempo. La torsión puede presentarse antes del nacimiento y se manifiesta como una masa escrotal no dolorosa al nacer o bien en cualquier momento durante la pubertad como una emergencia quirúrgica.

Fisiopatología

La torsión de los testículos se presenta por encima de la inversión de la túnica vaginal que rodea el testículo (torsión extravaginal); esto se observa con frecuencia en el período perinatal (fig. 26-4A). La torsión testicular intravaginal es más frecuente en niños mayores y adolescentes, y se presenta cuando el testículo se tuerce en el interior de la túnica vaginal. Una anomalía anatómica predisponente en esta variante es la «deformidad en badajo de campana», en la que la túnica vaginal tiene una inserción alta en el cordón espermático (fig. 26-4B). En cualquiera de sus formas, la torsión primero impide el retorno venoso, lo que produce trombosis venosa; después, se altera el flujo sanguíneo arterial, lo que provoca necrosis isquémica. A menos que haya una corrección espontánea o se proceda a la reducción quirúrgica, el infarto provoca atrofia testicular.

No está del todo claro el episodio inmediato que provoca torsión testicular. Algunos factores que se han propuesto son hiperactividad del músculo cremáster, traumatismo escrotal, cambios que acompañan a la pubertad como maduración hormonal (aumento de testosterona) o anatómica (aumento del volumen testicular) y ejercicio vigoroso.

Evaluación clínica y estudios de laboratorio

La torsión testicular suele presentarse como inicio agudo de dolor que aumenta gradualmente en intensidad. Generalmente, el dolor se localiza en los testículos afectados y en el escroto, pero se irradia a la región inguinal o a la parte inferior del abdomen. Los episodios previos de dolor temporal con o sin inflamación de este tipo son sugestivos de torsión testicular

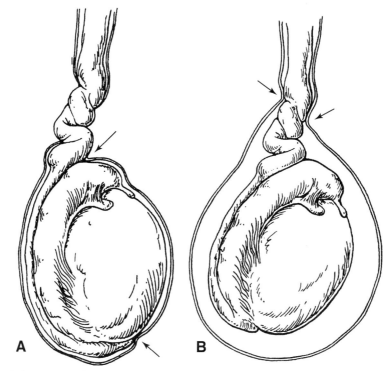

FIGURA 26-4. Relación anatómica entre los testículos y la túnica vaginal en la torsión extravaginal (A) y la intravaginal (B). Tomado de Gosalbez R Jr, Woodward JR: Testicular torsion calls for urgent intervention. *Contemp Urol* 4(8):76–84, 1992. Copyright Medical Economics Publishing.

intermitente. En ocasiones se acompaña de náuseas, vómitos y anorexia. La fiebre es un signo muy poco común y, si se presenta, suele ser de bajo grado.

La exploración física revela un testículo extremadamente sensible. El testículo puede estar encima o transversalmente dentro del escroto y el reflejo cremastérico está ausente. El signo de Prehn, alivio del dolor al elevar el testículo, no es confiable. Es posible encontrar eritema y edema escrotal, así como hidrocele reactivo conforme tiene lugar el proceso isquémico. Los «nudos» en el cordón espermático son palpables por encima del testículo.

Los hallazgos de laboratorio muestran un recuento de leucocitos normal o sólo modestamente elevado. El análisis general de orina suele ser normal, pero la presencia de leucocitos no excluye el diagnóstico de torsión testicular. Si el diagnóstico clínico sigue planteando dudas, es útil realizar una gammagrafía con tecnecio 99m pertecnetato para valorar el flujo sanguíneo testicular. La disminución del flujo sanguíneo a los testículos provoca un área de actividad radiactiva disminuida o una «mancha fría» en el estudio. Una torsión de larga evolución o una torsión oculta se manifiestan como un borde hiperémico alrededor de la mancha fría. La ecografía del escroto con Doppler dúplex también mostrará ausencia del flujo hacia el testículo torcido; este estudio es sencillo, pero depende más del operador que el estudio con radionúclidos. Si el diagnóstico de torsión testicular plantea dudas desde el punto de vista clínico, pueden realizarse los estudios radiológicos, sólo si no retrasan la intervención quirúrgica más de 6 h desde del inicio de los síntomas.

Diagnóstico diferencial

El dolor agudo y la inflamación que se encuentran en la torsión testicular pueden atribuirse a muchos trastornos, como epididimitis u orquitis aguda, hernia estrangulada, torsión de un apéndice testicular e hidrocele agudo (tabla 26-7). Un proceso infeccioso del testículo o del epidídimo puede estar asociado a disuria, polaquiuria, secreción uretral, piuria y bacterias en el análisis general de orina, así como a un aumento del flujo en la gammagrafía nuclear y en la ecografía Doppler. Las hernias son palpables, y el estrangulamiento puede relacionarse con vómito biliar y dolor abdominal. El apéndice de los testículos y el del epidídimo, remanentes de los conductos de Müller y de Wolff, respectivamente, pueden torcerse y, a la palpación, se evidencian como áreas dolorosas en el polo superior de los testículos o de la cabeza del epidídimo. Un apéndice testicular isquémico aparece como una «mancha azul» visible a través de la piel escrotal; las gammagrafías con radionúclidos y las ecografías son normales o muestran aumento del flujo.

TABLA 26-7

Diagnóstico diferencial del dolor e inflamación escrotal agudo

	Hernia estrangulada	Torsión testicular	Hidrocele agudo	Linfadenitis inguinal	Torsión del apéndice de los testículos	Epididimitis aguda
Edad	Lactancia	Preadolescencia	Lactancia	Cualquiera	Preadolescencia; edad menor que a la que se produce torsión testicular	Adolescencia; si es en la lactancia, es probable que exista una anomalía anatómica
Inicio del dolor	Súbito, intenso, aumenta cuando se elevan los testículos	Súbito, intenso	Gradual, puede ser indoloro	Gradual, leve	Súbito, moderado; «mancha azul» localizada en un polo	Gradual, se puede volver intenso; inicio temprano, limitado al epidídimo y al cordón
Inflamación de la ingle	Sí	No	Puede ser (hidrocele del cordón)	Por debajo del ligamento inguinal	No	No
Eritema	Sí	Sí	No	Sí	Sí	Sí
Antecedentes	Prematuridad, hernia percibida en exploraciones previas	Traumatismo del escroto; criptorquidia	Ninguno	Infección de la extremidad inferior	Traumatismo en el escroto	Instrumentación urológica, cateterismo
Movilidad de la tumoración	Fija a la ingle	El dolor aumenta con el movimiento	Sí, móvil	Fijo, debajo del ligamento inguinal	Fijo, en los testículos	Alivio del dolor cuando se eleva
Transiluminación	Algunas veces	No	Sí	No	No	No
Características relacionadas	Intestino palpable en el anillo interno en la exploración rectal; obstrucción intestinal; vómito biliar	Los testículos se encuentran transversos, en la parte alta del escroto; dolor en el cuadrante inferior derecho, síntomas gastrointestinales, fiebre, leucocitosis que puede simular apendicitis	Anillo interno normal en la exploración rectal; canal vacío por encima de la tumoración	Canal, testículos y escroto normales	Canal normal; «mancha azul» en el polo superior	Nefritis asociada que provoca disuria, piuria, y polaquiuria
Manejo	Reducción temprana, reparación quirúrgica en 1-2 días; cirugía inmediata si no es posible la reducción	Cirugía inmediata, incluye exploración y fijación contralateral	No quirúrgico; hidrocelectomía si persiste después de los 2 años de edad	Antibióticos	Sintomático; escisión si el escroto es explorado	Antibióticos

GI, gastrointestinal.

Tomado de From Nakayama DK, Rowe MI: Inguinal hernia and the acute scrotum in infants and children. *Pediatr Rev* 11(3):90, 1989.

Manejo

La torsión testicular es una emergencia quirúrgica. Es mandatorio establecer un diagnóstico de forma precoz y exacto para salvar el testículo quirúrgicamente. Los mejores resultados para la supervivencia de los testículos se obtienen cuando la orquiopexia se realiza en las primeras 8 h del inicio de los síntomas; sólo se rescata cerca del 10% de los testículos torcidos que son intervenidos pasadas 24 h del episodio inicial. Independientemente del desenlace, la orquiopexia se realiza en el testículo contralateral para evitar que se tuerza. La destorsión manual con sedación es una medida emergente temporal que puede intentarse; pero si funciona, está indicado realizar la orquiopexia bilateral de forma electiva, ya que es posible que se presente nuevamente una torsión aguda.

FIMOSIS

Los problemas relacionados con la piel (prepucio) anterior del pene se presentan en instalaciones pediátricas de consulta externa. Al nacer, el prepucio normalmente cubre el glande y el meato urinario (fimosis fisiológica), y puede retraerse en el 4% de los niños. A los 6 meses de edad, el 20% de los niños tienen un prepucio completamente retráctil; la cifra aumenta al 50% al año de edad y al 90% a los 3 años.

Fisiopatología

La fimosis se define como la falta de retracción de un prepucio que previamente era retráctil. El esmegma y la producción de grasa cutánea permiten que se produzca la separación natural del prepucio y el glande. La lesión por la retracción forzada del prepucio y la infección local por una higiene deficiente son las causas más frecuentes de la fimosis verdadera. Estos procesos provocan cicatrización del anillo prepucial y, más tarde, fibrosis. El pene atrapado implica la retracción del glande y el cierre de la piel circundante sobre el glande.

Evaluación clínica y estudios de laboratorio

En algunos niños con fimosis, la orina distiende el prepucio y provoca un «abultamiento» durante la micción. La presencia de cicatrices lineales se observa en casos de retracción traumática del prepucio. En ocasiones, existen áreas con esmegma atrapado bajo la superficie cutánea y se confunden con quistes. De igual forma, se observa extrusión del esmegma que se encuentra bajo el prepucio con cualquier retracción que se ejerza; este material blanco-amarillento muchas veces se confunde con un exudado infeccioso. El esmegma es un material de aspecto semejante al del queso, sólido y no líquido, como sucede en la infección. En contraste, la infección relacionada con la fimosis (**postitis**) a menudo se presenta como edema prepucial, eritema y dolor a la palpación.

Manejo

La fimosis fisiológica debe ser tratada con observación expectante. Un prepucio que nunca se ha retraído y que no está inflamado, infectado o cicatrizado no requiere tratamiento. Aunque algunos médicos consideran que la retracción forzada del prepucio es importante para una higiene satisfactoria, con frecuencia esto provoca dolor importante, temor, piel agrietada, hemorragia y, por último, cicatrización. Cuando hay una indicación para el tratamiento de la fimosis, entre las opciones terapéuticas se encuentran un curso de esteroides tópicos y retracción manual, la cual es eficaz en más del 80% de los pacientes cuando se realiza adecuadamente. La circuncisión después de los primeros meses de vida es un procedimiento quirúrgico que se realiza bajo anestesia general. El prepucio se retira y se colocan suturas para reaproximar la piel. Las complicaciones más comunes de la circuncisión son la hemorragia y las anomalías cutáneas (exceso, asimetría).

PARAFIMOSIS

Fisiopatología

La parafimosis es la incapacidad para colocar el prepucio en su posición natural después de la retracción. En ocasiones, un anillo prepucial actúa como torniquete, lo que provoca congestión venosa y edema del glande y del prepucio. El crecimiento del glande empeora la parafimosis, lo que puede provocar oclusión arterial. Es posible que haya necrosis y gangrena si el proceso continúa.

Evaluación clínica y estudios de laboratorio

La parafimosis se presenta como un prepucio visiblemente edematoso localizado cerca del glande. Se observa un anillo cutáneo ajustado en la base del prepucio edematoso y del glande. La compresión de la uretra interfiere en el chorro de orina y provoca retención urinaria en casos extremos.

Manejo

El tratamiento de la parafimosis incluye sujetar firmemente el glande para reducir el edema y después, manualmente, colocar de nuevo el prepucio sobre el glande. Si esto falla, es indispensable realizar una incisión del anillo prepucial que está apretando, si es necesario, con un corte dorsal. Después de la reducción, es útil aplicar hielo y administrar antibióticos orales. Una vez que la inflamación ha cedido, es posible realizar una circuncisión secundaria.

POSTITIS/BALANITIS

Fisiopatología

La **postitis** y la **balanitis** consisten en la inflamación del prepucio y del glande; pueden acompañarse o no de celulitis. En los niños no circuncidados, se presentan después de que exista fimosis o la provocan después del proceso inflamatorio. En niños circuncidados, la dermatitis por contacto con orina o jabón puede inducir balanitis.

Evaluación clínica y estudios de laboratorio

El pene se encuentra edematoso, inflamado, caliente y doloroso a la palpación en el glande (balanitis) o en el prepucio (postitis). Si la infección afecta al meato urinario, se presenta meatitis secundaria. El niño refiere disuria y se niega a orinar de forma voluntaria, porque la orina se pone en contacto con el área inflamada. En ocasiones, se observa un exudado purulento que proviene de la parte inferior del prepucio. No es frecuente que los pacientes presenten fiebre.

Manejo

Es adecuado el manejo no quirúrgico. En la mayoría de los casos, los baños de asiento calientes y los antibióticos locales son suficientes. El manejo debe incluir antibióticos por vía oral para tratar la celulitis. Un corte dorsal (incisión de la cara posterior del prepucio) ayuda a provocar el drenaje del exudado purulento. Una vez que ha cedido la inflamación es posible realizar una circuncisión de manera electiva.

HIPOSPADIAS

El hipospadias es la disposición congénita del meato urinario en la parte ventral del pene. La incidencia de esta anormalidad frecuente es de 1 caso por cada 300 niños y a menudo se asocia a encordamiento del pene (tejido fibroso que crea una curvatura ventral anómala del pene). El meato uretral puede estar localizado en cualquier zona desde la parte distal del glande hasta la unión del pene con el escroto y el perineo. El 50-70% de los casos de hipospadias se localizan en sentido anterior sobre el glande, la corona o la parte distal del cuerpo del pene (fig. 26-5). Se desconoce la causa del hipospadias, pero puede ser multifactorial; existe un riesgo familiar del 8-14% si los padres o los hermanos están afectados.

Fisiopatología

Es esencial tener un conocimiento amplio de la embriología uretral para comprender el desarrollo del hipospadias. La uretra masculina se forma entre las semanas 8 y 15 de la gestación. Los pliegues uretrales, que cubren los dos bordes de la lámina uretral, se fusionan en la línea media y se disponen de forma tubular con una dirección proximal a distal. La uretra terminal se forma a partir de un tapón ectodérmico que dirige su trayecto desde la parte distal del glande y se une con la uretra derivada del endodermo en la posición subcoronal. La fusión anómala de los pliegues uretrales o la formación anormal del tapón ectodérmico es lo que provoca el hipospadias.

Evaluación clínica y estudios de laboratorio

Es necesario realizar una minuciosa inspección de los genitales externos. Generalmente, el prepucio es deficiente en sentido ventral y puede ser redundante dorsalmente (cubierta dorsal). La piel del cuerpo del pene proximal al meato suele ser delgada. El meato puede localizarse en cualquier zona; se trata de un orificio que se encuentra justo por debajo de la parte más distal del glande o que está oculto entre las dos mitades de un escroto bífido o en el perineo. Es posible encontrar un pene encordonado durante la inspección o quizá sólo se descubra por medio de una «erección artificial» (inyección intraoperatoria de solución salina en el cuerpo cavernoso); puede ser leve o casi de 90° en desviación ventral. Generalmente, no resulta afectado el chorro de orina, pero en ocasiones se desvía hacia abajo por la ubicación del meato. Es necesario palpar el escroto para localizar ambos testículos y cualquier hernia inguinal relacionada.

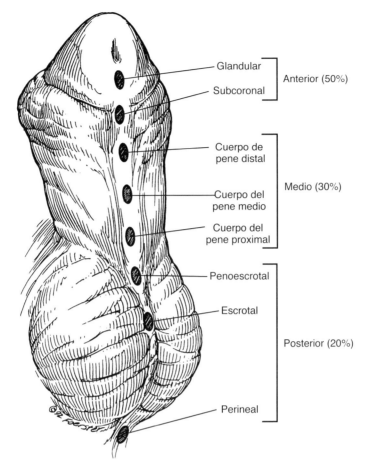

Glandular
Subcoronal
— Anterior (50%)

Cuerpo de pene distal
Cuerpo del pene medio
Cuerpo del pene proximal
— Medio (30%)

Penoescrotal
Escrotal
Posterior (20%)

Perineal

FIGURA 26-5. Clasificación del hipospadias. Tomado de Duckett JW Jr: Successful hypospadias, repair. *Contemp Urol* 4(4):42–55, 1992. Copyright Medical Economics Publishing.

Diagnóstico diferencial

El hipospadias puede ser un trastorno aislado o estar asociado a otras anomalías, como criptorquidia y hernia inguinal. Es posible que represente una forma de seudohermafroditismo, en especial cuando se localiza en una ubicación proximal o cuando se relaciona con criptorquidia unilateral o bilateral. Es importante recordar que cuando el hipospadias se asocia a un posible estado de hermafroditismo, la asignación de género debe retrasarse y el mismo quizá no corresponda con el cariotipo del niño.

Un testículo que no puede palparse podría reflejar una anormalidad cromosómica (disgenesia gonadal mixta), insensibilidad a andrógenos o hermafroditismo real. Si ninguna gónada es palpable, el pediatra debe considerar la posibilidad de que exista un defecto en la formación de esteroides (hiperplasia suprarrenal congénita).

Manejo

El tratamiento incluye la reconstrucción quirúrgica, que generalmente se realiza a los 6-18 meses de edad. El objetivo quirúrgico es conseguir que el niño tenga una apariencia normal y un pene funcional. La primera porción de la cirugía incluye la corrección del encordamiento, lo que algunas veces se logra liberando la piel o aplanando el cuerpo del pene, o bien al colocar un injerto. El segundo paso es la reconstrucción uretral de manera que el meato quede en la punta del glande. El prepucio se usa frecuentemente en la reparación; por tanto, la circuncisión no debe realizarse hasta que se consulte a un urólogo pediatra. La reparación del hipospadias distal suele ser un procedimiento ambulatorio, mientras que las reparaciones más proximales en ocasiones requieren una breve hospitalización.

CRIPTORQUIDIA

Los testículos no descendidos, o criptorquidia, es la anomalía congénita urogenital más frecuente. Tiene una incidencia del 3.4% en el momento del nacimiento, la cual disminuye al 0.8% al año de edad.

Dato relevante: El bajo peso al nacer y la prematuridad están relacionados con índices altos de criptorquidia.

Los cambios histológicos en los testículos con criptorquidia se encuentran en el segundo año de vida y representan un riesgo de transformación maligna e infertilidad. Por tanto, los testículos no descendidos requieren tratamiento antes de esa edad.

Fisiopatología

A pesar de que el mecanismo del descenso testicular no se conoce completamente, se han postulado diversas teorías, como tracción del gobernáculo testicular o del ligamento escrotal, crecimiento diferencial de la pared del cuerpo, aumento de la presión intraabdominal y factores hormonales. Desde el punto de vista embrionario, el descenso testicular comienza durante la semana 8 de la gestación con la unión del gobernáculo testicular. La fase transabdominal del descenso testicular desde el abdomen hasta el anillo inguinal interno termina en la semana 12. Existe un período de inactividad hasta la semana 28, después del cual comienza la fase transinguinal, en la que los testículos se desplazan desde el anillo inguinal interno hacia el escroto. El descenso testicular puede detenerse en cualquier punto del desarrollo.

La biopsia de los testículos con criptorquidia, en particular de los abdominales, muestra anomalías histológicas, como disminución en el número de células germinales, aumento de las células de Sertoli hormonalmente inactivas, incremento de los depósitos de colágeno y fibrosis alrededor de los túbulos seminíferos. El testículo contralateral, incluso si descendió con normalidad, en ocasiones también presenta características histológicas anormales. Generalmente, la fertilidad está disminuida, y el 20% de los varones pueden permanecer infértiles a pesar de haberse sometido a una corrección quirúrgica en la infancia.

Las neoplasias testiculares son de 20 a 45 veces más frecuentes en los testículos no descendidos; su incidencia total es del 4-11%. El seminoma es la neoplasia más común. Aunque la corrección (hormonal o quirúrgica) no reduce el potencial maligno, sí permite la autoexploración y la detección más temprana del tumor.

Evaluación clínica y estudios de laboratorio

Los testículos no descendidos pueden clasificarse según su localización: criptorquidia verdadera (detenidos en la vía normal de descenso), ectópicos (detenidos en una posición anormal) o retráctiles (se pueden llevar al escroto y después se retraen) (fig. 26-6). Los testículos con criptorquidia verdadera pueden estar localizados en cualquier zona a lo largo de la vía normal de descenso, incluido el abdomen. Los testículos ectópicos se encuentran fuera de la vía normal. Los testículos localizados en una posición alta del escroto que pueden llevarse a una posición normal, aunque temporalmente, son **retráctiles,** y en estos casos

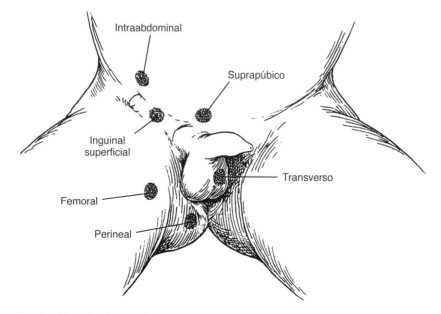

FIGURA 26-6. Localización de los testículos no descendidos. Tomado de Freedman AL, Raijfer J: Cryptorchism: Reliable surgery amid uncertainties. *Contemp Urol* 4(1):59-70, 1992. Copyright Medical Economics Publishing.

el riesgo de infertilidad o de transformación maligna no es alto. La exploración física también debe orientarse a identificar el tamaño y la forma del pene, porque la criptorquidia en presencia de un falo anormal puede reflejar una aberración hormonal o un caso de hermafroditismo.

En el caso de criptorquidia impalpable bilateral, es útil determinar las concentraciones séricas de hormonas. Los valores bajos de testosterona y altos de gonadotropina son sugestivos de insuficiencia testicular primaria o ausencia de testículos. Si hay concentraciones normales o bajas de gonadotropinas y testosterona, es posible realizar una prueba de estimulación con gonadotropina coriónica humana para determinar la presencia de tejido testicular funcional. Un aumento en la testosterona sérica implica que hay tejido testicular funcional y es necesario determinar la ubicación.

Diagnóstico diferencial

Los testículos con criptorquidia real pueden ser una característica aislada o estar relacionados con hermafroditismo (v. «Diagnóstico diferencial», en la sección «Hipospadias»). Los testículos retráctiles o ectópicos suelen ser hallazgos aislados independientes de un trastorno de hermafroditismo.

Manejo

Los siguientes principios generales se aplican al manejo de los testículos no descendidos (fig. 26-7):

- La corrección quirúrgica (orquiopexia) es la principal modalidad terapéutica en Estados Unidos, mientras que la estimulación hormonal es más frecuente en Europa.

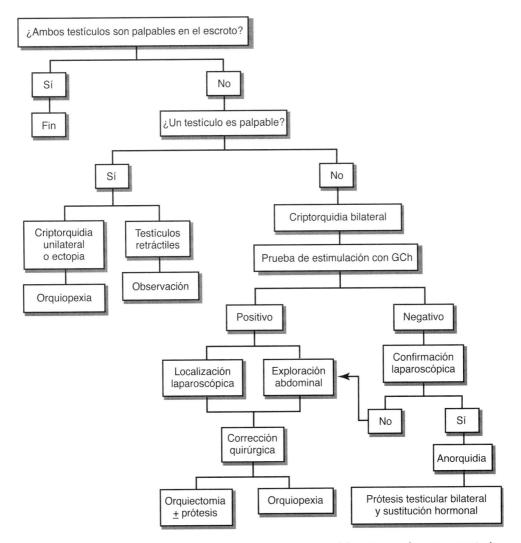

FIGURA 26-7. Algoritmo para la valoración y el manejo de los testículos no descendidos. *GCh*, gonadotropina coriónica humana.

- El tratamiento debe iniciarse antes del año de edad.
- Los estudios radiográficos tienen un valor limitado en la investigación o confirmación de testículos no descendidos.
- La laparoscopia es la modalidad más exacta para identificar testículos intraabdominales.

REFLUJO VESICOURETERAL

El paso retrógrado de orina desde la vejiga hasta el uréter, el **reflujo vesicoureteral (RVU)** se encuentra frecuentemente durante la valoración de infecciones del tracto urinario (ITU) y en la hidronefrosis prenatal. A pesar de que se desconoce la incidencia exacta, se informa de una tendencia familiar cercana al 30% si los hermanos tienen RVU. La importancia de detectar RVU estriba en la prevención de infecciones y de la subsecuente alteración de la función renal. El RVU puede ser mínimo o deformar en mayor medida el sistema colector renal y el uréter. El sistema de clasificación internacional del RVU se presenta en la figura 26-8.

Fisiopatología

El RVU se puede dividir en **primario** (mecánica anormal en la unión vesicoureteral que no se relaciona con obstrucción o micción anormal) y **secundario** (asociado a obstrucción y micción anormales). El uréter pasa a través de la vejiga en un ángulo oblicuo, de manera que la raíz de este túnel comprime el uréter conforme la vejiga se llena de orina. La relación que existe entre la longitud del túnel con el diámetro ureteral es importante para mantener un buen funcionamiento de este mecanismo (relación mínima 3:1). Cualquier alteración en este mecanismo valvular puede provocar RVU. De manera similar, cualquier distorsión del orificio ureteral o desplazamiento de su posición normal puede provocar RVU. Entre estas anormalidades se encuentran duplicación ureteral, localización ureteral ectópica y ureterocele (dilatación quística en el orificio ureteral). Además, las presiones elevadas en la vejiga o la obstrucción del flujo de orina (válvulas uretrales posteriores, tumores, estenosis uretrales) pueden provocar alteración del mecanismo valvular normal.

En casos de orina infectada, el RVU representa una amenaza importante para la función renal. Las bacterias entran en la médula renal a través de la papila, con lo que se estimula una respuesta inmunitaria. El superóxido liberado para matar a las bacterias daña la pared celular tubular y provoca una cicatriz renal. A su vez, las cicatrices contraen el parénquima renal suprayacente a la papila afectada y provocan una pérdida de la función (nefropatía por reflujo). Lo que es peor, la nefropatía terminal conduce a la necesidad de diálisis o trasplante renal.

Evaluación clínica y estudios de laboratorio

El primer cuadro febril de ITU o el antecedente de RVU en un hermano o familiar debe conducir a un estudio en busca de RVU. Los síntomas pueden reflejarse como ITU (fiebre, vómitos, retraso del crecimiento y del desarrollo, deshidratación, letargo) o RVU (dolor leve en el flanco, hipertensión). Pueden aceptarse los hallazgos exactos sobre orina infectada obtenida

Grado de reflujo

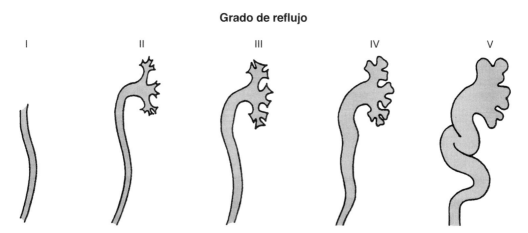

| I | II | III | IV | V |

FIGURA 26-8. Clasificación internacional del reflujo vesicoureteral. Tomado de Freedman AL, Rajfer J: Cryptorchism: Reliable surgery amid uncertainties. *Contemp Urol* 4(1):59–70, 1992. Copyright Medical Economics Publishing.

TABLA 26-8

Diagnóstico diferencial de hidronefrosis e hidrouréter

RVU
Obstrucción de la unión ureteropélvica
Megauréter
Síndrome del abdomen en ciruela pasa
Válvulas uretrales posteriores
Vejiga neurógena
Diabetes insípida
ITU
Cirugía ureteral o de la pelvis renal previa
Estenosis uretral
Ureterocele

ITU, infección del tracto urinario; *RVU,* reflujo vesicoureteral.

por medio de cateterismo uretral, aspiración suprapúbica o una «recolección limpia» en niños mayores; los urocultivos a partir de muestras tomadas por medio de bolsas recolectoras sólo tienen valor si son negativos antes de la administración de antibióticos, por lo que esta práctica debe evitarse.

Después de documentar una ITU, la valoración radiográfica comienza con una ecografía de vejiga y riñones. La presencia de hidronefrosis o uréteres dilatados aumenta la posibilidad de que exista RVU, aunque la presencia del de bajo grado no queda excluida con una ecografía normal. La **cistouretrografía posmiccional** (CUPM) se realiza colocando una sonda uretral y llenando la vejiga con contraste yodado. Las imágenes radioscópicas o estáticas del tracto urinario en busca de la presencia de material de contraste en el uréter o en el sistema colector renal confirman el diagnóstico. El grado de reflujo se basa en los resultados de la CUPM. La presencia de cicatriz renal y la valoración de la función renal se determinan mejor por medio de la gammagrafía nuclear con ácido dimercaptosuccínico (DMSA). La cistoscopia se reserva para los niños que requieren corrección quirúrgica o en los que se sospecha una anomalía vesical o uretral.

Diagnóstico diferencial

El RVU es una causa de hidronefrosis o hidrouréter. Pueden estar presentes otros trastornos (tabla 26-8).

Manejo

Los objetivos del manejo del RVU son evitar ITU recurrente y pielonefritis y, al mismo tiempo, el desarrollo de cicatriz cortical con pérdida de la función e hipertensión. Cuanto menor sea el grado, mayor será la posibilidad de que se produzca la resolución espontánea (90% del grado 1 frente a 40-50% del grado 5). Mientras se espera la resolución espontánea o se decide el tratamiento quirúrgico, se inicia antibioterapia profiláctica; se usa amoxicilina en los primeros 2 meses de vida y después se cambia a trimetoprim/sulfametoxazol (riesgo de kernícterus o anemia megaloblástica) o nitrofurantoína (riesgo de fibrosis pulmonar).

Entre las indicaciones quirúrgicas se encuentran ITU que no responde, nueva cicatriz renal, falta de cumplimiento con la profilaxis, persistente reflujo de alto grado y la elección de los padres. La cirugía para los grados elevados de RVU incluye la reimplantación del uréter con un túnel submucoso más largo, lo que permite una mayor compresión del uréter por el músculo vesical. Para los grados menores de reflujo, esta cirugía también es aplicable (índices de éxito mayores del 98%) o la inyección endoscópica de un agente que forme volumen en la submucosa por debajo del uréter afectado (índices de éxito cercanos al 70-80%).

OFTALMOLOGÍA PEDIÁTRICA

Debbie Alcorn

ANATOMÍA OCULAR

Los párpados superior e inferior contienen una lámina fibrosa llamada tarso. Esto le da a los ojos fuerza y estabilidad. La lámina tarsal superior es más larga que la inferior. Las pestañas surgen del borde del párpado, que se conoce como el margen palpebral. El canto interno es la unión de los párpados en sentido interno, mientras que la unión de los párpados del borde temporal es el canto externo (fig. 26-9). La abertura que se encuentra entre los párpados superior e inferior es la fisura palpebral.

La parte externa del ojo es la esclerótica. Generalmente, es blanca y opaca, y se extiende en sentido posterior y circunferencial para formar la pared estructural del globo ocular. La esclerótica visible está cubierta en su parte anterior por una membrana vascular transparente, la conjuntiva. Esta se estira sobre la esclerótica del globo ocular y se pliega en el fondo de saco superior e inferior para cubrir el lado interno de los párpados (en esta zona se conoce como conjuntiva palpebral).

La córnea es la cúpula transparente ópticamente transparente que cubre la parte de color del ojo (iris). Es la principal superficie de refracción del ojo. La unión entre la córnea y la esclerótica es el limbo esclerocorneal. Justo por detrás de la pupila se encuentra el cristalino, que dirige la luz hacia la retina. El espacio que hay entre el iris y la córnea es la cámara anterior. Contiene líquido, el humor acuoso, que sale del ojo a través del ángulo de la cámara anterior (la unión de la córnea con el iris). Está oculto por el borde de la unión esclerocorneal (limbo), por ello se usan lentes de espejo especializadas para visualizar las estructuras angulares. El drenaje de líquido a través de las estructuras angulares es importante para mantener la presión intraocular a un nivel normal (relevante en el glaucoma).

Todas estas estructuras componen el segmento anterior del ojo. Todas las estructuras que se encuentran por detrás se conocen como segmento posterior. El material gelatinoso que comprende el interior del globo ocular se denomina cuerpo vítreo. Recubriendo la pared interna de la parte posterior del ojo se encuentra una estructura membranosa delgada y transparente conocida como retina, que recibe y procesa los estímulos visuales para que sean conducidos al cerebro a lo largo de axones que viajan por el nervio óptico. La retina contiene vasos sanguíneos y obtiene su irrigación de estos y de una capa vascular que se encuentra entre ella y la esclerótica (la llamada coroides/coriocapilar). La retina central es responsable de la visión aguda central y se conoce como mácula. La parte central de esta, la más especializada, es la fóvea.

Los ojos están rodeados de cuatro paredes óseas que forman la órbita. La pared interna separa la órbita de los senos etmoidales y es la más delgada (del grosor del papel) (lámina papirácea). La pared inferior es la segunda en grosor y separa la órbita del seno maxilar. La pared externa es la más gruesa. La superior/techo de la órbita separa la órbita de la fosa craneal anterior.

Los vasos sanguíneos y nervios, incluido el nervio óptico, salen de la órbita en su parte posterior a través de los orificios en el vértice orbitario. Los dos nervios ópticos se decusan parcialmente en el quiasma óptico y el 54% de sus fibras (las que provienen de la retina nasal/campo visual temporal) se cruzan en el quiasma. El estímulo visual proveniente del campo visual del lado izquierdo pasa al hemisferio cerebral derecho, y viceversa. Los axones que llevan estímulos visuales llegan entonces al cerebro, y el procesamiento se produce en múltiples áreas, incluida la corteza visual primaria en el lóbulo occipital.

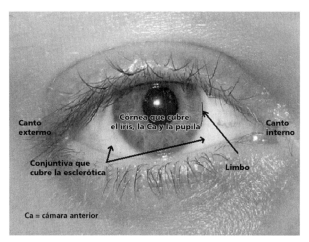

FIGURA 26-9. Anatomía del ojo

El nervio óptico (par craneal II) conduce información visual y las fibras aferentes para la función pupilar. Las fibras eferentes para la constricción pupilar (parasimpáticas) viajan por el par craneal III. La agudeza visual se desarrolla de tal manera que el niño debe empezar a fijar y seguir objetos a la edad de 8-12 meses de edad.

 Dato relevante: La presencia de un defecto pupilar aferente implica enfermedad del nervio óptico (o enfermedad retiniana lo suficientemente grave como para afectar a la mayoría de los impulsos hacia el nervio óptico).

Existen siete músculos extraoculares: los cuatro músculos rectos (interno, externo, superior e inferior), los dos músculos oblicuos (superior e inferior) y el músculo elevador del párpado superior. Los cuatro músculos rectos se originan cerca del vértice orbitario y se insertan en la esclerótica aproximadamente 6 mm por detrás del limbo. El músculo recto externo (inervado por el par craneal VI) realiza la abducción del globo ocular, y el recto interno (inervado por el par craneal II) realiza la aducción. La principal función del músculo recto superior (inervado por el par craneal II) es la elevación, pero también realiza la torsión interna (rotación del ojo en sentido nasal) y la aducción. De manera similar, el recto inferior es inervado por el par craneal III y, principalmente, realiza la depresión pero también la torsión externa y la aducción. Además de los cuatro músculos rectos, hay dos músculos oblicuos. El músculo oblicuo superior (inervado por el par craneal IV) viaja a lo largo de la pared orbitaria interna desde el vértice orbitario hasta la órbita anterior, justo por debajo de la parte interna de la ceja. En este sitio, se curva alrededor de la tróclea ocular y se inserta en la parte superior del globo ocular, justo por debajo del músculo recto superior. El oblicuo superior se encarga principalmente de la torsión externa, y su función secundaria es la depresión y la abducción. Por último, el músculo oblicuo interior se distribuye desde la pared orbitaria anteromedial hasta insertarse en la cara posterior del ojo, cerca de la mácula. Este músculo realiza la torsión externa, así como la elevación y la abducción.

ASPECTOS BÁSICOS DE OFTALMOLOGÍA PEDIÁTRICA

Traumatismo

 Dato relevante: Entre los trastornos oculares que justifican una valoración oftalmológica de urgencia se encuentran la rotura ocular, las fracturas orbitarias con sospecha de atrapamiento, la hemorragia retrobulbar con proptosis, la celulitis orbitaria, el desprendimiento de retina (DR) y las quemaduras por alcalinos.

Órbita

FRACTURA ORBITARIA. Las paredes óseas de la órbita, en especial las paredes inferior e interna, son vulnerables a las fracturas por lesión contusa a la órbita. Generalmente, se trata de una lesión derivada del aumento agudo en la presión intraorbitaria por impacto directo. En muchos casos, esto no es una lesión grave que justifique realizar un tratamiento específico. La mayoría de los pacientes se curarán y nunca necesitarán someterse a una reparación quirúrgica. El piso orbitario puede fracturarse, al mismo tiempo que se producen otras fracturas más extensas de la mitad de la cara, lo que incluye el borde orbitario y/o el complejo cigomático. Sin embargo, los pacientes pediátricos son especialmente susceptibles al atrapamiento de los músculos extraoculares dentro de la fractura ósea. Esto sucede más con las fracturas pequeñas y se presenta por medio de un efecto de trampilla. Entre los signos de atrapamiento muscular se encuentran dolor al intentar mover el ojo (en especial en el lugar de la fractura), diplopía, náuseas y bradicardia. El atrapamiento es frecuentemente una indicación de reparación quirúrgica urgente. También pueden realizarse reparaciones (con menos urgencia) para fracturas muy extensas que causan enoftalmos por protrusión del contenido orbitario a través de la fractura. Cuando se sospeche fractura orbitaria, debe solicitarse una TC de la órbita a un servicio de traumatología. El ojo debe ser examinado cuidadosamente para descartar cualquier daño intraocular adicional.

HEMORRAGIA RETROBULBAR. Como su nombre indica, se trata de una hemorragia detrás del ojo y puede constituir un problema grave. Si se acumula suficiente sangre en este espacio cerrado, el ojo es empujado hacia delante (proptosis) y la presión intraocular aumenta hasta altos niveles, de manera que provoca presión en el nervio óptico. Debe tratarse de manera urgente con una cantotomía externa y cantólisis (se corta el tejido que se encuentra detrás del canto externo y el tendón subyacente). Entre los signos de hemorragia retrobulbar se encuentran proptosis, dolor ocular, elevación de la presión intraocular y disminución visual. Cuando se sospecha este trastorno, debe solicitarse una TC orbitaria, pero si hay un alto índice de sospecha clínica de hemorragia retrobulbar, debe realizarse primero una cantotomía externa/cantólisis.

Neuropatía óptica traumática. El nervio óptico puede resultar dañado por un traumatismo orbitario por mecanismos directos e indirectos. Como su nombre indica, la neuropatía óptica traumática es resultado de la compresión/impacto directo del nervio óptico, generalmente por fragmentos óseos o un cuerpo extraño orbitario (p. ej., una bala). La neuropatía óptica traumática indirecta es causada por compresión del nervio óptico sin impacto directo (p. ej., compresión por inflamación del tejido blando). Los signos de neuropatía óptica traumática son disminución visual con un defecto pupilar aferente (la pupila afectada aparece paradójicamente dilatada cuando un estímulo luminoso se desvía del ojo normal al anormal y, de manera similar, la pupila normal se constriñe cuando el estímulo luminoso se desvía del ojo anormal al normal). Debe solicitarse una TC para determinar la causa directa frente a la indirecta.

Párpados

Laceración. Las laceraciones palpebrales pueden provocar una gran desfiguración y afectar al sistema lagrimal. Requieren reparación especializada en los siguientes casos: si son de grosor total, si afectan al margen palpebral y/o si afectan al canalículo (conducto lagrimal) en el canto interno. A menudo, en los casos pediátricos de mordedura de perro, la lesión se dirige a la zona interna y debe sospecharse una laceración que afecte al sistema lagrimal.

Globo ocular

Rotura ocular. Cualquier lesión contusa o penetrante provoca una lesión del grosor total en el globo ocular con posible expulsión del contenido intraocular. Entre los signos de alarma para estos casos se encuentran disminución visual, pupila picuda o irregular, protrusión de material pigmentado a través de la herida, globo ocular deforme y/o hemorragia subconjuntival con 360° de elevación (quemosis). Siempre que se sospeche una rotura ocular, debe solicitarse una TC de la órbita en busca de un objeto extraño o de indicios de otra lesión. Debe colocarse una cubierta protectora sobre el ojo y reducirse al mínimo cualquier manipulación hasta que se proceda a la reparación quirúrgica de urgencia.

Córnea/conjuntiva

Abrasión corneal. Una abrasión del epitelio superficial de la córnea puede ser resultado de cualquier traumatismo mecánico. Entre los síntomas se encuentran dolor ocular (el síntoma más prominente), disminución visual, eritema, lagrimeo y sensación de cuerpo extraño. El defecto epitelial puede verse con facilidad al teñir la superficie ocular con fluoresceína. El área de ausencia epitelial absorberá el colorante y se verá fluorescente bajo la luz azul. La abrasión suele cicatrizar en unos días (en función del tamaño). Las lesiones por material orgánico tienen un mayor riesgo de infección y se les debe dar seguimiento posterior. El tratamiento consiste en un ungüento antibiótico oftálmico tópico o una solución oftálmica (gotas). Se aplica anestésico local para apoyar la exploración, pero nunca se debe dar los pacientes para uso personal, ya que inhibe la cicatrización epitelial y puede provocar daño corneal con el uso prolongado.

Cuerpo extraño. En ocasiones quedan incrustados pequeños fragmentos de metal, madera u otros materiales en la córnea o en la conjuntiva. Entre los síntomas se encuentran sensación de cuerpo extraño, lagrimeo y dolor ocular. Es importante verificar que el cuerpo extraño no esté provocando una lesión penetrante de grosor total. Si el globo ocular se ve íntegro sin una lesión obvia, puede realizarse una prueba de Seidel (se coloca fluoresceína concentrada en una tira de papel en el lugar donde está el cuerpo extraño, se aplica luz azul brillante y se busca un área focal de fluorescencia amarilla provocada por la fuga de líquido). La presencia de fuga es una indicación positiva y significa que la lesión es de grosor total.

A menudo, los cuerpos extraños pueden retirarse con lavado abundante, que es el método de elección, en especial en los niños. En un niño mayor que coopera o en un adolescente, puede retirarse con una aguja de calibre 25. Sin embargo, es útil consultar a un oftalmólogo en caso de cuerpos extraños difíciles o incrustados firmemente y, en particular, en los que se encuentran directamente sobre el eje visual.

Lesión química. Las quemaduras químicas pueden ser muy dañinas para los ojos y provocan serios problemas tanto agudos como a largo plazo. (Una de las complicaciones a largo plazo es la cicatrización en la córnea, en los párpados y/o en la conjuntiva). Los niños son especialmente vulnerables a este tipo de lesión por exposición accidental a químicos domésticos. En el caso de una quemadura química, lo primero que debe hacerse, y lo más importante, es lavar el ojo copiosamente. Preferentemente, esto se hace con solución salina, pero es mucho más importante lavar con rapidez. El lavado debe realizarse con el mejor líquido del que se disponga; incluso el refresco es mejor que la mayoría de los químicos domésticos. Si es posible, ha de determinarse el tipo de químico y revisarse el pH ocular. Los químicos básicos son, de hecho, más dañinos que los ácidos porque provocan saponificación y rotura del tejido corneal. El ojo debe ser lavado copiosamente con varios litros de solución salina, y no debe finalizarse el lavado hasta que el pH sea 7.0. Debe consultarse a un oftalmólogo para valorar la gravedad del daño ocular. Las quemaduras graves pueden provocar cicatrización palpebral permanente y enfermedad de la superficie ocular secundaria.

Dato relevante: La lesión química en los ojos siempre debe ser tratada con lavado inmediato y copioso. Las lesiones por alcalinos son más dañinas que las quemaduras por ácidos.

Hemorragia subconjuntival. La hemorragia subconjuntival suele ser el resultado de un traumatismo directo o de un aumento súbito de la presión intratorácica (p. ej., maniobra de Valsalva) o de hipertensión o coagulopatía. Los vasos de la conjuntiva son muy frágiles y pueden resultar lesionados con facilidad con una manipulación mínima (frote). Una hemorragia subconjuntival se manifiesta como un parche focal o enrojecimiento confluente entre la conjuntiva y la esclerótica. Pocas veces es dolorosa, pero en ocasiones hay una ligera molestia. Generalmente, las hemorragias subconjuntivales son benignas y, al igual que un hematoma en cualquier lugar del cuerpo, se resolverán espontáneamente en 1-2 semanas. También pueden asociarse a discrasias sanguíneas.

Cámara anterior

Iritis traumática. El traumatismo ocular puede causar inflamación del iris, con liberación de células pigmentadas del iris y leucocitos inflamatorios hacia la cámara anterior. El síntoma más prominente es la fotofobia; los pacientes también experimentan dolor ocular y visión borrosa. Generalmente, el tratamiento de la iritis consiste en gotas de esteroides tópicas para facilitar la resolución de la inflamación. Debe consultarse a un oftalmólogo para la valoración y el tratamiento.

Siempre han de tenerse en cuenta las posibles complicaciones por el uso de esteroides oftálmicos tópicos; entre ellas, cataratas, glaucoma y/o infecciones. Los esteroides tópicos son muy útiles cuando se usan adecuadamente, pero se debe tener precaución y dar un seguimiento adecuado.

Hipema. El hipema es la presencia de sangre en la cámara anterior. Se presenta como una capa roja de sangre en la parte inferior, entre la córnea y el iris. Los síntomas son visión borrosa, fotofobia y, a veces, dolor ocular. En algunos casos, la sangre no se observa, como en aquellos en los que el paciente se ha acostado o si la cantidad de sangre es insuficiente o demasiado difusa para fijarse (lo que se conoce como microhipema). A menudo el traumatismo es la causa precipitante, pero deben considerarse otras causas sistémicas en lactantes y niños, como el retinoblastoma, el xantogranuloma juvenil del iris o las diátesis hemorrágicas (por una discrasia sanguínea y/o leucemia). Si el hipema evita la visión del fondo de ojo, está indicado realizar una ecografía o una TC para descartar un tumor intraocular en casos sospechosos.

Sigue siendo controvertido el manejo no quirúrgico de los hipemas. Hay un consenso general sobre la conveniencia de que los pacientes descansen (anteriormente, estricto reposo en cama) y usen un protector para cubrir el ojo. Algunos usan esteroides en gotas tópicas para facilitar la resolución de la sangre/inflamación. Otros usan ciclopléjicos para mantener la pupila dilatada para facilitar la visión del fondo de ojo, así como para disminuir el movimiento de los vasos del iris. Algunos abogan por el uso de agentes antifibrinolíticos orales (p. ej., ácido aminocaproico o ácido tranexámico), ya que se ha demostrado que reducen la incidencia de nueva hemorragia en estos pacientes, aunque pueden relacionarse con efectos secundarios importantes y potencialmente alarmantes (p. ej., hipotensión, malestar gastrointestinal). Los hipemas pueden volver a sangrar en el 30% de los casos. Estos pacientes necesitan un seguimiento estrecho por un oftalmólogo para vigilar la presión intraocular y controlar una posible hemorragia nueva (el mayor riesgo se da en los primeros 5 días después de la lesión) y para valorar secuelas tardías como el glaucoma.

Iris

Midriasis traumática. Cuando la pupila en el lado de la lesión aparece dilatada e irregular sin un defecto pupilar aferente, esto puede deberse a una lesión (choque) del músculo del iris. Casi siempre se resuelve con el tiempo. Las midriasis traumáticas se observan con frecuencia con la iritis traumática. El iris irregular o picudo indica rotura ocular.

Vítreo/retina

Hemorragia del vítreo. El traumatismo grave también provoca hemorragia en el segmento posterior, con lo que la cavidad vítrea se llena. El principal síntoma es visión borrosa, que algunas veces es precedida por la presencia de flotadores (manchas negras percibidas por el paciente). La retina no puede visualizarse con claridad con la oftalmoscopia directa. Lo más frecuente es que la hemorragia traumática del vítreo sea resultado del desgarro de un vaso sanguíneo de la retina. Debe sospecharse un desgarro de retina, porque esto puede suceder simultáneamente; se requiere la valoración urgente de un oftalmólogo. El paciente requiere valoración con ecografía ocular.

Desprendimiento de retina. Los síntomas clásicos de DR son flotadores y destellos de luz, con diseminación progresiva de un parche de visión borrosa del campo visual periférico hacia la visión central. Los DR son poco frecuentes en niños, excepto en casos de traumatismo o trastornos previas (p. ej., retinopatía de la prematuridad [RP], miopía elevada, síndrome de Stickler). La valoración por el oftalmólogo debe ser rápida, ya que la reparación quirúrgica oportuna brinda la mejor oportunidad para conservar la visión.

Ambliopía

La ambliopía es una reducción de la visión unilateral o, con menos frecuencia bilateral. Puede ser causada por una privación visual (p. ej., catarata congénita, ptosis/párpado caído, DR), estrabismo o anisometropía (refracción inadecuada entre los dos ojos). La prevalencia de ambliopía en la población norteamericana es del 2-4%. La mayoría de los casos de pérdida visual por ambliopía es prevenible si se detecta a tiempo y se da el tratamiento adecuado. Por tanto, los niños deben ser identificados a una edad temprana, cuando el tratamiento es más exitoso.

El objetivo del tratamiento para la ambliopía es maximizar la visión. El tratamiento se individualiza según la causa y el paciente. El manejo puede incluir: *1)* eliminar la obstrucción visual (p. ej., retirar la catarata congénita o reparar el DR, o cirugía palpebral para corregir la ptosis); *2)* forzar el uso del ojo más débil (p. ej., colocando un parche en el ojo sano o refuerzo óptico, o entorpecer el ojo sano), y *3)* corrección de cualquier error de refracción significativo.

 Dato relevante: La ambliopía es el resultado de cualquier causa de privación visual (incluidos estrabismo, catarata y/o ptosis) y puede provocar una alteración visual permanente. Debe manejarse de forma intensiva con un parche (o un tratamiento equivalente) y con tratamiento de la causa subyacente. Los niños deben ser valorados a una edad temprana para evitar una pérdida visual permanente.

Estrabismo

El estrabismo es la alineación inadecuada del ojo, ya sea horizontal, vertical o torsional. El prefijo denota el tipo de desviación: «eso» se refiere a la desviación interna de los ojos; «exo», a la externa; «hiper» o «hipo» denota una desviación vertical. El tipo más frecuente de estrabismo en los niños es la esotropía, que representa más del 50% de las desviaciones oculares en la población pediátrica.

La seudoesotropía es la falsa apariencia de esotropía cuando los ojos están, de hecho, bien alineados. La «aparente» esotropía es causada por un puente nasal plano amplio, pliegues epicánticos prominentes o un estrechamiento de la distancia interpupilar. El padre o el médico percibe una parte «blanca» más amplia de un lado que del otro. Sin embargo, en la prueba objetiva, no hay movimiento en la prueba de cubierta/descubierta y el reflejo de luz corneal está centrado. No se requiere tratamiento o intervención, a menos que se desarrolle un verdadero estrabismo.

La variante más frecuente de estrabismo es la esotropía infantil («congénito»). Por definición, esta se presenta antes de los 6 meses de edad, aunque, realmente, no suele estar presente al nacer. Lo típico es que sea de ángulo amplio y muy marcada. Los lactantes con esotropía infantil casi siempre requieren someterse a cirugía de los músculos oculares para fortalecer los ojos, pero necesitan seguimiento oftalmológico, porque pueden presentarse otros problemas de alineación ocular meses o años después (acción exagerada del oblicuo inferior y desviación vertical disociada).

Algunos niños tienen un tipo acomodativo de esotropía, en el que la desviación interna está relacionada con acomodación y, por tanto, requieren lentes en una prescripción hiperópica (hipermétrope) para ayudar a alinear los ojos. En estos niños el trastorno suele empezar entre los 6 meses y 6 años de edad. Al principio, sólo se trata de una desviación intermitente, pero después se vuelve constante si no se trata. Este es el motivo por el que es más importante que todos los niños se sometan a refracción ciclopléjica (para revisar si necesitan una prescripción de lentes) y a una valoración de su refracción completa.

La exotropía es una desviación externa de los ojos. Cerca del 70% de los niños presentarán exotropía temporal en el momento del nacimiento, la cual casi siempre se resuelve a los 2 meses de edad. La mayoría de los niños pequeños con exotropía patológica tendrán una variante intermitente que se manifestará cuando estén cansados, enfermos y/o ensoñados.

Retinopatía de la prematuridad

La RP es una enfermedad devastadora que se presenta en los lactantes prematuros y de bajo peso al nacer. Es una retinopatía proliferativa (neovascular) que puede provocar DR traccional y ceguera permanente en sus formas avanzadas. Si un niño nace de forma prematura, el crecimiento vascular de la retina puede interrumpirse. Es posible que haya vasoconstricción de la retina, así como una vascularización incompleta de la misma y, después, la retina isquémica libera mediadores vasculógenos. Los mediadores provocan neovascularización retiniana dañina. En muchos casos, la enfermedad revierte espontáneaneante, pero el daño es grave cuando esto no sucede.

La detección sistemática está indicada en niños con peso al nacer menor de 1 500 g (o 1 500-2 000 g, si así lo considera el pediatra) o edad gestacional menor de 30 semanas. El primer examen de la retina debe realizarse a las 4-6 semanas de edad o a las 31-33 semanas (lo que suceda primero). La frecuencia de los exámenes depende de la gravedad de la enfermedad identificada. Entre los tratamientos se encuentra la terapia con láser para la retina avascular en casos de enfermedad progresiva. Los casos graves justifican la cirugía vitreorretiniana.

Catarata

La catarata consiste en la nubosidad u opacidad de los cristalinos, a menudo presente en pacientes mayores; es un proceso normal que sucede con la edad (los índices no difieren en las personas; pueden presentarse antes en pacientes con diabetes, antecedentes de traumatismo ocular o trastornos oculares inflamatorios). No obstante, hay un subgrupo de cataratas que se presentan en niños. La mayoría de los casos pediátricos son congénitos, pero también pueden deberse a un traumatismo (cataratas unilaterales con antecedentes propios) o una infección. Las cataratas que tienen un tamaño suficiente (generalmente, mayores de 3 mm) o que opacan de tal manera que afectan a la visión justifican la cirugía. La opacidad del cristalino puede detectarse por una disminución del reflejo rojo o blanco (leucocoria), por la presencia de signos de ambliopía o por la preferencia por el otro ojo. Una catarata que se presenta al nacer y que provoca alteración visual debe ser intervenida quirúrgicamente en los primeros 2 meses de vida (o en cualquier momento en que el niño esté preparado para recibir anestesia general y se encuentre estable). La colocación de lentes intraoculares (una práctica estándar en pacientes adultos) es controvertida en niños. En la actualidad, no se dispone de lentes intraoculares acomodativas adecuadas (que aporten una buena visión a distancia y de cerca).

Si la opacidad del cristalino no es significativa desde el punto de vista visual, se difiere la cirugía. El niño debe ser seguido de cerca para revisar la visión, la alineación y la preferencia ocular. Está indicado el tratamiento para la ambliopía.

Nistagmo

El nistagmo consiste en el movimiento repetitivo rítmico de los ojos; algunos de estos movimientos son normales en muchas personas en una mirada excéntrica lejana (p. ej., ver lejos hacia los lados). Hay dos fases: la dirección lejana lenta, seguida de una sacudida rápida (sacada) de regreso a la fijación. El tipo más frecuente de nistagmo en la infancia es el de privación sensorial, secundario a una visión deficiente y a la falta de un estímulo visual suficiente como para desarrollar un reflejo de fijación normal. El nistagmo de búsqueda/vagabundeo casi siempre se correlaciona con agudeza visual peor de 20/200, el pendular (fases rápida y lenta iguales), con visión mejor de 20/200 en al menos un ojo, y el de sacudida (fases lenta y rápida desiguales), con visión en el rango de 20/60 a 20/100.

Otras variantes comunes de nistagmo en los niños son el congénito y el latente manifiesto. Generalmente, el nistagmo congénito es horizontal, conjugado y dirigido en el sentido de la mirada. Desaparece con el sueño, y empeora con la mirada a distancia y la fijación. El nistagmo latente manifiesto se presenta en pacientes con estrabismo que tienen ambliopía o que suprimen un ojo (funcionalmente monocular). La primera fase se presenta en la dirección de la mirada. Existe una forma rara de nistagmo unilateral (nistagmo monocular de la infancia, fenómeno de Heimann-Bielschowsky) con movimientos verticales de pequeña amplitud, que es preocupante y justifica solicitar una RM para descartar glioma del nervio óptico/quiasma.

Glaucoma

El glaucoma es un daño retiniano y del nervio óptico que suele estar provocado por un aumento relativo de la presión intraocular. Es poco frecuente en niños, pero cuando está presente, puede provocar una pérdida visual significativa, dolor ocular y deformidad ocular. Entre los signos de glaucoma congénito se encuentran el dolor ocular, el lagrimeo, el blefaroespasmo y la fotofobia (y puede manifestarse como llanto e irritabilidad con la luz). Es común encontrar edema corneal (apariencia borrosa, algunas veces incluso un tono azuloso, en la córnea). Puede haber roturas en la cara posterior de la córnea, las cuales pueden tener una orientación horizontal (denominadas estrías de Haab). La córnea está crecida en sí misma y ubicada en un sentido más vertical que horizontal. Cuando es de larga duración, la presión elevada del glaucoma provoca el crecimiento patológico del ojo (ojo de buey). La marca distintiva del daño glaucomatoso al nervio óptico es la presencia de «excavación», un crecimiento de la excavación de la papila en proporción con toda la papila. Es particularmente sensible la presencia de asimetría en la relación de excavación: papila en cada uno de los ojos del paciente.

Cuando se sospecha glaucoma, el niño debe ser remitido rápidamente a un oftalmólogo pediatra, ya que suele estar indicada la cirugía, y el tratamiento temprano mejorará el pronóstico. El manejo es crónico y, con frecuencia, frustrante. Aunque la mayoría de los casos de glaucoma infantil clásico son congénitos, debe destacarse que sea resultado de otras causas, como inflamación ocular crónica y traumatismo. Generalmente, el glaucoma congénito, a diferencia de las variantes adultas, requiere ser intervenido quirúrgicamente, dado que los medicamentos tópicos y/o sistémicos no son suficientes. El glaucoma congénito hace necesario un control eficaz antes del año de edad para tener una mejor oportunidad de conseguir un resultado positivo.

INFECCIONES

Conjuntivitis

Conjuntivitis neonatal

Tóxica química. La profilaxis de la conjuntivitis neonatal es obligatoria en todos los estados, pero algunas veces provoca conjuntivitis tóxica, en particular por la solución de nitrato de plata. Se observa en las primeras 24 h y se resuelve espontáneamente durante varios días.

Características distintivas de la conjuntivitis

Trastorno	Características
Conjuntivitis viral	Ojo rojo con secreción transparente/serohemática y reacción folicular en la conjuntiva palpebral. Pueden existir hallazgos corneales (infiltrados subepiteliales pequeños). A menudo se relaciona con IRS viral
Conjuntivitis bacteriana	Ojo rojo con secreción mucopurulenta y reacción papilar en la conjuntiva palpebral
Conjuntivitis alérgica	Ojo rojo con quemosis, prurito prominente, reacción papilar en la conjuntiva palpebral y, posiblemente, cierta inflamación ocular

IRS, infección de las vías respiratorias superiores.

Gonocócica. Generalmente, se desarrolla a 2-5 días de vida, pero puede retrasarse durante unas semanas, resultado de la exposición durante el nacimiento. Se caracteriza por secreción hiperaguda y purulenta, marcada inflamación palpebral y afectación corneal. La quemosis puede ser marcada y/o hemorrágica. La queratitis puede ser tan grave que provoque úlceras corneales y perforación corneal. El tratamiento consiste en ceftriaxona sistémica, así como en antibióticos tópicos y lavados frecuentes y copiosos.

La conjuntivitis **bacteriana** presenta secreción mucopurulenta y se desarrolla a los 5-10 días. Se trata con antibióticos tópicos.

El **herpes simple** puede provocar conjuntivitis, que comienza en cualquier momento, entre los días 5 a 30. La secreción es transparente/serosa y puede haber una notable queratitis con la tinción dendrítica con fluoresceína. Generalmente, es unilateral. Deben usarse antivirales para prevenir la diseminación sistémica y las complicaciones posteriores.

Clamidia. Suele presentarse en los días 5 a 10 y es notable por una reacción folicular en la conjuntiva palpebral. Pueden manifestarse una inflamación palpebral variable y secreción serosa. Los lactantes deben ser tratados con tratamiento tópico, así como con eritromicina sistémica para evitar la neumonitis por clamidia y la rinitis u otitis posteriores (tabla 26-9). Ha de realizarse la prueba de detección sistemática a los lactantes y a los padres/cuidadores.

Conjuntivitis en niños mayores

Véase la tabla 26-9.

Celulitis preseptal y orbitaria (postseptal)

Las infecciones de los tejidos que rodean al ojo pueden surgir de un traumatismo externo, una extensión de la sinusitis y/o disfunción glandular del párpado. Anatómicamente, las celulitis preseptal/periorbitaria y orbitaria se dividen por el tabique orbitario fibroso que se extiende desde los globos oculares hasta el borde orbitario y sirve como una barrera para la penetración hacia la órbita. La celulitis orbitaria es un trastorno grave que puede amenazar la vida o la visión. Requiere hospitalización, vigilancia cuidadosa y tratamiento con antibióticos intravenosos. Siempre que se sospeche, debe solicitarse una TC para buscar un posible absceso focal. Entre los signos y síntomas de celulitis orbitaria se encuentran proptosis, limitación/dolor del movimiento ocular y/o quemosis. Si uno de los siguientes cuatro signos está presente, el paciente muestra clínicamente celulitis orbitaria (frente a preseptal): disminución de la agudeza visual, defecto pupilar aferente, disminución de la movilidad intraocular y/o edema de la papila.

Dacriocistitis y obstrucción del conducto nasolagrimal

La dacriocistitis es una infección del saco lagrimal (parte del sistema de drenaje ocular desde el orificio lagrimal hasta el conducto nasolagrimal y la nariz) que frecuentemente se presenta en el caso de un dacriocistocele y de obstrucción del conducto nasolagrimal. Se manifiesta como una elevación roja y dolorosa justo debajo del canto interno, al lado de la nariz. Debe ser tratada con antibióticos, masaje vigoroso y manejo de la obstrucción subyacente del conducto nasolagrimal. Ha de consultarse a un otorrinolaringólogo para buscar quistes nasales, ya que están presentes en el 20% de los pacientes y pueden provocar dificultad para respirar, con hipoxia en el momento de la alimentación.

Cerca del 2-4% de los recién nacidos normales presentarán obstrucción del conducto nasolagrimal, que se produce como resultado de un aumento de lágrimas. La mayoría se resuelven espontáneamente a las 6 semanas, y el 90%, a los 6 meses. Si la obstrucción no se resuelve sola, debe realizarse una canalización quirúrgica.

OTROS TRASTORNOS

Ptosis

La ptosis congénita puede ser unilateral o bilateral y se caracteriza por caída del párpado superior (con limitación del movimiento palpebral). Los niños afectados carecen del pliegue palpebral superior y a menudo asumen una posición con el mentón elevado para poder ver y cerrar el ojo. Se les debe advertir acerca de esta posición alterada de la cabeza. Los casos varían en cuanto a su gravedad. La ptosis grave es preocupante porque puede provocar ambliopía por privación visual por la oclusión del eje visual. Estos niños requieren cirugía temprana para corregir la ptosis. Los casos más leves pueden ser vigilados visualmente y la ambliopía se trata de forma adecuada.

Chalación/orzuelo

Un orzuelo es la forma aguda, y el chalación, la forma crónica de la inflamación local del párpado cerca del margen palpebral. Un orzuelo es rojo, doloroso e inflamado, mientras que el chalación no es doloroso y no está inflamado. Son resultado de la obstrucción de un orificio de la glándula de Meibomio o de Zeis (que cubren el margen palpebral y secretan la parte grasa de la película lagrimal). El tratamiento se realiza aplicando compresas calientes frecuentes y frotamiento palpebral. Los niños también pueden ser tratados con antibióticos orales (p. ej., eritromicina) en caso de que presenten lesiones inflamadas. Es posible que sufran altibajos, que sean muy crónicos y que crezcan mucho. Algunas veces se requiere proceder a la escisión quirúrgica.

Retinoblastoma

El retinoblastoma es un tumor de la retina, el tumor ocular maligno más frecuente de la infancia. Entre los signos y síntomas de presentación se encuentran leucocoria (pupila blanca/reflejo rojo «blanco»), pérdida de la visión, ambliopía y/o estrabismo secundario. La mayoría de los casos bilaterales y familiares son diagnosticados en el primer año de vida, mientras que los esporádicos unilaterales se diagnostican entre el primer año y los 3 años de vida.

El retinoblastoma puede ser hereditario o, con mayor frecuencia, esporádico. Los casos esporádicos pueden deberse a nuevas mutaciones de la línea germinal o a mutaciones aisladas dentro de la retina. Entre las mutaciones de la línea germinal se encuentran la pérdida de un gen supresor tumoral en el cromosoma 13, presente en todas las células del cuerpo. Estos pacientes generalmente desarrollan tumores retinianos bilaterales, así como neoplasias monoculares a la edad de 12 meses. El tratamiento y el pronóstico dependen del estadio del tumor, y entre las terapias se encuentran la quimioterapia, el láser, la crioterapia (congelamiento), la radiación y la enucleación (extirpación quirúrgica del ojo). Los índices de pronóstico/supervivencia pueden ser muy buenos cuando se detectan a tiempo. Los pacientes con retinoblastoma requieren seguimiento estrecho de por vida. También deben ser revisados los miembros de la familia. Los pacientes con mutaciones de la línea germinal están en riesgo de presentar tumores monoculares; se calcula que su incidencia es del 1% por año de vida. Estos tumores secundarios son sarcomas osteógenos de los huesos largos y del cráneo, tumores cerebrales, sarcomas de tejidos blandos, melanomas, cáncer pulmonar, cáncer de mama y linfoma de Hodgkin. La incidencia de neoplasias adicionales es mayor en los pacientes que reciben radiación externa antes del año de vida.

Hay un amplio diagnóstico diferencial para leucocoria, el cual incluye cataratas, DR, RP, vasculatura fetal/hiperplasia persistente del vítreo primario (HPVP), enfermedad de Coats, coloboma de la papila o de la coroides, hemorragia vítrea, enfermedad de Norrie y toxocariasis. Un reflejo rojo anormal siempre justifica la remisión urgente a un oftalmólogo pediatra.

 Dato relevante: Cualquier niño con reflejo rojo anormal/blanco debe ser visto urgentemente por un oftalmólogo pediatra para valorar en busca de retinoblastoma, catarata u otros trastornos que supongan una amenaza para la visión.

LECTURAS RECOMENDADAS

Ortopedia

Clarke NM, Kendrick T: Slipped capital femoral epiphysis. *BMJ* 339:b4457, 2009.

Copley LA: Pediatric musculoskeletal infection: Trends and antibiotic recommendations. *J Am Acad Orthop Surg* 17: 618–626, 2009.

Dobbs MB, Gurnett CA: Update on clubfoot: Etiology and treatment. *Clin Orthop Relat Res* 467:1146–1153, 2009.

Fabry G: Clinical practice: The hip from birth to adolescence. *Eur J Pediatr* 169:143–148, 2010.

Kim HJ, Blanco JS, Widmann RF: Update on the management of idiopathic scoliosis. *Curr Opin Pediatr* 21:55–64, 2009.

Lord J, Winell JJ: Overuse injuries in pediatric athletes. *Curr Opin Pediatr* 16:47–50, 2004.

Salenius P, Vankka E: The development of the tibiofemoral angle in children. *J Bone Joint Surg* 57:259–261, 1975.

Sankar WN, Weiss J, Skaggs DL: Orthopaedic conditions in the newborn. *J Am Acad Orthop Surg* 17:112–122, 2009.

Schwend RM, Geiger J: Outpatient pediatric orthopedics. Common and important conditions. *Pediatr Clin North Am* 45:943–971, 1998.

Staheli LT, Corbett M, Wyss C, et al: Lower-extremity rotational problems in children. Normal values to guide management. *J Bone Joint Surg* 67:39–47, 1985.

Staheli LT: *Fundamentals of Pediatric Orthopedics*, 4th ed. Philadelphia: Lippincott Williams & Wilkins, 2007.

Otorrinolaringología

Bluestone CD, Stool SE: *Pediatric Otolaryngology*, 3rd ed. Philadelphia: WB Saunders, 1995.

Cummings CW, Haughey BH, Thomas JR, et al. (eds): *Cummings Otolaryngology: Head and Neck Surgery*, 4th ed. Philadelphia: Mosby, 2005.

Gates GA (ed): *Current Therapy in Otolaryngology: Head and Neck Surgery*, 5th ed. Chicago: Mosby-Year Book, 1994.

Lalwani A (ed): *Current Diagnosis and Treatment and Otolaryngology: Head and Neck Surgery*, 2nd ed. New York: McGraw-Hill, 2008.

Urología

Arant BS: Vesicoureteral reflux and renal injury. *Am J Kidney Dis* 17:491, 1991.

Avellan L: The incidence of hypospadias in Sweden. *Scand J Plast Reconstr Surg* 9:129, 1975.

Cass AS, Cass BP, Verraraghaven K: Immediate exploration of the unilateral acute scrotum in young male subjects. *J Urol* 124:829, 1980.

Chang B, Palmer LS, Franco I: Laparoscopic orchiopexy: Review of a large clinical series. *BJU Int* 87(6):490–493, 2001.

Duckett JW: Hypospadias. In: *Adult and Pediatric Urology*. Edited by Gillenwater JY, Grayhack JT, Howards SS, et al. St Louis: Mosby-Year Book, 1991, pp 2103–2140.

Edwards D, Normand ICS, Prescod N, et al: Disappearance of vesicoureteral reflux during long-term prophylaxis of urinary tract infection in children. *Br Med J* 2:285, 1977.

Hadziselimovic F, Girard J, Herzog B: Lack of germ cells and endocrinology in cryptorchid boys from one to six years of life. In: *Cryptorchidism*. Edited by Bierich JR, Giarola A. New York: Academic Press, 1979, pp 129–134.

Kaye JD, Levitt SB, Friedman SC, et al: Neonatal torsion: A 14-year experience and proposed algorithm for management. *J Urol* 179(6):2377–2383, 2008.

Kogan SJ: Fertility in cryptorchidism: An overview. *Eur J Pediatr* 146:s21, 1987.

Leape LL: Torsion of the testes: Invitation to error. *JAMA* 200:669, 1967.

Martin DC: Germinal cell tumors of the testis after orchidopexy. *J Urol* 121:422, 1979.

Noe HN: The long-term results of prospective sibling reflux screening. *J Urol* 148:1739, 1992.

Palmer LS. Palmer JS: Betamethasone treatment of phimosis: An outcome report and comparison of two treatment regimens. *Urology* 72(1):68–71, 2008.

Ransley PG, Risdon RA: Reflux and renal scarring. *Br J Radiol Suppl* 14:1, 1978.

Redman AJ, Scribner LJ, Bissada NK: Postcircumcision of phimosis and its management. *Clin Pediatr* 14:407, 1975.

Rolleston GL, Maling TMJ, Hodson CJ: Intrarenal reflux and the scarred kidney. *Arch Dis Child* 49:531, 1974.

Scorer GC, Farrington GH: *Congenital Deformities of the Testes and Epididymis*. London: Butterworth, 1971.

Skoglund RW Jr, Chapman WH: Reduction of paraphimosis. *J Urol* 104:137, 1970.

Stage KH, Schoenvogel R, Lewis S: Testicular scanning: Clinical experience with 72 patients. *J Urol* 125:334, 1981.

Weiss R, Duckett J, Spitzer A: Results of a randomized clinical trial of medical vs. surgical management of infants and children with grades III and IV primary vesicoureteral reflux (United States). *J Urol* 148:1667, 1992.

Williamson RCN: Death in the scrotum: Testicular torsion. *N Engl J Med* 196:338, 1977.

Oftalmología

Ehlers JP, Shah CP, Fenton GL, et al: *The Wills Eye Manual: Office and Emergency Room Diagnosis and Treatment of Eye Disease*, 5th ed. Philadelphia: Lippincott Williams & Wilkins, 2008.

Friedman NJ, Kaiser PK, Pineda R: *The Massachusetts Eye and Ear Infirmary Illustrated Manual of Ophthalmology*, 3rd ed. Philadelphia: Saunders, 2009.

Isenberg SJ: *The Eye in Infancy*, 2nd ed. Chicago: Mosby-Year Book, 1993.

Kanski JJ: *Clinical Ophthalmology: A Systematic Approach*, 6th ed. London: Butterworth-Heinemann, 2007.

Nelson LB, Olitsky SE: *Harley's Pediatric Ophthalmology*, 5th ed. Philadelphia: Lippincott Williams & Wilkins, 2005.

Taylor D, Hoyt C: *Pediatric Ophthalmology and Strabismus*, 3rd ed. Philadelphia: Saunders, 2004.

Wright KW, Spiegel PH: *Pediatric Ophthalmology and Strabismus*, 2nd ed. Philadelphia: Springer, 2002.

ÍNDICE ALFABÉTICO DE MATERIAS